Helou, Cimino e Daffre

Farmacotécnica

2ª edição

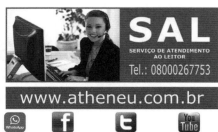

Helou, Cimino e Daffre
Farmacotécnica

2ª edição

Vladi Olga Consigliere de Matta
Farmacêutica-Bioquímica pela Faculdade de Ciências Farmacêuticas da Universidade de São Paulo (FCF-USP). Mestre e Doutora em Fármacos e Medicamentos pela mesma instituição. Professora de Farmacotécnica da FCF-USP.

José Antonio de Oliveira Batistuzzo
Farmacêutico-Bioquímico pela Faculdade de Ciências Farmacêuticas da Universidade de São Paulo (FCF-USP). Membro Titular da Academia de Ciências Farmacêuticas do Brasil/Academia Nacional de Farmácia.

Atheneu

EDITORA ATHENEU

São Paulo — Rua Avanhandava, 126 – 8º andar
Tel.: (11)2858-8750
E-mail: atheneu@atheneu.com.br

Rio de Janeiro — Rua Bambina, 74
Tel.: (21)3094-1295
E-mail: atheneu@atheneu.com.br

PRODUÇÃO EDITORIAL/CAPA: Equipe Atheneu
DIAGRAMAÇÃO: Know-How Editorial

CIP-BRASIL. Catalogação na Publicação
Sindicato Nacional dos Editores de Livros, RJ

M385h
2. ed.

Matta, Vladi Olga Consigliere de
Helou, Cimino e Daffre : farmacotécnica / Vladi Olga Consigliere de Matta, José Antonio de Oliveira Batistuzzo ; colaboração Acácio Alves de Souza Lima Filho ... [et al.]. – 2. ed. – Rio de Janeiro : Atheneu, 2021.
504 p. : il. ; 28 cm.

Inclui bibliografia e índice
ISBN 978-65-5586-148-8

1. Farmacologia. I. Batistuzzo, José Antonio de Oliveira. II. Lima Filho, Acácio Alves de Souza. III. Título.

21-68463 CDD: 615.1
CDU: 615.1

Leandra Felix da Cruz Candido – Bibliotecária – CRB-7/6135

04/01/2021 04/01/2021

MATTA, V. O. C.; BATISTUZZO, J. A. O.
Helou, Cimino e Daffre: Farmacotécnica – 2ª Edição

Colaboradores

Acácio Alves de Souza Lima Filho

Farmacêutico-Bioquímico pela Faculdade de Ciências Farmacêuticas da Universidade de São Paulo (FCF-USP). Especialista em Manipulação Magistral Alopática pela Associação Nacional de Farmacêuticos Magistrais (Anfarmag). Doutor em Ciências Visuais e Chefe do Setor de Farmacologia Ocular do Departamento de Oftalmologia da Escola Paulista de Medicina da Universidade Federal de São Paulo (EPM-Unifesp). Proprietário da Ophthalmos Indústria e Farmácia Magistral. Membro Titular e Presidente da Academia de Ciências Farmacêuticas do Brasil/Academia Nacional de Farmácia.

Alessandro Morais Saviano

Farmacêutico-Bioquímico pela Faculdade de Ciências Farmacêuticas da Universidade de São Paulo (FCF-USP). Mestre pelo Programa de Pós-Graduação em Fármaco e Medicamentos pela FCF-USP. Doutorando do Programa de Pós-Graduação em Fármaco e Medicamentos da FCF-USP, com ênfase na produção e no controle farmacêuticos.

Allan Michael Junkert

Farmacêutico pela Pontifícia Universidade Católica do Paraná (PUC-PR). Mestre em Ciências Farmacêuticas pela Universidade Federal do Paraná (UFPR). Pesquisador no Centro de Estudos em Biofarmácia da UFPR.

Amalia Arasawa Burlim

Farmacêutica pela Faculdade de Ciências Farmacêuticas da Universidade de São Paulo (FCF-USP). MBA em Administração de Empresas pela Escola de Administração de Empresas de São Paulo – Fundação Getulio Vargas (FGV-EAESP). Atua na Colorcon do Brasil Ltda., na área de serviços técnicos, desenvolvimento de formulações, *scale up*, solução de problemas de produção e treinamentos a clientes. Especialista em formas sólidas orais, sobretudo comprimidos, comprimidos revestidos, ODTs, drágeas, sistemas de liberação modificada monolíticos e multiparticulados.

André Rolim Baby

Farmacêutico-Bioquímico pela Faculdade de Farmácia e Bioquímica da Uniararas. Mestre e Doutor em Fármacos e Medicamentos pela Faculdade de Ciências Farmacêuticas da Universidade de São Paulo (FCF-USP). Pós-Doutorado pela Universidade Lusófona de Humanidades e Tecnologias (ULHT, Portugal). Professor-Associado do Departamento de Farmácia da FCF-USP. Coordenador do Programa de Pós-Graduação em Fármaco e Medicamentos, Departamento de Farmácia da FCF-USP.

Andressa Costa de Oliveira

Farmacêutica pelo Centro Universitário Padre Anchieta (UniAnchieta). Mestranda no Programa de Fármaco e Medicamentos pela Faculdade de Ciências Farmacêuticas da Universidade de São Paulo (FCF-USP), nas áreas de desenvolvimento e inovação de produtos cosméticos, avaliação de segurança, estabilidade físico-química, eficácia de sistemas de liberação, antioxidantes e fotoproteção.

Anselmo Gomes de Oliveira

Farmacêutico-Bioquímico pela Universidade Estadual Paulista "Júlio de Mesquita Filho" (Unesp). Mestre em Ciências Farmacêuticas pela Universidade Federal do Rio Grande do Sul (UFRGS). Doutor em Ciências Biológicas (Bioquímica) pela Universidade de São Paulo (USP). Professor Titular do Departamento de Fármacos e Medicamentos da Faculdade de Ciências Farmacêuticas da Unesp (FCF-Unesp), Campus Araraquara. Docente das disciplinas de Farmacotécnica e Tecnologia Farmacêutica da Faculdade de Ciências Farmacêuticas da FCF-Unesp, Campus Araraquara. Membro Titular da Academia de Ciências Farmacêuticas do Brasil/Academia Nacional de Farmácia.

Antonio Carlos Zanini

Professor-Associado de Clínica Médica da Faculdade de Medicina da Universidade de São Paulo (FMUSP). Consultor da Organização Mundial da Saúde (OMS).

Camila Nunes Lemos

Farmacêutica-Bioquímica pela Faculdade de Ciências Farmacêuticas de Ribeirão Preto da Universidade de São Paulo (FCFRP-USP). Doutoranda em Ciências pelo Programa de Pós-Graduação em Ciências Farmacêuticas da FCFRP-USP, com período de estágio na Université Grenoble Alpes (França).

Cristina Dislich Ropke

Farmacêutica-Bioquímica pela Faculdade de Ciências Farmacêuticas da Universidade de São Paulo (FCF-USP). Mestre, Doutora e Pós-Doutorado em Insumos, com foco em produtos naturais pela FCF-USP. Diretora de Inovação do Grupo Centroflora. Diretora de Biodiversidade da Associação Brasileira das Indústrias de Química Fina, Biotecnologia e suas Especialidades (Abifina). Sócia da empresa Phytobios, especializada em Inovação Radical a partir de ativos da Biodiversidade.

Cristina Helena dos Reis Serra

Farmacêutica-Bioquímica pela Faculdade de Ciências Farmacêuticas de Ribeirão Preto da Universidade de São Paulo (FCFRP-USP). Mestre em Ciências Farmacêuticas pela FCFRP-USP. Doutora em Fármaco e Medicamentos pela Faculdade de Ciências Farmacêuticas da Universidade de São Paulo (FCF-USP). Atualmente, é Docente e Orientadora em Programa de Pós-Graduação em Fármaco e Medicamentos da FCFRP-USP.

Elaine Bortoleti de Araújo

Farmacêutica-Bioquímica pela Faculdade de Ciências Farmacêuticas da Universidade de São Paulo (FCF-USP). Mestre e Doutora em Tecnologia Nuclear, área de Radiofarmácia, pelo Instituto de Pesquisas Energéticas e Nucleares (IPEN), Unidade de Pós-Graduação da USP. Professora e Orientadora do Programa de Pós-Graduação *stricto sensu*, Programa de Tecnologia Nuclear do IPEN-USP. Gerente de Garantia da Qualidade e Farmacêutica Técnica Responsável pela produção de radiofármacos do Centro de Radiofarmácia do IPEN.

Estevam Burlim Junior

Farmacêutico-Bioquímico pela Faculdade de Ciências Farmacêuticas da Universidade de São Paulo (FCF-USP). Especialista em Administração pela Escola de Administração de Empresas de São Paulo – Fundação Getulio Vargas (EAESP-FGV). Especialista em Gestão de Projetos pela Fundação Vanzolini. Possui 20 anos de experiência na Indústria Farmacêutica, nas áreas de Controle de Qualidade, Desenvolvimento Farmacotécnico e Gerenciamento de Projetos.

Felipe Rebello Lourenço

Farmacêutico-Bioquímico pela Faculdade de Ciências Farmacêuticas da Universidade de São Paulo (FCF-USP). Mestre e Doutor em Fármacos e Medicamentos pela FCF-USP. Pós-Doutorado pela United States Pharmacopeia e pela Universidade de Lisboa. Professor-Associado do Departamento de Farmácia da FCF-USP, nas áreas de Metrologia e Examinologia e no Desenvolvimento Analítico Empregando os Conceitos de Qualidade por *Design* (AQbD).

Francisco Irochima Pinheiro

Oftalmologista, com Especialização em Farmacologia Ocular pela Escola Paulista de Medicina da Universidade Federal de São Paulo (EPM-Unifesp). Doutor em Ciências da Saúde pela Universidade Federal do Rio Grande do Norte (UFRN). Professor do Programa de Pós-Graduação em Biotecnologia da Universidade Potiguar (Laureate International Universities). Pesquisador do Brazilian Ocular Pharmacology and Pharmaceutical Technology Group.

Gabriel Lima Barros de Araujo

Farmacêutico-Bioquímico pela Faculdade de Ciências Farmacêuticas da Universidade de São Paulo (FCF-USP). Doutor em Fármacos e Medicamentos pela FCF-USP. Pós-Doutorado no Department of Industrial and Physical Pharmacy (College of Pharmacy, Solid State Lab, Prof. Stephen R. Byrn) pela Purdue University (West Lafayette, Indiana, Estados Unidos). Professor de Tecnologia Farmacêutica do Departamento de Farmácia da FCF-USP.

Humberto Gomes Ferraz

Farmacêutico-Bioquímico pela Universidade Federal de Juiz de Fora (UFJF). Mestre e Doutor em Fármacos e Medicamentos pela Faculdade de Ciências Farmacêuticas da Universidade de São Paulo (FCF-USP). Pós-Doutorado pela Universidade de Coimbra (Portugal). Livre-Docente pela FCF-USP. Professor-Associado da FCF-USP. Coordenador do Laboratório de Desenvolvimento e Inovação em Farmacotécnica (Deinfar).

Lauro Moretto

Farmacêutico-Bioquímico pela Faculdade de Ciências Farmacêuticas da Universidade de São Paulo (FCF-USP). Mestre e Doutor pela FCF-USP. Ex-Docente responsável pela disciplina Supervisão da Produção e Supervisão e Garantia da Qualidade na FCF-USP. Pesquisador e Dirigente de Laboratórios Industriais Farmacêuticos no Brasil. Consultor para assuntos regulatórios e institucionais do Sindusfarma. Autor do livro "Gerenciamento da Produção para Farmacêuticos". Presidente Emérito da Academia de Ciências Farmacêuticas do Brasil/Academia Nacional de Farmácia.

Leandro Giorgetti

Farmacêutico-Bioquímico pela Faculdade de Ciências Farmacêuticas da Universidade de São Paulo (FCF-USP). Mestre em Fármaco e Medicamentos pelo Departamento de Farmácia da FCF-USP. Docente da Escola de Ciências da Saúde da Universidade

Anhembi-Morumbi. Analista Farmacêutico no Laboratório de Desenvolvimento e Inovação Farmacotécnica (Deinfar), gerenciando projetos nas áreas de caracterização de matérias-primas, desenvolvimento de formulações, dissolução e estabilidade de medicamentos, durante sete anos.

Luciana Facco Dalmolin

Farmacêutica pela Universidade Estadual do Centro-Oeste (Unicentro). Mestre em Ciências Farmacêuticas pelo Programa de Pós-Graduação em Ciências Farmacêuticas da Universidade de Ponta Grossa (UEPG/Unicentro). Doutora em Ciências pelo Programa de Pós-Graduação em Ciências Farmacêuticas de Ribeirão Preto da Universidade de São Paulo (FCFRP-USP).

Luciana Separovic

Farmacêutica-Bioquímica pelas Faculdades Oswaldo Cruz. Ex-Bolsista do Programa de Aprimoramento Profissional em Análises Físico-Químicas de Alimentos no Instituto Adolfo Lutz. Doutoranda do Programa de Fármaco e Medicamentos no Departamento de Farmácia da Faculdade de Ciências Farmacêuticas da Universidade de São Paulo (FCF-USP), nas linhas de Metrologia e Qualidade por *Design* Analítico.

Marcelo Dutra Duque

Farmacêutico-Bioquímico pela Universidade Federal de Juiz de Fora (UFJF). Mestre e Doutor pelo Programa de Pós-Graduação em Fármaco e Medicamentos da Faculdade de Ciências Farmacêuticas da Universidade de São Paulo (FCF-USP). Professor Adjunto do Departamento de Ciências Farmacêuticas da Universidade Federal de São Paulo (Unifesp), campus Diadema.

Marcelo Guimarães

Farmacêutico-Bioquímico, com habilitação em Farmácia Industrial pelas Faculdades Oswaldo Cruz. Mestre e Doutor em Fármacos e Medicamentos na área de Produção e Controle Farmacêuticos pela Universidade de São Paulo (USP). Professor do curso de Farmácia da Universidade Presbiteriana Mackenzie (UPM), nas disciplinas de Farmacotécnica, Tecnologia Farmacêutica, Práticas em Indústrias Farmacêuticas, Controle de Qualidade e Tecnologia em Cosméticos.

Maria Fernanda Carvalho

Farmacêutica-Bioquímica pela Faculdade de Ciências Farmacêuticas da Universidade de São Paulo (FCF-USP). Doutora em Fármaco e Medicamentos pela FCF-USP. Pós-Doutorado pela Faculdade de Medicina da Universidade de São Paulo (FMUSP). Conselheira do Conselho Regional de Farmácia do Estado de São Paulo (CRF-SP).

Maria Valéria Robles Velasco

Farmacêutica-Bioquímica pela Faculdade de Ciências Farmacêuticas da Universidade de São Paulo (FCF-USP). Mestre e Doutora em Fármaco e Medicamentos pela FCF-USP. Professora-Associada da FCF-USP. Professora no Programa de Pós-Graduação da FCF-USP, na área de Cosmetologia. Membro da Câmara Técnica de Cosméticos da Agência Nacional de Vigilância (Anvisa).

Marina de Freitas Silva

Farmacêutica-Bioquímica pela Faculdade de Ciências Farmacêuticas de Ribeirão Preto da Universidade de São Paulo (FCFRP-USP). Mestre e Doutora em Ciências pelo Programa de Fármaco e Medicamentos da Faculdade de Ciências Farmacêuticas da Universidade de São Paulo (FCF-USP). Docente do curso de Graduação em Farmácia e Pós-Graduação em Farmácia Clínica na Universidade Paulista (Unip). Docente do Programa de Pós-Graduação do Instituto Racine.

Melissa Marques Gonçalves

Farmacêutica Generalista, com habilitação em Homeopatia, pela Universidade Estadual de Ponta Grossa (UEPG). Especialista em Farmácia Estética pelo Centro Universitário Ingá (Uningá). Mestre em Ciências Farmacêuticas pela UEPG. Doutoranda do Programa de Pós-Graduação em Ciências Farmacêuticas da Universidade Federal do Paraná (UFPR), com período de estágio na Université Claude Bernard Lyon 1 (França).

Michele Georges Issa

Farmacêutica-Bioquímica pela Faculdade de Ciências Farmacêuticas da Universidade de São Paulo (FCF-USP), com estágio na University of East Anglia (Reino Unido). Mestre e Doutora em Fármacos e Medicamentos pela FCF-USP. Pós-Doutoranda em projetos de pesquisa no Laboratório de Desenvolvimento e Inovação Farmacotécnica (Deinfar). Professora da Universidade Paulista (Unip), desde 2010.

Michelle Maria Gonçalves Barão de Aguiar

Farmacêutica pela Universidade Federal do Rio de Janeiro (UFRJ). Mestre em Ciências Farmacêuticas pela UFRJ. Doutora em Ciências pelo Programa de Fármaco e Medicamentos da Universidade São Paulo (USP). Docente das disciplinas de Farmacotécnica e Tecnologia Farmacêutica do Curso de Farmácia da Universidade Paulista (Unip). Orientadora de projetos de pesquisa de iniciação científica na Unip. Revisora do periódico "Brazilian Journal of Pharmaceutical Sciences".

Nádia Ruscinc

Farmacêutica Industrial pelas Faculdades Oswaldo Cruz. Pós-Graduação em Cosmetologia pela Universidade Estadual Paulista "Júlio de Mesquita Filho" (Unesp). Mestre em Ciências pela Faculdade de Ciências Farmacêuticas da Universidade de São Paulo (FCF-USP). Doutoranda em Fármacos e Medicamentos pela FCF-USP. Coordenadora e Professora do Curso de Pós-Graduação em Farmácia Magistral – Instituto de Especialização e Pós-Graduação (IEPG) – Universidade de Uberaba (MG).

Nelson Rafael Matta Vals

Farmacêutico-Bioquímico pela Universidade Estadual de Ponta Grossa (UEPG). Mestre e Doutor em Fármacos e Medicamentos pela Faculdade de Ciências Farmacêuticas da Universidade de São Paulo (FCF-USP). Professor das disciplinas de Controle de Qualidade e Farmacotécnica em Cursos de Graduação e Especialização em Farmácia. Consultor em Indústrias Farmacêuticas nas áreas de produção, controle de qualidade, desenvolvimento de produtos e projetos de inovação tecnológica.

Paula Beatriz Silva Passarin

Farmacêutica pela Universidade Paulista (Unip). Ex-Bolsista no Programa de Aprimoramento Profissional em Controle de Qualidade Físico-Químico de Medicamentos do Instituto Adolfo Lutz. Mestranda na Faculdade de Ciências Farmacêuticas da Universidade de São Paulo (FCF-USP), na área de Produção e Controle Farmacêuticos na linha de pesquisa Qualidade por *Design* Analítico.

Renata Fonseca Vianna Lopez

Farmacêutica-Bioquímica pela Faculdade de Ciências Farmacêuticas de Ribeirão Preto da Universidade de São Paulo (FCFRP-USP). Mestre em Fármacos e Medicamentos e Doutora em Ciências Farmacêuticas pela FCFRP-USP. Doutorado-Sanduíche na Universidade de Genebra, Suíça). Pesquisadora Visitante por dois anos no Massachusetts Institute of Technology (MIT, Estados Unidos). Professora-Associada da FCFRP-USP. Líder do grupo de pesquisa "Centro de Inovação em Sistemas Nanoestruturados e de Administração Tópica (NanoTop)".

Ricardo Toshio Yugue

Farmacêutico-Bioquímico pela Faculdade de Ciências Farmacêuticas da Universidade de São Paulo (FCF-USP). Bacharel em Administração pela Faculdade de Economia, Administração e Contabilidade da Universidade de São Paulo (FEA-USP). Especialista em Gestão de Negócios e MBA pela Fundação Instituto de Administração da USP. Mestrado em Ciências pela FEA-USP. Sócio-Fundador e Consultor da Yugue Assessores.

Roberto Pontarolo

Farmacêutico-Bioquímico pela Universidade Federal do Paraná (UFPR). Mestre e Doutor em Ciências (Bioquímica) pela UFPR. Professor Titular do Departamento de Farmácia da UFPR. Coordenador do Centro de Estudos em Biofarmácia (CEB-UFPR).

Rodrigo José Lupatini Nogueira

Farmacêutico-Bioquímico pela Universidade Federal de Juiz de Fora (UFJF). Mestre em Ciências Farmacêuticas pela UFJF. Professor de Farmacotécnica e Tecnologia Farmacêutica da Universidade Presidente Antônio Carlos (Unipac) e da Suprema, em Juiz de Fora (MG), entre 2005 e 2015. Farmacêutico e Especialista em Desenvolvimento de Produtos da Medisca Pharmaceutique Inc. (Montreal, Canadá).

Seizi Oga

Professor Titular de Toxicologia do Departamento de Análises Clínicas e Toxicológicas da Faculdade de Ciências Farmacêuticas da Universidade de São Paulo (FCF-USP).

Sílvia Storpirtis

Farmacêutica-Bioquímica pela Faculdade de Ciências Farmacêuticas da Universidade de São Paulo (FCF-USP). Mestre e Doutora pela FCF-USP. Professora-Associada da FCF-USP, de 1988 a 2019. Diretora da Divisão de Farmácia e Laboratório Clínico do Hospital Universitário da USP (HU-USP), de 1992 a 2010. Consultora da Agência Nacional de Vigilância Sanitária (Anvisa) sobre Bioequivalência de Medicamentos, de 1999 a 2006. Vice-Presidente da Sociedade Brasileira de Farmácia Clínica (SBFC). Membro Titular da Academia de Ciências Farmacêuticas do Brasil/Academia Nacional de Farmácia.

Tatiana Miramontes Ribeiro

Farmacêutica-Bioquímica pela Universidade Paulista (Unip). Especialista em Gestão de Projetos e Assuntos Regulatórios da Indústria Farmacêutica e de Insumos Ativos. Gerente de Assuntos Regulatórios do Grupo Centroflora. Professora no Instituto de Ciência Tecnologia e Qualidade (ICTQ).

Valentina Porta

Farmacêutica pela Faculdade de Ciências Farmacêuticas da Universidade de São Paulo (FCF-USP). Mestre e Doutora em Fármacos e Medicamentos pela FCF-USP. Docente da FCF-USP, com atuação nas áreas de Biodisponibilidade de Medicamentos e de Farmácia Clínica. Coordenadora do Centro de Bioequivalência (Biofar), de 2000 a 2008. Chefe da Divisão de Farmácia do Hospital Universitário da Universidade de São Paulo (HU-USP).

Valéria dos Santos Cozzolino Yugue

Farmacêutica-Bioquímica pela Faculdade de Ciências Farmacêuticas da Universidade de São Paulo (FCF-USP). MBA pela Madia Marketing School, carreira desenvolvida nas áreas de Pesquisa e Desenvolvimento e Sistema da Qualidade em empresas como: Hypera, NC Farma, Apsen, RP Scherer (Catalent), Novartis, Wyeth-Whitehall, Johnson & Johnson e Alcon. Sócia-Fundadora e Consultora da Yugue Assessores.

Vanessa Alves Pinheiro

Farmacêutica Industrial e Bioquímica pela Universidade Federal de Juiz de Fora (UFJF). Mestre em Fármacos e Medicamentos na área de Produção e Controle Farmacêuticos pela Faculdade de Ciências Farmacêuticas da Universidade de São Paulo (FCF-USP). Professora de Farmacotécnica e Tecnologia Farmacêutica e Cosmetologia da Universidade Presidente Antônio Carlos (Unipac), entre 2004 e 2007, e da Suprema, entre 2008 e 2015, em Juiz de Fora (MG). Farmacêutica e Consultora da Medisca Network (Montreal, Canadá) e da LP3 Network (Miami, Estados Unidos). Autora do livro "Formulário Veterinário Farmacêutico".

Agradecimentos

Agradecemos à Dra. Cláudia Maria de Barros Helou,
filha do professor João Haikal Helou, à Dra. Lourdes Sobral Daffre,
esposa do professor Cláudio Daffre, e ao Sr. Sylvio José Cimino,
filho do professor José Sylvio Cimino, pelo incentivo e pela gentil colaboração,
sem a qual não seria possível concretizar a 2ª edição desta obra.

Prefácio da 2ª Edição

A 1ª edição deste livro foi lançada em 1975, sob autoria dos ilustres e saudosos colegas Professores João Haikal Helou, José Sylvio Cimino e Cláudio Daffre, todos eles, na época, professores de Farmacotécnica da Faculdade de Farmácia e Bioquímica da Universidade de São Paulo. Foi um dos primeiros livros de Farmacotécnica editado no Brasil, já contendo nele o moderno conceito de Biofarmacotécnica.

Decorridos 45 anos, surge aqui a sua 2ª edição, exaustivamente revisada e atualizada por um grupo de 42 docentes e pesquisadores de Farmacotécnica e de áreas correlatas, sob a coordenação da Professora Vladi Olga Consigliere de Matta e do Professor José Antonio de Oliveira Batistuzzo.

Nota-se, nesta obra, como acontece em todas as disciplinas, grande avanço científico e tecnológico da Farmacotécnica nas últimas décadas.

Não basta, simplesmente, preparar medicamentos que contenham princípios ativos em quantidades exatas. É preciso que a formulação propicie o alcance de fármacos à *biofase* em quantidade suficiente e nas suas formas ativas para exercerem atividades terapêuticas. Ademais, a formulação deve permitir o aproveitamento máximo de propriedades terapêuticas dos princípios ativos, com o mínimo de seus efeitos adversos no organismo.

Quero cumprimentar os editores Vladi Olga Consigliere de Matta e José Antonio de Oliveira Batistuzzo, ambos portadores de longos anos de experiência didática e na arte de formular medicamentos, pelo êxito deste empreendimento, que constitui grande contribuição ao ensino da Farmacotécnica, disciplina fundamental para a formação de farmacêuticos.

Seizi Oga
Professor Titular de Toxicologia

Prefácio da 1ª edição (1975)

Ramo vital das Ciências Farmacêuticas, a Farmacotécnica ocupa hoje lugar de indiscutível destaque, tendo se tornado imprescindível a sua atualização nos cursos de Farmácia.

Do empirismo dos primeiros tempos, passou por fases sucessivas de racionalização e técnica, como prova concreta do esforço e da competência dos pesquisadores que, palmo a palmo, a foram conquistando e fazendo dela uma ciência cada vez mais próxima de seu objetivo: "as operações e formas farmacêuticas".

O Conselho Federal de Farmácia não podia se furtar à oportunidade de patrocinar a publicação desta obra, especificamente destinada aos estudiosos desses assuntos e planejada por três professores: João Haikal Helou, José Sylvio Cimino e Cláudio Daffre, conhecedores do assunto.

Embora destinado aos estudantes, o presente compêndio de Farmacotécnica, escrito por especialistas de reconhecidos méritos, aos quais se alia vasta experiência acumulada pelo efetivo exercício profissional e longo tirocínio na docência universitária, deve ser recebido com genuíno entusiasmo e sadio orgulho pela classe farmacêutica.

Condensado para conter nada mais do que o essencial para os alunos da disciplina, pressupõe-se que estes, ao chegarem a cursar a Farmacotécnica, que se situa no ápice do currículo farmacêutico, venham com sólidos conhecimentos das matérias que lhes são pré-requisitos, entre as quais sobressaem a Farmacognosia, a Química Farmacêutica e a Administração de Empresas – disciplinas que devem preceder o estudo da Farmacotécnica. Por esta razão, noções e conceitos fundamentais sobre drogas e fármacos, bem como sobre questões administrativas relacionadas com a Farmácia, não constam do presente volume. Esse aspecto, que poderia parecer aos menos avisados uma falha, constitui na verdade um dos seus grandes méritos. Não repisa, não recorda, não relembra – conforme sói acontecer em certos massudos compêndios de Farmacotécnica – temas tratados por disciplinas que a precedem, mas entra direta e objetivamente no seu próprio âmbito e o explana completamente, de maneira didática e precisa. Constitui, por essas e outras inúmeras razões, inestimável ajuda tanto para os professores – que nele têm um seguro roteiro de aulas – quanto para os alunos – a quem auxiliará a recordar as preleções dadas pelos mestres em classe.

Falar sobre a importância da Farmacotécnica aos profissionais de Farmácia, se bem que desnecessário por um lado, dada a formação universitária que os orienta, por outro é indispensável, em decorrência da divisão, não só matemática, mas, sobretudo, ideológica da palavra Ciência que, agora, já se pluralizou em diversificadas ciências.

A região limítrofe de cada uma delas é, muitas vezes, difícil de definir e, a divisão da dita Ciência em ciências, até que ponto é uma questão técnica? Desde que ponto é uma questão filosófica?

Não é da alçada da Farmacotécnica resolver esse problema, mas ela é fruto da diversificação da Ciência em ciências. Preocupação com a perfeição? É provável. Pelo menos é uma certeza de que, paralelamente aos esforços da Ciência em prol da Humanidade, há, particularmente, o da Farmácia que se desdobra no sentido de melhor servir à causa da Saúde Pública.

Alexandre de Ávila Borges Júnior

Conselho Federal de Farmácia
Presidente (1974-1976)

À Memória dos Professores Helou, Cimino e Daffre

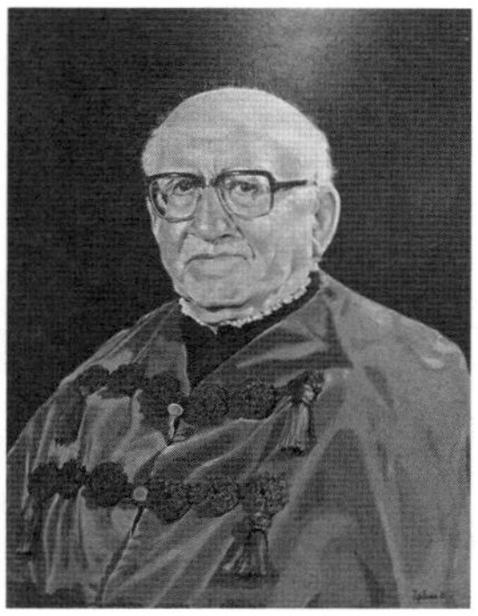

João Haikal Helou

Foi Professor Titular de Farmacotécnica, Diretor da Faculdade de Ciências Farmacêuticas da Universidade de São Paulo de 1986 a 1990, Coordenador da Farmácia Universitária do Departamento de Farmácia, Coordenador do Setor de Produção e Controle de Medicamentos e Cosméticos do Departamento de Farmácia e Assessor Técnico da Central de Medicamentos.

João Haikal Helou nasceu em 13 de agosto de 1921, filho de pais sírios, Bourham Helou e Maria Salim Helou, em Roncador, no Estado de Goiás. Casou-se com Maria Augusta de Barros Helou em 1948, teve dois filhos, Antonio Luiz de Barros Helou e Cláudia Maria de Barros Helou. Faleceu em 15 de outubro de 1997.

Formou-se Farmacêutico no ano de 1943 pela antiga Faculdade de Farmácia e Odontologia da Universidade de São Paulo e concluiu sua pós-graduação em 1950. O amadurecimento profissional veio com o trabalho na Indústria Farmacêutica Nacional por 20 anos, com o Dr. Cândido Fontoura, notável farmacêutico, alimentando sempre seu desejo incontido de transmitir experiência, absorver conhecimento e poder servir, como ele mesmo dizia, transferindo-o, especialmente à mocidade acadêmica. Isso lhe foi proporcionado pelo então professor Carlos Henrique Robertson Liberalli, para ser assistente na Faculdade de Farmácia da USP, em 1958, sendo efetivado como instrutor da Cadeira de Farmacotécnica em 1964.

Doutorou-se em 1966, fez sua Livre-Docência em 1973 e, nos anos seguintes, contribuiu ativamente com o curso de graduação em Farmácia e Bioquímica e o de pós-graduação em Fármacos e Medicamentos da Faculdade, bem como no Instituto de Biociências da USP. Ao mesmo tempo, entre 1970 e 1972, participou intensamente do projeto Rondon, como chefe da Produção Industrial Farmacêutica da Coordenadoria Estadual (1970), Coordenador do Setor Farmacêutico da Coordenação Estadual (1971) e membro do Comitê de Suprimentos (1972).

Em 1975, publicou uma das obras pioneiras na sua área de título "Farmacotécnica", juntamente com os professores José Sylvio Cimino e Cláudio Daffre. Nessa obra, introduziu o conceito de Biofarmacotécnica, termo que foi difundido no Brasil apenas no final da década de 1990, com a regulamentação dos medicamentos genéricos.

Diplomou-se em Farmácia Clínica no Curso Latino-Americano de Farmácia Clínica, pela Organização Pan-Americana de Saúde (OPAS), em 1977, no Chile. Ainda nesse ano, inaugurou a Farmácia Universitária da agora Faculdade de Ciências Farmacêuticas da USP.

Apresentou inúmeras contribuições para a 2ª edição da Farmacopeia Brasileira. Em 1969, tornou-se responsável pela área de Farmacotécnica, com a aposentadoria de "seu mestre, chefe e amigo" Professor Liberalli. Em 1980, tornou-se Professor Titular da FCF-USP. Passou pela Chefia do Departamento de Farmácia e foi Coordenador do Centro Farmacêutico de Serviços Comunitários (CEFASC), que reunia a Farmácia Universitária, o Laboratório de Produção Farmacêutica (Profar) e o de Controle de Qualidade (Confar) que, por muitos anos, fez parte do Sistema Central de Medicamentos (CEME) do Ministério da Saúde.

Assumiu a Diretoria da Faculdade no período de 1986 a 1990. Durante a sua gestão, a Faculdade pôde contar com a sua nova sede administrativa, o atual Bloco 13 A, no espaço da própria faculdade. Em 1988, foi responsável pela primeira iniciativa de que se tem notícia para preservar o patrimônio histórico e cultural da Farmácia, por meio da constituição do Museu da Farmácia, no qual reuniu e catalogou 213 peças no Bloco 13 A, que constou como endereço do museu. Aos 70 anos, aposentou-se, porém, continuou contribuindo com o Departamento de Farmácia e, particularmente, com a disciplina de Farmacotécnica, na qual fazia questão de ministrar a aula inaugural aos alunos do curso de Farmácia e Bioquímica. Nesse período, dedicou-se entusiasticamente a nova edição do livro "Farmacotécnica" que não teve tempo de concluir, deixando-nos em 1997.

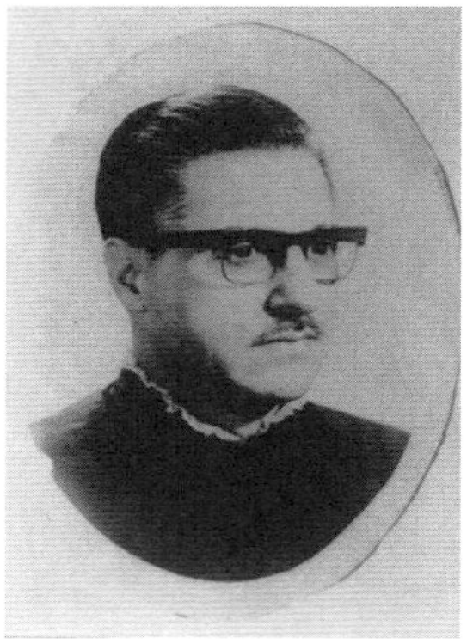

José Sylvio Cimino

Foi Professor Assistente Doutor da Disciplina de Farmacotécnica Industrial da Faculdade de Ciências Farmacêuticas da Universidade de São Paulo, Professor do Curso de Administração Hospitalar do Instituto Brasileiro de Desenvolvimento e de Pesquisas Hospitalares de São Paulo, Diretor Técnico da Farmácia do Hospital das Clínicas da Faculdade de Medicina da Universidade de São Paulo.

José Sylvio Cimino nasceu em 31 de janeiro de 1916, filho de José Cimino, italiano de Castelsilano, Calábria, e de Amália Aschubert Cimino, natural de Ribeirão Preto, descendente de alemães. Casado com Aracy Maricato Cimino, teve dois filhos, Sylvio José Cimino e Dalva Cimino. Faleceu em 29 de novembro de 1980.

Formou-se Farmacêutico pela Faculdade de Farmácia e Odontologia da USP em 10 de dezembro de 1936. Foi proprietário da Farmácia Nossa Senhora Auxiliadora em Sapezal, Município de Paraguaçu – Alta Sorocabana, de 1938 a 1942. Nessa ocasião, passou por um episódio, hoje considerado pitoresco, que definiu os rumos da sua profissão. Por ser descendente de italianos e alemães e ter um sítio onde plantava amoras, foi considerado espião do 3º Reich (as plantações de amoras serviriam de orientação para os aviões da *Luftwaffe* em suas incursões pelo Brasil) e preso por 40 dias no DOPS, em São Paulo, em 1942. Esclarecido o absurdo dessa denúncia que sofreu, desistiu de sua Farmácia, mudou-se para São Paulo e começou a trabalhar na Indústria Farmacêutica Rhodia.

Em 1944, por indicação de professores da Faculdade de Farmácia, foi convidado para montar a Farmácia do Hospital das Clínicas da Faculdade de Medicina da Universidade de São Paulo e admitido como Diretor Técnico Nível II em 1º de março de 1944.

De acordo com visão da época, o principal objetivo da Farmácia Hospitalar era produzir e distribuir medicamentos e produtos afins às unidades requisitantes e servir ao Hospital como órgão controlador da qualidade dos produtos, não só químicos como alimentícios, adquiridos para seu consumo, assim como cooperar pelas suas seções competentes, nas pesquisas, nos diagnósticos e nas investigações científicas da entidade. O professor Cimino definiu Farmácia Hospitalar como "unidade tecnicamente aparelhada para prover as clínicas e os demais serviços dos medicamentos e produtos afins de que necessitam para normal funcionamento".

O professor José Sylvio foi o autor da primeira publicação a respeito da Farmácia Hospitalar no país (Cimino, JS. *Iniciação à Farmácia Hospitalar.* São Paulo: Artpress, 1973) e do primeiro livro de Farmacotécnica publicado no país (Helou, Cimino e Daffre. *Farmacotécnica.* São Paulo: Artpress, 1975).

Nesse período em que esteve à frente da Farmácia do Hospital das Clínicas, deu inúmeras consultorias para indústrias farmacêuticas, como o Laboratório Pravaz na década de 1950, onde participou do desenvolvimento do Metiocolin®, e no LAFI na década de 1960. Ministrou inúmeros cursos sobre Farmácia Hospitalar em todo o Brasil, particularmente sobre produção de injetáveis.

Pouco tempo depois da sua admissão no Hospital das Clínicas, ingressou no corpo docente da Faculdade de Farmácia da USP, na disciplina de Farmacotécnica, onde fez seu doutorado na década de 1970.

Ainda na década de 1960, montou um laboratório de produção de betacaroteno para ser usado como corante de massas alimentícias, o CIFEM (Cimino, Ferreira e Matheus).

Hoje, seu nome é lembrado em inúmeras publicações científicas, teses de mestrado e doutorado, além de designar uma escola estadual em Guarulhos (EE Prof. José Sylvio Cimino) e uma estrada no município de Santa Isabel (Estrada Municipal Prof. Dr. José Sylvio Cimino).

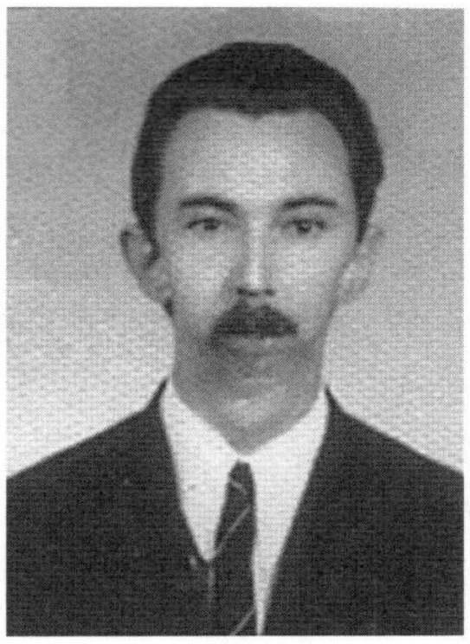

Cláudio Daffre

Foi Diretor Responsável do Serviço de Farmácia dos Hospitais da Irmandade da Santa Casa de Misericórdia de São Paulo, Professor-Assistente Doutor da Disciplina de Farmacotécnica Industrial da Faculdade de Ciências Farmacêuticas da Universidade de São Paulo.

Cláudio Daffre nasceu em 22 de abril de 1940, filho de Francisco Daffre e Geraldina Cayret Daffre. Casou-se com Lourdes Sobral Daffre, teve quatro filhos: Francisco, Cristina, Roberto e Guilherme. Faleceu em 9 de março de 2008.

Formou-se Farmacêutico-Bioquímico em 1966, pela Faculdade de Farmácia e Bioquímica da Universidade de São Paulo. Concluiu o seu doutoramento na mesma Faculdade em fevereiro de 1973, e especializou-se em Administração Hospitalar em 1979.

Ainda na Faculdade, foi Monitor das cadeiras de Física Aplicada à Farmácia e de Tecnologia Químico-Farmacêutica durante o curso de Farmácia, e depois de formado foi contratado com professor da Disciplina de Tecnologia Farmacêutica, em 1967, e depois ainda como Professor-Assistente Doutor da disciplina de Farmacotécnica Industrial.

Foi Assessor da Coordenação Estadual de São Paulo do Grupo de Trabalho "Projeto Rondon" para assuntos ligados à programação, produção, aviamento e doações de produtos farmacêuticos, como representante da Faculdade de Ciências Farmacêuticas da USP, entre 1969 e 1970, e como Responsável entre 1970 e 1971.

Foi Farmacêutico Responsável e Diretor Técnico de Produtos do Laboratório INAF de 1967 a 1972, e sócio e gerente financeiro da Insufarma Comércio, Indústria, Importação e Exportação de produtos farmacêuticos, de 1973 a 1976.

Foi Diretor e Farmacêutico Responsável do Serviço de Farmácia dos Hospitais da Irmandade da Santa Casa de Misericórdia de São Paulo, de 1968 a 1985.

Em 1986, criou a Farmácia de Manipulação Magister, na Vila Mariana, com o objetivo de oferecer a Farmácias Hospitalares produtos magistrais indispensáveis no atendimento de pacientes hospitalizados e de ambulatórios, hoje dirigida pelo Guilherme, seu filho.

Sumário

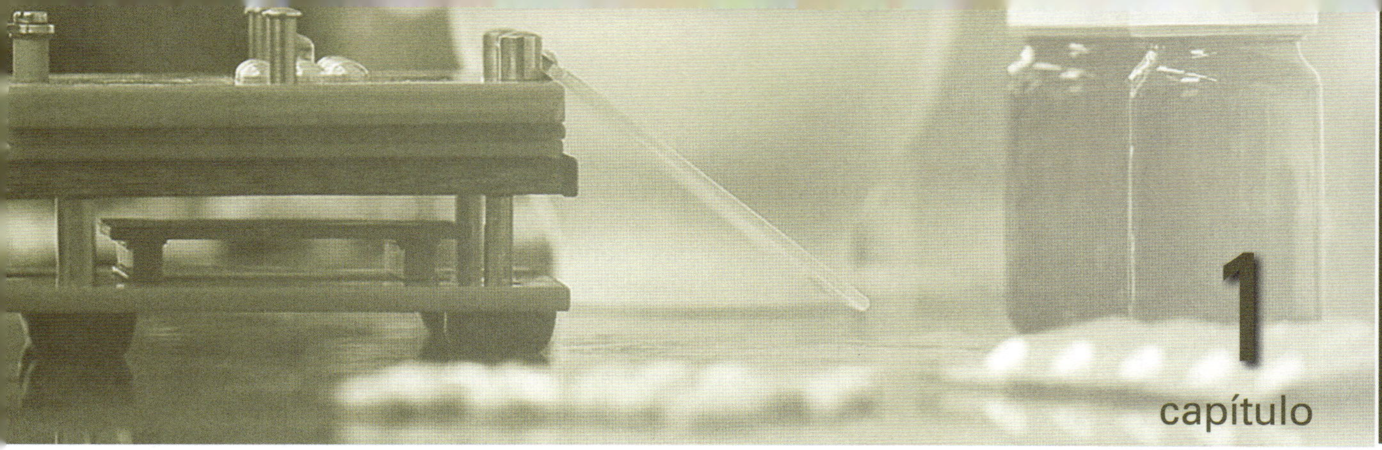

Introdução*

Vladi Olga Consigliere de Matta • José Antonio de Oliveira Batistuzzo

Entre os ramos da Fisiologia, figura o estudo das substâncias que, introduzidas no organismo, lhe modificam as funções. Esse estudo recebe o nome de "Farmacologia" (do grego *pharmakon*: fármaco).

Como a Farmacologia compreende, por sua vez, várias disciplinas, cada uma delas pode ser considerada uma ciência particular; daí o nome de "Ciências Farmacológicas", reservando muitos, o nome de "Farmacologia" apenas para uma dentre elas, a Farmacodinâmica.

A Farmacologia *lato sensu*, ou "ciências farmacológicas", compreende:

a) **Farmacografia (descrição das drogas e dos fármacos)**: abrange a Farmacognosia, que estuda as drogas de origem natural, e a Química Farmacêutica, que estuda os fármacos, isto é, as substâncias químicas de emprego terapêutico.

b) **Farmacotécnica (antiga Farmácia Galênica)**: estuda a transformação das drogas e/ou fármacos em medicamentos.

c) **Farmacodinâmica (Farmacologia *stricto sensu*)**: estuda a ação dos fármacos e das drogas.

d) **Toxicologia**: estuda as substâncias que produzem dano ao organismo.

e) **Farmacoterapia**: estuda a utilização clínica dos medicamentos (ramo da Terapêutica Médica).

* Autores na primeira edição: Carlos Henrique Robertson Liberalli e João Haikal Helou.

A Farmacotécnica pode ser definida como um setor das ciências farmacológicas que estuda a preparação dos medicamentos, ou seja, a transformação dos fármacos e/ou drogas em medicamentos. Essa transformação se faz por meio das "operações farmacêuticas", que resultam em forma farmacêutica (aparência sob a qual o medicamento é ministrado). São exemplos de formas farmacêuticas os comprimidos, as cápsulas, os cremes, as pomadas etc. A Farmacotécnica é ainda conhecida como Farmácia Galênica em muitos países.

A Biofarmacotécnica pode ser definida como o estudo das inter-relações da forma farmacêutica, da fórmula e, portanto, de seus componentes, e da técnica de preparação com o efeito farmacológico observado após a administração do medicamento e, consequentemente, com a ação terapêutica. Vários fatores podem influir no efeito farmacológico, entre os quais a natureza do fármaco, o estado físico (tamanho das partículas), a presença ou ausência de adjuvantes, o tipo de adjuvantes e a forma farmacêutica. Resumidamente, a Biofarmacotécnica é o estudo dos fatores que influenciam a biodisponibilidade do fármaco no homem e nos animais.

As substâncias que modificam as funções normais dos organismos são denominadas fármacos ou drogas. Várias definições são encontradas na literatura para fármaco e droga, mas nenhuma consegue diferenciar efetivamente os dois termos. Em parte, isso ocorre porque na língua inglesa fármaco se refere à *pharmaceutical substance*, mas muitos autores, principalmente americanos, preferem o termo *drug* por ser mais simples.

Algumas diferenças podem ser evidenciadas nas seguintes definições:

- Fármaco é toda substância de estrutura química definida, utilizada para modificar ou explorar o sistema fisiológico ou alterar os estados patológicos, para o benefício do organismo que recebe essa substância.
- Droga é toda substância capaz de modificar sistemas fisiológicos ou estados patológicos, utilizada com ou sem intenção de benefício do receptor, ou como instrumento auxiliar em investigação científica. A "droga" interfere nas funções orgânicas do paciente: pode ser inócua, pode melhorar ou piorar o estado do paciente. Portanto, o conceito de "droga" é bem amplo, além de todos os fármacos, inclui também numerosas outras substâncias.

A palavra droga tem sentido restrito reservado às substâncias de origem natural e de composição complexa. Já para as substâncias químicas definidas, provenientes de síntese e mesmo os princípios ativos de origem natural, devem ser chamados fármacos. Assim, beladona e benjoim são exemplos de drogas e atropina e furosemida são exemplos de fármacos.

Apesar de o termo "droga" ser muito utilizado em português, principalmente em textos de pesquisa básica, deve-se evitar seu uso como sinônimo de fármaco ou de medicamento.

O nome "medicamento" deve reservar-se às substâncias, fármacos e/ou drogas, convenientemente preparadas, cujo emprego visa corrigir ou prevenir as alterações do estado hígido, normal, ou com a finalidade de diagnóstico.

Mais recentemente, a Food and Drug Administration (FDA) – agência federal americana do Departamento de Saúde, que regula a qualidade de alimentos e medicamentos –, assim como a Agência Nacional de Vigilância Sanitária (Anvisa), por meio das definições da DCB (Denominação Comum Brasileira), e também a Organização Mundial da Saúde (OMS) aplicaram o termo IFA (insumo farmacêutico ativo), em português, ou API (*active pharmaceutical ingredient*), em inglês, para referir a substância química ativa ou fármaco, droga ou matéria-prima com propriedades farmacológicas usada na produção de medicamentos com finalidades de tratamento, diagnóstico, alívio, empregada para modificar ou explorar estados fisiológicos ou patológicos, em benefício de quem se administra.

Definição da DCB (2019):

> "Insumo farmacêutico ativo: substância química ativa, fármaco, droga ou matéria-prima que tenha propriedades farmacológicas com finalidade medicamentosa, utilizada para diagnóstico, alívio ou tratamento, empregada para modificar ou explorar sistemas fisiológicos ou estados patológicos, em benefício da pessoa na qual se administra" (disponível em: http://portal.anvisa.gov.br/dcb/conceitos-e-definicoes, acesso em: 21/05/2019).

Definição da FDA (2019):

> *"Active Pharmaceutical Ingredient: Any substance or mixture of substances intended to be used in the manufacture of a drug (medicinal) product and that, when used in the production of a drug, becomes an active ingredient of the drug product. Such substances are intended to furnish pharmacological activity or other direct effect in the diagnosis, cure, mitigation, treatment, or prevention of disease or to affect the structure or function of the body. Reference: Manufacturing, Processing, or Holding Active Pharmaceutical Ingredients FDA Guidance"* (disponível em: https://www.registrarcorp.com/fda-drugs/definitions/, acesso em: 21 maio 2019).

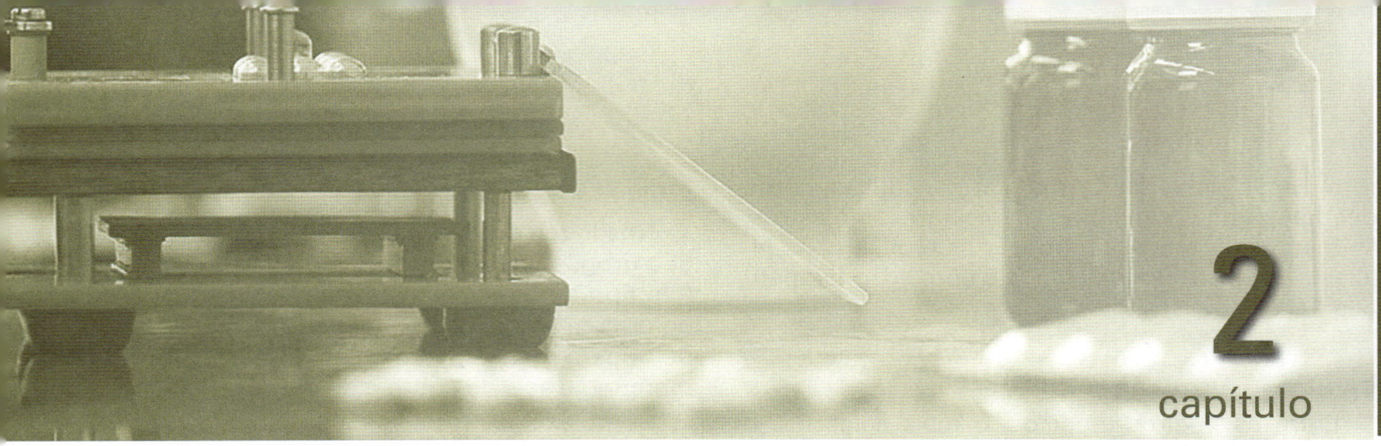

Evolução Histórica da Farmacotécnica[*]

João Haikal Helou[†] • Vladi Olga Consigliere de Matta • José Antonio de Oliveira Batistuzzo

Antiguidade

A preparação dos medicamentos é um dos aspectos da arte médica que deve ter tido as mais remotas origens. A busca do remédio para o alívio da dor ou sofrimento deve ter sido um dos gestos instintivos do homem.

O homem primitivo adquiriu noções da utilidade e da nocividade de certos vegetais, e os conhecimentos eram transmitidos de geração em geração. Descobriu os efeitos benéficos e narcóticos das solanáceas (beladona, mandrágora e meimendro) que eram empregadas não só na analgesia, bem como no envenenamento e na magia. Cultivava a camomila, a aquileia, o cânhamo, o linho, a papoula, a valeriana.

Os ameríndios conheciam a ação da quina (casca), da coca (folha), do curare, do peyotl e da ayahuasca, entre muitas outras drogas vegetais.

Embora os primeiros documentos farmacológicos sejam quase inteiramente empíricos, é certo que na Antiguidade as operações farmacêuticas se mesclaram a rituais religiosos e mágicos. O efeito de muitos medicamentos era atribuído não às propriedades específicas da droga empregada, mas à intervenção de forças "mágicas" ou à ação de divindades (deuses, demônios ou gênios) cuja intervenção propícia era conseguida por meio do sacerdote-médico.

O aparecimento do espírito racional e da noção de casualidade no mundo natural foi mais lento no terreno médico-farmacêutico que noutros setores do pensamento. Os Antigos gostavam de atribuir aos deuses a invenção da Medicina e dos remédios, e a sua transmissão aos mortais era obra de heróis ou semideuses. Na Mesopotâmia, esse deus é Enki (Ea ou Aya), senhor das águas e dos abismos. No Egito é Thot, mas o herói-médico Imhotep é depois divinizado; na Grécia é Apolo, mas o herói-médico, seu filho, Asclépio (Esculápio dos Romanos) é depois divinizado, com sua filha Hígia. Os semideuses Quiron (o Centauro) e Hércules é que transmitiram, porém, aos homens o conhecimento das drogas salutíferas. Somente no 5º século a.C., os Gregos começam a separar as artes médicas da religião e da magia.

Mesopotâmia

As primeiras informações escritas sobre medicamentos vieram da civilização suméria-assíria-babilônica que floresceu na Mesopotâmia, hoje Iraque. A mais antiga (cerca de 2.100 a.C.) é a "Tableta de Nippur", encontrada nas ruínas dessa cidade suméria entre os rios Tigre e Eufrates, e atualmente conservada no Museu da Universidade da Pensilvânia. Ela traz três colunas de escrita em caracteres cuneiformes, correspondendo a 15 prescrições médicas e respectivas técnicas (dissolução e filtração) na preparação de líquidos para uso externo.

O povo sumério-assírio-babilônico utilizava diversas drogas vegetais, como açafrão, alcaçuz, alho, assafétida, beladona, ópio e rícino, que entravam na

* Autores na primeira edição: Carlos Henrique Robertson Liberalli e João Haikal Helou.

† *In memoriam.*

formulação de várias formas farmacêuticas, como decoctos, infusos, vinhos medicinais, emplastros, linimentos, pomadas, supositórios e pílulas. As pílulas continham dose definida e com ação terapêutica desejada.

Egito

Entre os papiros médicos, o mais célebre é o de Ebers (1553-1550 a.C.), descoberto em 1873 em Luxor, pelo egiptólogo alemão Georg Ebers, atualmente conservado no Museu da Universidade de Leipzig, contendo nele mais de 700 drogas em 875 fórmulas. Neste papiro também aparecem menções de supositórios e pílulas, processos como filtrar (ou coar) líquidos e pesar, em balança de dois pratos.

Os egípcios tinham conhecimento da preparação de várias formas farmacêuticas, e utilizavam drogas nativas e importadas, como açafrão, aipo, alho, áloe, assafétida, cila, cânhamo, coentro, estoraque, funcho, goma-arábica, hortelã, incenso, losna, meimendro, mirra, noz-vômica, óleo de rícino, ópio, orégano, papoula, plantago (*psyllium*) e sálvia, entre outras. Também usavam os sais de ferro, de chumbo, de cobre, o antimônio, o arsênico, o mercúrio, o zinco, o alúmen, o enxofre, o cloreto de sódio, o carbonato de sódio, o salitre, e ainda produtos de origem animal.

Como veículos, além dos infusos e decoctos, eram empregados: cerveja, vinho, vinagre, leite, mel e óleo de oliva. Utensílios como gral, moinho, filtro, tamis e cadinho já eram utilizados, assim como recipientes de argila e de vidro.

Judeia

No Antigo Testamento são citadas fórmulas e respectivas técnicas de preparação de medicamentos. No Livro do Êxodo há uma prescrição de pomada com mirra, canela e cálamo doce (cana de açúcar), tendo como excipiente o óleo de oliva.

China

Os chineses pretendem uma antiguidade maior para seus livros médicos e suas farmacopeias tradicionais, como o "Pent-Sao", atribuídos ao imperador mítico Chin-Nong. Sua data, documentada, não vai, porém, além do 1º século a.C.

São citadas diversas matérias-primas como badiana, cânfora, cróton, efedra, ginseng, ópio, ruibarbo, alúmen, arsênico, borato de sódio, carvão, enxofre, nitrato de potássio, sais de cobre e de mercúrio. Na China, bem como na Índia, empregavam a datura, a papoula, o meimendro e o cânhamo como narcóticos. São mencionadas formas farmacêuticas como decocto, infuso, vinho medicinal, pílula e pó.

Índia

Nos livros dos Vedas são descritas em torno de 600 drogas vegetais, como áloe, benjoim, galanga (um tipo de gengibre), rauwolfia e sândalo, drogas de origem animal, como almíscar e bezoar, e ainda de origem mineral, como alúmen, borato de sódio, mercúrio e sais de cobre e de ouro.

Como excipientes e veículos são citados açúcar, mel, óleo de sésamo e vinho de palma, por exemplo. As formas farmacêuticas mais citadas são: infuso, macerato, electuário, enema, pomada e emplastro, entre outras.

Grécia

A prática da Medicina era ligada a vários deuses mitológicos, como Apolo, Atena, Asclépio, Orfeu e Hermes. Asclépio teve quatro filhos celestiais: Hígia – que representa a saúde; Ákeso – os recursos terapêuticos; Iaso – a força curadora da natureza; e Panakeia – o medicamento universal. O caduceu de Asclépio é envolvido por uma serpente, significando a juventude e a saúde, visto que a serpente se apresenta rejuvenescida ao perder a sua antiga pele. É o símbolo da Medicina. A Farmácia é simbolizada pela mesma serpente envolvendo a taça de Hígia, que contém a poção da saúde.

Hipócrates (460-377 a.C.), médico de Cós, pequena ilha do litoral helênico, eliminou da prática médica a magia, a superstição e a religião, estabelecendo os fundamentos da Medicina racional. É considerado, por isso, o "pai da Medicina".

Seus escritos também se referem a formas e operações farmacêuticas. É atribuída a Hipócrates a descrição de mais de 200 drogas, bem como as técnicas de preparação de numerosos medicamentos. São citadas numerosas formas farmacêuticas empregadas na Grécia antiga: decocto, infuso, macerato com vinho, poção, enema, loque (medicamento xaroposo), pílula, melito, colírio, cataplasma, cerato e pomada, entre outros. São exemplos de drogas: coloquíntida, heléboro negro, óleo de rícino, hissopo, scilla (ficou célebre o oximel de scilla, incluído na "Farmacopeia Brasileira I" com o nome "Mellito de Vinagre Scillitico"), carvalho, romã, dragoeiro ("sangue de dragão"), beladona, mandrágora, meimendro e ópio, entre muitas outras. Também eram usados minerais (p. ex., enxofre e alúmen) como fumigantes nas doenças "das mulheres", e preparações de cobre, chumbo e arsênico nas doenças da pele.

Teofrasto (372-287 a.C.), de Ereso, ilha de Lesbos, discípulo de Aristóteles, é considerado o "pai da botânica". Em seus livros "A história das plantas" e "As causas das plantas" descreveu as plantas conhecidas em sua época.

Mitrídates VI (120-63 a.C.), rei do Ponto (Anatólia), estudou a ação dos venenos, sendo por isso considerado o "pai da Toxicologia". É autor do "Electuarium Mithridates", com descrição de mais de 50 substâncias, constituindo na primeira tentativa de imunizar o organismo com a administração de veneno, a partir de pequenas doses que eram progressivamente aumentadas (mitridatismo).

Roma

A medicina entre os antigos romanos era uma profissão subalterna, pois os médicos vinham da Grécia.

Aulus Cornelius Celsus (25 a.C.-50 d.C.), provavelmente da Gália Transalpina (Provença), cita várias formas farmacêuticas: cataplasma, trocisco (ou pastilha), óvulo, catapotia (pílula), conserva, colírio e cerato, por exemplo. A farmacologia de Celso dividia os remédios em vários grupos, de acordo com os seus efeitos: diaforéticos (sudoríficos), diuréticos, eméticos, estípticos (adstringentes) e narcóticos, entre outros. Entre os narcóticos estão as pílulas de ópio, e para ação mais enérgica, as sementes de meimendro e a raiz de mandrágora.

Dioscórides (40-90 d.C.), de Anazarbus, Cilícia (atual Turquia), foi o autor do livro "De Materia Médica", em que descreveu mais de 600 drogas vegetais, sendo por isso considerado o "pai da Farmacognosia".

Galeno (129-217? d.C.), de Pérgamo, na Ásia Menor (atual Turquia), foi um grande anatomista e fisiologista que, sistematizando os conhecimentos farmacêuticos, escreveu livros sobre a arte da composição de medicamentos. Daí o nome "Farmácia galênica" atribuído ao setor da Farmácia segundo os preceitos de Galeno, isto é, empregando drogas nas formas por ele preconizadas. São conhecidas ainda hoje formulações como o cerato de Galeno e o *unguentum leniens* (*cold cream*). É considerado o "pai da Farmácia".

Idade Média

Com a queda do Império Romano, a invasão dos Bárbaros e a desintegração política e social, registra-se um declínio nas ciências, nas artes, na Medicina e na Farmácia.

Entretanto, cabe um papel de relevo à Igreja Cristã nas artes médicas e farmacêuticas. Nos mosteiros havia a farmácia e o horto dos simples, onde eram cultivadas as plantas medicinais. Um "irmão boticário" mantinha a tradição da atividade farmacêutica e os monges preservavam os livros da destruição, fazendo cópias à mão.

A religião voltou a figurar na Medicina, assim, por exemplo, na elaboração da "pomada dos doze apóstolos" que, além de 12 ingredientes, no decorrer da manipulação deveria haver a recitação de salmos e orações.

Santos protetores eram invocados: São Roque e São Damião contra a peste, Santo Antonio, o eremita, contra o "fogo de Santo Antonio" (ergotismo), Santo Antonio de Pádua, contra várias doenças, em particular fraturas, doenças do estômago e dos intestinos, Santa Apolônia, protetora contra as doenças dos dentes, Santa Luzia, das doenças dos olhos, São Cosme e São Damião etc. O apelo aos santos curadores e às práticas religiosas tem enorme prestígio popular, em detrimento da terapêutica objetiva e do progresso do conhecimento.

Alguns autores importantes desse período foram: Oribásio de Pérgamo (320-403 d.C.), escreveu "Corpus Medicorum Graecorum"; Alexandre de Trália (525-605 d.C.), bizantino natural da Lydia, escreveu em grego "Materia Medica"; Paulo de Égina (625-690 d.C.), médico grego bizantino, escreveu a enciclopédia "Compêndio Médico", com capítulos de farmacologia; Simeon Seth (século XI), médico bizantino trata de medicamentos em seus livros; Nicholas Myrepsos (século XIII), médico bizantino, escreveu uma coletânea de drogas com cerca de 3 mil prescrições.

Arnaud de Villeneuve escreveu, no século XIII, o primeiro tratado sobre o álcool, obtido primeiramente pelos árabes por destilação do vinho. O nome de *al khôl* dado ao produto resultante dessa destilação, significa "coisa sutil".

Muito importante nesse período foi a Escola de Salerno (séculos XI-XIII), que publicou várias obras de interesse farmacêutico, como o "Antidotarium Nicolai", texto oficial de farmacologia, e o "Regimen Sanitatis Salernitanum", poema didático contendo regras de higiene e de dieta.

O primeiro registro da separação legal entre Farmácia e Medicina é datado de 1240, com a publicação do edito do Imperador germânico Frederico II, rei das Duas Sicílias, regulamentando o exercício da profissão farmacêutica. Aos médicos era vedado dirigir farmácias e participar de qualquer provento na dispensação do medicamento e aos farmacêuticos (boticários, de então) competia, sob juramento, preparar os medicamentos de acordo com o formulário da Escola de Salerno: "Regimen Sanitatis", editado em 1066.

Na segunda metade da Idade Média, começam a surgir algumas Universidades, como as de Bolonha (1088), Paris (1206), Oxford (1206), Nápoles (1224), Pádua (1228), Cambridge (1229), Salamanca (1243), Montpellier (1289) e Heidelberg (1386).

Período Árabe

Os árabes, no período da expansão do Islã, encontraram a cultura helênica em vários pontos: Alexandria, no Egito; Edessa, na Grécia; Nisibis (atual Nusaybin), na Turquia; e em Gundishapur, na Pérsia, onde se fixaram os nestorianos, seguidores do Patriarca Nestório, de Constantinopla, destituído pelo concílio de Éfeso em 431 d.C.

Os textos médicos e farmacêuticos, a maioria de origem grega, eram traduzidos por sírios, persas, hindus, sarracenos, judeus, espanhóis e outros povos dominados pelo Império Islâmico em língua árabe e, assim, propagados.

Além das drogas vegetais, da medicina greco-romana, os árabes se interessaram pelas substâncias inorgânicas descobertas pelos alquimistas: cloreto de mercúrio, óxido de mercúrio rubro e nitrato de prata.

Abū Bakr Muhammad ibn Zakarīya al-Rāzi (854-925 d.C.), chamado Rhazés, persa, introduziu o unguento mercurial. É o autor de uma espécie de enciclopédia de medicina prática e terapêutica com o nome árabe de "Al-Hawi", conhecida pelo nome latino "Liber Continens", e "Liber Medicinalis ad Almansorem". Deve-se a Rhazés a introdução das pílulas revestidas com sacarose e com mucilagem de *psyllium*.

O grande número de termos farmacêuticos, em português, de origem árabe, prova essa influência (xarope, elixir, açúcar, amálgama, julepo, loque, álcool, alambique etc.). Os árabes fundaram em Bagdá o primeiro hospital e a primeira farmácia, sob o reino do califa Al-Mahdi, sucessor de Al-Mansur, em 754.

Abu Ali al-Hussein ibn Abdallah ibn Sina, dito Avicena (980-1037), escreveu o "al-Qanun" (Canon da Medicina), com uma extensa parte farmacêutica com informações sobre as propriedades das drogas, fármacos e suas aplicações terapêuticas, receitas e fórmulas medicinais, tratados sobre venenos e técnicas de preparação e manipulação de medicamentos.

Na Península Ibérica, a medicina árabe teve ilustres médicos, como Abu'l-Qasim Khalaf ibn 'Abbas al-Zaharawi, dito Abulcasis (936-1013), de Córdoba, que escreveu o "al-Tasri" ("Liber Servitoris"), incluindo a preparação e a purificação de várias substâncias químicas medicinais de grande importância para os farmacêuticos da época. Ibn al Baitar (1197-1248), de Málaga, escreveu "O Corpo dos Simples", o mais completo livro de matéria médica e botânica, descrevendo 1.400 drogas.

Rabi Mochê ben-Maimon, dito Maimônides (1135-1204), judeu de Córdoba, adotou o nome árabe de Abu Imram Musa ibn Maimun, e escreveu o "Al-Maḳalah al-Faḍiliyyah" sobre vários venenos e seus antídotos. Chegou a servir como médico pessoal do Grande Vizir Alfadhil e do Sultão Saladino.

Desse período ainda, a publicação "Minhāj al-dukkān" do farmacêutico judeu Abū ʾl-Munā al-Kūhīn al-ʿAṭṭār (1260), é a primeira tentativa de explorar todo o espectro da farmácia no mundo árabe medieval, com descrição dos métodos de preparação dos medicamentos.

Foram esses os conhecimentos farmacêuticos que predominaram por toda a Idade Média até ao Renascimento. A farmácia começou a sua existência científica com os árabes em virtude da inclinação deles para os estudos químicos e a grande abundância de drogas valiosas do Oriente. Eles conseguiram alto grau de perfeição nas preparações farmacêuticas graças à ciência tradicional dos persas na elaboração de perfumes e corantes. As primeiras farmácias verdadeiras são encontradas entre os árabes.

Renascimento

Com o espírito de renovação dessa época, em que se começa a rejeitar a simples autoridade dos antigos autores para voltar à indagação direta da Natureza, surgem revolucionários da Ciência, dos quais o precursor é Paracelso (Theophrastus Phillippus Aureolus Bombastus von Hohenheim, 1493-1541), que difunde a prática dos medicamentos químicos, renega Galeno e Avicena, cria as teorias dos "arcanos", das "quintaessências" e das "signaturas", abrindo caminho à pesquisa dos princípios ativos das drogas. A prática farmacotécnica mantém, contudo, as mesmas operações já descritas por Galeno.

Nicolas Houël (1524-1587), farmacêutico, funda em 1576 uma escola para órfãos, que depois é elevada para ensinamento da "arte de botica", podendo ser considerada a primeira escola autônoma de Farmácia.

Nos séculos XVI e XVII são introduzidas na Europa novas drogas provenientes principalmente das terras recém-descobertas da América: calumba (raiz), coca (folha), guaiaco (resina), ipeca (raiz), polígala (raiz), quássia (lenho), quina (casca), os bálsamos do Peru e de Tolú, além do curare.

No século XVII, Jan Baptista van Helmont cria a escola médica iatroquímica, com a introdução de compostos químicos no tratamento de doenças, como o tartarato duplo de antimônio e potássio (tártaro emético), cloreto mercuroso (calomelano), acetato de potássio, ácido fosfórico, sulfato de magnésio (sal de Epson), sulfato de sódio (sal de Glauber), tartarato de sódio e potássio (sal de Rochelle ou de Seignette), cloreto de amônio, carbonato de amônio, óxido de magnésio, ácido bórico e lactose, entre outros.

Novos produtos farmacêuticos são mencionados na literatura, como as tinturas de Benjoim e de Tolú, pó de alcaçuz composto, infuso de digital, infuso de sene, elixir paregórico (tintura de ópio canforado), entre muitas outras.

No decorrer do século XVII aparecem as primeiras patentes, e a primeira foi do sal de Epson, em 1624. Também são desenvolvidos novos piluleiros, aperfeiçoados com a inclusão de cortador e divisor de pílulas.

Nesse período, surgem as Farmacopeias, sendo a primeira a de Florença ("Nuovo receptario dal famosissimo collegio degli eximii doctori della arte et medicina delta inclitacipta di Firenze"), datada de 21 de janeiro de 1498. E seguiram a de Barcelona em 1511; "Antidotarium romanum Francfortii", em 1624; "Pharmacopeia augustana", em 1673; "Pharmacopeia coloniense", em 1627; "Pharmacopoea Amstelredamensis", em 1636; "Pharmacopoea parisienses" e seu "Codex medicamentarius", em 1638; "Pharmacopeia matritensis", "Pharmacopea Agana", "Pharmacopoea bruxellensis", "Pharmacopoeia Londinensis", 1618; "Pharmacopea Ulyssiponense, galenica e chymica", em 1716; "Pharmacopea Tubalense", em 1735; "Pharmacopea Portuense", em 1766, e outras. A primeira farmacopeia de cunho nacional foi o "Codex Medicamentarius Gallicus, Pharmacopoea Gallica, Codex Français" ou "Pharmacopée Française" e remonta a 1818.

Modernidade

Modificações farmacêuticas foram trazidas (fim do século XVIII) pela "revolução química" de Lavoisier e seus seguidores. A Farmácia toma a linguagem da Química e se enriquece com medicamentos novos (iodo, iodetos, brometos, cloro e hipocloritos) e suas propriedades.

O descobrimento dos alcaloides, iniciado com o da morfina bruta em 1803, por Derosne, e em 1805 por Serturner, veio mudar a orientação das preparações de drogas ativas, ocasionando sua padronização pela titulação dos alcaloides.

O desenvolvimento da Microbiologia, a partir de 1877, com Louis Pasteur, permitiu o desenvolvimento da terapia injetável pela aplicação dos métodos assépticos de preparação e pela esterilização das soluções, e introduz ou racionaliza o uso dos conservantes nas preparações farmacêuticas.

No fim do século XIX e começo do século XX, o desenvolvimento industrial chega ao setor dos medicamentos, e o aperfeiçoamento mecânico possibilita novas formas farmacêuticas (comprimidos, drágeas) ou aperfeiçoa as existentes (ampolas, pós, dispersões, pomadas) e conduz à difusão do medicamento industrializado ("especialidade farmacêutica"), que, aos poucos, conquista a preferência do médico e dos pacientes, embora favorecendo a automedicação.

Com isso, reduz-se o aviamento do receituário e a manipulação na Farmácia, que se transforma aos poucos em mero estabelecimento comercial, dispensador de medicamentos industrializados. Essa situação distanciou da Farmácia o profissional universitário para outros setores mais condizentes com sua formação acadêmica, e criou em todos os países a necessidade de reformular os objetivos da profissão farmacêutica e do seu ensino.

A manipulação de fórmulas no Brasil sobreviveu em algumas poucas farmácias e hospitais. No Hospital das Clínicas da Faculdade de Medicina da Universidade de São Paulo e na Santa Casa de Misericórdia de São Paulo, os professores José Sylvio Cimino e Cláudio Daffre mantiveram a manipulação de fórmulas magistrais e a produção de medicamentos, inclusive injetáveis, em escala semi-industrial durante décadas.

Na 1ª edição do "Formulário Médico do Hospital das Clínicas", de 1947, são relacionadas centenas de fórmulas manipuladas ou produzidas, cujo desenvolvimento farmacotécnico foi realizado na própria Farmácia Hospitalar.

O ressurgimento das Farmácias Magistrais ocorreu a partir da década de 1970, aliando as modernas técnicas desenvolvidas pelas indústrias farmacêuticas com a personalização das prescrições que sempre caracterizou a formulação magistral.

Este ressurgimento preencheu inúmeras lacunas deixadas pelas indústrias farmacêuticas. As farmácias magistrais oferecem maior diversidade de princípios ativos, dosagens e formas farmacêuticas diferentes das padronizadas pelas indústrias e a associação de princípios ativos na mesma formulação, facilitando a posologia e atendendo às necessidades individuais dos pacientes.

Farmacotécnica no Brasil

A história da Farmacotécnica no Brasil se confunde com a da própria profissão farmacêutica. Didaticamente, podemos distinguir três períodos: Brasil Português, dito geralmente "Brasil Colônia", Brasil Reino e Império, e Brasil República.

Brasil Português (séculos XVI, XVII e XVIII). A Farmacotécnica no Brasil apresentou as mesmas características que em outras partes do mundo ocidental. A prática profissional estava limitada:

1. às boticas dos colégios dos jesuítas (as mais célebres foram as boticas dos colégios do Rio, da Bahia, de Belém do Pará, de São Paulo e do Maranhão), das quais se valia também a população civil;
2. às boticas dos hospitais militares nas sedes de guarnições importantes, e às das Santas Casas de Misericórdia;
3. às poucas farmácias existentes nas cidades maiores (em 1765, só havia 3 em São Paulo);
4. às boticas particulares, de fazendas, presídios e conventos.

Os oficiais da prática, geralmente, não eram diplomados, nos primeiros séculos; depois do século XVIII deviam ser aprovados em exame perante os delegados do Físico-Mór do Reino. Não havia cursos de Farmácia de qualquer espécie.

Em São Paulo, o primeiro que aparece com "carta de privilégio" é Antônio da Mota, que recebeu autorização da Câmara Municipal, em 27 de julho de 1726, para estabelecer-se com botica (o documento original existe no Arquivo Municipal – Divisão de Documentação Histórica). Antes dele, só os "irmãos boticários" dos jesuítas é que recebiam alguma consideração legal. O próprio padre José de Anchieta manipulava medicamentos e pode ser considerado o patrono da Farmácia Brasileira e o primeiro boticário de Piratininga.

Nos fins do século XVIII, havia alguns boticários distintos. Entre fundadores da "Academia dos Esquecidos" no Rio de Janeiro, em 1772, figuravam dois boticários.

Brasil Reino e Império. Desde 1808, ainda como província do Reino Português, o Brasil teve ensino médico na Bahia e no Rio de Janeiro. Nesses cursos eram ministradas aulas de Farmácia, mas para estudantes de Medicina. Os boticários nelas lecionavam e praticavam. O Brasil passou a Reino Unido em 1815, mas só após a Independência criaram-se, em 1832, os cursos de Farmácia nas Faculdades de Medicina do Rio de Janeiro e da Bahia. O diploma já era de "farmacêutico", mas o nome popular continuou a ser "boticário". Em 1839, fundou-se a primeira escola autônoma de Farmácia, a Escola de Farmácia de Ouro Preto.

No século XIX, sob o Império, havia farmácias importantes na Corte e nas grandes capitais dos Estados, mas as boticas eram geralmente pobres, a profissão era socialmente inferior, e a maior parte do seu exercício estava em mãos de "práticos", dada à insuficiência dos diplomados, embora a lei já exigia a presença de um titulado responsável para cada estabelecimento farmacêutico. As autorizações imperiais para "abrir botica", dadas a pessoas não diplomadas (que passaram a ser os "boticários" em contraposição aos "farmacêuticos", diplomados), foram a maneira de resolver o problema social de assistência farmacêutica às populações do interior.

Brasil República. O fato marcante no último decênio do século XIX é a fundação, em 1898, da Escola de Farmácia de São Paulo (a que se juntou, em 1901, um Curso de Odontologia e que, mais tarde, se tornaria a Faculdade de Ciências Farmacêuticas da Universidade de São Paulo). Com a lei Epitácio Pessoa (1901), diminuindo o curso para 2 anos, registrou-se atraso cultural e técnico da profissão, assim como o desprestígio social e econômico, agravado pelo grande número de diplomados anualmente.

Registrou-se a reação cultural, a partir de 1911 (Reforma do Ensino, lei Rivadavia), em 1913, com a fundação da "União Farmacêutica de São Paulo" (a mais antiga sociedade farmacêutica ainda existente) e da Associação Brasileira de Farmacêuticos (1916), logo seguidas de outras.

A realização do 1º Congresso Brasileiro de Farmácia, no Centenário da Independência (Rio, 1922), foi o "toque de reunir" da Farmácia brasileira e o ponto de partida para o moderno surto de desenvolvimento cultural. O progresso científico preparou e acompanhou o tecnológico, que, iniciado após a Primeira Guerra Mundial, cresceu vertiginosamente, com o desenvolvimento geral do país, após a Segunda Guerra Mundial (1945 até hoje).

A primeira farmacopeia de cunho oficial no Brasil é do tempo do Brasil Colônia ("Pharmacopeia Geral para o Reino e Domínios de Portugal"), de autoria do Dr. Francisco Tavares, publicada e oficializada por ordem da rainha D. Maria I, em Lisboa, no ano de 1794. Esse código continuou a vigorar no Brasil até 1837, quando foi oficializada a Farmacopeia Francesa.

Em 1917, o governo paulista tornou oficial para o Estado a "Pharmacopea Paulista", de autoria de renomados farmacêuticos: João Florentino Meira de Vasconcellos, José Malhado Filho, Manuel Pinto de Queiroz, Firmino Tamandaré de Toledo Júnior, Christovam Buarque de Holanda, Joaquim Maynert Khel e João Alfredo Varella. Em 1926, foi oficializada a primeira Farmacopeia de âmbito nacional, de autoria do farmacêutico Rodolpho Albino Dias da Silva, publicada e tornada oficial em 1929.

A 6ª edição da "Farmacopeia Brasileira" é atualmente o código vigente entre nós, com a novidade do acesso gratuito e universal. Todas as edições da "Farmacopeia Brasileira" e seus suplementos podem ser obtidos no *site*: http://portal.anvisa.gov.br/farmacopeias-virtuais, assim como a DCB (Denominação Comum Brasileira), Farmacopeia Homeopática, Formulário Nacional, Formulário Fitoterápico, Formulário Homeopático e Memento Fitoterápico.

Breve cronologia da história da Farmácia no Brasil

I – Período Colonial:

- **1521**: regimento do Físico-Mor do Reino, criando o "boticário aprovado". No Brasil, foram os jesuítas os primeiros boticários (José de Anchieta). Meados do século XVI, D. Sebastião cria a "Faculdade de Botica" na Universidade de Coimbra.
- **1604**: Felipe II confirma a instituição da "Faculdade de Botica". No Brasil, profissão livre e raros boticários aprovados.
- **1772**: reforma do ensino na Universidade de Coimbra pelo Marquês de Pombal, ampliando ensino farmacêutico.
- **1744**: regimento de D. João V para a Medicina e a Farmácia.

II – Reino e Império (Período monárquico):

- **1808**: criação das Escolas de Medicina do Rio e da Bahia, com uma cadeira de Farmácia, em que boticários lecionavam.
- **1810**: regulamentação do exercício da Medicina e da Farmácia.
- **1829**: fundação da Sociedade de Medicina do Rio de Janeiro (futura Academia); início de estudos para a criação do curso farmacêutico.
- **1832**: decreto da Regência Trina (3 de outubro), criando o curso de Farmácia na reforma das Escolas de Medicina do Império (Rio e Bahia).
- **1839**: governo da Província de Minas Gerais cria (4 de abril) a Escola de Farmácia de Ouro Preto, primeira escola autônoma de Farmácia no Brasil.
- **1839**: Academia Imperial de Medicina discute a elaboração de uma Farmacopeia Brasileira.
- **1851**: fundam-se, no Rio de Janeiro, a primeira revista e a primeira sociedade farmacêutica nacional ("Revista Pharmaceutica" e "Sociedade Pharmaceutica Brasileira").
- **1851**: regimento da Junta de Saúde Pública (decreto imperial de 29 de setembro), obrigando à posse do diploma de farmacêutico para dirigir farmácia.
- **1858**: funda-se, no Rio de Janeiro, o "Instituto Pharmacêutico do Rio de Janeiro".
- **1870**: início da indústria farmacêutica nacional.
- **1877**: realiza-se, no Rio, um Congresso Brasileiro de Farmácia.
- **1886**: Instituto Farmacêutico cria a Escola Superior de Farmácia, de efêmera duração.

III – Período Republicano:

- **1895**: fundação da "Sociedade Pharmacêutica de São Paulo", com objetivo de criar uma escola de Farmácia.
- **1897**: funda-se, em Porto Alegre, a segunda Escola de Pharmacia autônoma do Brasil.
- **1898**: funda-se, em São Paulo, a Escola de Pharmacia de São Paulo, berço e núcleo de ensino farmacêutico no Estado.
- **1901**: reforma do ensino "Epitácio Pessoa", com redução do curso (2 anos).
- **1911**: reforma Rivadavia Correia amplia novamente o curso para 3 anos.
- **1913**: fundação da "União Farmacêutica de São Paulo", a mais antiga sociedade farmacêutica ainda em atividade.
- **1916**: fundação da Associação Brasileira de Farmacêuticos no Rio de Janeiro.
- **1916**: 1º Congresso Médico Paulista, com participação de farmacêuticos, empreende a elaboração e a publicação da "Pharmacopéia Paulista", a primeira Farmacopeia Brasileira.
- **1922**: realiza-se, no Rio de Janeiro, o 1º Congresso Brasileiro de Farmácia, primeiro certame realmente de âmbito nacional. Nele, Rodolpho Albino Dias da Silva apresenta o seu projeto de Farmacopeia Brasileira.
- **1924**: funda-se, em São Paulo, a Sociedade de Farmácia e Química, entidade científica da classe no Estado.
- **1925**: reforma do ensino, Rocha Vaz aumenta o curso de Farmácia para 4 anos, cria novas cadeiras e estabelece a exigência de curso secundário completo para os candidatos.
- **1928**: realiza-se, em São Paulo, o 2º Congresso Brasileiro de Farmácia, durante o qual Rodolpho Albino apresenta os originais concluídos da "Farmacopeia Brasileira".
- **1929**: publicada e tornada de uso obrigatório a "Farmacopeia Brasileira".
- **1931**: publicado o Decreto n. 19.606, que regulamenta o exercício da profissão farmacêutica no Brasil.
- **1934**: criada a Universidade de São Paulo, sendo incorporada nela a Faculdade de Farmácia e Odontologia, em que se transformara a antiga Escola de Farmácia de São Paulo.
- **1938**: funda-se, no Rio de Janeiro, a Academia Nacional de Farmácia.

- **1946**: publicado o Decreto n. 20.497, primeiro Regulamento da Indústria Farmacêutica no Brasil.
- **1950**: Faculdade de Farmácia e Odontologia de São Paulo, ainda com 3 anos de curso farmacêutico, cria o primeiro curso de pós-graduação para farmacêuticos, com 1 ano de duração.
- **1951**: Comissão de Padronização Farmacêutica de São Paulo inicia os trabalhos de preparação da 2ª edição da "Farmacopeia Brasileira".
- **1954**: realiza-se, em São Paulo, com extraordinário êxito, o 3º Congresso Farmacêutico e Bioquímico Pan-Americano.
- **1955**: Faculdade de Farmácia e Odontologia da Universidade de São Paulo amplia para 4 anos os cursos de Farmácia e Odontologia.
- **1959**: publicada a 2ª edição da "Farmacopeia Brasileira".
- **1960**: Lei Federal n. 3.820, de 11 de novembro, cria o Conselho Federal e os Conselhos Regionais de Farmácia.
- **1961**: Universidade de São Paulo aprova a mudança do título, conferido pela Faculdade de Farmácia e Odontologia, para "farmacêutico-bioquímico", sendo a turma desse ano a primeira a ter esse diploma.
- **1963**: separam-se os cursos da Faculdade de Farmácia e Odontologia da Universidade de São Paulo em Faculdades autônomas, constituindo-se a Faculdade de Farmácia e Bioquímica, ainda em prédio comum com a Odontologia, na Rua Três Rios.
- **1966**: Faculdade de Farmácia e Bioquímica transfere-se totalmente para a Cidade Universitária.
- **1969**: Faculdade de Farmácia e Bioquímica da Universidade de São Paulo passa a denominar-se Faculdade de Ciências Farmacêuticas.
- **1977**: publicada a 3ª edição da "Farmacopeia Brasileira".
- **1979**: criado o curso de Farmácia na Faculdade de Ciências Médicas da Pontifícia Universidade Católica de Campinas, primeiro curso de Farmácia de ensino particular no Estado de São Paulo.
- **1988**: publicada a 4ª edição da "Farmacopeia Brasileira".
- **1996**: publicada a Lei n. 9.279, de Propriedade Industrial, ou comumente conhecida por Lei das Patentes, que incluiu medicamentos, substâncias ativas e processos farmacêuticos, até então não reconhecidas suas propriedades aos inovadores.
- **1998**: criada a Agência Nacional de Vigilância Sanitária (Anvisa).
- **1998**: publicada a Lei n. 9.787, conhecida como Lei dos Genéricos, que regulamenta os medicamentos genéricos.
- **2002**: o Conselho Nacional de Educação/Câmara de Educação Superior (CNE/CES), responsável pelas Diretrizes Curriculares Nacionais dos Cursos de Graduação em Farmácia, por meio da Resolução n. 2 de 19/02/2002, instituiu o currículo do ensino farmacêutico com base no Farmacêutico Generalista, capacitado a atuar tanto em laboratórios clínicos como em indústrias farmacêuticas.
- **2005**: publicado o "Formulário Nacional da Farmacopeia Brasileira".
- **2008**: Anvisa começa a coordenar os trabalhos da "Farmacopeia Brasileira".
- **2010**: publicada a 5ª edição da "Farmacopeia Brasileira".
- **2011**: publicada a 2ª edição do "Formulário Nacional".
- **2017**: o CNE/CES publica a Resolução n. 6, de 19 de outubro de 2017, modificando o currículo do ensino farmacêutico, com enfoque em três eixos principais: 1) Cuidado em Saúde; 2) Tecnologia e Inovação em Saúde; e 3) Gestão em Saúde.
- **2019**: publicada a 6ª edição da "Farmacopeia Brasileira".

Pílulas e cápsulas amiláceas

Ainda no contexto histórico da evolução da farmacotécnica, duas formas farmacêuticas foram muito usadas no passado, e acabaram sendo substituídas pelas cápsulas gelatinosas, comprimidos e drágeas. Entretanto, o conhecimento dessas formas farmacêuticas e sua farmacotécnica são importantes não somente pelo valor histórico, mas também pelo fato de que formas farmacêuticas contemporâneas, como pastilhas, trociscos, balas e pirulitos, se baseiam na farmacotécnica das antigas pílulas.

Pílulas

É uma forma farmacêutica, de consistência firme, de formato globular, contendo um ou mais princípios ativos incorporados a excipientes adequados, destinada a ser deglutida sem se desfazer na boca. Trata-se de uma forma de administração de fármacos muito antiga e bastante difundida antes do advento da industrialização do medicamento.

As pílulas pesam entre 100 e 300 mg, mas podem alcançar 500 mg, apresentando, em geral, um diâmetro entre 6 e 8 mm. Embora pequenas, as pílulas podem encerrar grande percentagem de princípio(s) ativo(s).

A pílula, farmacotecnicamente, é constituída de princípio ativo e excipiente. O princípio ativo pode ser uma droga (vegetal ou animal) ou fármaco (natural ou sintético). Na elaboração da pílula há necessidade de se obter uma massa elástica, adesiva e firme, denominada massa pilular ou magdaleão. Isso é conseguido com o uso de excipientes, hidrófilos ou lipófilos, com função aglutinante, absorvente e diluente.

Aglutinantes

Têm por finalidade aglomerar os pós em uma massa, conferindo-lhe as propriedades de plasticidade e adesividade. Podem ser líquidos, semissólidos ou sólidos.

Os líquidos podem ser solventes, soluções e pseudossoluções.

Entre os solventes estão a água, o álcool, a mistura hidroalcoólica, a glicerina e o óleo de rícino. O álcool e as tinturas alcoólicas são empregados, de preferência, com substâncias resinosas. A glicerina deve ser usada juntamente com a água ou com o álcool para prevenir o endurecimento das pílulas. Deve-se evitar o excesso de glicerina que, em função da sua higroscopicidade, pode resultar em pílulas muito moles.

Das soluções, a glicose líquida é um dos melhores excipientes adesivos, vindo a seguir o mel e o xarope. Entre as pseudossoluções, a mucilagem de goma-arábica é muito adesiva e deve-se evitar o excesso, o que torna as pílulas muito duras e insolúveis. As de goma alcatira são recomendadas sob a forma de mucilagem.

Alguns excipientes semissólidos podem ser usados, como os extratos moles de certas drogas vegetais. Já os aglutinantes sólidos podem ser hidrófilos ou lipófilos.

- **Aglutinantes hidrófilos:** empregam-se a gelatina, as gomas (arábica, alcatira) em presença de líquidos ou soluções que lhes proporcionam adesividade. São usados os polietilenoglicóis (4.000 e 6.000), juntamente com pseudossolução de gelatina ou com xarope simples. Também são empregados a lactose, a gelose e os alginatos.
- **Aglutinantes lipófilos:** os mais utilizados são a manteiga de cacau, as ceras e os óleos hidrogenados.

Absorventes

Podem ser de origem vegetal ou mineral.

- **Origem vegetal:** alteia, alcaçuz, amido, canela em pó, o licopódio em pó.
- **Origem mineral:** óxido de magnésio, carbonato de magnésio, fosfato tricálcico, caulim.

A alteia em pó absorve muita água graças ao seu conteúdo em mucilagem. Torna, porém, a massa pilular muito elástica e difícil de ser dividida. O extrato de alcaçuz tem bom poder absorvente aglutinante. Entretanto, não pode ser considerado um pó inerte, em razão da presença da glicirrizina.

O bálsamo do Canadá fundido com cera e adicionado de amido serve para a preparação de pílulas de pós deliquescentes, como o cloral hidratado e o iodeto de potássio.

Pós de drogas vegetais (genciana, quina, ruibarbo, valeriana) foram empregados, em casos especiais, para transformar os extratos respectivos em massa pilular. A levedura de cerveja, previamente aquecida a 120 °C para destruir as enzimas, pode ser empregada para a preparação de pílulas contendo extratos vegetais.

O óxido de magnésio leve é recomendado para óleos; pode absorver cerca de 15 vezes o seu peso, formando um gel espesso. Une-se aos ácidos de algumas drogas resinosas ou balsâmicas para formar sais. Deve-se evitar excesso, o que tornará as pílulas excessivamente duras e insolúveis. Pode ser substituído, em parte, pelo hidróxido de magnésio ou pelo carbonato de magnésio, sendo que este último não tende a formar uma espécie de cimento, como acontece com o óxido de magnésio, mas poderá reagir com os ácidos, liberando dióxido de carbono.

O fosfato tricálcico é recomendado para pílulas contendo óleos como o retinol; o caulim é um bom absorvente para líquidos aquosos e oleosos; o talco é empregado exclusivamente após a preparação das pílulas como pó de polvilhamento, com a finalidade de não aderirem umas às outras.

Associação de excipientes

A goma arábica pode ser associada à goma alcatira e, para prevenir um excesso de endurecimento das suas mucilagens, adiciona-se glicerina. A dextrose ao lado da glicerina recebe o nome de excipiente de Brown. A mistura de Saiko é composta de amido, dextrina e um açúcar:

Dextrose (lactose ou sacarose)	60 g
Dextrina	20 g
Amido	20 g

Esta preparação é utilizada com uma pseudossolução aglutinante:

Gelatina	5 g
Glicerina	90 g
Metilparabeno	0,2 g
Água destilada	5 mL

A literatura registra um excipiente geral para pílulas constituído de:

Dextrose	12 g
Glicerina	3 g
Goma arábica	0,6 g
Ácido benzoico	7 mg

Em um gral, triturar a dextrose com a goma arábica. À parte, incorporar o ácido benzoico à glicerina e acrescentar à mistura dos pós e homogeneizar. A gelatina é utilizada juntamente com a glicerina como na fórmula de Philips:

Gelatina	2 g
Glicerina	8 g
Sacarose em pó	12 g
Água destilada	30 mL

O excipiente deve ser farmacologicamente inerte e não interagir física ou quimicamente com os princípios ativos ou com os outros componentes da fórmula. Deverá ser usado em quantidade suficiente para obter uma massa plástica, elástica e firme, e que não prejudique a desagregação e a dissolução dos princípios ativos nos sucos digestivos.

Preparação da pílula

Ocorre em três etapas: preparação da massa pilular ou magdaleão, divisão e acabamento.

Preparação da massa pilular ou magdaleão

Emprega-se gral de porcelana ou almofariz de bronze ou de ferro, desde que não sejam atacados pelos ingredientes da fórmula. Os componentes sólidos devem ser previamente reduzidos a pós finos e a mistura de pós deverá ser feita por diluição geométrica. Após a homogeneização, a consistência pilular é obtida utilizando-se aglutinantes.

A mistura deve ser triturada e malaxada energicamente para se obter uma massa homogênea, de consistência adesiva, plástica e firme, sem aderência, e que se destaque com facilidade do fundo e das paredes do gral ou almofariz, e que apresente, quando cortada, uma superfície de aspecto uniforme.

Na incorporação de princípios ativos líquidos lipófilos pode-se recorrer a um dos três seguintes processos: absorção, emulsificação e plastificação.

O processo da absorção consiste em juntar ao líquido lipófilo (p. ex., vitamina A) um excipiente absorvente (pó de alcaçuz) e o absorbato resultante é plastificado pela adição de géis (glicéreo de amilo).

O processo da emulsificação fundamenta-se em juntar um emulsificante (sabão animal) que dispersará o princípio ativo lipófilo sob a forma de emulsão O/A. À emulsão formada acrescenta-se pó absorvente para a plastificação.

O processo de plastificação baseia-se em adicionar ao líquido lipófilo um excipiente mole e gorduroso ou resinoso (benjoim, cera, manteiga de cacau, vaselina), fundido, que tenha facilidade de incorporação.

Divisão

A massa pilular ou magdaleão é removida do gral ou do almofariz e malaxada entre os dedos e em seguida transferida para uma pedra de mármore ou para um piluleiro (Figura 2.1).

Piluleiro

Segundo Baumé, é de origem alemã. Consta de duas partes: uma fixa e outra móvel. A parte fixa corresponde a um tabuleiro retangular de madeira, que apresenta em seu terço anterior e no sentido longitudinal uma placa (régua) metálica provida de sulcos hemicilíndricos, paralelos, iguais e cortantes. Essa placa poderá ter as duas faces sulcadas de hemicilindros diferentes ou apenas uma das faces sulcada (Figura 2.1).

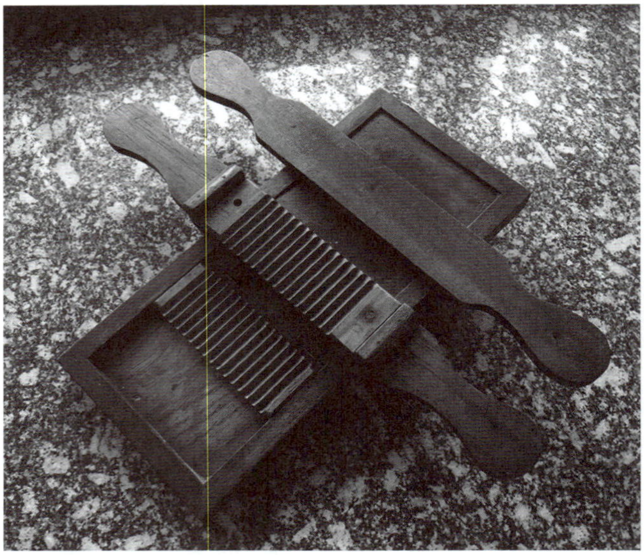

Figura 2.1. Piluleiro.
Fonte: Acervo da disciplina de Farmacotécnica da FCF-USP.

A parte restante do tabuleiro contém o laboratório destinado ao rolamento da massa pilular e a gaveta para receber os fragmentos, após o corte do magdaleão.

A parte móvel é constituída de uma prancha provida de punhos nas extremidades e tendo em uma das faces uma placa metálica sulcada em hemicilindros, que se aplica exatamente sobre a placa correspondente da parte fixa do piluleiro. A outra face da parte móvel pode ser igualmente sulcada, de dimensões diferentes, ou então lisa, servindo para o rolamento do magdaleão.

O rolamento da massa pilular pode ser feito por outra peça móvel: tábua de madeira plana e lisa, também conhecida por régua.

A massa pilular ou o magdaleão é rolado sobre o piluleiro polvilhado de licopódio, talco, lactose ou alcaçuz, em forma cilíndrica, uniforme, até obter um comprimento apropriado correspondente ao número de pílulas desejado e medido na escala do piluleiro. Coloca-se o cilindro sobre a lâmina sulcada e aplica-se a régua sulcada, móvel, imprimindo-se um movimento de vai e vem. As duas partes com os sulcos justapostos cortam o magdaleão em pequenos segmentos que serão arredondados entre os dedos (polegar e indicador).

Acabamento

No acondicionamento, as pílulas são colocadas em uma caixa com um pó inerte, absorvente ou lubrificante: alcaçuz, lactose, licopódio; ou, então, o talco que também confere um aspecto branco, canela em pó para mascarar odores desagradáveis e grafite, para dar uma coloração cinza ou negra.

Revestimento das pílulas

O revestimento de pílulas é uma técnica farmacêutica antiga, sendo Al-Rhazés, no século IX d.C., o primeiro a revestir pílulas empregando uma mucilagem; a seguir, Avicena é tido como o pioneiro em dourar e pratear as pílulas; o polvilhamento com talco, chamado "revestimento de pérola", tornou-se de grande aceitação popular. Posteriormente, surgiram os revestimentos com diversas substâncias: gelatina por Garot, em 1838; com sacarose, em 1842; com bálsamo de Tolu, por Buke, em 1860; com queratina (revestimento entérico) por Unna, em 1884.

O revestimento da pílula visa mascarar o sabor e o odor de muitas drogas ou fármacos, proteger fármacos sensíveis ou lábeis contra fatores extrínsecos, proteger a mucosa gástrica da ação de fármacos irritantes, proteger o fármaco da ação inativante do suco gástrico e permitir a liberação do princípio ativo no trato intestinal, quando necessário.

O revestimento pode ser: gastrossolúvel ou gastrorresistente, porém, enterossolúvel.

Revestimento gastrossolúvel

Pode ser considerado o simples polvilhamento, empregando pós absorventes e lubrificantes para evitar que as pílulas adiram umas às outras.

No prateamento ou douramento, as pílulas são colocadas levemente úmidas e, por rotação, são recobertas por uma camada de prata ou de ouro, de aspecto brilhante.

Na toluização, emprega-se uma solução alcoólica ou etérea de bálsamo de Tolu (ou outra resina balsâmica), imergindo-se as pílulas numerosas vezes, até obter uma película adequada.

Outras substâncias de revestimento são: colódio, caseína amoniacal, manteiga de cacau, parafina, glúten e caseína, sacarose, gelatina etc.

Revestimento gastrorresistente e enterossolúvel

São mencionadas na literatura: goma-laca, salol (desaconselhado por não constituir em excipiente inerte), glúten, álcool cetílico, estearato de n-butila, acetoftalato de celulose, queratina.

Acondicionamento

Em caixa de papelão. Se a superfície da pílula for seca e firme, e para evitar atrito, coloca-se algodão no fundo do recipiente. Podem ser dispensadas em frascos de vidro ou de plástico ou outros processos empregados no acondicionamento de comprimidas e drágeas.

Ensaios

- **Exame organoléptico:** devem apresentar o mesmo formato, aspecto e cor.
- **Ensaios físicos:** verificação do diâmetro, peso médio e uniformidade de peso, friabilidade.

Os tempos de desagregação para as pílulas gastrossolúveis e gastrorresistentes, porém, enterossolúveis devem corresponder aos estabelecidos para os comprimidos e drágeas.

Cápsulas amiláceas

Eram também conhecidas por hóstia, obreia, cachê, "konseal", e constituídas de duas cúpulas ou lâminas circulares, de pão ázimo, côncavas no centro, destinadas a receber os medicamentos sólidos pulverulentos e que se soldam pelas bordas achatadas. Foram introduzidas como forma farmacêutica em 1872 por Limousin, farmacêutico francês. Eram preparadas com mistura cozida de amido de mandioca, ou então com a mistura deste amido com o de milho, que conferia às cápsulas melhor conservação.

As cápsulas variavam em tamanho, diâmetro e altura. A capacidade era, usualmente, assim numerada: 00 (a menor), 0, 1 (1 bis) e 2 (a maior), embora houvessem outras numerações. A capacidade da cápsula variava entre 0,25 e 3,5 g, dependendo do tipo da cápsula, da densidade aparente do pó e se havia sido submetido ou não à compressão.

Enchimento e fechamento

A cápsula amilácea corresponde a uma formulação magistral. Deve-se escolher uma cúpula cujo volume corresponda sensivelmente à fração do pó a ser acondicionado. Se o volume de cada fração for muito reduzido, pode-se acrescentar quantidade suficiente de um pó inerte, como a lactose.

O pó, previamente dividido sobre papel, é colocado no invólucro por meio de uma espátula, tendo o cuidado de evitar que caia sobre as bordas, o que dificultaria o fechamento. Podem ser utilizados colheres dosadoras (de Finot) ou compressores dosadores (de Chapireau), sendo que estes últimos permitem não só dosar como comprimir ligeiramente o pó, reduzindo, portanto, seu volume. O fechamento faz-se umedecendo as cúpulas vazias em folha de papel de filtro molhada e, em seguida, colocadas sobre aquelas contendo o medicamento e pressionando-as com os dedos. Há cúpulas ou invólucros que são fechadas a seco, por encaixe de uma sobre a outra. A Figura 2.2 mostra o equipamento usado para o enchimento de cápsulas amiláceas. A Figura 2.3 mostra as cápsulas amiláceas.

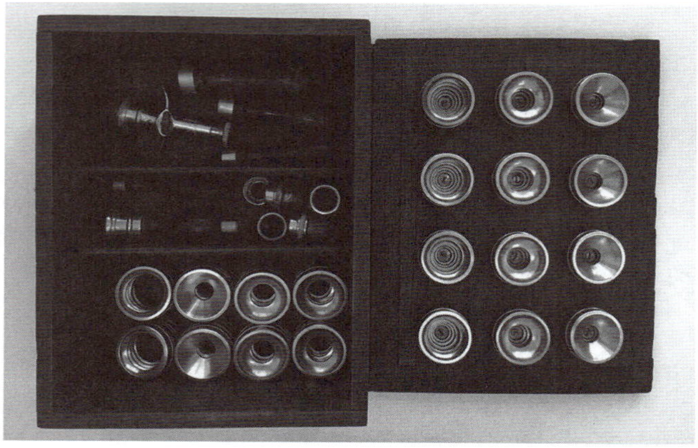

Figura 2.2. Equipamento utilizado para o preparo de cápsulas amiláceas.
Fonte: Cortesia de Yukiko Eto.

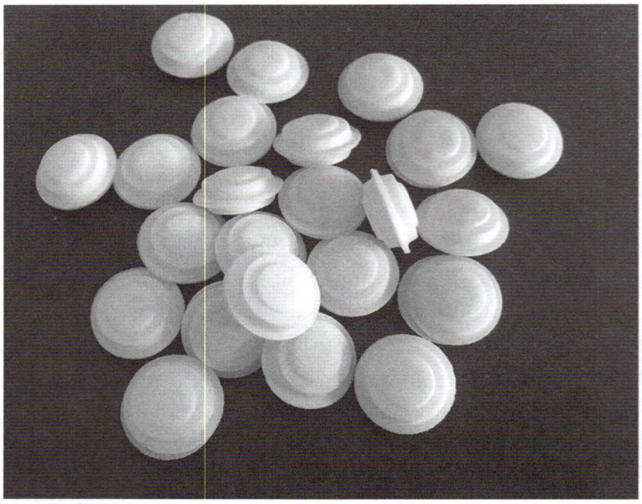

Figura 2.3. Cápsulas amiláceas.
Fonte: Cortesia de Micheline Meiners.

Incompatibilidades

As substâncias higroscópicas e deliquescentes que absorvem a umidade atmosférica, formando uma pasta, devem ser misturadas, previamente, com substâncias absorventes. As misturas eutéticas podem ser ministradas se forem pulverizadas em presença de pó inerte ou acondicionadas em cápsulas com divisão interna. Podem ser empregadas para produtos eflorescentes, desde que não haja alteração química.

Não são recomendadas para substâncias que endurecem excessivamente, formando enterólitos. Os produtos que absorvem ou adsorvem gases atmosféricos, como o carvão ativado e o óxido de magnésio, não devem ser administrados em cápsulas amiláceas. Também não devem ser acondicionados nessas cápsulas fármacos que reagem química ou enzimaticamente com o amido.

O acondicionamento deve ser feito em caixas ou frascos, contendo um exsicante em saquinho fechado, e, no fundo, algodão para evitar o atrito. A conservação deve ser feita ao abrigo do calor e da umidade.

Nos ensaios devem ser verificadas as características organolépticas, a verificação do aspecto, cor e fechamento e o peso médio e a variação individual em relação ao peso médio (tolerância de ± 15% para cápsulas de peso inferior a 250 mg e de 10% para as de peso superior a 250 mg).

Bibliografia

- ALLEN Jr, L.V.; POPOVICH, N.G.; ANSEL, H.C. *Ansel's Pharmaceutical Dosage Forms and Drug Deliery Systems*. 9. ed. Philadelphia: Lippincot Willians & Wilkins, 2011.

- HELOU, J.H.; CIMINO, J.S.; DAFFRE, C. *Farmacotécnica*. São Paulo: Artpress, 1975.
- MENEZES, R.F. *Da História da Farmácia e dos Medicamentos*. Rio de Janeiro UFRJ. Disponível em: http://www.farmacia.ufrj.br/consumo/leituras/lm_historiafarmaciamed.pdf>. Acesso em: 26 dez. 2019.
- MINAMI, P.S. *Cronologia Histórica da Faculdade de Ciências Farmacêuticas da Universidade de São Paulo*, 2004.
- PRISTA L.N.; ALVES, A.C.; MORGADO, R.M.R. *Técnica Farmacêutica e Farmácia Galênica*. 4. ed. Porto: Fundação Calouste Gulbenkian, 1992.
- PRISTA, L.N.; ALVES, A.C.; MORGADO, R.M.R. *Tecnologia Farmacêutica*. 5. ed. Lisboa: Fundação Calouste Gulbenkian, 1995.
- REMINGTON: *The Science and Practice of Pharmacy.* 20Th Ed. Philadelphia: Lippincot Williams & Wilkins, 2000.
- SANDOVAL, R.V. Los Boticarios en Valladolid durante el Siglo XVIII. *Archivo Histórico Municipal de Morelia*. México, 2014.
- TAYLOR, K.; HARDING, G. *Pharmacy Practice*. London: Taylor & Francis, 2001.
- THOMAZ, S. Manipulação Magistral no Brasil: Cinco séculos de futuro. *International Journal of Pharmaceutical Compounding Edição Brasileira*, v. 3, n. 1, p. 10-17, 2001.
- VOTTA, R. Breve história da farmácia no Brasil. *Boletim da Sociedade Brasileira da História da Farmácia. Anexo à Rev. Bras. Farm.*, Rio de Janeiro: Laboratórios Enila, 1965.

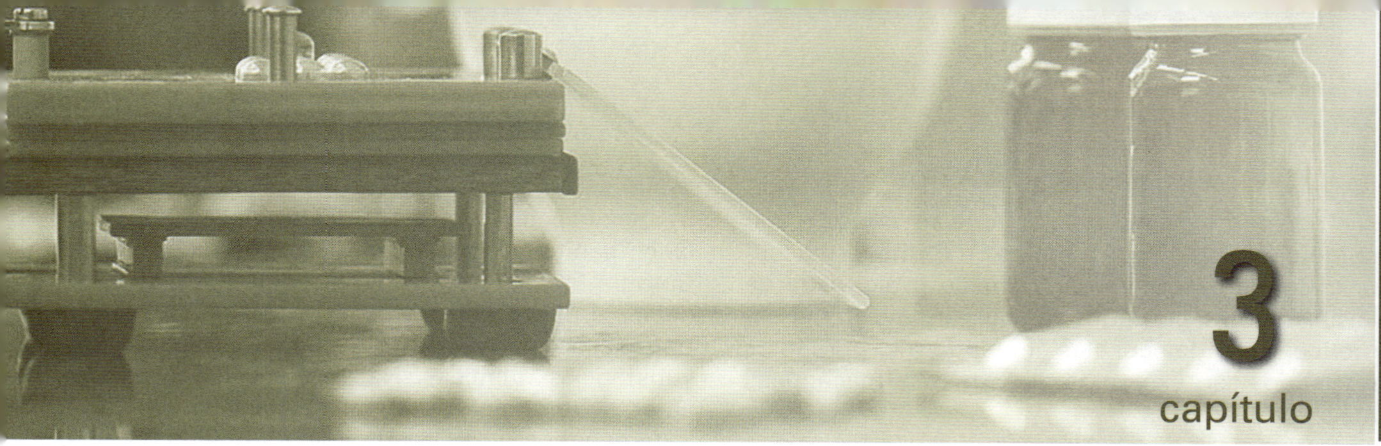

Formas Farmacêuticas e Classificação*

Vladi Olga Consigliere de Matta • José Antonio de Oliveira Batistuzzo

Formas farmacêuticas

É a denominação utilizada para descrever o conjunto das principais características físicas e químicas do medicamento, relacionadas com a sua aparência e outros aspectos ligados à liberação do princípio ativo. É a forma pela qual o fármaco é administrado ao paciente ou modo de apresentação do fármaco; são exemplos de formas farmacêuticas: comprimido, xarope, colírio, supositório, injetável intramuscular, creme etc.

De acordo com a definição da Farmacopeia Brasileira, forma farmacêutica é o estado final de apresentação dos princípios ativos farmacêuticos após uma ou mais operações farmacêuticas executadas com a adição ou não de excipientes apropriados a fim de facilitar a sua utilização e obter o efeito terapêutico desejado, com características apropriadas a uma determinada via de administração.

No planejamento de novas formas farmacêuticas é preciso considerar o local de ação do fármaco, sua solubilidade e sua permeabilidade, para selecionar a forma farmacêutica capaz de conduzi-lo até o sítio de ação em quantidade e velocidade adequadas para desencadear o efeito terapêutico. Para tanto, ainda outras características do princípio ativo devem ser estudadas, como os tipos de interações possíveis com o pH dos líquidos biológicos, as enzimas do trato gastrintestinal, a interação com alimentos, a ligação às proteínas plasmáticas, o metabolismo pré-sistêmico, entre outros fatores.

Após definição da forma farmacêutica, devem ser selecionados o veículo/excipientes e os adjuvantes farmacotécnicos e, conforme a necessidade, substâncias com ação antioxidante, conservante, solubilizante, diluente etc. Ainda, o acondicionamento e a embalagem devem ser os que apresentam melhor compatibilidade com o princípio ativo e com os adjuvantes, e que ofereçam maior proteção do medicamento contra a ação de fatores externos como luz, umidade, temperatura, gases da atmosfera etc.

O efeito terapêutico e a incidência de efeitos colaterais de medicamentos de uso oral sofrem variações em função da forma farmacêutica. Por exemplo, o ácido acetilsalicílico provoca irritação gástrica e, às vezes, até mesmo sangramentos, distúrbios que são sensivelmente atenuados pela mudança na formulação, como revestimento ou tamponamento. Formulações líquidas de cloreto de potássio possuem sabor desagradável e geralmente provocam desconforto epigástrico, enquanto comprimidos revestidos raramente provocam tal efeito.

Há grande variedade de formas farmacêuticas e um fármaco pode se apresentar em diferentes formas. Como tendência, as pesquisas na área de farmacotécnica têm se voltado a desenvolver sistemas cada vez mais direcionados a liberar os fármacos no sítio de ação (*drug targeting*), o que diminui as doses administradas e os efeitos colaterais da administração sistêmica. Ao mesmo tempo, sistemas de liberação cada vez mais complexos apresentam-se como enormes desafios à indústria farmacêutica para viabilizar sua produção em escala economicamente compatível.

* Autor na primeira edição: Cláudio Daffre.

Um princípio ativo no seu estado natural, apresentado como pó ou cristais, pode ser considerado como o exemplo mais simples de forma farmacêutica. Contudo, formas de liberação prolongada de fármaco como comprimidos utilizando sistema osmótico ou ainda cápsulas contendo microgrânulos revestidos são exemplos de formas farmacêuticas mais complexas.

Definições e generalidades

Fármaco e excipientes

Fármaco é uma substância ou droga farmacologicamente ativa, usada para diagnóstico, tratamento, profilaxia ou efeitos paliativos, veiculada por meio de forma farmacêutica adequada para atingir sua finalidade. Na Farmacopeia Brasileira, 6ª edição, o fármaco é denominado insumo farmacêutico ativo (IFA) que, quando destinado à inclusão em medicamentos, deve atender às exigências previstas nas monografias, ou seja, quando o fármaco ou qualquer outro insumo for utilizado na produção de medicamentos, estes devem apresentar qualidade farmacopeica.

Na fabricação de produtos injetáveis, comprimidos, cápsulas e outras preparações farmacopeicas, são permitidos o uso de substâncias adjuvantes descritas nas monografias oficiais e adicionadas com finalidades específicas. Essas substâncias devem ser inócuas e não devem ter influência adversa sobre a eficácia terapêutica do fármaco contido na preparação, nem interferir com ensaios e determinações. São denominados adjuvantes farmacêuticos ou farmacotécnicos. Sua presença e a proporção adicionada devem ser claramente indicadas nos rótulos dos recipientes em que o produto é acondicionado. São as substâncias necessárias para preparar a forma farmacêutica.

Exemplos:

- Flavorizantes, edulcorantes e corantes (corrigem as características organolépticas).
- Conservantes antimicrobianos (previnem o crescimento microbiano).
- Estabilizantes, quelantes, antioxidantes (propiciam maior estabilidade).
- Diluentes para comprimidos e cápsulas (amido, celulose microcristalina, lactose).

Esses adjuvantes constituem os excipientes (denominação dos constituintes da forma farmacêutica sólida ou semissólida, excetuando-se os fármacos) ou veículos (denominação dos constituintes da forma farmacêutica líquida, excetuando-se os fármacos).

Tanto fármacos como excipientes devem atender a especificações regulamentadas pelo órgão de vigilância sanitária, e a primeira delas é a Denominação Comum Brasileira (DCB), uma nomenclatura oficial nacional usada para evitar uso de sinônimos, que poderia ocasionar trocas ou enganos no uso das substâncias químicas. Na ausência da DCB, aplica-se a Denominação Comum Internacional (DCI), recomendada pela Organização Mundial da Saúde. Assim, conforme a Farmacopeia, a DCB é a denominação do fármaco ou princípio farmacologicamente ativo aprovada pelo órgão federal responsável pela vigilância sanitária, a Agência Nacional de Vigilância Sanitária (Anvisa). Inclui os insumos ativos e inativos, soros e vacinas, radiofármacos, plantas medicinais, substâncias homeopáticas e biológicas.

Medicamento é o produto farmacêutico que contém um ou mais fármacos e adjuvantes, elaborado de acordo com as normas técnicas vigentes e especificações adequadas, e que apresenta finalidade curativa, profilática, diagnóstica ou paliativa. Os medicamentos podem ser produzidos nas indústrias, são as especialidades farmacêuticas, ou podem ser elaborados nos hospitais e farmácias, estes últimos conhecidos por medicamentos magistrais, pois são elaborados a partir de uma prescrição de profissional habilitado (médico, dentista, veterinário, nutricionista) que determina a dose, a composição, a forma farmacêutica e a posologia.

Os medicamentos denominados "referência" são aqueles registrados como inovadores no órgão federal, desenvolvidos por laboratório farmacêutico que demonstrou cientificamente sua eficácia, segurança e estabilidade junto ao órgão regulatório e obteve o registro pela primeira vez. De acordo com o nome, esses medicamentos são referências para o desenvolvimento de medicamentos genéricos. Assim, os medicamentos genéricos são produtos similares que demonstraram ter biodisponibilidade e bioequivalência aos medicamentos de referência ou inovadores e que, portanto, com eles podem ser intercambiáveis. Os medicamentos genéricos só podem ser produzidos depois de expiradas as patentes dos produtos originais, salvo em casos particulares de quebra de patente pelas autoridades.

A fórmula farmacêutica refere-se à composição da forma farmacêutica e inclui: componentes (fármaco(s) e excipientes) e suas quantidades. Exemplo:

Cápsulas de AAS

Ácido acetilsalicílico...100 mg

Lactose q.s.p. ....1 cápsula

O fármaco é incluído na fórmula conforme sua dose. A dose é a mínima quantidade de fármaco necessária para produzir efeito terapêutico ideal. A dose usual, segura e eficaz do fármaco é determinada por estudos clínicos, em geral, considerando um indivíduo adulto, saudável, de 70 kg e de acordo com parâmetros farmacocinéticos, pela fórmula:

$$dose = ke \, . \, Cd \, . \, Vd$$

Onde:

ke = constante de eliminação;

Cd = concentração plasmática; e

Vd = volume de distribuição.

A dose efetiva pode variar para diferentes pacientes dependendo de fatores como idade, peso corporal, estado de saúde, terapia concomitante com outros agentes terapêuticos, formas farmacêuticas e vias de administração de fármacos. Desse modo, os pacientes pediátricos, geriátricos, com doenças hepáticas ou algum grau de comprometimento renal necessitam de ajuste de doses. Nesse sentido, a farmácia magistral (termo empregado para designar a farmácia com manipulação de medicamentos) ocupa um importantíssimo papel, visto que os produtos industrializados muitas vezes não permitem tal adequação.

Em favor da conveniência de administração da forma farmacêutica e por fatores econômicos, a maioria dos produtos é formulada para conter uma dose usual do fármaco em uma única unidade (comprimido, cápsula, um volume específico de uma preparação líquida). Ainda, para atender aos diversos requisitos de doses, o fabricante deve preparar um fármaco em mais de uma forma farmacêutica e em mais de uma concentração, o que nem sempre acontece.

A posologia é a frequência com que uma dose é administrada para manter níveis plasmáticos terapêuticos ou o efeito desejado. Envolve a avaliação farmacocinética da absorção, distribuição, metabolismo e excreção do fármaco no organismo.

Classificação das formas farmacêuticas

Várias são as formas de classificar os medicamentos, como pela ação farmacológica principal de seus princípios ativos, ou pela farmacotécnica, por exemplo, pelos métodos de obtenção ou manipulação/fabricação dos medicamentos.

A sequência de desenvolvimento farmacotécnico dos medicamentos se inicia com o conhecimento da ação farmacológica do princípio ativo e de suas características físicas, químicas e físico-químicas. Além dessas propriedades, para seleção da via de administração, deve-se levar em conta se o princípio ativo precisa ser absorvido pelo organismo, a fim de provocar uma ação sistêmica, ou se sua ação será exercida topicamente e, nesse caso, o fármaco pode ser aplicado localmente, diretamente no sítio de ação, sem ter que ser absorvido para a corrente sanguínea.

Partindo desse princípio, os medicamentos podem ser classificados em dois grandes grupos: os absorvíveis (ação sistêmica) e os não absorvíveis (ação tópica ou local).

Nestes dois grupos devem-se estabelecer o tipo de uso do medicamento, interno ou externo, e as vias mais adequadas de administração do medicamento, a fim de que o fármaco alcance o sítio de ação na quantidade e na velocidade necessárias para exercer seu efeito farmacológico. Medicamentos de uso interno são aqueles que atravessam o trato gastrintestinal e os de uso externo, todos os demais. São de uso interno, portanto, xaropes, elixires, soluções orais, cápsulas, comprimidos de modo geral, drágeas e comprimidos revestidos. Entretanto, comprimidos destinados à absorção sublingual são considerados de uso externo. Da mesma maneira, soluções tópicas, cremes, géis, pomadas, injetáveis, supositórios e óvulos, por exemplo, são de uso externo.

O Quadro 3.1 apresenta uma classificação dos medicamentos a partir da sua ação sistêmica ou tópica.

As formas farmacêuticas também podem ser classificadas, de modo bem mais simples, de acordo com seu estado físico, assim podem-se agrupar as formas farmacêuticas em líquidas, semissólidas ou plásticas e sólidas, por exemplo:

- **Formas farmacêuticas líquidas:** xaropes, gotas, soluções, elixires.
- **Formas farmacêuticas semissólidas ou plásticas:** cremes, pastas, géis, supositórios, óvulos, velas.
- **Formas farmacêuticas sólidas:** comprimidos, cápsulas, drágeas, *pellets*, pós, granulados.

Formas sólidas orais

Comprimido é um aglomerado de pó, obtido por compressão. Quando revestido por simples película, tem-se o comprimido revestido ou *film coating*. Contém uma dose de princípio(s) ativo(s), em geral, planejada para adulto de 70 kg.

Quadro 3.1
Classificação dos medicamentos.

Absorvíveis (ação sistêmica)	Uso interno	Oral	Sólidos	Pós	Simples, compostos
				Aglomerados	Pastilhas, comprimidos, cápsulas, drágeas, granulados
			Líquidos	Soluções	Simples, compostas, xaropes, elixires
				Dispersões	Emulsões, suspensões
	Uso externo	Cutâneo	Cremes, pomadas, unguentos, loções, comprimidos intradérmicos (*pellets*)		
		Mucoso	Comprimidos sublinguais		
		Retal	Supositórios, enemas		
		Parenteral	Grandes volumes	Via: intravenosa	
			Pequenos volumes	Vias: intradérmica, subcutânea, intramuscular, intravascular, (intravenosa e intra-arterial), intratecal, intracardíaca, intra-articular, intraperitoneal etc.	
Não absorvíveis (ação tópica)	Uso interno	Oral	Sólidos	Pós, comprimidos	
			Líquidos	Suspensões, emulsões	
	Uso externo	Cutâneo e/ou mucoso	Pastas, pomadas, unguentos, cremes, loções, géis		
		Vaginal	Cremes, óvulos, géis		
		Ocular	Colírios, pomadas, géis		
		Nasal	Gotas, *sprays*, aerossóis		
		Retal	Supositórios, enemas		
		Parenteral	Contrastes		

Drágea é um comprimido recoberto por camada de resinas, açúcar, gomas, gelatinas, entre outros materiais, resultando em camada colorida, de sabor agradável, formando um revestimento polido de boa aparência e que se emprega com o objetivo de alterar o processo de dissolução ou de mascarar propriedades desagradáveis.

O comprimido revestido difere da drágea porque a camada externa é fina e não polida.

Na cápsula, o pó é colocado em um envoltório gelatinoso, solúvel, duro ou mole. Também pode ser de amido ou outras substâncias. Existem técnicas especiais que permitem a fabricação de cápsulas gelatinosas moles contendo o princípio ativo veiculado em meio geralmente oleoso.

Granulado é a forma farmacêutica sólida contendo uma dose única de um ou mais princípios ativos, com ou sem excipientes. Consiste de agregados sólidos e secos de volumes uniformes de partículas de pó resistentes ao manuseio. O granulado também pode ser a forma intermediária na produção de cápsulas ou comprimidos.

Pastilha é a forma farmacêutica sólida que contém um ou mais princípios ativos, usualmente, em uma base adocicada e com sabor. É utilizada para dissolução ou desintegração lenta na boca. Pode ser preparada por modelagem ou por compressão.

Pó é a forma farmacêutica sólida contendo um ou mais princípios ativos secos e com tamanho de partícula reduzido, com ou sem excipientes. Assim como os granulados, os pós também podem ser formas intermediárias na produção de cápsulas ou comprimidos.

Tablete é a forma farmacêutica sólida preparada a partir de uma massa feita com solução hidroalcoólica, o princípio ativo e lactose, ou da própria trituração umedecida em solução hidroalcoólica. É moldada em tableteiros e é frágil e quebradiça.

Desintegração e dissolução

As cápsulas gelatinosas permitem rápida dissolução em meio ácido, resultando em liberação mais rápida de fármaco, quando comparada a comprimidos e drágeas.

É importante diferenciar desintegração de dissolução:

- Desintegração e desagregação são processos que resultam na fragmentação do comprimido ou drágea em partículas menores e que determinam a perda da forma farmacêutica. No caso das cápsulas, a desintegração é a dissolução do invólucro e constitui um requisito para liberação de seu conteúdo.

Há uma diferenciação entre desintegração e desagregação: a desagregação resulta na transformação do comprimido em grânulos enquanto na desintegração não apenas o comprimido perde a forma, mas também os grânulos, tornando evidente o pó que deu origem ao comprimido. Pela inclusão de certos agentes na formulação, como os agentes desagregantes (amido seco, croscarmelose ou crospovidona) consegue-se acelerar a desintegração; pode-se produzir um comprimido que se fragmenta totalmente com volumes diminutos de água. Embora a desagregação e a desintegração sejam pré-requisitos para a absorção, essas por si sós não garantem a absorção do princípio ativo.

- Dissolução é a etapa que se segue à desagregação/desintegração com a solubilização do fármaco nos líquidos biológicos ou em um meio preparado para promover e avaliar a liberação do fármaco a partir de uma forma sólida ou semissólida.

A absorção só se realiza após a dissolução das partículas do fármaco.

Certos princípios ativos de caráter básico não devem sofrer ação ácida dos líquidos gástricos, devendo, portanto, serem liberados e absorvidos no intestino. Os comprimidos e as drágeas que veiculam tais princípios ativos devem receber um tratamento especial para evitar a ação do suco gástrico sobre tais princípios. Esse tratamento especial é indicado com o acréscimo da frase "revestimento entérico" ao nome da forma farmacêutica.

A absorção de um princípio ativo presente em formulações de uso oral pode ser retardada, mediante a incorporação de certos agentes ou submetidos a processamentos que reduzam o grau de desintegração e dissolução daquele princípio ativo no fluido gastrintestinal. São as formulações de liberação lenta ou *retard*.

As formulações de liberação lenta tornam a absorção gradual e aumentam a permanência da droga no organismo. A principal característica desse tipo de formulação é que os níveis sanguíneos terapêuticos são mantidos por longo tempo, diferentemente das formulações tradicionais, que acarretam picos e vales das concentrações plasmáticas, entre os intervalos posológicos. Observe-se, contudo, que *retard* não significa redução de seu tempo de trânsito no intestino.

Os processos envolvidos na etapa de absorção de fármacos presentes nas formas farmacêuticas sólidas estão representados na Figura 3.1.

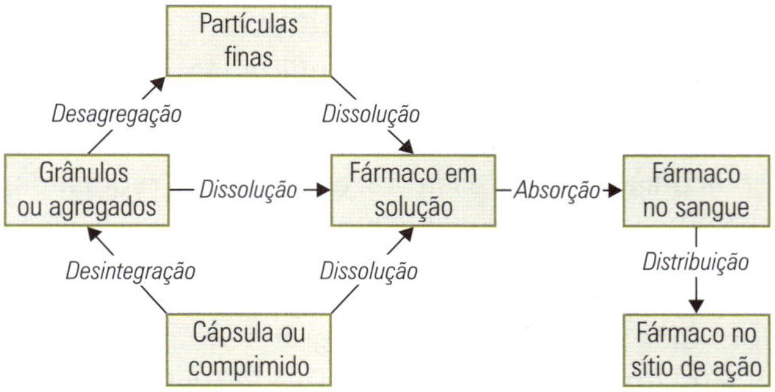

Figura 3.1. Resumo dos processos envolvidos na liberação dos fármacos após administração oral de formas farmacêuticas sólidas.

Formas líquidas orais

Apresentam vantagem em relação às sólidas, porque, estando em solução, permitem mais rapidamente a absorção: não é necessária desintegração ou dissolução, como acontece com a forma sólida. Muitos pacientes, especialmente crianças, têm dificuldade em deglutir comprimidos ou cápsulas, tomando mais fácil a medicação líquida.

Os fármacos podem ser apresentados em solução ou suspensão, ou em um frasco contendo o fármaco em forma sólida (geralmente pó) para preparo da solução ou suspensão, a qual pode ser completada com água ou com o líquido próprio para o processo.

Solução é a forma farmacêutica líquida; límpida e homogênea, que contém um ou mais princípios ativos dissolvidos em um solvente adequado ou em uma mistura de solventes miscíveis.

Suspensão é a forma farmacêutica líquida que contém uma dispersão de partículas sólidas em um veículo líquido, no qual essas partículas não são solúveis.

Conforme a concentração, a dose administrada pode ser calculada por medida exata (dosador), medida aproximada (p. ex., colher de chá) ou em gotas. Deve-se lembrar que o tamanho da gota depende do diâmetro do conta-gotas.

Xarope é uma solução oral de alta viscosidade, conferida pela presença de sacarose ou outros açúcares ou outros agentes espessantes e edulcorantes na sua composição. Os xaropes geralmente contêm agentes flavorizantes e/ou corantes e caracterizam-se por seu gosto doce, sendo frequente o uso de mel ou outro espessante.

Formas líquidas orais são frequentemente apresentadas em flaconetes, pequenas embalagens de vidro ou outro material, contendo uma quantidade exata do medicamento a ser administrado.

Formas farmacêuticas injetáveis

As formas farmacêuticas utilizadas por via parenteral podem ser soluções, suspensões aquosas e oleosas, e emulsões de óleo em água. As preparações utilizadas por essa via, entre outros requisitos, devem ser estéreis e apirogênicas.

As formas farmacêuticas de uso parenteral representam grande avanço no desenvolvimento de formulações, já que poupam grande número de fases do processo de absorção dos fármacos. Dentre as principais vantagens dessa via, destacam-se:

1. Administração de medicamentos que poderiam ser degradados ao longo do trato gastrintestinal pelo suco gástrico, suco entérico ou enzimas presentes nesse meio.
2. Administração de medicamentos que não são absorvidos pelo trato gastrintestinal.
3. Administração de medicamentos mesmo sem a cooperação do paciente.
4. Maiores níveis sanguíneos em tempo menor.
5. Reposição rápida de líquidos, eletrólitos e outros elementos perdidos pelo paciente em caso de acidentes ou certas moléstias que se caracterizam por elevada perda de líquidos.

Formas farmacêuticas para administração em pele e mucosas

As principais formas farmacêuticas destinadas ao uso tópico na pele e anexos são soluções, loções, emulsões, pomadas, cremes, emulsões, géis e pós.

Loção é a preparação líquida aquosa ou hidroalcoólica, com viscosidade variável, para aplicação na pele, incluindo o couro cabeludo. Pode ser solução, emulsão ou suspensão, contendo um ou mais princípios ativos ou adjuvantes.

Pomada é a forma farmacêutica semissólida, para aplicação na pele ou em mucosas, que consiste da solução ou dispersão de um ou mais princípios ativos em uma base adequada.

Emulsões são dispersões de dois líquidos imiscíveis, um no interior do outro, de forma homogênea. Esses líquidos são a água e substâncias lipofílicas, denominadas, genericamente, por óleo. As emulsões podem variar quanto à viscosidade, podendo ser líquidas (para uso oral, tópico ou parenteral) ou semissólidas, para uso tópico. Estas últimas são conhecidas como cremes.

Creme é a forma farmacêutica semissólida que consiste em uma emulsão, formada por uma fase lipofílica e uma fase hidrofílica. Contém um ou mais princípios ativos dissolvidos ou dispersos e é utilizada, normalmente, para aplicação na pele ou nas mucosas.

Óvulo é a forma farmacêutica semissólida, de dose única, contendo um ou mais princípios ativos dispersos ou dissolvidos em uma base adequada. Apresenta vários formatos, sendo o mais usual o ovoide.

Supositório é a forma farmacêutica semissólida com vários tamanhos e formatos adaptados para introdução no orifício retal, contendo um ou mais princípios ativos dissolvidos em uma base adequada.

Gel é a forma farmacêutica semissólida que contém agente gelificante para fornecer viscosidade a uma solução aquosa ou hidroalcoólica.

Emplastro é a forma farmacêutica semissólida para aplicação externa. Consiste em uma base adesiva contendo um ou mais princípios ativos distribuídos em uma camada uniforme em um suporte apropriado feito de material sintético ou natural, com objetivo de manter o princípio ativo em contato com a pele, atuando como protetor ou como agente queratolítico.

Pasta é uma forma farmacêutica semissólida que contém grande quantidade de sólidos em dispersão (pelo menos 25%).

Linimentos são preparações líquidas ou semilíquidas empregadas em unções ou fricções sobre a pele.

Colódios são preparações líquidas destinadas a formar uma película adesiva, de modo que os fármacos dissolvidos estejam em contato com a pele.

Gargarejos são soluções aquosas destinadas ao uso externo, para profilaxia ou tratamento de infecções da garganta.

Inalações são preparações destinadas ao uso externo. Estão constituídas por uma mistura de princípios ativos aromáticos ou medicamentosos que atuam por volatilização sobre as mucosas das vias respiratórias, exercendo ação antisséptica e descongestionante.

Enxaguatórios bucais são soluções de aplicação tópica sobre a mucosa bucal.

Colutórios são preparações líquidas para uso externo, que se aplicam sobre a mucosa orofaríngea.

Bibliografia

- ALLEN Jr, L.V.; POPOVICH, N.G.; ANSEL, H.C. *Ansel's Pharmaceutical Dosage Forms and Drug Delivery Systems*. 9Th Ed. Baltimore: Lippincot Williams & Wilkins, 2005.
- ALLEN Jr, L.V.; POPOVICH, N.G.; ANSEL, H.C. *Formas Farmacêuticas e Sistemas de Liberação de Fármacos*. 8. ed. Porto Alegre: Artmed, 2013.
- BRASIL. Agência Nacional de Vigilância Sanitária (Anvisa). *Farmacopeia Brasileira*. 6. ed. Brasília, 2019.
- BRASIL. Agência Nacional de Vigilância Sanitária (Anvisa). *Formulário Nacional – Farmacopeia Brasileira*. 2. ed. Brasília, 2012.

- CONSIGLIERE, V.O. *Avaliação da qualidade biofarmacêutica da amoxicilina nas formas de suspensão e cápsulas:* ensaios *in vivo* e *in vitro* (Bioequivalência) [tese de doutorado] São Paulo: Faculdade de Ciências Farmacêuticas da USP, 1996. p.135.
- FERREIRA, A.O.; BRANDÃO, M. *Guia Prático da Farmácia Magistral*. 4. ed. São Paulo: Pharmabooks, 2010.
- HELOU, J.H. *Farmacotécnica*. São Paulo: Artpress, 1975.
- LACHMAN, L.; LIEBERMAN, H.A.; KANIG, J.L. *Teoria e Prática na Indústria Farmacêutica*. 3. ed. Lisboa: Fundação Calouste Gulbenkian, 2015.
- PRISTA, L.N.; ALVES, A.C.; MORGADO, R.M.R. *Tecnologia Farmacêutica*. 7. ed., 3° vol. Lisboa: Fundação Calouste Gulbenkian, 2012.
- PRISTA, L.N.; ALVES, A.C.; MORGADO, R.M.R. *Técnica Farmacêutica e Farmácia Galênica*. 4. ed. Porto: Fundação Calouste Gulbenkian, 1992.
- PRISTA, L.N.; BAHIA, M.F.G; VILAR, E. *Dermofarmácia e Cosmética*. Porto: Associação Nacional das Farmácias, 1992.
- REMINGTON. *The Science and Pratice of Pharmacy*. 21th Ed. Baltimore: Lippincot Williams & Wilkins, 2005.
- THOMPSON, J.E.; DAVIDOW, L.W. *A Prática Farmacêutica na manipulação de Medicamentos*. 3. ed. Porto Alegre: Artmed, 2013.
- ZANINI, A.C.; OGA, S.; BATISTUZZO, J.A.O. *Farmacologia Aplicada*. 6. ed. São Paulo: Atheneu, 2018.

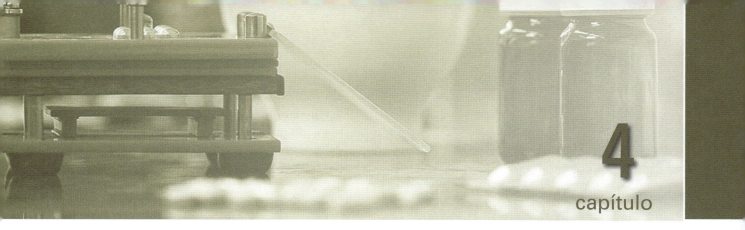

Absorção e Vias de Administração*

Seizi Oga • Antonio Carlos Zanini • Maria Fernanda Carvalho • José Antonio de Oliveira Batistuzzo

Introdução

A ação farmacológica de um medicamento só ocorre quando o fármaco atinge, em concentrações adequadas, o órgão-alvo. Para que isso aconteça, ocorrem numerosas etapas que se iniciam com a administração do medicamento, seguida da liberação do princípio ativo e seu transporte até o local de ação.

A aplicação local, quando possível, tende a ser o procedimento mais seguro no uso de um medicamento, por exemplo, um anestésico local. Em geral, o fármaco fica restrito ao local onde foi aplicado, e a quantidade absorvida e que se distribui pelo organismo é pouco relevante.

Para a maioria dos medicamentos, todavia, pretende-se uma distribuição geral, sistêmica do fármaco, até que ele atinja o local de ação. Por exemplo, um anestésico geral, administrado por inalação ou por via intravenosa, distribui-se por todo o organismo, embora o local de ação seja o sistema nervoso. Geralmente, apenas pequena porção do princípio ativo administrado vai realmente ter atividade farmacológica, pois o fármaco precisa atravessar membranas biológicas e grande parte dele se distribui em áreas e órgãos onde ele não age ou provoca efeitos sem utilidade terapêutica.

Absorção

É a passagem de uma substância do local em que foi administrada até a corrente sanguínea ou linfática. Consiste na passagem da substância através de membranas biológicas e de seu transporte pelo sangue.

A absorção nem sempre é desejada. É muito frequente o uso de medicamentos para pele ou mucosas, com aplicação externa ou por injeção, visando apenas ação local.

Quando se pretende ação sistêmica mais rápida, pode-se introduzir diretamente o fármaco na circulação vascular; nesse caso, não se pode falar propriamente em absorção.

A absorção se faz através de membranas biológicas, que são estruturas laminares de 60 a 100 Å de espessura, e consistem principalmente de lipídios e proteínas. Os fosfolipídios formam camadas bimoleculares impermeáveis para a maioria das moléculas polares e íons, mas permeáveis para substâncias lipossolúveis. Essas bicamadas fosfolipídicas apresentam-se muito fluidas, sendo intercaladas por moléculas de proteínas que fazem parte integrante da membrana; algumas dessas moléculas proteicas atravessam a membrana (Figura 4.1).

Conforme sua natureza, as proteínas integrantes das membranas executam diversas funções. Podem funcionar como enzimas, carregadores, transdutores de energia, receptores e, por mudança de sua conformação, formar "poros", ou seja, canais aquosos através da membrana.

Essas membranas biológicas são importantes também no estudo da distribuição de fármacos, pois podem permitir, dificultar ou mesmo impedir a passagem deles.

* Autor na primeira edição: Carlos Henrique Robertson Liberalli.

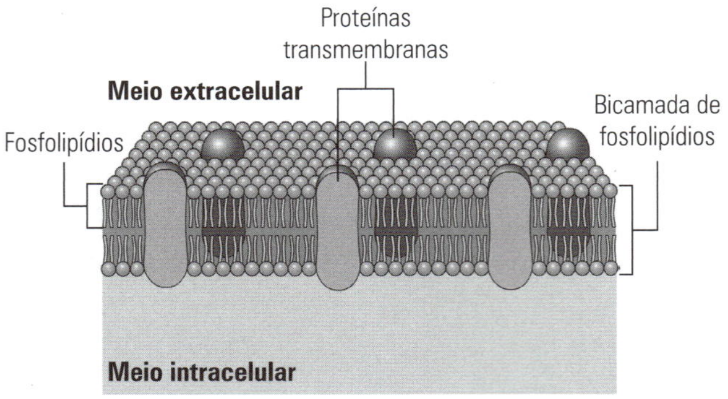

Figura 4.1. Membrana lipoproteica, de acordo com o modelo de mosaico de Singer e Nicholson, 1972.

Fonte: Desenho e cortesia de Francisco Irochima Pinheiro.

Transporte de substâncias através de membranas biológicas

A passagem de substâncias através de membranas biológicas pode ocorrer por difusão passiva, transporte ativo, difusão facilitada ou pinocitose. Qualquer que seja o tipo de transporte é condição necessária que a substância esteja dissolvida no meio em contato com a membrana.

Transporte ativo

No transporte ativo, para atravessar a membrana, a substância precisa ligar-se a uma proteína carregadora, formando com ela um complexo. Esse complexo difunde-se livremente para o outro lado da membrana, onde a substância se desliga e o carregador volta ao ponto de partida para reiniciar o processo.

Esse transporte de substâncias ocorre contra um gradiente de concentração, o que exige um gasto de energia celular, sendo bloqueado por inibidores metabólicos que interferem na produção de energia. Tal processo mostra alto grau de seletividade entre fármaco e carregador, isto é, o fármaco deve ter estrutura química adequada para ser transportado. Ademais, as moléculas de estrutura química semelhante competem pelo carregador, limitando, assim, a velocidade de transporte.

O transporte ativo é importante para fármacos cuja estrutura química é semelhante à de substratos naturais; ocorre nos processos de absorção intestinal, remoção de substâncias do sistema nervoso central (SNC), excreção biliar, secreção renal de íons orgânicos e recaptação neuronal ou extraneuronal.

Difusão facilitada

Distingue-se do processo anterior por se dar a favor do gradiente de concentração sem dispêndio de energia. As demais características são semelhantes às do transporte ativo.

Pinocitose

É um fenômeno celular semelhante ao da fagocitose. Macromoléculas em solução podem induzir uma invaginação da membrana celular no ponto onde se ajusta a macromolécula, que acaba sendo inteiramente envolvida pela membrana. Forma-se, assim, uma vesícula pinocitótica, enquanto a membrana celular se recompõe (Figura 4.2).

A pinocitose pode explicar a passagem pela mucosa gastrintestinal de alérgenos, toxinas, anticorpos e outras proteínas. As células intestinais de mamíferos recém-nascidos possuem a capacidade de absorver proteínas solúveis por pinocitose, mas pouco se sabe sobre os mecanismos dessa absorção em animais adultos.

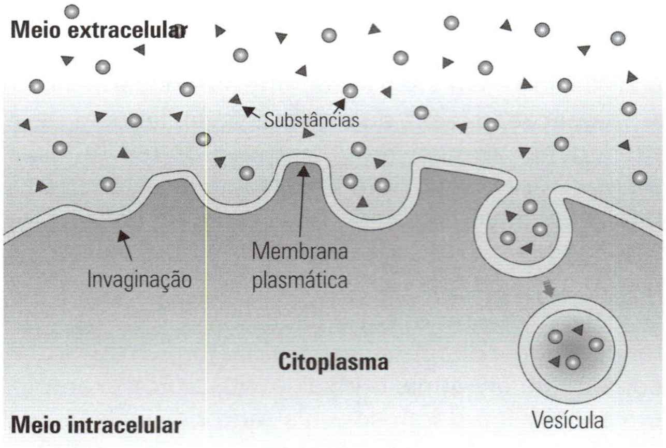

Figura 4.2. Pinocitose.

Fonte: Desenho e cortesia de Francisco Irochima Pinheiro.

Difusão passiva

Neste mecanismo, a passagem do fármaco pela membrana depende principalmente do gradiente de concentração entre os dois meios separados pela membrana biológica. As moléculas dissolvem-se na membrana e, a seguir, difundem-se para o meio onde sua concentração é menor. O movimento cessa quando a concentração da substância se torna igual nos dois lados da membrana. A difusão passiva pode ser de dois tipos, através da fase aquosa ou através da fase lipídica.

Fase aquosa

Uma substância hidrossolúvel, na forma de moléculas ou íons, pode ser transportada passivamente pelos poros da membrana. A solubilidade em água e o diâmetro menor que o dos poros são condições necessárias, mas a carga elétrica dos poros e o equilíbrio elétrico da membrana também podem facilitar ou dificultar a passagem de íons por esse processo.

Fase lipídica

Quanto maior for a lipossolubilidade de um fármaco, mais facilmente ele se dissolverá nas membranas e se difundirá para o lado adjacente. A lipossolubilidade pode ser medida pelo coeficiente de partição óleo/água. Deve-se ressaltar que apenas as moléculas eletricamente neutras são lipossolúveis e podem atravessar a fase lipídica.

Efluxo

A glicoproteína-P (gp-P) tem como função transportar fármacos e outros xenobióticos para fora das células do trato gastrintestinal, fígado, rins e cérebro, da barreira hematotecidual e das células tumorais, envolvendo-se em diferentes etapas farmacocinéticas. Por essa razão, a gp-P, quando inibida ou induzida, pode alterar a absorção, a distribuição, a biotransformação e a excreção de diversos fármacos em cujo transporte está envolvida.

A gp-P age protegendo o organismo contra substâncias estranhas e é considerada como um produto do gene de multirresistência aos fármacos (MDR1). Foi descoberta na década de 1970 em virtude do mecanismo de resistência a anticancerígenos, como o metotrexato e a daunomicina. Foi denominada glicoproteína-P em razão da sua propriedade de modular a "P"ermeabilidade da membrana celular a variadas classes de medicamentos.

Substâncias que não são substratos da gp-P difundem-se passivamente através da barreira hematoliquórica, tais como os anti-histamínicos H1 de primeira geração, e não são retiradas do SNC, chegando aos receptores do cérebro e exercendo ação farmacodinâmica, por exemplo, determinando efeitos adversos.

Vias de administração

Via de administração é o caminho pelo qual um medicamento é levado ao organismo para exercer a sua ação.

As principais vias de administração dos medicamentos são: oral ou digestiva, injetável ou parenteral (subcutânea, intramuscular, intravenosa, intra-arterial, intratecal, intracardíaca etc.), mucosa (ação sistêmica), tópica e transdérmica. Um mesmo medicamento poderá ser apresentado em mais de uma forma farmacêutica e, portanto, ser introduzido no organismo por diversas vias.

A escolha da forma farmacêutica depende da via de administração, e a escolha da via depende daquela que proporcionar o máximo de efeito útil, com o mínimo de efeito adverso. Portanto, os critérios de escolha serão, de um lado, as propriedades físicas e químicas dos medicamentos, e de outro lado, os fatores fisiológicos e farmacodinâmicos em jogo. É necessário atentar para as funções normais, a fim de que o medicamento não as prejudique. É preciso, em seguida, ter em vista o efeito farmacodinâmico do medicamento em seus vários aspectos: quais os órgãos ou sistemas a ele sensíveis? Sobre que mecanismos bioquímicos atua? Quais seus efeitos primários? Quais as vias de administração possíveis, e as aconselháveis? Quais as implicações desses fatores sobre a formulação do medicamento, sua posologia e suas compatibilidades e incompatibilidades?

Via oral (ou digestiva)

A maioria dos medicamentos é administrada por via oral, em forma sólida ou líquida. A absorção (penetração na corrente circulatória) faz-se no segmento estômago-intestino (absorção gastrintestinal). Um medicamento administrado por via oral só se diz absorvido quando atinge a circulação e através dela se distribui no organismo.

Os produtos sob a forma líquida geralmente já apresentam o fármaco dissolvido ou disperso, o que representa uma etapa a menos no processo de absorção. Já os produtos sólidos, como comprimidos, cápsulas, comprimidos revestidos, drágeas, entre outros, apresentam características diferentes, pois precisam ser "destruídos" em sua forma para que possam liberar o fármaco para absorção.

Quando se administra um fármaco por via oral, sua absorção pelo tubo gastrintestinal e, consequentemente, sua concentração sanguínea dependem de vários fatores, como a taxa de esvaziamento gástrico, o pH gastrintestinal e a concentração enzimática, além dos locais e processos envolvidos nas fases de biotransformação e excreção.

Para um mesmo fármaco, existe uma sequência decrescente da velocidade com a qual ele é liberado pelas formas farmacêuticas de uso oral: soluções, suspensões, pós, cápsulas, comprimidos, drágeas.

Apesar da forma farmacêutica em solução liberar com maior velocidade o princípio ativo, outros fatores devem ser levados em consideração quando se formula um medicamento: solubilidade; estabilidade, incluindo suscetibilidade a reações de hidrólise, oxidação e redução; comodidade de administração; sabor; regime posológico; e outros fatores próprios do medicamento ou mesmo mercadológicos, por exemplo, a sua aparência. Para a maioria dos casos, as formas sólidas, como cápsulas e comprimidos, são as mais utilizadas, por preencherem melhor tais requisitos.

A via oral também é importante para administrar fármacos não absorvíveis, por exemplo, a neomicina e a nistatina. Nesses casos, a ação é local, na mucosa, ou sobre bactérias ou fungos, na luz intestinal. É muito comum também o uso do carvão ativado, que pode adsorver toxinas, impedindo sua absorção.

Propriedades físico-químicas do fármaco

O pH do conteúdo gástrico oscila entre 1 e 3,5, sendo de 1 a 2,5 os limites habituais. O pH sobe com a ingestão de alimento, mas logo depois tende a abaixar. No duodeno, o pH vai de 5 a 7, chegando a 8 no íleo inferior. O tempo de esvaziamento do estômago para o intestino e, portanto, o tempo de permanência do medicamento no estômago é muito variável, dependendo de vários fatores (vacuidade ou plenitude gástrica, condições fisiológicas ou patológicas inerentes ao paciente, efeitos farmacológicos de outros medicamentos). Líquidos passam mais rapidamente, sólidos mais lentamente, o que deve ser levado em consideração para a rapidez do efeito.

O local da absorção começa, para algumas substâncias, no estômago. Entre elas estão o ácido acetilsalicílico e os alcaloides (principalmente em forma básica). No duodeno e no jejuno-íleo é que se dá a maior absorção, de modo geral. Nos medicamentos sólidos, é importante a velocidade de dissolução nos sucos digestivos, de modo que o princípio ativo seja liberado do excipiente e fique em contato com a mucosa. A velocidade de dissolução pode ser avaliada mediante ensaios *in vitro*.

Muitos fatores influenciam a velocidade de absorção, alguns dos quais de natureza farmacotécnica: natureza do sal ou composto usado, sua velocidade de dissolução *in vivo*, tamanhos das partículas e seu estado físico, propriedades hidrófilas ou lipófilas do princípio ativo, presença de agentes complexantes ou dispersantes, competição molecular pela absorção nas associações terapêuticas etc.

Tendo-se em vista o conceito de absorção, pode-se entender porque uma substância administrada por via oral é geralmente absorvida de forma mais lenta do que quando administrada por via muscular ou subcutânea. Nesses casos, a substância terá que atravessar apenas o endotélio da parede capilar para atingir a corrente circulatória, ao passo que por via oral ela terá que atravessar primeiro a mucosa gastrintestinal.

Substâncias lipossolúveis que se comportam como ácidos fracos ou bases fracas têm sua absorção regulada em parte pelo seu grau de ionização, o qual depende do pH do meio. Substâncias ácidas, como os barbitúricos, serão bem absorvidas no meio ácido do estômago, onde estão menos ionizados.

Deve-se considerar ainda que existe um complexo caminho a percorrer antes de o fármaco atingir o local de ação, às vezes, com diversas barreiras orgânicas e distribuição a outros locais onde ele não é ativo. A absorção não é instantânea, mas tão logo a substância entra no organismo, já se inicia o processo de eliminação. O conjunto desses processos físico-químicos, que ocorrem de modo simultâneo, é denominado estudo farmacocinético da substância.

Alguns fatores que influem na absorção e no efeito dos medicamentos ministrados por via oral são:

Tamanho das partículas

Uma pequena quantidade de pó pode cobrir extensa área de contato; porém, se menor que 10 μm (micrômetros), o tamanho da partícula é fator mais importante que a área.

Para um composto insolúvel ou praticamente insolúvel, às vezes, será perigoso reduzi-lo a partículas extremamente pequenas, pois podem causar a formação de nódulos e granulomas no intestino (casos apontados com sílica gel e com sulfato de bário).

- **Pó micronizado (partículas de 0,5 a 10 μm):** cobrem 6 a 12 × 10^4 cm^2/g.
- **Pó simplesmente triturado (partículas de 10 a 150 μm):** cobrem 0,4 a 6 × 10^3 cm^2/g.

Um pó com diâmetro de partículas de 10 μm terá 10 vezes a superfície específica do mesmo composto com diâmetro médio de 100 μm. Deve-se refletir sobre o significado desse fato para a intensidade da absorção ou para ação local (tópica) do medicamento.

A pulverização pode alterar formas cristalinas e introduzir alterações metamórficas. Tais alterações podem conduzir a repercussões farmacológicas, com possível prejuízo do efeito.

pH do trato intestinal

O termo pH não é uma boa forma de exprimir a acidez gástrica. Fica mais claro referi-la à concentração em micro (μ) equivalentes (eq) por litro, sendo o μeq = 10^{-6} do equivalente grama. Assim:

pH 1 = 100.000 μeq/L de H^+
pH 2 = 10.000 μeq/L de H^+
pH 3 = 1.000 μeq/L de H^+
pH 4 = 100 μeq/L de H^+
pH 5 = 10 μeq/L de H^+
pH 6 = 1 μeq/L de H^+

O pH duodenal no homem oscila entre 5 a 7, o que corresponde de 10 a 0,1 μeq/L de H^+.

Do duodeno até a válvula ileocecal vai de 5 a 6, e no íleo inferior a 8. Esta variação (quase imperceptível com a notação pH) corresponde a uma queda de 10 μeq/L de H^+ para cerca de 0,01 μeq/L de H^+, isto é, quantidade 1.000 vezes menor. Portanto, quando um fármaco caminha do estômago para o duodeno, através do piloro, encontra uma abrupta variação na acidez do meio; esta passagem, para uma dada partícula, tomará apenas uma fração de segundo, na qual a substância sofrerá o impacto físico e químico da modificação do ambiente, com a possibilidade de transformações moleculares que atuarão em um sentido positivo ou negativo sobre o efeito farmacológico.

Tempo de esvaziamento gástrico

É o tempo gasto pelo medicamento (ou alimento) para deixar o estômago, através do piloro. Com relação a esse aspecto, deve-se notar:

a) A meia-vida dos alimentos no estômago é prolongada nas refeições copiosas; entretanto, a velocidade inicial de esvaziamento gástrico é maior com essas do que com as moderadas.

b) A pressão osmótica do alimento tem importância: excesso de sacarose em uma alimentação fluida provoca mais rápido esvaziamento inicial, mas tende a diminuir ao fim do processo; as refeições frias tendem a esvaziar o estômago mais rapidamente que as refeições quentes; porém, há diferenças individuais.

c) Um comprimido ou drágea de dose única pode ficar no estômago de zero a 12 horas. Se não houver absorção gástrica do medicamento (geralmente não há), o paciente não sentirá seu efeito. Quando o medicamento é administrado de forma fracionada, mesmo que se mantenha intacto no estômago, sua passagem para o intestino se faz gradualmente.

Essas observações são de grande importância para a fixação da posologia e do tempo de administração do medicamento.

Interação de medicamentos e líquidos digestivos

A mucina do suco gástrico pode fixar medicamentos, sobretudo os fortemente básicos. Esse fato deve ser tomado em consideração quando se estuda a velocidade de absorção e a posologia de um medicamento.

Via injetável ou parenteral

É aquela em que a administração do medicamento é feita através de uma ou mais camadas de pele ou mucosa, geralmente por meio de seringa e agulha, ditas "hipodérmicas", ou outros meios de propulsão, por exemplo, com pistolas de pressão. Pode ser intradérmica, hipodérmica ou subcutânea, intramuscular e intravascular (intravenosa e intra-arterial). Outras vias também são usadas, como intratecal, intracardíaca, intra-articular, intraperitoneal etc.

Em geral, como o medicamento não passa pelo tubo gastrintestinal, utiliza-se a denominação de via parenteral quando se utiliza a forma injetável.

Via intramuscular

Quando um medicamento é administrado por via intramuscular, dois fatos podem ocorrer: se o fármaco permanecer em solução no local da injeção, ocorrerá rápida elevação de sua concentração sanguínea, sendo o pico máximo alcançado poucos instantes após sua introdução no organismo; entretanto, se o fármaco precipitar no local da aplicação, em razão, principalmente, da diferença de pH entre a solução injetável e os fluidos orgânicos locais, ou mesmo se for muito pouco solúvel, formar-se-á um depósito cristalino no local.

Dessa maneira, a curva de concentração resultante no compartimento intravascular, assim como a duração do efeito farmacológico dependerão do seu coeficiente de dissolução no local de aplicação. Como exemplo de fármacos que se precipitam no local de aplicação pela ação do pH, pode-se citar a fenilbutazona, cuja concentração sanguínea é mais prontamente alcançada quando administrada por via oral do que por via intramuscular.

Os fármacos injetados no músculo ou no espaço subcutâneo são absorvidos rapidamente; os lipossolúveis passam através de membranas celulares e os hidrossolúveis pelos espaços existentes entre as células endoteliais.

Os fatores limitantes da absorção por essas vias são a irrigação sanguínea do local e a facilidade de atingir os capilares por difusão entre as células do tecido. Pode-se, assim, aumentar a absorção de um fármaco por essas vias por meio de massagens ou de aplicações quentes, que promovem hipertermia superficial, ou diminuí-la pelo uso conjunto de um vasoconstritor. A velocidade de absorção depende também do solvente usado. Uma substância em solução oleosa é absorvida mais lentamente do que em solução aquosa. A solução oleosa difunde-se pouco nos espaços entre as células, ficando localizada na pequena área do tecido em que foi depositada; desse modo, entra em contato com poucos vasos e a superfície para sua absorção é pequena. A solução aquosa, ao contrário, difunde-se pelo tecido, pondo a substância em contato com maior número de vasos, o que aumenta a superfície para sua absorção.

Via intravenosa

Nas injeções intravasculares não há "absorção" do agente terapêutico, pois ele é diretamente introduzido na corrente circulatória. Muitos fatores podem influir no "efeito" por via parenteral. Podem ser considerados importantes para a Farmacotécnica os seguintes:

1. volume injetado;
2. concentração do princípio ativo;
3. natureza do solvente;
4. tonicidade da solução (pressão osmótica relativa ao sangue);
5. viscosidade do veículo;
6. tamanho das partículas (nas dispersões) e seu regime de distribuição no veículo;
7. presença ou ausência de adjuvantes, tais como agentes de dispersão;
8. presença ou ausência de vasoconstritores.

A via intravenosa presta-se principalmente à obtenção de concentrações sanguíneas elevadas e efeitos imediatos. É também a via de escolha para soluções irritantes e hipertônicas e para certos casos em que a dose é condicionada à resposta do paciente, por exemplo, em anestesia cirúrgica por tiobarbitúricos. Essa via possibilita também a administração de grandes volumes de solução, como soro fisiológico ou glicosado.

Contudo, exige-se muita precaução, porquanto os efeitos adversos são mais perigosos por essa via. Ela não deve ser empregada para fármacos em veículo oleoso ou que precipitem elementos figurados do sangue ou provoquem hemólise dos eritrócitos.

Se a injeção for rápida, valem para os vasos sanguíneos os mesmos princípios do oleoduto ou qualquer transmissão de líquido em tubos: a mistura entre eles é mínima e o líquido injetado não se dilui no sangue. Com isso, atinge altas concentrações nos órgãos mais irrigados, especialmente o coração.

É frequente o relato de parada cardíaca com o uso de injeções venosas feitas rapidamente com agentes considerados inofensivos. A administração intravenosa deve ser feita sempre de modo lento e fracionado.

Outro risco da via intravenosa é a saída da agulha de dentro da veia quando se utilizam soluções irritantes. Pode haver grave necrose do tecido vizinho ao local da injeção, especialmente quando se administra grande quantidade de líquido.

A infusão intravenosa constante tem por finalidade manter níveis terapêuticos constantes em pacientes hospitalizados. Esse tipo de administração é mais comumente empregado para agentes antimicrobianos, assim como para heparina, lidocaína, pentobarbital, nutrientes, eletrólitos, esteroides e antineoplásicos.

Podem-se também utilizar bombas de infusão que permitem grande rigor no controle de volume de líquido e dose de medicamentos administrados.

Via intra-arterial

É ocasionalmente utilizada quando se deseja atingir determinado tecido ou órgão.

Podem ser administrados por essa via agentes antineoplásicos para o tratamento de tumores localizados, fármacos vasodilatadores em determinadas moléstias vasculares periféricas e, principalmente, contrastes radiológicos. Por exemplo, a aplicação de enzimas por cateter diretamente em obstruções coronarianas já marca o princípio dessa orientação farmacêutica.

Via subcutânea

Graças ao seu elevado grau de distensibilidade, o espaço celular subcutâneo permite a injeção de grandes volumes de soluções. Todavia, como é mínima a circulação no tecido subcutâneo, a absorção por essa via é menor que na aplicação por via intramuscular.

As soluções a serem injetadas por via subcutânea não devem ser irritantes dos tecidos e o valor do pH deve ser próximo ao do local de aplicação, para evitar as alterações que possam ocasionar necrose.

A absorção de substâncias por via subcutânea é intensa e constante, sendo as soluções aquosas as formas farmacêuticas mais recomendáveis.

Certas modificações na formulação podem alterar a taxa de absorção, prolongando o efeito do fármaco; cita-se, como exemplo, a injeção subcutânea de suspensão insolúvel de protamina-insulina, cuja absorção é lenta em comparação com a da insulina hidrossolúvel. A incorporação de agentes vasoconstritores, por exemplo, a adrenalina, em solução de anestésico local prolonga consideravelmente o efeito do anestésico.

No caso de aplicação de vacinas com pistolas de pressão, é também utilizado o termo "via hipodérmica".

Via intradérmica

A via intradérmica é utilizada em casos especiais, como introdução de alérgenos para diagnóstico, dessensibilização, vacinoterapia. A via intradérmica produz absorção mais lenta, em virtude da retenção da água pelo ácido hialurônico, constituinte do tecido conectivo.

O medicamento é aplicado entre a derme e a epiderme, com agulha pequena e de ponta bem fina. É utilizada para pequenos volumes e processos que envolvem reações imunológicas, por exemplo, testes de sensibilidade e aplicação de vacinas.

Via intracardíaca

Sua indicação também é extremamente rara, justificando-se somente em certos casos, por exemplo, a reanimação.

Via intraperitoneal

A cavidade peritoneal apresenta rica vascularização, permitindo a absorção rápida de fármacos. Seu uso em clínica é extremamente raro, como para o soro antirrábico. Em pesquisas laboratoriais em animais, a via intraperitoneal é utilizada como rotina, em substituição à via intravenosa.

Via intratecal

Normalmente, a penetração de substâncias no SNC é lenta, em função, principalmente, da existência da barreira hematoencefálica. No entanto, quando é desejável ação local e rápida de fármacos no SNC, como é o caso, por exemplo, de anestesia espinal ou na infecção aguda, geralmente se costuma injetá-los no espaço subaracnóideo espinal.

O espaço peridural, utilizado em anestesia, limita a difusão do líquido injetado na altura de L2-L3 ou L3-L4 apenas à porção espinal, diminuindo, assim, o risco de penetração do anestésico no encéfalo e permitindo que o líquido banhe as raízes nervosas. Em certas condições, pode-se também manter um tubo de polietileno nesse espaço, o que permite analgesia continuada ao paciente.

Na via intratecal (ou intrarraquidiana), injetam-se geralmente anestésicos, antibióticos e quimioterápicos, em infecções de SNC, quando o medicamento não é capaz de atravessar a barreira hematoencefálica ou hematomeníngea, se administrado por outra via.

A barreira hematoencefálica é permeável a alguns antibióticos, o que permite a sua aplicação pelas vias comuns em casos de meningites e inflamações intracerebrais a eles sensíveis; outros antibióticos, como carbomicina, novobiocina, bacitracina, polimixina B, não a atravessam. A barreira hematoencefálica é impenetrável às proteínas, aos hormônios proteicos, à adrenalina, à serotonina e aos curarizantes; e permeável aos metabólitos de baixo peso molecular ou elevada lipossolubilidade, tipo ureia, álcool, clorofórmio, morfina, estricnina etc.

Via intravítrea

É utilizada em certas doenças oculares; o medicamento é injetado com o auxílio de uma agulha muito fina. É o caso, por exemplo, do ranibizumabe no tratamento da degeneração macular.

Via intra-articular

Essa via é usada para depositar fármacos diretamente na cavidade articular com o objetivo de aliviar a dor, prevenir contraturas, preservar a função e retardar a atrofia muscular. Entre as substâncias que podem ser administradas por essa via, encontram-se corticoides, anestésicos e lubrificantes como o ácido hialurônico.

Via mucosa e dérmica para ação sistêmica

Alguns medicamentos aplicados topicamente em mucosas são absorvidos, alcançam a circulação sistêmica e promovem efeitos farmacológicos. As mucosas apresentam elevada taxa de absorção de substâncias lipossolúveis.

Um efeito não desejável, mas que pode ocorrer, é a absorção de medicamentos de uso tópico, aplicados sobre a mucosa nasal, conjuntival ou vaginal, que podem, eventualmente, alcançar a circulação sistêmica e produzir efeitos farmacológicos.

Via retal

Difere da gastrintestinal, pois aqui os medicamentos são introduzidos diretamente no reto. As formas farmacêuticas mais comuns para essa via são os enemas ou clisteres (forma líquida) e os supositórios (forma sólida, semissólida ou moldada), os quais podem possuir ação local ou sistêmica. Entretanto, a absorção por essa via frequentemente é irregular e incompleta.

Muitos medicamentos podem ser ministrados por essa via, que apresenta a vantagem de não levar à circulação porta e, portanto, evitar o metabolismo pré-sistêmico (metabolismo de primeira passagem). As principais vantagens da administração de medicamentos por essa via ocorrem no caso de afecções que produzem náuseas e vômitos ou quando se necessita da administração mesmo sem a cooperação do paciente, como ocorre com crianças.

Via pulmonar

A administração por inalação é muito utilizada, por via oral ou, mais raramente, nasal, quando se pretende atingir o pulmão. A via pulmonar é comumente empregada para inalação de substâncias voláteis, como gases (oxigênio e anestésicos gerais) e aerossóis, para o tratamento de alergias pulmonares ou como fluidificantes da secreção brônquica. A anestesia geral por inalação de gases ou líquidos voláteis, como o ciclopropano, é o principal exemplo desse modo de administração.

Via nasal

A via nasal pode ser utilizada em certos casos em que se deseja ação sistêmica do medicamento, por exemplo, a ocitocina (estimulante uterino) que, administrada por via nasal, é estimulante da lactação.

Via sublingual

A mucosa sublingual não pertence à via digestiva, pois nela os medicamentos penetram, através da mucosa, diretamente na circulação, por meio dos capilares do soalho da boca. A absorção de fármacos pela mucosa sublingual é bastante rápida e o princípio ativo atinge rapidamente a circulação venosa. Além disso, o fármaco não sofre a ação do suco gástrico e das enzimas digestivas, não se complexa com os componentes alimentares e não sofre o metabolismo de primeira passagem.

As formas farmacêuticas para administração por via sublingual podem ser líquidas, geralmente de alta viscosidade e concentração, capazes de serem usadas em gotas, ou líquidas contidas em cápsulas ou pérolas gelatinosas, ou ainda sólidas, como comprimidos desintegráveis. Essas formas farmacêuticas não devem ser deglutidas.

A via sublingual é utilizada, por exemplo, para administração de medicamentos antianginosos, como a isossorbida, que provoca vasodilatação geral com início de ação imediato após sua administração, e certos hormônios como a testosterona, entre outros fármacos.

Via transdérmica

Algumas substâncias podem ser absorvidas através da pele intacta, como já se sabe há muito tempo. Todavia, é relativamente recente o desenvolvimento de formulações farmacêuticas que, aplicadas sobre a pele, permitem uma absorção regular, atingindo níveis terapêuticos eficazes.

A principal aplicação da via transdérmica é para administração de produtos de uso crônico e para os quais o organismo necessita de doses regulares e contínuas, por exemplo, de hormônios na reposição hormonal. Em alguns casos específicos, a aplicação transdérmica visa obter alta concentração do medicamento no órgão-alvo.

Absorção percutânea é a absorção de uma substância pela pele, penetrando até as estruturas mais profundas, entrando inclusive na corrente sanguínea. A permeação cutânea se dá por penetração transcelular, intercelular e transanexal pelos folículos pilosos e glândulas sudoríparas (Figura 4.3).

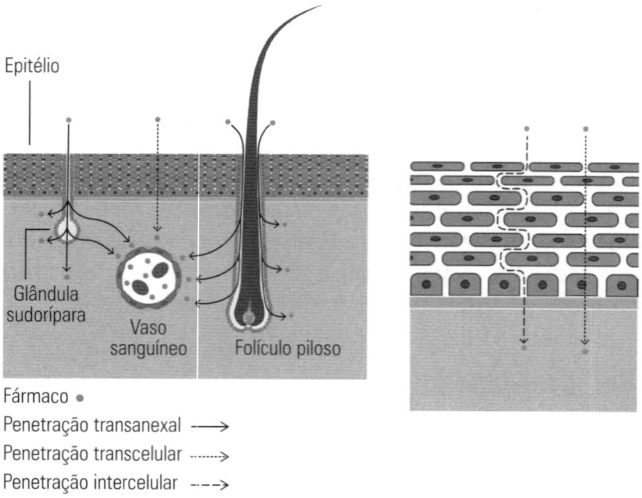

Figura 4.3. Permeação cutânea.

Fonte: Desenho e cortesia de Francisco Irochima Pinheiro.

A via transdérmica para a administração de fármacos, como alternativa à via oral, tem a vantagem de não produzir irritação gástrica, evitar a influência da acidez do estômago, dos alimentos, da flora intestinal e evitar também o metabolismo de primeira passagem hepática. Permite ainda o controle da absorção de determinada quantidade de fármaco e, como existe a possibilidade de aplicação em diferentes locais do organismo, previne e reduz a irritação e a toxicidade local.

Algumas desvantagens, entretanto, devem ser levadas em consideração, como irritação localizada e possibilidade de reações alérgicas cutâneas e de hipersensibilidade ao fármaco. Outra desvantagem é a limitação nas dosagens dos fármacos. As formulações transdérmicas são boas para fármacos utilizados em baixas doses.

Implantes

Os mais comuns são os implantes subcutâneos, utilizando-se os *pellets*, que são pequenos comprimidos implantados no tecido subcutâneo, onde o medicamento é lentamente liberado. Já foram utilizados, também, *pellets* contendo antibióticos, colocados no osso, para liberação lenta do medicamento em casos de osteomielite crônica.

Via tópica

Quando os medicamentos agem localmente na região em que foram aplicados, eles denominam-se medicamentos tópicos ou locais. A ação local pode ser obtida com produtos injetáveis, por exemplo, os anestésicos locais, contudo, a maioria dos produtos com ação tópica é aplicada na superfície da pele e mucosas.

Via nasal

As formas farmacêuticas mais utilizadas por essa via são as soluções contendo fármacos antissépticos, vasoconstritores e anestésicos locais, na forma líquida, para administração em gotas ou como *spray*, para vaporização do líquido em gotículas.

Via conjuntival

Os colírios, em forma líquida ou de pomada, constituem as formulações mais utilizadas por via conjuntival. Graças à facilidade de sua absorção, as substâncias ali depositadas atuam no local de aplicação, assim como penetram no interior do globo ocular.

As soluções para uso oftálmico devem ter especial cuidado de preparação, pois não podem ser irritantes, devem ser muito estáveis, não apenas quanto aos componentes da formulação, mas especialmente em relação ao pH e, além de serem rigorosamente estéreis, devem vir em frascos cujo uso permita alta proteção do conteúdo quanto à conservação da esterilidade. Frascos abertos há muito tempo devem ser desprezados.

Via vaginal

A aplicação de medicamentos diretamente na cavidade vaginal destina-se principalmente à obtenção de efeitos locais. Entretanto, através do revestimento mucoso da vagina, sempre ocorre alguma absorção, que se torna maior na vigência de processos inflamatórios. As formas farmacêuticas mais comuns são cremes e óvulos.

Quadro 4.1
Características das principais vias de administração de medicamentos.

Via	*Membrana de absorção*	*Vantagem*	*Desvantagem*
Oral	Mucosa do trato gastrintestinal	▪ Maior segurança, comodidade e economia. ▪ Estabelecimento de esquemas terapêuticos fáceis de serem cumpridos pelo paciente. ▪ Absorção intestinal favorecida pela grande superfície de vilosidades intestinais.	▪ Aparecimento de efeitos adversos (náuseas, vômitos e diarreia) pela irritação da mucosa. ▪ Variação do grau de absorção, conforme: a) plenitude ou não gástrica; b) ação de enzimas digestivas; c) tipo de formulações farmacêuticas; d) pH. ▪ Necessidade de cooperação do paciente.
Sublingual	Mucosa oral	▪ Absorção rápida de substâncias lipossolúveis. ▪ Redução de biotransformação do princípio ativo pelo fígado, por atingir diretamente a circulação sistêmica.	▪ Imprópria para substâncias irritantes ou de sabores desagradáveis.
Retal	Mucosa retal	▪ Administração de medicamentos a pacientes inconscientes ou com náuseas e vômitos, particularmente em lactentes. ▪ Redução de biotransformação do princípio ativo pelo fígado, por atingir diretamente a circulação sistêmica.	▪ Absorção irregular e incompleta. ▪ Irritação da mucosa retal.

Continua

Continuação

Quadro 4.1 Características das principais vias de administração de medicamentos.			
Via	*Membrana de absorção*	*Vantagem*	*Desvantagem*
Intramuscular	Endotélio dos capilares vasculares e linfáticos	▪ Absorção rápida. ▪ Administração em pacientes mesmo inconscientes. ▪ Adequada para volumes moderados, veículos aquosos, não aquosos e suspensões.	▪ Dor. ▪ Aparecimento de lesões musculares pela aplicação de substâncias irritantes ou com pH distante da neutralidade. ▪ Aparecimento de processos inflamatórios pela injeção de substâncias irritantes ou mal absorvidas.
Intravenosa	Sem etapa da absorção	▪ Obtenção rápida de efeitos. ▪ Administração de grandes volumes em infusão lenta. ▪ Aplicação de substâncias irritantes, diluídas. ▪ Possibilidade de controle de doses, para prevenção de efeitos tóxicos.	▪ Superdose relativa em injeções rápidas. ▪ Riscos de embolia, irritação do endotélio vascular, ação do pirogênio, infecções por contaminantes bacterianos ou viróticos e reações anafiláticas.
Subcutânea	Endotélio dos capilares vasculares e linfáticos	▪ Absorção boa e constante para soluções. ▪ Absorção lenta para suspensões e *pellets*.	▪ Facilidade de sensibilização do paciente. ▪ Dor e necrose por substâncias irritantes.

Quadro 4.2 Vias especiais de administração de medicamentos.	
Via	*Utilidade*
Intradérmica	Testes alérgicos e diagnósticos; aplicação de vacinas.
Pulmonar	Administração de substâncias voláteis e gasosas em forma de aerossol.
Intraperitoneal	Administração de fármacos, principalmente em animais de laboratório.
Intra-arterial	Tratamento localizado de um tecido ou órgão, com agentes antineoplásicos; aplicação de agentes diagnósticos.
Intratecal	Obtenção de efeitos locais no SNC.
Aplicação tópica (conjuntiva, nasofaringe, orofaringe, uretra, vagina, pele)	Obtenção de efeitos terapêuticos locais.

Bibliografia

- ALLEN Jr, L.V.; POPOVICH, N.G.; ANSEL, H.C. *Ansel's Pharmaceutical Dosage Forms and Drug Delivery Systems*. 9Th Ed. Baltimore: Lippincot Williams & Wilkins, 2005.
- BRASIL. Agência Nacional de Vigilância Sanitária (Anvisa). *Farmacopeia Brasileira*. 6. ed. Brasília, 2019.
- BRASIL. Agência Nacional de Vigilância Sanitária (Anvisa). *Formulário Nacional – Farmacopeia Brasileira*. 2. ed. Brasília, 2012.
- DRESSMAN, J.B.; LENNERNAS, H. *Oral drug absorption: prediction and assessment*. London: Taylor & Francis, 2000.
- GOLAN, D.E.; TASHJIAN Jr, A.H.; ARMSTRONG, E.J.; ARMSTRONG, A.W. *Princípios de Farmacologia*. 2. ed. Rio de Janeiro: Guanabara Koogan, 2009.
- HEDAYA, M.A. *Basic Pharmacokinetics*. 2. ed. Boca Raton, FL: CRC Press, 2012.
- LUELLMANN, H.; MOHR, K.; HEIN, L. *Atlas of Pharmacology*. 4th ed. New York: Thieme, 2010.
- PRISTA, L.N.; ALVES, A.C.; MORGADO, R.M.R. *Técnica Farmacêutica e Farmácia Galênica*. 4. ed. Porto: Fundação Calouste Gulbenkian, 1992.
- REMINGTON. *The Science and Pratice of Pharmacy*. 21th Ed. Baltimore: Lippincot Williams & Wilkins, 2005.
- RIVIERE, J.E.; MONTEIRO-RIVIERE, N.A. *Dermal absorption models in toxicology and pharmacology*. Boca Raton, FL: CRC Press, 2005.
- ROSENBAUM, S.E. *Basic Pharmacokinetics and Pharmacodynamics: an integrated textbook and computer simulations*. New Jersey: John Wiley & Sons, 2012.
- THOMPSON, J.E. *A Prática Farmacêutica na Manipulação de Medicamentos*. Porto Alegre: Artmed, 2006.
- TOZER, T.N.; ROWLAND, M. *Introduction to Pharmacokinetics and Pharmacodynamics: the quantitative basis of drug therapy*. Philadelphia: Lippincott Williams & Wilkins, 2006.
- ZANINI, A.C.; OGA, S.; BATISTUZZO, J.A.O. *Farmacologia Aplicada*. 6. ed. São Paulo: Atheneu, 2018.

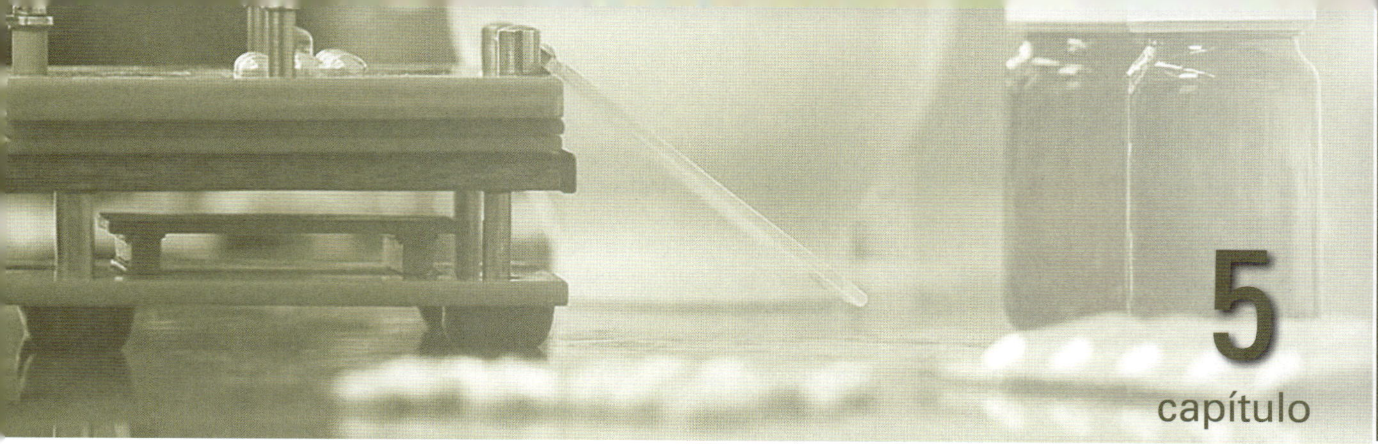

Pré-Formulação

Gabriel Lima Barros de Araujo

Introdução

O trabalho de um formulador envolve veicular um composto de interesse farmacêutico, podendo ser um fármaco ou candidato a fármaco (princípio ativo de origem sintética, natural ou biotecnológica)[1], em uma forma farmacêutica que possa ser administrada convenientemente em ensaios clínicos (ou por vezes pré-clínicos) e produzida com reprodutibilidade, segurança e eficácia. O formulador deve garantir que os excipientes (materiais de embalagem) e os processos de fabricação utilizados mantenham a integridade do fármaco pelo prazo de validade almejado (estabilidade), além das propriedades físicas e de liberação da formulação necessárias para a administração segura e obtenção dos efeitos terapêuticos.

Até o final da década de 1950, o desenvolvimento das formulações consistia em combinar os excipientes farmacêuticos de forma empírica com o(s) princípio(s) ativo(s) a fim de obter "boas" propriedades físicas e organolépticas e acompanhar a estabilidade por meio de ensaios que se limitavam ao doseamento do(s) ativo(s) nas doses unitárias (ensaios de teor e uniformidade de conteúdo), quando expostos a variações de temperatura e umidade. Não raramente, após meses de acompanhamento descobria-se que a formulação não era estável, tendo-se de reiniciar todo o trabalho de desenvolvimento. Estava claro que algum trabalho necessitava ser realizado preliminarmente à formulação para racionalizar a escolha dos componentes da fórmula.

Nesse contexto e diante da necessidade de produção de medicamentos em massa e do crescimento da indústria farmacêutica, no início da década de 1960, iniciaram-se então os primeiros programas conhecidos como "pré-formulação". Esses programas visavam desenvolver novas metodologias analíticas e abordagens experimentais para fornecer informações preliminares aos cientistas de formulação que direcionassem a seleção dos excipientes (e do processo) de acordo com as propriedades físico-químicas dos fármacos, de modo a prever falhas na estabilidade, evitar retrabalhos e, consequentemente, reduzir o tempo de desenvolvimento de um medicamento. Também se ampliaram nessa área abordagens para seleção do tipo de sais e de cristais que pudessem ser mais vantajosos em termos de propriedades de interesse farmacêutico, como a solubilidade, a estabilidade química e física e o desempenho em processo.

Nascia, assim, uma área nova e estratégica para as indústrias, que se expandiu rapidamente, resultando em departamentos inteiramente dedicados a esse propósito, com grande arsenal de equipamentos analíticos e cientistas de pré-formulação.

Principais objetivos da pré-formulação

De modo geral, a pré-formulação tem como objetivo investigar e determinar as propriedades físico-químicas de um composto que podem afetar a eficácia

[1] Nota do autor: neste capítulo, são abordados preferencialmente os aspectos da pré-formulação para pequenas moléculas de origem sintética, entretanto, os conceitos discutidos podem ser estendidos a outros compostos.

e o desempenho da formulação. A Figura 5.1 resume alguns dos principais aspectos do desenvolvimento de medicamentos que são influenciados pelas propriedades físico-químicas do fármaco e exemplos de perguntas a serem respondidas nos ensaios de pré-formulação. Dependendo do tipo de produto, genérico ou inovador, a pré-formulação adquire algumas especificidades. Na indústria de genéricos essa etapa tem como foco mapear e obter informações sobre as propriedades necessárias do fármaco e das suas possíveis interações com os excipientes, para que a formulação desenvolvida tenha estabilidade adequada (física e química), equivalência farmacêutica e seja considerada bioequivalente perante o medicamento inovador. Nesse âmbito, também há a preocupação de que o composto utilizado na formulação não inflija patentes do produto inovador, como é o caso do uso de determinados polimorfos ou de distribuição de tamanho de partícula. Assim, os trabalhos das equipes de pré-formulação nas indústrias de genéricos são mais focados em "deformulação" ou "engenharia reversa", fornecendo informações úteis ao cientista de formulação.

No âmbito de novas moléculas (produtos inovadores), a pré-formulação atua nas fases iniciais de desenvolvimento e em fases tardias (ou avançadas). Na fase inicial, moléculas com excelente atividade biológica, selecionadas a partir diferentes abordagens de triagem em química farmacêutica, precisam ser veiculadas para atingir níveis sistêmicos adequados em estudos conduzidos com animais e nos primeiros estudos em voluntários humanos, de modo que sejam realizados ensaios de segurança e tolerabilidade e determinação das propriedades farmacocinéticas. Nesse campo, o desafio do cientista de pré-formulação é conseguir a partir de poucos miligramas de um composto (< 500 mg), disponíveis nessa fase, realizar a caracterização inicial das propriedades físico-químicas que auxilie ao farmacotécnico viabilizar o desenvolvimento de formulações com estabilidade química e perfil de liberação adequado. Tipicamente, o desenvolvimento de soluções e suspensões é preferível para os primeiros ensaios pré-clínicos para acelerar o desenvolvimento. A veiculação em formas farmacêuticas sólidas orais (comprimidos e cápsulas), entretanto, é sempre buscada em fases avançadas de desenvolvimento pela facilidade de administração e maior adesão ao tratamento. A interação entre as áreas de química farmacêutica, toxicologia, química analítica e desenvolvimento farmacotécnico é essencial para que os compostos selecionados possam avançar rapidamente para fases de escalonamento e ensaios clínicos. Os livros-texto de Carstensen (1998) e Mark (2004) apresentam uma excelente abordagem sobre o papel da pré-formulação e as diversas etapas do desenvolvimento de um novo medicamento.

As principais propriedades de um fármaco a serem avaliadas na pré-formulação e sua relação com o desempenho das formas farmacêuticas podem ser analisadas na Figura 5.1.

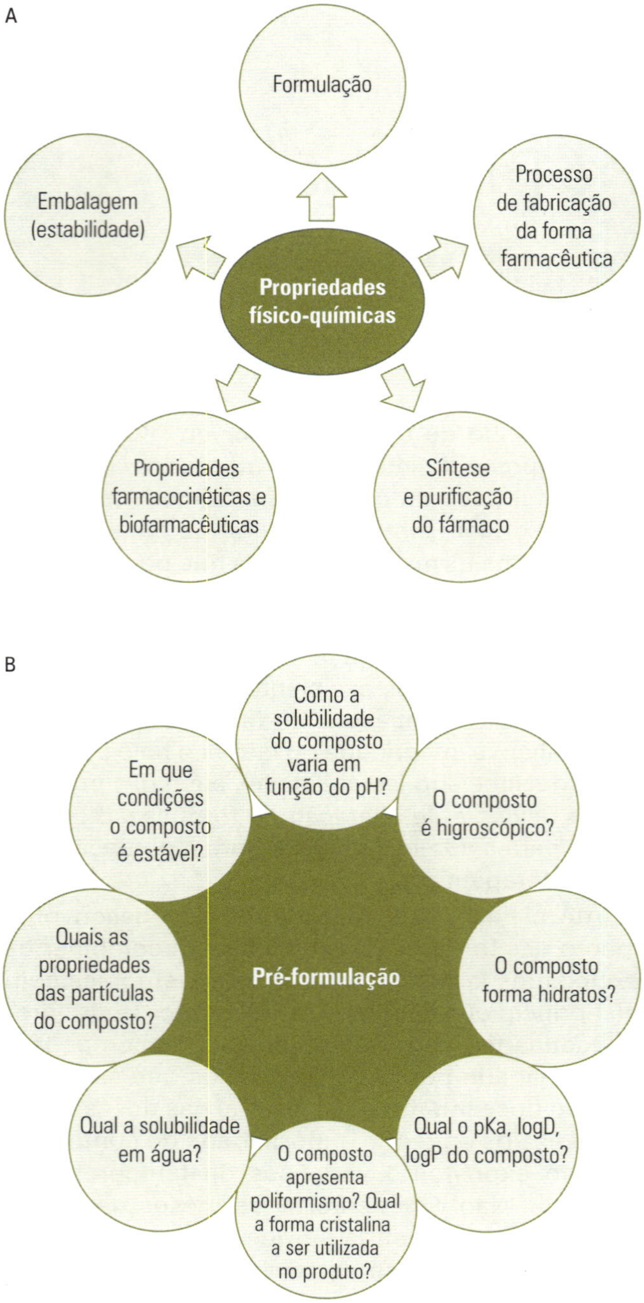

Figura 5.1. Influência das propriedades físico-químicas em etapas e aspectos do desenvolvimento farmacêutico (A); exemplo de perguntas a serem respondidas pelos estudos de pré-formulação (B).
Fonte: Acervo da autoria.

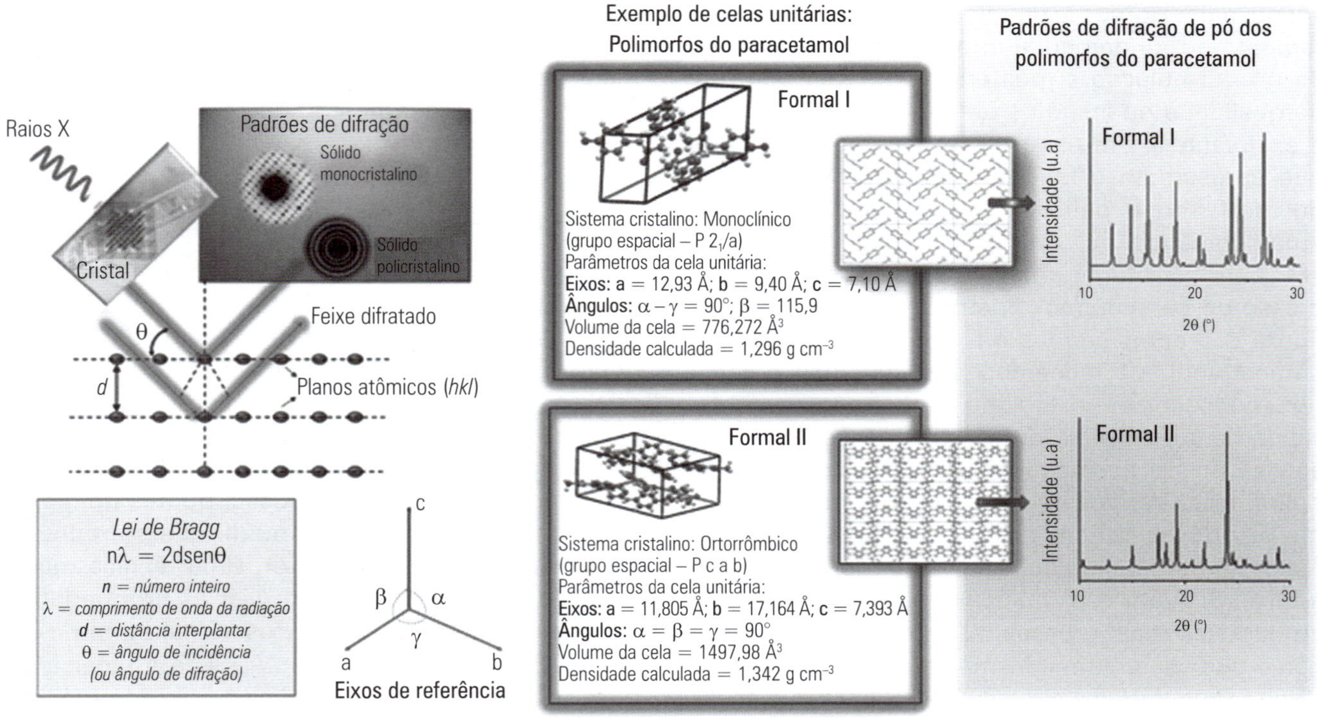

Figura 5.2. Lei de Bragg, difratometria de raios X e aspectos cristalográficos dos polimorfos do paracetamol.
Fonte: Acervo da autoria.

Estado sólido de fármacos

Cristalinidade e polimorfismo

Uma tarefa comum na pré-formulação é a investigação da natureza cristalina dos fármacos e sua relação com as propriedades de interesse farmacêutico, como a solubilidade, a estabilidade e os potenciais impactos em processos de fabricação e na biodisponibilidade. A maioria dos fármacos de origem sintética são cristais, uma vez que a cristalização ainda é o método de purificação mais utilizado na produção de insumos farmacêuticos ativos. Sólidos cristalinos são caracterizados por possuir um arranjo ordenado (empacotamento) de átomos, íons ou moléculas que se repetem indefinidamente no espaço a longas distâncias (> 20 Å). Na ausência de organização ou quando há apenas ordenações de curta distância (2 a 5 Å), diz-se que o sólido é amorfo. Ao menor padrão de repetição dos átomos/moléculas (que apresenta simetria determinada) dá-se o nome cela unitária (ou célula unitária). A repetição dessa unidade básica em três dimensões no espaço dá origem a um cristal.

Um fenômeno interessante ocorre quando se incide um feixe de raios X em um cristal, a chamada difração de raios X. A difração é o resultado da interação e reflexão (espalhamento elástico) dos raios X na superfície das diferentes camadas de moléculas/átomos (planos) que formam o cristal. A difração de planos iguais gera uma interferência construtiva. Os pesquisadores William Lawrence Bragg e seu pai, William Henry Bragg, laureados com o Prêmio Nobel de Física em 1915, descobriram que tal fenômeno ocorre apenas em combinações específicas de comprimentos de onda e ângulos de incidência do feixe, obedecendo ao que ficou conhecida por Lei de Bragg. Essa lei permite ainda calcular a distância entre os diferentes planos de átomos e gerar um padrão específico para cada cristal, o chamado difratograma de raios X (p. ex., padrões de difração observados na Figura 5.2). Estudos cristalográficos permitiram a classificação dos diferentes padrões de repetição em sete sistemas cristalinos (cúbico, tetragonal, ortorrômbico, monoclínico, triclínico, hexagonal e trigonal) que são definidos pelas dimensões dos eixos de referência da cela unitária e os ângulos entre os eixos[2].

Assim, por permitir acessar e diferenciar os distintos tipos de empacotamento molecular no estado

[2] Nota do autor: o aprofundamento em cristalografia foge ao objetivo deste capítulo, porém recomenda-se àqueles mais interessados no assunto a leitura do livro-texto de TILLEY, R.J.D. *Cristalografia:* cristais e estruturas cristalinas. Tradução de Fábio, R.D. de Andrade, 2014.

sólido, a difratometria de raios X tornou-se uma ferramenta de fundamental importância nos estudos de pré-formulação e, posteriormente, no controle de qualidade de insumos farmacêuticos (fármacos e excipientes), em especial para aqueles insumos que apresentam o fenômeno de polimorfismo. O polimorfismo é definido como a capacidade de uma substância ou composto sólido em se cristalizar com estruturas cristalinas diferentes, como é o caso do paracetamol, ilustrado na Figura 5.2. Na figura são apresentadas a forma I e a forma II do paracetamol, pertencentes aos sistemas cristalinos monoclínico e ortorrômbico, respectivamente. Nitidamente, os padrões de difração gerados pela análise do pó permitem diferenciar facilmente os polimorfos. Verifica-se que a cela unitária da forma ortorrômbica tem maiores dimensões, porém maior número de moléculas e maior densidade que a forma I. Além das moléculas estarem dispostas em lamelas mais grossas, as interações de hidrogênio que sustentam a forma I são mais fortes que as da forma II. Haisa et al. (1976) relatam que essas interações de hidrogênio mais fortes da forma monoclínica resultam em um ângulo diedral maior e, consequentemente, em uma estrutura mais aberta, o que justificaria a menor densidade observada. Técnicas analíticas, como a análise térmica, a espectroscopia vibracional (infravermelho e Raman), a ressonância magnética no estado sólido, a microscopia óptica com luz polarizada, são comumente empregadas para complementar as análises de difração de raios X na caracterização das alterações estruturais.

Uma das preocupações com o polimorfismo na pré-formulação é identificar o impacto das diferenças estruturais nas propriedades de interesse farmacêutico, que possam afetar a qualidade e o desempenho da forma farmacêutica. No caso do paracetamol, há consequências mecânicas que afetam os processos de compressão, além de mudanças na temperatura de ponto de fusão dos polimorfos. Joiris et al. relatam que a forma ortorrômbica apresenta melhores propriedades de compressão, podendo até ser utilizada em compressão direta. A forma monoclínica (forma I), por sua vez, apresenta propriedades ruins para compressão, em especial a baixa capacidade de redução de volume quando sob pressão (compressibilidade) e recuperação elástica mais intensa após compressão, o que se reflete em maior tendência à ocorrência de descabeçamento dos comprimidos (do inglês, *capping*). A forma ortorrômbica (forma II) apresenta deformação plástica e boa consolidação, sem a ocorrência de descabeçamento ou laminações, mesmo sob pressões elevadas. Um problema na forma II é sua menor estabilidade, pois se transforma na forma I durante o armazenamento.

Propriedades térmicas e estabilidade dos polimorfos

É importante notar que o empacotamento é mantido pela presença de interações intermoleculares, usualmente, Van de Walls e pontes de hidrogênio. Variações nas forças de ligação por causa de diferenças estruturais se refletem em mudanças de entalpia e entropia dos sistemas cristalinos e, consequentemente, diferentes energias livres. No caso do paracetamol, a forma I possui pontes de hidrogênio mais fortes que a forma II, que se refletem em um ponto de fusão maior. Uma técnica muito utilizada para diferenciar e avaliar as propriedades termodinâmicas dos polimorfos é a calorimetria exploratória diferencial (DSC). A DSC é a técnica na qual se mede a diferença de energia fornecida à substância e a um material de referência, termicamente inerte, em função da temperatura, enquanto a substância e a referência são submetidas à programação controlada de temperatura. A Figura 5.3 apresenta exemplos do uso das curvas DSC no estudo do polimorfismo. Essa técnica é de grande utilidade para diferenciar os polimorfos, avaliar a estabilidade térmica e a reversibilidade de transições de fase entre eles, uma vez que quaisquer transições térmicas resultam na liberação ou na absorção de energia.

O entendimento dos aspectos termodinâmicos do polimorfismo é fundamental na etapa de fabricação para identificar as possíveis transições que possam ocorrer durante os processos de fabricação e durante o armazenamento do medicamento. Cada par de um sistema polimórfico pode ser classificado, em termos de reversibilidade das transições de fase, como enantiotrópico ou monotrópico. Quando ocorrem transições de fases sólido-sólido reversíveis, diz-se que os polimorfos formam um sistema enantiotrópico. Neste sistema, ocorre uma transição em temperatura abaixo do ponto de fusão, a chamada temperatura de transição, sendo que uma das formas é a termodinamicamente estável abaixo da temperatura de transição e a outra é a forma termodinamicamente estável acima dessa temperatura. Nos sistemas monotrópicos, o polimorfo de maior ponto de fusão é o mais estável durante toda a faixa de temperatura compreendida do zero absoluto até o ponto de fusão, sendo que as

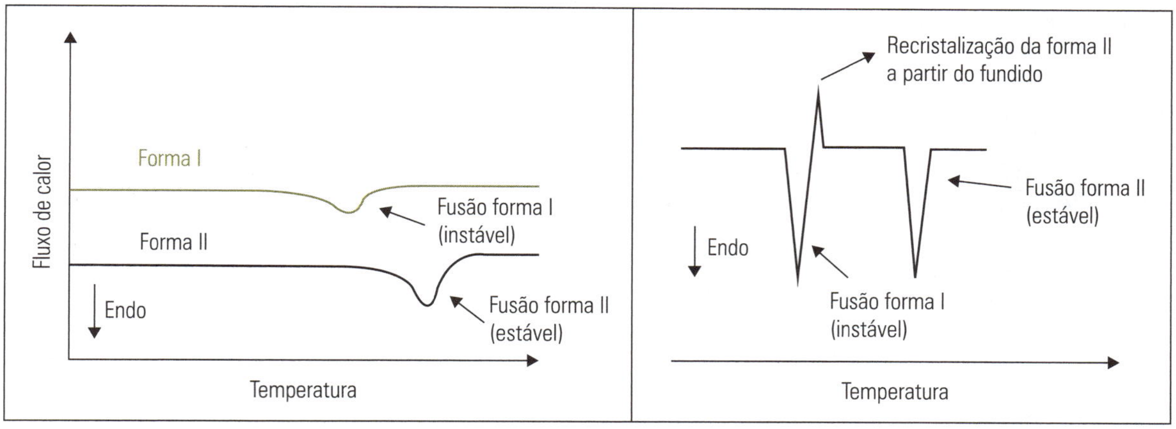

Figura 5.3. Exemplificação do uso do DSC para diferenciação de um par de polimorfos (hipotético) e estudo de transições polimórficas. A curva à direita apresenta a visualização de uma transição forma I (instável) para a forma II (estável).

Fonte: Acervo da autoria.

transformações espontâneas são irreversíveis e podem ocorrer somente da forma metaestável para a estável. Recomenda-se a consulta aos trabalhos de Burger e Ramberger (1979), Giron (1995) e Perrenot e Windmann (1994), para preciosas elucidações e mais detalhes sobre o uso do DSC no estudo das propriedades termodinâmicas e na determinação da estabilidade de polimorfos. Outras propriedades que são alteradas pela ocorrência de polimorfismo são exemplificadas no Quadro 5.1.

Quadro 5.1
Exemplos do impacto do polimorfismo nas propriedades físico-químicas de fármacos.

Propriedade	*Exemplo*	*Referência*
Estabilidade química	A forma II (triclínica) da tibolona se degrada mais facilmente que a forma I (monoclínica), não podendo ser utilizada para fabricação de comprimidos para não comprometer o prazo de validade.	(Araujo, 2009)
Propriedades ópticas	A forma II da tibolona apresenta maior birrefringência.	(Araujo, 2009)
Ponto de fusão	A forma I do paracetamol funde a 169 °C e forma II a 156 °C.	(Sacchetti, 2000)
Solubilidade	Loratadina: um estudo de dissolução (aparato II, água pura a 37 °C) mostrou que a forma A apresenta dissolução menor e mais lenta, com concentração de equilíbrio de 3,14 µg/mL; a forma B foi capaz de atingir níveis de 5,01 µg/mL (aumento de 1,6 vezes).	(Chang et al., 2016)
Fotoestabilidade	Cloridrato de lercarnidipina: a forma I é mais instável à luz que a forma II.	(Zepin, 2019)

Polimorfismo: solubilidade e biodisponibilidade

Dentre todas, a influência do polimorfismo na biodisponibilidade é considerada a mais importante consequência do fenômeno na área farmacêutica e ocorre quando existe dependência entre a velocidade de dissolução *in vivo* e a velocidade de absorção. Tal fato é o reflexo do efeito do polimorfismo na solubilidade, uma vez que a forma mais estável (menor energia livre) possui menor solubilidade. Isso resulta, na maioria dos casos, em menor velocidade de dissolução e, consequentemente, em menor velocidade e nível de absorção. Outro ponto é a conversão de formas metaestáveis (mais solúveis) em formas mais estáveis, menos solúveis. A Figura 5.4 apresenta um estudo cinético de solubilidade, em que é possível visualizar a conversão em solução do polimorfo A (mais solúvel) para a forma B (menos solúvel). A diferença de solubilidade entre a forma A e a forma B chegou a aproximadamente 3 vezes.

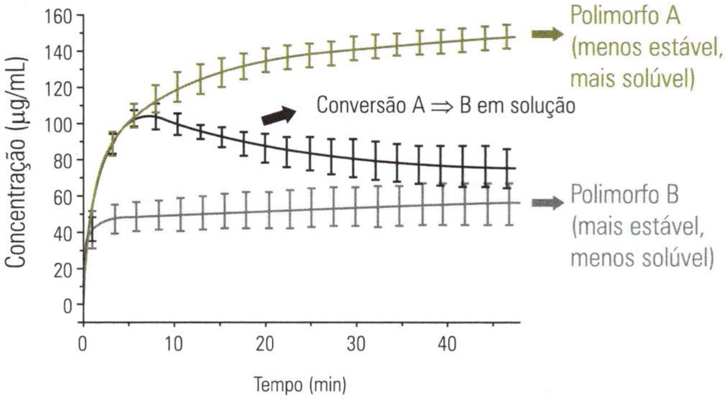

Figura 5.4. Estudo cinético de solubilidade e transição polimórfica em solução.

Fonte: Acervo da autoria.

Nesse contexto, o palmitato de cloranfenicol e o ritonavir são dois casos famosos de consequências de alterações de solubilidade em função do polimorfismo. No primeiro, a forma B é mais solúvel que a forma A. Como a absorção depende da hidrólise desse pró-fármaco, uma biodisponibilidade maior foi obtida em suspensões do palmitato de cloranfenicol que continham maior proporção da forma B, pois a velocidade de hidrólise depende da velocidade de dissolução. No caso do ritonavir, após quase 2 anos de comercialização do medicamento Novir® (Abbot), houve a cristalização de um novo polimorfo de menor solubilidade nas cápsulas, o que ocasionou problemas de dissolução e recolhimento de diversos lotes do mercado. Assim, é fundamental ao estudo de pré-formulação identificar o polimorfo mais estável e se há a possibilidade de impactar as propriedades de dissolução de formas farmacêuticas.

Hidratos e solvatos

Quando a estrutura cristalina de um composto contém moléculas de solvente ligadas de forma estequiométrica, recebe o nome de solvato. Um exemplo é o medicamento anticoagulante Coumadin® (Bristol-Myers Squibb), em que a varfarina sódica cristalina é um clatrato de isopropanol. Se o solvente for a água, atribuímos o nome do composto de hidrato. Algumas vezes a água forma canais (Figura 5.5) e outras vezes a água está ligada a moléculas do fármaco. Um exemplo de hidrato é o fosfato de codeína hemi-hidratada. Atualmente, existem mais de 90 hidratos listados na Farmacopeia Americana. A formação de hidratos pode se dar por absorção de água atmosférica, ou durante os processos de síntese (p. ex., recristalizações em meio aquoso) e fabricação (p. ex., granulação por via úmida). Algumas substâncias, chamadas deliquescentes, absorvem umidade do ambiente a ponto de se dissolverem. Outras, chamadas eflorescentes, perdem água em determinadas condições de umidade tornando-se anidras ou hidratos com menor número de moléculas de água na estrutura. Carstensen (1998), em seu livro-texto sobre pré-formulação farmacêutica, define a velocidade e a extensão que uma substância absorve água como higroscopicidade. Wells (2005) considera substâncias que absorvem valores inferiores a 0,5% de água, quando expostos a umidades relativas inferiores a 95%, como não higroscópicas. Srinivasarao et al. (2017) consideram uma substância moderadamente higroscópica se absorve menos de 5% de água após o armazenamento por 1 semana em condições de umidade relativa inferiores a 60%, e higroscópica se o conteúdo de umidade se elevar mesmo em umidades inferiores a 40%. É importante destacar a dependência da temperatura, que necessita ser considerada. Técnicas analíticas como a termogravimetria (TG) e o uso de equipamentos para construção de curvas de sorção e dessorção de umidade são muito úteis para avaliar a formação de hidratos (Figura 5.6). Em especial, a termogravimetria permite diferenciar a fração de água ligada (água estrutural) da água livre (superficial), conforme exemplificado na Figura 5.6. Na termogravimetria, a substância é submetida a um programa controlado de temperatura, sob uma determinada atmosfera, enquanto avalia-se as variações de massa em função do tempo e/ou temperatura.

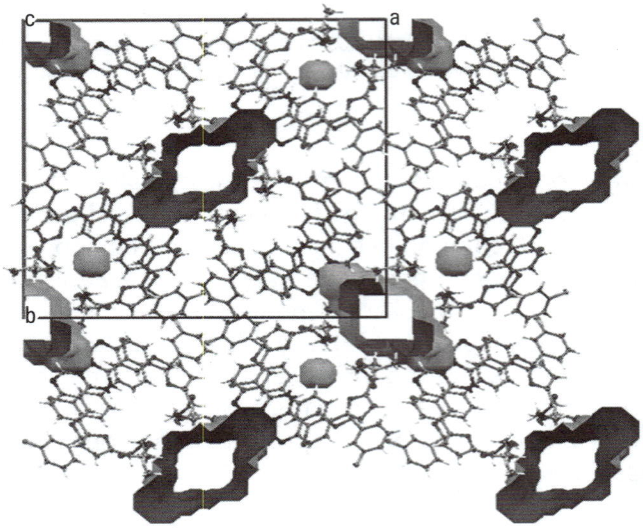

Figura 5.5. Canais de água da estrutura do agente antitumoral 3.4 hidrato de lapatinibe.

Fonte: Reproduzida com permissão de Araujo, G.L.B. et al. Unexpected single crystal growth induced by a wire and new crystalline structures of lapatinib. *Crystal Growth & Design*, 2016. p. 6122-6130. Copyright (2016) American Chemical Society.

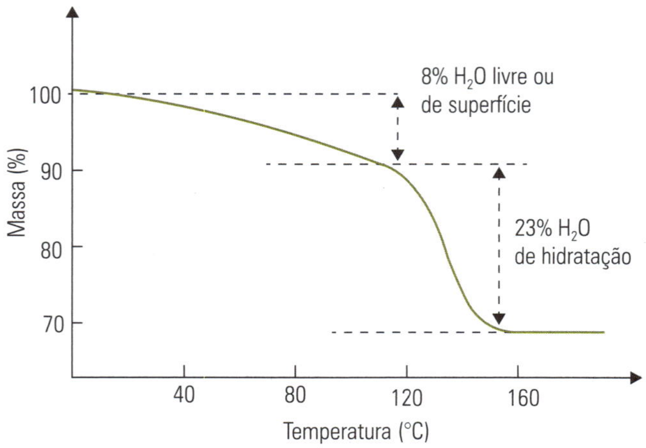

Figura 5.6. Exemplo de diferenciação de água livre e água de hidratação por termogravimetria.

Fonte: Cortesia do Prof. Jivaldo do Rosário Matos, Instituto de Química da Universidade de São Paulo (USP).

Do ponto de vista farmacotécnico é importante considerar que, usualmente, as formas anidras são mais solúveis que as hidratadas. Um exemplo é a teofilina anidra que se converte em hidrato durante o armazenamento, mesmo em condições de umidade em torno de 30 a 50%, o que prejudica a dissolução em comprimidos. Assim, na pré-formulação é fundamental avaliarmos as condições de formação de hidratos para minimizar os riscos de conversões indesejadas, além de estabelecer as condições de embalagem e armazenamento necessárias.

Avaliação da estabilidade

Em que condições o fármaco se degrada? Existem formas de estabilizá-lo? Esses são questionamentos muito importantes a serem respondidos na pré-formulação para direcionar o desenvolvimento de formulações, processos, embalagem e, também, de métodos analíticos. Ainda é preciso considerar a necessidade da qualificação e da identificação de produtos de degradação requeridos pelas agências reguladoras a fim de estabelecer controles e minimizar os efeitos toxicológicos provocados por produtos de degradação desconhecidos, mesmo quando presentes em baixos níveis; nesse sentido, evitar a degradação poupará recursos e tempo, facilitando a obtenção de registro do medicamento.

Explorar a suscetibilidade e o perfil de degradação ante oxidação, hidrólise, temperatura e umidade, luz e quando em contato com excipientes, certamente fornecerá valiosas informações para acelerar o desenvolvimento de uma formulação estável e segura, de maneira mais assertiva. O Quadro 5.2 apresenta exemplos de abordagens para avaliação da estabilidade de fármacos na etapa de pré-formulação. A realização de testes de estabilidade em condições aceleradas (temperatura e umidade elevadas) e a determinação dos parâmetros cinéticos pela equação de Arrhenius permitem selecionar mais rapidamente formulações e estimar seu prazo de validade.

Em destaque estão os estudos de compatibilidade entre fármaco e excipientes (ou estudos de interação), que visam realizar uma triagem, de modo rápido e com pouca quantidade de amostra, dos excipientes que não promovam a degradação do fármaco quando em formulações. Resumidamente, misturas físicas binárias na proporção 1:1 são realizadas, submetidas a um estresse térmico (e muitas vezes de umidade e/ou pressão) e avaliadas quanto a integridade do fármaco. Esses ensaios podem ser realizados por diversas metodologias, incluindo estudos de estabilidade em câmara climatizada, com posterior avaliação por técnicas cromatográficas (CCD ou CLAE). Entre as metodologias mais utilizadas está a avaliação por análise térmica (TG/DTG e DSC), em função da rapidez de análise e pouca quantidade de amostra (tipicamente 2 a 10 mg). A Figura 5.7 apresenta um estudo de interação entre um esteroide sintético, a tibolona, e amido de milho e palmitato de ascorbila. É possível verificar o desaparecimento do pico de fusão do fármaco quando em contato com palmitato de ascorbila, mesmo em mistura física simples. Já com o amido de milho, a curva DSC se mantém praticamente inalterada, mesmo quando submetida à pressão (pastilhas) e à temperatura. Assim, conclui-se que o amido de milho pode ser utilizado em formulações contendo tibolona; já o palmitato de ascorbila, em um primeiro momento, deve ser evitado até melhor investigação da natureza dessa interação e a confirmação de incompatibilidade por outras técnicas[3]. Extenso material sobre a forma e os detalhes para realização desses estudos podem ser encontrados em Araujo, 2009; Araujo et al., 2010; Salvio Neto, 2010; e Matos et al., 2009.

Quadro 5.2
Exemplos de abordagens na pré-formulação para avaliação da estabilidade de fármacos.

Processo de degradação	*Exemplos de ensaios de pré-formulação*
Oxidação	Estudos cinéticos de decomposição térmica por TG em atmosfera de ar (dinâmicos ou isotérmicos); experimentos de determinação da temperatura de oxidação induzida/tempo de oxidação induzida por DSC; exposição ao peróxido de hidrogênio (H_2O_2) ou outro agente oxidante e avaliação por CLAE.
Hidrólise	Avaliação da ocorrência de hidrólise em diferentes faixas de pH; em exposição a calor; presença de íons metálicos.
Fotólise	Exposição à luz solar direta; uso de câmara de fotoestabilidade calibrada (radiação UV próximo e lâmpada fluorescente luz do dia).
Temperatura e umidade	Ensaios de estabilidade acelerada realizados em câmaras climáticas em diferentes faixas de temperaturas (condições isotérmicas). Exemplo: 25 °C, 30 °C, 40 °C, 50 °C, 60 °C, 80 °C; em condições de umidade elevada (75 a 90%); submeter o fármaco/formulação a ciclos de resfriamento e aquecimento; estudos cinéticos por termogravimetria (dinâmicos e isotérmicos). Aplicação da equação de Arrhenius para determinação de meia-vida e seleção de formulações.
Interação entre fármaco e o excipiente	Análise da compatibilidade por TG/DTG e DSC de misturas binárias entre fármaco e excipiente. Avaliação das misturas binárias em condições de estresse térmico e úmido e análise por CCD, CLAE ou CLAE-EM/EM.

CCD: cromatografia de camada delgada; CLAE: cromatografia líquida de alta eficiência; CLAE-EM/EM: cromatografia líquida de alta eficiência acloplada à espectrometria de massas.

[3] Nota do autor: posteriormente verificou-se que o palmitato de ascorbila pode ser utilizado como antioxidante em pequenas concentrações apenas com o polimorfo monoclínico. Já o polimorfo triclínico sofre degradação.

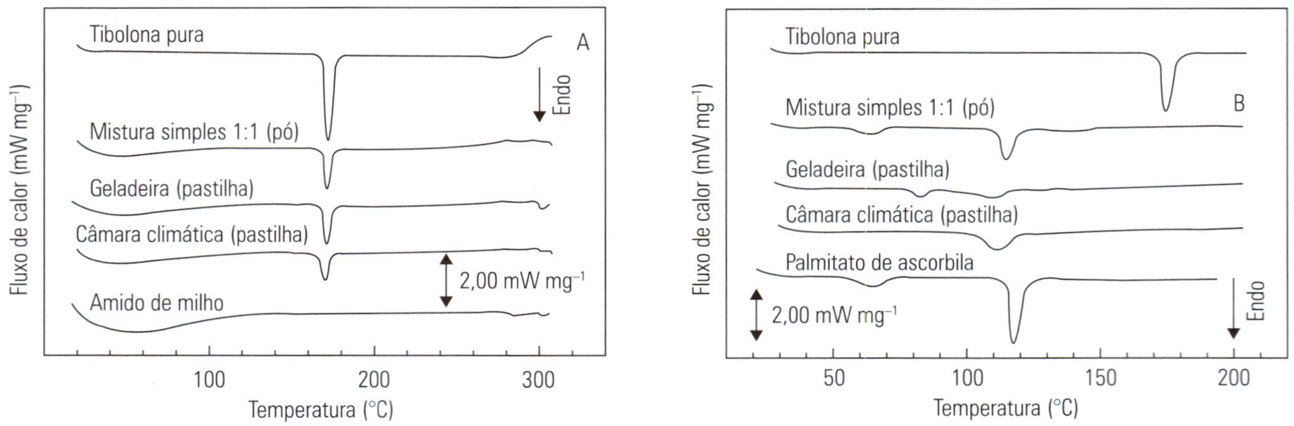

Figura 5.7. Estudos por análise térmica para avaliar a compatibilidade da tibolona com amido de milho (A) e o palmitato de ascorbila (B). As curvas DSC de mistura simples 1:1 da tibolona com os excipientes foram realizadas sob atmosfera dinâmica de N_2 (50 mL min^{-1}) e razão de aquecimento de 10 °C/min^{-1}.

Fonte: ARAUJO, G.L.B. *Caracterização no estado sólido dos polimorfos de tibolona*. 2009 [tese de doutorado em Produção e Controle Farmacêuticos]. São Paulo: Faculdade de Ciências Farmacêuticas da Universidade de São Paulo, 2009.

Propriedades moleculares importantes para a solubilização e passagem por membranas biológicas

O Quadro 5.3 apresenta exemplos de propriedades moleculares importantes a serem determinadas nos ensaios de pré-formulação que impactam os processos de disponibilização dos fármacos nos fluidos e de passagem por membranas biológicas. Os coeficientes de partição (logP) e de distribuição (logD) fornecem informações sobre a lipofilicidade do composto, que auxiliam a predizer sua capacidade de permeação em membranas celulares. Lipinski et al. estabeleceram que compostos com logP < 5 possuem maior potencial para se tornarem fármacos, sendo esses valores entre 1 e 3 um indicativo de boa absorção por via oral.

Define-se solubilidade como a quantidade máxima de uma substância que irá se dissolver em uma determinada quantidade de solvente, a uma dada temperatura, de modo a formar uma solução estável. A solubilidade em água é uma das propriedades mais importantes para a garantia da biodisponibilidade e da eficácia terapêutica. Não raramente, potenciais fármacos são descartados nas etapas iniciais de desenvolvimento por não apresentarem solubilidade suficiente para permitir a realização de estudos pré-clínicos e clínicos com reprodutibilidade e segurança. Segundo Kaplan[4], compostos com solubilidade inferior a 10 mg/mL são propensos a problemas de absorção. Se não há solubilização em fluidos fisiológicos, não haverá passagem por membranas biológicas, impossibilitando, por exemplo, processos de absorção por via oral; há também a inviabilização da administração pela via injetável por riscos de precipitações e embolia pulmonar. A baixa solubilidade aquosa também conduzirá o formulador ao uso de cossolvente (p. ex., etanol e propilenoglicol) e agentes solubilizantes com propriedades tensoativas, como o óleo de rícino hidrogenado com óxido de etileno (muito usado em agentes oncológicos injetáveis), o que aumenta a toxicidade e a ocorrência de reações adversas. Amidon (1995) utilizou dados de solubilidade em combinação com os de permeabilidade no trato gastrintestinal para criar o chamado sistema de classificação biofarmacêutica, muito utilizado para direcionar o desenvolvimento de formas farmacêuticas sólidas orais de liberação imediata. Tal sistema classifica os fármacos em quatro categorias: classe I – alta permeabilidade e alta solubilidade; classe II – alta permeabilidade e baixa solubilidade; classe III – baixa permeabilidade e alta solubilidade; classe IV – baixa permeabilidade e baixa solubilidade. Fármacos como glibenclamida e carbamazepina, pertencem à classe II e, portanto, apresentam o mesmo comportamento da absorção, sendo limitada pela solubilidade. Já a cimetidina e o cloridrato de ranitidina, muito solúveis em água, possuem absorção limitada pela permeabilidade, pertencendo à classe III. Fatores que afetam a solubilidade e a dissolução (p. ex., polimorfismo), portanto, oferecem mais riscos à biodisponibilidade de formulações de carbamazepina e glibenclamida, sendo praticamente irrelevantes para a cimetidina ou ranitidina. Assim, o conhecimento da solubilidade é essencial para o desenvolvimento farmacotécnico.

[4] Kaplan, S.A. *Drug Metab. Rev*, 1, 15-32, 1972.

Os estudos de solubilidade na pré-formulação devem contemplar o uso de tampões que abranjam a faixa de pH fisiológico (1,2 a 7,4) e, muitas vezes, o uso de meios biorrelevantes, como os fluidos intestinais simulados que contenham sais biliares (p. ex., taurocolato de sódio) e lecitina para auxiliar na solubilização. Chacra et al. apresentam uma revisão sobre a escolha do meio aquoso para realizar os ensaios de solubilidade e dissolução. Adicionalmente, é de grande utilidade determinar a solubilidade em solventes orgânicos para o desenvolvimento de métodos analíticos, a triagem de polimorfos e o delineamento de processos de fabricação. Além da escolha do meio aquoso a ser utilizado, existem diferentes métodos para acessar a solubilidade de um composto. O chamado método do equilíbrio é o mais utilizado; resumidamente, adiciona-se excesso de fármaco no meio a ser avaliado, formando uma suspensão, que é mantida sob agitação, usualmente a 37 °C, por um período em que ocorra a estabilização da concentração dissolvida, isto é, a saturação do meio (geralmente entre 24 e 72 horas). Ao final do período, a fração dissolvida em solução é separada de partículas sólidas por centrifugação ou membrana filtrante e analisada por técnicas usuais de quantificação (p. ex., espectrofotometria UV-vis). Outras abordagens como a determinação da solubilidade cinética (Figura 5.4) ou aparente visam avaliar a solubilidade de sistemas metaestáveis que solubilizam e em poucas horas precipitam em solução.

Para fármacos com solubilidade inferior a 10 mg/mL, recomenda-se a obtenção de sais. Nesse caso, o conhecimento da constante de equilíbrio ácido-base expressa em pKa é importante na seleção de contra-íons, para que ocorra a formação dos sais. A chamada regra do pKa estabelece que quando a diferença de pKa entre um ácido e a base de cocristalização é maior que 2 ou 3 (ΔKa = pKa [base protonada] – pKa [ácido] > 2 ou 3), ocorre a formação de um sal. De acordo com a definição de Brønsted-Lowry, um ácido é toda espécie química que ioniza e doa prótons aos seus arredores, já uma base é toda espécie química que recebe prótons. Estima-se que 75% dos fármacos são bases fracas. A partir dos equilíbrios e da equação de Henderson-Hasselbalch é possível calcular a relação entre pH, pKa e as concentrações relativas das espécies dissociadas e não dissociadas em solução:

Equação de Henderson-Hasselbalch: pH = pKa + log[base conjugada]/[ácido]

Para ácidos fracos:

$HA(aq) + H_2O(l) \rightleftharpoons H_3O(aq) + A^-(aq)$

$Ka = [H_3O^+][A^-]/[HA]^*$, sendo $pKa = -\log Ka$

$pH = pKa + \log([H^+][A^-])/[AH])$

Para bases fracas:

$BH^+(aq) + H_2O(l) \rightleftharpoons H_3O^+(aq) + B(aq)$

$Ka = [H_3O^+][B]/[BH^+]^{**}$

$pKa = pH - \log([B]/[BH^+])$

* Considerando [H_2O] constante para soluções diluídas.

** Dose: quantidade de fármaco presente na forma farmacêutica, a ser administrada por unidade posológica.

Quadro 5.3
Propriedades moleculares importantes para a solubilização e a passagem por membranas biológicas e exemplos de métodos de determinação.

Propriedade	*Importância*	*Metodologias de determinação*
Solubilidade	A solubilidade de um composto direciona o planejamento de formulações e dos métodos analíticos; permite determinar a classificação biofarmacêutica; indica a necessidade de otimizações moleculares (p. ex., complexação, formação de sais, pró-fármacos etc.).	Método do equilíbrio. Solubilidade cinética. Estimativas com base em métodos termodinâmicos (DSC e calorimetria de titulação isotérmica).
pKa	Em compostos que sofrem ionização é importante permite avaliar o estado molecular (ionizado ou não ionizado) *versus* pH, com consequências para: ligação a sítios receptores, proteínas plasmáticas; solubilização, passagem por membranas biológicas (p. ex., absorção oral); e também desenvolvimento de métodos analíticos cromatrográficos.	Titulação potenciométrica, medidas de solubilidade, determinação espectrofotométrica e uso da equação de Henderson- Hasselbalch; predição computacional (p. ex., Marvin, ACDpKa).
Coeficientes de partição e distribuição (logP; logD)	Estimar a lipofilicidade da molécula; importante para desenvolvimento de métodos de cromatografia; uso na predição da permeabilidade em membranas biológicas e das relações entre estrutura e atividade; o logD é muito utilizado na predição da absorção por difusão passiva em diferentes regiões do trato gastrintestinal, pois considera as espécies ionizadas em função da variação do pH.	Método do equilíbrio em octanol/água; métodos computacionais.

Para as bases fracas pode-se também utilizar a concentração do íon hidróxido [OH^-] e obter o Kb, a partir das relações [OH^-] = [base]/[ácido conjugado] e pKa + pKb = 14 a 25 °C. Porém, por fins de facilidade, é muito mais fácil comparar pKa de duas moléculas do que pKa com pKb. Pelas relações anteriormente descritas, quanto maior o valor de pKa, mais forte é a base. Já no caso do ácido, temos que quanto menor o pKa, maior é a força do ácido.

Estudos das propriedades das partículas (micromerítica)

Propriedades de fluxo

O processo de desenvolvimento de formas farmacêuticas sólidas (p. ex., pós, grânulos, comprimidos, cápsulas) envolve garantir que as variações de peso e de uniformidade de conteúdo das doses unitárias estejam dentro de limites aceitáveis, conforme critérios definidos nos compêndios farmacopeicos. A 6ª edição da "Farmacopeia Brasileira", por exemplo, estabelece como limite aceitável uma variabilidade de dose[5] de ± 7,5% em pós para reconstituição de uso oral, quando a dosagem do fármaco for superior a 300 mg/unidade. Considerando a elevada produtividade dos equipamentos industriais de envase de pós, máquinas de compressão, encapsuladoras, entre outros, em que milhares de unidades de dose são produzidas por hora, há a necessidade de que os pós e os grânulos processados detenham uma elevada capacidade de escoamento (fluxo), a fim de que seja possível manter níveis baixos de variação no conteúdo das unidades produzidas.

Nesse sentido, a pré-formulação contribui para prever possíveis problemas de escoamento dos pós em produção a partir das propriedades de densidade e forma das partículas do fármaco, coesividade e estudos micromeríticos (tamanho de partícula e área superficial); assim, obtêm-se informações que direcionam os farmacotécnicos na melhor seleção de excipientes e escolha do processo de fabricação, de modo a contornar o problema. Por exemplo, em fármacos previamente caracterizados como possuidores de fluxo muito ruim a escolha da granulação por via úmida seria melhor alternativa à compressão direta, evitando assim desperdício de tempo e recursos.

Métodos que avaliam a resistência ao movimento e o nível de fricção entre as partículas são aplicados para essa finalidade. Um dos mais utilizados é a determinação do "ângulo de repouso", ilustrado na Figura 5.8; esse método consiste em se determinar o ângulo máximo formado entre a superfície inclinada de um cone (formado pelo escoamento do pó) e a base da superfície horizontal dele. Esse ângulo pode ser facilmente obtido pela relação tangente do ângulo formado entre o raio da base ("r" = metade do diâmetro da base – D) e a altura do cone ("h"). Usualmente, ângulos acima 25° indicam ótimo fluxo e acima e 50° um fluxo inadequado.

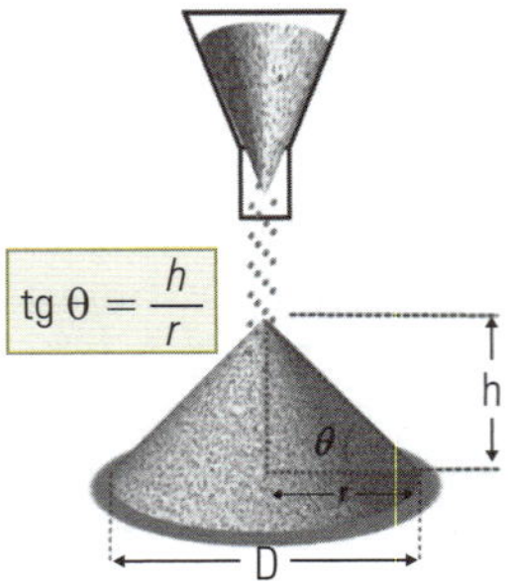

Propriedade de fluxo	Ângulo (°)
Excelente	25-30
Bom	31-35
Aceitável	36-40
Passável (pode aderir)	41-45
Ruim (usar auxílio de vibração, agitação)	46-55
Muito ruim	56-65
Péssimo	> 66

Figura 5.8. Esquema explicativo da determinação do ângulo de repouso. D = diâmetro da base; "r" raio da base = 0,5 × D; h = altura do cone.

Fonte: Acervo da autoria.

Outros métodos avaliam indiretamente o fluxo dos pós pela variação de sua densidade antes e após sofrer compactação. São eles o índice de compressibilidade (também conhecido como índice de Carr – IC) e a razão de Hausner. O primeiro é expresso em percentagem e calculado pela relação IC = (ρc – ρa/ρc) × 100; em que "ρa = densidade aparente" (antes da compactação) e "ρc = densidade compactada". A razão de Hausner é obtida pela razão ρc/ρa. A Tabela 5.1 correlaciona os índices às propriedades de fluxo dos pós.

Tabela 5.1
Classificação das propriedades de fluxo de pós de acordo com o capítulo geral "<1174>" sobre fluxo de pós ("<1174> powder flow") do compêndio "United States Pharmacopoeia" (2019).

Fluxo do pó	*Índice de Carr (%)*	*Razão de Hausner*	*Ângulo de repouso (°)*
Excelente	< 10	1,00-1,11	25-30
Bom	11-15	1,12-1,18	31-35
Aceitável	16-20	1,19-1,25	36-40
Passável (pode aderir)	21-25	1,26-1,34	41-45
Ruim (usar vibração)	26-31	1,35-1,45	46-55
Muito ruim	32-37	1,46-1,59	56-65
Péssimo	> 38	> 1,60	> 66

5 Nota do autor: dose é a quantidade de fármaco, a ser administrada por unidade posológica, presente na forma farmacêutica.

Mais detalhes sobre as metodologias para avaliação de propriedades de fluxo podem ser encontrados em Wells (2005) e no capítulo geral "<1174>" sobre fluxo de pós da "United States Pharmacopoeia" (2019).

Forma e tamanho de partícula

Propriedades de compressão, uniformidade de mistura e fluxo do pó são exemplos de características que podem ser afetadas pela forma dos cristais (também chamados de hábito cristalino). Tabular, lamelar, prismático, acicular e granular são exemplos de hábitos encontrados. Quanto mais esféricas são as partículas, melhor é o fluxo. Um cálculo útil na pré-formulação para prever as propriedades de fluxo dos insumos (ativos ou excipientes) é o da razão de aspecto a partir da caracterização microscópica. Esse valor pode ser calculado pela razão entre o tamanho do maior eixo e o menor eixo de uma elipse representativa da partícula. Quanto mais alongada a partícula, maior a razão de aspecto. Na Figura 5.9 pode-se constatar que o maior valor da razão de aspecto da celulose microcristalina PH102 (diluente de formato mais prismático) se reflete na menor velocidade de fluxo e no maior ângulo de repouso; no caso da lactose *spray-dried*, que possui formato esférico e razão de aspecto mais próximo de 1, há maior fluidez.

Outra propriedade importante a ser avaliada é a distribuição de tamanho de partícula. Além de influenciar nas propriedades de fluxo, densidade e desempenho em máquinas, o tamanho de partícula influencia na velocidade de dissolução, podendo afetar a biodisponibilidade de formas sólidas e suspensões orais. Quanto menor o tamanho de partícula, maior a área superficial e, consequentemente, maior a velocidade de dissolução. Por tal motivo, um recurso muito utilizado para melhorar a dissolução de fármacos de baixa solubilidade é a moagem (usualmente conduzida em moinhos de ar). A Figura 5.10 exemplifica o efeito drástico da redução do tamanho de partícula na concentração plasmática da carbamazepina em um comprimido oral de liberação imediata. Em 1992, Meyer et al. relataram o recolhimento de vários lotes de um medicamento genérico de carbamazepina nos Estados Unidos por problemas na biodisponibilidade, em decorrência de alterações no tamanho de partícula da matéria-prima. Assim, é essencial a caracterização adequada para evitar problemas de eficácia. Métodos como o espalhamento de luz *laser* (via seca ou via úmida), tamisação e microscopia são os mais utilizados no controle e na definição de especificações de tamanho de partícula. Para maiores detalhes sobre aspectos metodológicos recomenda-se a leitura de Boniatti (2013). Análises de área superficial (p. ex., obtidas por adsorção e dessorção de nitrogênio) e de densidade verdadeira (picnometria gasosa) são também de grande utilidade para complementar a caracterização dos pós.

	Lactose *spray-dried*	Celulose microcristalina
Tamanho médio (μm)	103	102
Razão de aspecto	1,36	3,7
Rugosidade superficial	1,27	1,28
Ângulo de repouso (*)	32,2	41,6
Índice de compressibilidade (%)	13,4	24,9
Velocidade de fluxo (kg/min)	0,9	0,43

$$\text{Razão de aspecto} = \frac{D}{d}$$

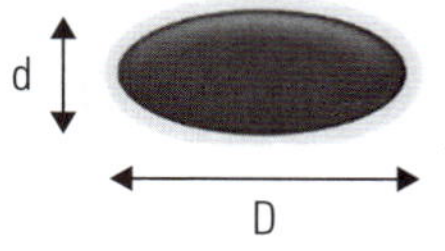

Figura 5.9. Razão de aspecto e comparação das propriedades das partículas dos excipientes lactose *spray-dried* e celulose.

Fonte: Acervo da autoria.

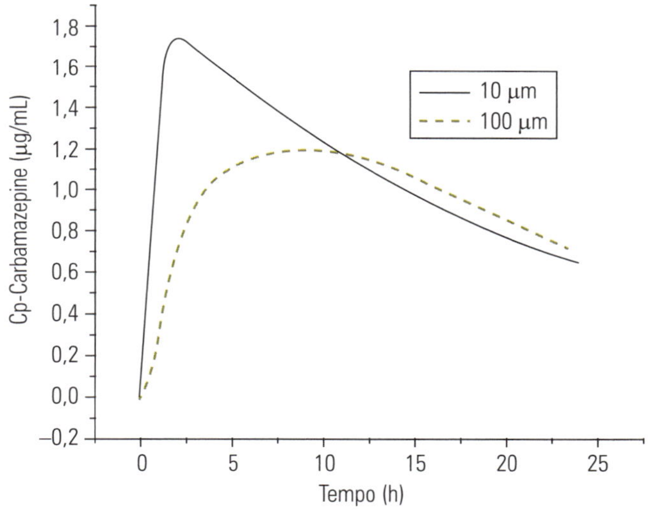

Figura 5.10. Efeito do tamanho de partícula da matéria-prima (partículas de 10 μm *versus* 100 μm) no perfil plasmático da carbamazepina (simulação de administração única, 200 mg, comprimido de liberação imediata).

Fonte: Acervo da autoria.

Conclusão

A partir da caracterização das propriedades físico-químicas e do estado sólido dos fármacos (ou candidatos) e dos excipientes, por meio de um arsenal analítico eficiente e de abordagens de triagem rápida, a pré-formulação farmacêutica se dedica a racionalizar e produzir conhecimento para acelerar o desenvolvimento de formulações estáveis, seguras e eficazes.

Bibliografia

- AMIDON, G.L. et al. A theoretical basis for a biopharmaceutic drug classification: the correlation of in vitro drug product dissolution and in vivo bioavailability. *Pharmaceutical research*, v. 12, n. 3, p. 413-420, 1995.
- ARAUJO, G.L.B et al. Drug Excipient Interaction Study with Polymorphic Forms of Tibolone. *Latin American Journal of Pharmacy*, v. 29, n. 3, p. 472, 2010.
- ARAUJO, G.L.B. *Caracterização no estado sólido dos polimorfos de tibolona*. 2009 [tese de doutorado em Produção e Controle Farmacêuticos]. São Paulo: Faculdade de Ciências Farmacêuticas da Universidade de São Paulo, 2009.
- ARAUJO, G.L.B. et al. Unexpected single crystal growth induced by a wire and new crystalline structures of lapatinib. *Crystal Growth & Design*, 2016.
- ARAUJO, G.L.B; BENMORE, C.J.; BYRN, S.R. Local structure of ion pair interaction in lapatinib amorphous dispersions characterized by synchrotron x-ray diffraction and pair distribution function analysis. *Scientific Reports*, v. 7, 2017.
- BANNAN, C.C. et al. Calculating partition coefficients of small molecules in octanol/water and cyclohexane/water. *Journal of chemical theory and computation*, v. 12, n. 8, p. 4015-4024, 2016.
- BAUER, J. et al. Ritonavir: an extraordinary example of conformational polymorphism. *Pharmaceutical research*, v. 18, n. 6, p. 859-866, 2001.
- BEYER, T.; DAY, G.M.; PRICE, S.L. The prediction, morphology, and mechanical properties of the polymorphs of paracetamol. *Journal of the American Chemical Society*, v. 123, n. 21, p. 5086-5094, 2001.
- BONIATTI, J. *Desenvolvimento e validação de metodologia de distribuição granulométrica por espalhamento de luz laser do insumo farmacêutico ativo efavirenz*, 2013.
- BOU-CHACRA, N. et al. Evolution of choice of solubility and dissolution media after two decades of Biopharmaceutical Classification System. *The AAPS journal*, v. 19, n. 4, p. 989-1001, 2017.
- BRASIL. Agência Nacional de Vigilância Sanitária (Anvisa). *Farmacopeia Brasileira*, vol. 2. Brasília, 2010.
- BURGER, A.; RAMBERGER, R. On the polymorphism of pharmaceuticals and other molecular crystals. II. *Microchimica Acta*, v. 72, n. 3-4, p. 273-316, 1979.
- BYRN, S.R.; ZOGRAFI, G.; CHEN, X.S. *Solid-State Properties of Pharmaceutical Materials*. [s.l.] John Wiley & Sons, 2017.
- CAIRNS, D. *Essentials of pharmaceutical chemistry*. [s.l.] Pharmaceutical Press, 2012.
- CARSTENSEN, J.T. *Pharmaceutical preformulation*. [s.l.] CRC Press, 1998.
- CHANG, R. *et al*. A new polymorphic form and polymorphic transformation of loratadine. *RSC Advances*, v. 6, n. 88, p. 85063-85073, 2016.
- CRUZ-CABEZA, A.J. Acid-base crystalline complexes and the p K a rule. *Cryst Eng Comm*, v. 14, n. 20, p. 6362-6365, 2012.
- DEARDEN, J.C.; BRESNEN, G.M. The measurement of partition coefficients. *Quantitative Structure-Activity Relationships*, v. 7, n. 3, p. 133-144, 1988.
- FDA, U. Guidance for Industry. ANDAs: Pharmaceutical. Solid Polymorphism. *Chemistry, Manufacturing, and Controls Information*, 2007.
- GIOLITO, I.; IONASHIRO, M. Nomenclatura em analise térmica-parte ii. *Cerâmica*, v. 34, n. 225, p. 163-4, 1988.
- GIRON, D. Thermal analysis and calorimetric methods in the characterisation of polymorphs and solvates. *Thermochimica acta*, v. 248, p. 1-59, 1995.
- HAISA, M. et al. The monoclinic form of p-hydroxyacetanilide. *Acta Crystallographica Section B: Structural Crystallography and Crystal Chemistry*, v. 32, n. 4, p. 1283-1285, 1976.
- HAISA, M.; KASHINO, S.; MAEDA, H. The orthorhombic form of p-hydroxyacetanilide. *Acta Crystallographica Section B: Structural Crystallography and Crystal Chemistry*, v. 30, n. 10, p. 2510-2512, 1974.
- HALEBLIAN, J.; MCCRONE, W. Pharmaceutical applications of polymorphism. *Journal of pharmaceutical sciences*, v. 58, n. 8, p. 911-929, 1969.
- HILL, S.E. et al. Fatal microvascular pulmonary emboli from precipitation of a total nutrient admixture solution. *Journal of parenteral and enteral nutrition*, v. 20, n. 1, p. 81-87, 1996.
- JOIRIS, E. et al. Compression behavior of orthorhombic paracetamol. *Pharmaceutical research*, v. 15, n. 7, p. 1122-1130, 1998.
- KOTZ, J.C.; TREICHEL, P.M.; TOWNSEND, J. *Chemistry and chemical reactivity*. [s.l.] Cengage Learning, 2012.
- LIPINSKI, C.A. et al. Experimental and computational approaches to estimate solubility and permeability in drug discovery and development settings. *Advanced drug delivery reviews*, v. 23, n. 1-3, p. 3-25, 1997.
- MARK, G. Pharmaceutical preformulation and formulation. *A practical guide from candidate drug selection to commercial dosage form, Interpharm/CRC*, New York, p. 21-95, 2004.
- MATOS, J.R.; MERCURI, L.; ARAUJO, G. Aspectos gerais relativos ao desenvolvimento farmacotécnico de medicamento: análise térmica aplicada a fármacos e medicamentos. *Biofarmacotécnica*. Rio de Janeiro: Guanabara Koogan, p. 32-65, 2009.
- MEYER, M.C. et al. The bioinequivalence of carbamazepine tablets with a history of clinical failures. *Pharmaceutical Research*, v. 9, n. 12, p. 1612-1616, 1992.
- PERRENOT, B.; WIDMANN, G. Polymorphism by differential scanning calorimetry. *Thermochimica acta*, v. 234, p. 31-39, 1994.
- PHADNIS, N.V.; SURYANARAYANAN, R. Polymorphism in anhydrous theophylline –implications on the dissolution rate of theophylline tablets. *Journal of pharmaceutical sciences*, v. 86, n. 11, p. 1256-1263, 1997.
- REPIN, I.A. *Polymorph screening and solubility characterisation of lercanidipine HCl*. 2019. Dissertação de Mestrado em Produção e Controle Farmacêuticos – Faculdade de Ciências Farmacêuticas, Universidade de São Paulo, São Paulo, 2019.
- SACCHETTI, M. Thermodynamic analysis of DSC data for acetaminophen polymorphs. *Journal of thermal analysis and calorimetry*, v. 63, n. 2, p. 345-350, 2000.
- SALVIO NETO, H. *Estudo de compatibilidade fármaco/excipiente e de estabilidade do prednicarbato por meio de técnicas termoanalíticas, e encapsulação do fármaco em sílica mesoporosa do tipo SBA-15*. Universidade de São Paulo, 2010.
- SHAH, S.M. et al. Preclinical formulations: insight, strategies, and practical considerations. *AAPS Pharm Sci Tech*, v. 15, n. 5, p. 1307-1323, 2014.
- SINGHAL, D.; CURATOLO, W. Drug polymorphism and dosage form design: a practical perspective. *Advanced drug delivery reviews*, v. 56, n. 3, p. 335-347, 2004.
- SRINIVASARAO, K. et al. An Overview on Preformulation for Pharmaceutical Product Development and Drug Excipient Incompatibility Studies. Disponível em: <www.ijpacr.com>. Acesso em: 23 dez. 2019.
- TILLEY, R. *Cristalografia: cristais e estruturas cristalinas*. Tradução: Fábio RD de Andrade, v. 1, 2014.
- UNITED STATES PHARMACOPEIA (USP), 42. ed., 2019.
- WELLS, J.I.; AULTON, M.E. Pré-formulação. In: AULTON, M.E. *Delineamento de Formas Farmacêuticas*. 2. ed. Porto Alegre: Artmed, 2005.

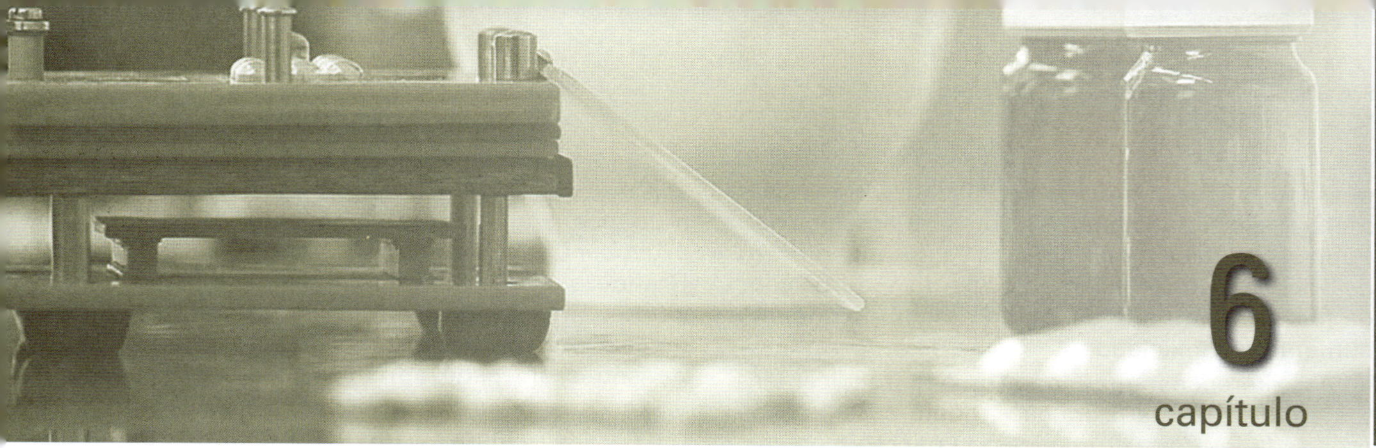

Estabilidade e Conservação dos Medicamentos

Vladi Olga Consigliere de Matta • Anselmo Gomes de Oliveira

Introdução

Todos os materiais sofrem alterações com a ação do tempo e do ambiente. Desde os materiais extraídos da natureza, como frutos, madeira e grãos, aos sintéticos, como plásticos ou borrachas. A decomposição ocorre com o tempo, pela ação de fatores ambientais que podem ser classificados como físicos, químicos e biológicos (p. ex., luz, gases presentes na atmosfera, umidade, calor e presença de microrganismos). Com os fármacos ocorre o mesmo. Pode-se acrescentar que os fármacos puros são mais estáveis que em misturas ou na forma de medicamentos, uma vez que, na presença de outras substâncias, a possibilidade de interação dos materiais entre si e com o ambiente é maior. Assim, fármacos veiculados em soluções, suspensões, pós, comprimidos e cremes apresentam, em geral, menor estabilidade do que os fármacos puros no estado sólido. Adicionalmente, fármacos submetidos a algum processo de manipulação ou industrial também estão sujeitos a maior decomposição, em função da sua possível exposição a fatores como umidade do ar, presença de oxigênio, luz, aquecimento, entre outros. Mesmo quando os fármacos puros são armazenados em condições ideais de temperatura e umidade, a decomposição continua a ocorrer, sendo o tempo o fator determinante da fração decomposta.

Considerando, por exemplo, o ácido acetilsalicílico (AAS) puro armazenado por determinado tempo em frasco fechado, é possível detectar odor de ácido acético em virtude da hidrólise da molécula em ácido salicílico e ácido acético. Quando o AAS é submetido ao processo de granulação para obtenção de comprimidos, esse odor é sentido mais rapidamente, ou ainda, se formulado em uma suspensão aquosa, o fármaco se decompõe totalmente em menos de 25 dias. Essa degradação é influenciada pela presença de oxigênio, pH ácido ou alcalino e luz.

A decomposição dos fármacos, puros ou nas formulações de medicamentos, obriga os fabricantes a estipularem um "prazo de validade" ou "tempo de vida útil" do medicamento, em função de experimentos que permitem estimar o tempo em que os fármacos permanecem em condições de exercer seu efeito terapêutico sem, entretanto, aumentar sua potencial toxicidade.

Nesse sentido, os pesquisadores envolvidos no desenvolvimento de formulações realizam exaustivos estudos para entender o mecanismo de degradação dos fármacos, a velocidade com que essas degradações ocorrem e que parâmetros estão envolvidos nesses processos: se são químicos, físicos, microbiológicos e suas implicações nos aspectos farmacológicos e toxicológicos. Por esse motivo, frequentemente, há um tempo considerável entre a elaboração de uma nova formulação e o seu aparecimento como produto farmacêutico.

A estabilidade é, em resumo, a capacidade do medicamento em preservar suas características de identidade, pureza e qualidade, de acordo com especificações previamente estabelecidas, para garantir sua eficácia e segurança.

De modo geral, a estabilidade dos medicamentos está relacionada com dois aspectos fundamentais, que incluem a diminuição do teor da substância ativa e a instabilização física da forma farmacêutica. Esses dois aspectos em conjunto é que determinarão o prazo de validade do medicamento. Isso significa que a forma farmacêutica não pode sofrer desestabilização física durante o prazo de validade do medicamento, nem perda de teor de fármaco e/ou aparecimento de compostos que aumentem a toxicidade.

As alterações que ocorrem nos medicamentos a partir de sua produção podem ser nas suas propriedades físicas, químicas ou microbiológicas. Dessa maneira, didaticamente, a estabilidade pode ser classificada em estabilidade física, química e microbiológica.

Estabilidade física

Significa que as alterações que o medicamento sofre durante seu armazenamento não implicam em mudança das características físicas, incluindo as organolépticas, a saber: aspecto, cor, odor, sabor, presença de cristais em soluções, dureza ou friabilidade em comprimidos, entre outras.

A aparência ou a alteração das propriedades físicas dos medicamentos é muito importante, uma vez que o paciente pode observá-la, e qualquer mudança em relação ao aspecto original pode provocar rejeição ou incômodo ao paciente. Grande parte das alterações físicas pode ser deletéria. Uma emulsão pode se separar em duas fases e, portanto, diferentes doses podem ser dispensadas em cada administração. Uma suspensão com sedimento compactado também oferece o risco de dosagens irregulares, sendo, em geral, inicialmente administradas doses subterapêuticas e, com a diminuição do líquido sobrenadante remanescente, proporcionar doses muito acima das efetivas e causar toxicidade. Um comprimido pode se tornar friável e quebradiço ou, ao contrário, muito duro, comprometendo a dissolução do fármaco, resultando em baixa biodisponibilidade. Ainda, um supositório que não funde à temperatura corpórea, não libera o fármaco na velocidade e em quantidade necessárias para resultar em efeito terapêutico.

O Quadro 6.1 relaciona algumas das principais alterações físicas que podem ocorrer com os medicamentos, seus efeitos e possíveis causas.

Quadro 6.1
Exemplos de alterações físicas dos medicamentos.

Forma farmacêutica	*Alterações físicas*	*Efeitos*	*Possíveis causas*
Soluções	Alteração ou perda de odor Alteração ou diminuição do sabor Alteração ou diminuição da cor	Perda da eficácia terapêutica. Mudanças nas sensações de sabor, odor e paladar.	Oxidação ou fotólise do fármaco, corantes, corretivos de sabor ou de odor, contaminação microbiana. Interação com o recipiente.
	Turvação	Precipitação do fármaco. Aumento da carga microbiana para além dos limites permitidos.	Evaporação de solvente. Uso de solvente inadequado. Presença de polimorfos menos solúveis. Perda de estabilidade química. Falha do sistema conservante ou sua inativação.
Suspensões	*Caking* (sedimento compacto de difícil redispersão)	Doses irregulares, em geral subterapêuticas.	Falta de agente suspensor ou suspensor inadequado. Falta de agente floculante ou floculante inadequado. Excesso de íons em solução.
	Crescimento dos cristais	Doses irregulares	Presença de outros materiais cristalinos, polimorfismo do fármaco, variações bruscas na temperatura.
Cápsulas e comprimidos	Alteração na aparência	Perda de atividade do fármaco	Condições inadequadas de armazenamento, com relação à umidade e/ou temperatura. Acondicionamento inadequado.
	Alteração na velocidade de dissolução do fármaco. Deformação da cápsula.	Ineficácia terapêutica	
Semissólidos	Separação de fases Alteração de cor e odor Alteração da consistência	Perda de atividade do fármaco, aspecto repulsivo	Incompatibilidade química, oxidação, condições inadequadas de armazenamento.

Estabilidade química do medicamento

Está diretamente relacionada com a diminuição do teor da substância ativa, a qual pode ser causada por variações nas condições de estocagem ou pela interação da substância ativa com outros componentes da fórmula farmacêutica. Em geral, a perda da estabilidade química está relacionada às alterações na estrutura química do fármaco, com consequente perda de atividade farmacológica. As principais causas da instabilização química estão relacionadas com a ação de agentes físicos, químicos e biológicos.

Estabilidade microbiológica do medicamento

É a manutenção da carga microbiana dos medicamentos não estéreis dentro dos limites preconizados pelas especificações, farmacopeicas ou não, durante todo o tempo até findo o prazo de validade. No caso dos produtos estéreis, refere-se à ausência de microrganismos viáveis até que a embalagem seja aberta para administração pelo paciente ou profissional da saúde.

Estabilidade terapêutica e toxicológica do medicamento

Ainda pode-se acrescentar a estabilidade terapêutica, que preconiza a manutenção da capacidade do medicamento em exercer seu efeito biológico, e a estabilidade toxicológica, que inclui a manutenção das características de segurança do medicamento, sem que haja aumento de efeitos adversos ou aparecimento de efeitos tóxicos não previstos no desenvolvimento do produto.

Fatores que influenciam a estabilidade dos medicamentos

Podem ser classificados como agentes de natureza externa ou extrínsecos à formulação e agentes de natureza interna ou intrínsecos à formulação, os quais estão ligados diretamente à composição e ao processo de obtenção do medicamento.

Agentes externos que influem na estabilidade de medicamentos

Os agentes externos ou extrínsecos não têm relação direta com a forma farmacêutica. Eles estão relacionados ao meio externo do medicamento, como temperatura, luz, umidade relativa do ar, gases atmosféricos e presença de microrganismos, podendo aumentar ou provocar reações de degradação do fármaco e veículos ou excipientes. O tempo decorrente a partir da produção do medicamento é também um dos fatores externos de grande impacto na estabilidade, porém pouco ou nada se pode fazer para evitar os efeitos desse fator, além da escolha das melhores condições de embalagem e de armazenamento.

Efeito da temperatura

A temperatura é um dos fatores determinantes da velocidade de decomposição para a maioria dos fármacos, entretanto, ela não altera o mecanismo das reações de decomposição. Por exemplo, a decomposição do cefaclor, um antibiótico do grupo das cefalosporinas, ocorre em pH neutro por aminólise intramolecular (Figura 6.1), cuja velocidade é dependente da temperatura. Verifica-se que a cada 10 °C de aumento na temperatura, a constante de velocidade de decomposição é aproximadamente o dobro da anterior (Tabela 6.1), comportamento típico de processos com cinética de primeira ordem.

Tabela 6.1
Variação da constante de velocidade de decomposição de primeira ordem do cefaclor, com a temperatura.

Temperatura (°C)	$10^{-5} \times k_{obs}$ (s^{-1})
30	1,785
40	3,653
50	7,640
60	16,90

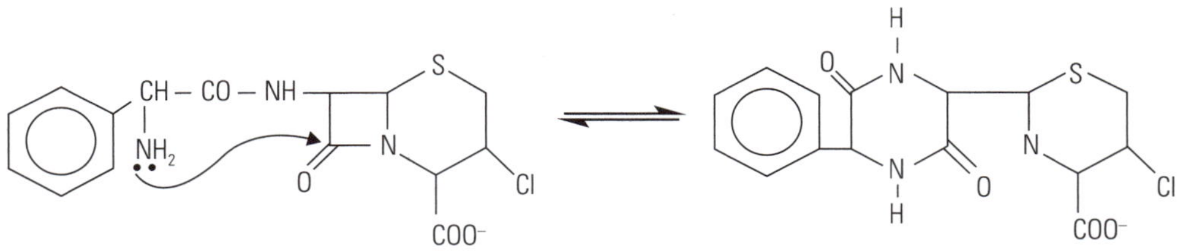

Cefaclor — Derivado piperazina 2,5 diona

Figura 6.1. Reação de decomposição intramolecular do cefaclor em pH neutro.

Desse modo, durante o transporte, o medicamento não deve ficar exposto à luz solar direta nem ser submetido a altas temperaturas, uma vez que essas variações não foram consideradas no cálculo do seu prazo de validade.

Efeito da luz

A decomposição fotoquímica é decorrente da absorção de energia radiante pela molécula do fármaco fotossensível. Geralmente, as radiações com comprimentos de onda menores que 500 nm, mais especificamente as situadas na faixa de 290 a 450 nm é que são as principais responsáveis pela fotólise. Esse tipo de decomposição depende fundamentalmente da facilidade com que a luz se propaga no meio que contém o fármaco fotossensível. Desse modo, em virtude da maior facilidade de propagação da luz, as formas farmacêuticas transparentes, tais como as soluções e os xaropes, são mais suscetíveis de alterações do que as suspensões, as emulsões, os pós, os comprimidos etc., porque a própria forma-farmacêutica opaca funciona como uma barreira mecânica que impede a propagação da luz.

As alterações químicas provocadas pela luz são relevantes, em razão de que na maioria dos casos os fenômenos são irreversíveis, e incluem reações de isomerização (Figura 6.2) e oxidação (Figura 6.3).

É interessante notar que, em certos casos, apesar da isomerização ser reversível, a composição do veículo pode selecionar determinado isômero, o qual pode exibir propriedades farmacológicas diferentes do outro isômero. Por exemplo, a epimerização da tetraciclina em meio ácido e presença de luz conduz a isômero bem menos ativo (Figura 6.2).

Em outros casos, as reações são irreversíveis e resultam em produtos inativos, como é o caso da oxidação da vitamina E (Figura 6.3), que ocorre em presença de luz e oxigênio.

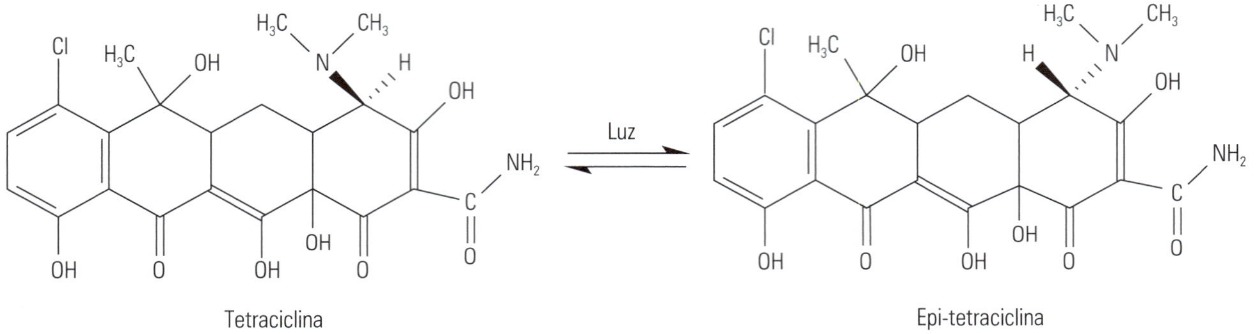

Figura 6.2. Epimerização da tetraciclina.

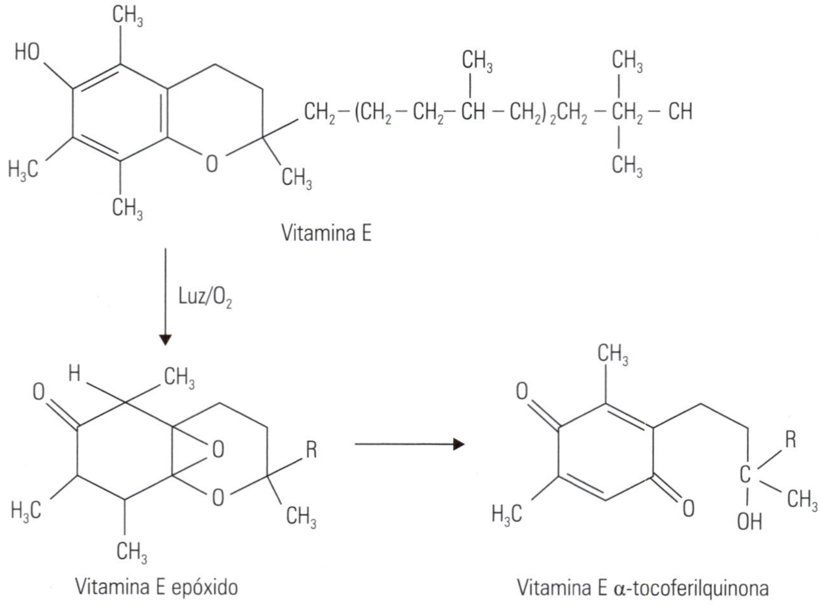

Figura 6.3. Reação de oxidação da vitamina E.

Efeito de radiações ionizantes

A importância das radiações ionizantes reside em sua utilização farmacêutica como técnica de esterilização, aplicável a formas farmacêuticas estéreis, como injetáveis e produtos oftálmicos. As radiações mais empregadas são os raios catódicos e os raios gama. Entretanto, deve-se ressaltar que apesar do tempo de exposição ser extremamente curto (cerca de 1 segundo), alguns fármacos como as insulinas e as tetraciclinas são facilmente destruídos. Contudo, a maioria dos antibióticos, corticosteroides, soros e vacinas são resistentes ao processo.

Influência de agentes químicos externos

Os agentes químicos externos podem ter grande influência na estabilidade dos medicamentos se estiverem em contato com a preparação. Isso ocorre quando há uma falha na escolha de material de acondicionamento e este não é capaz de proteger o conteúdo do meio externo, favorecendo o contato do medicamento com os gases do ar atmosférico e com a umidade.

O contato com os agentes químicos externos é um dos importantes fatores de alteração de medicamentos. Apesar de 78% dos componentes do ar atmosférico serem gases inertes, outros componentes, mesmo presentes em baixas concentrações, são quimicamente ativos (Tabela 6.2).

Tabela 6.2
Composição do ar atmosférico.

Substância	*Volume (%)*
Nitrogênio	78,03
Oxigênio	20,99
Argônio	0,93
Gás carbônico	0,03
Hidrogênio	0,01
Neônio	0,0018
Hélio	0,0005
Kriptônio	0,0001
Ozônio	0,00006
Xenônio	0,000009

Assim, enquanto o nitrogênio e outros gases inertes podem proteger os medicamentos da decomposição, o oxigênio e o ozônio participam efetivamente de reações de oxidação.

A umidade do ar atmosférico pode causar inúmeras alterações, e deve-se considerar que a média da umidade relativa do ar em nosso país é por volta de 60 a 80%. A água é o solvente de primeira opção em qualquer processo de solubilização, e também um meio natural para reações de hidrólise. Fármacos como ácido acetilsalicílico (Figura 6.4) e cloranfenicol (Figura 6.5), contendo as funções orgânicas éster e amida, respectivamente, são extremamente sensíveis à hidrólise.

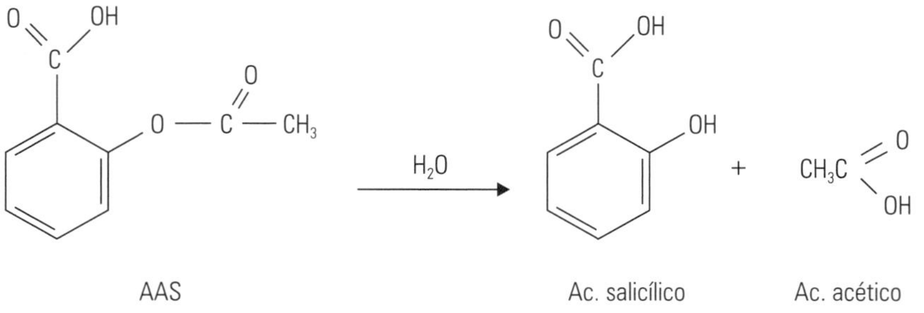

Figura 6.4. Reação de hidrólise do ácido acetilsalicílico.

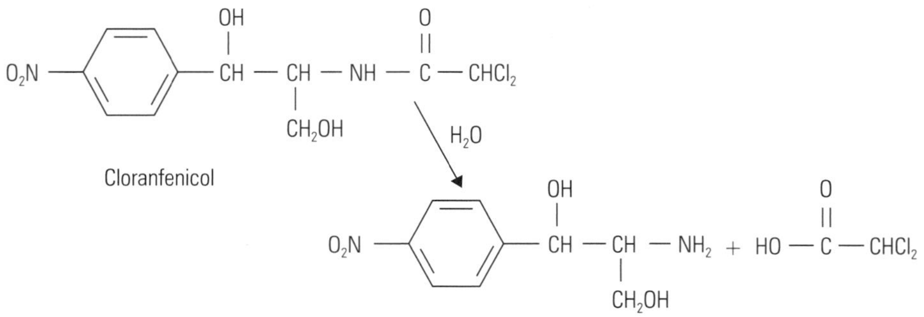

Figura 6.5. Reação de hidrólise do cloranfenicol.

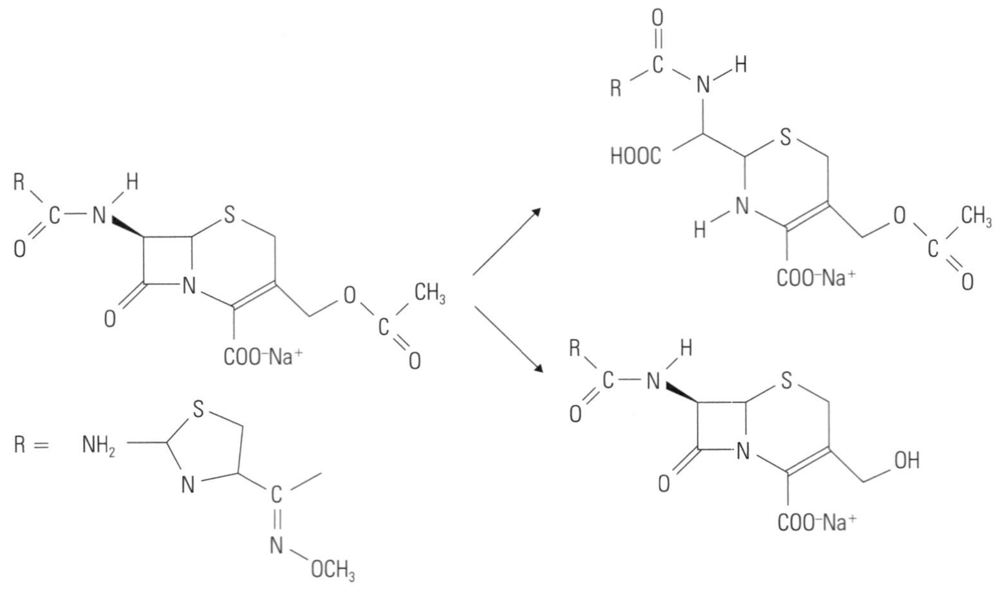

Figura 6.6. Reação de decomposição da cefotaxima sódica.

Agentes internos ou intrínsecos que influem na estabilidade de medicamentos

Os agentes intrínsecos são derivados da própria formulação e incluem a influência do pH e do solvente nas preparações líquidas e semissólidas, o efeito do solvente, as interações entre os constituintes da fórmula, as reações químicas de decomposição do fármaco e excipientes, as interações ou incompatibilidades entre os componentes da fórmula, as interações dos componentes da fórmula com os materiais de acondicionamento, entre outras.

Efeito do pH

O pH é de fundamental importância para a estabilidade de fármacos contidos em soluções farmacêuticas. Cada fármaco, dependendo de suas propriedades físico-químicas, possui uma região de pH de máxima estabilidade, na qual a velocidade de decomposição é a menor possível. Por exemplo, a cefotaxima sódica, antibiótico do grupo das cefalosporinas, pode se decompor por hidrólise do anel β-lactâmico, gerando um produto inativo do ponto de vista antimicrobiano, ou por hidrólise do éster da cadeia lateral, gerando um produto com menor atividade antimicrobiana, já que o anel β-lactâmico permanece intacto (Figura 6.6).

A dependência de pH dessas reações de decomposição inclui uma região de hidrólise ácida, na faixa de pH de 1 a 7, cuja velocidade da reação diminui com o aumento do pH, outra região onde a constante de velocidade atinge um limite inferior na faixa de pH 7-8 e, outra, acima de 8, em que a constante de velocidade aumenta com o pH. Para esse tipo de perfil parece fácil definir a região de máxima estabilidade do antibiótico, que corresponde à faixa de pH 7-8, na qual a velocidade de decomposição é a mínima possível (Figura 6.7).

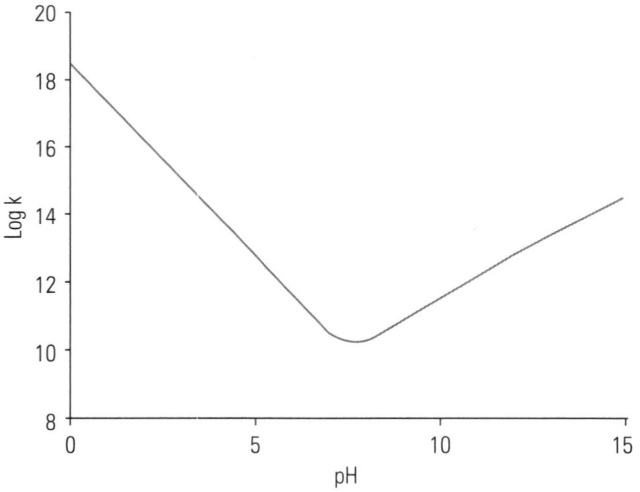

Figura 6.7. Perfil da decomposição da cefotaxima sódica em relação ao pH.

Fonte: Acervo da autoria.

Uma análise mais detalhada mostra que a constante de velocidade de decomposição global (k_{obs}) inclui a soma das constantes de velocidades parciais, representada pela equação:

$$k_{obs} = k_H[H^+] + k_0 + k_{OH}[OH^-]$$

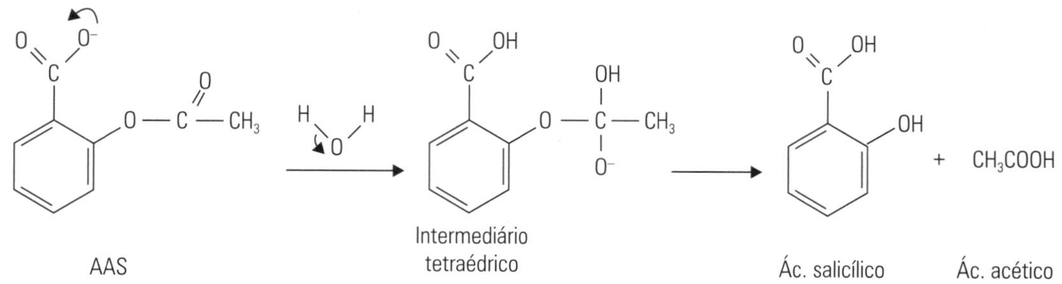

Figura 6.8. Reação de decomposição do ácido acetilsalicílico.

Onde k_H, k_0 e k_{OH} representam as constantes de velocidade de decomposição no meio ácido, no meio neutro e no meio alcalino, respectivamente.

Outro exemplo inclui a decomposição do ácido acetilsalicílico, gerando os ácidos salicílico e acético. Podemos observar que, nesse caso, a reação global não é tão simples como no caso anterior, pois essa reação envolve uma catálise intramolecular, a qual gera um intermediário tetraédrico que se decompõe em ácido salicílico e acético. Evidentemente, esse mecanismo vai se refletir no perfil de pH, gerando uma região de patamar de pH entre 5 e 8, como apresentado na Figura 6.8.

A Figura 6.9 mostra que as possibilidades de hidrólise do AAS diante do pH são amplas, passando pela hidrólise ácida (região A-B), atingindo a região de mínima constante de velocidade de decomposição em pH 2 a 2,5 (região de máxima estabilidade), seguida pela dissociação da função ácido carboxílico em carboxilato (região C-D). A região D-E, em que a constante de velocidade de decomposição é independente do pH, representa a hidrólise mediada pela água do meio. E, finalmente, a região F-G, na qual ocorre a hidrólise alcalina, em valores mais altos de pH.

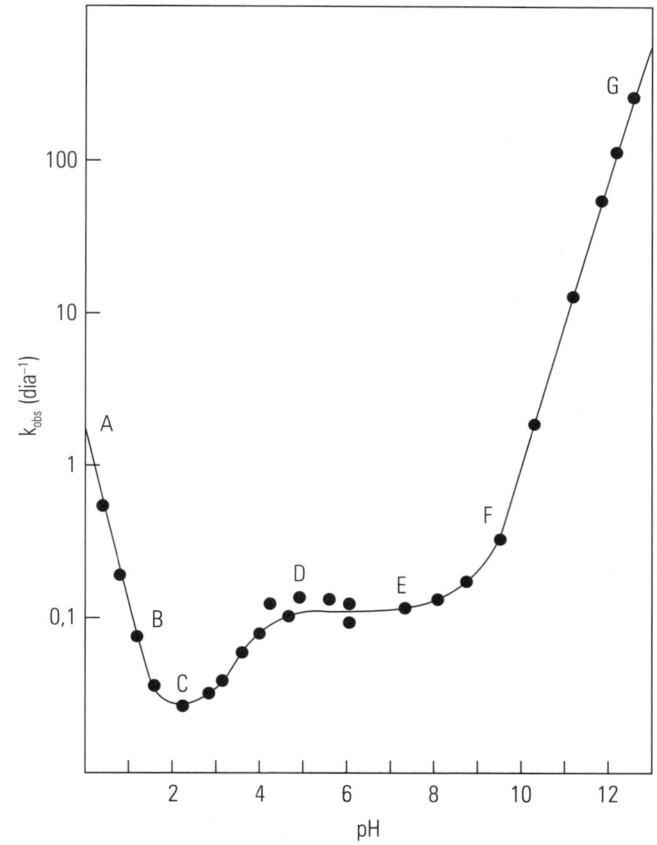

Figura 6.9. Efeito do pH no perfil da decomposição do AAS.
Fonte: Acervo da autoria.

Entretanto, nem sempre é possível preparar um medicamente respeitando-se a região de pH de máxima estabilidade. Alguns problemas podem aparecer quando a região de pH de máxima estabilidade não se ajusta à solubilidade do fármaco ou está em uma faixa de pH que não é compatível com o pH dos tecidos orgânicos do local da aplicação. Nesses casos, será necessário decidir entre o comprometimento parcial da estabilidade em favor do conforto do paciente ou o sacrifício parcial do conforto do paciente em favor da estabilidade do medicamento.

Um exemplo clássico dessa situação está nas soluções injetáveis de vitaminas do complexo B, cuja acidez necessária para manter a estabilidade do produto provoca uma ardência muito acentuada no local da aplicação, por alguns minutos, até que o organismo tampone a solução para o pH biológico.

Casos em que a estabilidade do fármaco é precária em quaisquer condições razoáveis de pH podem ainda ser resolvidos através das formas farmacêuticas extemporâneas, as quais são preparadas secas, para reconstituição no momento da aplicação, como é o caso da maioria das penicilinas e cefalosporinas injetáveis, preparadas na forma de pós liofilizados. Também são exemplos as suspensões de amoxicilina ou cefaloxina, apresentadas sob a forma de pós para suspensão oral, que são reconstituídas pelo paciente quando se adiciona água até uma marca indicada no rótulo, para permitir a manutenção da estabilidade durante o armazenamento.

Efeito dos solventes

De maneira geral, os solventes são necessários para a solubilização de substâncias. Entretanto, esses solventes podem acelerar ou retardar as reações de decomposição.

Com base na teoria do estado de transição, é possível prever qualitativamente o efeito do solvente na velocidade das reações químicas, desde que a polaridade do solvente esteja relacionada com a sua habilidade de solvatar espécies iônicas. Para fármacos apolares, presumivelmente o estado de transição também será apolar e, então, a mudança na polaridade do solvente terá um efeito insignificante na velocidade de decomposição do fármaco.

Para fármacos neutros que reagem com substâncias ionizadas, o estado de transição será menos polar que o inicial porque a mesma carga será diluída em um volume maior no estado de transição. Assim, um aumento na polaridade do solvente implicará na diminuição da velocidade da reação. Esse perfil é verificado na hidrólise ácida do cloranfenicol, em presença de misturas de água/propilenoglicol como solvente (Figura 6.10). Quando a proporção de água na mistura aumenta a velocidade de hidrólise diminui.

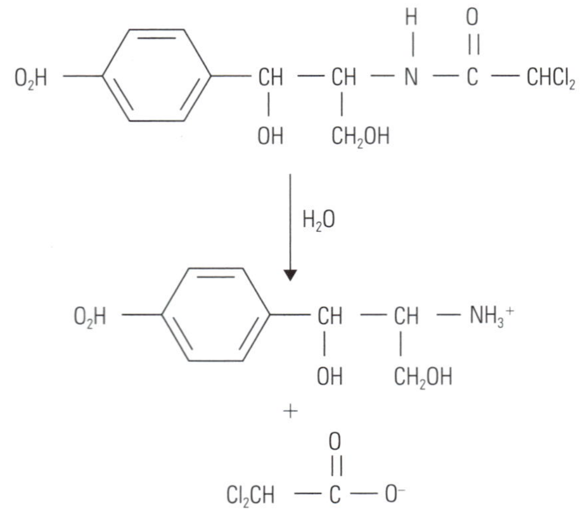

Figura 6.10. Reação de hidrólise ácida do cloranfenicol.

Em outro exemplo, o polietilenoglicol aumenta significativamente a estabilidade do AAS. Geralmente, poliálcoois, como polietilenoglicóis, propilenoglicol ou glicerol, funcionam como agentes anti-hidrolíticos em formulações. A Tabela 6.3 apresenta resultados da estabilidade da vitamina A em presença de vários sistemas solventes.

Tabela 6.3
Estabilidade da vitamina A a 96 °C, em presença de O_2.

Solvente	$t_{1/2}$ *(hs)*
Ácido esteárico	1,00
Parafina leve (nujol)	2,25
Parafina comum	18,15
Espermacete	20,00
Álcool cetílico	20,00
Esqualeno	31,50

Interações entre os componentes da formulação

Esse aspecto tem um significado especial em farmacotécnica, desde que em alguns casos pode ser necessário associar várias substâncias ativas na mesma fórmula e, da mesma maneira, a associação de diferentes adjuvantes farmacotécnicos. Esse procedimento pode provocar algum tipo de interação entre essas substâncias, gerando alguns tipos de incompatibilidades.

Alguns casos clássicos de incompatibilidades entre substâncias ativas estão descritos no Quadro 6.2 e de incompatibilidades entre substâncias ativas com excipientes estão apresentadas no Quadro 6.3.

Quadro 6.2
Incompatibilidade entre substâncias ativas.

Fármaco 1	*Fármaco 2*	*Incompatibilidade*
Cloranfenicol	Tetraciclinas	Precipitação
	Vitaminas do complexo B	
	Hidrocortisona	
Kanamicina	Heparina	Precipitação
	Fenobarbital	
	Pentobarbital	
Tetraciclina	Penicilina G	Precipitação
	Cefalexina	Precipitação
	Riboflavina	Inativação

Pode ser observado no Quadro 6.3 que a velocidade de formação do ácido salicílico, produto de decomposição do AAS, varia muito em função dos adjuvantes. O estearato de magnésio, muito usado como lubrificante em comprimidos, apresenta a maior velocidade de degradação em comparação com outros lubrificantes, devendo ser substituído por aqueles de menor ou nenhuma incompatibilidade.

Quadro 6.3
Incompatibilidade do AAS com vários adjuvantes farmacotécnicos.

AAS + Lubrificante	*K**	*AAS + Outros adjuvantes*	*K***
Isento	0,123	Isento	0,79
Óleo vegetal	0,123	10% ácido hexâmico	0,38
Ácido esteárico	0,133	10% hidróxido de alumínio	2,03
Talco	0,133	5% estearato de cálcio	4,73
Estearato de alumínio	0,281	5% estearato de magnésio	5,93
Estearato de cálcio	0,986	10% trissilicato de magnésio	8,40
Estearato de magnésio	1,314		

K: velocidade de formação de ácido salicílico em função do tempo; *: mg de ácido salicílico/hora; **: mg de ácido salicílico/45 dias.

Insolubilização do fármaco e/ou crescimento de cristais

A temperatura pode exercer um papel fundamental no processo de cristalização do fármaco em solução (insolubilização ou precipitação do fármaco).

Fármacos com coeficiente de dissolução menor que a concentração exigida na fórmula farmacêutica para a obtenção do efeito farmacológico desejado passam por esse problema, que pode ser minimizado por meio da adição de agentes solubilizantes ou cossolventes. Porém, se esses recursos não forem suficientes, a forma farmacêutica a ser adotada deverá ser a suspensão ou, ainda, podem-se utilizar intermediários de solubilização, como os compostos anfifílicos (tensoativos) ou a complexação molecular com aminoácidos ou ciclodextrinas.

Um exemplo é a complexação molecular do ácido acetilsalicílico (AAS) com o aminoácido lisina, formando o lisinato de AAS, que conduz a um derivado com a mesma propriedade farmacológica, mas com solubilidade 10 vezes maior que a do AAS livre. Outro exemplo refere-se à complexação molecular do piroxicam com β-ciclodextrina, formando complexo 1:1 com solubilidade 14 vezes maior. A fosfenitoína, pró-fármaco da fenitoína, em pH 7,4 a 25 °C, possui sua estabilidade aumentada de 10 meses para 4,5 anos quando complexada com apenas 60 mM do derivado sulfobutileter-β-ciclodextrina. A dipivefrina quando em solução mantida em pH 5 a 25 °C exibe prazo de validade de 28 dias, o qual é amentado para 570 e 729 dias com a adição de 2,3 e 9,2 mM de sulfobutileter-β-ciclodextrina, respectivamente.

Quanto ao crescimento dos cristais, é um tipo de alteração que modifica o tamanho de partículas de uma suspensão, que pode modificar o modo de sedimentação, dando origem a sedimento compacto, de difícil ressuspensão. Outros problemas incluem a distribuição heterogênea de fármaco na preparação e a imprecisão nas doses administradas[1].

Interações com o material de acondicionamento

A natureza dos recipientes deve ser considerada tanto na fase de produção como na fase de armazenagem do produto acabado, uma vez que entram em contato direto com o medicamento. Durante a produção industrial é aconselhável a utilização de recipientes de aço inox, os quais são resistentes à maioria das substâncias. Outros metais, tais como ferro, alumínio e cobre, são incompatíveis com medicamentos ácidos ou básicos, muitas vezes, formando complexos tóxicos. A escolha do recipiente para a embalagem final é de importância fundamental para a preservação da integridade do produto, pois além de constituir a única barreira de proteção contra o meio externo, está em contato direto com os componentes da formulação.

Considerando que as características das formulações podem fornecer indicações do tipo de recipiente que deve ser utilizado, os programas de estabilidade são realizados com os produtos já em seu acondicionamento final e, muitas vezes, com inclusão de mais de um tipo de embalagem primária.

Tradicionalmente, os recipientes de vidro têm sido utilizados em razão de sua impermeabilidade e por seu caráter inerte. Entretanto, alguns tipos de vidro são incompatíveis com certas substâncias, como o vidro boro silício (vidro tipo I), que é atacado por poliálcoois como o polietilenoglicol, pelo propilenoglicol, por gluconatos, tartaratos e oxalatos. Em contrapartida, não permitem a passagem de gases, como o oxigênio e o gás carbônico e de umidade, ao mesmo tempo em que permitem aquecimento, sendo por isso muito usados em injetáveis esterilizados por calor úmido.

[1] Ver também Capítulo 10 – Dispersões Farmacêuticas.

Os vidros tipos III e NP (medicamentos não parenterais) são conhecidos como vidros alcalinos, isto é, podem ceder sua alcalinidade ao seu conteúdo (OH^-) e traços de metais (Fe, Mg, Mn) que catalisam reações de oxidação.

Os recipientes de plástico são os mais populares na atualidade, mas requerem atenção especial por sua semipermeabilidade, permitindo a passagem de gases (O_2 e CO_2). As embalagens representadas por plásticos e borrachas possuem em sua composição estabilizantes, antioxidantes, lubrificantes, corantes, plastificantes, entre muitos outros constituintes, que podem ser cedidos ao conteúdo. Ao mesmo tempo, podem adsorver fármacos e conservantes por meio das regiões amorfas, que são estruturalmente desorganizadas, formadas durante o processo de polimerização (Figura 6.11).

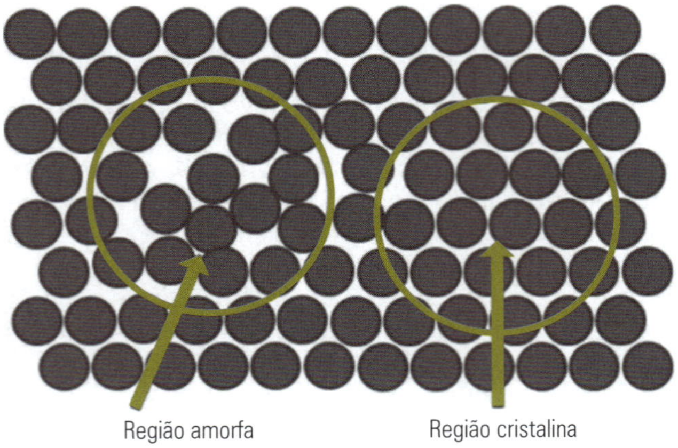

Figura 6.11. Regiões amorfas e cristalinas formadas durante o processo de polimerização.

Fonte: Acervo da autoria.

Os recipientes metálicos podem ceder Fe, Cu, Pb ou Al[2].

Reações químicas de decomposição

Os principais mecanismos de degradação das moléculas ativas incluem as reações químicas de hidrólise, oxidação-redução, fotólise, racemização e descarboxilação, entre outras. A seguir, estão apresentadas as principais reações de decomposição em termos de ocorrência. Muitas dessas reações estão relacionadas às estruturas químicas específicas dos fármacos e, portanto, impossíveis de serem abordadas individualmente. Contudo, tais reações são bem menos frequentes. De qualquer modo, no desenvolvimento de novos produtos, assim como para seu registro, é necessário conhecer como os fármacos se decompõem na presença dos excipientes e planejar os estudos de estabilidade para poder rastrear os produtos de degradação, identificá-los e, na medida do possível, quantificá-los.

Hidrólise

Esse termo é aplicado para incluir qualquer tipo de interação com a água. Entretanto, na maioria dos casos a água não se apresenta como um reagente propriamente dito, mas como facilitador das reações químicas, funcionando como meio solvente para a reação entre duas espécies. Nas reações de hidrólise há quebra de ligações químicas que, geralmente, acarretam a perda de atividade dos fármacos e são catalisadas pela temperatura, pH, metais divalentes, luz e altas concentrações de fármaco.

As moléculas que têm grupos funcionais éster ou amida são as mais suscetíveis à hidrólise. O mesmo é válido para os ésteres cíclicos e amidas cíclicas, ou seja, lactonas e lactamas, respectivamente. Exemplificando, os anestésicos, antibióticos, vitaminas e barbitúricos são as classes de fármacos mais suscetíveis à hidrólise.

A hidrólise de ésteres ocorre por substituição nucleofílica, mecanismo típico de derivados de ácidos carboxílicos, gerando como produto final um ácido e um álcool correspondentes. Como exemplo, na hidrólise ácida ou básica da benzocaína (anestésico local), o produto de decomposição final é o ácido p-amino benzoico e o etanol (Figura 6.12).

A hidrólise de amidas também ocorre por substituição nucleofílica (Figura 6.13).

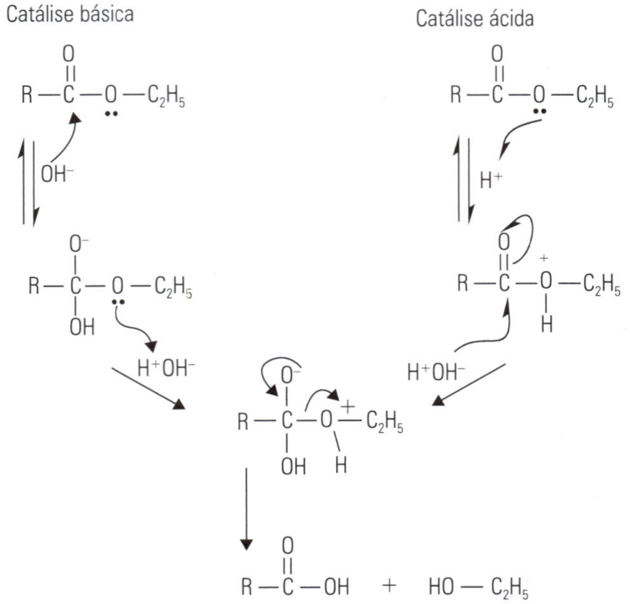

Figura 6.12. Esquema dos mecanismos das hidrólises ácida e básica de éster.

2 Ver também Capítulo 26 – Acondicionamento e Embalagem de Medicamentos.

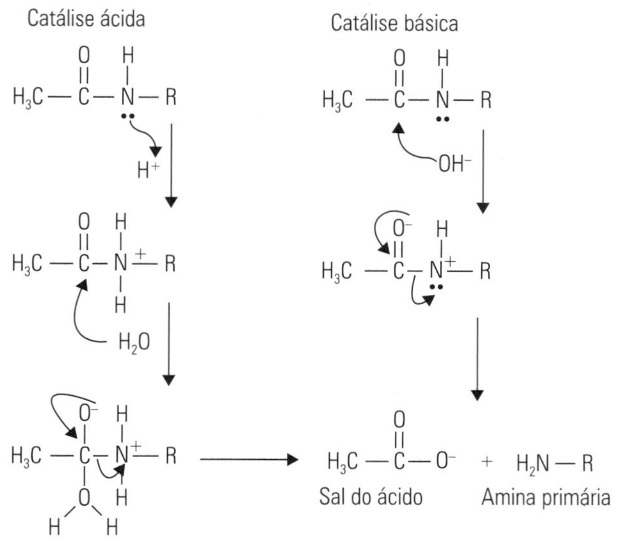

Figura 6.13. Esquema dos mecanismos das hidrólises ácida e básica de amida.

No Quadro 6.4 estão apresentados exemplos de fármacos suscetíveis às reações de hidrólise por apresentarem em suas estruturas químicas ésteres, amidas, lactonas ou lactamas.

Minimização das reações de hidrólise em medicamentos

As reações de hidrólise de fármacos contidos em formas farmacêuticas são dependentes de alguns parâmetros importantes, entre os quais a presença de água na formulação, da temperatura, do pH e de outras substâncias que podem acelerar ou retardar o processo de decomposição.

Vários recursos farmacotécnicos podem ser utilizados para minimizar a velocidade das reações de hidrólise. Nas formas farmacêuticas sólidas, o controle da umidade é essencial tanto no processo de fabricação como na embalagem final, através

Quadro 6.4
Fármacos que podem sofrer hidrólise por terem ésteres, amidas, lactonas ou lactamas em sua estrutura química.

Fármaco	*Estrutura química*
Cefalexina (antibiótico β-lactâmico)	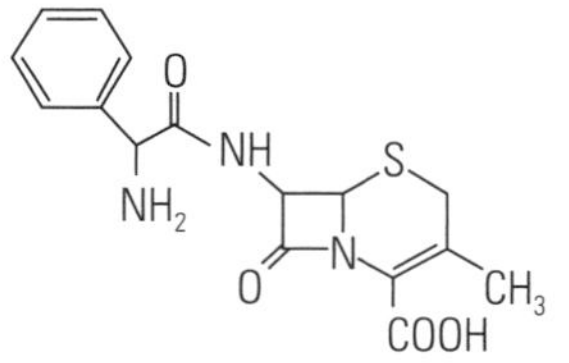
Amoxicilina (antibiótico β-lactâmico)	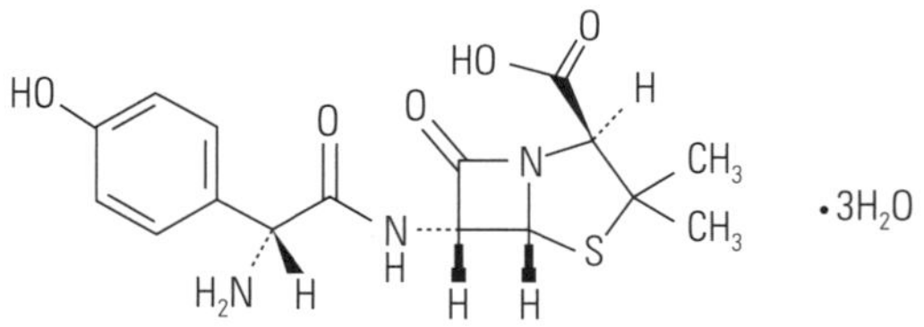
Espironolactona (diurético poupador de potássio)	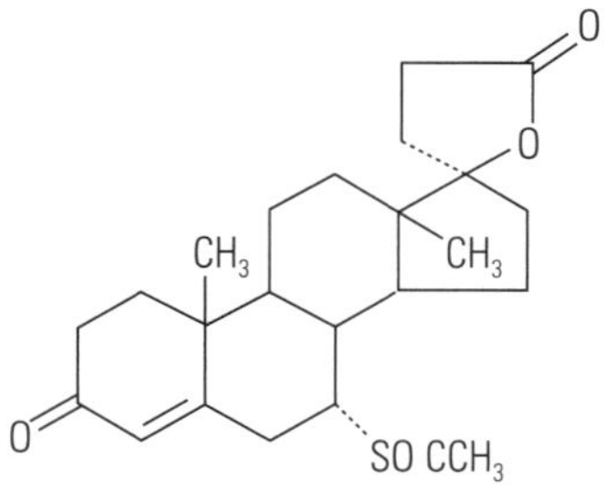
Procaína (anestésico local)	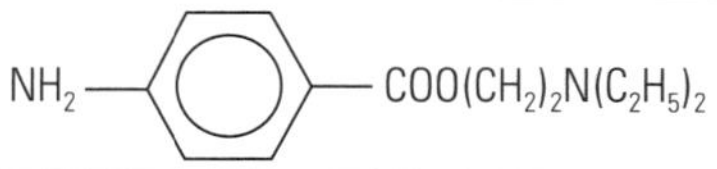
Cloridrato de lidocaína (anestésico local)	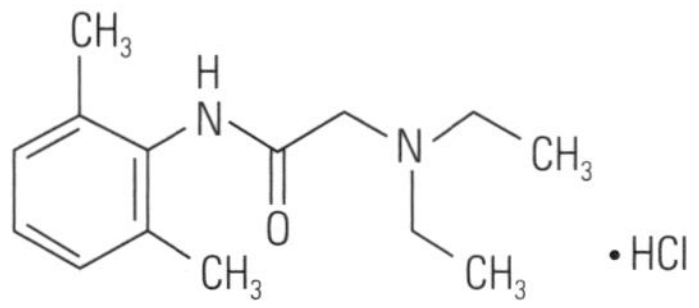

de acondicionamentos impermeáveis ou pouco permeáveis, como cintas de alumínio ou de PVC. Quando possível, pode-se substituir parte da água da formulação por solventes não aquosos, como o sorbitol, o propilenoglicol ou o glicerol. Em contrapartida, para fármacos hidrofóbicos, a utilização das suspensões farmacêuticas em substituição às soluções melhora a estabilidade, pois o fármaco encontra-se disperso no meio na forma de partículas sólidas, o que diminui a ocorrência de hidrólise e outras reações induzidas pelo solvente.

Para formulações líquidas aquosas, como as soluções, as emulsões e as suspensões, o ajuste e o controle do pH para que se mantenha valores de máxima estabilidade, ou seja, pH de mínima velocidade de hidrólise, também são muito importantes. Para a manutenção do pH podem ser empregadas soluções tampões de fosfato, acetato, entre outras. Adicionalmente, como os metais podem catalisar essas reações, devem ser adicionadas substâncias sequestrantes de metais, como EDTA e derivados.

Considerando que a temperatura é um parâmetro importante nas reações de decomposição, as preparações devem ser mantidas em condições adequadas de armazenagem, com controle da temperatura ambiente.

Reações de oxidação

Dependem fundamentalmente da estrutura química da molécula da substância ativa, do efeito da luz e calor, do pH da fórmula farmacêutica e, em muitos casos, da presença de catalisadores.

Um exemplo clássico desse tipo de reação de decomposição é a oxidação do ácido ascórbico (vitamina C) na presença de oxigênio molecular e catalisada pelo íon cobre (Figura 6.14).

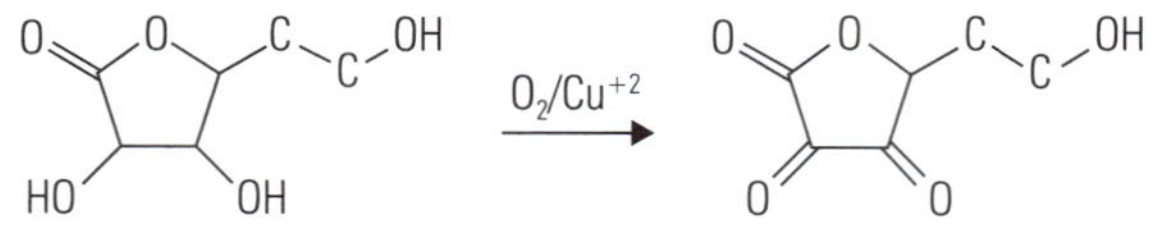

Ácido ascórbico — Ácido deidroascórbico

Figura 6.14. Reação de oxidação da vitamina C.

O mecanismo das reações de oxidação envolve uma fase inicial, na qual o fármaco radical ($R^•$) é gerado, pelo efeito da luz e do calor, a partir do fármaco íntegro (RH). Em seguida, na fase de propagação, há a participação direta do oxigênio molecular (O_2), que reage com o fármaco radical ($R^•$), gerando ácido radical ($RCOO^•$), que por sua vez é capaz de reagir com fármaco íntegro (RH), gerando mais fármaco radical. A terceira fase da reação de oxidação é responsável pela formação de peróxido ($RO^•$) e hidróxido ($^•OH$), radicais a partir do ácido não radical (RCOOH).

Para a finalização da reação de oxidação é necessário o bloqueio da fase de propagação, que pode se dar espontaneamente através da reação entre duas moléculas de ácidos radicais, formando um derivado não reativo, ou por intervenção de um antioxidante, o qual reage com o ácido radical, formando produtos não radicais (Esquema 1).

Esquema 1 – Fases das reações de oxidação

Primeira fase: início

$RH \longrightarrow R• + (\dot{H})$

Decomposição térmica por efeito da luz e do calor

Segunda fase: propagação

$R• + O_2 \longrightarrow RCOO•$

$RCOO• + RH \longrightarrow RCOOH + R•$

Necessidade da presença de O_2

Terceira fase: formação de hidróxido e peróxido

$RCOOH \longrightarrow RO• + •OH$

Quarta fase: final

$RCOO• + RCOO• \longrightarrow$ Produtos inativos

Minimização das reações de oxidação em medicamentos

Os antioxidantes são substâncias mais facilmente oxidáveis do que as substâncias que irão proteger da oxidação. Com alto poder redutor, essas moléculas são capazes de fornecer um átomo de hidrogênio ou um elétron ao radical livre, recebendo em troca o excesso de energia da molécula. Desse modo, o antioxidante reage com a espécie ácido radical, bloqueando a fase de propagação da reação de oxidação (Esquema 2).

Esquema 2 – Bloqueio das reações de oxidação por intervenção de antioxidantes

Intervenção do antioxidante: AH

$RCOO• + AH \longrightarrow ROOH + A•$

$R• + AH \longrightarrow RH + A•$

$A• A• \longrightarrow A{:}A$

Alguns antioxidantes para sistemas aquosos

Os sulfitos (SO_3^{-2}), bissulfitos (HSO_3^{-}) e metabissulfitos ($S_2O_5^{-2}$) são os antioxidantes mais utilizados na estabilização de medicamentos. São utilizados em concentrações na faixa de 0,1 a 0,2% em anidrido sulfuroso (SO_2) (Tabela 6.4).

Tabela 6.4
Conteúdo de anidrido sulfuroso em antioxidantes.

Compostos	*Conteúdo de SO_2 (%)*
SO_2	100
$Na_2S_2O_5$	67,4
NH_4HSO_4	64,6
$NaHSO_3$	61,6
$K_2S_2O_5$	57,6
$KHSO_3$	53,3
$(NH_4)_2SO_3$	55,2
Na_2SO_3	50,8

Outros antioxidantes, tais como o ácido ascórbico e seus sais, também podem ser utilizados como agentes antioxidantes em fórmulas farmacêuticas, em concentrações geralmente menores que 0,04%. O tioglicerol e tiosorbitol e cloridrato de cisteína também podem ser usados com essa finalidade.

Alguns antioxidantes para sistemas oleosos

O ácido nordi-hidroguaiarético (NDGA) é utilizado na faixa de concentração entre 0,05 e 0,1%. Esse composto é ativo em meio neutro ou levemente ácido e tem como agentes sinérgicos o ácido cítrico e o fosfórico. É solúvel em óleos a 1,1%, etanol, glicerol, propilenoglicol (Figura 6.15).

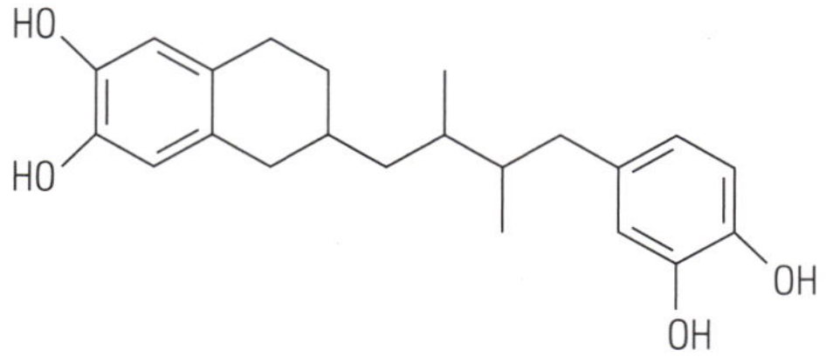

Figura 6.15. Estrutura química do ácido nordi-hidroguaiarético.

O butil-hidroxianisol (BHA) é bastante utilizado, possui elevada atividade antioxidante e é incolor e inodoro. É estável em temperaturas mais elevadas, sendo utilizado na faixa de concentração entre 0,005 e 0,02% (Figura 6.16).

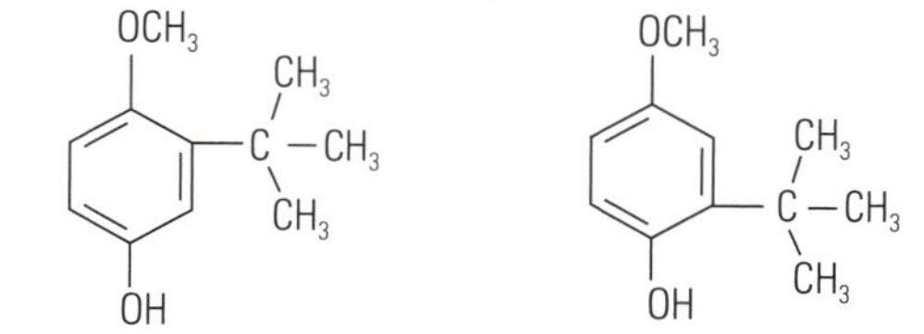

2-terc-butil-4-hidroxianisol 3-terc-butil-4-hidroxianisol

Figura 6.16. Estruturas do butil-hidroxianisol.

O butil-hidroxitolueno (BHT) é um dos antioxidantes e inibidor de atividade de metais muito utilizado na área farmacêutica. Indicado principalmente para gorduras e vitaminas, nas concentrações entre 0,01 e 0,1% (Figura 6.17).

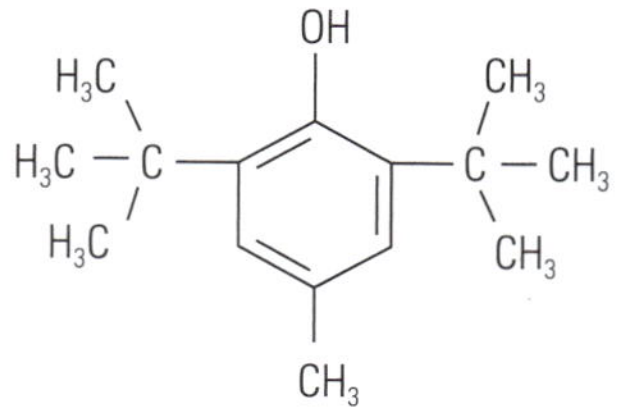

Figura 6.17. Estrutura química do di-terc-butil-hidroxitolueno.

Alguns agentes quelantes

Além do processo normal das reações de oxidação, metais ionizados e solubilizados na fórmula farmacêutica podem catalisar essas reações. Considerando-se que nem todos os antioxidantes são capazes de inibir a atividade catalítica dos metais ionizados, em vários casos é necessário associar os agentes quelantes ao sistema de proteção, cuja função específica é a de sequestrar o íon metálico do meio de modo que ele não possa agir como catalisador. No caso da oxidação do ácido ascórbico, a qual é catalisada pelo íon cobre II, um antioxidante para sistemas aquosos, como o bissulfito de sódio, associado a um agente quelante, como o ácido etilenodiaminotetracético (EDTA), poderia constituir um eficiente sistema de proteção (Figuras 6.18 e 6.19).

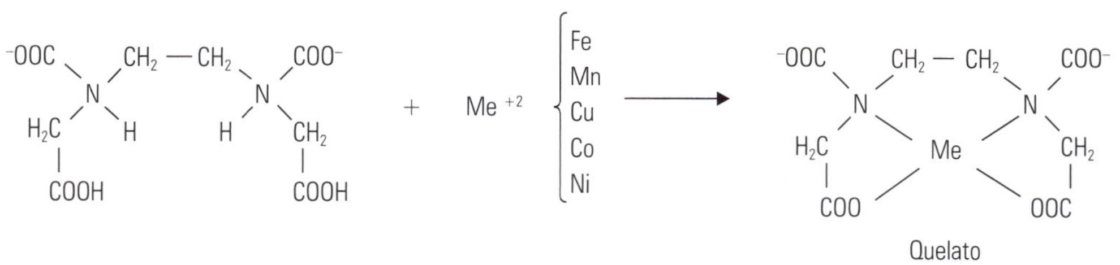

Figura 6.18. Mecanismo de formação de quelato pelo ácido etilenodiaminotetracético (EDTA) com metais bivalentes.

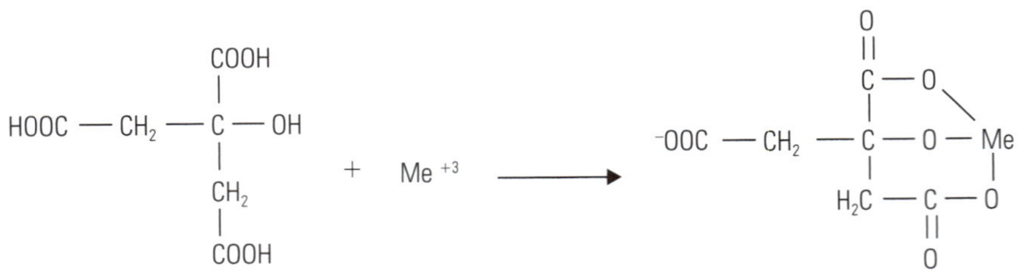

Figura 6.19. Quelato do ácido cítrico, com metais trivalentes.

Fotólise

A luz afeta as ligações químicas, fornecendo energia para a separação dos elétrons compartilhados entre os dois átomos dessa ligação. Essa interação das moléculas com a luz pode resultar em formação de radicais livres e iniciar um processo de oxidação, quebra da molécula, formando dois radicais ou, ainda, quebra da molécula com subsequente isomerização.

Quanto maior a energia da radiação incidente, menor o comprimento de onda e maior o efeito de fotodecomposição. Assim, a luz UV, de maior energia que a luz visível, exerce maior decomposição.

São fármacos sujeitos à decomposição fotolítica os corticoides como hidrocortisona, metilprednisolona, parte das vitaminas (A, B1, B12, D, E), ácido fólico, corantes, dipirona, ácido meclofenâmico, metotrexato e fenotiazinas.

Os efeitos da ação da luz são prevenidos, protegendo os medicamentos mediante o uso de frascos âmbares ou opacos. Durante a produção, na qual alguma exposição não pode ser evitada, é comum o uso de lâmpadas coloridas, na cor de comprimento de onda não absorvido pela molécula de fármaco, por exemplo, o nimodipino (de cor amarela e, portanto, não absorve luz nesse comprimento de onda), que é produzido sob luz amarela.

Os fármacos sujeitos à oxidação desencadeada por efeito da luz devem ser veiculados por formulações que incluem antioxidantes e/ou redutores e quelantes de metais. É necessário salientar que as condições de temperatura devem ser mantidas constantes, uma vez que o calor é importante catalisador da maioria das reações de decomposição.

Racemização

Essas reações são menos comuns que as apontadas até agora e se constituem na conversão de um isômero em outro, resultando em mistura de ambos, geralmente, acompanhada de perda de atividade. Ocorrem com compostos que possuem carbonos assimétricos e seus isômeros são denominados enantiômeros. A racemização de um composto pode acontecer como resultado da interação com a luz, em função do pH ou do tipo de solvente empregado. A presença de grupos aromáticos na molécula pode facilitar sua ocorrência.

O ibuprofeno (Figura 6.20), por exemplo, embora tenha isômeros, não é administrado na forma de um enantiômero e sim como racêmico, uma vez que se transforma rápida e preferencialmente na forma mais ativa no organismo. Entretanto, o naproxeno (Figura 6.19), outro anti-inflamatório não esteroide, é fornecido na forma S e suas preparações requerem controle de pH para não haver racemização.

Ibuprofeno
$C_{13}H_{18}O_2$

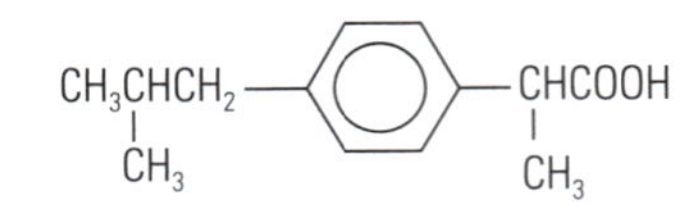

Naproxeno
$C_{14}H_{14}O_3$

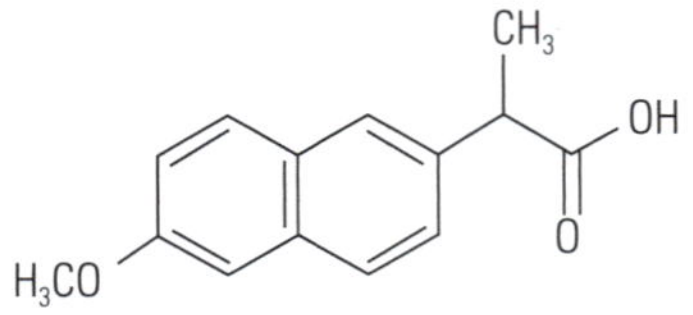

Figura 6.20. Estrutura e fórmula molecular dos anti-inflamatórios não esteroides ibuprofeno e naproxeno.

Portanto, no caso do naproxeno, para evitar a ocorrência de racemização é necessária a adequada escolha do solvente e do pH e o controle da temperatura.

Existem outras reações decorrentes da decomposição de substâncias, como reações de descarboxilação, deaminação, polimerização, cuja ocorrência depende da estrutura química e das propriedades de cada substância e que são mais bem avaliadas nos estudos de estabilidade.

Influência de agentes biológicos

Fontes de contaminação

As principais fontes de contaminação dos medicamentos são, por ordem de importância, o ambiente industrial produtivo, os operadores e os manipuladores, as matérias-primas, os processos utilizados, as embalagens e a própria formulação.

O ambiente de produção do medicamento, juntamente com o pessoal operacional são, sem dúvida, as principais causas de contaminação. Por esse motivo, o local deve estar sujeito a controles que incluem barreiras contra insetos e roedores, paredes lisas de fácil lavagem, barreiras para entrada de pessoal e equipamentos e limpeza periódica com agentes sanitizantes. O pessoal operacional deve passar por treinamentos contínuos e estar devidamente paramentado para ter acesso a essas áreas de produção ou manipulação farmacêuticas. Na entrada deve haver um vestiário para troca de roupa, colocação dos equipamentos de proteção individual e assepsia de mãos. Essas, entre outras normas de conduta, procedimentos e descrição de estrutura física são necessários para que o ambiente de produção possa proporcionar a obtenção de formas farmacêuticas com cargas microbianas aceitáveis.

Com relação às matérias-primas, a água, sem dúvida, é a mais importante do ponto de vista microbiológico, não só por ser um fator essencial ao desenvolvimento microbiano, mas também por participar em grande proporção das formulações líquidas e semissólidas. Portanto, a água deve ser obtida por processos que assegurem boa qualidade microbiológica, e deve ser previamente monitorada até o momento de sua utilização nas preparações farmacêuticas.

Em geral, as matérias-primas de origem sintética não apresentam cargas microbianas que possam comprometer a qualidade final dos medicamentos, entretanto, uma particular atenção deve ser dada às matérias-primas de origem vegetal e animal. Estas possuem originariamente altas cargas de microrganismos, salvo se o processo de obtenção incluir alguma etapa que possa ser letal a bactérias e fungos, como elevado aquecimento, tratamento com solventes etc. A princípio, a carga microbiana dessas matérias-primas deve ser conhecida e suas condições de estocagem devem ser apropriadas para que não haja aumento quantitativo dos microrganismos presentes. O Quadro 6.5 apresenta os tipos de microrganismos mais comuns que podem ser encontrados em algumas fontes de contaminação.

Quadro 6.5
Fontes de contaminação e microrganismos contaminantes mais frequentes.

Fonte de contaminação	*Microrganismos contaminantes*
Água	Gram-negativos: *Pseudomonas, Xanthamonas, Flavobacterium, Achromobacter*
Ambiente	Esporos de fungos: *Penicillium, Mucor, Aspergillus* Esporos de bactérias: *Bacillus* spp. Leveduras
Matérias-primas	*Micrococcus* spp.
Argilas	Esporos de formas anaeróbicas: *Clostridium* spp.
Pigmentos	*Salmonella*
Amidos	Coliformes
Gomas	*Actinomyces*
Matérias-primas de origem animal	*Salmonella*, coliformes
Pessoal	Coliformes, *Staphylococcus, Streptococcus, Corynebacterium*

Os principais agentes causadores de contaminação em medicamentos são as bactérias e os fungos. Bactérias dos gêneros *Micrococcus*, *Bacillus* e *Vibrio* podem contaminar preparações líquidas e semissólidas, algumas vezes causando alterações na cor do medicamento.

As algas também contaminam preparações líquidas e semissólidas, com menos frequência que as bactérias. As mais frequentes são as algas verdes (*Protococus* e *Pleurococus*) e algas azuis (*Gloeocapsa*).

Os fungos constituem os mais sérios problemas de contaminação de medicamentos. Atacam com facilidade preparações líquidas, principalmente soluções, xaropes e semissólidos, incluindo cremes e géis. Produzem enzimas oxidantes e hidrolizantes, capazes de provocarem modificações nas características físicas, químicas e farmacológicas de medicamentos.

Em se tratando de preparações não estéreis, é preciso considerar as condições de permanência dos microrganismos nas preparações. A presença de nutrientes, água, traços de metais que podem servir aos microrganismos, como catalisadores de seu metabolismo ou pH próximo da neutralidade, são alguns dos fatores que predispõem ao aumento da carga microbiana no produto. O conservante ou sistema conservante deve ser capaz de manter a carga

Quadro 6.6 Formas farmacêuticas e conservantes mais comumente utilizados.			
Forma farmacêutica	*Conservante*	*Concentração (%)*	*Observações*
Injetáveis	Fenol	0,5	Não utilizados de maneira intraocular, intracardíaca ou acima de 15 mL por dose.
	Cresol	0,3	Utilizados no pré-tratamento de acondicionamento.
	Clorocresol	0,1	
	Álcool benzílico	0,001	
Colírios	Acetato de clorexidina	0,01	Utilizados no pré-tratamento de acondicionamento, também tampas de silicone e borracha.
	Cloreto de benzalcônio	0,01	
Cremes	Parabenos (metil, propil ou hidroxietil parabeno)	0,1 a 0,2	
	Clorocresol	0,1	
	Álcool diclorobenzílico	0,05 a 0,2	
	Brometo de cetiltrimetilamônio	0,01 a 0,1	
Via oral: xaropes, suspensões, elixires, emulsões	Benzoato de sódio	até 0,5	
	Ácido benzoico	0,01	
	Parabenos (metil, propil, hidroxietil parabeno)	0,05 a 0,4	

inicial dentro de limites aceitáveis e, portanto, é também preciso cuidar para que quantidades adequadas de substâncias antimicrobianas sejam efetivas e que mantenham sua eficácia pelo prazo de validade.

Durante o desenvolvimento de novas formulações são utilizados estudos de estabilidade para verificar a eficácia do sistema conservante escolhido para manter a carga microbiana dos produtos dentro de níveis aceitáveis durante o prazo de validade. Esses ensaios estão descritos nos compêndios oficiais, como as farmacopeias, e consistem em desafiar a formulação, contaminando-a propositadamente com quantidade conhecida de microrganismos e acompanhar, ao longo de determinado tempo, a variação da carga microbiana da preparação. Conforme procedimentos e critérios previamente estabelecidos pelo ensaio, pode-se ou não aprovar a formulação no que diz respeito ao sistema conservante.

Para as formas farmacêuticas não estéreis de boa qualidade microbiológica é necessário prevenir a contaminação, inicialmente, por meio do controle das fontes de contaminação. Posteriormente, deve-se impedir que a carga presente no produto tenha condições favoráveis ao seu desenvolvimento durante o período de validade, por meio do uso de agentes conservantes. Esses compostos são adjuvantes farmacotécnicos com atividade antimicrobiana, adicionados aos medicamentos, com finalidade de manter a carga microbiana dentro de padrões aceitáveis e estabelecidos oficialmente por meio das farmacopeias, preferencialmente a "Farmacopeia Brasileira", e da autoridade sanitária. O Quadro 6.6 apresenta os principais conservantes utilizados na proteção de formas farmacêuticas e suas principais aplicações.

Estudos de estabilidade

São obrigatórios para o registro de novos produtos e têm como objetivos estimar o prazo de validade do medicamento, conhecer os possíveis produtos de decomposição, estabelecer o material e o tipo de acondicionamento, estabelecer as condições de armazenamento, assim como certificar que o produto manterá as características originais durante o prazo de validade.

O prazo de validade pode ser definido como o período no qual o medicamento mantém seus atributos ou especificações (p. ex., teor de fármaco entre 95 e 105% do valor rotulado; carga microbiana menor que 100 microrganismos por g ou mL do produto; compostos de decomposição dentro de limites máximos permitidos de acordo com as monografias oficiais ou farmacopeicas) dentro de limites considerados aceitáveis e seguros.

Para tanto, diferentes tipos de estudos de estabilidade são realizados:

Estudos de estabilidade preliminar

O principal objetivo desses estudos é conhecer as vias de degradação do fármaco, possíveis interações com os demais componentes da fórmula e os produtos de decomposição. Nesses estudos, o produto é submetido a condições de estresse, como pHs extremos, luz solar direta, condições de temperatura elevada, alta umidade, ciclos de congelamento/descongelamento, submissão à presença de agentes oxidantes e/ou redutores, entre outras. Também são desenvolvidos os métodos analíticos.

Estudos de estabilidade acelerada

Nestes estudos, pretende-se estabelecer um prazo de validade provisório para registro e início da comercialização do produto. Nessa fase, o medicamento, já em sua embalagem final, é submetido a condições de temperatura e umidade relativa (UR) que permitam extrapolar para 12 ou 24 meses o tempo de estabilidade do medicamento. Como o Brasil está inserido na zona climática de nível IV, para regiões quentes e úmidas, as condições gerais dos experimentos são de: 40 °C com 75% de UR, pelo tempo mínimo de 6 meses.

Estudos de estabilidade para determinação do tempo de prateleira ou estudos de longa duração

Estes estudos visam estabelecer o prazo de validade definitivo e são, geralmente, realizados com os três primeiros lotes de um produto novo. Os testes são realizados nas condições recomendadas de armazenamento, geralmente nas condições ambientais de temperatura e umidade. O tempo mínimo dos experimentos é de 24 meses.

Estudos de estabilidade à prova do uso ou *in use tests*

Nesses ensaios, verifica-se durante o uso a abertura e o fechamento do acondicionamento, ou após a primeira dose (violação da embalagem pelo usuário), ou após reconstituição, se o produto mantém seus atributos dentro de limites aceitáveis. São realizados em condições de uso do medicamento e dentro da posologia indicada pelo tempo de duração da terapia ou término do produto. Não são realizados em todos os produtos.

Estabilidade de medicamentos manipulados

No caso dos produtos manipulados, os testes de estabilidade convencionais não podem ser aplicados, uma vez que esses medicamentos são considerados extemporâneos, isto é, devem ser utilizados logo após sua preparação. Assim, não há tempo de prateleira; a fórmula é individualizada e, consequentemente, os insumos variam conforme a prescrição e, portanto, as possíveis interações também podem variar; não há volume de produção para justificar a realização de ensaios de estabilidade.

Por essas razões, em vez de prazo de validade, a Farmacopeia Americana refere-se ao termo "Prazo de uso de produtos manipulados" para designar o tempo no qual estes medicamentos devem ser utilizados, a partir da sua obtenção. No Brasil, o "Formulário Nacional da Farmacopeia Brasileira" também adotou essa denominação.

Portanto, para estabelecer o tempo no qual um produto manipulado pode ser utilizado a partir de sua produção são estabelecidos critérios diferentes daqueles utilizados no caso de produtos industrializados. Para fundamentar o prazo de uso, é necessário conhecer quais fatores influenciam na estabilidade de cada fármaco e adjuvantes empregados nas fórmulas manipuladas. O farmacêutico é responsável por estabelecer o prazo de uso de medicamentos manipulados e deve considerar:

1. **Informações específicas da literatura sobre os fatores intrínsecos de cada formulação:** para fármaco e excipientes devem ser coletados em literatura específica dados sobre interações, tendência à hidrólise, oxidação e outras reações de decomposição possíveis; tendência à fotodecomposição de fármaco e excipientes; condições e tendência à racemização do fármaco. As fontes de pesquisa devem incluir obras de referência e artigos científicos, estudos de estabilidade de produtos industrializados, fórmulas qualitativas de produtos industrializados.
2. **Na inexistência de dados objetivos sobre a estabilidade dos insumos e fármacos,** a Farmacopeia Americana (USP/NF), considerando formulações manipuladas extemporâneas, produzidas com matérias-primas aprovadas segundo suas especificações, uso de recipientes bem vedados e armazenagem à temperatura controlada, estabelece as seguintes recomendações:
   - **Para preparações aquosas:** até 14 dias em temperatura de 2 a 8 °C (refrigerador).
   - **Para as demais preparações:** no máximo o tempo de duração da terapia ou 30 dias, o que expirar primeiro.
   - **Prazos maiores:** apenas se houver informações específicas e cientificamente reconhecidas.

Bibliografia

- BANKER, G.S.; RHODES, C.T. *Modern pharmaceutics*. 2. ed. New York: Marcel Dekker, 1990. 888 p.
- BRASIL. Agência Nacional de Vigilância Sanitária (Anvisa). *Formulário Nacional da Farmacopeia Brasileira*. 2. ed. Brasília, 2012. 224 p.
- BRITTAIN, H.G. *Polymorphism in pharmaceutical Solids*. In Drugs and Pharmaceutical Sciences. 2. ed. v. 192. New York: Informa Healthcare, 2009. 654 p.
- BUDAVARI, S. Ed. *The Merck Index*. Rahway: Merck & Co, 1997. 1741 p.
- CARSTENSEN, J.T.; RHODES, C.T. *Drug Stability, Principles and Pratices*. 3. ed. New York: Marcel Dekker, 2000. 773 p.
- CONNORS, K.A.; AMIDON, G.L.; STELLA, V.J. *Chemical stability of pharmaceuticals*. New York: John Wiley & Sons, 1986. 847 p.
- FOOD AND DRUG ADMINISTRATION. A Guidance for Industry Q1A(R2) Stability Testing of New Drug Substances and Products. Nov 2003. Disponível em: <https://www.fda.gov/regulatory-information/search-fda-guidance-documents/q1ar2-stability-testing-new-drug-substances-and-products>. Acesso em: 30 maio 2019.
- FLORENCE, A.T.; ATTWOOD, D. *Physicochemical Principles of Pharmacy*. 6. ed. London: Pharmaceutical Press, 2015. 664 p.
- ROWE, R.C.; SHESQUEY, P.J.; QUINN, M.E. *Handbook of Pharmaceutical Excipients*. 6. ed. London • Chicago: Pharmaceutical Press and American Pharmacists Association, 2009. 917 p.
- LACHMAN, L.; LIEBERMAN, H.A.; KANIG, J.L. *The Theory and Practice of Industrial Pharmacy*. 3. ed. Philadelphia: Lea & Febiger, 1986, 902 p.
- OLSON, W.P.; GROVES, M.J. Eds. *Aseptic Pharmaceutical Manufacturing*. Prairie View: Interpharm, 1987. 430 p.
- REMINGTON 2010, Estabilidade de Produtos Farmacêuticos. WORLD HEALTH ORGANIZATION TECHNICAL REPORT SERIES. Annex 10. Stability testing of active pharmaceutical ingredients and finished pharmaceutical products, 2018. Disponível em: <http://apps.who.int/medicinedocs/documents/s23498en/s23498en.pdf>. Acesso em: 30 maio 2019.

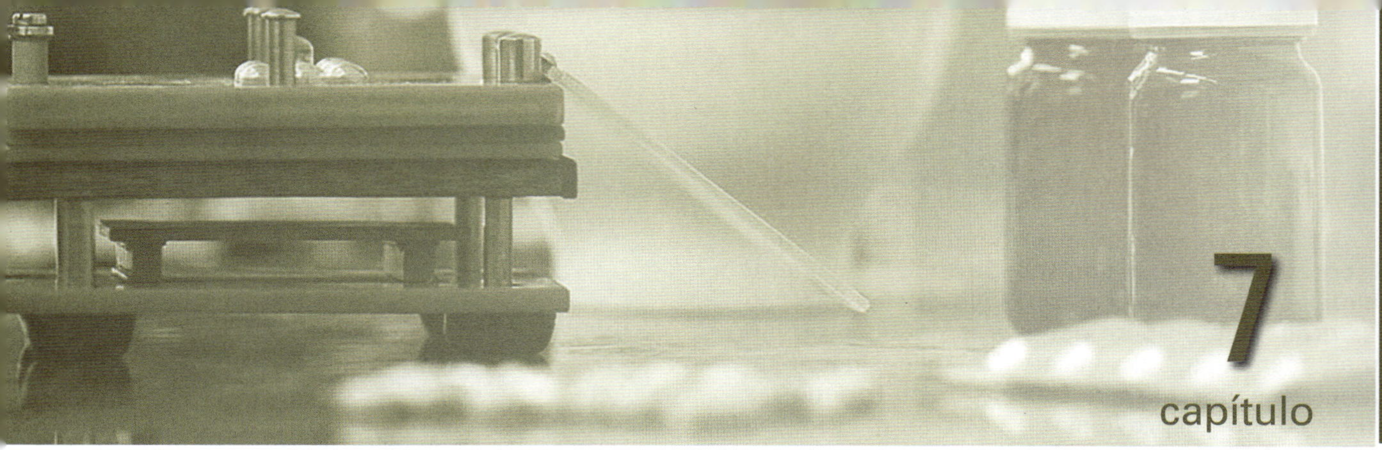

7 capítulo

Preparações Farmacêuticas Obtidas por Extração, Destilação e seus Sucedâneos*

Cristina Dislish Ropke • Tatiana Miramontes Ribeiro

Preparações farmacêuticas obtidas por extração

De acordo com a 6ª edição da "Farmacopeia Brasileira", extratos são preparações de consistência líquida, semissólida ou sólida, obtidas a partir de drogas vegetais, utilizando-se métodos extrativos e solventes apropriados. Um extrato é essencialmente definido pela qualidade da droga vegetal, pelo processo de produção e suas especificações. O material utilizado na preparação de extratos pode sofrer tratamentos preliminares, tais como inativação de enzimas, moagem ou desengorduramento. Após a extração, materiais indesejáveis podem ser eliminados.

Drogas vegetais são plantas inteiras ou suas partes, geralmente secas, não processadas, podendo estar íntegras ou fragmentadas. Também se incluem exsudatos, tais como gomas, resinas, mucilagens, látex e ceras, que não foram submetidos a tratamento específico. A 6ª edição da "Farmacopeia Brasileira" inclui também o conceito de Droga Natural, que, além das plantas, abrange outras fontes de matéria-prima, tais como bactérias, algas, fungos, líquens, animais e minerais, que contenham substâncias ou classes de sustâncias responsáveis por uma ação terapêutica e/ou finalidade farmacêutica.

Os extratos são preparados por percolação, maceração ou outro método adequado e validado, utilizando como solvente o álcool etílico, a água ou outro solvente adequado. Após a extração, materiais indesejáveis podem ser eliminados.

O produto de extração da planta medicinal fresca ou da droga vegetal, e que possui substâncias responsáveis por ações terapêuticas é considerado Derivado Vegetal, podendo se apresentar na forma de extrato (fluido, mole, seco e glicólico), de óleo (fixo e essencial), cera, exsudato, tintura e outros.

Preparações farmacêuticas obtidas por extração podem ser consideradas formulações acabadas para dispensação aos pacientes, como as tinturas constantes na 6ª edição da "Farmacopeia Brasileira", mas na maioria dos casos são empregadas como produtos intermediários, denominadas insumo farmacêutico ativo vegetal, utilizados no processo de fabricação de medicamentos. Produtos intermediários obtidos por extração podem resultar em extratos totais, extratos purificados ou substâncias isoladas.

Como exemplos da biodiversidade brasileira para extratos totais, padronizados em relação a uma substância ou grupos de substâncias, pode-se citar o extrato de *Maytenus ilicifolia* (Espinheira Santa) padronizado em taninos totais, expressos em pirogalol; e como substância isolada pode-se citar a pilocarpina, obtida a partir do *Pilocarpus jaborandi L.* e empregada na fabricação de medicamentos para glaucoma e xerostomia.

A fim de garantir segurança, qualidade e eficácia dos produtos obtidos por processos extrativos a partir de matérias-primas de origem vegetal, os parâmetros de extração devem ser bem controlados, em cumprimento às normas de boas práticas de fabricação.

* Autor na primeira edição: João Haikal Helou.

Condições da extração

As drogas apresentam composição extremamente complexa: de um lado, devemos considerar aqueles constituintes responsáveis pela utilização da droga sob o ponto de vista terapêutico ou farmacotécnico (p. ex., alcaloides, glicosídeos, taninos, resinas e essências) e, por outro lado, as substâncias desprovidas de valor terapêutico ou cuja presença ocasiona problemas farmacotécnicos, como turvação, contaminação e precipitação (p. ex., açúcares, amido, goma, substâncias proteicas e óleos).

A primeira condição consiste em extrair o máximo de princípios úteis, deixando como marco ou resíduo a maior quantidade possível de substâncias inertes ou indesejáveis. Essa dissolução seletiva ou eletiva é conseguida com a variação do título alcoólico do líquido extrator e não pode ser considerada absoluta.

A dissolução deve respeitar, ao máximo, a natureza química dos princípios ativos, portanto, deve ser conservadora (segunda condição da dissolução extrativa). Finalmente, deve ser econômica, isto é, extrair o máximo de princípios ativos, no menor tempo e com emprego mínimo possível de líquido extrator.

Há numerosos fatores que influem na extração: o estado de divisão; o líquido extrator: hidrotropia, tensão superficial, natureza do solvente e pH; e o processo: agitação, temperatura, tempo de contato com o líquido extrator, condições de concentração e secagem.

Divisão da droga

O tipo de divisão a ser empregado dependerá da natureza da droga e do processo extrativo. Usam-se drogas inteiras na maceração de drogas resinosas; na alcoolatura de epicarpo de limão, de cascas de laranja; na infusão, na decocção e na digestão. Exige-se droga pulverizada nos processos de percolação, de turbólise e de extração cíclica; o grau de tenuidade, pó fino ou semifino, requererá, respectivamente, maior ou menor teor alcoólico.

Os tipos de moinhos mais utilizados, de acordo com as características do material (dureza, friabilidade e elasticidade) são:

- **Moinho de facas:** princípio de corte em sistema contínuo para material fibroso; granulometria do produto de 20 a 80 mesh.
- **Moinho de martelos (Figura 7.1):** princípio de impacto em sistema contínuo ou descontínuo usado em materiais secos, moles, não friáveis ou quebradiços; granulometria de 4 a 325 mesh.

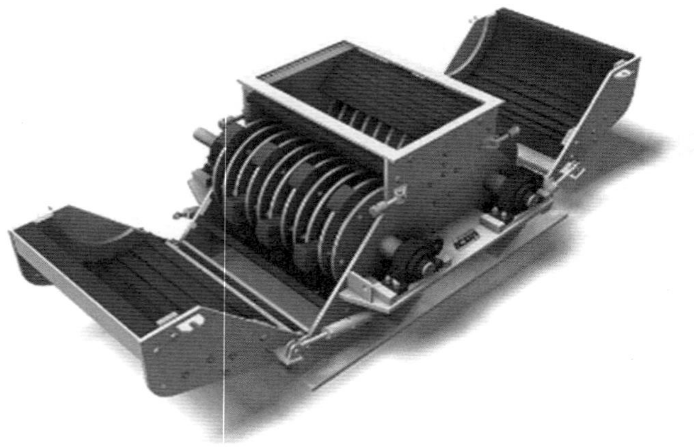

Figura 7.1. Moinho de martelos.
Fonte: Cortesia da ICON S/A Equipamentos e Moldes.

É importante ressaltar que, preferencialmente, a moagem da droga deve ser feita imediatamente antes do processo de extração, pois na droga moída são exacerbados os processos que provocam sua decomposição, entre os quais a absorção de umidade, a perda de substâncias voláteis e as reações de oxidação dos princípios ativos.

Agitação

Na maceração, a droga em contato com o líquido extrator deverá ser agitada, ocasionalmente, o que obriga estender o processo por vários dias de duração, em geral 8 dias; já na agitação mecânica (turbólise), a mesma extração poderá ser abreviada para cerca de 6 horas ou menos, com resultados praticamente iguais. Industrialmente são viáveis os processos com agitação mecânica, uma vez que ocupar tanques de extração por dias torna o custo de fabricação em escala industrial inviável.

Temperatura

O aumento da temperatura ocasiona maior solubilidade dos princípios ativos e limita-se para as drogas termoestáveis (ópio), sendo inadequado para as termolábeis (drogas glicosídicas). No entanto, é necessário estudar as condições de extração, uma vez que é possível empregar temperaturas um pouco mais elevadas (até 40 °C) na extração de substâncias termolábeis com grande impacto na eficiência e na viabilidade industrial.

Dependendo do processo extrativo da mesma droga, o efeito farmacológico do derivado vegetal pode variar, uma vez que os princípios ativos de interesse podem ser extraídos com mais ou menos eficiência. O mesmo pode ocorrer com substâncias responsáveis por efeitos indesejados. Esse exemplo deixa clara a importância dos parâmetros de extração para garantir a qualidade e a reprodutibilidade do produto de extração, garantindo assim o efeito desejado nos pacientes.

Duração do processo

Nos processos a frio e estáticos (maceração), o tempo de contato da droga com o solvente deve ser dilatado; na extração dinâmica (turbólise, percolação) e nos processos extrativos a quente, o tempo pode ser diminuído consideravelmente.

Hidrotropia

Em determinadas drogas, há substâncias que facilitam a solubilização do princípio ativo, como o ácido málico e o ácido mecônico (componente do ópio), e isso ocorre também pela adição de ácidos nos processos extrativos de certas drogas alcaloídicas. Contudo, determinados constituintes ocasionam precipitação dos princípios ativos (taninos em drogas alcaloídicas).

Determinados solventes, principalmente o álcool, em contato com os pós, apresentam duas forças antagônicas: uma, a tensão superficial do líquido, segundo a qual, este, para ocupar o menor espaço possível, tem a forma de gotículas; e a outra, correspondendo à atração entre o solvente e o pó, sendo este embebido pelo primeiro. Diminuindo a tensão superficial do líquido extrator pela adição de tensoativos provoca-se maior contato com a droga dividida e, em consequência, maior extração de princípios ativos. A concentração do tensoativo (p. ex., polissorbato 80) deve ser igual e não superior à concentração micelar crítica.

Há inúmeros trabalhos relacionados com a aplicação de tensoativos na preparação de tinturas pelo processo de percolação. O polissorbato 80 é o mais recomendado para potencializar a capacidade extrativa do álcool 70%, por exemplo, no processo extrativo da beladona.

Líquido extrator

Nas drogas glicosídicas emprega-se preferencialmente o álcool puro; nas alcaloídicas, solução hidroalcoólica com cerca de 70% em álcool; nas drogas contendo derivados antraquinônicos, um solvente com menor concentração alcoólica.

pH

Nas drogas alcaloídicas, para facilitar a extração dos princípios, acrescenta-se ácido (acético, clorídrico, tartárico); nas drogas contendo saponinas (p. ex., polígala), ao líquido extrator adiciona-se álcali, o mesmo acontecendo com o alcaçuz.

A escolha do líquido extrator e a modificação do pH para solubilizar os princípios ativos, ou a adição de cossolvente como a glicerina (para impedir a precipitação de constituintes das drogas nas soluções extrativas), dependem do melhor conhecimento farmacognóstico das drogas empregadas.

Constituição química das drogas

A seguir, são descritos exemplos de solventes empregados em processos de extração para drogas com diferentes classes de metabólitos secundários. Essas informações baseadas em edições antigas de Farmacopeias Europeias podem ser úteis para o desenvolvimento de extratos inovadores da Biodiversidade Brasileira.

Nas drogas alcaloídicas, emprega-se como líquido extrator a água ou água cloroformada (extrato de esporão de centeio); o álcool (tinturas de cevadilha, de fava-de-Calabar, de heléboro-verde) ou mistura hidroalcoólica, como álcool diluído (tinturas de coca, de estramônio, de lobélia e de cavalinha); o álcool 60% em volume (tinturas de cólchico, de gelsêmio, de hidraste, de jaborandi, de meimendro e de quina); o álcool a cerca de 70% em volume (tinturas de acônito, de ipeca, de noz-vômica); o álcool 80% em volume (tintura de cravo-da-Índia); a acetona (tintura de cantáridas; para esta o "Codex Medicamentarius" da "Farmacopeia Francesa" preconizava o álcool 70%). Com o objetivo de tornar mais solúveis os alcaloides no líquido extrator e visando melhor estabilidade dos extratos, as Farmacopeias estabelecem a adição de ácidos ao líquido extrator: acético (acônito, noz-vômica), clorídrico (quina), tartárico (fava-de-Calabar).

Há drogas termoestáveis (ópio) e termolábeis (acônito, beladona, estramônio, meimendro).

Nas drogas xânticas ou purínicas, emprega-se a mistura de álcool e a água na proporção 2:1 (tinturas de cola e guaraná), ou 3:1 (extrato fluido de cacau).

As drogas glicosídicas são termolábeis e facilmente hidrolisáveis, por isso, prefere-se o álcool absoluto como líquido extrator (tintura de digital). As soluções extrativas limitam-se à tintura, ou então, ao extrato fluido pelo processo da repercolação.

Para as drogas contendo saponinas, recomenda-se o álcool diluído e levemente alcalino. Deve-se adicionar a solução de hidróxido de potássio 1M ao líquido extrator para prevenir a precipitação das sapogeninas resultantes da hidrólise das saponinas (extrato fluido de polígala).

Nas drogas contendo derivados antraquinônicos, emprega-se como líquido extrator a água na preparação do extrato (cáscara sagrada) e da tintura (ruibarbo); álcool 40% nos extratos fluidos (cáscara sagrada); álcool diluído (tintura de ruibarbo); álcool 70% nas tinturas de áloe e cáscara sagrada; álcool 80% (extrato e extrato fluido de ruibarbo). Em vista do sabor desagradável da cáscara sagrada, preparam-se extratos em presença de óxido de magnésio, o que resulta em preparações com menor teor de constituintes catárticos. O extrato fluido de cáscara sagrada deve apresentar uma reação levemente alcalina, para que na preparação do respectivo xarope ele se apresente límpido. Com exceção do sene, as preparações extrativas de drogas catárticas são termoestáveis.

Os taninos (drogas tânicas) são classificados segundo a sua estrutura química em taninos hidrolisáveis, ou chamados pirogálicos – $C_6H_3(OH)_3$ – e taninos condensados, também conhecidos como pirocatéquicos – $C_6H_3(OH)_2COOH$.

Os taninos pirocatéquicos hidrolisam-se em flobafenos, que se precipitam nas soluções extrativas, dando resíduo relativamente volumoso e de cor avermelhada. Previne-se essa alteração adicionando glicerina ao líquido extrator (extratos fluidos de barbatimão, canela, hamamelis, papoula-rubra, quina-vermelha, rosa-rubra).

Para as drogas resinosas e balsâmicas, utiliza-se o processo da dissolução simples (tintura de alcatrão) ou da maceração (tintura de bálsamo-do-Peru, tintura de benjoim); o líquido extrator é o álcool puro e o produto obtido é a tintura simples ou composta. Emprega-se também a percolação, sendo o líquido extrator o éter etílico (extrato de feto-macho) ou esgotamento pelo éter etílico, seguido pelo álcool (extrato de cubeba).

Em outras drogas, não exclusivamente resinosas, como a grindélia, emprega-se um solvente hidroalcoólico em presença de q.s. de álcali (bicarbonato de sódio) para melhor solubilização dos constituintes.

O alcaçuz, cujo princípio ativo é o ácido glicirrhízico, deve ser solubilizado pela adição de amônia ao líquido extrator.

Nas drogas contendo enzimas, o líquido extrativo é a água e a concentração do extrato deve ser feita a vácuo e à baixa temperatura, e posterior adição de glicerina para agir como conservante (extrato de malte).

Ao lado dos princípios úteis, encontram-se substâncias desprovidas de interesse terapêutico ou prejudiciais à apresentação da solução extrativa ou da conservação dela, como açúcares, amido, goma, proteína, pectina, celulose, óleos e gorduras.

Os óleos e as gorduras contidos nas drogas devem ser removidos previamente pelo tratamento com éter de petróleo (tintura de estrofanto e extratos fluidos de cólchico, de esporão-de-centeio) ou *a posteriori* (extratos de acônito, de fava-de-Calabar, de noz-vômica). Recentemente, busca-se a utilização de solventes "verdes", como acetona e D-limoneno, para remoção de ácidos graxos.

Os outros constituintes inúteis ou indesejáveis são eliminados pela utilização do critério da seletividade, isto é, líquido extrator com maior teor alcoólico e, no caso particular da presença de substâncias proteicas, uso do calor (desde que a droga seja termoestável) e mudança de pH (ao ponto isoelétrico da proteína).

Extração

Com exceção das alcoolaturas, as drogas utilizadas nos processos extrativos são previamente dessecadas e depois divididas e pulverizadas (excetuando as balsâmicas). Com a remoção da maior parte da água pela dessecação, a célula vegetal (ou animal) encontra-se retraída e o protoplasma reduzido a uma fina película aderente à membrana. Na droga seca, em contato com o líquido extrator (água, álcool, mistura hidroalcoólica ou solvente descrito em monografia específica), haverá uma passagem do líquido para o interior da célula por diferenças de pressão osmótica e pela tendência da ocupação do lugar deixado pela água perdida na secagem. As células, a princípio, intumescem-se e, depois, rompem-se (células íntegras); nas células dilaceradas ou drogas constituídas de resinas o processo reduz-se a uma simples dissolução.

Os extratos podem ser classificados de acordo com o teor de ativos responsável pela sua atividade terapêutica em:

Extratos padronizados

Correspondem àqueles extratos ajustados a um conteúdo definido de um ou mais constituintes responsáveis pela atividade terapêutica. O ajuste do conteúdo é obtido pela adição de excipientes inertes ou pela mistura de outros lotes de extrato.

Como um exemplo de extrato padronizado, podemos citar o extrato etanólico 60% de *Cassia senna* padronizado em senosídeo B.

Extratos quantificados

Correspondem àqueles extratos ajustados para uma faixa de conteúdo de um ou mais marcadores ativos. O ajuste da faixa de conteúdo é obtido pela mistura de lotes de extrato.

Como um exemplo de extrato quantificado, podemos citar o extrato acetônico 60% de *Ginko biloba* padronizado em flavonoides e ginkoalcaloides.

Outros extratos

Correspondem àqueles extratos não ajustados a um conteúdo específico de constituintes. São definidos essencialmente pelos parâmetros de seu processo de fabricação, como a qualidade da droga vegetal, a seleção do líquido extrator e as condições de extração, bem como as suas especificações. Os marcadores não necessariamente apresentam atividade terapêutica estabelecida, sendo considerados marcadores analíticos. O teor dos marcadores não deverá ser inferior ao valor mínimo indicado na monografia.

O extrato etanólico de Valeriana é classificado como outros pela Agência de Medicamentos Europeia (EMA).

Os extratos também podem ser classificados de acordo com sua consistência:

Extrato fluido

É a preparação líquida obtida por extração com líquido apropriado em que, em geral, uma parte do extrato, em massa ou volume corresponde a uma parte, em massa, da droga vegetal seca é utilizada na sua preparação. Podem ainda ser adicionados conservantes. Devem apresentar especificações quanto ao teor de marcadores e resíduo seco. No caso de extratos classificados como padronizados, a proporção entre a droga vegetal e o extrato pode ser modificada em função dos ajustes necessários para obtenção do teor de constituintes ativos especificado.

Extrato mole

É a preparação de consistência semissólida obtida por evaporação parcial do líquido extrator empregado, podendo ser utilizado como solventes, unicamente, álcool etílico, água, ou misturas de álcool etílico e água em proporção adequada. Apresentam, no mínimo, 70% (p/p) de resíduo seco. Se necessário, podem ser adicionados conservantes. Para fins de pesquisa e escala piloto, a evaporação do solvente poder ser feita pelo emprego de rotaevaporadores (Figura 7.2). Para fins industriais, empregam-se concentradores a vácuo.

Extrato nativo (genuíno)

Corresponde àqueles extratos preparados sem adição de excipientes (extratos simples ou brutos). Contudo, para os extratos moles e preparações líquidas, o extrato nativo pode apresentar quantidades variáveis de líquido extrator.

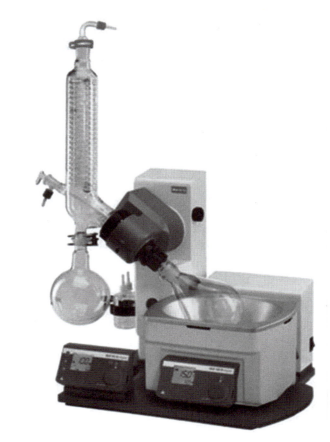

Figura 7.2. Rotaevaporador de bancada.
Fonte: Cortesia da Alfa Mare Equipamentos e Serviços para Laboratórios.

Extrato seco

É a preparação sólida obtida por evaporação do solvente utilizado no processo de extração. Podem ser adicionados de materiais inertes adequados e possuem especificações quanto ao teor de marcadores. Em geral, possuem uma perda por dessecação não superior a 5% (p/p). Industrialmente, os extratos são secos, após a etapa de concentração por emprego de tecnologia de *spray drying* ou secagem por atomização, que é um processo no qual ocorre a pulverização do produto dentro de uma câmara submetida a uma corrente controlada de ar quente. Junto a esses processos acontece a vaporização da água contida na câmara, e consequentemente, a separação ultrarrápida dos sólidos e das substâncias solúveis. É possível adicionar veículos inertes de secagem nesse processo, como dióxido de zinco e maltodextrina, com o objetivo de melhorar as características do extrato seco para incorporação subsequente na fabricação de cápsulas e comprimidos.

Outro processo utilizado para obtenção de extratos secos em escala industrial é a liofilização.

A liofilização consiste em um processo no qual o solvente é eliminado por sublimação. Costuma ser mais oneroso do que o processo de *spray drying*, mas precisa ser avaliado perante o extrato seco que se pretende produzir.

Os extratos podem ser obtidos por maceração ou percolação.

Maceração

É o processo que consiste em manter a planta fresca ou droga vegetal, convenientemente rasurada, triturada ou pulverizada, nas proporções indicadas na fórmula, em contato com o líquido extrator apropriado, por tempo determinado para cada vegetal. Deverá ser utilizado recipiente âmbar ou qualquer outro que elimina o contato com a luz.

O produto obtido da maceração é o macerado ou macerato que poderá chamar-se tintura ou alcoolatura, dependendo do estado da droga utilizada e da concentração obtida do produto.

Além da agitação, poderemos apressar a maceração pela utilização do calor, e assim o processo recebe denominações especiais: infusão, digestão e decocção. A droga é empregada inteira (folíolos de sene) ou em pó grosso, e na proporção definida em monografias específicas, ou em geral, de 50 g da droga para 1.000 mL da preparação (infuso, digesto e decocto ou cozimento).

Infusão é a preparação que consiste em verter água fervente sobre a droga vegetal e, em seguida, se aplicável, tampar ou abafar o recipiente por tempo determinado. Método indicado para drogas vegetais de consistência menos rígida, tais como folhas, flores, inflorescências e frutos, ou que contenham substâncias ativas voláteis.

A digestão difere da infusão; a droga é colocada em contato com o líquido extrator em temperatura inferior ao seu ponto de ebulição (35 a 40 °C), em geral, durante 30 minutos: o produto obtido é o digesto (de emprego limitado).

Na decocção, o líquido em contato com a droga é levado à ebulição durante 15 minutos; em seguida, é esfriado a 40 °C para ser coado, filtrado e completado o volume. O produto recebe a denominação de decocto ou cozimento.

Percolação

É o processo extrativo que consiste na passagem de solvente através da droga vegetal pulverizada, previamente umedecida com líquido extrator, mantida em percolador (Figura 7.3), sob velocidade de gotejamento controlada. O procedimento para sua realização está descrito nos métodos gerais da "Farmacopeia Brasileira".

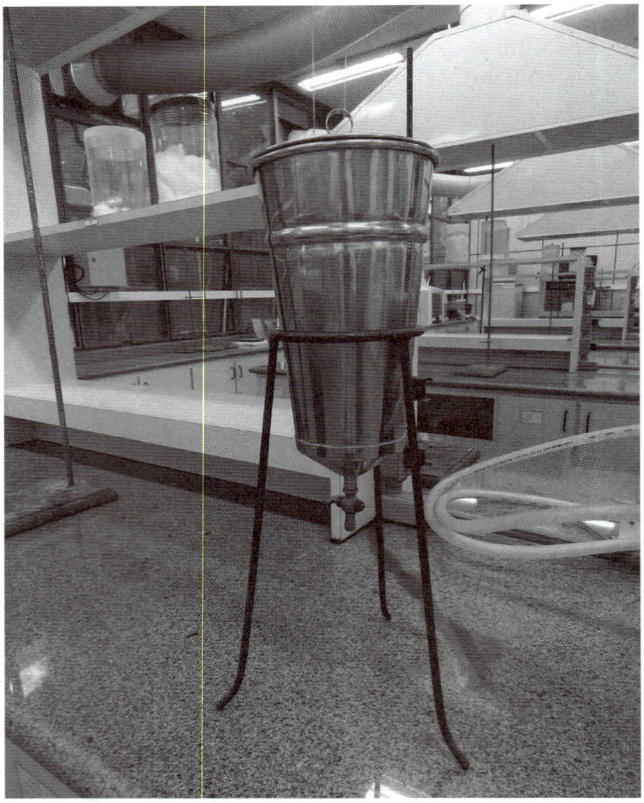

Figura 7.3. Percolador de bancada.

Fonte: Cortesia de José Antonio de Oliveira Batistuzzo.

Na antiguidade, Aristóteles, que viveu no IV século a.C., descreveu o processo da extração do carbonato de potássio, a lixívia (daí a denominação lixiviação dada à percolação), das cinzas dos vegetais através de passagens sucessivas de água quente.

Roubiquet, em 1831, aplicou este processo na extração de drogas, e logo depois a lixiviação foi oficializada pelo "Codex medicamentarius" francês (na edição de 1837), exemplo seguido por outros códigos farmacêuticos, inclusive o nosso.

Mecanismo da percolação

Durante o processo de extração nas células dilaceradas pela pulverização ocorre a dissolução dos princípios ativos e, nas íntegras, há intumescimento em virtude do deslocamento do líquido, do meio menos concentrado (meio exterior) para o mais concentrado (interior da célula), e, posteriormente, rompimento da membrana e extravasamento de conteúdo celular dissolvido no líquido extrator.

Na percolação, forças adicionais entram em ação como a pressão hidrostática, decorrente do peso da massa líquida sobre o pó da droga, e em sentido contrário surge a força da capilaridade que age em sentido ascendente. Com a reposição sucessiva do

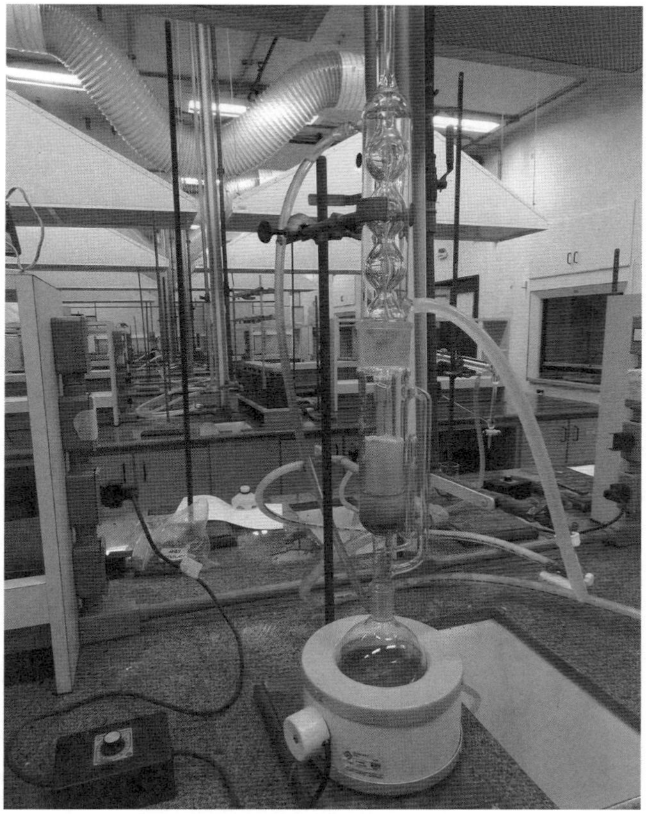

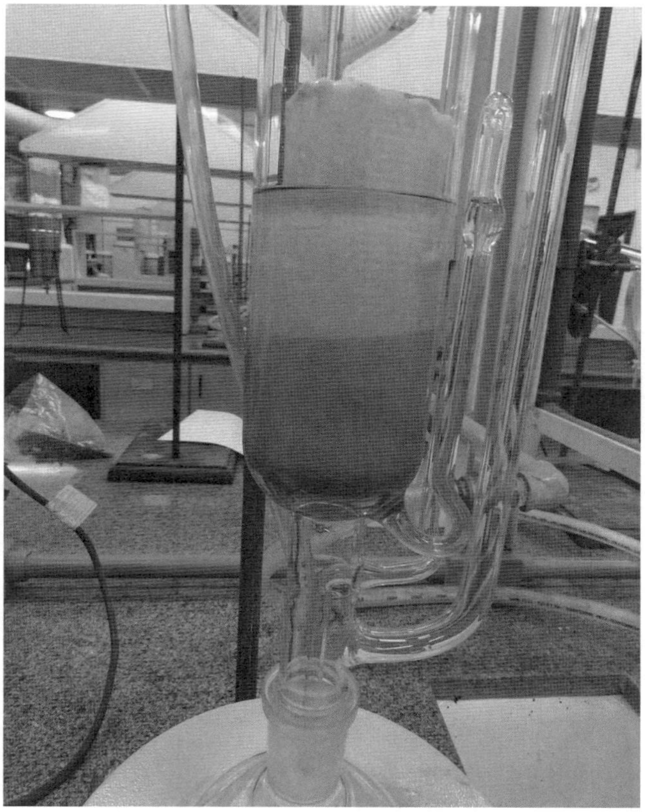

Figura 7.4. Extração por Soxhlet.

Fonte: Cortesia de José Antonio de Oliveira Batistuzzo, com agradecimento ao Técnico do Laboratório de Farmacognosia da FCF-USP, sr. Roberto de Jesus Honório, que preparou o material para ser fotografado.

líquido extrator, a pressão hidrostática sobrepujará, aos poucos, a força da capilaridade e haverá marcha progressiva da percolação: deslocamento dos primeiros líquidos mais saturados de princípios ativos, seguidos de outros menos carregados, e assim sucessivamente até completar a extração.

O processo de percolação pode apresentar algumas modificações, podendo ser aplicada pressão ou vácuo para melhorar sua eficiência.

Outra variedade, algo diferente, muito utilizada em Bromatologia, é o aparelho de Soxhlet, que corresponde a uma extração cíclica (Figura 7.4). Esse tipo de extração é mais comum para obtenção de pequenas quantidades de extratos ou substâncias isoladas. Esse método é particularmente indicado para extração de compostos lipídicos.

Tintura

A "Farmacopeia Brasileira", 6ª edição, descreve tintura como uma preparação alcoólica ou hidroalcoólica resultante da extração de drogas vegetais ou da diluição dos respectivos extratos. São obtidas por extração a líquido, usando 1 parte, em massa, de droga vegetal e 10 partes de solvente de extração, ou 1 parte, em massa, de droga vegetal e 5 partes de solvente de extração. A relação pode ser em p/p ou p/v. Alternativamente, elas podem ser obtidas utilizando tanto 1 parte, em massa, de droga vegetal e quantidade suficiente do solvente de extração para produzir 10 partes, em massa ou volume, de tintura, ou 1 parte, em massa, de droga vegetal e quantidade suficiente de solvente de extração para produzir 5 partes, em massa ou volume, de tintura. Outras proporções de droga vegetal e solvente de extração podem ser utilizadas. É classificada em simples ou composta, conforme preparada com uma ou mais drogas vegetais.

Um exemplo de tintura bastante conhecida é a Tintura de Guaco, descrita no "Formulário de Medicamentos Fitoterápicos da Farmacopeia Brasileira". Ela utiliza 10 g de folhas secas para 100 mL de álcool etílico 70%.

Óleo fixo

São óleos não voláteis, líquidos à temperatura ambiente. São predominantemente constituídos por triacilgliceróis, esterificados com ácidos graxos diferentes ou idênticos.

Métodos modernos de extração

Novos métodos de extração ainda não são frequentemente utilizados pela indústria por seu alto custo, mas tendem a ser incorporados à medida que o desenvolvimento tecnológico evolui.

Extração com CO_2 supercrítico

A extração por fluido supercrítico consiste em uma extração na qual o solvente encontra-se acima do ponto crítico de temperatura e pressão. O dióxido de carbono (CO_2) apresenta valores de pressão e temperatura críticos relativamente baixos, não é tóxico, nem inflamável, o que o torna o solvente de escolha preferido para esse tipo de extração. O CO_2 se mostra adequado para extração de compostos mais polares ou levemente apolares, no entanto, a adição de cossolventes polares, como etanol, pode ser feita para aumento da solubilização de compostos de maior polaridade.

Extração assistida por ultrassom

Buscando melhorar a eficiência do processo de extração, diversos trabalhos têm reportado a utilização de ultrassom para extração de compostos bioativos a partir de matrizes vegetais. A cavitação é o emprego do ultrassom como alternativa para extração de substâncias, por exemplo, amido. A cavitação é o fenômeno de vaporização de um líquido pela redução da pressão, durante seu movimento; é gerada pelo ultrassom e é conhecida por produzir diversos efeitos na matriz vegetal, tais como: a circulação do líquido (agitação do líquido extrator) no sistema; e a geração de turbulência que pode auxiliar no aumento da transferência de massa. Isso reduz o tempo de extração, possibilitando o consumo reduzido do líquido, além da extração em temperaturas reduzidas, evitando danos térmicos ao extrato e minimizando perdas de ativos.

Extração acelerada por solvente

Trata-se de uma tecnologia patenteada, que permite uma extração exaustiva, utilizando pouco solvente e menos tempo. Células de extração são carregadas com amostras (p. ex., droga vegetal) em um forno, onde são preenchidas com solvente, submetidas a calor e pressão. Como os metabólitos secundários difundem da matriz (droga vegetal) para o solvente, ciclos estáticos de extração maximizam o gradiente de concentração que permite esse movimento, resultando em extrações extremamente eficientes. Permite alto porcentual de recuperação de compostos de interesse em tempos de extração que chegam a 12 minutos por amostra, com volumes que podem chegar a apenas 5 mL.

Aplicação das tinturas e dos extratos

Diversas formas farmacêuticas lançam mão das tinturas e dos extratos:

- **Extrato fluido:** xarope, melito, elixir, poção, limonada, vinho medicinal (ou enóleo), gargarejo, pomada, supositório.
- **Extrato seco:** drágeas, cápsulas, comprimidos e saches.
- **Extrato mole:** pomada, supositório, cremes e géis.
- **Tintura:** xarope, elixir, poção, vinho (enóleo), clister ou enema, cerato, linimento.

Incompatibilidades

É importante consultar a literatura disponível sobre possíveis incompatibilidades entre extratos e tinturas e os componentes da formulação do produto acabado. Segundo o "Formulário Nacional da Farmacopeia Brasileira", podem ocorrer incompatibilidades físicas como liquefação, volatilização, higroscopicidade, eflorescência, insolubilidade e separação por diferença de densidade, e incompatibilidades químicas, com a possibilidade de transformação parcial ou total dos princípios ativos associados, gerando compostos, com propriedades químicas e, consequentemente, farmacológicas diversas daquelas que lhes deram origem; ou ainda, formando precipitados ou compostos inativos.

Alguns exemplos de incompatibilidades são descritos a seguir: extratos ricos em alcaloides podem apresentar incompatibilidades com salicilatos, benzoatos, laurilsulfato de sódio, bases cremosas aniônicas (álcool cetoestearílico); para óleos essenciais, pode ocorrer saponificação em meio alcalino, precipitação na presença de sais metálicos de ferro, volatilização dos princípios ativos na presença de calor e separação de fases em veículos aquosos; saponinas podem desestabilizar emulsões e precipitar com ácidos minerais; taninos devem ser incorporados em bases aniônicas, já que são incompatíveis com bases não iônicas que contenham polissorbatos.

Preparações farmacêuticas obtidas por destilação e seus sucedâneos

A "Farmacopeia Brasileira", 6ª edição, faz menção a óleos essenciais e águas aromáticas como produtos oriundos de processos de destilação e seus sucedâneos.

Óleo essencial ou volátil

É um produto volátil de origem vegetal, obtido por processos físicos como destilação por arraste com vapor de água, destilação a pressão reduzida ou outro método adequado. Os óleos essenciais podem se apresentar isoladamente ou misturados entre si, retificados, desterpenados ou concentrados.

Entende-se por retificados os produtos que tenham sido submetidos a um processo de destilação fracionada para concentrar determinados componentes; por concentrados, os que tenham sido parcialmente desterpenados; e por desterpenados, aqueles dos quais tenha sido retirada a quase totalidade dos terpenos.

Obtenção de óleos essenciais

Os óleos essenciais podem ser obtidos por três variantes de processo de destilação com água e vapor: destilação com água (hidrodestilação), destilação com água e vapor e destilação a vapor. Na hidrodestilação, a planta aromática permanece em contato com a água fervente, podendo estar completamente imersa ou flutuando. O aparelho de Clevenger (Figura 7.5), que recebeu o nome de seu inventor Joseph Franklin Clevenger, consiste em um balão de vidro no qual a erva aromática é fervida com a água. O vapor sobe pelo aparelho até um condensador, e o condensado é acumulado dentro de um pequeno recipiente. O óleo essencial se acumula por sobre a água do condensado. Por sua vez, esta água retorna por um tubo diagnonal para o balão de vidro contendo a erva aromática.

Em aproximadamente 2 horas (algumas vezes mais), o conteúdo de óleo pode ser medido no pequeno frasco coletor. O aparelho de Clevenger é bastante empregado para se mensurar o conteúdo total de óleo essencial contido em uma determinada erva aromática, contudo, não é um método apropriado para extrações em grande escala.

Já na destilação com água e vapor, o material a ser destilado é apoiado sobre uma placa perfurada ou inserido em uma rede e colocado logo acima do fundo do destilador.

A destilação a vapor é mais comumente empregada na obtenção industrial de óleos essenciais. Nesse processo, a água não é mantida na parte inferior do destilador e o vapor é introduzido através de serpentinas.

Além da destilação por arraste com vapor, destilação a pressão reduzida e destilação fracionada, também é possível contar com técnicas mais modernas, como a destilação por micro-ondas sem solventes.

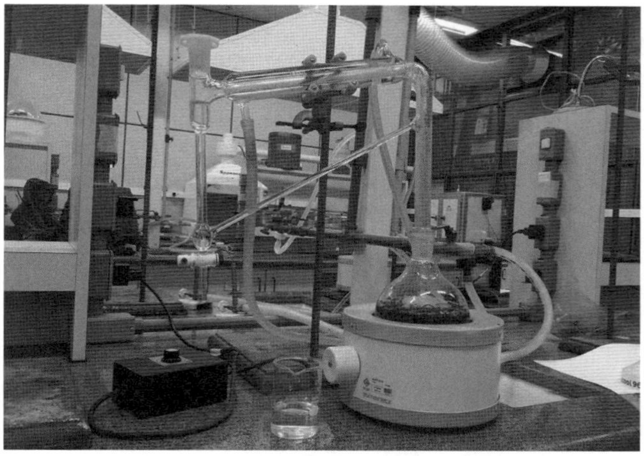

Figura 7.5. Destilador para óleos essenciais de Clevenger.

Fonte: Cortesia de José Antonio de Oliveira Batistuzzo, com agradecimento ao Técnico do Laboratório de Farmacognosia da FCF-USP, sr. Roberto de Jesus Honório, que preparou o material para ser fotografado.

Extração assistida por micro-ondas (ESAM)

É uma técnica de extração emergente, muito utilizada na academia e ainda pouco difundida na indústria. A utilização de energia de micro-ondas possibilita a extração com menos líquido extrator. É, geralmente, mais utilizada para extração de compostos mais apolares, como óleos e gorduras. O método consiste em colocar a amostra no reator de micro-ondas, sem qualquer solvente ou água. Um sistema de resfriamento fora do reator de micro-ondas condensa continuamente os vapores que são coletados em um vidro dedicado de fragrâncias. O excesso de água é refluído de volta para o recipiente de extração para restaurar a água *in situ* da amostra.

Águas aromáticas

São soluções saturadas de óleos essenciais ou outras substâncias aromáticas em água. Possuem odor característico das drogas com as quais são preparadas, recebendo, também, o nome delas.

Incompatibilidades

A principal dificuldade experimentada na formulação de prescrições contendo águas aromáticas é na ação de deslocamento de certos sais solúveis sobre princípios voláteis do hidrolato. Nesse caso, é permitido substituir parte da água aromática por água purificada, quando não houver outra finalidade além de veículo. Cooper e Brecht sugeriram a utilização desse fenômeno físico no doseamento da água aromática. O método é baseado na determinação da quantidade de uma solução-padrão de citrato de sódio, necessária para produzir opalescência no hidrolato e pseudo-hidrolato.

Espírito

É a forma farmacêutica líquida alcoólica ou hidroalcoólica, contendo princípios aromáticos ou medicamentosos classificados em simples e compostos. Os espíritos são obtidos pela dissolução de substâncias aromáticas em álcool etílico, geralmente na proporção de 5% (p/v).

Bibliografia

- BERNARDO, C.O.; ASCHERI, J.L.R.; CARVALHO, C.W. P. Efeito do ultrassom na extração e modificação de amidos. *Ciência Rural*, Santa Maria, v. 46, n.4, p.739-746, 2016.
- BRASIL – Agência Nacional de Vigilância Sanitária – Anvisa. Farmacopeia Brasileira, 6. ed., 2019.
- BRASIL – Agência Nacional de Vigilância Sanitária – Anvisa. Primeiro Suplemento do Formulário de Fitoterápicos da Farmacopeia Brasileira, 2018.
- COOPER, B.F.; BRECHT E.A. The quantitative evaluation of aromatic waters. *J. Am. Pharm. Association*, v. 41, p.394-397, 1952.
- EUROPEAN MEDICINES AGENCY. Guideline on Declaration of Herbal Substances and Herbal Preparations in Herbal Medicinal Products/Traditional Herbal Medicinal Products EMA/HMPC/CHMP/CVMP/287539/2005 Rev.1, 11 March 2010.
- GARCIA-SALAS, P. et al. Phenolic-compound-extraction systems for fruit and vegetable samples. *Molecules*. Dec 3, v. 15, n. 12, p. 8813-26, 2010.
- KOKETSU., M.; GONÇALVES, S.L. *Óleos essenciais e sua extração por arraste a vapor.* Rio De Janeiro Embrapa-CTAA, 1991, 24p.
- RICHTER, B.E.; JONES B.A:, EZZELL, J.L.; PORTER, N.L. Accelerated Solvent Extraction: A Technique for Sample Preparation. *Anal. Chem.*, v. 68, p. 1033-1039, 1996.
- SIMOES, C.M.O.; SCHENKEL E.P.; MELLO, J.C.P.; MENTZ, L.A.; PETROVICK, P.R.; *Farmacognosia:* do produto natural ao medicamento. Porto Alegre: Artmed, 2017.

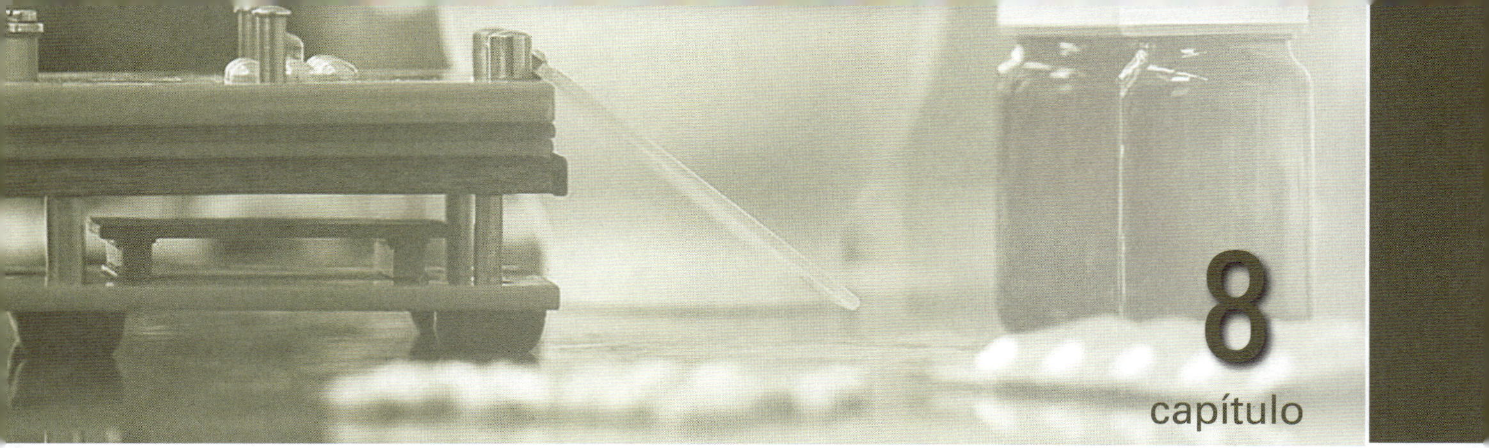

pH e Isotonia*

Roberto Pontarolo • Allan Michael Junkert • Melissa Marques Gonçalves

Os conceitos de pH e osmometria são importantes no desenvolvimento de medicamentos, influenciando desde a estratégia da formulação até os mecanismos farmacocinéticos. Se estes parâmetros são negligenciados, pode-se comprometer a qualidade do medicamento e até ser prejudicial ao paciente.

O objetivo deste capítulo é mostrar a importância do pH e da osmometria para a farmacotécnica.

Potencial hidrogeniônico (pH)

É uma medida normalmente utilizada para expressar a acidez ou a basicidade de soluções. O pH indica a concentração de íons hidrogênios na solução. A concentração de íons hidrogênio pode ser indicada como $[H^+]$ ou sua forma solvatada em água como $[H_3O^+]$, também chamado íon hidrônio. O fato da quantidade de íons $[H_3O^+]$ nas soluções, em geral, ser pequena, isso resultou em uma forma equivalente de expressá-la em números positivos, cujos valores se distribuem entre 0 e 14. Deve-se lembrar que os colchetes são usados para indicar a concentração em moles/litro.

$$pH = -\log [H^+] \qquad \textbf{(Equação 1)}$$

O pH de uma solução pode ser modificado pela adição de ácido ou base. A teoria proposta por Bronsted-Lowry estabelece que ácidos são doadores de prótons, e bases são aceitadores de prótons. Em química usa-se o termo "próton" para o íon hidrogênio (H^+). Tal conceito é importante, pois a protonação ou a desprotonação dos fármacos ou componentes de uma formulação torna-os espécies carregadas (positivas ou negativas) ou neutras, favorecendo a ocorrência de reações ou a sua estabilização.

A acidez e a alcalinidade são descritas em termos de equilíbrio. Um ácido forte é aquele que cede próton com facilidade. Isso significa que sua base conjugada deve ser fraca, porque tem pequena afinidade por um próton. Um ácido fraco cede o seu próton com dificuldade, indicando que sua base conjugada é forte, porque tem alta afinidade pelo próton. Assim, quanto mais forte é o ácido, mais fraca é a base conjugada.

Os chamados ácidos e bases fortes ionizam-se quase que completamente em solução aquosa, porém a grande maioria dos fármacos são considerados ácidos ou bases fracas, pois ionizam-se muito pouco em meio aquoso.

Quando um ácido forte, por exemplo, o ácido clorídrico, é dissolvido em água, há dissociação quase completa, o que significa que os produtos são favorecidos no equilíbrio. Quando um ácido mais fraco, por exemplo, o ácido acético, é dissolvido em água, há apenas pequena dissociação, portanto, os reagentes são favorecidos no equilíbrio. É importante ressaltar que essa lógica é utilizada para meios aquosos, enquanto para meios orgânicos a acidez é determinada através da acidez livre. Para se medir a acidez de uma formulação é possível utilizar pHmetros com eletrodo específico para cada matriz em que se quer analisar. Existem eletrodos adequados para meio aquoso, meio não aquoso, meio hidroalcoólico, meio semissólido, entre outros.

* Autor na primeira edição: João Haikal Helou.

$$\underset{\text{Ácido fraco}}{H_3C-COOH} + \underset{\text{Base fraca}}{H_2O} \rightleftharpoons \underset{\text{Ácido conjugado (forte)}}{H_3O^+} + \underset{\text{Base conjugada (forte)}}{H_3C-COO^-}$$

$$\underset{\text{Ácido forte}}{HCl} + \underset{\text{Base fraca}}{H_2O} \rightleftharpoons \underset{\text{Ácido conjugado (forte)}}{H_3C^+} + \underset{\text{Base conjugada (fraca)}}{Cl^-}$$

A constante de equilíbrio da reação (Keq) indica se uma reação reversível favorece os reagentes ou os produtos no equilíbrio. O grau de dissociação de um ácido (HA) é descrito por sua constante de dissociação ácida (Ka). A constante de dissociação ácida é calculada multiplicando-se a constante de equilíbrio (Keq) pela concentração do solvente em que a reação ocorre.

$$HA + H_2O \rightleftharpoons H_3O^+ + A^-$$

$$Ka = Keq \cdot [H_2O] = \frac{[H_3O^+]\,[A^-]}{[HA]} \quad \textbf{(Equação 2)}$$

Quanto maior a constante de dissociação ácida, mais forte é o ácido (HCl, $Ka = 10^7$ é mais forte que H_3C-COOH $Ka = 1{,}74 \times 10^{-5}$). Por conveniência, a força de um ácido geralmente é indicada pelo valor de pKa, definido na Equação 3.

$$pKa = -\log Ka \quad \textbf{(Equação 3)}$$

Os valores de pKa podem ser atribuídos tanto para ácidos quanto para bases. No caso de uma base, é a forma protonada da base que age como um doador de próton. Se o pKa é usado como uma medida da força ácida ou básica de um ácido, quanto menor o valor do pKa, mais forte o ácido; para uma base, quanto maior o valor de pKa, mais forte a base.

Não se deve confundir pH com pKa. A escala de pH é usada para descrever a acidez de uma solução. O pKa é característico de um composto específico e informa a facilidade com que este composto doa um próton.

Para se estimar as proporções de ácido e sua base conjugada em uma solução, é possível utilizar a equação de Henderson-Hasselbach (Equação 4).

$$pH = pKa + \log \frac{[A^-]}{[HA]} \quad \textbf{(Equação 4)}$$

Exemplo 1 – O ibuprofeno possui um pKa de 4,91, valor esse relacionado ao grupo ácido carboxílico. Qual é a porcentagem de ibuprofeno ionizada quando ele for adicionado a um sistema com pH controlado de 6?

Substituindo-se os valores na equação de Henderson-Hasselbach:

$$pH = pKa + \log \frac{[A^-]}{[HA]}$$

$$6 = 4{,}91 + \log \frac{[A^-]}{[HA]}$$

$$1{,}09 = \log \frac{[A^-]}{[HA]}$$

$$\frac{[A^-]}{[HA]} = 10^{1{,}09}$$

$$\frac{[A^-]}{[HA]} = \frac{12{,}3}{1}$$

$$[A^-] + [HA] = (12{,}3 + 1) = 100\%$$

$$13{,}3 \text{ total} - 100\%$$

$$12{,}3 \text{ íons} - X\ \%$$

$$X = 92{,}5\% \text{ de ibuprofeno ionizado}$$

É possível interpretar que dadas as condições fornecidas, o ibuprofeno terá a proporção de 12,3 íons para cada forma não ionizada. Portanto, ao extrapolar esse valor para 100 moléculas (porcento), a forma ionizada do ibuprofeno representa cerca de 92,5% do total.

Quando o pH da solução de um ácido é igual ao seu pKa, tem-se 50% das moléculas ionizada (sem o próton) e 50% na forma molecular (protonada). Esses parâmetros seguem uma relação logarítmica, portanto, a cada unidade de diferença entre pH e pKa, o equilíbrio é deslocado em 10 vezes.

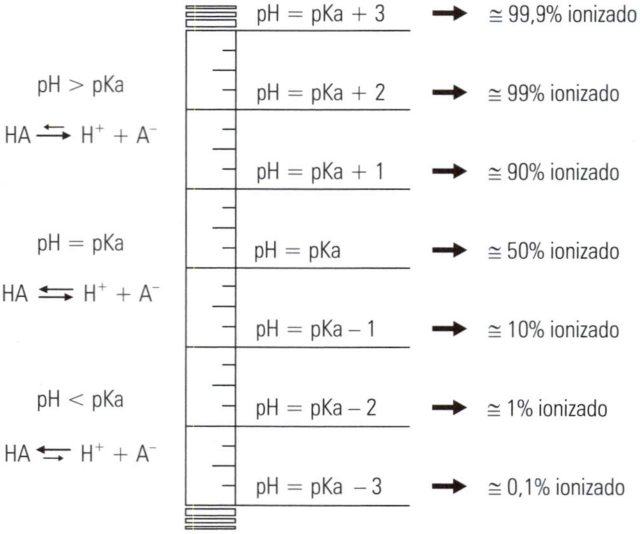

Figura 8.1. Relação entre pH e pKa para ácidos.

Fonte: Acervo da autoria.

Considerando a Figura 8.1, se o grupo funcional for uma base, a lógica é invertida e o pH precisa ser maior que o pKa para que o grupo se encontre na forma molecular. Se o pH diminuir (aumenta a concentração dos prótons no meio), a base adquire uma carga formal ao capturar prótons em excesso.

É importante ressaltar que o pKa é característico de cada grupo funcional presente em um fármaco. Existem fármacos com mais de um grupo funcional (ácido ou base) e, portanto, com diferentes valores de pKa. O entendimento desses princípios sobre a dissociação ácida e básica permite prever o comportamento iônico de fármacos, dependendo do sistema em que ele se encontre.

O pH pode ser alterado pela adição direta de agentes acidificantes e alcalinizantes (Quadro 8.1) ou pode ser controlado com a utilização de um "sistema tampão".

Quadro 8.1
Principais agentes acidificantes e alcalinizantes.

Função	*Composto*
Acidificante	Ácido clorídrico
	Ácido acético
	Ácido cítrico
	Ácido fumárico
	Ácido fosfórico
Alcalinizante	Hidróxido de sódio
	Hidróxido de potássio
	Amônia
	Dietanolamina
	Trietanolamina
	Carbonato de amônio

Solução-tampão é aquela que resiste a mudanças no seu pH quando pequenas quantidades de ácido ou base são adicionadas ou quando a solução é diluída. Uma solução-tampão pode ser preparada misturando-se um ácido fraco e sua base conjugada ou uma base fraca e seu ácido conjugado, sendo a espécie conjugada fornecida por um de seus sais solúveis. Essa solução pode ser utilizada para controlar as alterações de pH vertentes da instabilidade da formulação.

No exemplo mostrado na Figura 8.2, temos uma solução-tampão de acetato, que consiste da mistura de ácido acético e acetato de sódio. O exemplo ilustra também o que acontece quando pequenas quantidades de base (NaOH) ou de ácido (HCl) são adicionadas ao sistema. O tampão acetato é capaz de manter o pH praticamente inalterado em ambos os casos, uma vez que o NaOH adicionado reage com o ácido acético, formando acetato de sódio e água, enquanto o HCl reage com o íon acetato, gerando ácido acético e NaCl. Ambos produtos de reação são espécies que compõe o sistema tampão.

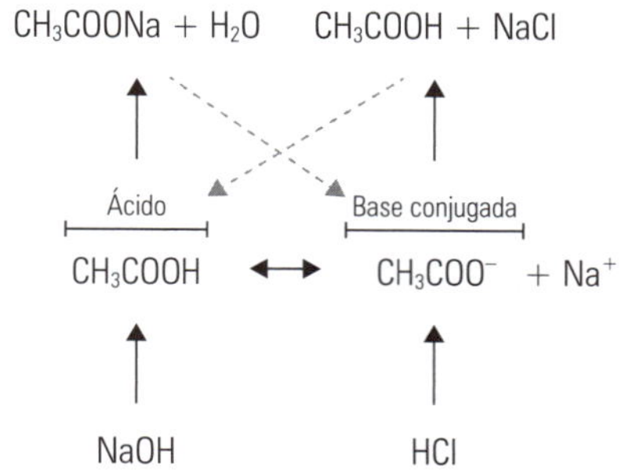

Figura 8.2. Funcionamento de um sistema tampão.

Ao preparar um sistema tampão, o pKa do ácido fraco selecionado deve ser o mais próximo possível do pH desejado, pois nessa condição a forma iônica e a molecular se encontram em proporções semelhantes, tendo capacidade de neutralizar tanto ácidos quanto bases. A zona tamponante corresponde a uma faixa de uma unidade de pH acima ou abaixo de seu pKa. É possível determinar as proporções necessárias para a produção de um tampão através da equação de Henderson-Hasselbach (Equação 4).

A capacidade tamponante é a quantidade de ácido ou base que o tampão pode neutralizar antes do pH da solução começar a apresentar mudanças significativas. Essa capacidade é dependente da concentração do tampão produzido. Soluções concentradas têm maior capacidade tamponante que soluções diluídas. Para algumas formulações, uma concentração de 0,05 M já é suficiente para impedir mudanças discretas de pH. Caso seja necessário, o ajustar do pH do tampão, este ajuste não deve ser feito com o ácido ou o sal do ácido relacionados aos reagentes do seu preparo, pois, desse modo, pode aumentar a potência do tampão e, consequentemente, a osmometria da formulação. Por exemplo, em uma solução contendo um tampão acetato, se for adicionado acetato de sódio ou ácido acético como uma forma de ajustar o pH, estará incluindo mais acetato no meio, aumentando a sua concentração. Recomenda-se usar ácido ou base fortes, diluídos, para fazer esse tipo de ajuste.

Tabela 8.1
Exemplos de tampões e intervalos de tamponamento.

Tampão	*pKa*	*Intervalo tamponante (pH)*	*Uso*
Fosfato	2,1 7,2 12,3	1,1 a 3,1 6,2 a 8,2 11,3 a 13,3	Externo, interno, oftálmico
Ftalato	2,9 5,4	1,9 a 3,9 4,4 a 6,4	–
Formiato	3,8	2,8 a 4,8	–
Acetato	4,8	3,8 a 5,8	Externo, interno, oftálmico
Citrato	3,1 4,7 5,4	2,1 a 4,1 3,7 a 5,7 4,4-6,4	Externo, interno, oftálmico
Bicarbonato	6,1 10,3	5,1 a 7,1 9,3 a 11	Externo, interno
Borato	9,3	8,3 a 10,3	Externo

Alguns sistemas tampões são exclusivamente de uso externo (p. ex., tampões contendo ácido bórico ou borato de sódio) e outros podem ser aplicados também para uso interno (p. ex., tampão citrato, tampão fosfato). A quantidade de tampão a ser adicionada em uma formulação pode ser variável, podendo oscilar de 0,1% até o uso da própria solução-tampão como veículo. Quando o pH da formulação estiver distante da faixa de pH na qual se deseja tamponá-la, o melhor a fazer é ajustar o pH para a faixa recomendada com uma solução acidificante ou alcalinizante e, somente em seguida, acrescentar uma quantidade suficiente de tampão para manter o pH estável.

Exemplo 2 – Preparar 250 mL de solução-tampão pH 5, concentração 0,05 M. Um potencial composto para a produção deste tampão é aquele que tem um valor de pKa próximo de 5. Dentre os compostos da Tabela 8.1, o acetato (pKa 4,8) é o mais adequado. A equação de Henderson-Hasselbach pode ser utilizada para estimar a proporção de [acetato de sódio]/[ácido acético]:

$$pH = pKa + \log \frac{[CH_3COO^-]}{[CH_3COOH]}$$

$$5 = 4,8 + \log \frac{[CH_3COO^-]}{[CH_3COOH]}$$

$$\frac{[CH_3COO^-]}{[CH_3COOH]} = \frac{1,5848}{1}$$

Portanto, a razão $[CH_3COO^-]/[CH_3COOH]$ *representa 1,5848 íons acetatos para cada ácido acético, gerando um equilíbrio químico que fornecerá pH 5. Para a segunda parte, calcular quanto seria a quantidade necessária para produzir uma solução contendo 0,05 mol/L.*

$$[CH_3COO^-] + [CH_3COOH] = (1,5848 + 1) = 0,05M$$

2,5848 total – 0,05 M

1,5848 acetato de sódio – X

X = 0,0306 M

$[CH_3COO^-]$ = **0,0306 mol/L**

$[CH_3COOH]$ = (0,05 M – 0,0306 M) = **0,0193 mol/L**

Conclui-se que 2,5848 (somatório de ácido acético + acetato) representam o 100% que, neste caso, é 0,05 M. Portanto, se 1,5848 representa o íon e a diferença representa a molécula neutra, é possível afirmar que serão necessários 0,0306 mol/L de acetato de sódio e de 0,0193 mol/L de ácido acético. A próxima etapa consiste em converter a molaridade em valores de massa e ajuste de volume. As massas molares são de 82 g/mol para o acetato de sódio e 60 g/mol para ácido acético.

82 g – 1 mol

X g – 0,0306 mol

X = 2,51 g de acetato de sódio por litro

2,51 g – 1.000 mL

X g – 250 mL

X = 0,6275 g de acetato de sódio para 250 mL

60 g – 1 mol

X g – 0,0193 mol

X = 1,158 g de ácido acético por litro

1,158 g – 1.000 mL

X g – 250 mL

X = 0,2895 g de ácido acético para 250 mL

Pelo fato do ácido acético ser uma solução, é necessária a informação da densidade para a conversão:

Densidade ácido acético 1,05 g/mL

1,05 g – 1 mL

0,2895 g – X mL

X = 0,2757 mL de ácido acético para 250 mL

Portanto, são necessários "0,6275 g de acetato de sódio, 0,2757 mL de ácido acético" e água q.s.p. 250 mL para produzir um tampão acetato pH 5 na concentração de 0,05 M.

A lógica para a produção de qualquer outra solução-tampão segue a mesma premissa, porém existem protocolos de preparo de diversos tampões em diferentes pH nas farmacopeias.

As propriedades dos fármacos podem ser influenciadas pelo pH, assim como diferentes processos farmacotécnicos. São exemplos de propriedades influenciadas pelo pH a solubilidade, a permeação e a estabilidade intrínseca. Na formulação, o pH é importante na compatibilidade da forma farmacêutica com o tecido-alvo e para a estabilidade.

Existem várias formas farmacêuticas em que o pH deve ser levado em consideração. Em emulsões que envolvem tensoativos iônicos, o controle do pH é importante para a estabilização da emulsão. No processo de hidratação do carbômero, polímero hidrossolúvel utilizado para estabilização de emulsões e dar viscosidade a soluções, requer a adição de neutralizante para alcançar a consistência desejada. Para fármacos que são instáveis em meio ácido e devem ser administrados por via oral, uma possibilidade é a utilização de formas farmacêuticas gastrorresistentes, que protegem o ativo do pH estomacal.

A administração de formas farmacêuticas cujo pH não está compatível com o tecido-alvo pode gerar uma série de problemas envolvendo vários processos. Nas formulações administradas por via tópica, o pH deve estar em conformidade com o pH da pele. Normalmente, o pH da pele varia de 4 a 6 e é resultante de uma combinação de fatores hormonais, genéticos e bioquímicos. Quando se eleva o pH da pele, há um aumento da atividade de serino-proteases (envolvidas na descamação da pele e na degradação de corneodesmossomos), inibição das enzimas β-glucocerebrosidase e esfingomielinase ácida (responsáveis na síntese de componentes da barreira protetora e hidratação da pele) e aumento da atividade da ceramidase alcalina, gerando uma deficiência de ceramida.

O crescimento normal da microbiota da pele é adequado em condições ácidas, enquanto para alguns patógenos, por exemplo, *S. aureus,* prosperam em pH neutro. Dermicina, um antimicrobiano encontrado no suor, ativo contra uma variedade de patógenos, tem eficiência bactericida de 90% quando em pH 5,5, e eficiência de 60% quando em pH 6,5. As glândulas sudoríparas também secretam nitrato, que é convertido em nitrito pelas bactérias. O nitrito é convertido em espécie reativa de nitrogênio, que serve como um mecanismo de defesa não específico do organismo. Essa conversão ocorre em pH ácido.

Quando formas farmacêuticas de pH mais ácido que a neutralidade tecidual (7,4) são administradas por via intramuscular ou subcutânea, podem causar dor, edema, inflamação e, em casos extremos, necrose local.

Ocorrências de adversidades decorrentes de alterações do pH na pele e em tecidos muscular e subcutâneo não estão limitadas as citadas. Portanto, qualquer produto em contato prolongado com o tecido e que esteja fora do pH ideal pode desregular o funcionamento dos mecanismos de proteção e manutenção da pele e demais tecidos.

Tabela 8.2
pH do corpo humano.

Região	*pH*
Suco gástrico	1 a 2
Intestino	7 a 8,5
Sangue	7,4
Face	4,5 a 5,7
Cabelo	5
Axilas	6,1 a 6,8
Saco conjuntival	7,3 a 8
Conduto auditivo	6 a 7,8
Vagina	4 a 4,5

Isotonia

A "osmose" (Figura 8.3) é um processo físico caracterizado pela passagem espontânea de moléculas de solvente através de uma membrana semipermeável, sempre no sentido de um meio de menor concentração de soluto para um meio de maior concentração de soluto. O objetivo desse movimento é atingir o "equilíbrio", ou seja, igualar as concentrações entre os dois meios. Não há gasto de energia, portanto, trata-se de um processo passivo. Moléculas de soluto não são capazes de atravessar essa membrana. A movimentação de água através dos vários compartimentos do organismo humano e dos animais é regulada pelo mecanismo osmótico.

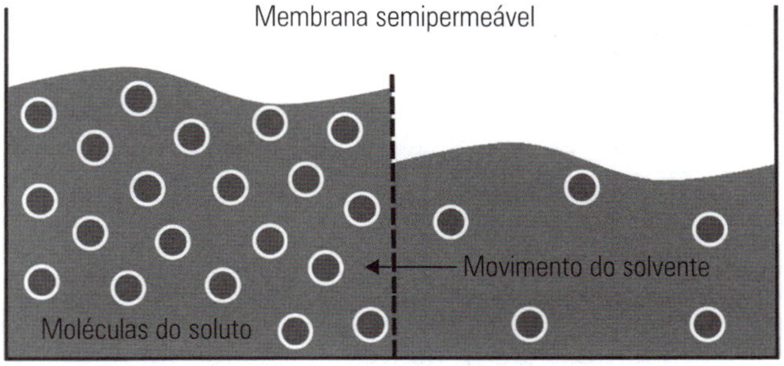

Figura 8.3. Osmose.
Fonte: Acervo da autoria.

A "pressão osmótica" é a pressão necessária para impedir a osmose, em outras palavras, é uma pressão com sentido contrário e com, no mínimo, mesma intensidade daquela que as moléculas de solvente do meio de menor concentração de soluto exercem sobre a membrana semipermeável. A pressão osmótica é uma propriedade coligativa da solução e independe da massa ou da natureza do soluto, mas somente do seu número de partículas, por exemplo, NaCl em solução se dissocia em Na^+ e Cl^-, portanto, uma solução de NaCl na concentração de 1 $mol.L^{-1}$ fornece 2 $mol.L^{-1}$ de partículas. Logo, 1 mol de NaCl (58,5 g) produz o dobro de efeito na pressão osmótica de um solvente que 1 mol de glicose (180 g), que é um soluto que não se dissocia.

A pressão osmótica de uma solução π pode ser calculada através da equação de van't Hoff (Equação 5):

$$\pi = ic.R.T \qquad \textbf{(Equação 5)}$$

Onde:

ic = "osmolaridade", correspondendo ao produto da multiplicação entre o fator de van't Hoff (grau de dissociação dos solutos) e a concentração molar do soluto ($mol.L^{-1}$);

R = constante universal dos gases perfeitos (8,315 $J.mol^{-1}$);

T = temperatura absoluta (K).

A osmolaridade (número de partículas em uma solução) é expressa em $osmol.L^{-1}$. Para solutos não eletrólitos, como a glicose, 1 $osmol.L^{-1}$ é igual a 1 $mol.L^{-1}$. Então, se 1 mol ($6{,}02.10^{23}$) de glicose é igual a 180 g, 1 osmol de glicose é também igual a 180 g. Para solutos eletrólitos, como o NaCl, 1 $osmol.L^{-1}$ é igual a 0,5 $mol.L^{-1}$. Então, se 1 mol ($6{,}02.10^{23}$) de NaCl é igual a 58,5 g, 1 osmol de NaCl é igual a 29,5 g.

Desse modo, soluções equimolares de diferentes solutos apresentam a mesma osmolaridade. Essas soluções são chamadas "isosmóticas". Soluções que apresentam maior e menor osmolaridade, em relação à outra solução, são chamadas "hiperosmóticas" e "hiposmóticas", respectivamente. Quando comparadas com fluidos biológicos, soluções de mesma osmolaridade são chamadas "isotônicas", enquanto que soluções de maior e menor osmolaridade são chamadas "hipertônicas" e "hipotônicas", respectivamente.

As membranas plasmáticas funcionam como membranas semipermeáveis e, por essa razão, quando uma célula é exposta à uma solução isotônica em relação ao seu citosol, essa célula não ganha e nem perde água. Em contato com soluções hipertônicas (maior osmolaridade que o citosol), a água se movimenta para fora e a célula murcha. Já em soluções hipotônicas (menor osmolaridade que o citosol), a água se movimenta para dentro e a célula intumesce, o que pode provocar a sua lise (Figura 8.4).

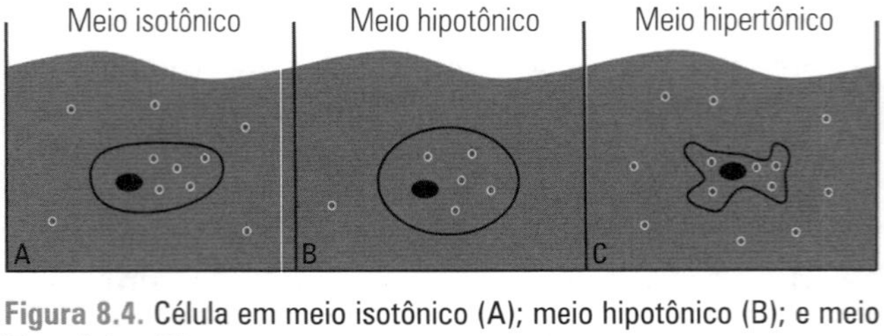

Figura 8.4. Célula em meio isotônico (A); meio hipotônico (B); e meio hipertônico (C).

Fonte: Acervo da autoria.

É por essa razão que soluções isotônicas são utilizadas em formas farmacêuticas parenterais ou tópicas para mucosas, como a ocular e a nasal. A solução isotônica mais utilizada na farmacotécnica é a solução de NaCl 0,9% ou 308 $mOsmol.L^{-1}$.

Solução salina isotônica

Cloreto de sódio (NaCl) .... 9 g
Água destilada q.s.p. .... 1.000 mL

No entanto, soluções hipertônicas também podem apresentar ação terapêutica. Os laxantes osmóticos como sulfato de magnésio, hidróxido de magnésio e fosfato de sódio, por exemplo, estimulam o peristaltismo, retendo água no lúmen do intestino, através da osmose.

Leite de magnésia

Hidróxido de magnésio .... 8 g
Água destilada q.s.p. .... 100 mL

Assim como a pressão osmótica, o abaixamento do ponto de congelamento de uma solução é uma propriedade coligativa. Este último é mais facilmente medido, e por esse motivo, a medida da alteração do ponto de congelamento causada pela presença de soluto representa uma ferramenta útil para a determinação da alteração da pressão osmótica que fármacos causam em soluções e, consequentemente, da sua concentração.

A correlação entre o abaixamento do ponto de congelamento e a concentração de soluto em uma solução é dada pela Equação 6.

$$\Delta T = L_{iso}.c \qquad \textbf{(Equação 6)}$$

Onde:

ΔT = abaixamento do ponto de congelamento (°C);

L_{ISO} = abaixamento do ponto de congelamento, determinado, experimentalmente em soluções isotônicas de vários tipos de fármacos (°C);

c = concentração do soluto ($mol.L^{-1}$).

Tabela 8.3
Valores médios de L_{ISO}.

Tipo de fármaco	L_{ISO}
Não eletrólito (não se dissocia em solução)	1,9
Eletrólito fraco (dissocia-se pouco em solução)	2
Eletrólito bivalente-bivalente (dissocia-se em 2 íons, sendo o ânion polivalente)	2
Eletrólito monovalente-monovalente (dissocia-se em 2 íons, sendo o ânion monovalente)	3,4
Eletrólito monovalente-bivalente (dissocia-se em 3 íons, sendo o ânion univalente)	4,3
Eletrólito bivalente-monovalente (dissocia-se em 3 íons, sendo o ânion polivalente)	4,8
Eletrólito monovalente-trivalente (dissocia-se em 4 íons, sendo o ânion polivalente)	5,2
Eletrólito trivalente-monovalente (dissocia-se em 4 íons, sendo o ânion univalente)	6
Tetraborato	7,6

Fonte: Adaptada de THOMPSON, J.E.; DAVIDOW, L.W. *A prática farmacêutica na manipulação de medicamentos*. Porto Alegre: Artmed, 2016.

Diversos métodos são utilizados para os cálculos de ajuste de tonicidade de soluções de fármacos, os principais são:

Método do abaixamento do ponto de congelamento

Esse método utiliza os valores de ΔT encontrados na Tabela 8.4. ΔT é igual a variação em °C do ponto de congelamento da solução de um fármaco a 1% em relação ao ponto de congelamento do solvente puro. Esses valores foram determinados experimentalmente. NaCl 0,9% é a solução de referência e apresenta ΔT = 0,52 °C, mesmo valor encontrado para os fluidos biológicos, como o sangue e as secreções ocular e nasal.

Assim, para a solução de um fármaco apresentar isotonicidade em relação a esses fluidos, ela deve possuir esse mesmo valor de ΔT (0,52 °C). Soluções isotônicas de diferentes fármacos podem ser preparadas da seguinte forma:

- **Passo 1:** encontrar a concentração (%) prescrita do fármaco.
- **Passo 2:** encontrar, na Tabela 8.4, o valor de ΔT de uma solução desse fármaco na concentração de 1%.
- **Passo 3:** calcular o valor de ΔT de uma solução desse fármaco na concentração (%) prescrita.
- **Passo 4:** subtrair o valor obtido, no "Passo 3", do ΔT desejado (0,52 °C).
- **Passo 5:** encontrar o soluto isotonizante apropriado.
- **Passo 6:** encontrar, na Tabela 8.4, o valor de ΔT de uma solução desse soluto na concentração de 1%.
- **Passo 7:** calcular a concentração (%) necessária desse soluto para alcançar o ΔT desejado (0,52 °C).
- **Passo 8:** calcular a massa (g) necessária desse soluto para alcançar o ΔT desejado (0,52 °C).

Exemplo 3:

Sulfato de morfina 2%
Água purificada q.s.p. .... 100 mL
Solução isotônica com NaCl

Passo 1: concentração (%) prescrita do fármaco.

2%

Passo 2: valor de ΔT de uma solução do fármaco na concentração de 1%.

$$\Delta T = 0{,}078\ °C$$

Passo 3: valor de ΔT de uma solução do fármaco na concentração (%) prescrita.

$$\frac{1\%}{0{,}078\ °C} = \frac{2\%}{x\ °C}$$

$$x = 0{,}156\ °C$$

Passo 4: subtração do ΔT desejado (0,52 °C).

$$0{,}52\ °C - 0{,}156\ °C = 0{,}364\ °C$$

Passo 5: soluto isotonizante apropriado.

NaCl

Passo 6: valor de ΔT de uma solução do soluto isotonizante na concentração de 1%.

$$\Delta T = 0{,}576\ °C$$

Passo 7: concentração (%) necessária do soluto isotonizante para alcançar o ΔT desejado (0,52 °C).

$$\frac{1\%}{0{,}576\ °C} = \frac{x\ \%}{0{,}364\ °C}$$

$$x = 0{,}632\ °C$$

Passo 8: massa (g) necessária do soluto isotonizante para alcançar o ΔT desejado (0,52 °C).

0,632 g de NaCl

Se houver vários fármacos na formulação, somam-se as contribuições de todos eles, no "Passo 3", e prossegue-se o cálculo da mesma maneira.

O soluto isotonizante apropriado deve ser uma substância que não apresente ação farmacológica, nem incompatibilidade com os constituintes da fórmula. Os mais utilizados são cloreto de sódio e glicose.

Uma solução isotônica de qualquer soluto pode ser preparada seguindo esses passos:

- **Passo 1:** encontrar, na Tabela 8.4, o valor de ΔT de uma solução desse fármaco na concentração de 1%.
- **Passo 2:** calcular a concentração (%) necessária desse fármaco para alcançar o ΔT desejado (0,52 °C).
- **Passo 3:** calcular a massa (g) necessária desse fármaco para alcançar o ΔT desejado (0,52 °C).

Exemplo 4:

Solução isotônica de glicose .... 100 mL

Passo 1: valor de ΔT de uma solução do fármaco na concentração de 1%.

$$\Delta T = 0{,}100\ °C$$

Passo 2: concentração (%) necessária do fármaco para alcançar o ΔT desejado (0,52 °C).

$$\frac{1\%}{0{,}100\ °C} = \frac{x\ \%}{0{,}52\ °C}$$

$$x = 5{,}2\ °C$$

Passo 3: massa (g) necessária do fármaco para alcançar o ΔT desejado (0,52 °C).

5,2 g de glicose

Método do equivalente em NaCl

Utiliza os valores de E (equivalente em cloreto de sódio) encontrados na Tabela 8.4, e é igual à massa de NaCl que produz o mesmo efeito na pressão osmótica que 1 g de um determinado fármaco. Idealmente, o valor de E deveria ser igual para qualquer concentração de soluto, mas é possível observar na literatura que E diminui com o aumento da concentração, o que pode ser explicado pelas alterações nas propriedades coligativas que as diferentes concentrações de soluto provocam. NaCl 0,9% é a solução de referência.

Soluções isotônicas de diferentes fármacos podem ser preparadas da seguinte forma:

- **Passo 1:** calcular a massa (g) do fármaco prescrito.
- **Passo 2:** encontrar, na Tabela 8.4, o valor de E para o fármaco prescrito.
- **Passo 3:** calcular a massa (g) de NaCl equivalente ao fármaco prescrito.
- **Passo 4:** calcular a massa (g) de NaCl necessária para preparar uma solução isotônica, no volume prescrito.
- **Passo 5:** subtrair a massa (g) de NaCl equivalente ao fármaco prescrito da massa (g) de NaCl necessária para preparar uma solução isotônica, no volume prescrito, e adicione essa massa (g) de NaCl à solução.

Exemplo 5:

Cloridrato de nafazolina 0,5%
Água purificada q.s.p. .... 30 mL
Solução isotônica com NaCl

Passo 1: massa (g) do fármaco.

$$\frac{0{,}5\ g}{100\ mL} = \frac{x\ g}{30\ mL}$$

x = 0,15 g cloridrato de nafazolina

Passo 2: valor de E para o fármaco.

E = 0,27 g NaCl

Passo 3: massa (g) de NaCl equivalente ao fármaco.

$$\frac{0{,}27\ g\ NaCl}{1\ g\ cloridrato\ de\ nafazolina} = \frac{x\ g\ NaCl}{0{,}15\ g\ cloridrato\ de\ nafazolina}$$

x = 0,04 g NaCl

Passo 4: massa (g) de NaCl necessária para preparar uma solução isotônica, no volume prescrito.

$$\frac{0{,}9\ g}{100\ mL} = \frac{x\ g}{30\ mL}$$

x = 0,27 g NaCl

Passo 5: subtração da massa (g) de NaCl equivalente ao fármaco da massa (g) de NaCl necessária para preparar uma solução isotônica, no volume prescrito.

0,27 g – 0,04 g = 0,23 g NaCl

NOTA: se o NaCl estiver em solução 0,9%, o seguinte cálculo pode ser feito:

$$\frac{0{,}9\ \text{g}}{100\ \text{mL}} = \frac{0{,}23\ \text{g}}{x\ \text{mL}}$$

$$x = 25{,}5\ \text{mL}$$

Então, para o preparo dessa formulação, basta adicionar 0,15 g de cloridrato de nafazolina em 25,5 mL de solução de NaCl 0,9% e completar o volume com água destilada.

Uma solução isotônica de qualquer soluto pode ser preparada seguindo esses passos:

- **Passo 1:** encontrar, na Tabela 8.1, o valor de E para o fármaco prescrito.
- **Passo 2:** calcular a concentração (%) necessária do fármaco para preparar uma solução isotônica.
- **Passo 3:** calcular a massa (g) necessária do fármaco para preparar uma solução isotônica, no volume prescrito.

Exemplo 6:

Solução isotônica de ácido bórico........................200 mL

Passo 1: valor de E para o fármaco prescrito.

$$E = 0{,}50\ \text{g NaCl}$$

Passo 2: concentração (%) necessária do fármaco para preparar uma solução isotônica.

$$\frac{0{,}5\ \text{g NaCl}}{1\ \text{g ácido bórico}} = \frac{0{,}9\%}{x\ \%}$$

$$x = 1{,}8\%\ \text{ácido bórico}$$

Passo 3: massa (g) necessária do fármaco para preparar uma solução isotônica, no volume prescrito.

3,6 g ácido bórico

Método da Farmacopeia Americana (USP)

Este método parte do princípio de que a isotonicidade é mantida quando duas soluções isotônicas são misturadas. Então, ele calcula a quantidade necessária de água a ser adicionada sobre a quantidade prescrita de fármaco para se preparar uma solução isotônica, e o volume final prescrito é completado com uma outra solução isotônica, como NaCl 0,9%.

Para esse cálculo, utiliza-se a equação de White-Vincent (Equação 7):

$$V = m \cdot E \cdot 111{,}1 \qquad \textbf{(Equação 7)}$$

Onde:

V = volume (mL) da solução isotônica que será obtida pela dissolução do fármaco em água;

m = massa (g) do fármaco;

E = equivalente em NaCl do fármaco;

111,1 = volume (mL) da solução isotônica obtida pela dissolução de 1 g de NaCl em água.

Soluções isotônicas de diferentes fármacos podem ser preparadas da seguinte forma:

- **Passo 1:** calcular a massa (g) prescrita do fármaco.
- **Passo 2:** calcular o volume de água (mL) necessário para preparar uma solução isotônica desse fármaco, utilizando a equação de White-Vincent e preparar essa solução.
- **Passo 3:** completar para o volume final prescrito com a solução isotônica desejada.

Exemplo 7:

Cloridrato de pilocarpina... 1%
Água purificada q.s.p.. 30 mL
Solução isotônica

Passo 1: massa (g) do fármaco.

$$\frac{1\ \text{g}}{100\ \text{mL}} = \frac{x\ \text{g}}{30\ \text{mL}}$$

$$x = 0{,}3\ \text{g cloridrato de pilocarpina}$$

Passo 2: volume de água (mL) necessário para preparar uma solução isotônica do fármaco.

$$V = 0{,}3 \cdot 0{,}24 \cdot 111{,}1$$
$$V = 8\ \text{mL água}$$

Passo 3: volume de NaCl 0,9% (mL) necessário para completar o volume final prescrito.

$$V = 22\ \text{mL NaCl}\ 0{,}9\%$$

Outra maneira de aplicar esse método utiliza os valores de V, encontrados na Tabela 8.4. V é o volume (mL) necessário de água a ser adicionado em 1 g do fármaco para preparar sua solução isotônica. Esses valores são calculados com base nos valores de E.

Soluções isotônicas de diferentes fármacos podem ser preparadas da seguinte forma:

- **Passo 1:** calcular a massa (g) prescrita do fármaco.
- **Passo 2:** encontrar, na Tabela 8.4, o valor de V para esse fármaco.
- **Passo 3:** calcular o volume de água (mL) necessário para preparar uma solução isotônica

desse fármaco, na quantidade prescrita, e, preparar essa solução.

- **Passo 4:** completar para o volume final prescrito com a solução isotônica desejada.

Exemplo 8:

Cloridrato de pilocarpina... 1%
Água purificada q.s.p.. 30 mL
Solução isotônica

Passo 1: massa (g) do fármaco.

$$\frac{1\ g}{100\ mL} = \frac{x\ g}{30\ mL}$$

x = 0,3 g cloridrato de pilocarpina

Passo 2: valor de V do fármaco.

V = 26,7 mL

Passo 3: volume de água (mL) necessário para preparar uma solução isotônica do fármaco, na quantidade prescrita.

$$\frac{1\ g}{26{,}7\ mL} = \frac{0{,}3\ g}{x\ mL}$$

x = 8,01 mL

Passo 4: volume de NaCl 0,9% (mL) necessário para completar o volume final prescrito.

V = 21,99 mL NaCl 0,9%

Método L_{ISO}

A equação $\Delta T = L_{ISO}c$ pode ser utilizada para a determinação do abaixamento do ponto de congelamento, mas por meio dela também é possível preparar soluções isotônicas de diferentes fármacos da seguinte forma:

- **Passo 1:** calcular a concentração ($mol.L^{-1}$) prescrita do fármaco.
- **Passo 2:** determinar o tipo iônico desse fármaco e encontrar o respectivo L_{ISO} na Tabela 8.3.
- **Passo 3:** calcular o ΔT desse fármaco.
- **Passo 4:** subtrair o valor obtido, no "Passo 3", do ΔT desejado (0,52 °C).
- **Passo 5:** encontrar o soluto isotonizante apropriado.
- **Passo 6:** encontrar, na Tabela 8.4, o valor de ΔT de uma solução desse soluto na concentração de 1%.
- **Passo 7:** calcular a concentração (%) necessária desse soluto para alcançar o ΔT desejado (0,52 °C).
- **Passo 8:** calcular a massa (g) necessária desse soluto para preparar uma solução isotônica, no volume prescrito.

Exemplo 9:

Tobramicina... 3%
Água purificada q.s.p... 100 mL
Solução isotônica com NaCl

Passo 1: concentração ($mol.L^{-1}$) do fármaco.

1 mol de tobramicina = 467,52 g

$$\frac{1\ mol.L^{-1}}{467{,}52\ g.L^{-1}} = \frac{x\ mol.L^{-1}}{20\ g.L^{-1}}$$

$x = 0{,}043\ mol.L^{-1}$

Passo 2: tipo iônico e L_{ISO} do fármaco.

Não eletrólito

$L_{ISO} = 1{,}9$

Passo 3: ΔT do fármaco.

$\Delta T = 1{,}9 \cdot 0{,}043$

$\Delta T = 0{,}082\ °C$

Passo 4: subtração do ΔT desejado (0,52 °C).

0,52 °C – 0,082 °C = 0,438 °C

Passo 5: soluto isotonizante apropriado.

NaCl

Passo 6: valor de ΔT de uma solução do soluto isotonizante na concentração de 1%.

$\Delta T = 0{,}576\ °C$

Passo 7: concentração (%) necessária do soluto isotonizante para alcançar o ΔT desejado (0,52 °C).

$$\frac{1\ \%}{0{,}576\ °C} = \frac{x\ \%}{0{,}438\ °C}$$

x = 0,760%

Passo 8: massa (g) necessária do soluto isotonizante para alcançar o ΔT desejado (0,52 °C).

0,760 g NaCl

Tabela 8.4
Valores de ΔT 1% (°C), E (g), V(mL) e concentração isosmótica (%).

Soluto	*ΔT 1% (°C)*	*E (g)*	*V (mL)*	*Concentração isosmótica (%)*
Acetato de potássio	0,342	0,59	65,5	1,53
Acetato de sódio anidro	0,440	0,77	85,5	1,18
Acetato de sódio	0,267	0,46	51,1	2,00
Acetazolamida sódica	0,135	0,23	–	3,85
Acetilcisteína	0,113	0,20	22,2	4,58
Acetrizoato de metilglucamina	–	0,08	–	0,07
Acetrizoato de sódio	0,055	0,10	–	9,64
Ácido aminoacético	0,235	0,41	45,6	2,20
Ácido aminocaproico	0,148	0,26	28,9	3,52
Ácido p-amino-hipúrico	0,075	0,13	14,4	–
Ácido ascórbico	0,105	0,18	20,0	5,05
Ácido bórico	0,290	0,50	55,7	1,90
Ácido cítrico	0,100	0,18	20,0	5,52
Ácido D-glicurônico	–	–	–	5,02
Ácido L-glutâmico	0,144	0,25	27,8	–
Ácido lático	0,239	0,41	46,5	2,30
Ácido nicotínico	0,144	0,25	27,8	–
Ácido tânico	0,017	0,03	3,3	–
Ácido tartárico	0,143	0,25	27,8	3,90
Acriflavina	0,050	0,10	–	–
Álcool benzílico	0,095	0,17	18,9	–
Álcool etílico anidro	0,406	0,70	77,8	1,28
Álcool etílico USP (95%)	0,375	0,65	72,2	1,39
Álcool feniletílico	0,140	0,25	27,8	–
Álcool isopropílico	0,300	0,53	58,9	1,71
Álcool D-pantotenílico	0,100	0,18	20,0	5,60
Alúmen de potássio	0,100	0,18	20,0	6,35
Aminofilina	0,098	0,17	19,0	–
Aminossalicilato de cálcio	–	–	–	4,80
Aminossalicilato de sódio	0,170	–	–	3,27
Amobarbital sódico	0,143	0,25	27,8	3,60
Ampicilina sódica	0,090	0,16	17,8	5,78
Antipirina	0,100	0,17	19,0	6,81
Ascorbato de sódio	0,186	0,32	35,6	3,00
Azul de Tripan	0,150	0,26	–	–
Bacitracina	0,028	0,05	5,6	–

Continua

Continuação

Tabela 8.4 Valores de ΔT 1% (°C), E (g), V(mL) e concentração isosmótica (%).				
Soluto	*ΔT 1% (°C)*	*E (g)*	*V (mL)*	*Concentração isosmótica (%)*
Barbital sódico	0,171	0,30	33,3	3,12
Benzoato de cafeína sódica	0,146	0,26	–	3,92
Benzoato de sódio	0,230	0,40	44,3	2,25
Besilato de mesoridazina	0,040	0,07	7,8	–
Bicarbonato de sódio	0,375	0,65	72,3	1,39
Bicloreto de mercúrio	0,070	0,13	14,3	–
Bifosfato de sódio.H_2O	0,230	0,40	–	2,45
Bifosfato de sódio.$2H_2O$	–	0,36	–	2,77
Bissulfato de quinina	0,056	0,09	10,0	–
Bissulfito de sódio	0,350	0,61	67,7	1,50
Bissulfito sódico de menadiona	–	–	–	5,07
Bitartarato de epinefrina	0,104	0,18	20,0	5,70
Bitartarato de metaraminol	0,112	0,20	22,2	5,17
Borato de sódio	0,241	0,42	46,7	2,60
Brometo de demecário	0,069	0,12	13,3	–
Brometo de hexafluorênio	0,065	0,11	–	–
Brometo de neostigmina	0,127	0,22	20,0	4,98
Brometo de piridostigmina	0,125	0,22	24,4	4,13
Brometo de propantelina	0,060	0,11	12,2	–
Brometo de sódio	–	–	–	1,60
Brometo de valetamato	0,085	0,15	–	–
Bromidrato de escopolamina	0,068	0,12	13,3	7,85
Bromidrato de hidroxianfetamina	0,156	0,26	28,9	3,71
Bromidrato de hiosciamina	0,106	0,19	21,1	6,53
Bromidrato de homatropina	0,097	0,17	19,0	5,67
Butabarbital sódico	0,155	0,27	30,0	3,33
Cafeína	0,048	0,08	9,0	–
Cânfora	–	0,12	–	–
Carbacol	0,205	0,36	40,0	2,82
Carbenicilina sódica	0,118	0,20	22,2	4,40
Carbonato de amônio	0,405	0,70	–	1,29
Carbonato de lítio	0,600	1,06	117,8	0,92
Carbonato de sódio anidro	0,404	0,70	77,8	1,32
Carbonato de sódio.H_2O	0,346	0,60	66,7	1,56
Carboximetilcelulose sódica	0,017	0,03	3,3	–
Cefaloridina	0,041	0,07	–	–
Cefalotina sódica	0,095	0,17	18,9	6,80
Cefapirina sódica	0,070	0,13	14,4	7,80

Continua

Continuação

Tabela 8.4
Valores de ΔT 1% (°C), E (g), V(mL) e concentração isosmótica (%).

Soluto	*ΔT 1% (°C)*	*E (g)*	*V (mL)*	*Concentração isosmótica (%)*
Cefazolina sódica	0,070	0,13	14,4	–
Ceforanida	0,060	0,12	13,3	–
Cefotaxima sódica	0,080	0,15	16,7	–
Cefoxitina sódica	0,090	0,16	17,8	–
Ceftazidima.$5H_2O$	0,040	0,09	10,0	–
Ceftizoxima sódica	0,080	0,15	16,7	–
Ceftriaxona sódica	0,070	0,13	14,4	–
Cefuroxima sódica	0,070	0,13	14,4	–
Ciclofosfamida	0,061	0,10	11,1	–
Citarabina	0,066	0,11	12,2	8,92
Citrato de dietilcarbamazina	0,083	0,14	15,6	6,29
Citrato de orfenadrina	0,074	0,13	14,4	–
Citrato de sódio	0,178	0,31	34,3	3,02
Citrato férrico amoniacal	–	–	–	6,83
Cloramina-T	–	–	–	4,10
Cloranfenicol	0,060	0,10	11,0	–
Clorato de potássio	–	–	–	1,88
Cloreto de amônio	0,640	1,12	120,0	0,80
Cloreto de benzalcônio	0,091	0,16	17,8	–
Cloreto de benzetônio	0,028	0,05	5,6	–
Cloreto de betanecol	0,225	0,39	43,3	3,05
Cloreto de cálcio anidro	0,395	0,68	77,8	1,30
Cloreto de cálcio.$2H_2O$	0,298	0,51	56,7	1,70
Cloreto de cálcio.$6H_2O$	0,200	0,35	–	2,50
Cloreto de edrofônio	0,175	0,31	34,4	–
Cloreto de magnésio	0,260	0,45	50,0	2,02
Cloreto de metacolina	0,184	0,32	35,7	3,21
Cloreto de potássio	0,439	0,76	84,3	1,19
Cloreto de pralidoxima	0,183	0,32	35,6	2,87
Cloreto de sódio	0,576	1,00	111,0	0,9
Cloreto de succinilcolina	0,117	0,20	22,2	4,48
Cloreto de tridiexetila	0,096	0,16	–	5,62
Cloreto de tubocurarina	0,076	0,13	14,4	–
Cloreto de zinco	0,354	0,61	67,8	–
Cloridrato de alfaprodina	0,105	0,19	–	4,98
Cloridrato de amantadina	0,180	0,31	34,4	2,95
Cloridrato de amilocaína	–	0,22	–	4,98
Cloridrato de amitriptilina	0,100	0,18	20,0	–

Continua

Continuação

Tabela 8.4 Valores de ΔT 1% (°C), E (g), V(mL) e concentração isosmótica (%).				
Soluto	*ΔT 1% (°C)*	*E (g)*	*V (mL)*	*Concentração isosmótica (%)*
Cloridrato de d-anfetamina	–	–	–	2,64
Cloridrato de anileridina	0,104	0,19	21,1	5,13
Cloridrato de antazolina	–	–	–	6,05
Cloridrato de antistina	0,110	0,18	20,0	–
Cloridrato de apomorfina	0,080	0,14	15,7	–
Cloridrato de benoxinato	0,100	0,18	20,0	–
Cloridrato de betazol	0,294	0,51	56,7	–
Cloridrato de bromodifenidramina	0,106	0,17	18,9	–
Cloridrato de bupivacaína	0,096	0,17	18,9	5,38
Cloridrato de cetamina	0,120	0,21	23,3	4,29
Cloridrato de ciclizina	0,120	0,20	22,2	–
Cloridrato de ciclopentolato	0,117	0,20	22,2	5,30
Cloridrato de clordiazepóxido	0,125	0,22	24,4	5,50
Cloridrato de cloroprocaína	0,108	0,20	22,2	–
Cloridrato de clorpromazina	0,058	0,10	11,1	–
Cloridrato de clortetraciclina	0,061	0,10	11,1	–
Cloridrato de cocaína	0,090	0,16	17,7	6,33
Cloridrato de dextroanfetamina	0,196	0,34	–	2,64
Cloridrato de dibucaína	0,074	0,13	14,3	–
Cloridrato de diciclomina	0,102	0,18	20,0	–
Cloridrato de diclonina	0,135	0,24	26,7	–
Cloridrato de difenidol	0,090	0,16	–	–
Cloridrato de difenidramina	0,161	0,27	22,0	5,70
Cloridrato de diperodon	0,079	0,14	–	–
Cloridrato de dipivefrina	0,090	0,17	18,9	–
Cloridrato de dobutamina	0,100	0,18	20,0	–
Cloridrato de dopamina	0,170	0,30	33,3	3,11
Cloridrato de doxapram	0,070	0,12	13,3	–
Cloridrato de efedrina	0,165	0,30	33,3	3,2
Cloridrato de emetina	0,058	0,10	11,0	–
Cloridrato de espectinomicina	0,092	0,16	17,8	5,66
Cloridrato de epinefrina	0,165	0,29	32,3	4,24
Cloridrato de estreptomicina	0,100	0,17	–	–
Cloridrato de etil éster de metildopa	0,120	0,21	23,3	4,28
Cloridrato de etilidrocupreína	0,098	0,17	19,0	–
Cloridrato de etilmorfina	0,088	0,16	17,7	6,18
Cloridrato de eucatropina	0,110	0,18	20,0	–
Cloridrato de fenacaína	0,090	0,20	17,7	–

Continua

Continuação

Tabela 8.4
Valores de ΔT 1% (°C), E (g), V(mL) e concentração isosmótica (%).

Soluto	*ΔT 1% (°C)*	*E (g)*	*V (mL)*	*Concentração isosmótica (%)*
Cloridrato de fenilefrina	0,184	0,32	32,3	3,0
Cloridrato de fenilpropanolamina	0,219	0,38	–	2,6
Cloridrato de hidralazina	0,213	0,37	41,1	–
Cloridrato de hexilcaína	–	–	–	4,30
Cloridrato de hidromorfona	0,124	0,22	24,4	6,39
Cloridrato de hidroxizina	0,138	0,25	27,8	6,32
Cloridrato de histidina	–	–	–	3,45
Cloridrato de holocaína	0,120	0,20	–	–
Cloridrato de 4-homossulfanilamida	–	–	–	3,69
Cloridrato de imipramina	0,110	0,20	22,2	–
Cloridrato de isoetarina	0,130	0,23	25,6	4,27
Cloridrato de L-arginina	0,170	0,30	33,3	3,43
Cloridrato de labetalol	0,100	0,19	21,1	–
Cloridrato de levobunolol	0,070	0,12	13,3	–
Cloridrato de lidocaína	0,125	0,22	24,4	4,42
Cloridrato de lincomicina	0,090	0,16	–	6,60
Cloridrato de lobelina	0,091	–	–	–
Cloridrato de mafenida	0,270	0,07	30,0	3,55
Cloridrato de meperidina	0,124	0,22	24,3	4,80
Cloridrato de mepivacaína	0,116	0,21	23,3	4,60
Cloridrato de metadona	0,101	0,18	20,0	8,59
Cloridrato de metanfetamina	0,213	0,37	41,0	2,75
Cloridrato de metdilazina	0,056	0,10	–	–
Cloridrato de meticaína	0,120	0,20	22,3	
Cloridrato de metildopato	0,122	0,21	–	4,28
Cloridrato de metilfenidato	0,127	0,22	24,4	4,07
Cloridrato de metoclopramida	0,080	0,15	16,7	–
Cloridrato de metotrimeprazina	0,060	0,10	11,1	–
Cloridrato de metoxifenamina	0,150	0,26	–	3,47
Cloridrato de minociclina	0,058	0,10	11,1	–
Cloridrato de morfina	0,086	0,15	16,7	–
Cloridrato de nafazolina	0,140	0,27	25,7	3,99
Cloridrato de nalorfina	0,121	0,21	–	6,36
Cloridrato de naloxona	0,083	0,14	15,6	8,07
Cloridrato de oxicodona	0,080	0,14	15,6	7,40
Cloridrato de oximetazolina	0,124	0,22	24,4	4,92
Cloridrato de oximorfona	0,080	0,16	17,8	–
Cloridrato de oxitetraciclina	0,081	0,14	15,6	–

Continua

Continuação

Tabela 8.4 **Valores de ΔT 1% (°C), E (g), V(mL) e concentração isosmótica (%).**				
Soluto	*ΔT 1% (°C)*	*E (g)*	*V (mL)*	*Concentração isosmótica (%)*
Cloridrato de oxofenarsina	–	–	–	0,67
Cloridrato de papaverina	0,061	0,10	11,1	–
Cloridrato de pargilina	0,165	0,29	–	3,18
Cloridrato de pilocarpina	0,138	0,24	26,7	4,08
Cloridrato de piperocaína	0,120	0,21	23,3	5,22
Cloridrato de piratiazina	0,095	0,17	–	–
Cloridrato de piridoxina	0,208	0,36	40,0	3,05
Cloridrato de pramoxina	0,104	0,18	20,0	–
Cloridrato de prilocaína	0,125	0,22	24,4	4,18
Cloridrato de procaína	0,122	0,21	23,3	5,05
Cloridrato de procainamida	0,128	0,22	24,4	–
Cloridrato de promazina	0,077	0,13	14,4	–
Cloridrato de prometazina	0,112	0,18	20,0	–
Cloridrato de proparacaína	0,086	0,15	16,7	7,46
Cloridrato de propiomazina	0,084	0,15	–	–
Cloridrato de propoxicaína	0,112	0,19	21,1	6,40
Cloridrato de propranolol	0,120	0,20	22,2	–
Cloridrato de quinina	0,077	0,14	15,7	–
Cloridrato de quinina e ureia	0,135	0,23	–	4,50
Cloridrato de ranitidina	0,100	0,18	20,0	–
Cloridrato de ritodrina	0,110	0,20	22,2	–
Cloridrato de tetracaína	0,109	0,18	20,0	–
Cloridrato de tetraciclina	0,081	0,14	15,7	–
Cloridrato de tetrahidrozolina	0,162	0,28	31,1	4,10
Cloridrato de tiamina	0,139	0,25	27,8	4,24
Cloridrato de tioridazina	0,025	0,05	5,6	–
Cloridrato de tolazolina	0,194	0,34	37,8	3,05
Cloridrato de triflupromazina	0,051	0,09	10,0	–
Cloridrato de trimetobenzamida	0,062	0,10	11,1	–
Cloridrato de tripelenamina	0,173	0,30	24,3	5,50
Cloridrato de vancomicina	0,028	0,05	5,6	–
Cloridrato de verapamil	0,070	0,13	14,4	–
Cloridrato de xilometazolina	0,121	0,21	23,3	4,68
Clorobutanol.H_2O	0,142	0,24	26,4	–
Colistimetato de sódio	0,087	0,15	16,7	6,85
Cromolina sódica	0,080	0,14	15,6	–
Dexpantenol	0,100	0,18	20,0	5,60
Dextrose anidra	0,101	0,18	20,0	5,05

Continua

Continuação

Soluto	ΔT 1% (°C)	E (g)	V (mL)	Concentração isosmótica (%)
Dextrose.H_2O	0,091	0,16	17,7	5,51
Diatrizoato sódico	0,049	0,09	10,0	10,55
Dicloridrato de flufenazina	0,082	0,14	15,6	–
Dicloridrato de histamina	0,233	0,40	–	2,24
Dicloridrato de quinina	0,130	0,23	–	5,07
Dicloridrato de tiopropazato	0,090	0,16	–	–
Dicloridrato de trifluoperazina	0,100	0,18	20,0	–
Dicloxacilina sódica.H_2O	0,061	0,10	11,1	–
Dietanolamina	0,177	0,31	34,4	2,90
Difilina	0,050	0,10	11,1	–
Difosfato sódico de menadiol	0,140	0,25	27,8	4,36
Dimetilsulfóxido	0,245	0,42	46,7	2,16
Dissulfonato sódico de indigotina	0,172	0,30	–	–
Edetato dissódico	0,132	0,23	25,6	4,44
Edetato dissódico de cálcio	0,120	0,21	23,3	4,50
Edetato trissódico.H_2O	0,158	0,29	–	3,31
Edisilato de proclorperazina	0,033	0,06	6,7	–
Etilenodiamina	0,253	0,44	48,9	2,08
Fenilbutazona sódica	0,104	0,18	–	5,34
Fenobarbital sódico	0,135	0,24	26,7	3,95
Fenol	0,199	0,35	39,0	2,80
Fenossulfonato de zinco	0,110	0,18	20,0	5,40
Floxuridina	0,076	0,13	–	8,47
Fluoresceína sódica	0,181	0,31	34,3	3,34
Fluoruracila	0,070	0,13	14,4	–
Fosfato de amônio dibásico	0,315	0,55	61,1	1,76
Fosfato de amprotropina	–	–	–	5,90
Fosfato de anfetamina	0,200	0,34	–	3,47
Fosfato de antazolina	0,112	0,20	22,2	6,05
Fosfato de clindamicina	0,046	0,08	8,9	10,73
Fosfato de cloroquina	0,082	0,14	15,6	7,15
Fosfato de codeína	0,080	0,14	15,6	7,29
Fosfato de dexametasona sódica	0,095	0,17	–	6,75
Fosfato de dextroanfetamina	0,144	0,25	–	3,62
Fosfato de histamina	0,149	0,25	27,8	4,10
Fosfato de oleandromicina	0,038	0,08	–	10,82
Fosfato de potássio dibásico anidro	0,265	0,46	51,1	2,11
Fosfato de potássio monobásico	0,250	0,44	48,9	2,18

Tabela 8.4 – Valores de ΔT 1% (°C), E (g), V(mL) e concentração isosmótica (%).

Continua

Continuação

Tabela 8.4 Valores de ΔT 1% (°C), E (g), V(mL) e concentração isosmótica (%).				
Soluto	*ΔT 1% (°C)*	*E (g)*	*V (mL)*	*Concentração isosmótica (%)*
Fosfato de riboflavina	0,040	0,08	8,9	–
Fosfato de sódio dibásico anidro	0,306	0,53	59,0	1,75
Fosfato de sódio dibásico.2H_2O	0,244	0,42	46,7	2,23
Fosfato de sódio dibásico.7H_2O	0,168	0,29	32,3	3,33
Fosfato de sódio dibásico.12H_2O	0,126	0,22	24,3	4,45
Fosfato de sódio monobásico anidro	0,263	0,46	51,1	2,10
Fosfato de sódio monobásico.H_2O	0,240	0,43	44,3	2,21
Fosfato de sódio monobásico.2H_2O	0,202	0,36	40,0	2,77
D-Frutose	0,100	0,18	20,0	5,05
Galactose	–	–	–	4,92
Glicerina	0,203	0,35	37,7	2,60
Glicinato sódico de teofilina	0,180	0,31	34,4	2,94
Gliconato de cálcio	0,091	0,16	17,7	–
Gliconato de quinidina	0,069	0,12	13,3	–
Gliconato ferroso	0,080	0,15	16,7	–
Glicopirrolato	0,084	0,15	16,7	7,22
Gutamato de arginina	0,097	0,17	–	5,37
Heparina sódica	0,042	0,07	7,8	12,2
Hetaciclina potássica	0,095	0,17	–	5,50
Hexobarbital sódico	0,150	–	–	–
Hialuronidase	0,007	0,01	–	–
Hiclato de doxicilina	0,072	0,12	13,3	–
Hipofosfito de sódio	–	–	–	1,60
Indigotindissulfonato sódico	0,172	0,30	33,3	–
Iodeto de ecotiopato	0,090	0,16	17,8	–
Iodeto de furtretônio	0,133	0,24	–	4,44
Iodeto de potássio	0,196	0,34	37,7	2,59
Iodeto de sódio	0,222	0,39	43,3	2,37
Iodoftaleína sódica	0,070	–	–	9,58
Iodohipurato de sódio	–	–	–	5,92
Iopamidol	0,010	0,03	3,3	–
Isotionato de hidroxiestilbamidina	0,090	0,16	–	–
Isoniazida	0,144	0,25	27,8	4,35
Lactato de amônio	0,185	0,33		2,76
Lactato de cálcio	0,135	0,23	25,7	4,5
Lactato de pentazocina	0,085	0,15	16,7	–
Lactato de sódio	0,315	0,55	61,1	1,72
Lactobionato de cálcio	0,043	0,08	–	–

Continua

Continuação

Tabela 8.4
Valores de ΔT 1% (°C), E (g), V(mL) e concentração isosmótica (%).

Soluto	*ΔT 1% (°C)*	*E (g)*	*V (mL)*	*Concentração isosmótica (%)*
Lactobionato de eritromicina	0,040	0,07	7,8	–
Lactose	0,040	0,07	7,7	9,75
Lauril sulfato de sódio	0,046	0,08	8,9	–
Levulinato de cálcio	0,160	0,27	–	3,58
Liapolato sódico	0,051	0,09	–	9,96
Maleato de bronfeniramina	0,050	0,09	10,0	–
Maleato de clorfeniramina	0,085	0,15	18,9	–
Maleato de dexclorfeniramina	0,085	0,15	16,7	–
Maleato de dimetilpirindeno	0,070	0,12	–	–
Maleato de ergonovina	0,089	0,16	17,8	–
Maleato de feniramina	0,095	–	17,8	–
Maleato de metilergovina	0,056	0,10	11,1	–
Maleato de pirilamina	0,106	0,18	20,0	–
Maleato de tietilperazina	0,050	0,09	10,0	–
Maleato de timolol	0,070	0,13	14,4	–
Manitol	0,098	0,17	18,9	–
N-Metilglucamina	0,111	0,20	–	5,02
Mentol	0,120	0,20	22,3	–
Merbromina	0,081	–	–	–
Mercaptomerina sódica	–	–	–	5,30
Mersalil	0,063	–	–	–
Mesilato de benzatropina	0,115	0,21	23,3	–
Mesilato de deferoxamina	0,047	0,09	10,0	–
Mesilato de fentolamina	0,096	0,17	18,9	8,23
Metabissulfito de sódio	0,386	0,67	74,4	1,38
Metanossulfonato de quinacrina	0,064	–	–	–
Metenamina	0,120	0,23	25,6	3,68
Meticilina sódica	0,099	0,18	20,0	6,00
Metilbrometo de atropina	–	0,14	–	7,03
Metilbrometo de homatropina	0,110	0,19	21,1	–
Metilnitrato de atropina	–	–	–	6,52
Metilssulfato de neostigmina	0,115	0,20	22,2	5,22
Metionina	0,160	0,28	31,1	–
Metitural sódico	0,142	0,25	–	3,85
Metocarbamol	0,060	0,10	11,1	–
Mezlocilina sódica	0,060	0,11	12,2	–
Monoetanolamina	0,306	0,53	58,9	1,70
Mucato de isometepteno	0,095	0,18	20,0	4,95

Continua

Continuação

Tabela 8.4
Valores de ΔT 1% (°C), E (g), V(mL) e concentração isosmótica (%).

Soluto	*ΔT 1% (°C)*	*E (g)*	*V (mL)*	*Concentração isosmótica (%)*
Nafcilina sódica	0,078	0,14	15,6	–
Naftato de cefamandol	0,070	0,14	15,6	–
Neoarsfenamina	–	–	–	2,32
Nicotinamida	0,148	0,26	29,0	4,49
Niquetamida	0,100	–	–	5,94
Nitrato de amônia	0,400	0,69	–	1,30
Nitrato de pilocarpina	0,132	0,23	25,7	4,84
Nitrato de potássio	0,324	0,56	–	1,62
Nitrato de prata	0,190	0,33	36,7	2,74
Nitrato de sódio	0,395	0,68	75,7	1,36
Nitrito de sódio	0,480	0,84	93,3	1,08
Novobiocina sódica	0,057	0,10	8,9	–
Oxacilina sódica	0,095	0,17	18,9	6,64
Pantotenato de cálcio	0,105	0,19	21,1	5,50
Paraldeído	0,142	0,25	27,8	3,65
Penicilina-G potássica	0,102	0,18	20,0	5,48
Penicilina-G procaína	0,060	0,10	11,0	–
Penicilina-G sódica	0,100	0,18	20,0	5,90
Pentobarbital sódico	0,145	0,25	27,8	4,07
Permanganato de potássio	0,224	0,39	43,3	–
Piperacilina sódica	0,060	0,11	12,2	–
Poli (álcool vinílico) (99% hidrolisado)	0,008	0,02	–	–
Polietilenoglicol 300	0,069	0,12	13,3	6,73
Polietilenoglicol 400	0,047	0,08	8,9	8,50
Polietilenoglicol 1.500	0,036	0,06	6,7	10,0
Polietilenoglicol 1.540	0,012	0,02	2,2	–
Polietilenoglicol 4.000	0,008	0,02	2,2	–
Polissorbato 80	0,010	0,02	2,2	–
Polivinilpirrolidona	0,006	0,01	1,11	–
Propilenoglicol	0,250	0,43	47,8	2,00
Propionato de sódio	0,353	0,61	67,7	1,47
Resorcinol	0,161	0,28	31,1	3,30
Sacarose	0,047	0,08	9,0	9,25
Salicilato de fisostigmina	0,090	0,16	17,7	–
Salicilato de sódio	0,210	0,36	40,0	2,53
Salicilato de cafeína sódica	0,120	0,12	–	5,77
Secobarbital sódico	0,140	0,24	26,7	3,90
Sorbato de potássio	0,230	0,41	45,6	2,23

Continua

Continuação

Tabela 8.4 Valores de ΔT 1% (°C), E (g), V(mL) e concentração isosmótica (%).				
Soluto	*ΔT 1% (°C)*	*E (g)*	*V (mL)*	*Concentração isosmótica (%)*
Sorbitol.½ H_2O	–	–	–	5,48
Succinato de sódio	0,184	0,32	35,6	2,90
Succinato sódico de cloranfenicol	0,078	0,14	15,6	6,83
Succinato sódico de metilprednisolona	0,051	0,09	10,0	–
Sulbactam sódico	0,140	0,24	26,7	3,75
Sulfacetamida sódica	0,132	0,23	25,7	3,85
Sulfadiazina sódica	0,140	0,24	26,7	4,24
Sulfamerazina sódica	0,130	0,23	25,7	4,53
Sulfametazina sódica	0,120	0,21	23,3	–
Sulfanilamida	0,130	0,22	24,3	–
Sulfapiridina sódica	0,130	0,23	25,6	4,55
Sulfatiazol sódico	0,130	0,22	24,3	4,82
Sulfato cúprico anidro	0,150	0,27	30,0	4,09
Sulfato cúprico.5H_2O	0,100	0,18	20,0	6,85
Sulfato de 8-hidroxiquinolina	0,110	0,21	23,3	9,75
Sulfato de amônio	0,315	0,55	–	1,68
Sulfato de anfetamina	0,129	0,22	24,3	4,23
Sulfato de atropina	0,075	0,13	14,3	8,85
Sulfato de butacaína	0,120	0,20	22,3	–
Sulfato de canamicina	0,041	0,07	7,8	–
Sulfato de capreomicina	0,020	0,04	4,4	–
Sulfato de cloroquina	0,050	0,09	–	–
Sulfato de clortetraciclina	0,080	0,13	–	–
Sulfato de dextroanfetamina	0,134	0,23	25,6	4,16
Sulfato de diidroestreptomicina	0,032	0,06	6,7	19,4
Sulfato de efedrina	0,132	0,23	25,7	4,54
Sulfato de esparteína	0,056	0,10	–	9,46
Sulfato de estreptomicina	0,036	0,07	7,7	–
Sulfato de fisostigmina	0,076	0,13	14,3	7,74
Sulfato de gentamicina	0,030	0,05	5,6	–
Sulfato de hiosciamina	0,085	0,15	16,7	–
Sulfato de isoproterenol	0,078	0,14	15,6	6,65
Sulfato de magnésio anidro	0,184	0,32	35,6	3,18
Sulfato de magnésio.7H_2O	0,094	0,17	19,0	6,3
Sulfato de morfina	0,079	0,14	15,6	–
Sulfato de neomicina	0,063	0,11	12,3	–
Sulfato de netilmicina	0,040	0,07	7,8	–
Sulfato de oxiquinolina	0,113	0,21	–	–

Continua

Continuação

Tabela 8.4
Valores de ΔT 1% (°C), E (g), V(mL) e concentração isosmótica (%).

Soluto	*ΔT 1% (°C)*	*E (g)*	*V (mL)*	*Concentração isosmótica (%)*
Sulfato de polimixina B	0,052	0,09	10,0	–
Sulfato de potássio	0,250	0,44	48,9	2,11
Sulfato de quinidina	0,060	0,10	11,1	–
Sulfato de sódio anidro	0,340	0,58	–	1,61
Sulfato de sódio.10H_2O	0,148	0,26	28,9	3,95
Sulfato de terbutalina	0,080	0,14	15,6	6,75
Sulfato de vancomicina	0,028	0,05	–	–
Sulfato de viomicina	0,050	0,08	–	–
Sulfato de zinco anidro	0,136	0,23	25,6	4,52
Sulfato de zinco.7H2O	0,085	0,15	16,7	7,65
Sulfito de sódio anidro	0,380	0,65	72,3	1,45
Sulfobromoftaleína sódica	0,034	0,06	–	–
Tartarato de antimônio e potássio	0,106	0,18	20,0	–
Tartarato de bismuto e potássio	–	0,09	–	–
Tartarato de bismuto e sódio	–	0,13	–	8,91
Tartarato de fenilefrina	–	–	–	5,90
Tartarato de hexametônio	0,089	0,16	–	5,68
Tartarato de levalorfano	0,073	0,13	–	9,40
Tartarato de levorfanol	0,067	0,12	13,3	–
Tartarato de p-metilaminoetanol fenol	0,095	0,17	–	5,83
Tartarato de pentolínio	–	–	–	5,95
Tartarato de sódio	0,193	0,33	36,7	2,72
Tartarato de trimeprazina	0,035	0,06	6,7	–
Teofilina.2H_2O	0,056	0,10	11,1	–
Ticarcilina de sódio	0,110	0,20	22,2	4,62
Tiocianato de potássio	0,340	0,59	65,5	1,52
Tioglicolato de bismuto sódico	0,107	0,19	–	5,29
Tiomalato de ouro sódico	0,061	0,10	–	–
Tiopental sódico	0,155	0,27	30,0	3,50
Tiossulfato de sódio	0,181	0,31	34,4	2,98
Tiotepa	0,090	0,16	17,8	5,67
Tobramicina	0,030	0,07	7,8	–
Tosilato de bretílio	0,080	0,14	15,6	–
Trietanolamina	0,121	0,21	–	4,05
Trietiodeto de galamina	0,046	0,08	8,9	–
Trimetadiona	0,133	0,23	–	4,22
Triparsamida	0,113	0,20	–	–
Trometamina	0,150	0,26	28,9	3,45

Continua

Continuação

Tabela 8.4 Valores de ΔT 1% (°C), E (g), V(mL) e concentração isosmótica (%).				
Soluto	*ΔT 1% (°C)*	*E (g)*	*V (mL)*	*Concentração isosmótica (%)*
Tropicamida	0,050	0,09	10,0	–
Ureia	0,341	0,59	–	1,63
Uretano	0,180	–	–	2,93
Uridina	0,069	0,12	–	8,18
Varfarina sódica	0,095	0,17	18,9	6,10
Vitelinato de prata forte	0,060	–	–	–
Vitelinato de prata fraco	0,010	0,17	–	5,51

Bibliografia

- BRASIL. Agência Nacional De Vigilância Sanitária (Anvisa). Lista padronizada de medicamentos sujeitos a notificação simplificada. Instrução Normativa n. 3, 28 de abril de 2009. Diário Oficial da União n. 80, 29 de abril de 2009.
- ALI, S.M.; YOSIPOVITCH, G. SKIN. pH: from basic science to basic skin care. *Acta dermato-venereologica*, v. 93, n. 3, p. 261-269, 2013.
- ALLEN JR, L.V. *Introdução à farmácia de Remington*. Porto Alegre: Artmed, 2015.
- ATKINS, P.; LORETTA, J. *Princípios de química:* questionando a vida moderna e o meio ambiente. Tradução de Ricardo Bicca de Alencastro. 3. ed. Porto Alegre: Bookman, 2006.
- BARREIRO, E.J.; FRAGA, C.A.M. *Química Medicinal:* as bases moleculares da ação dos fármacos. Porto Alegre: Artmed, 2015.
- BRUNTON, L.L. *As Bases Farmacológicas da Terapêutica de Goodman & Gilman*. 12. ed. Porto Alegre: Artmed, 2012.
- GENNARO, A.R. *Remington:* The Science and Practice of Pharmacy. 20. ed. Estados Unidos da América: Lippincott Williams & Wilkins, 2000.
- NELSON, D.L.; COX, M.M. *Princípios de Bioquímica de Lehninger*. 6. ed. Porto Alegre: Artmed, 2014.
- PANDIT, N.K. *Introdução às Ciências Farmacêuticas*. Porto Alegre: Artmed, 2016.
- PERUZZO, F.; CANTO, E. *Química na abordagem do cotidiano*. 4. ed. São Paulo: Moderna, 2006. v. 1
- RANG, H.P; DALE, M.M.; RITTER, J.M.; FLOWER, R.J. *Rang & Dale:* Farmacologia. 6. ed. Brasil: Elsevier, 2007.
- THOMPSON, J.E.; DAVIDOW, L.W. *A prática farmacêutica na manipulação de medicamentos*. Porto Alegre: Artmed, 2016.
- VIEIRA, S.P.P.; SILVA, A.C. Promoção da absorção cutânea de fármacos. Dissertação de mestrado Universidade Fernando Pessoa, 2013.

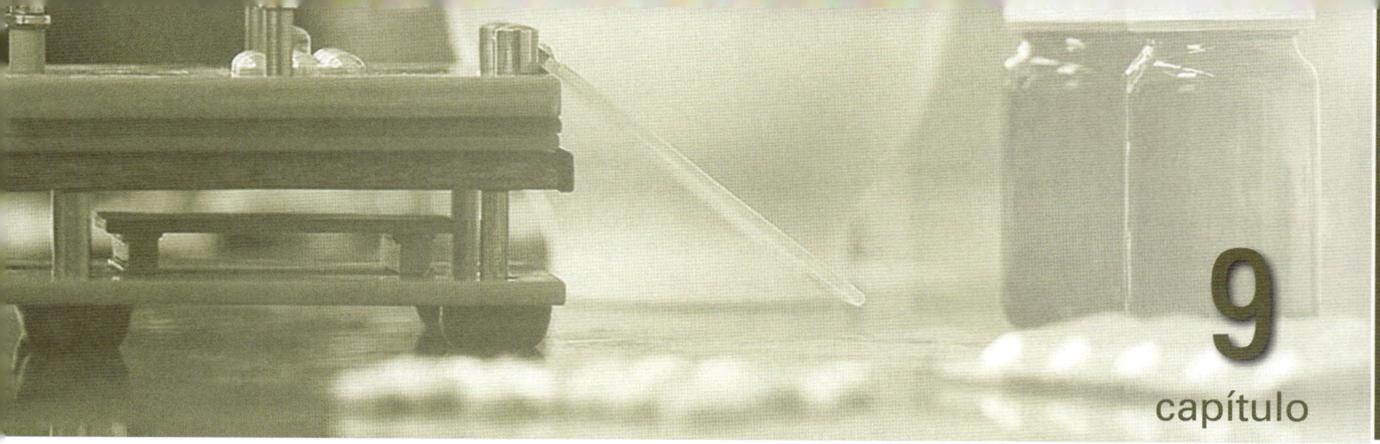

capítulo 9

Formas Farmacêuticas Líquidas*

Cristina Helena dos Reis Serra • Marina de Freitas Silva • Michelle Maria Gonçalves Barão de Aguiar

Introdução

Soluções são preparações líquidas constituídas por mistura homogênea de uma ou mais substâncias (solutos) dissolvidas ou molecularmente dispersas em um solvente apropriado ou em uma mistura de solventes miscíveis, e são definidas como formas farmacêuticas líquidas, límpidas e homogêneas ("Formulário Nacional da Farmacopeia Brasileira", 2012). As soluções não devem apresentar evidência de qualquer precipitação de fármaco ou de adjuvantes empregados.

Em função da perfeita homogeneidade, as soluções oferecem uma série de vantagens, como dosagem correta do medicamento, facilidade de administração e ação imediata. São amplamente empregadas para administração de fármacos por constituírem a forma farmacêutica mais versátil em relação à via de administração, uma vez que podem ser utilizadas por quase todas as vias. Incluem uma série de preparações, tais como xaropes, errinos, colutórios e gargarejos, entre outras. As soluções de administração oral (p. ex., xaropes, elixires e gotas) são formas farmacêuticas de escolha para crianças e para pessoas com dificuldade de deglutição. Além de permitirem efeito imediato, ainda facilitam os ajustes de doses tanto para uso pediátrico como para uso veterinário.

Assim, dentre as vantagens que as soluções farmacêuticas apresentam em relação às outras formas farmacêuticas, destacam-se:

1. Disponibilidade imediata do fármaco para a absorção, uma vez que este se encontra em solução, o que determina rápido efeito terapêutico, em relação ao observado com a administração de cápsulas ou comprimidos, por exemplo, ou até mesmo para outras formas líquidas, como as suspensões.
2. Homogeneidade na administração da dose, visto que o fármaco está uniformemente distribuído na solução.
3. Versatilidade em relação à via de administração, pois as soluções podem ser administradas por diferentes vias (oral, parenteral e tópica).
4. Versatilidade em relação ao tipo de paciente. Considerando a facilidade que oferecem na deglutição em relação às formas farmacêuticas sólidas, são principalmente indicadas para uso pediátrico, geriátrico e veterinário.
5. Flexibilidade de doses, uma vez que estas podem ser ajustadas com facilidade em função do peso do paciente.

Entretanto, tais formas podem apresentar inconvenientes ou desvantagens como:

1. Dificuldades e o alto custo de acondicionamento, estocagem e transporte, pelo fato de serem preparações mais volumosas e densas do que comprimidos e cápsulas, por exemplo.
2. Apresentam menor estabilidade físico-química e microbiológica do que as formas farmacêuticas sólidas, exigindo, dessa forma, a inclusão de adjuvantes que garantam a estabilidade da preparação.

* Autor na primeira edição: João Haikal Helou.

3. Muitos fármacos não são solúveis nos solventes aceitáveis para uso farmacêutico.
4. A solubilização realça o sabor e o odor do fármaco, o que, na maioria das vezes, pode resultar em sensação desagradável para o paciente, especialmente pediátrico; assim, é imprescindível a adição de adjuvantes apropriados para melhorar as características sensoriais, com a finalidade de garantir a adesão ao tratamento.
5. No caso das soluções orais de múltiplas doses, a precisão da dose depende da habilidade e da capacidade do paciente, ou responsável, em proceder adequadamente a administração. Além disso, há a necessidade de um dispositivo de medição preciso para facilitar a administração.

Apesar das inúmeras vantagens das soluções e por, frequentemente, parecerem sistemas mais simples, aspectos como solubilização de substâncias pouco solúveis, degradação mais rápida e dificuldades em mascarar sabor e odor são extremamente limitantes para o sucesso no desenvolvimento desses produtos. Tais características, na maioria das vezes, se mostram complexas, especialmente considerando que a água, principal veículo e solvente, é um meio excelente para o crescimento de microrganismos, como fungos e bactérias, e que os solutos dissolvidos neste meio solvente estão mais suscetíveis à instabilidade química, como degradação por meio de reações de hidrólise e de oxidação. Usualmente, como consequências da instabilidade química ou microbiológica sofridas por esse sistema, podem surgir instabilidades físicas, como precipitação de substâncias em função de alterações de pH do meio solvente, provocadas por deterioração química ou microbiológica de um dos componentes da formulação. Assim, nesse sentido, tornam-se essenciais as considerações acerca dos requisitos de solubilidade do(s) fármaco(s) e de todos os componentes da formulação de estabilidade física, química e microbiológica do produto final e ainda dos caracteres organolépticos ou sensoriais.

Os requisitos a serem considerados no desenvolvimento e preparo das soluções são:

1. solubilidade do(s) fármaco(s) e de todos os componentes da formulação;
2. estabilidade química e microbiológica;
3. caracteres organolépticos ou sensoriais apropriados.

Solubilidade

Conceito

Solubilidade é uma propriedade físico-química que se refere à capacidade de uma determinada substância (soluto) dissolver-se em um meio solvente. Tal atributo depende principalmente das interações físico-químicas entre soluto e solvente. Em termos quantitativos, a solubilidade retrata a quantidade máxima de soluto dissolvida em um dado solvente, ou em uma mistura de solventes, sob condições definidas de temperatura e pressão. Nessa condição, a solução é designada de saturada.

A solubilidade de um soluto em um solvente pode ser descrita quantitativamente por diversas expressões de concentrações, como porcentagem, molaridade e fração molar. Geralmente, a mais comum é aquela que expressa a quantidade solubilizada do soluto (gramas – g) em função do volume do solvente (mililitros – mL). Porém, as farmacopeias e outras publicações farmacêuticas apresentam expressões como insolúvel, pouco solúvel, solúvel, dentre outras, para descrever a solubilidade das substâncias, conforme descrito no Quadro 9.1.

Quadro 9.1
Descrição da solubilidade de substâncias, segundo a "Farmacopeia Brasileira".

Termo descritivo	*Volume de solvente (em mL) necessário para dissolver 1 g de soluto*
Muito solúvel	Menor que 1
Facilmente solúvel	Entre 1 e 10
Solúvel	Entre 10 e 30
Ligeiramente solúvel	Entre 30 e 100
Pouco solúvel	Entre 100 e 1.000
Muito pouco solúvel	Entre 1.000 e 10.000
Praticamente insolúvel ou insolúvel	Maior que 10.000

Fonte: BRASIL. Agência Nacional de Vigilância Sanitária (Anvisa). *Farmacopeia Brasileira*. 6. ed. Brasília, 2019, 2v (com adaptações).

A solubilidade de uma substância em determinado meio solvente indica a concentração máxima na qual a solução pode ser preparada. No entanto, considerando o aspecto farmacotécnico, as soluções farmacêuticas devem ser insaturadas para evitar a cristalização e a precipitação do fármaco em função de mudanças de pH ou de temperatura do meio. Tal ocorrência é uma das mais importantes instabilidades físicas que podem afetar seu desempenho.

O conhecimento acerca da solubilidade dos solutos empregados no preparo das soluções farmacêuticas, bem como dos fatores que influenciam tal propriedade, é essencial para a seleção do meio solvente e das condições mais apropriadas para garantir a adequada preparação das soluções.

Fatores que influenciam a solubilidade

A solubilidade de uma substância em um determinado meio solvente depende especialmente das propriedades físicas e químicas do soluto e do solvente, mas também é influenciada e alterada por fatores como pH do meio solvente, características da partícula do soluto (cristalinidade e tamanho de partícula, quando sólido), temperatura e emprego de agitação durante o processo de solubilização. Somando-se a isto, a literatura é vasta na descrição de diferentes técnicas e estratégias que permitem o aumento da solubilidade de fármacos pouco solúveis em meio aquoso, tais como cossolvência, uso de tensoativos, complexação das moléculas do soluto, obtenção de dispersões sólidas do fármaco, dentre outras.

Diversos fatores podem influenciar e alterar a solubilidade de fármacos e de outras substâncias adicionadas às soluções farmacêuticas:

1. interações químicas entre solutos e solventes;
2. pH do meio solvente;
3. características das partículas do soluto (cristalinidade e tamanho de partícula);
4. temperatura e agitação;
5. cossolvência;
6. uso de tensoativos (solubilização);
7. complexação e obtenção de dispersões sólidas.

Interações químicas entre solutos e solventes

A solubilização do soluto no solvente (ou em uma mistura de solventes) depende das interações químicas entre essas substâncias, mais especificamente das forças atrativas, conhecidas como ligações intermoleculares. Para tanto, as moléculas de ambas as substâncias precisam apresentar características químicas semelhantes, que estão condicionadas aos seus átomos, às ligações entre eles, à conformação espacial, conferindo-lhes polaridade ou não. Logo, os compostos químicos, sejam solutos, sejam solventes podem apresentar-se como polares ou apolares. E, assim, pode-se prever que solutos polares se dissolvem em solventes polares, assim como solutos apolares dissolvem-se em solventes apolares.

As ligações intermoleculares, além de ocorrer entre soluto-solvente, ocorrem também entre soluto-soluto e solvente-solvente, e compreendem forças de Van der Waals, íon-dipolo e ligações de hidrogênio. Para que aconteçam as interações entre as moléculas do soluto e do solvente (soluto-solvente), as forças de atração entre elas devem ser superiores àquelas existentes entre as moléculas do soluto (soluto-soluto) e do solvente (solvente-solvente). No entanto, as forças entre as moléculas polares tendem a ser mais fortes, quando comparadas às forças entre as moléculas apolares. Dessa maneira, um solvente polar tende a dissolver de modo mais eficiente um soluto polar do que um solvente apolar dissolve um soluto apolar. Com isso, os solventes polares serão mais proveitosos para a produção de soluções farmacêuticas, por apresentarem poder solvente maior.

Dentre as substâncias polares, a água apresenta grande relevância na produção de soluções. Isso porque a molécula da água permite ligações de hidrogênio, por possuir um átomo eletronegativo (oxigênio), o qual atrai o par de elétrons compartilhado para próximo de si, gerando uma ligação polar. Assim, o átomo de oxigênio fica parcialmente negativo e o de hidrogênio parcialmente positivo, permitindo uma aproximação eletrostática com outras moléculas, conhecida como ligação de hidrogênio. Além disso, a água é atóxica e não gera problemas ambientais quanto ao seu descarte.

Todavia, caso o fármaco seja apolar, essa característica pode dificultar ou mesmo comprometer a fabricação de soluções farmacêuticas em água ou mesmo em um solvente polar. Então, é aconselhável, no desenvolvimento desse tipo de forma farmacêutica, a avaliação da solubilidade do fármaco em diversos solventes, para que seja escolhido o mais apropriado.

pH do meio

Inúmeros fármacos são compostos orgânicos que se comportam como eletrólitos fracos, tais como ácidos e bases e, portanto, podem se apresentar nas formas ionizadas e não ionizadas. Esse comportamento depende da constante de ionização em água (pKa) de cada fármaco e do pH do meio no qual se encontra. Geralmente, as formas ionizadas são mais hidrossolúveis que as formas não ionizadas, em virtude das interações químicas que ocorrem entre as formas dissociadas e a água. A água possui duas ligações polares em decorrência da eletronegatividade do átomo de oxigênio, que atrai os elétrons das ligações para si, deixando-o carregado parcialmente negativamente. Contudo, os átomos de hidrogênio estão parcialmente carregados positivamente. Desse modo, a água é capaz de atrair cátions e ânions, realizando interações com essas espécies.

A Figura 9.1 apresenta exemplos de fármacos eletrólitos fracos (um ácido e uma base) em suas formas, ionizada e não ionizada, a depender do pH do meio.

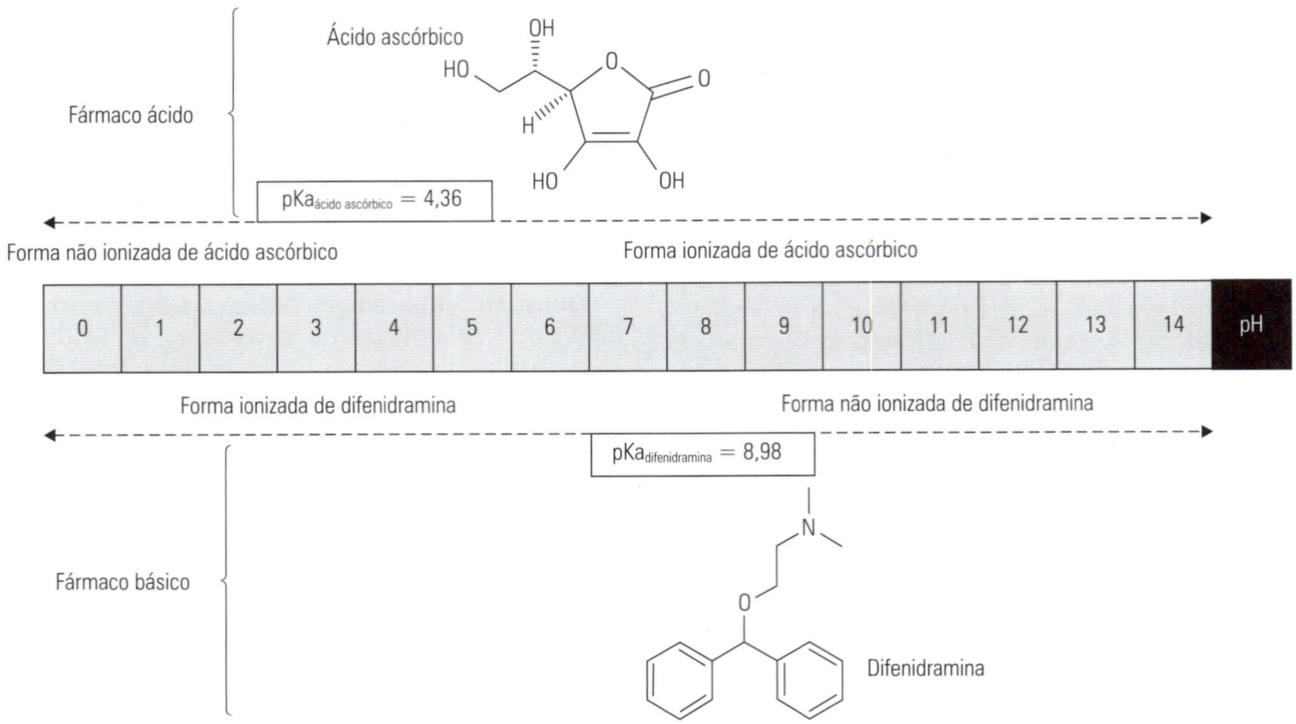

Figura 9.1. Exemplos de fármacos: ácido ascórbico, pKa 4,36 (ácido fraco), e difenidramina, pKa 8,98 (base fraca), em suas formas, ionizada e não ionizada, a depender do pH do meio.

Fonte: Acervo da autoria.

Considerando um fármaco ácido fraco **HA** em solução, há um equilíbrio entre as formas ionizadas e não ionizadas, representado pela Reação 1. Assim como a dissociação de um fármaco tipo base fraca **B** está representada na Reação 2:

$$HA + H_2O \rightleftharpoons H_3O^+ + A^- \qquad \textbf{(Reação 1)}$$

$$B + H_2O \rightleftharpoons BH^+ + OH^- \qquad \textbf{(Reação 2)}$$

Em função do pH do meio e do pKa do fármaco, é possível estimar (e até mesmo calcular) qual forma, ionizada ou não ionizada, prevalecerá.

Conforme indicado na Reação 1, um fármaco ácido fraco, quando em solução aquosa, apresentará as formas **A**⁻ (ionizada) e **HA** (não ionizada) em equilíbrio. No entanto, caso o meio receba íons $\mathbf{H_3O^+}$ (tornando-se ácido), haverá o deslocamento do equilíbrio, resultando em formação de mais formas **HA**. Logo, a forma não ionizada é predominante quando um fármaco ácido fraco está em meio ácido. Em contrapartida, se o meio perde íons $\mathbf{H_3O^+}$ (tornando-se básico), o deslocamento da Reação 1 se dará para a direta, ocasionando a formação de mais formas $\mathbf{A^-}$. Então, um fármaco ácido fraco, em meio básico, encontra-se mais na forma ionizada.

De forma semelhante, conforme descrito na Reação 2, um fármaco básico fraco em solução aquosa apresentará as formas **B** (não ionizada) e $\mathbf{BH^+}$ (ionizada), em equilíbrio. Caso o meio ganhe íons $\mathbf{H_3O^+}$, ou perca íons $\mathbf{OH^-}$ (tornando-se ácido), haverá o deslocamento do equilíbrio para direita (Reação 2) e a forma $\mathbf{BH^+}$ prevalecerá. Então, conclui-se que um fármaco básico em meio ácido se encontra mais na forma dissociada. Todavia, caso um fármaco básico fraco esteja em um meio onde ocorra a diminuição de íons $\mathbf{H_3O^+}$ ou aumentos dos íons $\mathbf{OH^-}$ (meio básico), a Reação 2 será deslocada para esquerda. Desse modo, haverá a formação da forma **B** (não ionizada). Assim, um fármaco básico fraco em meio básico estará não ionizado.

Assim sendo, as concentrações das formas ionizadas e não ionizadas, de fármacos ácidos ou básicos fracas, em uma solução, podem ser calculadas por meio das equações de Handerson-Hasselbach (Equação 1 – para fármacos ácidos fracos; Equação 2 – para fármacos básicos fracos):

$$pH = pKa + \log \frac{[A^-]}{[HA]} \qquad \textbf{(Equação 1)}$$

$$pH = pKa + \log \frac{[B]}{[BH^+]} \qquad \textbf{(Equação 2)}$$

Assim, com base nas Equações 1 e 2, pode-se inferir que ácidos fracos (pKa menor que 7) em meio ácido apresentarão maior concentração da forma não ionizada, enquanto em meio básico a forma ionizada prevalecerá. Em contrapartida, bases fracas (pKa maior que 7) em meio básico terão maior concentração da forma não ionizada, e em meio ácido preponderará a forma ionizada. Vale destacar que as formas dissociadas são mais solúveis em água.

Considerando que as formas ionizadas apresentam maior solubilidade aquosa, a definição do pH do meio solvente será fundamental para determinar a solubilidade dos solutos (ácidos fracos ou bases fracas) em uma solução, conforme exposto anteriormente. Entretanto, a escolha do pH de uma formulação, onde o fármaco seja devidamente solubilizado, não deve prevalecer sobre outros requisitos do produto, tais como estabilidade e compatibilidade com a via de administração. A seleção do pH ideal para a formulação deve considerar ainda os adjuvantes presentes. Tal observação se faz importante, visto que ácidos ou bases fracas muitas vezes necessitam de pH extremos para serem ionizados. O pH de uma solução pode ser ajustado por meio da adição de soluções ácidas ou alcalinas e a sua manutenção é obtida por meio de soluções-tampão.

Outra estratégia para melhorar a interação de formas ionizadas de fármacos com a água, aumentando a solubilidade aquosa, é o emprego de fármacos na forma de sais. Comumente, os sais de fármacos são mais solúveis em meios aquosos quando comparados à forma base (fármaco original), em virtude das interações químicas atrativas que ocorrem entre os íons e a água. Ainda, a velocidade de dissolução de um sal tende a ser maior que a forma base, independentemente do pH do meio.

Além disso, as formas salinas alteram apenas as propriedades físico-químicas dos fármacos de origem, sem comprometer seus efeitos farmacológicos. No entanto, em alguns casos há alterações de determinados parâmetros farmacocinéticos. Diversos fármacos estão disponíveis nas formas de ânions (cloridrato, sulfato, maleato, citrato, tartarato, fosfato e acetato) ou de cátions (potássio, sódio, lítio, cálcio, magnésio e alumínio).

O Quadro 9.2 apresenta alguns exemplos de solubilidade dos fármacos na forma de ácidos ou bases fracas e seus respectivos sais.

Quadro 9.2
Solubilidade de alguns ácidos fracos e bases fracas e seus respectivos sais em água.

Composto	*Solubilidade em água (mg/mL)*
Fenobarbital	1,0
Fenobarbital sódico	1.000,0
Tetraciclina	1,7
Fosfato de tetraciclina	15,9
Atropina	2,2
Sulfato de atropina	2.000,0
Codeína	8,3
Sulfato de codeína	33,3
Fosfato de codeína	400,0

Cristalinidade e tamanho de partícula

Como a maioria dos fármacos encontra-se no estado sólido, outro aspecto relevante é a característica da partícula em relação à presença de rede cristalina e ao tamanho de partícula.

Os fármacos no estado sólido podem ser encontrados nas formas cristalinas ou amorfas, ou como uma mistura de ambas. Compostos cristalinos são aqueles que exibem uma estrutura espacialmente organizada em um arranjo regular, o qual se repete de forma continuada ao longo de toda partícula. Em contrapartida, há substâncias sólidas, denominadas amorfas, que não possuem uma rede tridimensional ordenada e nem repetição das estruturas. Sólidos amorfos e cristalinos podem ter propriedades distintas, como ponto de fusão e solubilidade. Esta última pode ter impacto relevante sobre a absorção e a biodisponibilidade.

Quando um fármaco se apresenta na forma de rede cristalina definida, a energia necessária para o rompimento dessa estrutura é grande, o que dificulta as interações químicas possíveis entre soluto e solvente, por exemplo, diminuindo, assim, a sua solubilidade. Em contrapartida, quando um fármaco se apresenta na forma amorfa, como não há uma estrutura cristalina organizada para ser desfeita, a interação entre soluto e solvente torna-se mais fácil, o que acarreta em maior solubilidade. A princípio, os fármacos na forma amorfa tendem ter maior solubilidade que aqueles que se apresentam na forma cristalina.

Adicionalmente, os fármacos que se apresentam na forma cristalina podem existir em mais de uma estrutura organizacional de cristal, fenômeno chamado polimorfismo. Assim, as diferentes espécies são denominadas de polimorfos e apresentam características distintas (p. ex., ponto de fusão e solubilidade). Os polimorfos com menor energia para manutenção da rede cristalina são mais estáveis e têm maior ponto de fusão. Os polimorfos com maior energia de rede serão menos estáveis (são os metaestáveis), possuirão menor ponto de fusão e tenderão a transformar-se nas formas polimórficas mais estáveis. Quanto à solubilidade, os polimorfos metaestáveis são mais solúveis, porque é mais fácil quebrar as interações tridimensionais da partícula. Apesar dos metaestáveis se converterem na forma mais estável, esse aspecto é irrelevante para a produção de soluções farmacêuticas, já que o sólido em solução terá sua rede cristalina desfeita invariavelmente.

Já o tamanho de partícula está relacionado com a tenuidade do pó. Quanto menor o tamanho de partícula, maior é a área de superfície que entrará em contato com o solvente, permitindo que o processo de dissolução seja mais eficiente e rápido. Desse modo, o tamanho de partícula é um aspecto limitante da taxa de dissolução do fármaco. Uma estratégia para melhorar a solubilidade é a diminuição do tamanho de partícula do fármaco, obtida pelo emprego de pulverização, micronização ou de outros métodos.

Temperatura e agitação

Grande parte das substâncias ao se dissolver consome energia do sistema, o que caracteriza um processo endotérmico. Assim, o aumento da temperatura favorecerá a solubilização do soluto, tornando esse processo mais rápido. Similarmente, a agitação feita em um sistema promove um contato mais íntimo entre as moléculas de soluto e solvente, beneficiando seu encontro e posterior interação química entre eles, promovendo a solubilização do soluto pelo solvente.

Cossolvência

Como o principal solvente empregado na produção de soluções farmacêuticas é a água, a técnica da cossolvência é um recurso fundamental, que tem por finalidade aumentar a solubilidade de solutos que apresentam baixa solubilidade aquosa. Tal técnica é especialmente importante para a solubilização de substâncias apolares e de eletrólitos fracos, e consiste em adicionar outro solvente, miscível em água e em que essas substâncias sejam solúveis, ao veículo da solução. Os solventes empregados em combinação com o solvente principal são designados cossolventes.

O emprego dos cossolventes resulta na alteração da polaridade do meio solvente e permite aumento significativo da solubilidade de solutos pouco solúveis em água. Frequentemente, observa-se que a solubilidade de uma substância é maior em um sistema misto de solventes do que aquela prevista a partir da solubilidade da substância em cada um dos solventes puros. Entretanto, deve-se observar a adequada seleção de cossolventes, considerando aspectos como toxicidade e irritabilidade, além daqueles relacionados à estabilidade química do fármaco. Os principais cossolventes empregados são: etanol, glicerina, propilenoglicol e sorbitol.

Solubilização

Agentes tensoativos são frequentemente empregados nas formulações de soluções farmacêuticas com o objetivo de melhorar a solubilidade de solutos insolúveis ou pouco solúveis em água. Por apresentarem estruturas anfifílicas, são capazes de interagir tanto com a parte polar quanto apolar das moléculas, formando as micelas. Tal capacidade permite a solubilização de diversas substâncias insolúveis, como iodo, antibióticos, vitaminas lipossolúveis, óleos essenciais, dentre outras.

Os principais tensoativos empregados como solubilizantes nas soluções farmacêuticas são aqueles que apresentam características hidrofílicas (EHL acima de 15), são miscíveis no meio solvente, compatíveis com os outros componentes da formulação e, sobretudo, isentos de sabor e odor desagradáveis. Aspectos como toxicidade ou capacidade de promover irritação também devem ser considerados na escolha dos tensoativos. Dentre os principais tensoativos empregados para esse fim, destacam-se: polissorbatos (Tween®) (1 a 15%), poloxameres (0,01 a 5%), derivados de lanolina, ésteres do macrogol, entre outros.

Obtenção de complexos e de dispersões sólidas

Complexação das moléculas de um determinado soluto com um composto de alta hidrossolubilidade consiste em uma das ferramentas que impactam diretamente na solubilidade, resultando normalmente em melhoria. Para que esse complexo formado seja efetivo, ele deve ser reversível. A literatura apresenta diversos exemplos em relação a essa técnica. Um exemplo bastante comum é a complexação do iodo com polivinilpirrolidona (iodopovidona), que permite aumento considerável da hidrossolubilidade do composto ativo. Analogamente, empregam-se as xantinas, tais como teofilina e cafeína, para o preparo de formulações que serão complexadas com sais de salicilatos e benzoatos, com o intuito de aumentar a solubilidade do fármaco.

Outra forma de obter complexos que alteram a solubilidade dos fármacos é por meio da complexação com ciclodextrinas (CD). As CD são estruturas tridimensionais, na forma de cone truncado e oco, compostas por oligossacarídeos à base de um número variável de resíduos de D-glicose, unidas por ligações glicosídicas. As CD mais importantes são: alfa, beta e gama, que consistem em 6, 7 e 8 unidades de D-glicopiranosil, respectivamente. O exterior da molécula de CD é hidrofílico, enquanto a cavidade interna é lipofílica, permitindo, assim, que esses adjuvantes possam ser empregados para solubilizar fármacos insolúveis, uma vez que estes estarão interagindo com a parte interna da CD, enquanto a água interage adequadamente com a parte externa da molécula. Os complexos com CD são amplamente empregados, visto que formam complexos reversíveis que permitem a liberação do fármaco.

Ainda pode-se utilizar como estratégia o emprego das dispersões sólidas (DS). DS são sistemas obtidos por meio de diversos processos tecnológicos, em que um ou mais fármacos, com baixa solubilidade aquosa, estão intimamente dispersos em um carreador hidrofílico e farmacologicamente inativo, no estado sólido. Sendo o carreador hidrossolúvel, ele tende a incrementar a solubilidade do fármaco associado a ele. Cabe aqui ressaltar que as DS não são uma mera mistura física formada pela combinação do fármaco e do carreador no estado sólido, obtida mecanicamente. Os carreadores empregados usualmente na elaboração das DS podem ser polímeros amorfos (hidroximetilpropilcelulose e carboximetilcelulose), tensoativos (laurilsulfato de sólido e poloxameres – copolímeros de polioxietileno e polioxipropileno) e compostos cristalinos (lactose e ureia).

Há três mecanismos que explicam como as DS ocasionam o aumento da solubilidade aquosa: 1) diminuição significativa do tamanho de partícula do fármaco, o que eleva sua área de superfície de contato com meio em que é encontrado, acarretando em uma dissolução mais rápida em água; 2) aumento da molhabilidade do fármaco pela água, promovendo contato mais íntimo entre o fármaco e solvente; 3) conversão da forma cristalina para a forma amorfa do fármaco, como já tratado anteriormente, que tende a melhorar a solubilidade em água.

Solventes

A seleção do solvente apropriado para a produção de soluções farmacêuticas deve considerar os seguintes fatores: capacidade de solubilização do fármaco e demais componentes contidos na formulação; compatibilidade com a via de administração (que pode ser tópica, parenteral e oral) e possíveis interações químicas com os adjuvantes (que podem comprometer a estabilidade e outros aspectos da preparação). Além disso, o solvente deve ser desprovido de toxidade, ser fisiologicamente inativo e, se possível, causar o mínimo de prejuízo ao meio ambiente, quando descartado.

Dentre os principais solventes empregados, destacam-se a água, os álcoois e os polióis, que são solventes polares e alguns apolares, como óleo mineral e óleos de origem vegetal.

Solventes polares

Água

É o principal solvente ou veículo da maioria das soluções farmacêuticas, especialmente por ser atóxica, já que é um componente presente em nosso organismo. Apresenta características físico-químicas relevantes, como constante dielétrica e polaridade elevadas, o que favorece a solubilização de compostos com carga (p. ex., sais, ácidos e bases). A sua elevada polaridade favorece as interações intermoleculares por ligações de hidrogênio ou íon-dipolo, o que permite dissolver uma variedade de compostos.

A água pode dissolver compostos orgânicos com grupamentos químicos hidrofílicos, tais como hidroxila (–OH), amina ($-NH_2$), carbonila (–CO), carboxila (–COOH), nitro ($-NO_2$) e ácido sulfônico ($-SO_3H$). A água é bastante miscível com outros solventes polares e orgânicos, como etanol e polióis, o que permite a obtenção de sistemas solventes amplamente empregados e capazes de solubilizar fármacos ou adjuvantes pouco solúveis em água. Entretanto, à medida que há o aumento da cadeia carbônica dos solutos, o poder solvente da água diminui. Nesses casos, é recomendável a escolha de outro solvente mais apropriado para a dissolução do fármaco pouco hidrossolúvel ou, ainda, o emprego de cossolventes, formando um sistema solvente.

Apesar das vantagens da água e de seu amplo emprego no preparo das soluções, esse solvente oferece limitações ou dificuldades que devem ser consideradas no desenvolvimento das formulações. Frequentemente, as preparações aquosas são contaminadas por microrganismos, como bactérias e fungos, uma vez que nesse ambiente é viável o crescimento microbiano. Isso ocasiona menor estabilidade microbiológica às soluções farmacêuticas que contém água em sua formulação, assim torna-se indispensável o emprego de adjuvantes capazes de inibirem o crescimento microbiano, tais como conservantes. Além disso, a água também pode alterar a estabilidade química dos fármacos em função das reações de hidrólise ou oxidação, o que pode ocasionar perda da atividade farmacológica desses agentes. Alguns exemplos de fármacos que sofrem reação de hidrólise são os antibióticos β-lactâmicos, ácido acetilsalicílico e procaína. Ainda, por ser a água destituída de características sensoriais (odor, sabor, cor) marcantes, prevalecerão as características das substâncias nela dissolvidas, o que exigirá a inclusão de adjuvantes capazes de mascarar eventuais características desagradáveis.

Tipos de água

A "Farmacopeia Brasileira", 6ª edição (2019), apresenta quatro tipos de água, sendo as três últimas de uso farmacêutico: 1) água potável; 2) água purificada (AP); 3) água ultrapurificada (AUP); e 4) água para injetáveis (API). Outros compêndios e farmacopeias de outros países ainda trazem outras categorias, como água bacteriostática, água para irrigação, água para inalação, que são variantes da água para injetáveis. Os requisitos de cada tipo de água encontram-se agrupados no Quadro 9.3. As classes de água presentes na "Farmacopeia Brasileira" são:

- **Água potável:** obtida através da retirada dos mananciais e recebe tratamento em sistemas de abastecimento de água, de acordo com as especificações da legislação brasileira, como a Portaria de Consolidação n. 5, de 28/09/2017, para o cumprimento de níveis químicos e microbiológicos, não contando com monografia farmacopeica específica. É o tipo inicial de água que sofrerá processos de purificação para obtenção de água de uso farmacêutico.
- **Água purificada (AP):** obtida a partir da água potável após passar por algum processo de purificação (p. ex., destilação, troca iônica, osmose reversa ou outro método apropriado), para retirada de contaminantes e para atender às especificações de sua monografia farmacopeica. É destinada a formulações não estéreis, não parenterais e não apirogênicas. Ainda, deve submeter-se a contagem total de organismos aeróbicos viáveis, já que não possui aditivo inibitório de crescimento.
- **Água ultrapurificada (AUP):** água purificada que sofreu um processo de purificação adicional (p. ex., destilação, troca iônica, osmose reversa) para retirada de possíveis contaminantes e para atender às especificações de sua monografia farmacopeica. Também não possui aditivo dissolvido. É reservada ao uso onde há exigência de água de alta pureza, como em análises quantitativas de baixos teores de analito, não sendo empregada na produção de medicamentos.
- **Água para injetáveis (API):** empregada em formulações parenterais e ainda outras aplicações (p. ex., lavagem final de equipamentos, tubulações e recipientes utilizados na produção de medicamentos parenterais). É obtida por destilação da previamente água tratada, em que os componentes do equipamento que entram em contato com a água devem ser de vidro, quartzo ou outro material adequado. O processo de purificação deve remover contaminantes químicos, microrganismos e endotoxinas bacterianas.

Quadro 9.3
Tipos de água e especificações quanto à legislação brasileira e às monografias da "Farmacopeia Brasileira".

Tipos de água	*Especificações*
Água purificada	Condutividade: máximo de 1,3 μS/cm a 25 ± 0,5 °C
	Carbono orgânico total: máximo de 0,50 mg/L
	Amônio: máximo de 0,2 ppm
	Cálcio e magnésio: 1 ppm
	Nitratos: máximo de 0,2 ppm
	Número total de microrganismos mesófilos: 100 UFC/mL
	Se for coletada em reservatório, não deve apresentar coliformes totais, *Escherichia coli* e *Pseudomonas aeruginosa* (principalmente para uso em produtos tópicos)
Água ultrapurificada	Condutividade: máximo de 0,1 μS/cm a 25 ± 0,5 °C
	Carbono orgânico total: máximo de 0,50 mg/L (ensaio opcional)
	Número total de microrganismos mesófilos: 1 UFC/100 mL
Água para injetáveis	Número total de microrganismos mesófilos: 10 UFC/100 mL
	Endotoxinas: máximo de 0,25 UI/mL

UFC: unidade formadora de colônia; μS: microSiemens (Siemens [S] – unidade de medida da condutância, susceptância e admitância elétrica. Um elemento de circuito tem condutância de 1 S quando apresenta resistência elétrica de 1 ohm).

Fonte: BRASIL. Agência Nacional de Vigilância Sanitária (Anvisa). *Formulário Nacional da Farmacopeia Brasileira*. 2. ed. Revisão – 02. Brasília, 2012. 1v.

Álcoois

Álcool etílico

Este álcool (fórmula molecular C_2H_6O) é o segundo solvente mais usado na produção de medicamentos. É um líquido límpido, incolor, volátil, de odor característico, inflamável e miscível em água em proporções infinitas. É frequentemente denominado álcool etílico, ou etanol, ou apenas álcool, em outros compêndios, a depender da sua concentração. Na "Farmacopeia Brasileira", 6ª edição (2019), sua concentração deve variar entre 95,1 e 96,9%. Há ainda o etanol absoluto, cuja concentração é de 99,5%.

Trata-se de um excelente solvente para compostos orgânicos e, desse modo, é frequentemente empregado para dissolver componentes das formulações que apresentam baixa solubilidade aquosa, como fármacos, flavorizantes, óleos essenciais, conservantes, entre outros. Apresenta alta miscibilidade com a água, o que permite a obtenção de soluções hidroalcoólicas em várias concentrações ou diluições. Também é miscível com glicerina, propilenoglicol, polietilenoglicol 400, álcool isopropílico, acetona e óleo de rícino.

O etanol possui atividade antimicrobiana (bactericida, fungicida e virucida) e é largamente empregado para o preparo de soluções antissépticas e desinfetantes. Em concentrações superiores a 10% tem ação conservante, mas também é comum sua associação com parabenos para finalidades conservantes. Tal habilidade reduz a contaminação microbiana em preparações em que ele é o solvente. Soluções de etanol em água, na concentração entre 60 e 90%, têm maior poder antimicrobiano, já nas concentrações abaixo de 50%, a atividade cai drasticamente.

Em função das características antissépticas e por apresentar evaporação rápida quando aplicado à pele, o que lhe confere efeito refrescante, o etanol é frequentemente utilizado para o preparo de soluções farmacêuticas de uso externo, especialmente soluções antissépticas. Porém, em concentração superior a 50%, pode causar irritação na pele.

Contudo, o emprego de etanol em soluções de uso interno é mais restrito, em função dos efeitos farmacológicos indesejáveis e tóxicos, principalmente nas formulações de uso pediátrico. Nos Estados Unidos, em medicamentos orais para crianças menores de 6 anos é recomendado o emprego de até 0,5%, para crianças entre 6 e 12 anos até 5%, e adultos até 10%. No Brasil, a partir do ano 2001, está proibido o uso de etanol em preparações pediátricas, como estimulantes de apetite e crescimento, fortificantes, tônicos e complementos de ferro e fósforo. No entanto, a legislação brasileira permite o uso de etanol em concentração máxima de 0,5% para preparações de polivitamínicos de uso pediátrico. O etanol é empregado na obtenção de elixires, cujo teor alcoólico varia de 20 a 50% e também na preparação de extratos e tinturas de drogas vegetais.

Álcool isopropílico

Este álcool (fórmula molecular C_3H_8O) apresenta-se como líquido transparente, inflamável e miscível com água, etanol, glicerina, propilenoglicol, polietilenoglicol 400 e acetona. É empregado como solvente apenas para o preparo de soluções de uso externo, em virtude da sua toxicidade por via oral. Na verdade, o álcool isopropílico é duas vezes mais tóxico que o etanol e até mesmo topicamente pode ser lentamente absorvido pela pele intacta. Apresenta capacidade antisséptica superior ao etanol. Em concentrações superiores a 70% pode ser empregado como desinfetante efetivo.

Polióis

Polióis, ou poliálcoois, são amplamente empregados como solventes ou cossolventes no preparo de soluções farmacêuticas, e se caracterizam por possuírem mais de uma hidroxila em suas moléculas. Dentre os solventes empregados no preparo de soluções farmacêuticas que pertencem ao grupo dos polióis, destacam-se glicerina, propilenoglicol, polietilenoglicóis e sorbitol.

Glicerina

Possui fórmula molecular $C_3H_8O_3$, com três grupamentos –OH. Trata-se de líquido viscoso, límpido, inodoro e incolor. A glicerina é higroscópica, de sabor adocicado e dissolve bem uma variedade de compostos. Miscível em etanol e água, ela é comumente encontrada junto a esses solventes em preparações farmacêuticas e até mesmo para diminuir a proporção de etanol em formulações. Também é conhecida como glicerol ou propanotriol. Segundo a "Farmacopeia Brasileira", 6ª edição (2019), deve possuir concentração entre 98 e 101% em relação à substância anidra.

Em função dessas características, a glicerina é amplamente empregada no preparo das soluções farmacêuticas, como solvente e cossolvente, especialmente para a dissolução de fármacos pouco solúveis em água. Agrega ainda as funções de umectante sobre a pele e as mucosas, edulcorante e agente modificador de densidade. Nas preparações tópicas, apresenta também a capacidade de aumentar a adesão da formulação ao local de aplicação, em virtude da elevada viscosidade. Assim como etanol, tem função conservante na concentração até 20%.

Propilenoglicol

É um poliálcool que apresenta dois grupamentos –OH e fórmula molecular $C_3H_8O_2$. Apresenta-se como líquido incolor, viscoso e de sabor adocicado. É miscível em água, etanol, álcool isopropílico, glicerina, polietilenoglicol 400 e acetona. Não é solúvel em óleos fixos, porém pode dissolver alguns óleos essenciais. É considerado um solvente melhor do que a glicerina, por dissolver uma variedade de compostos, como corticoides, barbitúricos, anestésicos locais, fenóis, vitaminas do complexo B, A e D e muitos alcaloides (p. ex., atropina, codeína e efedrina).

Como a glicerina, o propilenoglicol é extensamente empregado na produção de soluções farmacêuticas, sobretudo preparações tópicas, em função de suas propriedades, como solvente e cossolvente, umectante de pele e mucosas e, ainda, conferir às preparações aumento da viscosidade. De forma similar ao etanol, apresenta capacidade de atuar como agente antimicrobiano nas concentrações entre 15 e 30%. Em preparações de uso oral, pode ser empregado como solvente, cossolvente e edulcorante. Trata-se de um solvente considerado seguro, por não causar problemas de toxidade, entretanto, em preparações pediátricas, especialmente para neonatos, o seu uso deve ser observado, uma vez que há relatos de que ele pode causar intoxicação e depressão do sistema nervoso central.

Polietilenoglicóis

Abreviados por PEGs, são polímeros de óxido de etileno, cuja fórmula geral é $HOCH_2(CH_2CH_2O)_n CH_2OH$, onde n representa o número de unidades de óxido de etileno. Tais substâncias são designadas por sigla e por numeração, indicando seu peso molecular médio. A título de exemplo, PEG 200 tem peso molecular entre 190 e 210 g/mol, já o PEG 300 tem peso molecular entre 285 e 315 g/mol, e assim sucessivamente. O peso molecular também fornece a cada PEG características físico-químicas específicas. Em geral, PEGs de grau superior a 1.000 são sólidos e PEGs entre 200 e 600 são líquidos, em temperatura ambiente. Os PEGs ainda são denominados Carbowax® e Macrogol® (nas farmacopeias Britânica, Europeia e Portuguesa).

Os PEGs 200, 300, 400 e 600, por serem líquidos, são especialmente de interesse para o preparo de soluções farmacêuticas como solventes ou cossolventes. São límpidos, incolores ou levemente amarelos, viscosos e miscíveis em água, etanol, glicerina, acetona e em outros PEGs. O polietilenoglicol 400 é o PEG líquido mais frequentemente empregado no preparo das soluções farmacêuticas de uso externo. Em preparações orais em grandes quantidades podem ocasionar efeito laxante.

Sorbitol

Também descrito como D-glucitol, cuja fórmula molecular é $C_6H_{14}O_6$, apresenta seis grupamentos hidroxilas. É um excipiente sólido, porém é geralmente comercializado na forma de solução aquosa a 70%. Apresenta sabor edulcorado, de aspecto xaroposo, límpido e caráter umectante. É miscível em água, glicerina e propilenoglicol. Frequentemente, é empregado como veículo, solvente e cossolvente em soluções tópicas e orais, sendo que por essa via deve-se ter precaução no seu uso, em razão do seu poder laxante. Seu uso é contraindicado nos pacientes pediátricos com hipoglicemia e intolerância hereditária à frutose, pois é metabolizado em frutose.

Solventes apolares

Óleos podem ser empregados como solventes e veículos no preparo de soluções farmacêuticas principalmente de uso externo. Dentre os óleos utilizados, destacam-se o óleo mineral e alguns óleos vegetais, como óleo de milho, óleo de amêndoas, óleo de rícino, entre outros.

Óleo mineral (parafina líquida)

Composto por uma mistura de hidrocarbonetos (C14 a C18) saturados líquidos originários do petróleo. Apresenta-se como um líquido viscoso, oleoso, incolor, inodoro e transparente. É insolúvel em água e pouco solúvel em etanol e glicerina. Todavia, é solúvel em acetona, benzeno, clorofórmio e éter etílico. Seu emprego como solvente é reduzido, sendo mais comumente encontrado em emulsões de aplicação tópica. Sofre oxidação facilmente quando exposto ao calor e à luz.

Óleos vegetais

São óleos insolúveis em água, normalmente extraídos de partes dos vegetais como sementes e frutos. Dentre os óleos vegetais empregados para produção de soluções farmacêuticas, destacam-se óleo de milho, óleo de amêndoas, óleo de rícino, óleo de oliva, óleo de semente de algodão, óleo de amendoim, óleo de gergelim e óleo de soja. Óleos vegetais são principalmente empregados no preparo de soluções de uso externo, como linimentos, mas vêm sendo substituídos por óleos sintéticos, como o oleato de etila.

Estabilidade

Soluções se caracterizam por sistemas em que as moléculas dos solutos estão completamente dissolvidas no meio solvente, ficando, dessa maneira, mais expostas e suscetíveis às instabilidades químicas, microbiológicas e, consequentemente, físicas. As soluções farmacêuticas usualmente têm como solvente ou veículo a água, que pode favorecer reações de hidrólise e ainda prejudicar a estabilidade microbiológica, em função do ambiente viável para o crescimento microbiano. Para que todos os componentes da formulação, incluindo o fármaco, mantenham-se íntegros durante todo o processo de produção e durante toda a vida útil do produto são necessários adjuvantes, como conservantes, antioxidantes, agentes quelantes e corretores de pH e/ou sistemas tampão.

Conservantes

Conservantes antimicrobianos são usualmente adicionados às soluções farmacêuticas com o objetivo de inibir o crescimento microbiano. A adição dessas substâncias não se faz necessária somente quando a água não está presente na preparação ou quando outros excipientes que apresentam propriedades antimicrobianas fazem parte da composição da formulação.

O sistema conservante selecionado para o preparo das soluções farmacêuticas deve apresentar os seguintes requisitos: eficácia contra um amplo espectro de microrganismos; estabilidade física, química e microbiológica durante toda a validade do produto; compatibilidade com os demais componentes da formulação; adequada solubilidade no veículo utilizado; deve ser apropriado em relação aos aspectos sensoriais na concentração empregada; ser atóxico e não irritante; não ser adsorvido pelo material de envase.

Os conservantes permitidos no Brasil, segundo a Agência de Vigilância Sanitária (Anvisa), estão apresentados na Resolução RDC n. 29/2012. Os conservantes comumente empregados nas soluções farmacêuticas e as concentrações usuais estão descritos no Quadro 9.4.

Quadro 9.4
Principais conservantes utilizados no preparo de soluções farmacêuticas e concentrações usuais.

Conservantes	*Concentrações usuais (%)*
Parabenos e derivados (alquil ésteres do ácido para-hidroxibenzoico)	
Metilparabeno	0,015 a 0,2 (soluções orais) 0,02 a 0,3 (soluções tópicas)
Propilparabeno	0,01 a 0,02 (soluções orais) 0,01 a 0,6 (soluções tópicas)
Compostos de amônio quartenário	
Cloreto de benzalcônio	0,004 a 0,02
Cloreto de cetilpiridínio	0,01 a 0,02
Ácido sórbico e seus sais	0,05 a 0,2
Ácido benzoico e seus sais	0,1 a 0,3
Álcool etílico	Superior a 10

Frequentemente, emprega-se a combinação de dois conservantes com o objetivo de aumentar o espectro antimicrobiano, sendo um bom exemplo a associação do metilparabeno e propilparabeno (em uma proporção de 9:1). Entretanto, o emprego de parabenos deve ser observado, uma vez que podem apresentar potencial irritativo em mucosas, pele e olhos.

Os principais fatores que podem afetar diretamente a eficácia dos conservantes em soluções farmacêuticas são: pH da solução; presença de tensoativos e micelas; e presença de polímeros hidrofílicos.

Antioxidantes

Vários fármacos e outras substâncias empregadas no preparo das soluções podem ser suscetíveis à degradação por meio de reações de oxidação. Essas reações podem ser influenciadas por fatores como temperatura, presença de luz, concentração de oxigênio, presença de catalisadores e pH do meio. Os antioxidantes são adicionados às soluções farmacêuticas com o objetivo de prevenir ou evitar tais reações, aumentando, assim, a estabilidade dos fármacos e de outros adjuvantes.

Os antioxidantes podem ser classificados em solúveis em água (hidrossolúveis), especialmente empregados em soluções aquosas, e insolúveis em água, cujo uso é indicado para o preparo de soluções oleosas.

Os principais antioxidantes empregados no preparo de soluções e suas respectivas concentrações usuais encontram-se descritos no Quadro 9.5.

Quadro 9.5
Principais antioxidantes utilizados no preparo de soluções farmacêuticas e concentrações usuais.

Antioxidantes	*Concentrações usuais (%)*
Hidrossolúveis	
Ácido ascórbico e palmitato de ascorbila	0,02 a 0,10
Metabissulfito de sódio	0,01 a 1
Bissulfito de sódio	0,05 a 1
Sulfito de sódio	0,01 a 0,20
Tiossulfato de sódio	0,05
Insolúveis em água	
Tocoferol	0,01 a 0,10
Butil-hidroxianisol (BHA)	0,005 a 0,02
Butil-hidroxitolueno (BHT)	0,005 a 0,02
Propil galato	0,002 a 0,01

É importante destacar que os sulfitos podem causar respostas alérgicas em indivíduos suscetíveis, assim, caso sejam empregados na formulação, o rótulo do produto deve apresentar a advertência de que podem causar reações alérgicas.

Agentes quelantes

Atuam formando complexos com íons metálicos, os quais normalmente estão envolvidos na degradação oxidativa. Os quelantes são empregados em conjunto com os antioxidantes. Dentre os principais quelantes empregados e as concentrações usuais, destacam-se: ácido cítrico (0,3 a 2%) e tartárico (0,1 a 0,3%), que devem estar em pH ácido para maior eficiência do efeito sequestrante pela formação de sais de sódio estáveis com as hidroxilas; sais de sódio do ácido etilenodiamino tetra-acético, conhecido também como EDTA (0,005 a 0,1%).

Ajuste de pH e/ou sistemas tampão

A manutenção do pH adequado é fundamental no preparo das soluções farmacêuticas e, para isso, são empregadas soluções para o ajuste de pH e soluções-tampão para a manutenção e o controle do pH pretendido. As soluções-tampão são empregadas no preparo de soluções farmacêuticas com as seguintes finalidades:

- Garantia da solubilidade dos fármacos. A maior parte dos fármacos se comporta como ácidos ou bases fracas, e muitos são praticamente insolúveis em água. Em função disso, a solubilidade dessas moléculas pode ser comprometida em função de pequenas mudanças no pH. O conhecimento do pKa dos fármacos permite o ajuste do pH e a escolha do melhor sistema tampão com o objetivo de melhorar ou manter a solubilidade aquosa deles. Por exemplo, um ácido fraco exige um pH alcalino para apresentar maior solubilidade em meios aquosos. Seguindo esse mesmo raciocínio, temos que uma base fraca requer um pH ácido para apresentar a maior hidrossolubilidade. Tal informação também pode ser importante na seleção da forma sal do fármaco, mais adequada para o preparo das soluções.
- Manutenção da estabilidade dos fármacos e de outros componentes da formulação. A hidrólise é fenômeno destrutivo mais frequente e essa decomposição química acarreta em inativação farmacodinâmica. Essa reação depende da temperatura, da presença de um catalisador e do pH. Adicionalmente, a escolha de um pH adequado pode retardar a oxidação do fármaco. O ácido ascórbico, por exemplo, é estável em pH entre 5 e 6, mas é rapidamente degradado em pH 7. Em contrapartida, o cloridrato de procaína, um anestésico local, é estável em água, mas decompõe-se rapidamente em solução tamponada pH 6,5.
- Prevenção de fenômenos irritativos nos locais de administração das soluções farmacêuticas.

Para o ajuste do pH das soluções farmacêuticas empregam-se soluções de ácido ou bases compatíveis com os componentes da formulação, tais como ácido cítrico, ácido clorídrico diluído e hidróxido de sódio diluído. Já para a manutenção e a estabilização do pH são empregados sistemas tampão, tais como: acetatos (ácido acético e acetato de sódio); citratos (ácido cítrico e citrato de sódio); e fosfatos (fosfato de sódio e fosfato dissódico). Para obter uma faixa mais ampla de manutenção do pH, pode-se empregar combinação dessas soluções-tampão. A seleção desses sistemas deve ser criteriosa a fim de evitar incompatibilidades, e deve-se considerar que alguns desses compostos podem desencadear respostas alérgicas dermatológicas e/ou respiratórias, incluindo crises asmáticas e de bronquite.

Características sensoriais

Muitos fármacos ou adjuvantes farmacêuticos podem apresentar sabor desagradável, assim, um dos grandes desafios no desenvolvimento de soluções de uso oral, especialmente para uso pediátrico, é a garantia de adequada palatabilidade, que pode ser contemplada em função das características sensoriais, como visuais, olfativas, gustativas e táteis. Estas são fundamentais para garantir a aceitabilidade do medicamento e a adesão aos esquemas terapêuticos, principalmente para crianças.

Considera-se um medicamento palatável aquele cujas propriedades sensoriais aversivas foram minimizadas, mascaradas ou eliminadas. O uso de adjuvantes capazes de melhorar a palatabilidade, mascarando o sabor desagradável de um produto, é fundamental, sobretudo para medicamentos com características sensoriais desagradáveis, associados a doses de grande volume, que podem provocar a recusa e até vômito no momento da administração. O sabor de uma formulação pediátrica é considerado um dos principais determinantes para a adesão em pediatria. Assim, dentre os adjuvantes empregados com a finalidade de mascarar as características sensoriais desagradáveis, destacam-se os edulcorantes, os flavorizantes e os corantes.

Edulcorantes

Substâncias que conferem sabor doce às preparações. Podem ser classificados em naturais e sintéticos. Dentre os edulcorantes naturais empregados no desenvolvimento de soluções orais, destacam-se os açúcares, como a sacarose, e os polióis, como sorbitol, glicerina, xilitol, entre outros.

O açúcar mais empregado é a sacarose, por apresentar baixo custo, elevada solubilidade em água, boa estabilidade em uma faixa de pH de 4 a 8 e por não oferecer gosto residual. Quando em concentrações elevadas na solução, pode aumentar a viscosidade e ainda atuar como conservante, já que um grama de sacarose é capaz de conservar 0,53 mL de água. Boa parte dos xaropes contém em sua composição elevada concentração de sacarose, em torno de 60 a 80% (ver item "Xaropes").

Entretanto, soluções com sacarose podem apresentar a cristalização durante o armazenamento e há restrições ao seu emprego a pacientes com diabetes e em função de seu potencial cariogênico. As limitações do emprego de açúcares estão relacionadas ainda com suas possíveis interações com o fármaco, ou outros componentes da formulação. É o caso das reações de *Maillard*, que ocorrem entre açúcares redutores (aldoses e cetoses) e grupos amínicos e que podem comprometer a estabilidade e a qualidade do produto final.

Os polióis, ou poliálcoois, como sorbitol, glicerina, manitol e xilitol, são também considerados edulcorantes, com menor poder de dulçor que a sacarose, mas amplamente utilizados, pois, ao contrário dos açúcares, não são cariogênicos e apresentam menor poder calórico. Esses álcoois podem ser empregados em associação com a sacarose e também como alternativa para o preparo de soluções orais destinadas a pacientes com restrições em relação a esse açúcar. A literatura apresenta vários exemplos de formulações de soluções isentas de sacarose, ou também denominados xaropes dietéticos, em que se utiliza como edulcorante solução contendo sorbitol (64%) ou mistura de polióis, como sorbitol e glicerina.

Os polióis, além de adocicados, são líquidos viscosos e podem auxiliar na solubilização dos componentes das soluções, facilitando, dessa maneira, a obtenção de preparações com boas propriedades sensoriais. A maioria dos xaropes contém proporções significativas de espécies de poliol que favorecem a solubilidade e têm o efeito de controlar a cristalização.

Dentre os edulcorantes sintéticos, a sacarina é um dos mais empregados, especialmente os sais de sódio e de cálcio, que são bastante hidrossolúveis. Esse edulcorante tem elevado poder de dulçor (300 a 500 vezes mais doce que a sacarose), além de apresentar excelente estabilidade em ampla faixa de pH. O aspartame é outro exemplo de edulcorante sintético que apresenta elevado poder de dulçor (200 vezes mais doce que a sacarose) e boa estabilidade na faixa de pH de 3,4 a 5, entretanto, seu uso é contraindicado nos pacientes com fenilcetonúria, pois possui fenilalanina. O ciclamato de sódio, com poder de dulçor 30 vezes superior ao da sacarose, é largamente utilizado no Brasil, porém é "proibido nos Estados Unidos desde a década de 1970, em virtude do potencial carcinogênico". A sucralose é um edulcorante não calórico derivado da sacarose e é aproximadamente 600 vezes mais doce.

Tais edulcorantes são amplamente empregados em associação aos polióis como alternativa à sacarose, sobretudo para o preparo de soluções orais destinadas aos pacientes com restrição aos açúcares. A maior desvantagem de todos eles é o sabor residual amargo e metálico. Há também relatos na literatura de que os edulcorantes aspartame, ciclamato de sódio e sacarina sódica podem induzir reações de hipersensibilidade.

A Tabela 9.1 apresenta os principais edulcorantes empregados no preparo de soluções farmacêuticas e algumas características, como concentração usual, capacidade de dulçor e solubilidade.

Tabela 9.1 Principais edulcorantes empregados no preparo das soluções farmacêuticas e suas características.					
Edulcorante	*Concentração usual (%)*	*Capacidade de dulçor em relação à sacarose*	*Solubilidade (partes de solvente em mL para solubilizar 1 g de soluto)*		
			Água	*Etanol*	*Outros (mL)*
Sacarose	50 a 85	1	0,50	170	–
Sorbitol	20 a 70	0,5 a 0,7	0,45	Miscível	–
Glicerina	Até 20	0,7	Miscível	Miscível	–
Manitol	–	0,7	5,50	83	Glicerina (18)
Sacarina	0,02 a 0,50	500	290	31	Glicerina (50)
Sacarina sódica	0,04 a 0,60	300 a 500	1,50	50	Propilenoglicol (3,5)
Aspartame	–	200	100	Levemente solúvel	–
Sucralose	–	600	Solúvel	–	–
Ciclamato de sódio	0,20	30	5	250	Propilenoglicol

Flavorizantes

Substâncias de origem natural (óleos essenciais extraídos de plantas e sabores naturais de frutas) ou sintética (álcoois aromáticos, aldeídos, bálsamos, fenóis, terpenos etc.) destinados a serem incorporados às formulações com a finalidade de mascarar, melhorar ou realçar o sabor e o aroma, a fim de garantir a aceitabilidade e a adesão aos esquemas terapêuticos, sobretudo para crianças. A seleção de um flavorizante depende das propriedades químicas e do sabor de um fármaco, já que deve ser eficaz em mascarar o sabor sem afetar negativamente a estabilidade. Em algumas situações, podem ser empregadas substâncias capazes de promover um efeito anestésico sobre os receptores sensoriais, como é o caso do mentol ou mesmo da efervescência.

A adequada seleção se faz de forma empírica e subjetiva, pois depende de uma série de fatores, como idade do paciente, hábitos alimentares e preferências individuais ou de um público em específico. Por exemplo, crianças preferem sabores de frutas vermelhas e cítricas, enquanto adultos optam por sabores de chocolate ou café. Normalmente, emprega-se a associação de flavorizantes.

A língua humana possui aproximadamente 10 mil papilas gustativas, que são capazes de identificar quatro sabores primários: doce; salgado; ácido; e amargo. Usualmente, para mascarar sabores ácidos, empregam-se flavorizantes de sabor cítrico. O sabor amargo pode ser mascarado pela adição de flavorizantes com sabor salgado, doce e cítrico, apesar de ser o mais difícil de mascarar, pois pode deixar um gosto residual.

O Quadro 9.6 resume algumas sugestões de flavorizantes mais comuns para cada uma das categorias de sabores.

Quadro 9.6 Sugestões de flavorizantes para mascarar os sabores primários.	
Sabores primários	*Flavorizantes*
Doce	Baunilha, laranja, frutas vermelhas, uva
Salgado	Nozes, creme, canela
Ácido	Limão, lima, laranja, frutas vermelhas, uva
Amargo	Café, chocolate, menta, pêssego, frutas vermelhas, laranja, limão, lima

Corantes

O uso de corantes no preparo de soluções tem como objetivo melhorar a aceitação deste produto, especialmente quando ele é destinado às crianças, que são bastante atraídas por soluções coradas, principalmente de vermelho. Entretanto, seu uso em preparações pediátricas deve ser observado, uma vez que estão associados a relatos de hipersensibilidade. A escolha do corante adequado se faz em conjunto e em função dos flavorizantes empregados. Por exemplo, soluções com sabor de framboesa, normalmente serão coradas de vermelho.

Os corantes podem ser inorgânicos ou orgânicos, naturais ou sintéticos. São exemplos de corantes inorgânicos, de origem mineral, o dióxido de titânio e os óxidos de ferro. Os corantes naturais são derivados de plantas ou de animais, como é o caso do vermelho carmim (vermelho n. 4), que é extraído de corpos secos das fêmeas do inseto cochonilha. Dentre os corantes sintéticos, destacam-se: amarelo tartrazina (amarelo FD&C n. 5); amarelo crepúsculo (amarelo FD&C n. 6); Ponceau 4R (vermelho FD&C n. 4); eritrosina (vermelho FD&C n. 3) e o índigo carmim (azul FD&C n. 2). De acordo com a

Food and Drug Administration (FDA), a designação FD&C indica que os corantes, assim classificados, podem ser empregados em alimentos, medicamentos e cosméticos. Já os corantes designados D&C podem ser empregados somente em medicamentos e cosméticos.

Os corantes encontram-se mais amplamente descritos no Capítulo 25 – Corantes, e aqueles empregados no preparo das soluções devem atender aos seguintes requisitos: atóxicos e inertes farmacologicamente; hidrossolúveis; isentos de sabor e odor desagradáveis; elevado poder tintorial e estáveis sob calor, luz, a variações de pH e em presença de oxidantes e redutores. A concentração usual é de 0,0005 a 0,001% e depende do poder tintorial. Para a seleção dos corantes, devem ser considerados aspectos legais (registro e permissão de uso) e aspectos técnicos, como: incompatibilidades; estabilidade; solubilidade no veículo; poder tintorial e caracteres sensoriais.

Tipos de soluções farmacêuticas

Soluções farmacêuticas podem ser classificadas em função da composição e do tipo de sistema solvente, ou de acordo com a via de administração.

Na classificação conforme a composição, as soluções são designadas e definidas do seguinte modo:

a) **Espíritos:** soluções alcoólicas ou hidroalcoólicas que contêm substâncias voláteis dissolvidas, como cânfora e hortelã. Normalmente, possuem alto teor alcoólico, a fim de garantir a solubilidade de todos os componentes.

b) **Tinturas:** soluções alcoólicas ou hidroalcoólicas que contêm substâncias de origem vegetal ou mineral. Algumas tinturas são preparadas pela dissolução direta dos componentes, como é o caso da tintura de iodo. Já aquelas obtidas a partir de materiais de origem vegetal, são preparadas por processos como percolação ou maceração.

c) **Águas aromáticas:** soluções aquosas saturadas de óleos voláteis ou de outras substâncias aromáticas ou voláteis.

Entretanto, a classificação conforme a composição, apesar de tradicional, gera confusões e dificulta a uniformização de terminologias e a sistematização, requisitos essenciais em um mundo globalizado e informatizado. Em contrapartida, a classificação em função da via de administração apresenta contribuição importante na identificação do produto farmacêutico, facilitando a padronização de terminologia com objetivo de harmonização global.

Nesse sentido, neste capítulo, será adotada a classificação das soluções farmacêuticas conforme a via de administração, e serão contempladas as seguintes soluções farmacêuticas:

1. soluções tópicas para aplicação cutânea;
2. soluções otorrinolaringológicas e cavitárias;
3. soluções para administração oral (p. ex., xaropes, elixires, gotas orais e soluções para reidratação oral).

Soluções tópicas para aplicação cutânea

Dentre as soluções para aplicação cutânea, destacam-se: soluções tópicas e loções; linimentos; vernizes e colódios.

Soluções tópicas e loções

Destinadas à aplicação sobre a pele e mucosas, usualmente, apresentam ação local com finalidade antisséptica, bactericida, fungicida, anti-inflamatória, e ainda devem apresentar efeitos refrescante, calmante ou protetor e umectante.

São soluções cujo veículo geralmente é aquoso, mas pode conter outros solventes ou cossolventes, como os álcoois (etílico e isopropílico) e os polióis (glicerina, propilenoglicol e polietilenoglicol 400). Os polióis são principalmente empregados, pois permitem a retenção da umidade na pele, atuando como umectantes. O etanol, na concentração de 70%, é largamente empregado no preparo de soluções desinfetantes e antissépticas e, ainda, promove um efeito refrescante sobre a pele, por apresentar evaporação rápida quando aplicado. Entretanto, em concentração superior a 50%, pode causar irritação na pele e seu uso deve ser evitado quando há lesões na pele.

Além dos solventes e cossolventes, são componentes usuais nessas soluções:

1. Agentes de viscosidade que facilitam a aplicação do produto sobre locais delimitados, tais como derivados de celulose (metilcelulose e carboximetilcelulose sódica, entre outros).
2. Soluções-tampão (tampão fosfato e acetato), já que o pH ideal para essas preparações deve ser de 5,5 a 6,5 (compatível com a pele).
3. Agentes para manter a estabilidade (conservantes; quelantes e antioxidantes).
4. Corantes, quando há necessidade de delimitar e marcar a área aplicada.

As soluções tópicas podem ser aplicadas de diversas maneiras, porém, a forma de *spray* é prática e permite a administração por meio da pulverização das soluções sobre a área de administração.

A seguir, são apresentados alguns exemplos de formulações descritas no "Formulário Nacional da Farmacopeia Brasileira" (2012):

Álcool etílico 70%

Álcool etílico 96 °GL	81,3 mL
Água purificada q.s.p.	100 mL

A solução de álcool etílico 70% é uma solução preparada pela mistura de álcool etílico com a água purificada. É normalmente empregada como desinfetante, antisséptico ou solvente e veículo de outras soluções tópicas.

Solução alcoólica de iodo

Iodo	2,0%
Iodeto de potássio	2,4%
Glicerina	1%
Álcool 70% q.s.p	100 mL

A solução alcoólica de iodo é uma solução hidroalcoólica preparada a partir da dissolução de cristais de iodo (2%) e de iodeto de sódio (2,4%) em solvente hidroalcoólico (70% álcool). O tri-iodeto de sódio é formado a partir da reação do iodo com o iodeto de sódio e apresenta maior solubilidade em água, o que possibilita menor concentração de etanol para solubilizar o iodo. Em função do iodo e do álcool 70%, essa solução apresenta propriedades antissépticas e desinfetantes, com ação bactericida e fungicida.

Solução de iodopovidona (PVPI)

Polivinilpirrolidona-Iodo	10%
Glicerina	1%
EDTA dissódico	0,02%
Tampão fosfato (pH entre 5,5 e 6,5)	1%
Água purificada q.s.p.	100,0 mL

A solução de iodopovidona (PVPI) é uma solução preparada a partir da dispersão do complexo de iodo com polivinilpirrolidona, com 10% de iodo ativo. O polímero aumenta a solubilidade do iodo, promove sua liberação gradativa, aumenta a ação residual e reduz a irritação cutânea. Esta solução oferece vantagens em relação à tintura de iodo, uma vez que pode ser preparada em veículo aquoso, já que o iodo neste complexo apresenta maior solubilidade em água e menor poder corrosivo, sendo menos agressivo à pele. Essa preparação tem propriedades antissépticas e é utilizada em processos cirúrgicos. A formulação apresenta 1% de iodo (PVPI 10%), glicerina, que atua como umectante e cossolvente, quelante (EDTA dissódico) e solução-tampão para manter o pH entre 5,5 e 6,5.

O "Formulário Nacional da Farmacopeia Brasileira" (2012) ainda descreve alguns exemplos de soluções tópicas de digliconato de clorexidina. O digliconato de clorexidina é um antisséptico com ação antifúngica e bactericida empregado para preparar soluções aquosas ou hidroalcoólicas (70% de etanol) nas concentrações que variam de 0,5 a 4%. Sua ação diminui em pH alcalino, portanto, as soluções devem apresentar pH entre 5,5 e 6,5. As soluções aquosas que contêm 4% de digliconato de clorexidina são empregadas para a antissepsia da pele com ferimentos e em cirurgias. Soluções aquosas com 0,12% desta substância são empregadas para antissepsia bucal. A solução hidroalcoólica de digliconato de clorexidina (0,5%), por sua vez, é empregada para antissepsia da pele íntegra e desinfecção.

Linimentos

São preparações líquidas destinadas à aplicação na pele, com fricção ou massagem. Os linimentos podem ser preparados a partir de veículos alcoólicos ou oleosos e podem conter substâncias com propriedades analgésicas, rubefacientes, calmantes ou estimulantes. Como exemplo de linimento pode ser citado veículo alcoólico que contém cânfora e salicilato de metila.

Vernizes e colódios

São soluções que contêm substâncias ativas veiculadas e dissolvidas em um sistema solvente composto por uma mistura de álcool etílico, acetona e éter etílico com objetivo de rápida evaporação após a aplicação sobre o local, permitindo a disponibilidade dos ativos sobre a pele ou anexos, como unhas. No caso dos colódios, as preparações são viscosas, e após a evaporação da mistura de solventes, há a fixação de filme elástico e flexível, que mantém no local da aplicação as substâncias ativas. Para esse fim, a formulação contém nitrocelulose (formador de filme), plastificante, como óleo de rícino, e aderentes, como a resina de colofônia.

Soluções otorrinolaringológicas e cavitárias

Entre estas soluções, destacam-se: gotas nasais ou errinos; gotas auriculares ou otológicas; colutórios e soluções bucais; gargarejos; enemas e duchas.

Errinos (gotas nasais)

O epitélio nasal apresenta área superficial relativamente extensa e abundante vascularização, o que pode proporcionar alta capacidade de absorção dos fármacos. Tais características têm sido consideradas no desenvolvimento de formulações para administração de fármacos com ação sistêmica. Essa mucosa é recoberta por cílios e por camada de muco, cujo pH está entre 5 e 6,5, em condições normais de saúde. Em rinite ou rinossinusites agudas, o pH das secreções nasais é mais alcalino do que o normal.

Os errinos, ou gotas nasais, são soluções destinadas à aplicação na mucosa nasal e que podem veicular fármacos com ação local ou tópica, como descongestionante (efedrina, naftilimidazolina), anti-inflamatória (dexametasona), anti-histamínica (cromoglicato de sódio), bactericida (neomicina, tirotricina), ou com ação sistêmica, como ocitocina.

São preparações estéreis, isotônicas, de pequeno volume, geralmente em veículo aquoso de baixa viscosidade. Além da água, que é o principal solvente, os cossolventes podem ser empregados em pequenas concentrações (p. ex., glicerina, polietilenoglicol, propilenoglicol), com a finalidade de aumentar a solubilidade dos componentes da formulação. A glicerina, em função de sua ação umectante, pode reduzir a irritação na mucosa nasal. Essas soluções devem ser tamponadas dentro do intervalo de pH de 5,5 a 6,5 com adição de sistema tampão (p. ex., citrato, fosfato), já que a capacidade tamponante da secreção nasal é baixa. Para garantir a isotonia em relação às secreções nasais, são adicionados agentes como cloreto de sódio e dextrose.

Ainda, é imprescindível o emprego de conservantes, como parabenos (0,001 a 0,2%) e clorobutanol (0,5%), visto que são preparações normalmente multidoses. O cloreto de benzalcônio (0,002 a 0,02%) e o timerosal (0,002 a 0,005%) estão associados à irritação da mucosa nasal e podem provocar congestão nasal. Quando necessário, os antioxidantes, principalmente os hidrossolúveis, como metabissulfito de sódio, sulfito de sódio, podem ser incluídos.

Para que a viscosidade da formulação apresente semelhança à do muco nasal, ou ainda para aumentar o contato do fármaco com o local, agentes de viscosidades, como metilcelulose, hidroxipropilmetilcelulose ou ácido poliacrílico, podem ser adicionados à formulação. A viscosidade da formulação deve ser adequada ao método de aplicação, que pode ser por meio de conta-gotas ou na forma de *spray*. Destaca-se que não devem ser empregados solventes que alteram a viscosidade do muco e diminuam ou paralisem o movimento ciliar, como óleos vegetais ou mineral, glicerina acima de 10%, álcool etílico acima de 10%, polietilenoglicóis acima de 1% e substâncias como o ácido bórico. Informações adicionais podem ser encontradas no Capítulo 14 – Formas Farmacêuticas Estéreis.

Gotas auriculares ou otológicas

Soluções auriculares ou otológicas são preparações líquidas, geralmente viscosas, destinadas à aplicação no canal auditivo para o tratamento de infecções, inflamações e/ou dores, ou remover o excesso de cerúmen. A maioria das otites é causada por bactérias *(Pseudomonas aeruginosa, Proteus vulgaris,* estreptococos e estafilococos) e são acompanhadas de inflamação no local, dor, secreção e dificuldades de audição. O pH normal das secreções do ouvido está em torno de 5 a 7,8. Algumas otites alteram o pH para alcalino, por isso, em geral, as preparações são ácidas (pH 5), visto que soluções auriculares alcalinas predispõem às infecções por bactérias e fungos.

Dentre os fármacos veiculados nessas preparações, destacam-se: agentes antimicrobianos (cloranfenicol, sulfato de neomicina, gentamicina, sulfato de polimixina B e outros); corticoides (dexametasona, prednisolona, hidrocortisona, entre outros); anestésicos (cloridrato de lidocaína, tetracaína, benzocaína); e substâncias empregadas para remoção de cerúmen (água oxigenada 10 volumes, trietanolamina e bicarbonato de sódio).

As soluções auriculares normalmente são compostas por veículos viscosos, aquosos ou oleosos, com elevada capacidade de adesão ao canal auditivo, possibilitando maior contato dos fármacos com os tecidos do ouvido. Ainda é desejável que o veículo apresente característica higroscópica, que pode ser obtida pelo emprego de polióis (glicerina, propilenoglicol e polietilenoglicol 400), o que permite a redução do edema, da inflamação e do crescimento microbiano, uma vez que serão capazes de extrair a umidade do local. Veículos não aquosos, como óleos vegetais, são principalmente utilizados em preparações com propriedades para remover a cera de ouvido, já que auxiliam na solubilização da cera.

Considerando que tais preparações são especialmente multidoses, a adição de conservantes se faz necessária quando o veículo é aquoso e, nesse caso, os principais empregados são: clorobutanol (0,5%), combinações de parabenos, cloreto de benzalcônio e timerosal. Ainda, as formulações podem ter a inclusão de antioxidantes e quelantes para evitar a degradação oxidativa de fármacos propensos. A seleção desses adjuvantes deve ser feita em função das características de solubilidade da formulação. As soluções-tampão (ácido bórico/borato; fosfato mono e dissódico) são empregados para manter o pH entre 5 e 7.

Colutórios e soluções bucais

São soluções aquosas destinadas à aplicação tópica sobre as gengivas e partes internas da boca, sendo geralmente aplicadas na forma de *spray*, o que permite a pulverização da solução sobre o local.

Essas soluções veiculam fármacos para ação tópica, como antissépticos (borato de sódio; cloretos de benzalcônio, de benzetônio e de cetilpiridínio; óleos essenciais de eucalipto, de canela, de cravo, de hortelã, de melaleuca), anestésicos locais (benzocaína, ácido benzílico), adstringentes (sulfato de zinco, ácido tânico ou tanino, sulfato de alumínio e potássio ou alúmen, benjoim), antibióticos e corantes para evidenciar placa bacteriana (p. ex., solução tópica de eritrosina sódica).

São soluções usualmente formuladas com veículo aquoso, que pode ser viscoso ou não, dependendo dos objetivos da preparação, e que pode conter glicerina, propilenoglicol, xarope e mel. Como se trata de preparação destinada à aplicação na mucosa bucal, é fundamental considerar aspectos sensoriais, portanto, as formulações desse tipo podem conter edulcorantes, flavorizantes e corantes. A estabilidade química e microbiológica é mantida pela presença de conservantes (parabenos), antioxidantes e quelantes.

Solução tópica de eritrosina sódica

É utilizada como reveladora de placa bacteriana, quando há placa presente nos dentes. Essa solução deve ser aplicada na mucosa bucal por meio de bochecho. Após administração, aquelas regiões que apresentarem a placa bacteriana, serão tingidas pela eritrosina, o que permitirá a sua remoção por meio da escovação ou através do uso de fio dental.

Eritrosina sódica	3%
Glicerina	10%
Sacarina	0,1%
Essência de morango	2 gotas
Metilparabeno	0,1%
Água purificada q.s.p.	100 mL

Solução aquosa de melaleuca

Tem sido empregada como antisséptico em periodontia, como alternativa à solução de clorexidina. Também tem sido utilizada na prevenção da gengivite, uma vez que o óleo de melaleuca, além da atividade antimicrobiana, apresenta propriedade anti-inflamatória.

Óleo de melaleuca	0,2%
Tween® 80	q.s.
Sacarina sódica	0,05%
Flavorizante	q.s.
Água purificada q.s.p.	100 mL

Gargarejos e bochechos

São soluções aquosas, com propriedades antissépticas, desodorizantes e refrescantes, destinadas à profilaxia e assepsia das mucosas da boca e da garganta. Essas soluções não devem ser deglutidas e, usualmente, contêm substâncias antissépticas, analgésicas e adstringentes. São soluções de baixa viscosidade, coradas, edulcoradas e aromatizadas.

As formulações dos gargarejos apresentam em sua composição: água, como principal veículo e solvente; polióis (glicerina e propilenoglicol), que atuam como cossolventes e umectantes; mentol e álcool etílico (em concentrações inferiores a 15%), que além das propriedades antissépticas, conferem sensação refrescante; edulcorantes sintéticos, não cariogênicos, como a sacarina sódica; flavorizantes; corantes; conservantes; antioxidantes e quelantes.

Solução antisséptica para aplicação bucal

Com propriedade antisséptica, é especialmente indicada para aplicação na mucosa bucal por meio de bochecho. Tem como princípio ativo o cloreto de cetilpiridínio, sal de amônio quaternário que, além de propriedade tensoativa, apresenta ainda atividade antimicrobiana. Por possuir caráter catiônico, esse ativo é atraído à superfície aniônica da placa bacteriana.

Cloreto de cetilpiridínio	25 mg
Essência de canela	2 gotas
Essência de hortelã	2 gotas
Mentol	100 mg
Corante amarelo de tartrazina (1%)	2 gotas
Álcool etílico	q.s.
Tween® 80	0,1%
Sacarina	0,1%
Água purificada q.s.p.	100 mL

Enemas

São soluções destinadas à aplicação no reto e cólon, que podem ter finalidade laxativa ou produzir efeito local ou sistêmico. A aplicação é realizada por meio de dispositivos para pequenos (100 a 200 mL) ou grandes volumes (500 a 1.000 mL). Os enemas de evacuação são empregados para promover a limpeza intestinal e frequentemente são soluções aquosas que alteraram a osmolalidade dentro do reto, aumentando assim o movimento do conteúdo retal (laxantes osmóticos). Essas soluções são compostas por sais (mono e difosfato de sódio) e glicerina em um veículo aquoso. Os enemas de retenção são soluções, aquosas ou oleosas, que veiculam fármacos com ação local (p. ex., hidrocortisona, taninos) ou sistêmica (p. ex., cloral hidratado, barbitúricos, aminofilina). É comum que essas formulações tenham em sua composição um veículo com viscosidade apropriada, que auxilia na retenção da formulação dentro do reto. Agentes emolientes (vaselina líquida, óleos vegetais, glicerina) podem ser incluídos nessas formulações.

Duchas

São soluções aquosas para aplicação em cavidades do corpo para limpeza ou ação antisséptica. Pode ser para aplicação vaginal, uretral, nasal, faríngea e ocular ou oftálmica. A ducha ocular, também conhecida por banho ocular, deve atender aos mesmos requisitos dos colírios.

As duchas (vaginal, uretral, nasal, faríngea) visam limpeza, tratamento de irritação, e também servem como tratamento pré-operatório. As substâncias ativas, principalmente veiculadas por meio dessas formulações, são: cloreto de sódio, borato de sódio, ácido bórico, bicarbonato de sódio, tanino, sulfato de alumínio e potássio, peróxidos, perborato de sódio, cloreto de benzalcônio, lauril sulfato de sódio, iodopovidona, mentol, timol, fenol, salicilato de metila, entre outras. As duchas podem ser dispensadas sob a forma de pó e comprimidos (solúveis), com a indicação da quantidade de água, geralmente quente, a ser empregada no momento do preparo para aplicação.

Soluções de administração oral

São formas farmacêuticas amplamente empregadas para a veiculação de fármacos de ação sistêmica ou ação local no trato gastrintestinal, administradas por via oral. Destinam-se especialmente para crianças, idosos com dificuldade de deglutição ou pacientes que não podem utilizar formas farmacêuticas sólidas em função de algum comprometimento da via oral. Oferecem vantagens em relação à facilidade de administração e permitem efeito mais imediato, já que o fármaco se encontra completamente solubilizado, o que favorece sua imediata absorção. As soluções também facilitam os ajustes de doses tanto para uso pediátrico como para uso veterinário.

Além das soluções orais mais comumente empregadas, como xaropes, elixires e gotas orais, a literatura tem ainda relatado o emprego de soluções bucais para aplicação sublingual que visam à veiculação de fármacos de ação sistêmica. Tais soluções apresentam a vantagem de disponibilizar mais rapidamente o fármaco na cavidade oral, favorecendo sua rápida absorção na região sublingual, evitando, assim, a exigência de água durante a administração. Além disso, a absorção pré-gástrica pode resultar em melhora da biodisponibilidade. Essas preparações têm sido indicadas para pacientes com dificuldade de deglutição, como acamados, psiquiátricos e geriátricos.

As soluções orais apresentam em sua composição principalmente a água, como solvente principal, por ser atóxica e de baixo custo, além de cossolventes, como etanol e polióis (glicerina, propilenoglicol e sorbitol), que apresentam propriedades edulcorantes e viscosidade superior à da água. Entretanto, o uso de etanol é limitado, especialmente em preparações pediátricas.

Considerando a via de administração oral, é fundamental a adequada seleção de adjuvantes capazes de alterar e melhorar as características sensoriais, como os edulcorantes, os flavorizantes e os corantes. Ainda, são componentes usuais das soluções orais os seguintes adjuvantes: agentes de viscosidade, que permitem adequadas características de palatabilidade, escoamento e facilidade de administração, tais como derivados de celulose (metilcelulose e carboximetilcelulose sódica, entre outros); soluções-tampão (tampão fosfato e acetato); adjuvantes para manter a estabilidade microbiológica (parabenos; ácido sórbico e seus sais; ácido benzoico e seus sais; álcool em concentrações acima de 10%); adjuvantes para manter estabilidade química (quelantes e antioxidantes hidrossolúveis).

As soluções orais podem ser administradas por meio de colheres de sopa ou de chá, entretanto, estes itens de uso doméstico variam muito de tamanho e em relação à capacidade de volume. Em razão disso, recomenda-se que os medicamentos sejam administrados por meio de dispositivos calibrados, o que permite a dose correta, tais como conta-gotas, *sprays* e copos e colheres medidoras, detalhados no item "Dispositivos de medição para administração de soluções farmacêuticas", deste capítulo.

Dentre as soluções orais, são destacados neste capítulo: xaropes, elixires, gotas orais e soluções para reidratação oral.

Xaropes

São preparações aquosas compostas de altas concentrações de sacarose (60 a 85%) e se caracterizam por intenso sabor doce, agradável e elevada viscosidade. São soluções que podem ser aromatizadas e coradas. Em função dessas características, são amplamente empregadas como veículos de preparações líquidas, com finalidade de mascarar sabor desagradável.

Em farmácias magistrais ou hospitalares, é comum a preparação de xaropes a partir de especialidades farmacêuticas disponíveis apenas na forma farmacêutica sólida (p. ex., cápsulas e comprimidos) para atender às necessidades de pacientes que apresentam dificuldade ou incapacidade na deglutição de formas farmacêuticas sólidas, especialmente, idosos e crianças. Para tanto, é necessário avaliar a estabilidade, a solubilidade e a biodisponibilidade do fármaco em cada caso. A princípio, fármacos solúveis em água podem ser dispersos em xaropes.

Os xaropes apresentam resistência ao crescimento microbiano em função da indisponibilidade de água na formulação, decorrente das elevadas concentrações de sacarose (60 a 85%), que também promovem um meio hipertônico, desfavorável à viabilidade microbiológica. Nesse sentido, para xaropes que mantenham tais concentrações de sacarose, seria desnecessária a adição de conservantes, apesar da presença de água e açúcar.

O xarope designado "xarope simples" é preparado pela dissolução de 85 g de sacarose em volume suficiente de água purificada para fazer 100 mL de xarope (85% de sacarose). Não requer conservante, desde que empregado logo após o preparo. Porém, se for armazenado, os conservantes devem ser adicionados à preparação.

A densidade do xarope simples é cerca de 1,30 g/mL. Portanto, cada 100 mL de xarope apresenta uma massa de 130 g. Considerando que a formulação contém 85 g de sacarose, a diferença entre 85 e 130 g, ou 45 g, representa a massa da água purificada. Assim, 45 g, ou mL, de água purificada são empregados para dissolver 85 g de sacarose. Considerando que a solubilidade da sacarose é de 1 g em 0,5 mL de água, para dissolver 85 g de sacarose, seriam necessários cerca de 42,5 mL de água. Assim, o excesso de água (2,5 mL por 100 mL de xarope) presente nessa solução indica que ela não está saturada, o que permite a sua estabilidade física. Se o xarope estivesse completamente saturado com sacarose, poderia ocorrer cristalização durante o armazenamento. Assim, pode-se dizer que o xarope simples é estável e resistente à cristalização e ao crescimento microbiano.

O emprego de cossolventes, como polióis (glicerina, propilenoglicol e sorbitol), é usual e tem a finalidade de retardar ou evitar a cristalização da sacarose ou aumentar a solubilidade dos componentes da formulação, visto que a disponibilidade da água para solubilização de outros solutos da formulação é pequena.

Xarope simples

Sacarose	85%
Metilparabeno	0,1%
Água purificada q.s.p.	100 mL

A sacarose é o açúcar mais comumente empregado para preparar os xaropes, principal veículo das soluções orais, entretanto, ele pode ser substituído completamente, ou em parte, por outros açúcares ou substâncias, como sorbitol e glicerina, que apresentam propriedades edulcorantes, elevada viscosidade, além de serem excelentes cossolventes. Os veículos substitutos dos xaropes devem fornecer as mesmas propriedades do xarope simples, como doçura equivalente, viscosidade e resistência à cristalização e ao crescimento microbiano. Essa estratégia é particularmente importante para a obtenção de soluções adequadas aos pacientes com diabetes ou com intolerância à sacarose. As soluções isentas de açúcares são corriqueiramente conhecidas como xaropes dietéticos, termo este que está estabelecido em algumas literaturas, como no "Formulário Nacional da Farmacopeia Brasileira" (2012). Nesse sentido, as soluções isentas de sacarose são usualmente formuladas com os seguintes componentes: solução de sorbitol (64 a 70%), ou com mistura de sorbitol e glicerina, edulcorantes sintéticos (p. ex., sacarina, aspartame, sucralose, entre outros), modificadores de viscosidade (p. ex., metilcelulose, hidroxietilcelulose, goma xantana) e conservantes (p. ex., parabenos, benzoato de sódio, sorbato de sódio, entre outros).

A literatura apresenta vários exemplos de formulações de soluções orais isentas de sacarose ou xaropes dietéticos. No exemplo a seguir, o veículo é composto por mistura de polióis (sorbitol e glicerina), goma xantana, como agente modificador de viscosidade, sistema conservante (sorbato de sódio e parabeno), além de tampão (ácido cítrico e citrato de sódio) para manter o pH entre 4 e 5.

Xarope dietético

Glicerina	10%
Solução de sorbitol (67%)	25%
Sacarina sódica	0,1%
Sorbato de sódio	0,1%
Metilparabeno	0,1%
Goma xantana	0,05%
Ácido cítrico monoidratado	1,5%
Citrato de sódio	2%
Água purificada q.s.p.	100 mL

Além dos solventes, cossolventes, edulcorantes, conservantes, agentes modificadores de viscosidade, são ainda adjuvantes comuns nas formulações de xaropes e das soluções orais isentas de sacarose (xarope dietético): corantes, flavorizantes, quelantes e antioxidantes. As formulações apresentadas a seguir estão descritas no "Formulário Nacional da Farmacopeia Brasileira" (2012) e exemplificam soluções orais preparadas com xarope simples (xarope de sulfato ferroso) e com xarope dietético (xarope dietético de paracetamol), como veículos.

O xarope de sulfato ferroso é preparado com emprego do xarope simples como veículo. A água purificada atua como cossolvente tanto para o fármaco (sulfato ferroso heptaidratato), quanto para o acidulante (ácido cítrico). O aromatizante tem a finalidade de melhorar a palatabilidade.

Xarope de sulfato ferroso

Sulfato ferroso heptaidratado	4 g
Ácido cítrico	0,21 g
Aromatizante	q.s.
Água purificada	q.s.
Xarope simples q.s.p.	100 mL

No exemplo a seguir, o veículo é composto por uma mistura de álcool (etanol), polióis (propilenoglicol e sorbitol) e água. A formulação contém ainda edulcorante (sacarina sódica), flavorizante, conservante (ácido benzoico) e quelante (EDTA cálcico dissódico).

Xarope dietético de paracetamol

Paracetamol	24 g
Ácido benzoico	1 g
EDTA cálcico dissódico	1 g
Propilenoglicol	150 mL
Etanol	150 mL
Sacarina sódica	1,8 g
Água purificada	200 mL
Flavorizante	q.s.
Solução de sorbitol q.s.p	1.000 mL

Elixires

São soluções orais hidroalcoólicas, transparentes, edulcoradas e normalmente aromatizadas para melhorar as características sensoriais. Comparados aos xaropes, os elixires são soluções menos doces e com menor viscosidade e densidade, portanto, são menos eficazes em mascarar o sabor. Contudo, o solvente hidroalcoólico aumenta a estabilidade física dos componentes da formulação, mantendo-os em solução.

A quantidade de álcool etílico varia dependendo da formulação, e ela deve ser suficiente para garantir a manutenção de todos os componentes em solução. Geralmente, o álcool é empregado em concentração superior a 10%, podendo ser até maior que 40%. O emprego de outros cossolventes, como glicerina, sorbitol e propilenoglicol, é uma estratégia interessante para reduzir a concentração do álcool, visto que podem aumentar a solubilidade dos componentes da formulação (substâncias ativas e adjuvantes), além de apresentarem propriedades edulcorantes e elevada viscosidade.

Vale destacar que apesar do etanol ser um excelente solvente, especialmente para compostos lipofílicos e que apresentam baixa solubilidade aquosa (p. ex., dexametasona, teofilina, fenobarbital, entre outros), o seu uso em soluções de uso interno é mais restrito, em função dos efeitos farmacológicos indesejáveis e tóxicos, principalmente nas formulações de uso pediátrico (ver item "Solventes").

Os elixires podem ser edulcorados com sacarose, xarope simples ou edulcorantes artificiais. Para elixires com alto teor alcoólico, os edulcorantes artificiais são mais indicados, uma vez que a sacarose apresenta solubilidade limitada em álcool. Para melhorar as características organolépticas, são adicionados corantes e flavorizantes. Elixires que apresentam teor alcoólico superior a 10% não necessitam de conservantes, uma vez que o álcool, nestas concentrações, assume o papel de conservante. Quando necessários, são adicionados à formulação de elixires, quelantes, antioxidantes e corantes.

Os elixires não medicamentosos são empregados como veículo de preparações extemporâneas ou para permitir a diluição de elixires medicamentosos com teores alcoólicos próximos.

O elixir de fenobarbital, exemplo comumente descrito na literatura, apresenta como veículo e solvente principal uma mistura de água e etanol, e como cossolvente uma mistura de polióis (propilenoglicol e sorbitol). O etanol auxilia na solubilização e, nesta concentração (20%), atua como conservante. Para melhorar a palatabilidade, emprega-se flavorizante (óleo de laranja) e corante.

Elixir de fenobarbital

Fenobarbital	4 g
Óleo de laranja	0,25 mL
Propilenoglicol	100 mL
Etanol	200 mL
Solução de sorbitol	600 mL
Corante	q.s.
Água purificada q.s.p.	1.000 mL

Gotas orais

São formulações que usualmente apresentam alto teor de princípio ativo, ou de fármacos extremamente potentes, em pequenos volumes, oferecendo vantagens, como baixo volume de dosagem, facilidade de deglutição e flexibilidade de dosagem. São administradas apenas após a adequada diluição em água, sucos de fruta ou leite. É imprescindível que esse medicamento apresente orientação sobre a forma e diluente adequados para administração, de modo a manter sabor aceitável e apropriada estabilidade do fármaco. São acondicionadas em recipientes de pequeno volume com conta-gotas ou dispositivo adequado para mensurar o medicamento. As gotas requerem consideração cuidadosa quando a dosagem é crítica, tendo em vista o risco de variação do tamanho da gota, que pode gerar variabilidade no volume administrado e as possíveis falhas na contagem das gotas no momento da administração.

As gotas orais são soluções cujos veículos devem garantir a completa solubilidade do fármaco e de todos os componentes da formulação, apesar do pequeno volume empregado. Assim, é comum o emprego de solventes e cossolventes. Por serem administradas oralmente, devem conter adjuvantes que melhorem as características sensoriais (edulcorantes, flavorizantes e corantes), além de conservantes e estabilizantes (antioxidantes e quelantes).

A formulação de "paracetamol gotas" é um exemplo de gotas orais que apresenta em sua composição: água, como veículo e solvente; glicerina, como cossolvente e doador de viscosidade; conservante (benzoato de sódio) e antioxidante (metabissulfito de sódio), que garantem a estabilidade da formulação; edulcorantes (ciclamato sódico e sacarina sódica), flavorizante e corante (amarelo crepúsculo), componentes fundamentais para adequar as características sensoriais da formulação.

Paracetamol gotas

Paracetamol	200 mg
Ciclamato sódico	0,10%
Sacarina sódica	0,20%
Benzoato de sódio	0,20%
Metabissulfito de sódio	0,15%
Corante amarelo crepúsculo FD&C (solução 1%)	2 gotas
Glicerina	5%
Flavorizantes	q.s.
Água purificada q.s.p.	1 mL

Soluções para reidratação oral

São misturas aquosas de eletrólitos e de glicose, em proporções adequadas, a fim de permitir efetiva reidratação. São empregadas para a reidratação oral em casos de desidratação decorrente de diarreia ou de algum quadro clínico que apresente perda de água considerável. Deve-se ressaltar que as preparações caseiras com concentrações inadequadas podem causar hipernatremia ou piorar a diarreia.

Esses produtos são comercializados na forma de solução pronta ou de misturas de pós para reconstituição, que serão administrados após a adição do volume indicado de água potável. Um litro de solução de reidratação oral típica contém 45 mEq de Na^+, 20 mEq de K^+, 35 mEq de Cl^-, 30 mEq de citrato e 25 g de dextrose. Ainda podem conter edulcorantes e flavorizantes para melhorar a palatabilidade da solução. Podem ser coradas.

A solução para reidratação oral descrita no "Formulário Nacional da Farmacopeia Brasileira" (2012) é uma mistura de pós que utiliza água potável como veículo, para uso extemporâneo. Todos os componentes são substâncias ativas, cujo objetivo é reverter um quadro de desidratação.

Sais para reidratação oral

Cloreto de sódio	2,6 g
Cloreto de potássio	1,5 g
Nitrato de sódio	2,9 g
Glicose	13,5 g

A administração desse produto é feita após a solubilização da preparação medicamentosa em 1 L de água.

Preparo das soluções

A maioria das soluções farmacêuticas são soluções insaturadas, de modo que as quantidades de soluto a serem dissolvidas estão normalmente bem abaixo da capacidade do volume de solvente utilizado.

As concentrações dos componentes das formulações estão normalmente descritas em porcentagem, conforme apresentado no Quadro 9.7. As porcentagens expressam a relação de peso (p), caso as substâncias se encontrem no estado sólido (unidade em gramas – g), ou de volume (v), se o componente estiver no estado líquido (unidade em mililitros – mL), dos componentes dissolvidos em 100 mL da formulação. Por exemplo, para o preparo de 100 mL da solução aquosa de melaleuca (descrita no item "Colutórios e soluções bucais"), cuja concentração está expressa em 0,2% de substância ativa, são utilizados 0,2 mL de óleo de melaleuca, visto que o óleo se encontra no estado líquido. Nesse caso, a concentração de óleo de maleleuca pode ser descrita como 0,2% v/v. De modo semelhante, para o preparo de 100 mL de xarope simples com 85% de sacarose (descrito no item "Xaropes"), serão empregados 85 g de sacarose, que está no estado sólido, e a concentração de sacarose pode ser expressa como 85% p/v ou, simplesmente, 85%.

Quadro 9.7
Diferentes formas de expressão da concentração em porcentagem.

Expressão em porcentagem	*Concentração*
Porcentagem peso em volume (% p/v)	Gramas de um soluto em 100 mL de uma preparação
Porcentagem volume em volume (% v/v)	Mililitros de um soluto em 100 mL de uma preparação
Porcentagem peso em peso (% p/p)	Gramas de um soluto em 100 g de uma preparação

A técnica fundamental para o preparo das soluções é a simples dissolução das substâncias no sistema solvente selecionado. Entretanto, em algumas situações, antes de proceder a dissolução direta dos solutos, há a necessidade do emprego de técnicas para melhorar a solubilização deles, tais como redução do tamanho de partícula de matérias-primas sólidas através de moagem ou uso de cossolventes apropriados para dissolução prévia dos solutos.

As soluções são preparadas por um dos cinco métodos gerais, conforme descrito a seguir, e a técnica de preparo deve ser selecionada em função das características físico-químicas dos componentes da formulação.

Dissolução dos componentes por agitação

O processo de preparo é realizado por agitação até que haja a completa homogeneização. No caso de xaropes, esse processo consome mais tempo quando comparado ao preparo usando calor, mas o produto apresenta maior estabilidade. Quando substâncias sólidas são adicionadas diretamente à formulação, sua dissolução é lenta, pois a natureza viscosa da preparação não permite a distribuição adequada, e também porque xaropes concentrados apresentam quantidade limitada de água livre.

Nos elixires, os compostos são solubilizados em água ou etanol, de acordo com as características de solubilidade dos componentes. A solução aquosa é acrescida à solução alcoólica, de modo que seja mantida a maior concentração de álcool a fim de não comprometer a solubilização de componentes que apresentam solubilidade limitada em água. Quando requisitado, pode-se empregar cossolventes, como polióis, para auxiliar na solubilização de componentes com solubilidade limitada.

Dissolução dos componentes com o auxílio de calor

Este método é indicado para acelerar a obtenção do produto, porém os componentes da formulação não devem sofrer degradação ou não devem se volatilizar pela ação do calor. Com relação ao preparo do xarope simples, por exemplo, deve-se ter precaução com o uso de calor excessivo, uma vez que a sacarose, um dissacarídeo, pode ser hidrolisada nos monossacarídeos, dextrose (glicose) e frutose (levulose). Essa reação hidrolítica é conhecida como inversão da sacarose, e a combinação dos dois monossacarídeos como açúcar invertido. Com isso, haverá escurecimento da formulação e alteração de sabor, uma vez que o açúcar invertido é mais doce que a sacarose. Esse processo pode ser potencializado pela presença de ácidos, isto porque o íon hidrogênio age como um catalisador da reação. O xarope com 85% de sacarose só pode ser obtido pelo método a quente, uma vez que a quantidade de açúcar a ser solubilizada está próxima à saturação da solução, resultando em preparação amarelada. Contudo, os xaropes obtidos à frio têm coloração mais clara e não amarelada, porém a quantidade de açúcar que pode ser dissolvida é de cerca de 60%.

Preparo por reação química

Este tipo de preparo é realizado pela adição de dois ou mais solutos em um determinado meio solvente, com o objetivo de formar um novo composto. Isto pode ser interessante no caso da formação de um sal que apresente boa solubilidade em solução. Um exemplo é o lactato de cálcio, que é obtido pela adição de ácido láctico e carbonato de cálcio em água.

Adição de sacarose em uma solução medicamentosa ou líquido favorizado

Ocasionalmente, um líquido medicamentoso, como uma tintura ou um extrato fluido, é empregado como fonte de substâncias ativas no preparo do xarope. Em alguns casos, quando é empregada uma tintura, na qual as substâncias estão solúveis em etanol apenas, é preciso o emprego de algumas técnicas prévias para torná-las solúveis em água, ou então esses componentes podem ser removidos por filtração, caso sejam dispensáveis para a preparação do xarope.

Percolação da fonte de substância ativa ou da sacarose

Neste processo, tanto a sacarose pode ser percolada quanto a substância ativa, a fim de obter-se uma solução extrativa que será adicionada a sacarose ou a um xarope. O xarope de ipeca, que apresenta propriedades eméticas, é preparado por percolação do pó de ipeca, seguido da adição de xarope e glicerina.

Ao final do preparo, as soluções devem ser filtradas, para que resíduos sejam removidos. O acondicionamento deve ser feito em recipientes herméticos, resistentes à luz e protegidos do calor.

Dispositivos de medição para administração de soluções farmacêuticas

Normalmente, os medicamentos líquidos, incluindo as soluções, são acondicionados em recipientes multidoses, que devem garantir a preservação e a dosagem precisa, e não são encontrados no mercado em doses individualizadas. A administração de formulações líquidas de uso oral depende de dispositivos de dosagem, tais como colheres medidoras, copos dosadores, conta-gotas, seringas orais, pipetas descartáveis e sistemas de aerossóis, que permitem a geração de gotículas. Estes, em geral, devem exibir de modo visível uma escala de medição, para facilitar a administração e evitar desvios de dose.

Mais tradicionalmente, a administração também pode ser realizada através de colheres domésticas. Segundo o "Formulário Nacional da Farmacopeia Brasileira" (2012), na ausência de dispositivos para medição adequada, podem ser usadas porções aproximadas, com emprego de utensílios domésticos, tais como colher de café (3 mL), colher de chá (5 mL), colher de sobremesa (10 mL) e colher de sopa (15 mL). Doses menores que 3 mL devem ser administradas em gotas. Todavia, o emprego desses tipos de dispositivos, como colheres de chá ou colheres de sopa, tem sido desaconselhável pela variedade de volumes a depender de cada utensílio, o que pode acarretar em erros de dosagem. Destaca-se que a precisão da dosagem será determinada pelo volume medido e pelo tipo de dispositivo de dosagem usado.

Apesar do comum uso de dispositivos de dosagem para a administração de medicamentos, a exatidão da dose ainda pode ser um problema. A viscosidade e a tensão superficial da formulação, o tamanho da escala, o tipo do dispositivo e até mesmo a opinião pessoal e a percepção visual (daquele que administra) podem comprometer a dose aferida. Essas variações podem ser prejudiciais aos pacientes, ademais para os pediátricos, já que mesmos desvios pequenos podem impactar na dose absoluta administrada e apresentarem quantidades menores do medicamento. Desse modo, a adequada seleção dos dispositivos deve considerar as características físico-químicas da formulação. Em geral, os dispositivos de menor área apresentam maior precisão, quando comparados com os de maior área.

É importante destacar que apesar de alguns dispositivos como copos dosadores oferecerem maior facilidade na aferição e na segurança em relação à dose administrada, há relatos de erros no momento da administração, bem como falta de precisão nas medidas. Para líquidos muito viscosos há o risco de que parte da dose permaneça no dispositivo de dosagem. As seringas orais têm sido consideradas como mais precisas, porém apresentam maior custo.

Bibliografia

- ALLEN JR., L.V.; POPOVICH, N.G.; ANSEL, H.C. *Formas farmacêuticas e sistemas de liberação de fármacos*. 9. ed. Porto Alegre: Artmed, 2013, 716 p.
- ALVES, L.D.S. et al. Avanços, propriedades e aplicações de dispersões sólidas no desenvolvimento de formas farmacêuticas sólidas. *Revista de Ciências Farmacêuticas Básica e Aplicada*, v. 33, n. 1, p. 17-25, 2012.
- APPEL, G.; REUS, M. *Pharmaceutical Compounding in Odontology*. 2. ed. São Paulo: RCN Editora, 2006, p. 207.
- ARAÚJO, G.L.B. et al. Polimorfismo na produção de medicamentos. *Revista de Ciências Farmacêuticas Básica e Aplicada*, v. 23, n. 1, p. 27-36, 2012.
- AULTON, M.E. *Delineamento de formas farmacêuticas*. 2. ed. Porto Alegre: Artmed, 2005, 667 p.
- BRASIL. Agência Nacional de Vigilância Sanitária (Anvisa). *Farmacopeia Brasileira*. 6. ed. Brasília, 2019, 2v.
- BRASIL. Agência Nacional de Vigilância Sanitária (Anvisa). *Formulário Nacional da Farmacopeia Brasileira*. 2. ed. Revisão – 02. Brasília, 2012, 1v.
- BRASIL. Resolução RDC n. 29, de 1 de junho de 2012. A Agência Nacional de Vigilância Sanitária Aprova o Regulamento Técnico Mercosul sobre "Lista de Substâncias de Ação Conservante permitidas para Produtos de Higiene Pessoal, Cosméticos e Perfumes" e dá outras providências. *Diário Oficial da União*, Brasília, n. 107, 4 jun. 2012, Seção 1, p. 81.
- BRASIL. Resolução RE n. 1, de 25 de janeiro de 2002. A Agência Nacional de Vigilância Sanitária Mantém a proibição da presença de etanol em todos os produtos fortificantes, estimulantes de apetite e crescimento, e complementos de ferro disposto na Resolução RE n. 543/01 e dá outras providências. *Diário Oficial da União*, Brasília, n.19, 28 jan. 2002, Seção 1, p. 73.
- BRASIL. Resolução RE n. 543, de 19 de abril de 2001. A Agência Nacional de Vigilância Sanitária Determina a imediata proibição da presença na composição do etanol na composição dos referidos medicamentos e dá outras providências. *Diário Oficial da União*, Brasília, n.77, 20 abr. 2001, Seção 1.

- BUCHTA, C. Surface disinfection of packed red blood cells with 70% etanol. *International Journal of Surgery*, v. 4, n. 2, p. 118-121, 2006.
- DRUGBANK 5.0. Diphenhydramine. Disponível em: <https://www.drugbank.ca/drugs/DB01075>. Acesso em: 3 abr. 2019.
- DRUGBANK 5.0. Vitamin C. Disponível em: <https://www.drugbank.ca/drugs/DB00126>. Acesso em: 3 abr. 2019.
- DZIEDZIC, S.Z., KEARSLEY, M.W. *Handbook of Starch Hydrolysis Products and their Derivatives*. London: Springer Science & Business Media, 1995, 275 p.
- ERHARD, D.P. et al. Development of child-appropriate devices. *International Journal of Pharmaceutics*, v. 435, n. 2, p. 144-156, 2012.
- FLORENCE, A.T. *Princípios físico-químicos em farmácia*. São Paulo: EDUSP, 2003, 736 p.
- FREITAS, B.R.; MAGALHÃES, J.F. Avaliação de xaropes contendo cloridrato de metoclopramida, pelo método de Bratton-Marshall. *Brazilian Journal of Pharmaceutical Sciences*, v. 41, n. 2, p. 191-197, 2005.
- FRIZON, F. et al. Dissolution rate enhancement of loratadine in polyvinylpyrrolidone K-30 solid dispersion by solvent methods. *Power Technology*, v. 235, p. 532-539, 2013.
- LACHMAN, L.; LIEBERMAN, H.A.; KANIG, J.L. *Teoria e prática na indústria farmacêutica*, 2. ed. Lisboa: Fundação Calouste Gulbenkian, 2010, 2v, 1519 p.
- LIU, R. *Water-insoluble drug formulation*, Florida: CRC Press, 2000, 651 p.
- MARTINS, C.R.; LOPES, W.A.; ANDRADE, J.B. Solubilidade das substâncias orgânicas. *Química Nova*, v. 36, n. 8, p. 1248-1255, 2013.
- MEDEIROS, M.S.; GARRUTU, D.S. Estudos de palatabilidade de medicamentos: análise sensorial e aceitabilidade de formulações pediátricas. *Revista Vigilância Sanitária em Debate*, v. 6, n. 2, p. 44-53, 2018.
- PINTO, T.J.A.; KANEKO, T.M.; PINTO, A.F. *Controle Biológico de Qualidade de Produtos Farmacêuticos, Correlatos e Cosméticos*. 3. ed. São Paulo: Atheneu Editora, 2010.
- PRISTA, L.N. et al. *Tecnologia Farmacêutica*. 6. ed. Lisboa: Fundação Calouste Gulbenkian, 2008.
- POPIELEC, A.; LOFTSSON, T.S. Effects of cyclodextrins on the chemical stability of drugs. *International Journal Pharmaceutics*, v. 531, n. 2, p. 532-542, 2017.
- ROWE, R.C.; SHIESKEY, P.J.; QUINN, M.E. *Handbook of Pharmaceutical Excipients*. 6th. London/Grayslake: Pharmaceutical Press, 2009.
- SINKO, P.J. *Martin's physical pharmacy and pharmaceutical sciences: physical chemical and biopharmaceutical principles in the pharmaceutical sciences*. 6. ed. Baltimore: Lippincott Williams & Wilkins, 2004.
- THOMPSON, J. *A prática farmacêutica na manipulação de medicamentos*. 3. ed. Porto Alegre: Artmed, 2013.
- THOMPSON, J.E.; DAVIDOW, L.W. *A Practical Guide to Contemporary Pharmacy Practice*. Philadelphia: Lippincott Williams & Wilkins, 2004.
- UNITED States Pharmacopeia: USP34; National Formulary: NF29. Rockville: United States Pharmacopeia, 2012.
- VAN RIET-NALES, D.A.; SCHOBBEN, A.F.A.M.; VROMANS, H. et al. Safe and effective pharmacotherapy in infants and preschool children: importance of formulation aspects. *Arch Dis Child*, v. 101, p. 662-669, 2016.
- VASCONCELOS, T.; SARMENTO, B.; COSTA, P. Solid dispersions as strategy to improve oral bioavailability of poor water soluble drugs. *Drugs Discovery Today*, v. 12, n. 23/24, p. 1068-1075, 2007.
- WENING, K.; BREITKREUTZ, J. Oral drug delivery in personalized medicine: unmet needs and novel approaches. *International Journal Pharmaceutics*, v. 404, n. 1-2, p.1-9, 2011.
- WORLD HEALTH ORGANIZATION. ORAL REHYDRATION SALTS. *Production of the new ORS*. WHO/FCH/CAH/06.1, Geneva: WHO, 2006.
- WISHART, D. et al. DrugBank 5.0: a major update to the DrugBank database for 2018. *Nucleic Acids Research*, v. 46, p. D1074-D1082, 2018.

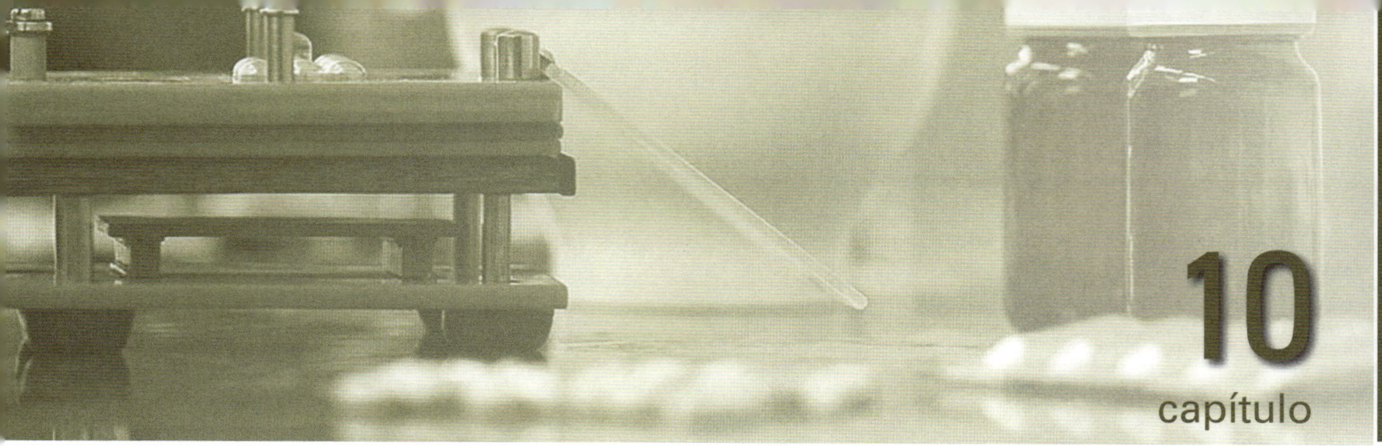

10

capítulo

Dispersões Farmacêuticas*

Vladi Olga Consigliere de Matta

As dispersões farmacêuticas podem ser definidas como misturas bifásicas homogêneas de partículas sólidas ou gotículas em um meio líquido no qual são insolúveis, se sólidas, ou imiscíveis, quando líquidas. Existem outros tipos de dispersões, como sólido em gás, líquido em gás, gás em gás etc., entretanto, de menor interesse farmacêutico.

No caso de partículas sólidas dispersas em veículo líquido, a preparação recebe o nome de suspensão. A condição necessária para obtenção das suspensões é a baixa solubilidade da fase sólida. Nas emulsões, as dispersões são constituídas por um líquido em outro líquido e que, no caso farmacêutico, são a fase aquosa e a oleosa.

Com relação às denominações empregadas para as dispersões, a fase sólida das suspensões ou as gotículas dispersas das emulsões são designadas por fase interna, dispersa ou descontínua. O veículo líquido no qual a fase interna está homogeneamente distribuída denomina-se fase externa, dispergente ou contínua.

O tamanho das gotículas/partículas da fase dispersa varia muito, desde muito pequenas e pouco visíveis a olho nu, como nas dispersões coloidais, até tamanhos bem maiores, que constituem os dois tipos mais comuns de dispersões farmacêuticas, as emulsões e as suspensões.

O Quadro 10.1 apresenta uma classificação das dispersões farmacêuticas, conforme o tamanho de partícula.

Dependendo do tipo de aplicação, as dispersões também recebem diferentes denominações, embora não haja consenso no uso desses termos. No Quadro 10.2 podem ser observadas as definições mais comumente empregadas para preparações que se apresentam como dispersões.

Quadro 10.1
Classificação das dispersões farmacêuticas em função do tamanho de partícula.

Denominação	*Tamanho de partícula (μm)*	*Tipo de preparação*
Dispersões grosseiras	10 a 50	Suspensões e emulsões
Dispersões finas	0,5 a 10	Diversos
Dispersões coloidais	0,001 a 0,5	Magmas e géis

* Autor na primeira edição: Cláudio Daffre.

Quadro 10.2 Definições comumente empregadas para designar preparações farmacêuticas na forma de suspensões.		
Denominação	*Descrição*	*Exemplos*
Misturas	Preparações sem uso de agente de dispersão	Leite de magnésia
Suspensões	Dispersão de partículas sólidas finamente divididas em meio líquido	Suspensão de amoxicilina
Loções	Suspensões ou emulsões para uso externo, contendo, em geral, antissépticos, adstringentes ou antiparasitários	Loção de calamina, loção de benzoato de benzila
Géis	Suspensões em meio aquoso, nas quais as partículas têm dimensões próximas à dos coloides	Gel de diclofenaco
Magmas	Semelhantes aos géis com partículas maiores e de menor estabilidade	Magma de magnésia
Emulsões	Dispersões de um líquido em outro no qual é imiscível	Emulsão de óleo de fígado de bacalhau, emulsão de petrolato líquido

Emulsões

Conceito

Emulsões são misturas constituídas por dois líquidos imiscíveis, um dos quais se encontra disperso no outro sob a forma de gotículas, ou seja, são dispersões bifásicas, em que as duas fases são líquidas. De acordo com o tamanho das gotículas dispersas, podemos chamá-las macroemulsões (ou simplesmente emulsões), quando tiverem entre 100 e 100.000 nm e de micro ou nanoemulsões, para aquelas com tamanho de gotículas da fase interna entre 10 e 100 nm. O que as diferencia é o aspecto, pois as emulsões são leitosas, enquanto as micro ou nanoemulsões são transparentes. A estabilidade das nano ou microemulsões é bem maior que a das emulsões comuns e, enquanto estas últimas necessitam de grande agitação para se estabelecerem, as microemulsões se formam espontaneamente. Neste capítulo, abordaremos as macroemulsões ou emulsões.

Em farmácia, quando pensamos em duas fases imiscíveis, as únicas possibilidades que temos são uma fase aquosa e outra fase oleosa, pois não podemos empregar solventes orgânicos de outra natureza para administrar medicamentos. Compreendidas na fase oleosa, estão as substâncias de natureza lipofílica ou graxa, como óleos, ceras, entre outras.

Classificação

As emulsões podem classificadas de várias maneiras:

a) **Quanto à predominância da fase**: emulsões óleo em água (ou emulsões O/A) quando a fase externa é aquosa, já quando predomina a fase oleosa, isto é, o óleo é a fase externa, são emulsões do tipo água em óleo ou emulsões A/O (Figura 10.1). Algumas características das emulsões dependem de sua fase externa; então, se a emulsão é O/A, ela será lavável. Se a fase externa for a oleosa, a emulsão será gordurosa e não facilmente lavável. Se for necessário acrescer algum elemento aquoso em uma emulsão, isso só será possível se a fase externa for a aquosa. O contrário também é verdadeiro. Pode-se determinar se uma emulsão é O/A ou A/O de várias formas: 1) se ao adicionar-se uma pequena quantidade de água à emulsão e resultar em mistura homogênea, a emulsão será do tipo O/A; mas se houver separação de fases, então, a emulsão é A/O; 2) se ao adicionar-se um corante hidrossolúvel à emulsão houver uma mistura homogênea na cor, a emulsão é do tipo O/A, pois o corante dissolverá na fase externa; mas se a dispersão do corante for desuniforme e difícil, trata-se de emulsão A/O; 3) a condutividade elétrica só está presente na emulsão O/A, pois a água é o meio que permite a movimentação de íons e, nesse tipo de emulsão, a água é fase externa e permite a passagem dos íons.

b) **Quanto à consistência e/ou viscosidade**: podem ser líquidas ou semissólidas. Para uso oral, as emulsões são, na grande maioria, emulsões líquidas, uma vez que, desse modo, podem ser mais facilmente administradas e dosificadas para essa via. As semissólidas, geralmente denominadas cremes, são normalmente aplicadas por via tópica, embora também haja emulsões líquidas aplicadas diretamente na pele, conhecidas como loções.

c) **Quanto à via de administração**: orais, tópicas ou injetáveis. As emulsões orais são geralmente do tipo O/A, uma vez que é desagradável ingerir líquidos que proporcionam sensação oleosa na boca. As tópicas podem ser O/A ou A/O, dependendo do tipo de efeito que se quer alcançar: se hidratantes, preferencialmente O/A, se emolientes, preferencialmente A/O. Em geral, as emulsões injetáveis são microemulsões para administração de micronutrientes, como vitaminas lipossolúveis. Nesse caso, a emulsão deverá ser necessariamente do tipo O/A.

Muitas preparações denominadas farmaceuticamente como loções, cremes, unguentos, entre outras, são emulsões.

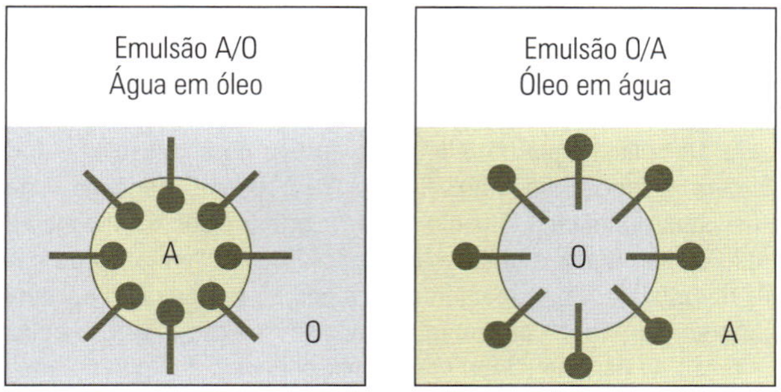

Figura 10.1. Tipos de emulsão, em que O = óleo e A = água.
Fonte: Acervo da autoria.

Vantagens e importância das emulsões

Várias são as vantagens apresentadas pelas emulsões, tendo em vista o efeito desejado do fármaco veiculado e em função da via de administração.

Para uso externo, as emulsões tópicas são geralmente do tipo O/A, o que possibilita boa permeação do fármaco pela pele, boa espalhabilidade, além de serem laváveis, propiciando bom toque e não sujando as roupas. No caso dos injetáveis, tanto as emulsões O/A como A/O podem ser administradas por via intramuscular para propiciar uma forma de depósito do fármaco, com mais rápida ou mais lenta liberação em função do veículo (oleoso ou aquoso). Por via intravascular, com máxima cautela quanto ao tamanho de partícula e sempre do tipo O/A, permite-se a administração de fármacos lipofílicos ou, como já mencionado, micronutrientes como vitaminas lipossolúveis.

Para uso interno, em geral, as emulsões são do tipo O/A e permitem veicular tanto os fármacos hidrofílicos, inserindo-os na fase aquosa, como os lipofílicos, dissolvendo-os na fase oleosa, em separado ou em associação. Já os fármacos podem ter suas características organolépticas desagradáveis, como odor e sabor, disfarçadas, introduzindo-os na fase interna da emulsão O/A e corrigindo essas características na fase externa, obviamente, aquosa, em que aromatizantes e corantes podem ser dissolvidos. Um bom exemplo é a Emulsão Scott® que propiciou maior palatabilidade ao óleo de fígado de bacalhau, rica fonte de vitaminas A e D.

Ainda, considerando que as substâncias graxas são absorvidas no intestino delgado por meio das emulsões dos sais biliares e colesterol, fármacos lipossolúveis na forma de emulsão têm absorção melhorada, aumentando a sua biodisponibilidade, uma vez que a emulsificação aumenta enormemente a área da superfície da fase dispersa.

Teorias da emulsificação

Há várias teorias que podem explicar o processo de emulsificação: a da tensão superficial, a do filme interfacial e a da cunha orientada. Essas teorias são complementares e podem elucidar a estabilidade das emulsões.

Teoria da tensão superficial

Todos os líquidos tendem a assumir a forma que produza a menor área superficial. Quando juntamos dois líquidos imiscíveis, existe uma força que faz com que cada um deles resista à fragmentação em partículas menores, chamada tensão interfacial. Os emulgentes (ou emulsificantes) primários são substâncias que reduzem a tensão interfacial entre os líquidos imiscíveis e permitem a sua mistura, dando estabilidade à formulação (Figura 10.2).

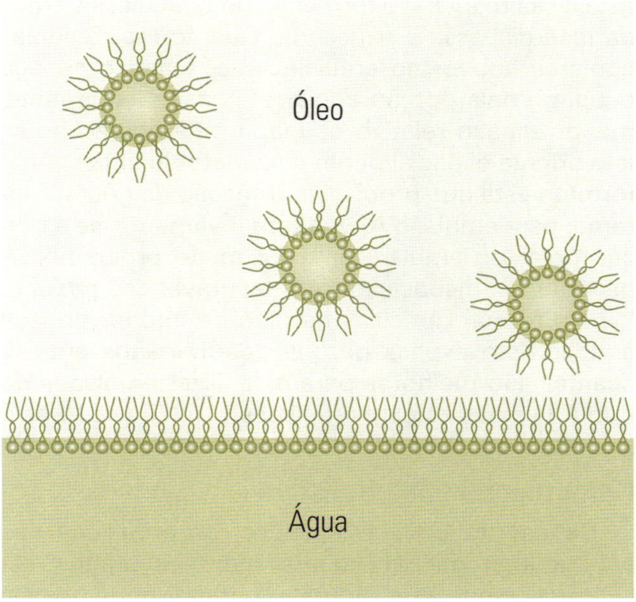

Figura 10.2. Disposição esquemática do agente emulsificante na interface de emulsão A/O.
Fonte: Acervo da autoria.

Teoria do filme interfacial

O emulgente localizado na interface O/A, em volta das gotas da fase interna, forma uma fina camada de filme adsorvido na superfície dessas gotículas. O filme evita o contato do líquido da fase interna entre as gotas e, portanto, a coalescência da fase interna. Quanto mais resistente e flexível esse filme, maior a estabilidade da emulsão (Figura 10.3).

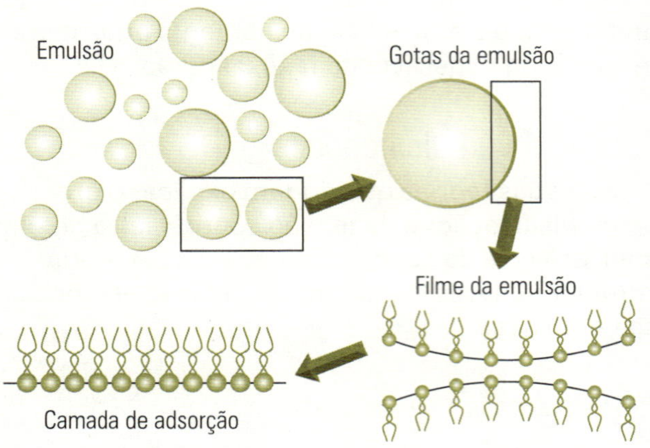

Figura 10.3. Ilustração da formação do filme de emulgente (ou emulsificante) adsorvido, conforme teoria do filme interfacial.

Fonte: Acervo da autoria.

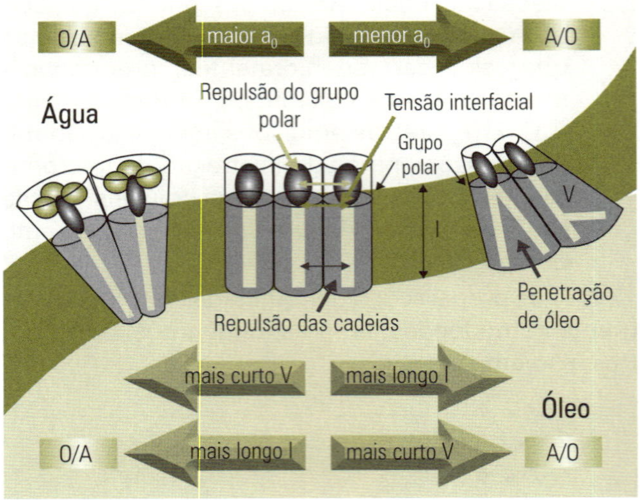

Figura 10.4. Ilustração da orientação do tipo de emulsão em função das características do emulsificante na interface, segundo a teoria da cunha orientada. Quanto maior o grupo polar relativamente à porção apolar, maior a orientação especial para a formação de emulsões do tipo O/A. Contrariamente, se a porção ou cadeia(s) apolar(es) ocupar(em) espaço relativamente maior em relação à porção polar, a orientação se dará no sentido de formar gotículas de água no interior da fase oleosa. (V: ramificação das cadeias apolares; l: comprimento das cadeias apolares.)

Fonte: Acervo da autoria.

Teoria da cunha orientada

Emulgentes possuem uma porção hidrofílica e outra hidrofóbica, orientando-se dentro de cada fase em um arranjo em cunha, circundando a fase interna. Dessa maneira, a formação de gotículas internas da fase dispersa é explicada. Quanto mais cadeias apolares houver no emulsificante, maior o espaço ocupado pela porção apolar e, consequentemente, menor espaço relativo ocupado pela porção polar. Isto orienta espacialmente o formato de uma cunha; formato este que propicia a formação da gotícula interna, para emulsão A/O. Alternativamente, se a porção polar do emulsificante for muito proeminente, haverá uma disposição mais favorável das moléculas em formar gotículas de óleo no interior de fase aquosa. Isto explica porque determinados emulsificantes são melhores para estabilizar emulsões do tipo A/O e outros para emulsões O/A (Figura 10.4).

Composição das emulsões

De acordo com a definição, as emulsões são constituídas por ao menos dois elementos essenciais: uma fase aquosa e uma fase oleosa. Entretanto, em virtude de sua natureza, água e óleo não se misturam. É até possível conseguir uma dispersão entre esses dois elementos mediante vigorosa agitação mecânica, entretanto, ao cessar essa agitação, a separação de fases é imediata. Fica evidente que é necessária a adição de algum outro componente que permita não só obter essa dispersão, mas mantê-la estável por tempo suficiente para que o produto possa ter retirada a dose do tratamento após a agitação, que deve ser explicitada em rótulo, com destaque.

Não se pode perder de vista que as emulsões são dispersões e, portanto, são sistemas termodinamicamente instáveis, sendo submetidas a diferentes forças e fenômenos físico-químicos, entre os quais a ação da gravidade, a diferença de densidade entre os líquidos misturados, a coalescência das partículas, entre outros, colaboram para a separação das fases. Isso ocorre em virtude da elevada tensão interfacial líquido-líquido.

Os adjuvantes farmacotécnicos (ou farmacêuticos) são substâncias sem efeito terapêutico próprio, adicionadas aos fármacos com a finalidade de obter formas farmacêuticas administráveis, melhorar sua estabilidade, fornecer atributos organolépticos agradáveis, manter a conservação, entre outros objetivos. Assim, os agentes emulsificantes são adjuvantes farmacotécnicos que diminuem a tensão interfacial entre a fase interna e a externa, fazendo com que elas se misturem e a dispersão permaneça razoavelmente estável. As formas farmacêuticas, quando se apresentam como dispersões, suspensões e emulsões, recebem no rótulo a advertência "AGITE ANTES DE USAR", pois, embora adicionadas de adjuvantes para melhorar sua estabilidade física (diminuir a separação das fases), essa separação ocorre com o tempo. Portanto, uma característica obrigatória das dispersões é que elas possam ser homogeneizadas facilmente mediante agitação pelo paciente, de modo que, ao fazer a administração, cada dose seja rigorosamente igual às demais.

Os componentes fundamentais de uma emulsão são as fases aquosa e oleosa e o agente emulsificante.

Composição da fase oleosa

Fase oleosa propriamente dita

A seleção das substâncias graxas que compõem a fase oleosa de uma emulsão está ligada diretamente às características finais desejadas para o produto em função de sua aplicação. Podem ser moduladas as propriedades de viscosidade, consistência, espalhabilidade, sensação de toque à pele, umectância, emoliência, sensação mais ou menos gordurosa, entre outras. Conforme a via de administração, podemos enumerar os seguintes constituintes de fase oleosa:

- **Via oral:** óleo mineral, óleo de fígado de bacalhau, óleo de mamona.
- **Via parenteral:** óleo de semente de algodão, óleo de soja, óleo de amendoim, óleo de gergelim.
- **Via tópica:** óleo mineral, vaselina sólida, óleo de amêndoas, ceras (de abelha, de carnaúba), ácidos graxos (ácido esteárico; ácido palmítico, ácido mirístico), álcoois graxos (álcool estearílico e cetílico).

Adjuvantes da fase oleosa

Além dos componentes principais da fase oleosa, muitas vezes é necessária a adição de adjuvantes para manter a estabilidade. Se houver óleos vegetais na forma de gotículas da fase interna e o agente emulsificante não conseguir envolver totalmente essas gotículas, formando uma camada protetora, há maior superfície de contato do óleo com o oxigênio e sua oxidação poderá ocorrer rapidamente. Assim, nesse caso, são necessários antioxidantes para evitar a rancificação. São utilizados com essa finalidade: butil-hidroxianisol (BHA), butil-hidroxitolueno (BHT) de 0,02 a 0,10%, tocoferol ou derivados (0,001%), galato de propila, galato de octila ou galato de dodecila (de 0,001 a 0,100%), ácido nordi-hidroguaiarético. Os conservantes também devem ser adicionados, uma vez que, embora a atividade de água seja baixa, pode haver água dissolvida na fase oleosa. Pode ser utilizado propilparabeno, entretanto, deve-se conhecer o coeficiente de partição da substância empregada com este fim, pois determinados conservadores (ésteres metílico e propílico do ácido p-hidroxibenzoico), por apresentarem grande afinidade pelos óleos, poderão ser deslocados para a fase oleosa da emulsão, privando a fase aquosa de sua ação conservante. Complementarmente, se incorporado fármaco com necessidades específicas na fase oleosa, e de acordo com suas características físico-químicas, adjuvantes adicionais deverão ser acrescentados.

Composição da fase aquosa

O principal componente desta fase é a água. A seleção das substâncias adjuvantes presentes na fase aquosa depende das características físico-químicas e da estabilidade do fármaco, se presente na fase aquosa (p. ex., antioxidantes, tampões) e da correção das características organolépticas, caso esta seja a fase externa. Não deve ser esquecida adição do agente conservante em função da elevada atividade de água.

Adjuvantes da fase aquosa

a) **Antioxidantes:** sulfitos (sulfito e metabissulfito de sódio) de 0,05 a 0,15%, ácido ascórbico e seus sais de 0,01 a 0,05%.

b) **Quelantes:** EDTA e seus sais, ácido cítrico.

c) **Conservantes:** ácido sórbico, ácido benzoico e seus sais (0,1 a 0,2%, pH < 5); parabenos (0,1 a 0,2%, pH 7 a 9); clorocresol (0,1%); fenoxietanol (0,5 a 1%); quaternários de amônio (cetilpiridínio).

d) **Umectantes:** propilenoglicol, glicerina e sorbitol (5%).

Agentes emulsificantes

São geralmente substâncias tensoativas, ou seja, que reduzem a tensão interfacial óleo/água, que possuem afinidade com as interfaces de líquidos imiscíveis em virtude de sua estrutura anfifílica, ou seja, possuem na mesma molécula estrutura polar (solúvel em água – hidrófila) e apolar (insolúvel em água – hidrófoba). São capazes de garantir boa estabilidade física das emulsões.

As características ideais de um agente emulsificante são:

- Balanço adequado entre estrutura hidrófila e hidrófoba, a fim de que possa se manter na interface óleo/água.
- Produzir emulsões estáveis. Além do agente emulsificante principal, podem ser usados agentes emulsificantes secundários.

- Estável à degradação química e microbiológica para fornecer estabilidade física à emulsão durante o período de prateleira.
- Inerte, ou seja, não deve interagir com os demais componentes da fórmula nem possuir ação farmacológica.
- Não tóxico.
- Inodoro, insípido, incolor.
- Custo baixo.

Para aumentar a estabilidade de uma emulsão, é possível adicionar outro tensoativos com função de estabilizante secundário. Por exemplo, no caso de agentes tensoativos aniônicos com "cabeça polar", a curvatura das gotículas afasta essas porções polarizadas umas das outras. Adicionando um segundo tensoativo, com menor polaridade, o objetivo é "isolar" a superfície de contato líquido-líquido, formando uma camada mais densa de agente emulsificante ao redor de cada gotícula de fase interna (Figura 10.5).

Interface O/A com emulsificante primário (A)
e após adição de emulsificante secundário (B)

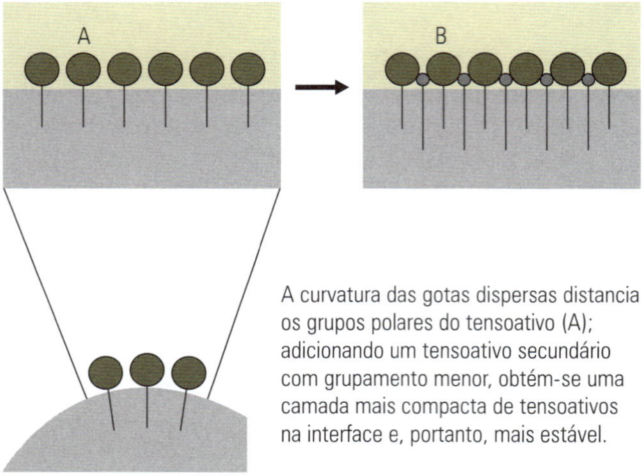

A
B
A curvatura das gotas dispersas distancia os grupos polares do tensoativo (A); adicionando um tensoativo secundário com grupamento menor, obtém-se uma camada mais compacta de tensoativos na interface e, portanto, mais estável.

Figura 10.5. Localização dos agentes emulsificantes na interface água-óleo. Os emulsificantes secundários teoricamente ocupam lacunas deixadas pelo emulsificante principal, aumentando a estabilidade da emulsão.

Fonte: Acervo da autoria.

Os agentes emulsificantes podem ser classificados conforme sua constituição química. Isto é, a solução aquosa dos tensoativos pode ou não apresentar dissociação eletrolítica. Segundo esse comportamento, os agentes tensoativos podem se iônicos ou não iônicos. Entre os iônicos, após dissolução em água, podem dar origem a ânions ou cátions.

a) **Tensoativos aniônicos:** são aqueles nos quais grupos aniônicos estão unidos diretamente à unidade hidrófoba. Os mais frequentemente empregados são aqueles contendo grupos carboxilato, fosfato, sulfonato e sulfato ligados a cadeias hidrocarbonadas hidrófobas de 12 a 18 átomos de carbono. Aqueles contendo íons carboxilato são denominados sabões e, geralmente, são preparados pela saponificação de ácidos graxos naturais. Os cátions mais comumente associados são sódio, potássio, amônio e trietanolamina. Entre as desvantagens desse grupo estão a incompatibilidade com moléculas catiônicas, como ácidos orgânicos (ácido lático, ácido glicólico), pH altamente alcalino resultante de suas emulsões, que pode não ser compatível com a estabilidade de muitos fármacos, e presença de cátions multivalentes, como Mg^{+2} e Ca^{+2}, que produzem marcada insolubilidade. Na Figura 10.6 estão apresentados exemplos de tensoativos aniônicos.

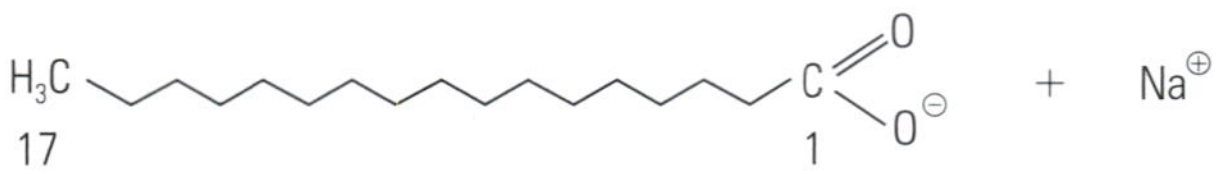

Estearato de sódio

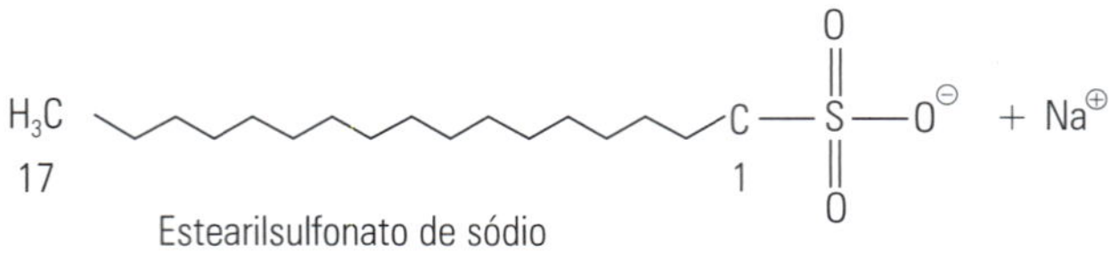

Estearilsulfonato de sódio

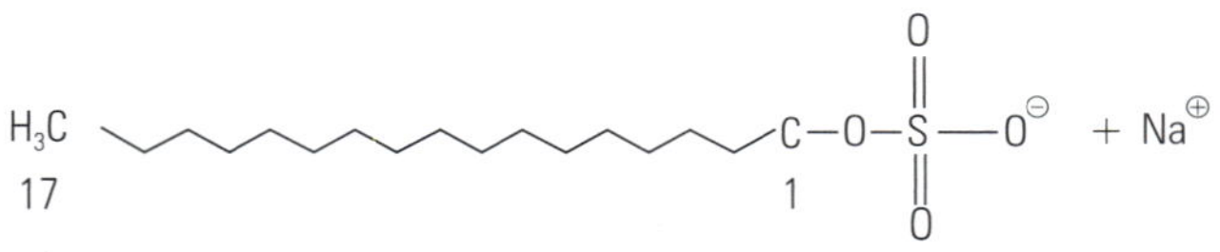

Estearilsulfato de sódio

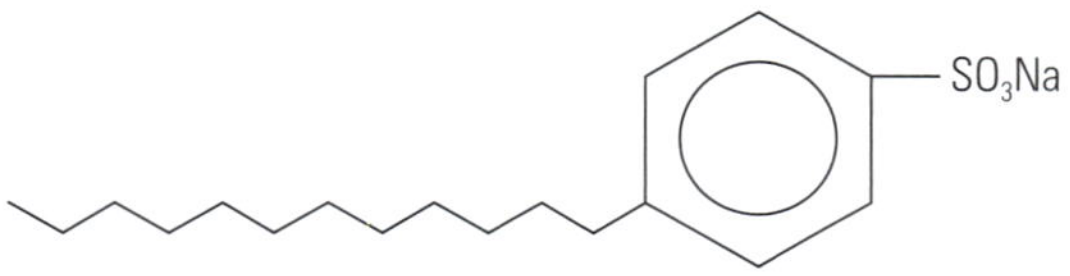

Laurilbenzenosulfonato de sódio

$C_8H_{17}.O.CO.CH_2$
|
$C_8H_{17}.O.CO.CH.SO_3Na$

Dioctilsulfosuccinato sódico

$C_{12}H_{25}.(OCH_2CH_2)_nOSO_3Na$

Lauriletoxisulfato de sódio
n = 1 a 5

Figura 10.6. Exemplos de tensoativos aniônicos.

b) **Tensoativos catiônicos:** incluem sais de aminas ou sais de amônio quaternário, ligados a grupos hidrocarbonados hidrófobos, com propriedades antissépticas e desinfetantes. Em preparações farmacêuticas são empregados como conservantes antimicrobianos. Essa classe tem pouca expressão na área farmacêutica como emulsificante, sendo mais empregados em cosmética, como condicionadores para pele e cabelos, justamente porque neutralizam os efeitos indesejados de xampus aniônicos, como o *frizz* (Figura 10.7).

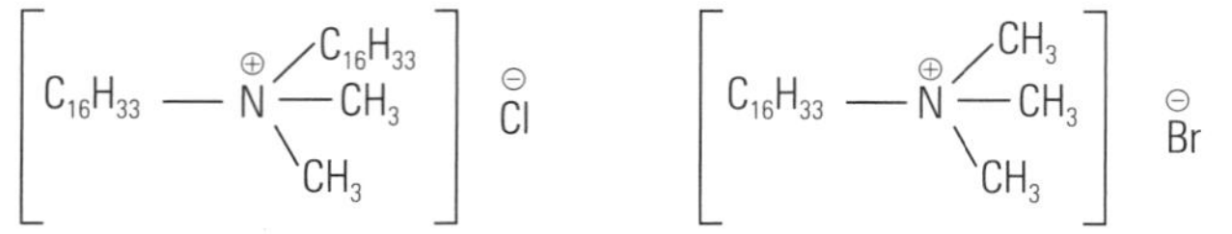

Cloreto de dicetildimetil amônio Brometo de cetiltrimetil amônio

Figura 10.7. Exemplos de tensoativos catiônicos.

c) **Tensoativos anfóteros:** possuem cargas negativas e positivas em função do pH. Contém grupos ácidos (carboxilatos) e básicos (amônio quaternário) em sua molécula (p. ex., alquilbetaínas, lecitina, cefalinas). São mais empregados em cosmetologia para a fabricação de xampus condicionantes e condicionadores (p. ex., coco betaína, coco amido propilbetaína) (Figura 10.8).

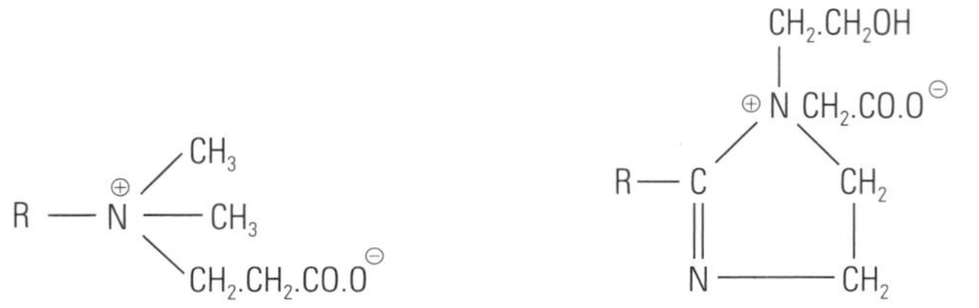

Alquilbetaína Alquilimidazolina

Figura 10.8. Exemplos de tensoativos anfóteros.

d) **Tensoativos não iônicos:** é maior e mais importante classe de compostos empregados em sistemas farmacêuticos em função de suas vantagens em relação à estabilidade, compatibilidade e toxicidade. São constituídos por grupos polares não iônicos ligados a grupos hidrocarbonados hidrófobos. Têm boa estabilidade e compatibilidade química, são menos sensíveis a variações de pH, têm baixa toxicidade e não são irritantes. São empregados em formas farmacêuticas de uso tópico, oral e parenteral. São exemplos de tensoativos não iônicos:

- **Ésteres do glicol e glicerol:** MEG (monoestearato de glicerila), MOG (monooleato de glicerila), DEG (diestearato de glicerila), MEPPG (monoestearato de propilenoglicol), MOPPG (monooleato de propilenoglicol).
- **Ésteres do sorbitano:** monolaurato de sorbitano (Span® 20), monopalmitato de sorbitano (Span® 40).
- **Polissorbatos:** monooleato de polioxietilenossorbitano (Tween® 80), monolaurato de polioxietilenossorbitano (Tween® 20).
- **Álcoois graxos etoxilados:** álcool laurílico, álcool cetílico, álcool estearílico.

A Figura 10.9 apresenta as estruturas moleculares de alguns exemplos de tensoativos aniônicos.

e) **Outros agentes emulsificantes:** são compostos que também possuem características emulsificantes e não se enquadram nas classes descritas. Podem ser classificados em:

- **Naturais:** coloides hidrofílicos, como gomas acácia, arábica ou xantana, gelatina, lecitina, colesterol.
- **Sólidos finamente divididos:** hidróxidos metálicos, como hidróxido de magnésio e argilas coloidais, por exemplo, bentonita ou Veegum® (silicato de alumínio e magnésio).

O Quadro 10.3 mostra resumidamente a classificação dos agentes emulsificantes.

Quadro 10.3
Classificação dos agentes emulsificantes.

Tipo de emulsificantes	*Tipo de filme*	*Exemplos*
Sintéticos	Monomolecular	Aniônicos Sabões: ▪ Laurato de potássio ▪ Estearato de trietanolamina Sulfatos: ▪ Laurilssulfato de sódio ▪ Sulfatos alquilpolioxietilênicos Sulfonatos: ▪ Sulfosuccinato sódico de dioctila Catiônicos Compostos de amônio quaternário: ▪ Brometo de cetiltrimetilamônio ▪ Cloreto de laurildimetilbenzilamônio Não iônicos: ▪ Éteres de álcoois graxos polioxietilênicos ▪ Ésteres de ácidos graxos polioxietilênicos do sorbitano
Naturais	Multimolecular	Coloides hidrofílicos: ▪ Acácia ▪ Gelatina
	Monomolecular	▪ Lecitina ▪ Colesterol
Sólidos finamente divididos	Partículas sólidas	Argilas coloidais: ▪ Bentonita ▪ Veegum Hidróxidos metálicos: ▪ Hidróxido de magnésio

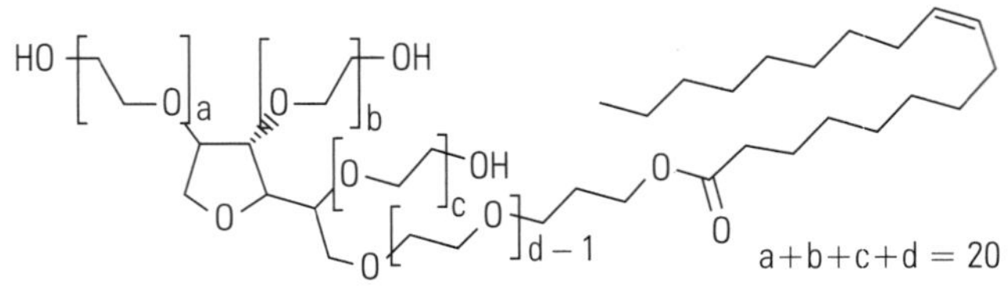

Tween® 80

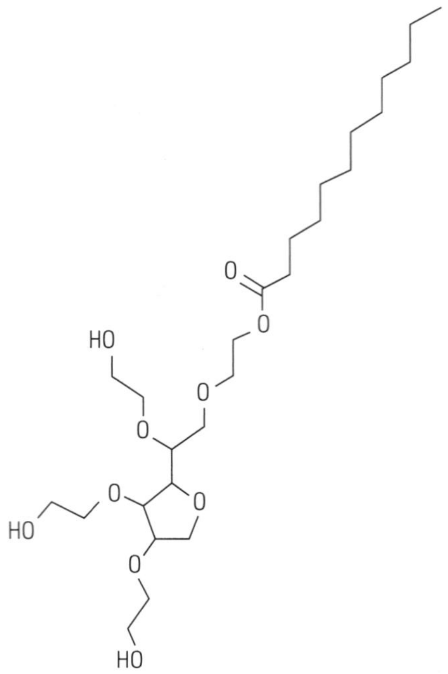

Tween® 20

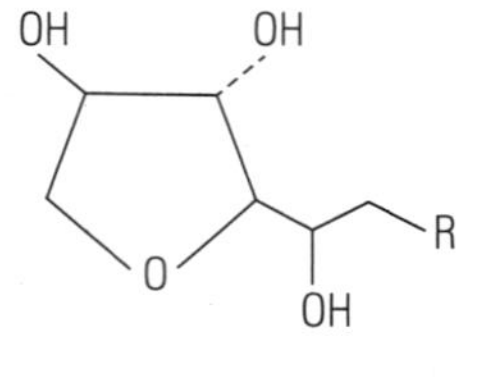

Laurato de sorbitano	R = $OOC(C_{11}H_{23})$
Estearato de sorbitano	R = $OOC(C_{17}H_{35})$
Oleato de sorbitano	R = $OOC(C_{17}H_{33})$

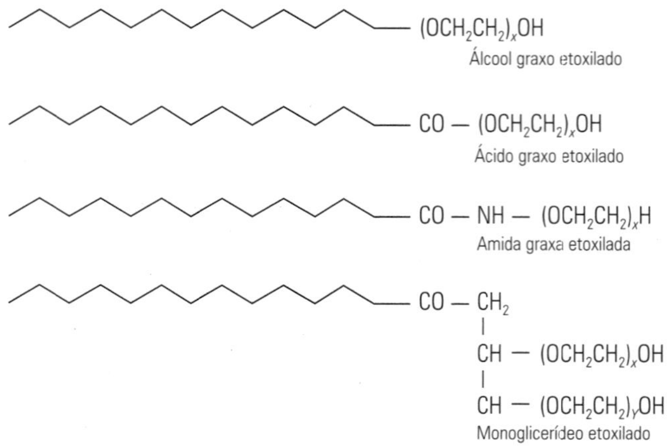

Figura 10.9. Exemplos de tensoativos não iônicos.

A Figura 10.10 apresenta diversos mecanismos de formação de filmes do agente emulsificante em emulsões do tipo óleo em água.

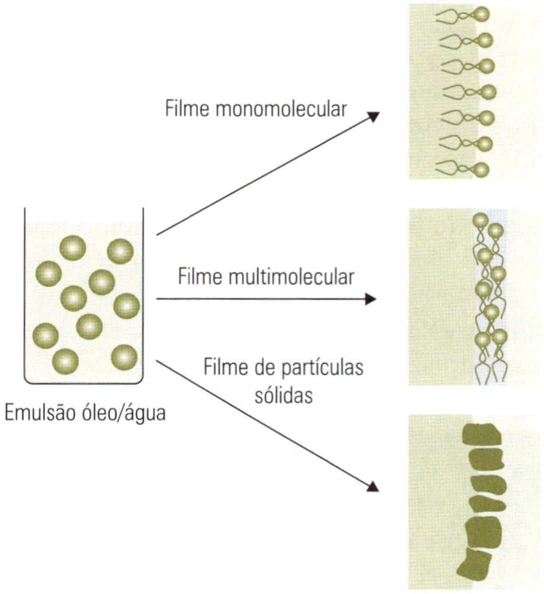

Figura 10.10. Tipos de filmes formados por agentes emulsificantes na interface de emulsões óleo em água.

Fonte: Acervo da autoria.

Emulsificantes e sistema EHL

Agentes emulsificantes podem ser classificados de acordo com sua composição hidrofílica e lipofílica de suas moléculas, conforme sua polaridade: tensoativos polares (mais hidrofílicos) e apolares (mais lipofílicos), com o conhecimento de seu equilíbrio hidrofílico lipofílico (EHL ou HLB – *Hydrophilic lipophilic balance*, em inglês). A partir da década de 1950, William C. Griffin, engenheiro químico e experiente formulador, criou um sistema facilitador para entender e aprimorar o desenvolvimento de emulsões. Griffin baseou seus estudos no princípio de que toda molécula tensoativa tem uma porção hidrofílica (polar) e outra lipofílica (apolar); quantificou a hidrofilicidade das moléculas tensoativas, classificando-as de acordo com sua polaridade. Assim, estabeleceu que a porcentagem da fração hidrofílica da molécula do tensoativo dividida por 5, representava o valor de EHL da molécula. Por exemplo, o álcool estearílico etoxilado, de peso molecular 700, tem uma porção hidrofílica com peso molecular de 430, que representa 61,43% da molécula (430 × 100/700). Dividindo 61,43 por 5 (número arbitrário, provavelmente para trabalhar com números pequenos), resultou em EHL de 12,3.

Há vários métodos aplicáveis aos diversos tipos de tensoativos para calcular o EHL. Para o caso dos ésteres graxos de poliálcoois, por exemplo, pode-se aplicar a seguinte fórmula empírica:

$$EHL = 20\,(1 - S/A)$$

Onde:

S = índice de saponificação do éster;

A = índice de acidez do ácido graxo respectivo.

Exemplos:

Para o monoestearato de glicerila:

$$EHL = 20\,(1 - 161/198) = 3{,}8$$

Para o polissorbato 80:

$$EHL = 20\,(1 - 50/198) = 15$$

Para os tensoativos que contêm grupos polioxiletileno, é muito mais interessante aplicar o conceito do "índice H/L", devido a C. D. Moore e M. Bell (1956), usando a seguinte fórmula:

$$IHL = \frac{Noe \times 100}{C_1}$$

Onde:

Noe = número de grupos oxietilênicos na molécula;

C_1 = número de átomos de Carbono na cadeia lipófila.

Da mesma forma, para o EHL, quanto mais alto o IHL, mais hidrófilo será o tensoativo. Embora os dois índices sejam paralelos, o IHL é muito mais amplo que o EHL.

Esses cálculos foram realizados com inúmeras moléculas tensoativas classificadas em uma escala (Escala de Griffin) que varia de 1 a 20, sendo que quanto mais hidrofílica é a molécula, maior seu EHL. Deve-se considerar que para um bom agente emulsificante o tensoativo tem que se distribuir adequadamente entre as fases aquosa e oleosa, caso contrário, ficará mais dissolvido em uma das fases e não terá atuação na interface, diminuindo a tensão interfacial e colaborando na estabilização da emulsão. Assim, certo balanço entre essas partes é necessário para determinar a função ou o tipo de aplicação dos tensoativos.

Considerando seus experimentos e cruzando os valores calculados de EHL, a escala de Griffin foi construída classificando os tensoativos de acordo com o tipo de função que poderiam exercer nas emulsões, conforme o exposto na Tabela 10.1.

Tabela 10.1 Escala de Griffin.	
Função principal do tensoativo	*EHL*
Antiespumantes	1 a 3
Agentes emulsificantes para emulsões A/O	3 a 6
Umectantes	7 a 9
Agentes emulsificantes para emulsões do tipo O/A	8 a 18
Detergentes	13 a 15
Solubilizantes	15 a 20

Portanto, apenas dois grupos de tensoativos têm utilidade como agentes emulsivos, aqueles de EHL entre 3 e 6, que favorecem a formação e a estabilização de emulsões do tipo A/O e os de EHL entre 8 e 18, que estabilizam emulsões do tipo O/A. Isso ocorre em função do equilíbrio de cargas das moléculas, ou seja, seu balanço hidrófilo-lipófilo, que determina as porções das moléculas que se dissolvem nas fases aquosa e oleosa das emulsões. Aqueles compostos com EHL diferentes dessas duas faixas tendem a se dissolver mais na fase oleosa (EHL mais baixos) ou na aquosa (EHL de valores maiores), não conseguindo exercer, na interface líquido-líquido, a necessária diminuição da tensão interfacial para impedir a separação das fases.

Alguns valores de EHL de substâncias tensoativas são apresentados na Tabela 10.2.

Tabela 10.2 Valores de EHL para algumas substâncias tensoativas.	
Substâncias tensoativas	*EHL*
Diestearato de etilenoglicol	1,5
Monoestearato de propilenoglicol	3,4
Monooleato de sorbitano (Span® 80)	4,3
Monoestearato de sorbitano (Span® 60)	4,7
Octilfenol etoxilado (Triton® X-15)	4,9
Monolaurato de dietilenoglicol	6,1
Monopalmitato de sorbitano (Span® 40)	6,7
Goma acácia	8
Álcool de lanolina (Vilvanolin® L-101)	8
Laureth-4 (Brij® L4)	9,7
Gelatina	9,8
Octilfenol etoxilado (Triton® X-45)	9,8
Metilcelulose	10,5
Monoestearato de polioxietileno (Myrj® S8)	11,1
Oleato de trietanolamina	12
Goma tragacanto	13,2
Octilfenol etoxilado (Triton® X-100)	13,5
Polisorbato 60 (Tween® 60)	14,9
Polisorbato 80 (Tween® 80)	15
Monolaurato de sorbitano polioxietileno (Tween® 20)	16,7
Poloxâmero 188 (Pluronic® F 68)	17
Oleato de sódio	18
Oleato de potássio	20
Laurilsulfato de sódio	40

Assim como as substâncias tensoativas isoladas apresentam um EHL específico, as emulsões também apresentarão um EHL característico para cada uma delas, denominado EHL requerido da emulsão, e que vai depender, principalmente, da natureza dos componentes da fase oleosa e suas proporções relativas e ainda do tipo de emulsão, se A/O, se O/A. Dessa maneira, podemos adiantar, com base no que já foi exposto, que as emulsões do tipo A/O terão obrigatoriamente um EHL entre 3 e 8, e que aquelas do tipo O/A terão seu EHL compreendido entre 8 e 16.

Portanto, o EHL requerido da emulsão deriva do EHL requerido dos componentes graxos que compõem a fase oleosa e suas proporções relativas, bem como do tipo de emulsão (O/A ou A/O) (Tabela 10.3).

Tabela 10.3
Valores de EHL requerido de algumas substâncias que compõem a fase oleosa de emulsões.

Substância	*Valor do EHL*	
	A/O	*O/A*
Ácido esteárico	6	17
Ácido oleico	–	1
Álcool cetílico	–	15
Álcool etílico	–	13
Álcool estearílico	–	14
Cera de abelha	5	10 a 16
Goma arábica	–	8
Gelatina	–	9,8
Oleato de trietanolamina	–	12
Goma adragante	–	13,2
Metilcelulose	–	10,5
Óleos vegetais	–	7 a 12
Óleos minerais leves	4	10
Lanolina	8	15
Parafina líquida	4	10,5
Parafina sólida	–	9

Ao mesmo tempo, ao valor do EHL requerido de cada emulsão corresponderá o máximo de sua estabilidade, e, portanto, deve-se empregar um agente emulsificante que possua um EHL o mais próximo possível desse EHL da emulsão, conseguindo, assim, o máximo de estabilidade.

Supondo uma emulsão definida pela fórmula a seguir e para a qual deve-se eleger o agente emulsificante:

Cera .... 5 g
Parafina líquida .... 26 g
Óleo vegetal .... 18 g
Glicerina .... 4 g
Agente emulsivo .... 5 g
Água destilada q.s.p. .... 100 mL

Os componentes lipófilos da fórmula (cera, parafina e óleo vegetal) representam 49% do total da formulação. Se calcularmos a concentração de cada uma dessas substâncias lipófilas, na porção oleosa da fórmula, teremos:

Cera = 5/49 = 10%
Parafina = 26/49 = 53%
Óleo = 18/49 = 37%

Multiplicando o EHL calculado de cada um dos componentes pela respectiva concentração na porção oleosa, teremos o EHL do componente na emulsão. A soma dos EHL dos três componentes nos dará o EHL final da emulsão (Tabela 10.4).

Tabela 10.4
EHL final da emulsão.

Componente	*EHL*	*Concentração*	*EHL final*
Cera	15	10/100	1,5
Parafina	10,5	53/100	5,6
Óleo vegetal	9	37/100	3,3
Total	–	–	10,4

A soma fornece um valor de EHL requerido da emulsão igual a 10,4, o que adianta tratar-se de uma emulsão O/A. Para a maior estabilidade desse produto, o agente emulsificante a ser usado deverá ter um EHL o mais próximo possível desse valor. As tabelas nos mostram um valor de EHL = 10,5 para o Polissorbato 65 e, portanto, será este o agente emulsivo eleito para essa preparação.

Como já foi referido, o EHL requerido de uma emulsão depende, entre outros fatores, das proporções entre as fases aquosa e oleosa. Quando a fase oleosa entra com mais de 75% do total da preparação, estaremos diante de uma emulsão A/O, sendo que emulsões O/A são obtidas quando a fase aquosa comporta mais de 31% do total da emulsão. Logo, é possível inverter as fases de uma emulsão A/O para O/A, e vice-versa, com adição de quantidade de uma das fases que ultrapasse os limites anteriormente descritos.

Esse fato pode ser verificado no exemplo anterior, em que a fase oleosa ocupa apenas 49% do total da fórmula, originando uma emulsão O/A. Se nessa fórmula forem aumentadas as quantidades da fase oleosa (principalmente o óleo vegetal que tem o menor EHL), a concentração relativa de cada um desses componentes diminuirá, com consequente diminuição do EHL final da emulsão. Uma vez que esse valor caia abaixo de 8, será caracterizada uma emulsão A/O, tendo havido, portanto, uma inversão de fases.

Limitações do método de EHL para seleção do agente emulsificante

Embora o cálculo do EHL requerido da fase oleosa de uma emulsão seja bastante fácil e prático, eliminando fases de tentativa e erro, a dependência do conhecimento do formulador, a maior rapidez e facilidade no preparo de emulsões mais estáveis, ainda restam limitações no método de EHL de Griffin: não é possível calcular a quantidade necessária de agente emulsificante para melhor estabilização das emulsões, assim como o método não considera o efeito dos demais componentes presentes na fórmula sobre a capacidade emulsionante. Entretanto, o cálculo do EHL é uma importante ferramenta para iniciar o desenvolvimento de uma nova formulação.

Ceras autoemulsificantes

Um grande desafio no desenvolvimento das emulsões é encontrar o agente emulsificante ideal para cada composição da fase oleosa e sua proporção na fórmula, o que torna importante a aplicação do método de cálculo do EHL de Griffin. Um bom agente emulsificante para uma dada composição pode não funcionar em outra. Isso depende da polaridade da fase oleosa e da distribuição das porções hidrofílica e lipofílica da molécula do tensoativo. O emulsificante deve se localizar na interface líquido-líquido e diminuir a tensão interfacial. Se for mais polar que o necessário, se deslocará mais para a fase aquosa. Ao contrário, se for menos polar que o requerido, ficará incorporado à fase oleosa e menos na interface e, portanto, não conseguirá diminuir a tensão interfacial de modo a manter a estabilidade da emulsão.

Assim, a escolha do melhor agente emulsificante para cada composição é tarefa difícil e dependente do conhecimento do formulador. Em contrapartida, as indústrias fabricantes de insumos desenvolveram produtos voltados às indústrias cosmética e farmacêutica para o desenvolvimento de emulsões (líquidas e semissólidas), constituídos de fase oleosa e agentes emulsificantes incorporados. Esses produtos, conhecidos como bases autoemulsificantes, contêm, em geral, uma mistura de álcoois graxos e respectivas quantidades, e tipo de agente emulsificante capaz de formar emulsões estáveis, bastando adicionar a fase aquosa e seus adjuvantes. Essas ceras autoemulsificantes em muito facilitaram a preparação de emulsões em escala laboratorial, como nas farmácias, e também nas indústrias; entretanto, algumas desvantagens, como custo elevado e a não padronização lote a lote, têm feito com que algumas indústrias ainda prefiram desenvolver suas próprias fórmulas. Adicionalmente, a exata composição dessas ceras não é divulgada, constituindo segredo industrial. Por esse motivo, esses produtos são mais conhecidos pelos seus nomes comerciais. A seguir, alguns exemplos de ceras autoemulsificantes:

- **Aniônicas (contêm tensoativos aniônicos):** Lanette® N, Unibase®, Monoestearato de glicerila® AE.
- **Não iônicas (contêm tensoativos não iônicos):** Polawax® NF, CosmoWax®, ChemBase®, Polibase®, Crodabase®, Uniox®.

Estabilidade química e microbiológica

Para a manutenção da estabilidade química e microbiológica das emulsões, devem ser considerados os aspectos físicos, químicos e microbiológicos na adequada seleção de adjuvantes farmacotécnicos, observando:

- **Características físicas:** cor, odor, sabor (se preparação para via oral), separação de fases.
- **Degradação química do fármaco e conservantes:** reações de hidrólise, oxidação, incompatibilidades entre os componentes.
- **Contaminação microbiana:** a carga microbiana deve-se manter estável e dentro dos limites especificados. O sistema conservante escolhido deve proteger tanto da fase aquosa como oleosa. Deve-se lembrar das conhecidas incompatibilidades químicas entre alguns conservantes e tensoativos.

Estabilidade física

Com relação à estabilidade física das emulsões, podem acontecer os seguintes fenômenos:

- **Cremeação ou cremagem:** movimentação das partículas dispersas para cima.
- **Sedimentação:** movimentação das partículas dispersas para baixo.
- **Agregação:** justaposição das partículas dispersas.
- **Coalescência:** fusão das partículas dispersas, que provoca rapidamente separação de fases.

A Figura 10.11 apresenta os diferentes fenômenos que ocorrem e que causam perda da estabilidade física das emulsões.

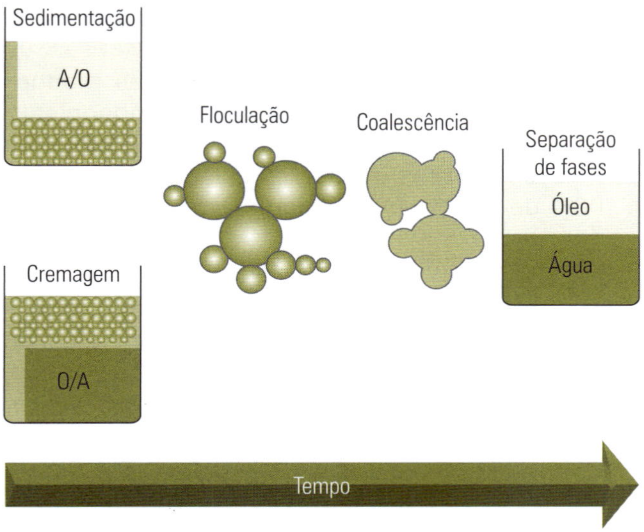

Figura 10.11. Etapas da separação de fases de uma emulsão.
Fonte: Acervo da autoria.

A solução para esses eventos é a seleção do adequado emulsificante e na concentração certa do mesmo e o aumento da viscosidade da fase externa, para diminuir a separação das fases.

Exemplos de fórmulas de emulsões:

Emulsão de óleo mineral (utilizada via oral com finalidade catártica) – "Farmacopeia Americana":

Óleo mineral	*500 mL*
Goma arábica	*125 g*
Xarope	*100 mL*
Vanilina	*40 mg*
Álcool	*60 mL*
Água deionizada q.s.p.	*1.000 mL*

Creme base de MEG (uso tópico como hidratante):

Polawax	*8%*
Óleo mineral	*4%*
MEG	*2%*
PPG	*5%*
Nipagim	*0,15%*
Nipazol	*0,05%*
Água destilada q.s.p.	*100%*

Preparo de emulsões

Deve-se considerar que, uma vez convenientemente formulada, a preparação de uma emulsão depende, em última análise, exclusivamente do aspecto mecânico de dispersar um líquido no seio de outro. Portanto, do tipo de agitação dependerá inclusive o tamanho das gotículas dispersas e, consequentemente, a estabilidade da preparação. A agitação a ser empregada, evidentemente, deverá ser compatível com o tipo de emulsão a ser preparada (desde produtos fluidos até cremes e pomadas) e principalmente com a escala de preparação, se industrial, se artesanal. Assim, independentemente do equipamento utilizado, desde o gral até os liquidificadores domésticos e moinhos coloidais, deve-se considerar a emulsificação sob o ponto de vista farmacotécnico, ou seja, segundo a ordem em que se misturam as fases e a natureza daquela em que se dispersa inicialmente o agente emulsificante. Quando se usam gomas como agentes emulsificantes, pode-se apresentar os seguintes métodos:

a) **Método continental ou da goma seca (adição da fase externa à fase interna, contendo o agente emulsivo):** tritura-se em um gral seco 1 parte de goma arábica com 4 partes do óleo até distribuição homogênea. Adiciona-se, de uma só vez, 2 partes de água para formar a emulsão primária. As partículas de óleo, formadas durante a trituração, são revestidas imediatamente pelo emulsificante e hidratam pela adição da água.
b) **Método inglês ou da goma úmida (adição da fase interna à fase externa, contendo o agente emulsivo):** em um gral se dispersa 1 parte de goma arábica em 2 partes de água e adicionam-se 4 partes de óleo, aos poucos, que são agitadas até incorporação completa – chama-se emulsão primária. Após agitação, incorpora-se o restante da água.
c) **Método do frasco:** as essências são facilmente emulsionadas pela agitação em frasco com goma arábica e água. Em um frasco seco, agitam-se 1 parte de goma arábica com 2 partes de essência; após agitação vigorosa, adicionam-se 2 partes de água, de uma vez, e mistura-se por vascolejamento.

Entretanto, as gomas estão sendo substituídas por agentes emulsivos sintéticos, uma vez que apresentam diversas desvantagens por serem de origem animal: exibem grande variabilidade no poder emulsivo, lote a lote, menor estabilidade e maior presença de contaminantes biológicos.

Um método geral de preparo de emulsões usando tensoativos sintéticos é a cuidadosa fusão dos componentes da fase oleosa e mistura à fase aquosa, contendo o agente emulsificante e mantida na mesma temperatura daquela da fase oleosa. Essa mistura de fases deve se dar mediante vigorosa agitação, entretanto, cuidados devem ser tomados para não incorporar muito ar à preparação, o que pode aumentar muito o volume, além de diminuir a estabilidade.

Exercícios de cálculo de EHL

Etapas para o cálculo do EHL requerido:

1. Determinar a quantidade total de fase oleosa.
2. Calcular a fração de cada componente oleoso na fase oleosa.
3. EHL necessário para cada componente × fração do componente na fórmula.
4. EHL final igual a soma de cada valor obtido.
5. Selecionar o tensoativo com valor de EHL mais próximo do obtido.

Exemplo:

Calcular o EHL requerido da seguinte emulsão, sabendo que o EHL requerido do óleo mineral é 12, da lanolina é 10 e do álcool cetílico é 15.

Óleo mineral .... 35 g
Lanolina .... 1 g
Álcool cetílico .... 1 g
Sistema Emulsificante .... 5 g
Água q.s.p. .... 100 mL

A fase oleosa tem massa total de 37 g. Para calcular a fração de cada componente graxo na fase oleosa, basta dividir sua quantidade pela massa total de fase oleosa. Assim:

Fração decimal de cada componente na fase oleosa:

Óleo mineral = 35 g/37 g = 0,946
Lanolina = 1 g/37 g = 0,027
Álcool cetílico = 1 g/37 g = 0,027

O valor de EHL requerido pela emulsão será a soma do EHL requerido de cada componente da formulação em função de suas proporções decimais na fase oleosa, assim:

Valor de EHL requerido pela emulsão:

Óleo mineral = 0,946 × 12 = 11,4
Lanolina = 0,027 × 10 = 0,3
Álcool cetílico = 0,027 × 15 = 0,4

EHL requerido da emulsão = 11,4 + 0,3 + 0,4 = 12,1.

Desse modo, será necessário acrescentar o agente emulsificante com EHL mais próximo de 12,1 para obter melhor estabilidade da emulsão descrita. De acordo com a Tabela 10.2, uma substância possível é o oleato de trietanolamina que tem EHL de 12. Entretanto, é possível obter valores exatos de EHL requerido empregando misturas de dois tensoativos de EHL distintos, por exemplo, usando um Spam® e um Tween®. Ainda, neste exemplo, para um EHL requerido de 12,1, calcular a proporção (e quantidades necessárias) de monooleato de sorbitano (EHL = 4,3) e de monooleato de polioxietilenosorbitano (EHL = 15), sabendo que a quantidade total de agente emulsificante é de 5 g.

A e B são frações dos emulsificantes monooleato de sorbitano (composto A) e de monooleato de polioxietilenosorbitano (composto B). A soma das frações dessas duas substâncias corresponde a 100% de agente emulsificante e, portanto, 1.

$$A + B = 1 \text{ (ou 100\%)} \qquad \textbf{(Equação 1)}$$

Multiplicando a fração de cada agente emulsificante pelo seu EHL, calcula-se a influência de cada um na polaridade da mistura e, portanto, no EHL final da mistura.

$$A \times EHL_A = \text{contribuição ou influência de A}$$
$$B \times EHL_B = \text{contribuição ou influência de B}$$

Sabendo-se que a mistura deverá contemplar o EHL requerido da emulsão, tem-se que:

$$(A \times EHL_A) + (B \times EHL_B) = EHL_{req} \qquad \textbf{(Equação 2)}$$

Juntando-se as informações das Equações 1 e 2, pode-se resolver os sistemas de duas incógnitas, que são as frações necessárias de cada agente tensoativo na mistura e que fornece o EHL requerido pela emulsão. Assim, isolando-se A, na Equação 1:

$$A = 1 - B$$

E substituindo o valor de A na Equação 2:

$$(1 - B)\ 4{,}3 + 15\ B = 12{,}1$$

Chega-se à solução matemática de: fração de B = 0,73, ou 73% de 5 g, que é 3,64 g e, consequentemente, fração de A = 0,27 ou 27% de 5 g, que é 1,36 g.

Portanto, misturando-se 3,64 g de monooleato de polioxietilenosorbitano (composto B) com 1,36 g de monooleato de sorbitano (composto A), consegue-se obter uma mistura de agente emulsificante com EHL de 12,1, requerido pela emulsão em estudo.

Exercícios

1. Calcular o EHL resultante da mistura de 45 g de Span® 80 (EHL = 4,3) e 55 g de Tween® 80 (EHL = 15).

(R.EHL = 10,19)

2. Calcular o EHL necessário para a fase oleosa da seguinte emulsão (O/A):

Óleo mineral .... 30 g (EHL = 12)
Lanolina .... 2 g (EHL = 10)
Álcool cetílico .... 3 g (EHL = 15)
Emulsificante .... q.s.
Água destilada q.s.p. .... 100 g

(R.EHL = 12,14)

3. Um creme necessita de 5% de uma mistura de emulsificantes constituída de Span 60 (EHL = 4,7) e Tween® 20 (EHL = 16,7). O EHL necessário para fase oleosa é de 14. Quantos gramas de cada emulsificante serão necessários para preparar 500 g de creme?

(R. Tween = 19,375 g e Span = 5,625 g)

Suspensões farmacêuticas

Suspensões são dispersões farmacêuticas nas quais a fase interna, fase suspensa ou fase sólida, constituída pelo fármaco finamente dividido, é dispersa uniformemente em uma fase externa líquida, chamada veículo ou meio suspensor.

Segundo a "Farmacopeia Brasileira", 6ª edição (2019), suspensão "é a forma farmacêutica líquida que contém partículas sólidas dispersas em um veículo líquido, no qual as partículas não são solúveis". Podem ser classificadas, segundo a via de administração, em orais, tópicas, parenterais ou injetáveis e oftálmicas.

Nas suspensões orais, o sabor e a sensação ao paladar são muito importantes, e, por esse motivo, geralmente são usados veículos para correção do sabor e para auferir viscosidade, como xarope, sorbitol ou, ainda, água espessada com polímeros. Misturas secas, isto é, de pós envasados para reconstituição no momento do uso, podem ser preparadas quando houver problemas de estabilidade do fármaco no veículo aquoso. As suspensões podem também se apresentar na forma de gotas, o que facilita a tomada de dose para preparações pediátricas, calculada em gotas por kg de peso da criança.

Nas suspensões tópicas, os veículos podem ser aquosos ou oleosos, para serem aplicadas, por exemplo, na cavidade nasal (p. ex., suspensões de corticoides para uso tópico, na forma de *spray* nasal) ou sobre a pele, para efeito protetor (p. ex., loção de calamina).

As suspensões estéreis incluem os injetáveis intramusculares (penicilina G benzatina, dipropionato de betametasona) ou subcutâneos (medroxiprogesterona, insulina NPH) e os colírios, destinados a serem aplicados sobre o epitélio oftálmico. Essas suspensões têm a particularidade de possuírem reduzido tamanho de partícula para poderem atravessar agulhas, no caso dos injetáveis, e nos colírios não causar irritação na mucosa oftálmica.

Os critérios para escolha das formas de suspensões e as vantagens da utilização delas em relação às outras formas farmacêuticas incluem:

1. **Possibilidade de administração de fármacos de baixa solubilidade em água por meio de uma forma líquida.** Os pacientes idosos e pediátricos têm dificuldade em deglutir formas sólidas, como comprimidos e cápsulas, e, adicionalmente, com a dificuldade em fracionar essas formas farmacêuticas para ajuste de doses em crianças, a apresentação de medicamentos na forma líquida facilita a deglutição e a tomada de doses por meio da medida do volume administrado.
2. **Melhoria da estabilidade de fármacos instáveis em solução.** Os fármacos exibem melhores condições de estabilidade em seu estado sólido do que quando dissolvidos. Nas suspensões, essas substâncias se encontram no estado sólido e, portanto, menos sujeitas às reações de degradação, como hidrólise e oxidação. Caso especialmente interessante para melhorar a estabilidade é a apresentação do medicamento como pó para suspensão, muito utilizada na veiculação de antibióticos derivados de penicilinas (ampicilina, amoxicilina, amoxicilina associada a clavulanato de potássio) e cefalosporinas. Nesse caso, o pó contendo todos os componentes da suspensão pode ser armazenado por vários anos sem perda da estabilidade e, após ser adicionado de água, tem ainda estabilidade razoável até o término de tratamento que, em geral, se dá de 10 a 15 dias.
3. **Aumentar o tempo de ação do fármaco ou obter formas de ação prolongada.** Existem situações em que se deseja aumentar o tempo de ação do fármaco e uma das possibilidades para esse objetivo é diminuir a liberação do fármaco pela forma farmacêutica. Considerando que na suspensão o fármaco deve primeiro se dissolver para ser liberado e depois absorvido, os injetáveis intramusculares ou subcutâneos (acetato de dexametasona, penicilina G benzatina, insulina-zinco) propiciam a lenta solubilização do fármaco nos líquidos biológicos e, portanto, prolongam seu efeito.
4. **Aumentar o tempo de contato do fármaco com o local de absorção.** As formas líquidas de colírio têm contato muito fugaz com a mucosa ocular, o que implica em elevada frequência posológica. As suspensões oftálmicas são muito úteis por aumentar o tempo de contato entre o fármaco e o epitélio, pois são mais dificilmente removidas pela lágrima. Desse modo, efeito mais duradouro do fármaco pode ser obtido e, portanto, a frequência de doses pode ser reduzida.
5. **Mascarar sabor desagradável de fármacos.** Boa parte das substâncias químicas exibe sabor desagradável ao paladar e, na maioria das

vezes, são muito difíceis de disfarçar. Entretanto, estando o fármaco em sua forma sólida, a percepção do sabor desagradável é menor e mais facilmente corrigível. Os edulcorantes, essências ou flavorizantes, podem ser dissolvidos na fase externa das suspensões e, assim, são percebidos mais intensamente que o sólido da fase interna. Um exemplo bastante ilustrativo é a suspensão de ibuprofeno, cujo fármaco tem sabor amargo pronunciado.

Principais requisitos das suspensões

Estabilidade química

Uma suspensão pode ser considerada estável quimicamente quando fármaco e adjuvantes mantêm sua estrutura química intacta, sem interações entre si ou com o recipiente e, ainda, mantêm sua taxa de decomposição dentro de parâmetros previamente estabelecidos. A potência do fármaco deve se apresentar, durante o prazo de validade, de acordo com os limites aceitáveis e especificados.

Estabilidade física

Partículas da fase interna das suspensões devem ser pequenas e uniformes em tamanho e apresentar lenta sedimentação, consequência do ajuste adequado da viscosidade. Contudo, a viscosidade não deve ser excessiva de modo a interferir no enchimento dos frascos durante a produção ou na retirada da dose do recipiente pelo paciente. A viscosidade também não pode ser demasiadamente elevada, a fim de não dificultar o espalhamento sobre a pele, no caso das preparações tópicas, ou ainda, impedir a passagem da preparação pelas agulhas, quando for um injetável.

Sob a ação da gravidade, as partículas fatalmente sedimentam e é imprescindível que possam ser facilmente redispersíveis, sem a formação de sedimento compacto, conhecido como *caking*. A redispersão, por meio de uma agitação discreta do frasco, deve produzir sistema homogêneo que garanta uniformidade nas doses administradas.

A formulação final deve ser agradável ao paciente quanto ao odor, cor e sabor, no caso das suspensões orais, não devendo sofrer modificações que prejudiquem os aspectos organolépticos da suspensão.

Estabilidade microbiológica

A manutenção da carga microbiana em níveis aceitáveis (dentro dos limites) ou da esterilidade, se o produto for estéril, é requisito de qualquer preparação farmacêutica. Altas quantidades de microrganismos podem afetar tanto a qualidade do produto como a saúde do paciente. Nos produtos estéreis, a presença de contaminantes e de pirogênio pode ser fatal ao paciente. Portanto, as suspensões não estéreis (orais e tópicas), obrigatoriamente, devem conter substâncias conservantes, assim como as estéreis (injetáveis e colírios) de dose múltipla. O conservante, ou sistema conservante, deve ser capaz de manter a carga microbiana dentro dos limites aceitáveis e pré-estabelecidos por todo o período de validade do produto.

Fatores que afetam a estabilidade das suspensões

Suspensões são sistemas bastante complexos, nos quais há muitos fatores interagindo simultaneamente. Os principais fenômenos envolvidos na estabilidade das suspensões são:

Energia livre do sistema (df)

Na divisão de um sólido em partículas cada vez menores, a energia livre do sistema aumenta. Quanto maior a subdivisão do sólido, menores as partículas e maior a energia livre. A energia livre (df) de um sistema multiparticulado pode ser definido pela equação:

$$df = \gamma_{s\text{-}L} \cdot A$$

Onde:

$\gamma_{s\text{-}L}$ = a tensão interfacial sólido-líquido;
A = a superfície total do sólido.

O aumento da energia livre acarreta em maior tendência à agregação e aderência entre as partículas. Para que o fenômeno da agregação das partículas não ocorra, ou seja, o mínimo possível, o ideal é que "df" tenda a zero, o que daria maior estabilidade à suspensão. Observando a equação, em teoria, para conseguir o mínimo de energia livre, pode-se diminuir a superfície total do sólido ou reduzir a tensão interfacial sólido-líquido. No primeiro caso, para redução da superfície total de sólido exposto ao líquido da fase externa, seria necessário aumentar o tamanho de partícula, porém, em se tratando de preparações com reduzido tamanho de partícula, existem limitações práticas nesse aumento: por exemplo, nos colírios, nas formas tópicas e injetáveis o tamanho de partícula deve ser micronizado para não causar irritações na mucosa e pele ou para não entupir a agulha na aplicação (máximo de 10 µm). Nas suspensões orais, o tamanho de partícula pode variar entre 10 e 50 µm, e acima desse valor pode haver comprometimento na estabilidade da suspensão. Portanto, para conseguir reduzir na prática a energia livre das suspensões, o modo mais conveniente é diminuir a tensão interfacial sólido-líquido, mediante o uso de substâncias tensoativas, capazes de causar esse efeito.

Molhabilidade das partículas suspensas

Molhabilidade é uma propriedade das substâncias que lhes permite serem envolvidas por um líquido aquoso ou não, com a expulsão do ar em volta das partículas desse sólido. Essa propriedade pode ser medida conforme o ângulo de contato sólido-líquido, que pode variar entre 0 e 180°. Assim, as partículas finamente divididas, quando em contato com um veículo líquido, podem comportar-se de várias maneiras quanto à sua molhabilidade, ou ângulo de contato, com um veículo: podem ser totalmente molháveis, quando o ângulo de contato é igual a zero; podem ser totalmente não molháveis, se o ângulo de contato for igual a 180°; ou ser parcialmente molháveis (ângulos de contato entre 0 e 180°), conforme pode ser visto na Figura 10.12.

Um exemplo de substância facilmente molhável é a areia. Quando colocada em água, facilmente atravessa a superfície da água e se aloja no fundo do recipiente. A areia possui ângulo de contato igual a zero com a água. Ao contrário, o talco, se jogado sobre um recipiente com água, tende a flutuar sobre a superfície da água e não apresenta molhabilidade, isto é, o ângulo de contato com a água é 180°.

Os fármacos tendem a se apresentar em situações intermediárias, isto é, nem tão molháveis, nem tão não molháveis, o que pode ser observado na mesma Figura 10.12. Se as partículas não forem molháveis, isto é, o ângulo de contato entre elas e o meio dispersor for diferente de zero, as partículas poderão sofrer flutuação ou cremagem. Nesse fenômeno, podem ser observadas as partículas sólidas concentradas na superfície da preparação. Ou, se a densidade da substância for elevada, pode-se observar que as partículas se depositam no fundo do recipiente, porém, envoltas em inúmeras bolhas de ar. A solução para esse problema é melhorar a molhabilidade e, para isso, é necessário diminuir a tensão interfacial entre sólido e líquido (fase externa). Isso pode ser conseguido de diferentes formas. A mais óbvia é a adição de agentes tensoativos com função molhante, como os tensoativos não iônicos representados pelos Tweens® e Spans®: Tween® 20, Spam® 20, Tween® 80, Spam® 60, por exemplo. Entretanto, podem ser acrescidas substâncias macromoleculares hidrofílicas, como propilenoglicol, glicerina, sorbitol, gomas, derivados da celulose, ou ainda, sólidos hidrofílicos inorgânicos, como Bentonita, Veegum®, hidróxido de alumínio, Aerosil®.

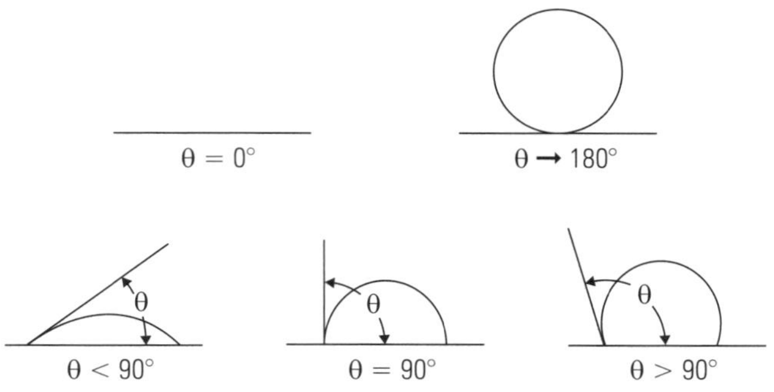

Figura 10.12. Ângulos de contato das partículas com o veículo.
Fonte: Acervo da autoria.

Crescimento dos cristais

Trata-se de um fenômeno que causa alteração no tamanho das partículas e, portanto, dificuldade na dispersão das partículas maiores que sedimentam com maior velocidade e têm maior dificuldade em serem redispersas. Também pode conferir aspecto arenoso à preparação, o que a desqualifica para aplicação oftálmica ou mesmo tópica. A alteração no tamanho das partículas também pode interferir na viscosidade e no fluxo da preparação.

O tamanho das partículas pode aumentar quando a atividade termodinâmica do fármaco na fase sólida é menor que na fase líquida, ou seja, sua concentração em solução é maior que sua solubilidade. Essa supersaturação pode ser alcançada pela dissolução da substância em sua forma termodinâmica mais energética ou pelo resfriamento da solução saturada. Assim, as variações de temperatura, polimorfismo, presença de materiais cristalinos ou amorfos e diferentes tamanhos de cristais dispersos podem ocasionar esse fenômeno. Os polimorfos apresentam diferentes solubilidades e os pós amorfos, geralmente, são mais solúveis que os cristalinos. Adicionalmente, a solubilidade é uma característica físico-química dependente da temperatura. Assim, para prevenir que o crescimento dos cristais ocorra é necessário evitar os seguintes fatores:

- Variações de temperatura no armazenamento.
- Polimorfismo do sólido em suspensão: assegurar que o fármaco se apresenta em uma única forma cristalina e que o processo não favoreça a passagem de uma forma à outra.
- Uso de diferentes tamanhos de cristais: preparar suspensões com faixa estreita de tamanho de partículas pode diminuir o crescimento dos cristais.
- Evitar a presença de material cristalino ou amorfo além do fármaco.

Sedimentação

Há tendência de as partículas suspensas no meio líquido se depositarem no fundo do recipiente por ação da gravidade. Embora a Lei de Stokes tenha sido concebida para partículas esféricas e uniformes, pode-se empregá-la para explicar o fenômeno e entender quais fatores impactam na velocidade de sedimentação de partículas de suspensões (ds/dt):

$$\frac{ds}{dt} = \frac{2gr^2(d_1 - d_2)}{9\eta}$$

Onde:
ds/dt = velocidade de sedimentação;
r = raio das partículas;
d = densidade (1 = partículas; 2 = meio);
g = aceleração da gravidade;
η = viscosidade do meio.

Pela equação descrita, verifica-se que a velocidade de sedimentação é diretamente proporcional à ação da gravidade (g), ao raio das partículas (r) e à diferença de densidades ($d_1 - d_2$) entre o sólido e o líquido (fase externa, nesse caso). A gravidade não pode ser alterada, o raio das partículas tem pouca margem para ser alterado, uma vez que existem limitações para as formas de injetáveis, oftálmicas e mesmo tópicas, e a variação nas suspensões orais não passa de 10 a 50 μm. Assim, o único parâmetro mais facilmente ajustável para diminuir a velocidade de sedimentação é a viscosidade do meio líquido (η). A viscosidade do veículo pode ser aumentada com o uso de agentes suspensores. Os agentes suspensores são, portanto, substâncias que em meio líquido são capazes de aumentar sua viscosidade. Fazem parte dos agentes suspensores, polímeros e macromoléculas, que podem ser sintéticos (derivados da celulose, do PVP) ou naturais, como as gomas. Também são usados solventes viscosos, como glicerina, sorbitol, propilenoglicol, polietilenoglicol, ou ainda pode ser usado xarope simples, que também atua como corretivo de sabor, em virtude da ação edulcorante, no caso de preparações orais. Mais adiante são apresentados mais exemplos desses adjuvantes.

Reologia e propriedades de fluxo

O aumento da viscosidade do veículo tem sido o recurso mais empregado para a melhoria da estabilidade das suspensões, pois, como indica a equação de Stokes, a viscosidade é o parâmetro que pode ser mais facilmente adequado pelo farmacotécnico. Entretanto, também existem limitações para o aumento da viscosidade.

A viscosidade não deve afetar as características de fluxo da suspensão ao ponto de dificultar o enchimento dos frascos na produção, como também a agitação pelo paciente e a tomada de dose na administração. Nas preparações de uso tópico, a viscosidade deve permitir perfeito espalhamento na pele e nas mucosas e, para isso, não pode ser excessiva. Há limitações maiores ainda no caso dos injetáveis, que devem passar por seringas e agulhas.

Sedimentação e redispersibilidade das partículas

Partículas da fase interna, como mostra a equação de Stokes, tendem a sedimentar com a ação da gravidade, e esse processo ocorre de duas formas: as partículas podem sedimentar de modo isolado ou aglomerado.

Quando a sedimentação se dá de forma isolada, as partículas se depositam individualmente, primeiro as maiores, no fundo do recipiente e acabam formando um sedimento compacto de difícil ressuspensão. A esse sedimento dá-se o nome de *caking*. Em geral, esse tipo de sedimento se concentra no terço inferior do recipiente e o líquido sobrenadante apresenta-se turvo. Outra forma de depósito das partículas é a sua prévia associação em sistemas floculados, isto é, na forma de flóculos, mantidos por meio de forças fracas e facilmente desfeitos por meio de ligeira agitação. Esse tipo de sedimento é o desejável nas suspensões por ser facilmente ressuspensível e de fácil homogeneização. Quando isso ocorre, o sedimento floculado ocupa cerca de 2/3 ou mais do recipiente e o líquido sobrenadante tem aspecto límpido. É importante entender quais fatores causam esses dois tipos tão distintos de sedimentação, a fim de evitar o sedimento compacto (*caking*) com consequente difícil redispersão, o que pode afetar a dose terapêutica e comprometer o tratamento.

Nas suspensões, há a interação de diferentes forças que atuam sobre as partículas. O sólido subdividido acumula cargas na superfície, formando diversas camadas carregadas eletrostaticamente. Essas camadas recebem denominações conforme seus descobridores: Camada de Stern, imediatamente em contato com a superfície da partícula, mais rígida e de carga oposta à da partícula; e Camada de Gouy Chapman, mais difusa e de carga oposta à carga da Camada de Stern. A Figura 10.13 ilustra essas camadas. A carga total pode ser medida em célula eletrostática por meio da determinação do potencial Zeta, uma vez que se trata de cargas eletrostáticas (iônicas) e que geram diferença de potencial. Essas cargas eletrostáticas (+ ou –)

na superfície das partículas são decorrentes da ionização das moléculas na sua superfície ou pela adsorção de íons presentes no meio líquido. Como todas as partículas têm a mesma natureza (são da mesma substância), nas suspensões todas terão a mesma carga e, portanto, se consideradas apenas as cargas eletrostáticas, tendem a se repelir, e a repulsão será tanto maior quanto maior for o potencial Zeta.

Entretanto, outras forças atuam nas partículas em suspensão além das eletrostáticas. São forças mais fracas representadas por pontes de hidrogênio e de London – Van der Waals, que tendem a aproximar as partículas em agregados. Assim, quando predominam as forças eletrostáticas, a repulsão entre as partículas se estabelece mais fortemente e, portanto, se estabelece uma sedimentação isolada, dando origem ao sedimento compacto, de difícil ressuspensão (*caking*). Em contrapartida, quando predominam as forças de atração, ou forças de Van der Waals e pontes de hidrogênio, há tendência de formação de flóculos, que são facilmente desfeitos mediante pequena agitação, uma vez que resultam da predominância dessas forças fracas.

Em resumo, quando as forças de atração (Van der Waals e pontes de H) forem maiores que as de repulsão, as ligações fracas entre as partículas predominam e há a formação de aglomerados ou flóculos. Ao contrário, se as forças de repulsão (cargas eletrostáticas, iônicas) forem maiores que as de atração, haverá repulsão entre as partículas e a sedimentação será isolada, gerando sedimento compacto (*caking*) ou sistema desfloculado. No fundo do recipiente, as partículas depositam-se umas sobre as outras apesar da repulsão, pois a força da gravidade, maior, empurra as partículas umas sobre as outras e as cargas vão se rearranjado sobre o sedimento, o que dificulta a sua redispersão.

Quanto maior o potencial Zeta, maiores as forças de repulsão entre as partículas e maior é a tendência de um sedimento compacto. Portanto, a solução para esse problema é a redução do potencial Zeta, ou seja, a diminuição da carga superficial das partículas e, consequentemente, das forças de repulsão. Para tanto, é feita a adição de íons inorgânicos de cargas opostas às das partículas (fosfato ou citrato de sódio) e determinadas pelo potencial Zeta, a fim de neutralizá-las. Também é possível adicionar polímeros hidrofílicos (p. ex., bentonita), que formam uma camada protetora ao redor das partículas, isolando as cargas e diminuindo o potencial eletrostático.

Composição das suspensões

As suspensões são constituídas por duas fases: uma sólida particulada e insolúvel (ou muito pouco solúvel), a fase interna, representada pelo fármaco, e outra líquida, que compõe a fase externa, na qual devem ser acrescidos os adjuvantes farmacêuticos necessários para estabilizar a composição.

Com relação ao fármaco, tem grande importância o controle do tamanho de partículas, incluindo sua distribuição uniforme, uma vez que discrepâncias no tamanho das partículas podem ocasionar separação das fases e formação de sedimentos de difícil dispersão. Além disso, o tamanho impacta na absorção do fármaco para suspensões orais, uma vez que partículas maiores são mais dificilmente dissolvidas nos líquidos biológicos, ainda mais no caso de fármacos pouco solúveis. Nas preparações tópicas, tamanhos de partícula grandes ou não uniformes podem causar desconforto na pele e irritação ocular, nos colírios. Assim, para formas farmacêuticas de uso tópico ou oftálmico, os sólidos incorporados em suspensões devem ser micronizados e não ultrapassar os 10 μm.

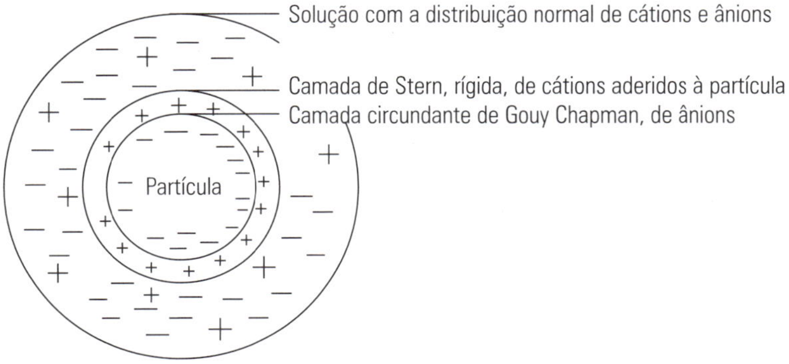

Figura 10.13. O potencial Zeta representa o gradiente de potencial através da dupla camada difusa de Helmholtz que circunda as partículas. Essa camada consiste das camadas de Stern (mais próxima da partícula) mais a camada de Gouy-Chapman.

Fonte: Acervo da autoria.

Os veículos da fase externa podem ser aquosos ou oleosos. Os veículos aquosos são os mais utilizados, podendo conter, além de água, xarope, polióis, como glicerina, sorbitol ou propilenoglicol. Os veículos oleosos incluem óleo mineral, vaselina líquida e os óleos vegetais, como os de amêndoas, milho ou soja. Os veículos podem incluir diversos tipos de adjuvantes, conforme as funções desejadas: agentes molhantes, suspensores, floculantes, conservantes, estabilizantes, corretivos do aroma, cor ou odor, entre outros.

Os agentes "molhantes" são empregados para conferir molhabilidade à fase interna sólida. No Quadro 10.4, estão exemplificados os principais agentes molhantes empregados em suspensões e seus mecanismos de ação.

Quadro 10.4
Agentes molhantes mais empregados no preparo de suspensões farmacêuticas e modo de ação.

Tipo	*Mecanismo de ação*	*Exemplos*
Tensoativos	Diminuem a tensão interfacial sólido-líquido	São preferenciais os não iônicos: Tweens® e Spans®: Tween® 20, Spam® 20, Tween® 80, Spam® 60 etc.
Substâncias macromoleculares hidrofílicas	Aderem às partículas, carreando água	Glicerina, propilenoglicol, sorbitol, polietilenoglicol, CMC, gomas
Substâncias hidrofílicas inorgânicas insolúveis	Ficam adsorvidas às partículas, carreando água	Bentonita, Veegum®, hidróxido de alumínio, Aerosil®

Os agentes "suspensores" são usados para aumentar a viscosidade do sistema e, assim, diminuir a velocidade de sedimentação das partículas, possibilitando tempo razoável de homogeneização da suspensão, a fim de que possa ser feita a tomada de dose e, portanto, garantir a uniformidade das concentrações terapêuticas administradas a cada dose. Os agentes suspensores também evitam a flutuação, pois têm afinidade pela interface e favorecem a redispersibilidade (p. ex., coloides protetores, que formam uma película ao redor das partículas).

Tipos de agentes suspensores e concentrações geralmente empregadas

- **Polissacarídeos:** gomas arábica (5 a 15%), adragante (1 a 2%) e caraia; alginato de sódio, pectina, gelatina.
- **Celuloses solúveis em água:** metilcelulose (0,5 a 2%); etilcelulose; hidroxietilcelulose; carboximetilcelulose – CMC (2 a 3%), celulose microcristalina.
- **Argilas:** bentonita (2 a 5%); atapulgita, Veegum® (hectorita).
- **Polímeros sintéticos:** Carbopol® (carbômero 0,1 a 0,4%); álcool polivinílico (Kollidon®); dióxido de silício coloidal (1,5 a 4%).
- **Outros:** Viscosol® (amidoglicolato de sódio – 2%).

O Quadro 10.5 apresenta os agentes de suspensão farmaceuticamente úteis, sua faixa de pH com máxima estabilidade e as incompatibilidades mais comuns.

Os agentes "floculantes" são adicionados para neutralizar o excesso de cargas e propiciar a formação de sedimento floculado. O sedimento floculado, ao contrário do compacto, é facilmente redispersível e proporciona rápida homogeneização da suspensão. O sedimento compacto, como exposto, é resultante de excesso de cargas nas partículas (alto potencial Zeta) e, portanto, os floculantes funcionam neutralizando parte desse potencial, por isso, são substâncias de carga oposta àquela do potencial exibido pela preparação. No Quadro 10.6 são apresentados exemplos de agentes floculantes.

Quadro 10.5
Agentes de suspensão farmaceuticamente úteis.

Agente suspensor	*Faixa de pH com máxima estabilidade*	*Incompatibilidades mais comuns*
Vegetais/Gomas		
Goma acácia	3 a 9	Insolúvel em álcool acima de 10%
Ágar	4 a 10	Íons cálcio e alumínio, bórax e álcool acima de 10%
Goma carragena	4 a 10	Íons cálcio e magnésio e álcool acima de 10%
Goma guar	3 a 9	Íons cálcio e alumínio, bórax, álcool e glicerina acima de 10%
Goma caraia	3 a 7	Insolúvel em álcool acima de 10%

Continua

Continuação

Quadro 10.5
Agentes de suspensão farmaceuticamente úteis.

Agente suspensor	*Faixa de pH com máxima estabilidade*	*Incompatibilidades mais comuns*
Goma de alfarroba	3 a 9	Bórax, insolúvel em álcool e glicerina acima de 10%
Pectina	2 a 9	Óxido de zinco e álcool acima de 10%
Alginato de propilenoglicol	3 a 7	Íons cálcio e magnésio e álcool acima de 10%
Alginato de sódio	4 a 10	Íons cálcio e álcool acima de 10%
Goma adragante	3 a 9	Sais de bismuto e álcool acima de 40%
Goma xantana	4 a 10	Bórax e tensoativos catiônicos
Derivados da celulose		
Carboximetilcelulose Carboximetilmetilcelulose sódica Celulose microcristalina	3 a 10	Taninos, tensoativos catiônicos e soluções concentradas de sais
Hidroxietilcelulose	2 a 10	Insolúvel em álcool acima de 10%
Hidroxipropilcelulose Hidroxipropilmetilcelulose	2 a 10	–
Argilas		
Bentonita (silicato de alumínio coloidal)	3 a 10	Íons cálcio e cátions polivalentes aumentam a viscosidade
Hectorita (silicato de alumínio e magnésio coloidal)	3 a 10	Íons cálcio aumentam a viscosidade
Atapulgita (silicato de alumínio e magnésio coloidal)	3 a 10	Íons cálcio aumentam a viscosidade
Sepiolita (silicato de magnésio)	3 a 10	Íons cálcio aumentam a viscosidade
Outros		
Carbômeros	6 a 10	Ácidos
Gelatina	5 a 8	Ácidos, bases e aldeídos
Polietilenoglicóis (3.350, 8.000)	3 a 10	Fenóis
Lecitina	5 a 8	Insolúvel em água
Povidona (K30)	3 a 10	Óleos e lecitina

Fonte: Adaptado de ANSEL, H.G.; POPOVICH, N.G.; ALLEN, L. V. *Farmacotécnica* – Formas Farmacêuticas & Sistemas de Liberação de Fármacos. 6. ed. São Paulo: Editorial Premier, 2000.

Quadro 10.6
Exemplos de agentes floculantes empregados em suspensões farmacêuticas.

Para cargas negativas	*Para cargas positivas*	*Para cargas negativas e positivas*
Fosfato monopotássico Fosfato de sódio Cloreto de cálcio Cloreto de alumínio	Hexametafosfato de sódio Citrato trissódico	Argilas como bentonita

Quadro 10.7 Lista de conservantes usados em suspensões farmacêuticas.		
Agente conservante	*Concentração (%)*	*Observações*
Parabenos (metil, etil, propil, butil)	0,2	Sensibilizante potencial, baixa atividade em pH > 7, inativado por alta concentração de tensoativos, pouco solúveis, ativos contra bolores e leveduras, sabor pouco pronunciado e lento tempo de letalidade aos microrganismos.
Ácido sórbico	0,2	Baixo potencial sensibilizante, baixa atividade em pH > 6, compatível com tensoativos, boas propriedades de sabor, solúvel, instável em recipientes de polietileno.
Timerosal	0,01	Potencial sensibilizante, boa atividade em pH > 7, inativado por EDTA e sulfitos, lento tempo de letalidade aos microrganismos, usado em injetáveis como vacinas, por exemplo.
Sais de amônio quaternário	0,01	Sensibilizante potencial, ativo em pH neutro, inativado por tensoativos aniônicos e polímeros, solúveis, incompatíveis com ânions, a atividade é potencializada com EDTA, rápido tempo de letalidade aos microrganismos, usados em colírios.
Álcool benzílico	1	Baixo potencial sensibilizante, ativo em pH neutro, seu uso em injetáveis de grande volume é restrito, solúvel, inativado por altas concentrações de tensoativos, uso em injetáveis de pequeno volume e topicamente.
Ácido benzoico	0,2	Baixa atividade em pH > 5, solúvel, boas propriedades de sabor.
Gluconato de clorexidina	0,01	Ativo em pH > 7, solúvel, incompatível com boratos, rápido tempo de letalidade aos microrganismos, usado em colírios.
Álcool feniletílico ou 2-fenil-etanol	1	Potencializa a ação dos parabenos, dos sais de amônio quaternário e da clorexidina, solúvel, usos oftálmico e tópico.

Obs.: fenol, clorocresol, acetato fenilmercúrico e clorobutanol raramente são usados em formas farmacêuticas.
Fonte: Adaptado de ANSEL, H.G.; POPOVICH, N.G.; ALLEN, L. V. *Farmacotécnica* – Formas Farmacêuticas & Sistemas de Liberação de Fármacos. 6. ed. São Paulo: Editorial Premier, 2000.

Os "conservantes" são adjuvantes comuns a todas as preparações farmacêuticas não estéreis, e mesmo nas estéreis de múltiplas doses. Alguns exemplos de agentes conservantes, responsáveis pela manutenção da qualidade microbiológica das suspensões são relacionados a seguir:

- **Conservantes para uso interno:** metilparabeno, etilparabeno, propilparabeno, benzoato de sódio, sorbato de potássio, ácido sóbico.
- **Conservantes para uso externo:**
  - i. **uso tópico:** álcool benzílico, parabenos, cloreto de benzalcônio, cloroxilenol, fenoxietanol, clorobutanol, ácido bórico, clorexidina;
  - ii. **injetáveis:** fenol e álcool benzílico;
  - iii. **uso oftálmico:** clorobutanol, cloreto de benzalcônio, ácido bórico.

O Quadro 10.7 apresenta uma lista de conservantes comumente utilizados nas suspensões e suas respectivas concentrações.

O uso de "estabilizantes" será determinado de acordo com as características físico-químicas dos fármacos veiculados. Assim, se o fármaco for suscetível à oxidação, deverão ser adicionados antioxidantes e quelantes, se houver tendência à hidrólise, como moléculas contendo ésteres ou amidas, deverá ser feito controle de pH e de íons metálicos. Os principais estabilizantes são:

- **Antioxidantes:** sulfito e metabissulfito de sódio, ácido ascórbico, BHT, BHA, tocoferóis, vitamina E.
- **Sequestrantes de metais ou quelantes:** EDTA e derivados, ácido cítrico.

Podem ainda ser empregados outros componentes na formulação para conferir aspecto e características organolépticas agradáveis, como edulcorantes e corretivos de aroma e sabor:

- xarope simples;
- sorbitol e glicerina;
- sacarina e ciclamato monossódico;
- essências e flavorizantes, como vanilina, aroma de baunilha, morango, extrato de laranja amarga, anis etc.

Exemplos de fórmulas de suspensões

Suspensão de Caulim-Pectina

Caulim .... 17,5 g
Pectina .... 0,5 g
Silicato de Al e Mg coloidal 5% .... 17,5 g
CMC sódica .... 0,2 g
Glicerina .... 5 g
Sacarina sódica .... 0,1 g
Flavorizante .... q.s.
Conservante .... q.s.
Água q.s.p. .... 100 mL

Suspensão anti-inflamatória, antipirética e analgésica

Piroxicam .... 0,9 g
Polissorbato® 20 .... 3 g
Glicerina .... 20 mL
Sacarose .... 20 g
Celulose microcristalina .... 1 g
Metilparabeno .... 0,1 g
Propilparabeno .... 0,03 g
Fosfato de potássio dibásico .... 0,05 g
Álcool .... q.s.
Flavorizante .... q.s.
Água q.s.p. .... 100 mL

Suspensão de hidróxido de alumínio

Gel de hidróxido de alumínio .... 36,3 g
Sorbitol 70% .... 28,2 g
Xarope simples .... 9,3 g
Glicerina .... 25 g
Metilparabeno .... 0,1 g
Propilparabeno .... 0,03 g
Flavorizante .... q.s.
Água destilada q.s.p. .... 100 mL

Pasta d'água

Óxido de zinco .... 25 g
Talco .... 25 g
Glicerina .... 25 g
Água de cal .... 25 g

Suspensão de calamina

Calamina .... 15 g
Pasta d'água q.s.p. .... 100 g

Água de cal (Farm. Bras. II) é a solução de hidróxido de cálcio que contém 10 g de CaO ou 3 g de $Ca(OH)_2$ em água q.s.p. 1.000 mL. Para prepará-la, colocar o CaO em 50 mL de água, deixar em repouso por algum tempo e juntar mais 500 mL de água destilada; agitar várias vezes e deixar clarificar o líquido em frasco tampado. Decantar o líquido límpido. Adicionar 450 mL de água e deixar em contato em vidro fechado, agitando esporadicamente. Filtrar na hora de utilizar. Essa é uma solução saturada. A solução sobrenadante pronta contém 0,17% de $Ca(OH)_2$ a 15 °C. Com a elevação da temperatura para 25 °C, esse valor cai para no mínimo 0,14% de $Ca(OH)_2$. Após filtração, a solução é um líquido límpido, incolor, que turva pela ebulição ou ao contato com o ar. Quando exposto ao ar absorve CO_2, o que origina carbonato de cálcio. É um agente neutralizante, protetor e adstringente.

Bibliografia

- ANSEL, H.G.; POPOVICH, N.G.; ALLEN, L. V. *Farmacotécnica* – Formas Farmacêuticas & Sistemas de Liberação de Fármacos. 6. ed. São Paulo: Editorial Premier, 2000.
- AULTON, M.E. *Delineamento de formas farmacêuticas.* 2. ed. Porto Alegre: Artmed, 2005.
- BARKAT, A.K. et al. Basics of pharmaceutical emulsions: A review. *African Journal of Pharmacy and Pharmacology*, v. 5, n. 25, p. 2715-2725, 2011.
- FARMACOPEIA BRASILEIRA, 6. ed., 2019.
- KANEKO, T.M. *Otimização de suspensões de banzoilmetronidazol.* Tese de doutorado. Faculdade de Ciências Farmacêuticas da USP, São Paulo, 1993. 120 p.
- MAHALE, N.B. et al. Chaudhari Niosomes: Novel sustained release nonionic stable vesicular systems – An overview. *Advances in Colloid and Interface Science*, v. 183-184, p. 46-54, 2012.
- MEHER, J.G. et al. Determination of required hydrophilic-lipophilic balance of citronella oil and development of stable cream formulation. *Drug Development and Industrial Pharmacy*, v. 39, n. 10, p. 1540-1546, 2013.
- PASQUALI, R.C.; SACCO, N.; BREGNI, C. The Studies on Hydrophilic-Lipophilic Balance (HLB): Sixty Years after William C. Griffin's Pioneer Work (1949-2009). *Lat. Am. J. Pharm*, v. 28, n. 2, p. 313-7, 2009.
- SALAGER, J. Emulsion *Properties and Related Know-how to Attain Them.* In: Pharmaceutical Emulsions and Suspensions, edited by Françoise Nielloud and Gilberte Marti-Mestres. New York – Basel: Marcel Dekker Inc., 2000 p. 73-125.
- WASHINGTON, C. Stability of lipid emulsions for drug delivery. *Advanced Drug Delivery Reviews*, v. 20, p. 131-145, 1996.

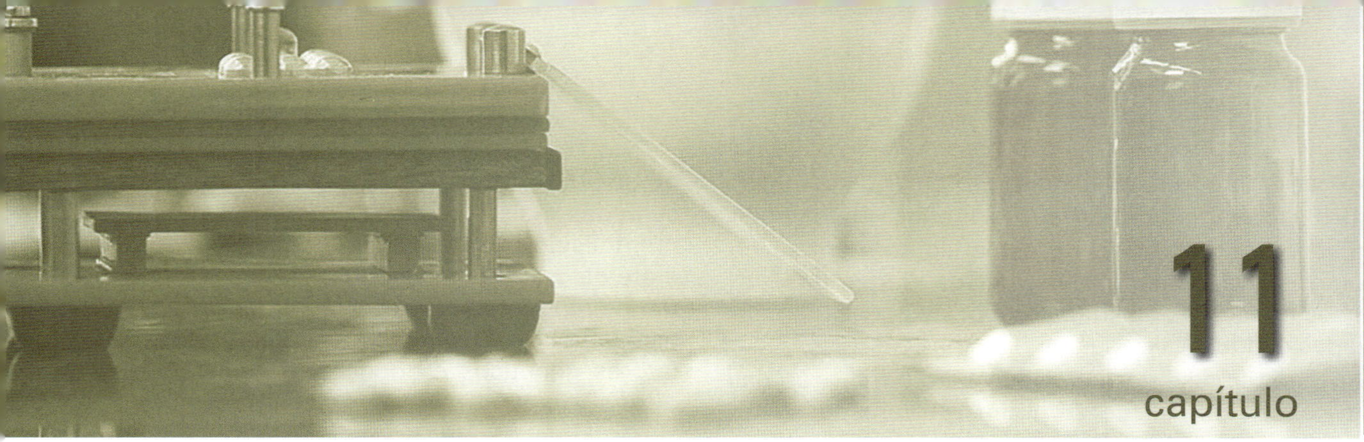

capítulo 11

Formas Farmacêuticas Semissólidas*

Maria Valéria Robles Velasco • Nádia Ruscinc • André Rolim Baby

Considerações gerais

Acredita-se que a medicação tópica foi a primeira usada conscientemente pelo homem, nos primórdios de sua existência, talvez sob forma de macerato de plantas, que podiam ser misturados com sucos e polpas de frutos, óleos e gorduras vegetais e animais. Seu uso provável era para minimizar processos dolorosos ou sangramentos, muitas vezes decorrentes de lutas e caça.

Entre os sumérios é certo o uso de óleos e gorduras e até mesmo de parte de vísceras e sangue de animais imolados. No antigo Egito, através dos papiros de Eber e Smith, sabe-se que a arte de curar mereceu atenção especial, pois se usavam gorduras animais e óleos vegetais, isoladamente ou em mistura com alguns pós à base de enxofre, sais de cobre e silicatos, entre outros.

Galeno, utilizando cera de abelha, óleo vegetal, bórax e água, conseguiu pela primeira vez incorporar água em uma fórmula de ingredientes hidrorrepelentes, compondo seu ceroto ou cerato que, até a atualidade, é conhecido por seu nome, e que inspirou a formulação do *cold cream*. Com esta fórmula, deve-se a Galeno, o primeiro excipiente semissintético obtido por saponificação dos ácidos graxos de óleo e da cera, com a alcalinidade do bórax, e cujo uso foi mundialmente difundido como excipiente farmacêutico e cosmético.

Ação tópica

Alguns fatos históricos estão relacionados com produtos de aplicação tópica. Em 1858, Schact, para melhorar o uso de pectina da maçã (*pomme*) ou o "purê" de batata (*pomme de terre*) como excipiente de medicamentos de uso tópico, agregou glicerina ao amido aquecido com água, descobrindo o glicerito de amido ou gliceróleo de amido, para uso em formulações com ação epidérmica e endodérmica.

Em 1885, coube a Oscar Liebrich purificar a lanolina, até então pouco empregada em virtude do seu aspecto e odor. A lanolina purificada possuía a capacidade de absorver água em proporções de 3 a 4 vezes seu próprio peso. A partir daí, surgiram novos produtos derivados da lanolina, com a vantagem de possuir odor mais suave e ausência de substâncias alergênicas. Dentre os derivados estão os álcoois de lanolina, que possuem propriedades emulsificantes, a lanolina líquida e fração éster extraída da lanolina, que mantém as propriedades emulsificantes e emolientes. Outros importantes derivados são a base de absorção de lanolina, de ação emoliente e característica emulsificante em razão da alta capacidade de absorção de água, e a lanolina etoxilada que, em virtude da sua hidrossolubilidade, torna possível a incorporação em formas hidrossolúveis, como géis e soluções hidroalcoólicas. A aplicação é ampla em formulações farmacêuticas e cosméticas.

O ácido esteárico, que se utilizava unicamente como material básico para fabricação de velas, foi

* Autor na primeira edição: José Sylvio Cimino.

experimentado com sucesso em lugar da cera. Em 1918, uma fórmula surgiu na França, envolvendo a saponificação do ácido esteárico com amoníaco em meio glicerinado, denominada diadermina, conhecida até na atualidade em formulações manipuladas e industrializadas.

Este tema se desenvolveu muito em função das matérias-primas que surgiram e foram desenvolvidas nas áreas da Farmácia e Cosmetologia, formando preparações de aspecto sensorial diverso e compatíveis com os princípios ativos que são incorporados.

O medicamento de uso tópico se destina sempre à pele ou mucosa, em área delimitada, podendo ser de ação local ou de ação sistêmica. Quando for de ação local, requer-se, para tanto, um excipiente específico e que se denomina epidérmico ou endodérmico. Quando se deseja uma ação sistêmica, por meio da qual o princípio ativo, uma vez absorvido através da pele ou mucosa, exerça sua atividade em todo o organismo, o excipiente é denominado diadérmico.

Estudo sucinto da anatomia e fisiologia da pele

Quando se visa combater com eficiência uma afecção, infestação ou infecção, deve-se inicialmente respeitar a complexa constituição anatômica da pele e sua própria fisiologia, escolhendo-se excipiente e princípio ativo apropriados para cada caso.

A pele é considerada primeiramente um órgão de proteção, mas é capaz de interagir com as formulações aplicadas com seus princípios ativos, que pode ser intensificada pelos ingredientes do veículo ou excipiente. Muitas vezes, se adicionam "promotores da permeação cutânea" para que o efeito da permeação cutânea se intensifique e aumente a eficácia do princípio ativo.

Dependendo dos princípios ativos incorporados, a ação pretendida pode ser superficial ou profunda (efeito de permeação cutânea), podendo atingir a derme e a circulação sanguínea.

A constituição anátomo-fisiológica da pele é abordada no Capítulo 19 – Sistemas Transdérmicos.

As camadas da pele (epiderme, derme e hipoderme) e seus anexos (glândulas sudoríparas, sebáceas e folículo piloso), bem como os produtos secretados e as características da queratina presente nas estruturas (cabelo, pelo e unhas) interferem nos processos de absorção percutânea dos ingredientes ativos presentes nas formulações e podem exigir do formulador diferentes estratégias no desenvolvimento farmacotécnico, dependendo do objetivo da ação, que pode ser superficial ou nas camadas mais profundas da epiderme, como derme, folículo piloso, glândula sebácea e sudorípara e até na corrente sanguínea. Outros fatores importantes na gestão do desenvolvimento farmacotécnico envolvem: idade do paciente, fototipo da pele, fatores genéticos e doenças pré-existentes, entre outros.

Os constituintes do veículo ou excipiente das formulações, antes considerados "inócuos" e sem ação no local da aplicação, interferem muito no processo de absorção percutânea. Para intensificar o processo de absorção, podem ser adicionadas substâncias promotoras de absorção ou ser realizados procedimentos complementares, como o emprego de calor ou vedação com filmes plásticos. Contudo, se o formulador pretende uma ação superficial, como em um produto fotoprotetor ou repelente de insetos, deve planejar a composição do veículo para minimizar o efeito de absorção.

As características físicas, químicas e físico-químicas dos princípios ativos são essenciais na definição do melhor tipo de preparação a ser desenvolvida, além da escolha do material de acondicionamento adequado visando a estabilidade e a aplicação do produto. Nesse sentido, cabe ao formulador elaborar a estratégia de escolher criteriosamente os ingredientes que farão parte da composição do veículo, tendo em vista a estabilidade, a eficácia terapêutica e a segurança na aplicação da formulação.

As atividades funcionais da pele são:

1. função queratinização;
2. função sebácea;
3. função sudorípara;
4. função melanogênese.

A "função queratinização" é o processo envolvido na produção da queratina pelos queratinócitos. Este processo demora geralmente de 28 a 30 dias, e caracteriza-se pela diminuição do metabolismo oxidativo no queratinócito, acidificação do seu protoplasma e bloqueio de suas funções hidrófilas e, consequentemente, aumento do teor em aminoácidos sulfurados, dos quais se destaca a cisteína.

A queratina é uma escleroproteína fibrosa, rica em enxofre, mas com baixo teor de água e com predominância de cistina (produto da junção de duas moléculas de cisteína). É insolúvel em água, pouco hidrófila e resistente à ação mecânica. Os ácidos e álcalis diluídos não têm muito poder de ação sobre a queratina, porém se estiverem concentrados, principalmente os sulfurados, mesmo a frio, destroem-na rapidamente. Por essa ação, compostos sulfurados são empregados em dermatologia e cosmetologia como depilatórios, queratolíticos e/ou queratoplásticos, pois hidrolisam e reagem com a queratina, acelerando o seu processo de destruição.

A "função sebácea" está intimamente ligada ao equilíbrio hormonal andrógeno-estrógeno. As glândulas sebáceas secretam quantidades que variam de 2 a 15 g por dia, independentemente de estímulo do sistema nervoso ou emocional.

Composição aproximada do sebo humano:

Ácidos graxos livres	5 a 40%
Triglicérides	20 a 60%
Esqualeno	12 a 20%
Colesterol	1,5 a 2,5%
Ésteres de colesterol	3 a 6%

A "função sudorípara" se efetua através das glândulas écrinas e apócrinas. As écrinas são responsáveis pelo maior volume de secreção, dada sua produção intermitente e pelo número maior distribuídas no corpo. São inervadas pelas fibras parassimpáticas secreto-motoras colinérgicas, cuja atividade está intimamente relacionada com o centro termorregulador hipotalâmico. Por esse motivo, os fármacos colinérgicos, como a pilocarpina e a acetilcolina, ativam sua secreção, enquanto os anticolinérgicos, como a atropina e a hiosciamina, as inibem. Além desses estímulos, também sua produção é influenciada pela temperatura ambiente.

As glândulas apócrinas, menos numerosas que as écrinas, secretam quantidades ínfimas de suor, composto por proteínas e lipídios, porém dotadas de odor característico e desagradável, quando sob ação de bactérias saprófitas. Não são tão sensíveis ao calor como as écrinas. Estão presentes desde o nascimento do ser humano, mas sua ativação ocorre na época da puberdade, em função dos hormônios sexuais.

A composição do suor, correspondente à produção écrina, é bastante complexa: possui cerca de 99% de água e 1% de substâncias sólidas, compreendendo parte de matéria orgânica e parte de sais inorgânicos (cloreto de sódio, ureia etc.). Da matéria orgânica, destacam-se os ácidos: acético, propiônico, caproico, cáprico, caprílico e isovaleriânico, que são voláteis e responsáveis pelo odor, por vezes desagradável, do suor. Além desses ácidos, são encontrados o ácido láctico e lactatos, com pequenas proporções de ácidos cítrico e ascórbico.

A "função melanogênese", responsável pela pigmentação da pele, é originada nos melanócitos, onde a melanina sintetizada encontra-se armazenada em estruturas denominadas melanossomas.

Os melanócitos são células dendríticas, que se originam da crista neural, migrando para a pele, logo após fechamento do tubo neural, e localizam-se na camada basal da epiderme. Projetam seus dendritos para as camadas superiores da epiderme, onde transferem seus melanossomas, subunidades onde ocorre a biossíntese e a deposição da melanina, para os queratinócitos. Essa associação melanócito-queratinócito é denominada unidade epidérmico-melânica. As células basais epidérmicas estão unidas às células adjacentes, por estruturas específicas, denominadas desmossomas, e à membrana basal, por hemidesmossomas. Pela fagocitose da extremidade dos prolongamentos, os grãos de melanina são introduzidos nas células do estrato basal e do estrato espinhoso.

A síntese da melanina se deve a uma reação enzimática oxidativa que envolve, em diversas etapas, a enzima tirosinase (cobre dependente) e se inicia com a tirosina (substrato). No final das reações, formam-se eumelanina, com tonalidade do marrom ao preto, ou feomelanina, que apresenta tonalidades do amarelo ao vermelho, combinadas de diversas formas, originando a diversidade de cor de pele e cabelos do ser humano.

A radiação ultravioleta, inflamações cutâneas, predisposição genética, doenças e uso de substâncias fotossensibilizantes podem desencadear patologias de escurecimento da pele, principalmente nas áreas expostas ao sol.

Formas farmacêuticas

Dentre as formas farmacêuticas mais conhecidas e ainda utilizadas rotineiramente em dermatologia e cosmiatria, destacam-se: pomadas, pastas, emulsões, ceratos, linimentos, unguentos e géis.

Pomadas

O termo pomada pode ser definido como forma farmacêutica semissólida, de consistência macia, viscosidade elevada, pegajosa, destinada à aplicação externa na pele ou mucosas íntegras ou lesadas, que contenham ou não um ou mais princípios ativos incorporados em excipientes adequados.

Tipos de bases de pomada

Lipófilas ou oleaginosas

São aquelas que contêm em sua composição substâncias lipofílicas de origem mineral, animal ou semissintética. Também são usadas em formulações de emulsões e géis, proporcionando emoliência a esses produtos.

As principais substâncias lipofílicas de origem mineral são obtidas do petróleo, como o óleo mineral leve ou vaselina líquida, a vaselina ou vaselina branca e a parafina (também conhecida por vaselina sólida). São substâncias inertes, resistentes à saponificação e à oxidação, com efeito oclusivo sobre a pele.

As principais substâncias lipofílicas de origem animal são a lanolina e seus derivados e a cera de abelha, com ação emoliente e propriedade emulsificante. Os derivados da lanolina possuem grande capacidade de absorção de água, além de propriedades emulsivas, e são usados também na preparação de emulsões. Os principais derivados semissintéticos e sintéticos da lanolina são os álcoois de lanolina, a lanolina etoxilada e os ésteres de lanolina. A cera de abelha é formada principalmente por ácidos graxos, álcoois graxos e ésteres, e é usada como agente de consistência em pomadas.

Entre as substâncias lipofílicas semissintéticas estão os ácidos graxos, com cadeias carbônicas simples ou ramificadas (ácido esteárico), os álcoois graxos (álcool cetílico, álcool estearílico) e os ésteres de ácidos graxos, como monoestearato de glicerila, monoestearato de etilenoglicol, o diestearato de etilenoglicol e o monoestearato de dietilenoglicol, éster decílico do ácido oleico, miristato de isopropila e estearato de isopropila.

- **Vantagens:** são isentas de reatividade e de potencial irritativo, têm boas propriedades protetoras, umectantes, emolientes e oclusivas da pele, apresentam menor predisposição à contaminação microbiana e possuem custo reduzido.
- **Desvantagens:** possuem aceitação dificultada pelo paciente, têm sensorial pegajoso, a absorção de água ou exudatos é reduzida e apresentam dificuldade na remoção dos tecidos em que estão em contato.

Hidrossolúveis ou hidrófilas

São aquelas que contêm em sua composição substâncias hidrossolúveis, como os polietilenoglicóis (PEGs), tornando as pomadas laváveis. Os PEGs podem apresentar forma física, variando de líquida a sólida, dependendo de seu peso molecular, e são designados por números. Apresentam-se como líquidos viscosos os PEG 200, 300, 400 e 600, como sólidos brancos os PEGs a partir de 900 – PEG 900, 1.000, 1.450, 1.540, 3.350, 4.500 e 8.000.

- **Vantagens:** são solúveis em água, não são oclusivas, têm menor concentração de substâncias (com potencial sensorial mais agradável), boa umectância e são de fácil remoção.
- **Desvantagens:** não promovem emoliência, são compatíveis com substâncias ativas suscetíveis à oxidação e apresentam maior predisposição à contaminação microbiana. Não devem ser usadas em queimaduras extensas e podem causar aderências.

Técnica para o preparo das pomadas

A técnica geral para o preparo das pomadas é a fusão ou mistura dos componentes para homogeneização no gral, placa de espatulação ou em equipamentos mecânicos. No processo de fusão, a massa que compõe as pomadas é fundida e misturada enquanto arrefece.

Quando utilizado o método manual, a preparação das pomadas demanda a utilização de espátula com lâmina de aço inoxidável, placa para espatulação ou o gral e o pistilo. Desse modo, promove-se a mistura e a incorporação dos componentes da formulação.

Por meio dos métodos mecânicos, utilizam-se equipamentos como moinho de rolo, moinho coloidal ou homogeneizadores, que mantêm a agitação constante até o resfriamento e a solidificação dos ingredientes do produto. Deve-se ter o cuidado de adicionar as substâncias termolábeis e compostos voláteis por último, enquanto a formulação estiver solidificando.

Pastas

São formas farmacêuticas de consistência macia e firme, caracterizadas por sua elevada proporção de substâncias sólidas pulverizadas incorporadas (princípios ativos ou excipientes), pelo menos 20%, destinadas a uso externo.

As principais características são: maior viscosidade/dureza, aplicação exige esforço, maior absorção de secreções, menor untuosidade que as pomadas lipófilas, dificuldade para lavar e, no preparo, utilizam-se agentes de levigação para incorporação dos pós, como propilenoglicol, PEG, óleo mineral ou tensoativos não iônicos.

O veículo pode ser formado por emulsões (óleo em água ou água em óleo), pomadas (hidrófobas ou hidrofílicas) e géis (aquosos ou oleosos).

A técnica geral para preparo das pastas é a dispersão do material sólido (cerca de 20 a 50%) no veículo que compõe a formulação.

Os componentes sólidos devem ser triturados até a obtenção de um pó fino, de granulometria uniforme. O veículo é adicionado à mistura de pós, de forma gradativa e homogeneizando-se constantemente até que a totalidade dos pós seja incorporada no veículo da formulação.

Os utensílios utilizados para a obtenção da pasta são gral, pistilo e tamis, que auxiliam na obtenção de pós finamente dispersos e na sua incorporação na fase graxa. No processo industrial, as matérias-primas são transferidas para um reator, onde as etapas de aquecimento, moagem, homogeneização e arrefecimento serão realizadas para a obtenção da pasta.

Emulsões[1]

São formas farmacêuticas constituídas de duas fases imiscíveis e intimamente dispersas uma na outra, podendo conter substâncias terapêuticas ativas, dissolvidas ou emulsionadas em uma das fases. De acordo com o aumento da viscosidade e funcionalidade, apresentam-se nas formas de leite (fluida), de loção (fluida com certa viscosidade) e de creme (mais viscosa).

Classificam-se de acordo com as disposições das suas fases, "externa" (contínua ou envolvente) e "interna" (descontínua ou envolvida). Podem ser óleo em água (O/A), fase oleosa interna, e fase aquosa externa ou água em óleo (A/O), fase aquosa interna e oleosa externa.

A emulsão O/A possui aspecto menos oleoso e efeito refrescante, pois a fase oleosa não é inicialmente oclusiva e perde água por evaporação, mas tende a formar um filme e uma barreira oclusiva sobre a pele.

A emulsão A/O é intrinsecamente mais resistente à água, forma um filme oleoso e semipermeável sobre a pele e possui excelente espalhabilidade. As emulsões A/O são empregadas quando se quer ter maior penetração dos princípios ativos.

Técnica para o preparo das emulsões

Elas podem ser obtidas pela técnica clássica do aquecimento das fases (oleosa e aquosa), mistura de ambas, seguida de dispersão mecânica dos líquidos imiscíveis entre si, estabilizadas com auxílio dos agentes emulsificantes, seguida de homogeneização e resfriamento.

Devem-se aquecer, separadamente, os componentes oleosos sólidos/semissólidos e líquidos (fase oleosa) até que se apresentem completamente fundidos e os hidrossolúveis (fase aquosa), à temperatura de aproximadamente 75 a 80 °C. Ambas as fases devem ser aquecidas à mesma temperatura antes de adicionar-se a fase dispersa na fase contínua, sob agitação constante, por exemplo, com o auxílio de um reator encamisado com homogeneização (Figura 11.1) até a formação da emulsão, e manter a agitação lenta, enquanto a mistura arrefece, favorecendo, também, a eliminação de ar incorporado no produto durante o processo.

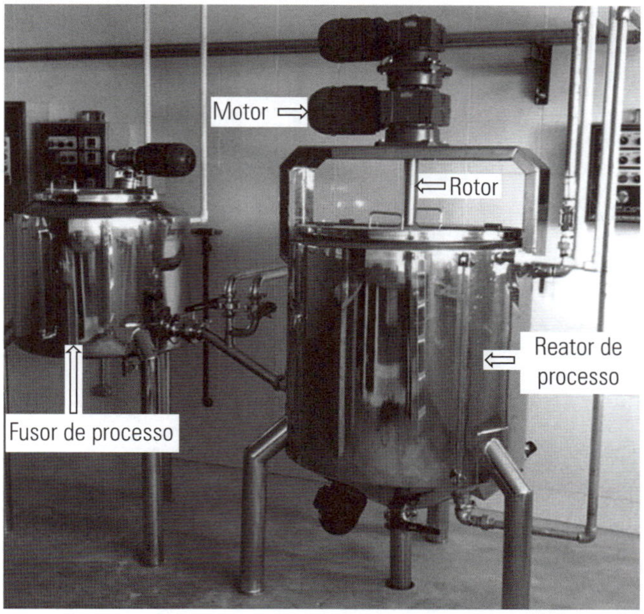

Figura 11.1. Conjunto contendo fusor de processo, tanque com camisa de aquecimento, onde as matérias-primas são aquecidas até fundirem e homogeneizadas com auxílio de agitador, e reator de processo, tanque que recebe o conteúdo do fusor de processo, onde serão acrescentados os outros componentes da formulação (que não necessitam ser fundidos), finalizando a homogeneização e o arrefecimento do produto.

Fonte: Cortesia de Topp Inox Equipamentos Industriais.

As emulsões são sistemas termodinamicamente instáveis e necessitam, para sua formação, que certa quantidade de energia seja fornecida por meio de agitação, com auxílio de equipamentos adequados, como agitadores mecânicos, batedeiras com turbo (Figura 11.2), homogeneizadores, moinhos coloidais ou ultrassonicadores. Esses equipamentos proporcionam a intensidade de agitação suficiente para obter o cisalhamento e o tamanho de partícula necessário para a formação de uma emulsão estável.

As essências e as substâncias sensíveis à alta temperatura (p. ex., silicones) devem ser acrescidas à mistura após arrefecimento à cerca de 40 a 45 °C. Nesta fase do processo, é necessário verificar o valor de pH da emulsão, buscando alcançar valor compatível com o princípio ativo e/ou local de aplicação, com o uso de bases ou ácidos orgânicos fracos.

[1] Ver também Capítulo 10 – Dispersões Farmacêuticas.

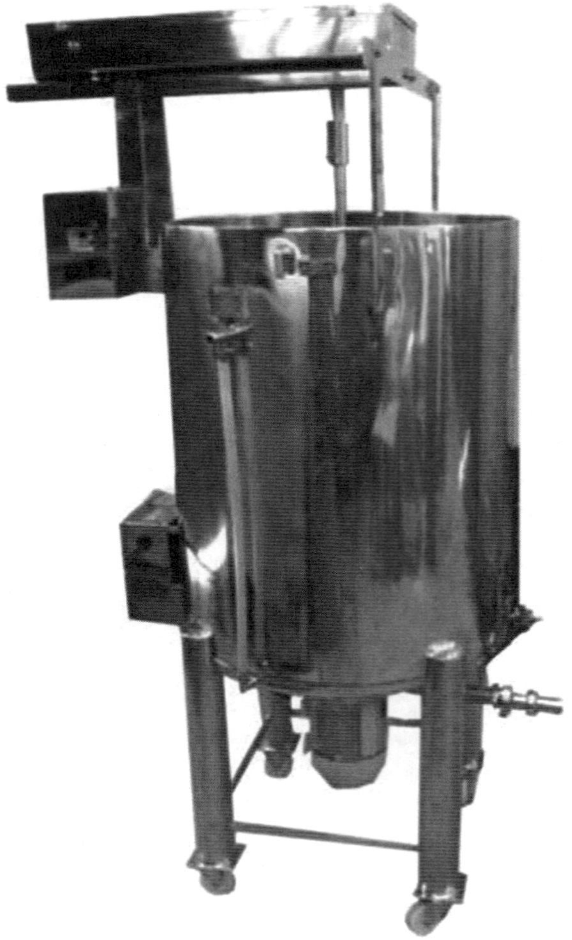

Figura 11.2. Batedeira para preparo de emulsões, com homogeneizador, aquecimento e controle da velocidade de rotação.

Fonte: Cortesia de Erli Máquinas.

Ceratos

São formas farmacêuticas de consistência firme e macia, caracterizadas pela elevada proporção de ceras animais e ou vegetais, de mistura com óleos, podendo conter ou não essências, e destinadas ao uso externo.

A cera animal mais usada é a cera de abelha. As ceras vegetais são muito empregadas, como as de carnaúba (*Copernicia prunifera*) e candelila (*Euphorbia cerifera*).

A técnica geral para preparo dos ceratos se baseia no processo de fusão dos componentes, mantendo uma homogeneização lenta e constante, enquanto a formulação arrefece e se solidifica.

Linimentos

São formas farmacêuticas líquidas ou semissólidas, contendo princípios ativos dissolvidos em óleos ou solventes adequados, emulsionados ou suspensos, em mistura ou não com sabões, destinadas à aplicação sobre a pele, por meio de massagens ou fricções. Os principais solventes empregados são: álcool etílico, glicerina, propilenoglicol, óleos vegetais, isoladamente ou em misturas entre si.

A técnica geral para preparo dos linimentos é a simples mistura dos componentes da fórmula e, se necessário, a solubilização ou fusão de constituintes, seguida de agitação e homogeneização.

Unguentos

São formas farmacêuticas de consistência firme, porém, macia, destinadas ao uso externo e caracterizadas pela presença de substâncias resinosas. O unguento se aproxima das pomadas lipófilas e ceratos pelas suas características físicas e terapêuticas.

A técnica geral para preparo dos unguentos é a fusão e a mistura dos componentes, seguidas de homogeneização no gral ou em agitadores mecânicos.

Géis

São preparações farmacêuticas semissólidas, compostas por um agente geleificante, representado por macromoléculas com características coloidais. São formados pela dispersão uniforme dessas macromoléculas em um veículo líquido, sendo que estas não sedimentam, permanecendo dispersas no meio. A forma gel é uma dispersão coloidal que se apresenta estável fisicamente, com elevado teor de água, portanto, lavável, e é bastante adequada para formulações de uso tópico.

Os agentes geleificantes são polímeros hidrofílicos que possuem diferentes estruturas químicas. Podem ser ionizáveis ou não e, quando dispersos em meio aquoso, doam viscosidade à preparação, seja diretamente, seja após neutralização, porém, alguns polímeros possuem incompatibilidades com eletrólitos e valores extremos de pH. Podem ser de origem natural, como a pectina e as gomas (adragante, gelatina), ou sintética.

Polímeros derivados da celulose formam géis de consistência média, de comportamento não iônico, como a hidroxietilcelulose (Natrosol® ou Cellosize®), hidroxipropilcelulose (Klucel®), hidroxipropilmetilcelulose e carboximetilcelulose (éter policarboxílico da celulose). São muito empregados em virtude da estabilidade em ampla faixa de pH (2 a 12) e compatibilidade com eletrólitos utilizados nas concentrações de 0,5 a 2%. Podem apresentar aparência sensorial cosmeticamente desagradável em razão da pegajosidade, quando aplicados na pele, inconveniente que pode ser minimizado com a adição de um umectante (até 5%), como o propilenoglicol ou a glicerina, na preparação do gel. Os géis formados por celulose, como a hidroxipropilcelulose e a hidroxipropilmetilcelulose, não necessitam da adição de neutralizantes para adquirirem consistência viscosa.

Substâncias sintéticas ou semissintéticas, como os polímeros carboxivinílicos e acrilatos, são também substâncias geleificantes importantes.

Os polímeros carboxivinílicos ou carbômeros (Carbopol®) são polímeros sintéticos do ácido acrílico e aliléter de pentaeritritol, de massa molar elevada, utilizados na concentração de 0,5 a 2%. Quando dispersos em água, intumescem e formam soluções coloidais ácidas de baixa viscosidade. Após a neutralização dos grupos ácidos, por uma base inorgânica, como solução de hidróxido de sódio ou orgânica, como a trietanolamina, forma-se uma rede polimérica que adquire consistência de gel, altamente viscoso e transparente. São estáveis em pH entre 5,5 e 7, porém, o gel formado é incompatível com eletrólitos e substâncias de pH ácido.

O Lubrajel® é uma base de poligliceriImetacrilato e propilenoglicol, que forma géis de alta viscosidade, incolores e transparentes. É utilizada como veículo para princípios ativos em formulações farmacêuticas e cosméticas.

O copolímero do ácido sulfônico acriloildimetiltaurato e vinilpirrolidona, parcialmente neutralizado, conhecido por Aristoflex® AVC, permite a formação de géis cristalinos e estáveis em pH entre 4 e 9. Esse produto já é pré-neutralizado e, após hidratação, dispensa a necessidade de alcalinização para geleificar.

O Sepigel® 305 (constituído por poliacrilamida, isoparafina C13-14 e Laureth-7) é um produto empregado para formação de géis com consistência cremosa. Possui característica aniônica e não necessita de neutralização. O valor de pH de maior estabilidade da formulação está entre 2 e 12, sendo compatível com substâncias ácidas e meio alcoólico.

A técnica geral utilizada para obtenção de géis é a pulverização do polímero sobre uma mistura de água, conservantes e umectantes, em temperatura ambiente ou, se necessário, a aproximadamente 60 °C. Na sequência, dispersar o geleificante sob agitação mecânica, com velocidade constante de 150 a 300 rotações por minuto (rpm), por cerca de 10 minutos, acelerando, assim, o processo de hidratação e, por conseguinte, a geleificação. Os equipamentos empregados para esse processo são os agitadores mecânicos e os homogeneizadores.

Composição das formulações

As preparações semissólidas são constituídas das bases (hidrofílica, lipofílica ou emulsiva) e de outras substâncias para modificar ou melhorar a ação ou o aspecto ou fornecer alguma outra propriedade, como consistência, conservação, odor agradável, emoliência ou umectância, entre outras.

Excipiente ou veículo

É todo ingrediente ou conjunto de ingredientes da fórmula, exceto o(s) princípio(s) ativo(s), que facilita a dispersão ou a dissolução deste(s), permitindo sua ação terapêutica ou cosmiátrica de modo eficaz e seguro para o uso, ou seja, minimizando reações adversas, como irritativas e alérgicas. As especificações e as quantidades desses ingredientes definem: a forma farmacêutica, o modo de aplicação, as características sensoriais, a duração do efeito, o material de acondicionamento e a finalidade de uso.

As características ideais para um excipiente são:

- Ser capaz de dissolver ou dispersar o fármaco e de liberá-lo no sítio de ação.
- Ser inerte farmacologicamente.
- Não ser tóxico, irritante ou sensibilizante.
- Ter estabilidade durante o prazo de validade do medicamento.
- Ter compatibilidade com o fármaco, os adjuvantes e com o material de acondicionamento.
- Ser de baixo custo e de fácil preparo.
- Ter boas características organolépticas: aspecto e cheiro.
- Ser lavável, de preferência, exceto se efeito oclusivo for desejado.

O veículo ou excipiente das formas semissólidas, de acordo com o número ou a natureza de ingredientes, pode ser classificado como simples, se constituído por substâncias isoladas naturais, semissintéticas ou sintéticas, ou pode ser composto, quando sua constituição incluir mais de uma substância.

Os ingredientes naturais comumente utilizados são de origem mineral, animal ou vegetal. Dentre as substâncias minerais, são exemplos as vaselinas líquidas, as pastosas e a parafina, que formam um filme oclusivo sobre a superfície da pele. Os ingredientes de origem animal, com ação emoliente, como a lanolina e os óleos e gorduras animais, estão sendo cada vez menos utilizados, e em formulações cosmiátricas podem ser substituídos por produtos sintéticos. Os componentes vegetais mais empregados nas formulações são os óleos de coco, oliva, palma, amêndoas, sementes de uvas etc. As ceras, usadas para doar viscosidade/estrutura, são resultantes, basicamente, da combinação de ácidos graxos livres, álcoois graxos livres, ésteres e hidrocarbonetos (ceras de carnaúba, candelila, abelha etc.) e as manteigas, que em virtude da combinação de ácidos graxos saturados e insaturados com triglicerídeos, apresentam excelente capacidade de absorção de água e baixo ponto de fusão, o que possibilita fundirem-se ao entrar em contato com a pele (manteiga de karité, argan, abacate, cupuaçu, murumuru etc.).

Entre os ingredientes semissintéticos mais importantes, destacam-se os óleos e as gorduras sulfonadas que se comportam, em certas fórmulas, como excelentes excipientes epidérmicos. Também podem ser utilizados álcoois cetílico e estearílico, isoladamente ou em mistura, como base excipiente.

Entre os ingredientes sintéticos, estão os polietilenoglicóis (PEGs) nos seus vários graus de polimerização. São inócuos, solúveis, estáveis (quando em mistura com grande parte dos princípios ativos de uso dermatológico), não rancificam e apresentam raras incompatibilidades. Sua consistência varia de acordo com a massa molar, sendo que os de maior massa molar são sólidos e conhecidos como Carbowax® (cera do carbono). Sua nomenclatura, Carbowax®, é seguida do número que caracteriza, aproximadamente, sua massa molar.

Os excipientes compostos são caracterizados por possuírem mais de um ingrediente em sua composição. Podem ser obtidos pela simples mistura de substâncias simples, a frio ou a quente, e são os mais empregados no preparo das formulações. Aqueles resultantes de reações químicas são inspirados na técnica secular de saponificação, preconizada por Galeno. Resume-se em fundir ou aquecer, à parte, o conjunto de substâncias gordurosas sólidas ou não, em temperatura idêntica à das substâncias reagentes. Juntá-las com auxílio de meios mecânicos (agitador mecânico com velocidades diversas), e, assim, complementa-se a reação até à consistência desejada. Um exemplo de agente emulsificante produzido *in loco* por saponificação é o cerotato de sódio, obtido da saponificação dos ácidos graxos da cera de abelha com o borato de sódio sob aquecimento, na fórmula do *cold cream*.

Os excipientes podem, ainda, ser classificados quanto ao seu poder de penetração ou atuação sobre a pele. Essa propriedade está diretamente relacionada à sua composição e à natureza físico-química de seus componentes.

De acordo com sua maneira de atuar, podem ser:

a) epidérmicos;
b) endodérmicos;
c) diadérmicos.

Os excipientes epidérmicos restringem os fármacos ou princípios ativos às camadas superficiais da pele, permitindo ao medicamento atuar até a camada ou estrato hialino, sem, no entanto, atingir as zonas malpighiana e germinativa. Esses excipientes, em geral, não devem ser absorvíveis; são insolúveis ou imiscíveis com água ou líquidos aquosos (exsudatos). Exemplo: vaselina; géis; silicatos (Veegum®); magmas de alumínio, de zinco, de magnésio etc. São indicados para medicamentos queratoplásticos, queratolíticos, revulsivos, descamantes, protetores, fotoprotetores etc.

Os excipientes endodérmicos são usados quando se deseja ação medianamente profunda, isto é, quando se visa alcançar as camadas ou estratos malpighiano e germinativo. Devem-se preferir excipientes que são parcialmente solúveis, podendo penetrar nas camadas intermediárias da pele. Exemplo: lanolina; banha; sabões aniônicos, tais como: monoestearatos ou laurilsulfato de sódio, de amônio, de etanolamina etc.

Essas substâncias, em geral, formam sistemas emulsionados O/A, que são indicados para veicular medicamentos antiparasitários (escabiose, larva migrans, micoses etc.), anti-infecciosos locais, emolientes e antissépticos, dentre outros.

Entende-se por excipiente diadérmico aquele que facilita a penetração ou a impregnação através da pele, permitindo o contato do medicamento com a zona vascularizada da derme, podendo advir ação geral ou sistêmica da substância ativa da fórmula pela corrente sanguínea (ver Capítulo 19 – Sistemas Transdérmicos).

***Cold cream* (creme emulsivo A/O)**

Borato de sódio	1 g
Metilparabeno	0,15 g
Água purificada q.s.p.	100 g
Cera branca de abelha	15 g
Petrolato líquido	50 g
Propilparabeno	0,15 g
Butil-hidroxitolueno	0,05 g

F.S.A.

Obs.: "Formulário Nacional da Farmacopeia Brasileira", 2. ed., 2012.

Além do *cold cream* (cerato de Galeno), há, entre outros, o gliceroestearato de amônio, conhecido mundialmente por "Diadermina", creme emulsivo O/A, cuja fórmula se aproxima da seguinte:

Estearina .... 400 g
Trietanolamina .... 4 mL
Hidróxido de amônio/Amoníaco .... 60 mL
Glicerina .... 1.000 mL
Água purificada .... 1.200 mL
Essência .... q.s.
F.S.A.

Variação da fórmula da Diadermina:
Ácido esteárico .... 25 g
Glicerina .... 60 mL
Hidróxido de amônio concentrado .... 5 mL
Água de rosas .... 40 mL
F.S.A.

Princípios ativos

Determinados princípios ativos são facilmente hidrolisáveis (ésteres, principalmente), outros são rapidamente oxidáveis (resorcina, vitamina A, ácido retinoico, carotenoides etc.), e alguns outros (óxido de zinco, dióxido de titânio, amido e coaltar) são de difícil incorporação. No caso de uma substância ativa ser insolúvel na água, por exemplo, deve-se escolher um solvente inócuo à pele e compatível com o restante dos ingredientes do excipiente. Essa dissolução poderá ser feita a frio ou a quente, dependendo da sua estabilidade no solvente específico. Como exemplo, há o ácido salicílico, o ácido benzoico, a resorcina, o subgalato de bismuto, o iodofórmio, o di-iodotimol, além de hormônios e corticoides, que são solúveis em pequenas quantidades de álcool etílico, glicerina, óleo de rícino, propilenoglicol etc.

Quando se tratar de óxido de zinco, óxido de titânio ou outro produto insolúvel na água ou em solventes tolerados pela pele, deve-se recorrer à técnica de triturar esses princípios insolúveis com auxílio de vaselina líquida ou óleos (geralmente, constantes da fórmula). Deve-se cuidar da homogeneidade da preparação durante a dispersão. Os pós devem ser previamente tamisados, visando a homogeneidade no tamanho das partículas.

Os produtos facilmente hidrolisáveis, como ésteres, antibióticos, anti-inflamatórios e enzimas, em geral, devem ser manipulados em meio anidro.

As vitaminas A e D, o betacaroteno, os óleos e os ácidos graxos e seus ésteres, em geral, devem ser protegidos por substâncias antioxidantes e quelantes, tais como o alfa-tocoferol, o ácido nordi-hidroguaiarético, o butil-hidroxianisol (BHA), o butil-hidroxitolueno (BHT), o metabissulfito de sódio e o EDTA, dentre outros.

Assim, a estabilidade das preparações deve ser mantida com a incorporação de antioxidantes, quelantes, conservantes de ação nas fases aquosa e oleosa, contra bactérias, bolores e leveduras, e escolhendo materiais de acondicionamento adequados para proteção das preparações. Outros cuidados de conservação podem incluir o armazenamento da preparação em geladeira e ao abrigo da luz.

Dentre os princípios ativos de uso rotineiro, empregados para uso tópico de ação local ou sistêmica, destacam-se os seguintes: anti-inflamatórios hormonais e não hormonais, queratolíticos, queratoplásticos, fotoprotetores, antissépticos, anti-infecciosos, adstringentes, emolientes, antiparasitários, antipruriginosos e anti-irritantes, balsâmicos, despigmentantes, reepitelizantes e regeneradores.

Formulário

1. Emulsão O/A com hidrocortisona

Componentes	*Fase*	*Quantidade*
Succinato de hidrocortisona	C	1 g
Álcool cetílico	B	6,4 g
Álcool estearílico	B	6,4 g
Laurilsulfato de sódio	A	1,5 g
Vaselina	B	14,3 g
Vaselina líquida	B	20,4 g
Metilparabeno	A	0,2 g
Propilparabeno	B	0,1 g
Solução de imidazolidinilureia a 50%	C	0,6 g
Água purificada	A	q.s.p. 100 g
F.S.A.		

Pesar os componentes das Fases A e B e aquecê-los separadamente até 70 a 75 °C. Verter a Fase A (aquosa) sobre a Fase B (oleosa) e agitar até completa emulsificação. Arrefecer com agitação lenta até a temperatura de 40 °C. Pesar o succinato de hidrocortisona (Fase C), dispersar o insumo à parte em q.s. de emulsão e adicioná-la na mistura anterior (emulsão) e homogeneizar. Pesar a solução de imidazolidinilureia (Fase C) e adicionar à emulsão. Homogeneizar. Acondicionar em pote ou bisnaga de plástico, perfeitamente fechado. Conservar em temperatura ambiente, ao abrigo da luz e do calor.

Obs.: emulsão composta por aproximadamente 50% de fase oleosa.

2. Emulsão A/O com água de cal

Componentes	*Fase*	*Quantidade*
Água de cal	A	10 mL
Álcoois de lanolina	B	10 g
Parafina	B	10 g
Vaselina	B	q.s.p. 100 g
F.S.A.		

Pesar os componentes das Fases A e B e aquecê-las, separadamente, até a temperatura 65 °C. Verter a Fase B (oleosa) sobre a Fase A (aquosa) e agitar até completa emulsificação. Arrefecer com agitação lenta até a temperatura de 40 °C. Acondicionar em pote ou bisnaga de plástico, perfeitamente fechado. Conservar em temperatura ambiente, ao abrigo da luz e do calor.

Obs.: a água de cal é uma solução aquosa a 1% de hidróxido de cálcio, com ação antipruriginosa, adstringente e anti-inflamatória.

3. Emulsão não iônica com nistatina (antifúngico para o tratamento da candidíase)

Componentes	*Fase*	*Quantidade (%)*
Nistatina	D	10.000.000 UI
Propilenoglicol	D	5
Cera autoemulsificante não iônica	B	18
Estearato de octila	B	2
Butil-hidroxitolueno (BHT)	B	0,05
EDTA dissódico	A	0,1
Metilparabeno	A	0,2
Propilparabeno	B	0,1
Solução de imidazolidinilureia a 50%	C	0,6
Dimeticona	C	2
Água purificada	A	q.s.p. 100
F.S.A.		

Preparar as Fases A, B e C da emulsão, seguindo o procedimento descrito para a Emulsão O/A com hidrocortisona. Pesar os componentes da Fase D, dispersar a nistatina no propilenoglicol, transferir a mistura para a emulsão e homogeneizar. Acondicionar em pote ou bisnaga de plástico, perfeitamente fechado. Conservar em temperatura ambiente, ao abrigo da luz e do calor (Adaptado do "Formulário Nacional da Farmacopeia Brasileira", 2. ed., 2012).

Obs.: nistatina é um antibiótico poliênico com ação fungistática e fungicida, usado principalmente em infecções por *Candida albicans*.

4. Emulsão não iônica com doxepina

Componentes	*Fase*	*% p/p*
Doxepina	D	5
Propilenoglicol	D	5
Cera autoemulsificante não iônica	B	18
Estearato de octila	B	2
Dimeticone	C	2
Butil-hidroxitolueno (BHT)	B	0,05
EDTA dissódico	A	0,1
Metilparabeno	A	0,2
Propilparabeno	B	0,1
Solução de imidazolidinilureia a 50%	C	0,6
Água purificada	A	q.s.p. 100
F.S.A.		

Preparar as Fases A, B e C da emulsão, seguindo o procedimento descrito para a Emulsão O/A com hidrocortisona. Pesar os componentes da Fase D, dispersar a doxepina no propilenoglicol, transferir a mistura para a emulsão e homogeneizar. Completar a massa para 100% com água. Acondicionar em pote ou bisnaga de plástico, perfeitamente fechado. Conservar em temperatura ambiente, ao abrigo da luz e do calor (Adaptado do "Formulário Médico-Farmacêutico", 5. ed., 2015).

Obs.: a doxepina é um antidepressivo tricíclico usado por via tópica, pela sua ação antipruriginosa, em pacientes com dermatite atópica.

5. Emulsão aniônica com sulfadiazina de prata

Componentes	*Fase*	*% p/p*
Sulfadiazina de prata	D	1
Propilenoglicol	D	5
Álcool cetoestearílico e cetilestearilsulfato de sódio	B	15
Estearato de octila	B	6
Butil-hidroxitolueno (BHT)	B	0,05
EDTA dissódico	A	0,15
Metilparabeno	A	0,2
Propilparabeno	B	0,1
Ciclometicone	C	2
Solução de imidazolidinilureia a 50%	C	0,6
Água purificada	A	q.s.p. 100
F.S.A.		

Preparar as Fases A, B e C da emulsão, seguindo o procedimento descrito para a Emulsão O/A com hidrocortisona. Em um gral, reduzir a sulfadiazina de prata a um pó fino e dispersá-lo com propilenoglicol. Transferir a mistura para a emulsão e homogeneizar completamente. Completar a massa para 100 g com água. Acondicionar em pote de plástico opaco ou bisnaga de alumínio com revestimento, bem fechado, ao abrigo da luz e à temperatura ambiente (Adaptado do "Formulário Nacional da Farmacopeia Brasileira", 2. ed., 2012).

Obs.: a sulfadiazina de prata é uma sulfonamida com ampla ação bactericida contra bactérias Gram-positivas, Gram-negativas e também alguma ação antifúngica, usada para o tratamento de lesões sépticas em queimaduras de 2º e 3º graus, recuperação de tecido cutâneo em úlceras varicosas infectadas, escaras, piodermites e no tratamento das lesões do herpes zóster.

6. Emulsão não iônica para hiperpigmentação melanodérmica

Componentes	*Fase*	*% p/p*
Hidroquinona	D	4
Ácido glicólico	D	5
Ácido glicirrhízico	D	1
Ésteres de sacarose, ácidos graxos, álcoois graxos e derivados de polióis (Uniox® Cristal)	B	10
Cetilfosfato de dietanolamina	B	0,5
Álcool cetílico	B	3,5
2-Octildodecanol	B	5
Metilparabeno	A	0,15
Propilparabeno	B	0,05
Propilenoglicol	A	3
Butil-hidroxitolueno (BHT)	B	0,05
EDTA dissódico	A	0,05
Metilisotiazolinona	A	0,4
Água purificada	A	q.s.p. 100
Co-Polímero acriloildimetiltaurato, vinilpirrolidona e amônio (Aristoflex® AVC)	C	2,5
Metabissulfito de sódio	C	1
Água purificada	C	3
F.S.A.		

Pesar todos os componentes. Aquecer separadamente as Fases A e B até 70 a 75 °C. Verter a Fase A (aquosa) sobre a Fase B (oleosa) e agitar até completa emulsificação. Arrefecer com agitação lenta até 40 °C. Adicionar o Aristoflex® AVC da Fase C à mistura anterior, agitar vigorosamente com o auxílio de um agitador eletromecânico e, em seguida, diminuir a velocidade de agitação para lenta e adicionar os demais componentes da Fase C previamente solubilizados em quantidade suficiente de água e homogeneizar. Adicionar a Fase D, previamente solubilizada em água e homogeneizar. Acondicionar em bisnaga de alumínio revestida, perfeitamente fechada. Conservar em temperatura ambiente, ao abrigo da luz e do calor (Adaptado do "Formulário Médico-Farmacêutico", 5. ed., 2015).

Obs.: a hidroquinona é um agente despigmentante melanodérmico, inibidor da tirosinase; o ácido glicólico possui ação queratolítica; o ácido glicirrhízico tem ação anti-inflamatória e antialérgica semelhante à dos corticoides, menos potente, porém mais duradoura.

7. Gel aniônico com enxofre e ácido salicílico

Componentes	*% p/p*
Metilparabeno	0,15
Propilparabeno	0,1
Propilenoglicol	1
Água purificada	q.s.p. 100
Co-Polímero acriloildimetiltaurato, vinilpirrolidona e amônio (Aristoflex® AVC)	5
Solução de imidazolidinilureia a 50%	0,6
Propilenoglicol	2
Ácido salicílico	2
Enxofre precipitado	5
Óxido de zinco micronizado	2
F.S.A.	

Pesar o metilparabeno, propilparabeno, propilenoglicol e a água purificada e aquecê-los a 70 °C ou até completa solubilização. Cessar o aquecimento, levar a solução ao agitador eletromecânico e com agitação moderada, acrescentar lentamente o Aristoflex® AVC, até a formação do gel. Reduzir a velocidade de agitação e permanecer assim até a mistura atingir a temperatura de 40 °C. Adicionar a solução de imidazolidinilureia a 50% e homogeneizar. Pesar e transferir o ácido salicílico, enxofre precipitado e óxido de zinco micronizado para um gral e dispersá-los completamente com o propilenoglicol antes de adicioná-los à mistura anterior. Agitar lentamente até completa homogeneização (Adaptado do "Formulário Médico-Farmacêutico", 5. ed., 2015).

Obs.: o enxofre precipitado tem ação antisséptica, antisseborreica e queratolítica; o óxido de zinco tem ação antisséptica, adstringente, secativa e anti-inflamatória.

8. Protetor solar com acelerador de bronzeamento

Componentes	Fase	% p/p
Óleo de urucum	B	3
Diestearato de metilglicose PEG 20 (Glucam® E20)	B	2
Ésteres de sacarose, ácidos graxos, álcoois graxos e derivados de polióis (Uniox® Cristal)	B	3
Propilparabeno	B	0,1
Propilenoglicol	A	3
Glicerina	A	3
Butil-hidroxitolueno (BHT)	B	0,05
EDTA dissódico	A	0,05
Metilparabeno	A	0,15
Ácido-2-fenilbenzimidazol-5-sulfônico, ácido-2--hidroxi-4-metoxibenzofenona-5-sulfônico (filtro solar UVA/UVB hidrossolúvel)	A	q.s.p. FPS 8
Água purificada	A	q.s.p. 100
Acetiltirosina, trifosfato de adenosina, proteína vegetal hidrolisada e riboflavina (Unipertan® VEG-2002)	C	3
Ciclometicone (ciclopentasiloxane)	D	2
Solução de imidazolidinilureia a 50%	D	0,6
F.S.A.		

Preparar as Fases A, B e C da emulsão, seguindo o procedimento descrito para a Emulsão O/A com hidrocortisona. Adicionar os componentes da Fase D, um a um, homogeneizando completamente a cada adição (Adaptado do "Formulário Médico-Farmacêutico", 5. ed., 2015).

Obs.: o óleo de urucum é usado tradicionalmente como fotoprotetor, além de ação anti-inflamatória, hidratante e antioxidante; o Unipertan® é uma associação de princípios ativos que contêm tirosina, adenosina e hidrolisado de proteínas, usado como acelerador do bronzeamento por aumentar a disponibilidade de tirosina para a síntese de melanina.

9. Creme desodorante (emulsão aniônica)

Componentes	Fase	% p/p
Monoestearato de glicerila	B	12
Ácido esteárico	B	2
Triclosan	C	0,5
Miristato de isopropila	B	6
Glicerina	A	5
Trietanolamina	A	0,5
Metilparabeno	A	0,2
Propilparabeno	B	0,1
Água purificada	A	q.s.p. 100
F.S.A.		

Preparar as Fases A, B e C da emulsão, seguindo o procedimento descrito para a Emulsão O/A com hidrocortisona. (Adaptado do "Formulário Médico-Farmacêutico", 5. ed., 2015).

Obs.: triclosan (irgasan) é um derivado fenólico com ação bacteriostática contra microrganismos Gram-positivos e Gram-negativos.

10. Pomada base lipófila de lanolina/vaselina

Componentes	p/p
Lanolina	30 g
Vaselina	q.s.p. 100 g
Butil-hidroxitolueno (BHT)	0,02 g
F.S.A.	

Pesar os componentes da formulação. Misturar a lanolina e a vaselina em temperatura ambiente. Adicionar o butil-hidroxitolueno (BHT), previamente solubilizado em pequena quantidade de vaselina líquida. Homogeneizar completamente. Acondicionar em pote plástico, perfeitamente fechado. Conservar em temperatura ambiente, ao abrigo da luz e do calor.

11. Pomada base lipófila de vaselina

Componentes	p/p
Vaselina líquida	30 g
Vaselina sólida	q.s.p. 100 g
Butil-hidroxitolueno (BHT)	0,02 g
F.S.A.	

Pesar os componentes da formulação. Misturar a vaselina sólida e a vaselina líquida em temperatura ambiente. Adicionar o BHT previamente solubilizado em pequena quantidade de vaselina líquida. Homogeneizar completamente. Acondicionar em pote plástico, perfeitamente fechado. Conservar em temperatura ambiente, ao abrigo da luz e do calor.

12. Pomada hidrófila (pomada com propilenoglicol)

Componentes	% p/p
PEG 400	30
PEG 4.000	60
Metilparabeno	0,2
Propilenoglicol	10
F.S.A.	

Pesar os componentes da fórmula. Em banho-maria, fundir o PEG 400 e o PEG 4.000. Solubilizar o metilparabeno no propilenoglicol, adicionando-os à mistura anterior. Homogeneizar e, com agitação lenta, resfriar o produto (Adaptado do "Formulário Nacional da Farmacopeia Brasileira", 2. ed., 2012).

13. Emulsão com Ictiol

Componentes	Fase	% p/p
Ictiol	C	10
Vaselina	B	10
Álcool cetoestearílico e cetilestearilsulfato de sódio (Lanette® N)	B	12
Oleato de isodecila	B	25
Metilparabeno	A	0,2
Propilparabeno	B	0,1
Água purificada	A	q.s.p. 100
F.S.A.		

Preparar as Fases A, B e C da emulsão, seguindo o procedimento descrito para a Emulsão O/A com hidrocortisona. Acondicionar em pote plástico, perfeitamente fechado. Conservar em temperatura ambiente, ao abrigo da luz e do calor.

Obs.: ictiol é um produto que se obtém mediante destilação fracionada do xisto betuminoso, com cerca de 10% de enxofre na forma de sulfoictiolato de amônio. Tem ação redutora, antipruriginosa e antisséptica.

14. Emulsão com enxofre precipitado

Componentes	Fase	% p/p
Enxofre precipitado	C	10
Álcool cetoestearílico e cetilestearilsulfato de sódio (Lanette® N)	B	12
Oleato de isodecila	B	25
Metilparabeno	A	0,2
Propilparabeno	B	0,1
Água purificada	A	q.s.p. 100
F.S.A.		

Preparar as Fases A, B e C da emulsão, seguindo o procedimento para a Emulsão O/A com hidrocortisona. Acondicionar em pote plástico, perfeitamente fechado. Conservar em temperatura ambiente, ao abrigo da luz e do calor.

Obs.: o enxofre precipitado tem ação antisséptica, antisseborreica e queratolítica.

15. Cerato de Galeno

Componentes	Fase	% p/p
Cera branca	A	13
Óleo de amêndoa doce	A	53,5
Água de rosas	B	33
Borato de sódio	B	0,5
F.S.A.		

Pesar todos os componentes. Em banho-maria, fundir a Fase A. Cessar o aquecimento e, com agitação constante, verter a Fase B (solubilizada) sobre a Fase A. Homogeneizar até a obtenção de um creme consistente. Acondicionar em pote plástico, perfeitamente fechado. Conservar em temperatura ambiente, ao abrigo da luz e do calor.

16. Cerato cosmético (*cold cream*)

Componentes	Fase	% p/p
Ácido esteárico	B	15
Trietanolamina	A	0,9
Lanolina anidra	B	6
Vaselina Líquida	B	23
Sorbitol	A	2
Metilparabeno	A	0,1
Propilparabeno	B	0,15
Butil-hidroxitolueno (BHT)	B	0,05
Água purificada	A	q.s.p. 100
F.S.A.		

Preparar as Fases A e B da emulsão, seguindo o procedimento descrito para a Emulsão O/A com hidrocortisona. Acondicionar em pote ou bisnaga de plástico, perfeitamente fechados. Conservar em temperatura ambiente, ao abrigo da luz e do calor (Adaptado do "Formulário Nacional da Farmacopeia Brasileira", 2. ed., 2012).

17. *Cold cream* com neomicina para piodermites

Componentes	Fase	% p/p
Sulfato de neomicina	C	1
Borato de sódio	A	1
Cera de abelha	B	15
Vaselina líquida	B	50
Metilparabeno	A	0,1
Propilparabeno	B	0,15
Butil-hidroxitolueno (BHT)	B	0,05
Água purificada	A	q.s.p. 100
F.S.A.		

Preparar as Fases A, B e C da emulsão, seguindo o procedimento para a Emulsão O/A com hidrocortisona. Acondicionar em pote ou bisnaga de plástico, perfeitamente fechados. Conservar em temperatura ambiente, ao abrigo da luz e do calor (Adaptado do "Formulário Nacional da Farmacopeia Brasileira", 2. ed., 2012).

Obs.: a neomicina é um antibiótico aminoglicosídeo que atua por interferência com a síntese proteica dos microrganismos. Tem amplo espectro de ação, com exceção para os estreptococos hemolíticos e *Pseudomonas*. É amplamente utilizada por via tópica, isolada ou associada a outras substâncias ativas, na concentração de 0,5% de sulfato de neomicina em cremes e pomadas, para o tratamento de infecções primárias da pele e dermatoses infectadas.

18. Cerato labial

Componentes	*% p/p*
Manteiga de murumuru	10
Manteiga de cacau	20
Manteiga de karité	3
Lanolina	5
Palmitato de cetila, palmitato de sorbitano, olivato de sorbitano (Oliwax®)	5
Álcool cetoestearílico/monoestearato de sorbitano etoxilado (20 moles OE) (Polawax®)	4
Metilparabeno	0,1
Propilparabeno	0,05
Butil-hidroxitolueno (BHT)	0,05
Óleo de girassol	q.s.p. 100
Essência	q.s.
F.S.A.	

Pesar as manteigas de murumuru, cacau e karité, lanolina, Oliwax®, Polawax®, metilparabeno, propilparabeno, BHT e óleo de girassol. Aquecer todos os componentes à temperatura de 75 °C, sob agitação lenta e constante. Manter a temperatura por 10 minutos e iniciar o resfriamento, sob agitação lenta e constante, até 40 °C. Adicionar a essência e homogeneizar. Acondicionar em recipiente adequado ao abrigo da luz e à temperatura ambiente (Adaptado do "Formulário Médico-Farmacêutico", 5. ed., 2015).

Obs.: as manteigas de cacau, karité e murumuru têm ação hidratante e emoliente.

19. Cerato de benjoim para prevenção das escaras

Componentes	*% p/p*
Cera branca	20
Óleo de amendoim	35
Vaselina sólida branca	35
Tintura de benjoim	10
F.S.A.	

Pesar todos os componentes da formulação. Fundir a cera branca e a vaselina, em banho-maria, na temperatura de 70 °C, manter o aquecimento e adicionar o óleo de amendoim. Cessar o aquecimento, e antes que a mistura tenha arrefecido, incorporar a tintura de benjoim, agitando até completa homogeneização. Acondicionar em recipiente adequado ao abrigo da luz e à temperatura ambiente (Adaptado do "Formulário Básico de Medicamentos Magistrales", 2. ed., 2007).

Obs.: a tintura de benjoim contém ésteres dos ácidos benzoico e cinâmico e seus respectivos ácidos livres. É usada em produtos dermatológicos por sua ação antisséptica, para prevenção de escaras.

20. Pomada lipófila com coaltar para psoríase

Componentes	*% p/p*
Alcatrão de hulha, coaltar	1
Polissorbato 80	5
Vaselina sólida	q.s.p. 100
F.S.A.	

Pesar todos os componentes. Adicionar o coaltar e o polissorbato 80 em gral de vidro e homogeneizar. Incorporar a mistura anterior na vaselina sólida, homogeneizando até obter aspecto uniforme. Acondicionar em recipiente adequado, opaco, bem fechado, ao abrigo da luz e da umidade e à temperatura ambiente (Adaptado do "Formulário Nacional da Farmacopeia Brasileira", 2. ed., 2012).

Obs.: o coaltar contém diversas substâncias, como benzeno, naftaleno, fenóis, piridina e quinolina, com ação redutora, antipruriginosa, antibacteriana, antifúngica e antiparasitária. É usado em afecções da pele, como eczemas e psoríase.

21. Pomada hidrófila de Whitfield

Componentes	*% p/p*
Ácido salicílico	3
Ácido benzoico	6
PEG 400	33,3
PEG 4.000	33,3
Propilenoglicol	q.s.p. 100
F.S.A.	

Pesar todos os componentes. Adicionar o ácido salicílico, o ácido benzoico e o propilenoglicol em gral e triturar. Fundir o PEG 400 e o PEG 4.000, em banho-maria até 65 °C, transferir a mistura para o gral contendo a mistura de ácidos e propilenoglicol e homogeneizar até solidificação. Acondicionar em recipiente adequado, de plástico opaco ou bisnaga de alumínio revestida, ao abrigo da luz e à temperatura ambiente (Adaptado do "Formulário Nacional da Farmacopeia Brasileira", 2. ed. 2012).

Obs.: é usada no tratamento de dermatofitoses plantares crônicas com hiperqueratose. O ácido salicílico tem ação queratoplástica, queratolítica, bacteriostática e fungicida; o ácido benzoico, um componente do bálsamo do Peru e do benjoim, tem ação antibacteriana e antifúngica.

22. Pomada hidrófila cicatrizante

Componentes	*Quantidade*
Vitamina A	100.000 UI
Vitamina D	40.000 UI
Alantoína	0,5 g
PEG 400	33,3 g
PEG 4.000	33,3 g
Propilenoglicol	q.s.p. 100 g
F.S.A.	

Pesar todos os componentes. Adicionar as vitaminas A e D, a alantoína e o propilenoglicol em gral e triturar. Fundir o PEG 400 e o PEG 4.000, em banho-maria até 65 °C, transferir a mistura para o gral contendo as vitaminas, a alantoína e o propilenoglicol, homogeneizar até solidificação. Acondicionar em recipiente adequado, de plástico opaco, ao abrigo da luz e à temperatura ambiente (Adaptado do "Formulário Nacional da Farmacopeia Brasileira", 2. ed., 2012).

Obs.: a alantoína, 2,5 dioxi-4-imidazolinidil ureia, é um produto do metabolismo das purinas, com ação estimulante da proliferação celular e ativadora da cicatrização de feridas. É hidrolisada na pele, formando ureia, que tem ação hidratante e queratolítica. A vitamina A tem ação moderadora da produção de queratina e estimulante para o desenvolvimento e a maturação das células epiteliais, e a vitamina D tem ação estimulante da cicatrização e da pigmentação cutâneas.

23. Pomada hidrófila antiacne

Componentes	*% p/p*
Enxofre precipitado	3
Extrato de Willow Bark	5
PEG 400	33,3
PEG 4.000	33,3
Propilenoglicol	q.s.p. 100
F.S.A.	

Pesar todos os componentes. Adicionar o enxofre precipitado, o extrato de Willow Bark e o propilenoglicol em gral e triturar. Fundir o PEG 400 e o PEG 4.000, em banho-maria até 65 °C, transferir a mistura para o gral contendo as vitaminas, alantoína e propilenoglicol, e homogeneizar até solidificação. Acondicionar em recipiente adequado, de plástico opaco, ao abrigo da luz e à temperatura ambiente (Adaptado do "Formulário Nacional da Farmacopeia Brasileira", 2. ed., 2012).

Obs.: o enxofre precipitado tem ação antisséptica, antisseborreica e queratolítica; o extrato de Willow Bark (*Salix nigra*) é rico em taninos e salicinas, com ação analgésica, antisséptica, adstringente, anti-inflamatória e antioxidante.

24. Gel de Carbopol

Componentes	*% p/p*
Carbômero	1
EDTA dissódico	0,05
Propilenoglicol	5
Solução de imidazolidinilureia a 50%	0,5
Solução aquosa de trietanolamina a 50%	q.s. pH 6,5 a 7
Água purificada	q.s.p. 100
F.S.A.	

Pesar todos os componentes. Com o auxílio de agitador eletromecânico, dispersar completamente o carbômero, o EDTA dissódico, o propilenoglicol e a água purificada. Adicionar a solução de imidazolidinilureia a 50% e homogeneizar. Adicionar a solução de trietanolamina a 50%, ajustando o valor de pH entre 6,5 e 7. Conservar em temperatura ambiente, ao abrigo da luz e do calor (Adaptado do "Formulário Nacional da Farmacopeia Brasileira", 2. ed., 2012).

25. Gel de carbômero antiacne

Componentes	*% p/p*
Extrato de Aquileia	2
Copolímero de polimetacrilato (Polytrap®)	1
Alantoína	0,5
Carbômero	1
EDTA dissódico	0,05
Propilenoglicol	5
Solução de imidazolidinilureia a 50%	0,5
Solução aquosa de trietanolamina a 50%	q.s. pH 6,5 a 7
Água purificada	q.s.p. 100
F.S.A.	

Pesar todos os componentes. Com o auxílio de agitador eletromecânico, dispersar completamente o carbômero, o EDTA dissódico, o propilenoglicol e a água purificada. Adicionar a solução de imidazolidinilureia a 50% e homogeneizar.

Adicionar a solução de trietanolamina a 50%, ajustando o valor de pH entre 6,5 e 7. Adicionar à mistura o extrato de aquileia, o Polytrap® e a alantoína, previamente solubilizada em água, e homogeneizar. Acondicionar em pote ou bisnaga de plástico, perfeitamente fechados. Conservar em temperatura ambiente, ao abrigo da luz e do calor (Adaptado do "Formulário Médico-Farmacêutico", 5. ed., 2015).

Obs.: o extrato de aquileia contém cineol, com ação antisséptica, e proazuleno, com ação adstringente.

26. Gel de carbômero hidroalcoólico

Componentes	*% p/p*
Carbômero	2
Diestearato de metilglucose PEG 20	2
Álcool etílico	20 a 30
EDTA dissódico	0,1
Propilparabeno	0,15
Metilparabeno	0,2
Solução aquosa de trietanolamina a 50%	q.s. pH 6,5 a 7
Água purificada	q.s.p. 100
F.S.A.	

Aquecer a água a cerca de 70 °C e solubilizar o diestearato de metilglucose PEG 20, o EDTA dissódico, o propilparabeno e o metilparabeno. Acrescentar, lentamente e com agitação moderada, o carbômero, até completa dispersão. Arrefecer a 40 °C, acrescentar o álcool etílico e homogeneizar. Acrescentar a solução de trietanolamina a 50% e ajustar o valor do pH para 6,5 a 7. Acondicionar em pote ou bisnaga de plástico, perfeitamente fechados. Conservar em temperatura ambiente, ao abrigo da luz e do calor (Adaptado do "Formulário Médico-Farmacêutico", 5. ed., 2015).

27. Gel não iônico de hidroxietilcelulose (Natrosol®)

Componentes	*% p/p*
Hidroxietilcelulose	2,2
Propilenoglicol	3
Metilparabeno	0,2
Solução de imidazolidinilureia a 50%	0,6
Água purificada	q.s.p. 100
F.S.A.	

Pesar todos os componentes. Aquecer o propilparabeno, o metilparabeno e a água purificada a 70 °C. Adicionar a hidroxietilcelulose aos poucos, com agitação lenta e constante, até completa dispersão. Arrefecer a 40 °C, intercalando a agitação com períodos de repouso e adicionar a solução de imidazolidinilureia a 50%. Homogeneizar perfeitamente (Adaptado do "Formulário Médico-Farmacêutico", 5. ed., 2015).

28. Gel de hidroxietilcelulose (Natrosol®) antiacne com dapsona

Componentes	*% p/p*
Dapsona	2,5
Óxido de zinco	3
Metilparabeno	0,2
Hidroxietilcelulose	2,2
Solução de imidazolidinilureia a 50%	0,6
Água purificada	q.s.p. 100
F.S.A.	

Pesar todos os componentes. Aquecer o metilparabeno e a água purificada a 70 °C. Adicionar a hidroxietilcelulose aos poucos, com agitação lenta e constante, até completa dispersão. Arrefecer a 40 °C, intercalando a agitação com períodos de repouso e adicionar a solução de imidazolidinilureia a 50%. Adicionar a dapsona e o óxido de zinco, um a um, e homogeneizar (Adaptado do "Formulário Médico-Farmacêutico", 5. ed., 2015).

29. Pasta d'água com enxofre

Componentes	*% p/p*
Enxofre	10
Óxido de zinco	25
Talco	25
Glicerina	25
Água de cal	15
F.S.A.	

Pesar todos os componentes. Triturar e tamisar o enxofre, o óxido de zinco e o talco. Adicionar a mistura em gral e homogeneizar. Separadamente, homogeneizar a glicerina e a água de cal e, lentamente, acrescentá-la no gral contendo a mistura de pós. Homogeneizar. Acondicionar em recipiente adequado, opaco, bem fechado, ao abrigo da luz e da umidade e à temperatura ambiente.

Obs.: o enxofre precipitado tem ação acaricida, além da ação antisséptica, antisseborreica e queratolítica. Essa formulação é usada no tratamento da escabiose, principalmente quando houver infecção secundária, e é particularmente indicada em crianças e gestantes (5% em lactentes, 10% em crianças e 20% em adultos).

30. Pasta de Lassar

Componentes	*% p/p*
Amido	25
Óxido de zinco	25
Vaselina sólida	q.s.p. 100
F.S.A.	

Pesar todos os componentes. Triturar e tamisar o amido e o óxido de zinco. Separadamente, fundir a vaselina a 60 °C e incorporá-la à mistura de pós, até obter pasta homogênea. Acondicionar em recipiente adequado, de plástico opaco, ao abrigo da luz e à temperatura ambiente (Adaptado do "Formulário Nacional da Farmacopeia Brasileira", 2. ed., 2012).

Obs.: a pasta de Lassar tem ação emoliente, protetora e levemente adstringente. É utilizada como veículo para vários agentes terapêuticos, como o ictiol, o ácido salicílico etc.

31. Pasta de Unna

Componentes	*Quantidade*
Óxido de zinco	15 g
Gelatina	20 g
Glicerina	35 g
Água purificada	40 mL
F.S.A.	

Pesar e medir componentes de acordo com a indicação da formulação. Misturar a gelatina, a glicerina e a água purificada e deixá-las em contato por 5 minutos. Aquecer a mistura até completa solubilização, aproximadamente 60 °C. Cessar o aquecimento e adicionar, aos poucos, o óxido de zinco, previamente pulverizado. Homogeneizar perfeitamente. Acondicionar em recipiente adequado, de plástico opaco, ao abrigo da luz e à temperatura ambiente (Adaptado do "Formulário Nacional da Farmacopeia Brasileira", 2. ed., 2012).

Obs.: a pasta de Unna é utilizada para a confecção da bota de Unna para o tratamento de úlceras varicosas não infectadas, varizes e edemas linfáticos.

32. Linimento de calamina

Componentes	*% p/p*
Calamina	12
Óxido de zinco	12
Óleo de linhaça	50
Butil-hidroxitolueno (BHT)	0,05
Água de cal	q.s.p. 100
F.S.A.	

Pesar todos os componentes. Adicionar o óleo de linhaça, o BHT e a água de cal em um gral, triturar e homogeneizar. Misturar a calamina e o óxido de zinco e adicioná-los, em pequenas quantidades, no gral contendo a mistura de óleo de linhaça, o BHT e a água de cal. Agitar vigorosamente até completa homogeneização. Acondicionar em recipiente de plástico opaco ou vidro âmbar, bem fechado, ao abrigo da luz e à temperatura ambiente (Adaptado do "Formulário Médico-Farmacêutico", 5. ed., 2015).

Obs.: a calamina é uma mistura de óxido de zinco com uma pequena porção de óxidos de ferro, com ação exsudativa, adstringente, antieczematosa e antipruriginosa.

33. Linimento amoniacal canforado

Componentes	*% p/p*
Hidróxido de amônia	20
Óleo canforado (Cânfora – 3% em óleo mineral)	80
F.S.A.	

Pesar todos os componentes e homogeneizá-los em um gral. Acondicionar em recipiente de plástico opaco ou vidro âmbar, bem fechado, ao abrigo da luz e à temperatura ambiente (Adaptado de "Tecnologia Farmacêutica", v. 2, 2. ed., 1975).

Obs.: a cânfora tem ação rubefaciente, antipruriginosa, antisséptica e analgésica tópica suave.

34. Linimento com salicilato de sódio

Componentes	*% p/p*
Salicilato de sódio	10
Glicerina	15
Álcool a 96° G.L.	q.s.p. 100
F.S.A.	

Pesar todos os componentes. Adicionar o salicilato de sódio e a glicerina em um gral e solubilizar completamente. Adicionar o álcool a 96° G.L. à mistura anterior e finalizar a homogeneização. Acondicionar em recipiente de plástico opaco ou vidro âmbar, bem fechado, ao abrigo da luz e à temperatura (Adaptado de "Tecnologia Farmacêutica", v. 2, 2. ed., 1975).

Obs.: o salicilato de sódio tem ação tópica anti-inflamatória.

Bibliografia

- ALÍA, E. *Manual de Formulación Magistral Dermatológica*. Madrid: Alía, 1998.
- ANSEL, H.C.; POPOVICH, N.G.; ALLEN Jr, L.V. *Formas Farmacêuticas & Sistemas de Liberação de Fármacos*. 6. ed. São Paulo: Editorial Premier, 2000.

- BATISTUZZO, J.A.O.; ITAYA, M.; ETO, Y. *Formulário Médico-Farmacêutico*. 5.ed. São Paulo: Atheneu, 2015.
- BRASIL. Agência Nacional de Vigilância Sanitária (Anvisa). *Formulário Nacional da Farmacopeia Brasileira*. 2. ed. 2012. Disponível em: <http://portal.anvisa.gov.br/documents/33832/259372/FNFB+2_ Revisao_2_COFAR_setembro_2012_atual.pdf/20eb2969-57a9-46e2-8c3b-6d79dccf0741. Acesso em: 19 jun. 2019.
- CLAVIJO, M.J.L., COMES, V.B. *Formulário Básico de Medicamentos Magistrales*. 2. ed. España: Distribuciones El Cid, 2007.
- FERREIRA, A.O.; BRANDÃO, M. *Guia Prático da Farmácia Magistral*. 4. ed. São Paulo: Pharmabooks, 2010.
- LACHMAN, L.; LIEBERMAN, H.A.; KANIG, J.L. *Teoria e Prática na Indústria Farmacêutica*. 3. ed. Lisboa: Fundação Calouste Gulbenkian, 2015.
- PRISTA, L.N.; ALVES, A.C.; MORGADO, R.M.R. *Técnica Farmacêutica e Farmácia Galênica*. 4. ed. Porto: Fundação Calouste Gulbenkian, 1992.
- PRISTA, L.N.; BAHIA, M.F.G; VILAR, E. *Dermofarmácia e Cosmética*. Porto: Associação Nacional das Farmácias, 1992.
- PRISTA, L.N.; ALVES, A.C.; MORGADO, R.M.R. *Tecnologia Farmacêutica*. 5. ed. Lisboa: Fundação Calouste Gulbenkian, 1995.
- THOMPSON, J.E. *A prática farmacêutica na manipulação de medicamentos*. Porto Alegre: Artmed, 2006.

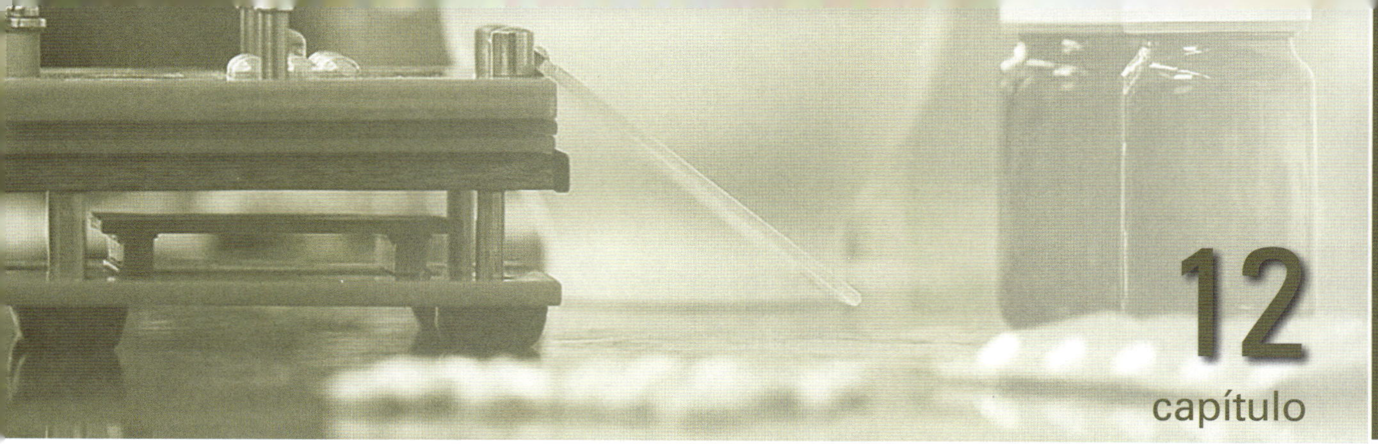

12
capítulo

Formas Farmacêuticas Moldadas*

Maria Valéria Robles Velasco • Andressa Costa de Oliveira • Vladi Olga Consigliere de Matta

As formas farmacêuticas moldadas compreendem os supositórios, os óvulos e as velas uretrais. São formas farmacêuticas semissólidas, de consistência firme, destinadas à inserção em orifícios corporais, nos quais fundem ou dissolvem para liberação do fármaco que pode vir a exercer efeito local ou sistêmico. Possuem formato, peso e dimensões adequadas à via de administração e são obtidos por solidificação ou compressão, em moldes próprios.

Muitos autores e formulários referenciam supositórios como os de uso retal, vaginal e uretral. Porém, esta forma farmacêutica é usualmente indicada para aplicação no reto, assim como óvulos são indicados para uso vaginal e velas para via uretral.

Supositórios, óvulos e velas

Supositórios

São preparações farmacêuticas semissólidas ou plásticas, destinadas à aplicação retal. Sua superfície deve ser lisa, sem rugosidades, de aspecto homogêneo e sem cristalização de fármacos. Os supositórios apresentam variados tamanhos e formatos, dentre esses o cônico, de torpedo ou cilíndrico, conforme ilustrado na Figura 12.1. O peso do supositório pode variar conforme o paciente, sendo sugerido 1 g para lactentes, 1 a 2 g para crianças e 2 g para adultos.

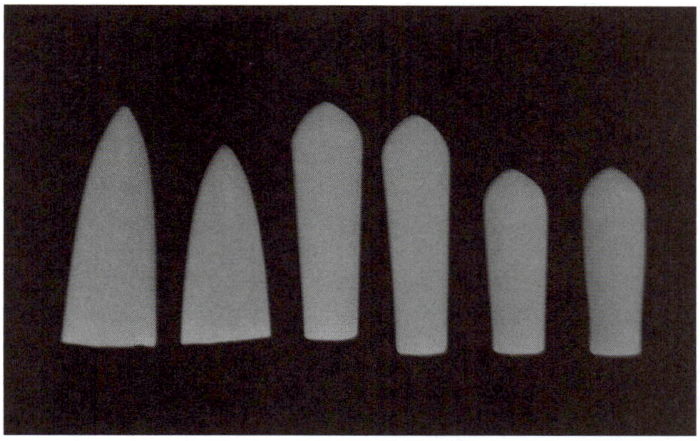

Figura 12.1. Principais formatos de supositórios.
Fonte: Foto de Andressa Costa de Oliveira.

Os supositórios podem ser administrados com finalidade de obter ação local ou sistêmica dos fármacos.

A ação local destina-se, por exemplo, para tratamento de hemorroidas (policresuleno, hidrocortisona), laxativo (bisacodil, glicerina), anestésico local (lidocaína), anti-inflamatório (cetoprofeno, mesalazina, diclofenaco), em que o excipiente do supositório se funde e dissolve nas membranas mucosas, distribuindo as substâncias ativas.

Para obter efeito sistêmico, é possível administrar supositórios com diversos fármacos dissolvidos em base adequada, como analgésicos e antipiréticos (indometacina, dipirona, ácido acetilsalicílico, nimesulida, paracetamol, entre outros), anti-histamínicos (dexclorfeniramina), antiespasmódicos (escopolamina, hioscina), sedativos (diazepam, clonazepam,

* Autor na primeira edição: João Haikal Helou.

droperidol), antiepilépticos (carbamazepina, lamotrigina), anticonvulsivantes (gabapentina, ácido valproico), antieméticos para alívio de náuseas e vômitos (ondansetrona e metoclopramida), entre outros. Em determinados casos, o efeito sistêmico do supositório é mais rápido que aquele obtido pela via oral, podendo, ainda, substituir as medicações parenterais, hipodérmicas e intramusculares, pelo fato de não ocorrer a biotransformação pelo fígado.

Os supositórios permitem administrar medicamentos:

- Quando o fármaco causar irritação ou lesão na mucosa gástrica.
- Quando ocorrer inativação do princípio ativo pelos sucos digestivos ou pelo fígado.
- Quando for possível para substituir a via parenteral (injetáveis).
- Em pacientes inconscientes, vomitando ou com problemas de deglutição, por exemplo, após cirurgia da laringe.
- Para fármacos com sabor desagradável.
- Para crianças com dificuldade de deglutir comprimidos e líquidos.

Como vantagem, os princípios ativos veiculados em supositórios não sofrem biotransformação pelo fígado, sendo cerca de 50 a 70% absorvidos diretamente para a circulação sistêmica por meio das veias hemorroidais inferiores e intermediárias. As veias hemorroidais superiores, ao contrário, direcionam o fármaco diretamente para a veia porta e, portanto, para sua biotransformação no fígado (Figura 12.2). Como desvantagem, podem ocasionar lesão ou irritação na mucosa retal e incômodo na aplicação. A absorção é irregular e variável conforme o indivíduo e suas condições fisiológicas. As principais vantagens e inconvenientes do uso de supositórios estão resumidos no Quadro 12.1.

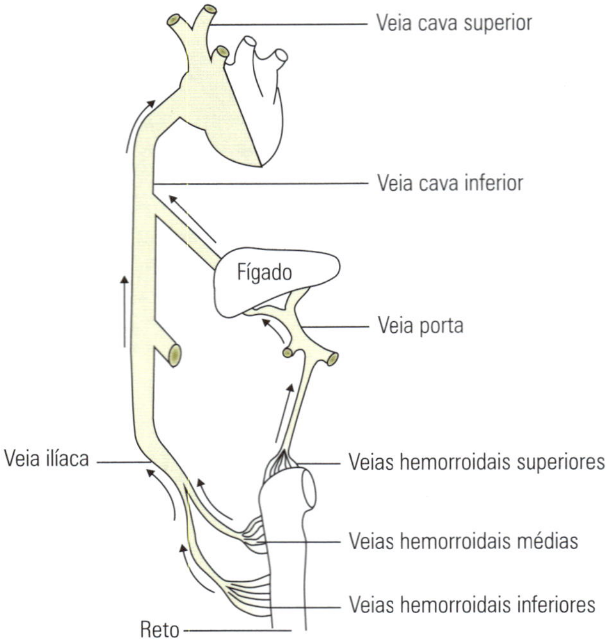

Figura 12.2. Absorção de fármacos pela via retal. Esquema ilustrativo das veias hemorroidais superiores, intermediárias e inferiores.

Fonte: Acervo da autoria.

Óvulos

São formas farmacêuticas semissólidas ou plásticas, globulares ou ovoides, para administração vaginal (Figura 12.3), que permitem a liberação e a

Quadro 12.1
Vantagens e desvantagens do uso de supositórios na veiculação de fármacos.

Vantagens	*Desvantagens*
Proteger o fármaco do pH ou da atividade enzimática do estômago e intestino.	Fármacos irritantes podem causar lesão na mucosa intestinal.
Evitar o metabolismo pré-sistêmico.	Incômodo na aplicação.
Proteger a mucosa gástrica no caso de fármacos irritantes para o estômago.	Risco de expulsão do supositório.
Administrar fármacos de sabor desagradável.	Absorção irregular e incompleta.
Permitir administração em casos de vômitos.	Variabilidade na intensidade do efeito.
Crianças aceitam melhor a administração de supositórios do que a de parenterais.	Necessidade de condições de transporte e armazenagem controladas.
Facilitar a administração de fármacos em pessoas inconscientes, idosos ou mentalmente perturbados.	A presença de conteúdo fecal no reto interfere na absorção dos fármacos.
Fácil administração para idosos e crianças que têm dificuldade de deglutir formas sólidas.	Fármacos com baixo índice terapêutico não podem ser administrados.
Produz efeito local rápido.	Custo elevado.

distribuição regular de fármacos, desagregando-se e dissolvendo os princípios ativos na temperatura corporal. Podem ser usados para veicular fármacos como hormônios (estradiol, progesterona), espermicidas (nonoxinol-9, menfegol), antissépticos para higiene feminina (policresuleno), antifúngicos (clotrimazol, fenticonazol, miconazol, nistatina), antibacterianos (clindamicina, neomicina, tetraciclina), antiprotozoários (metronidazol, tinidazol), e probióticos (*Lactobacillus*, *Bifidobacterium*), entre outros.

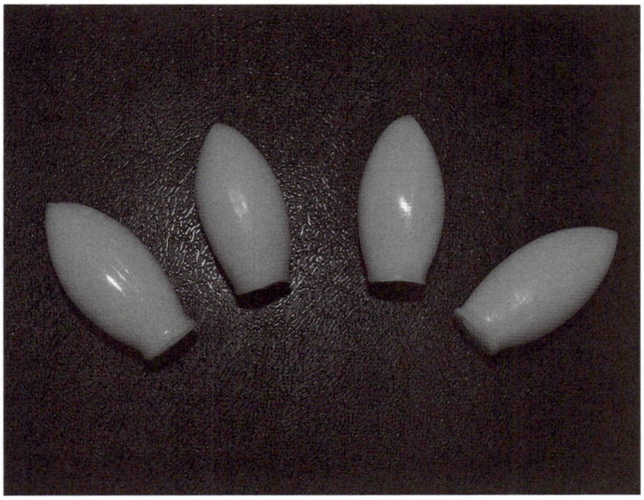

Figura 12.3. Óvulos.

Fonte: Foto de Andressa Costa de Oliveira.

Os óvulos podem liberar fármacos com diversas finalidades, de acordo com o efeito desejado, como ação local ou sistêmica. Geralmente, ocorre menor degradação do fármaco por essa via de administração em comparação com a via oral, por evitar o metabolismo de primeira passagem. Os óvulos podem ser inseridos com o auxílio de aplicadores, para facilitar o manuseio e a administração. Devem ser isentos de irritação e odor forte. Considerando que o pH da vagina é 4,5, o ideal é que a preparação seja tamponada em um pH próximo a este. O peso dos óvulos pode variar entre 2 e 16 g.

A base dos óvulos é constituída por polietilenoglicóis e, principalmente, por gelatina glicerinada. Outros ingredientes podem ser incluídos, como conservantes, antioxidantes, umectantes e desintegrantes.

Velas

São formas farmacêuticas semissólidas ou plásticas destinadas à via uretral, aplicadas com auxílio de aplicadores, e comumente utilizadas em casos de disfunção erétil (alprostadil), anestésico local para exame da uretra (cloridrato de lidocaína) e outros fármacos.

As velas são mais finas que os supositórios de uso retal e apresentam formato cilíndrico entre 3 e 6 mm de diâmetro. As velas para uretra feminina têm peso em torno de 2 g e comprimento entre 25 e 70 mm, e as velas para uretra masculina, peso de 4 g e comprimento entre 50 e 125 mm.

A base mais usada consiste em combinações de polietilenoglicol de várias massas molares e, portanto, várias consistências, na qual é possível acrescentar conservantes, antioxidantes, ou outros adjuvantes se necessário. Velas a base de gelatina glicerinada são facilmente inseridas na uretra, quando comparadas com as que empregam manteiga de cacau, em virtude da sua fragilidade e seu rápido amolecimento à temperatura do corpo.

Mecanismos de liberação do fármaco

A liberação do fármaco ocorre por, basicamente, dois mecanismos diferentes após a administração e depende do tipo de base usada. Para bases lipofílicas, o supositório deve se fundir à temperatura do organismo (37 °C), ou no caso das hidrofílicas, dissolver-se parcialmente no líquido que reveste o epitélio intestinal. A dissolução total das bases hidrofílicas é pouco provável em função da pequena quantidade de líquido presente, cerca de 3 mL, para uma superfície de aproximadamente 300 cm^2. Com a fusão do supositório ou a dissolução da base, o fármaco é liberado e se dissolve nesse fluido retal. As bases hidrofílicas podem aumentar o volume de líquido por mecanismo osmótico. Depois de dissolvido, o fármaco se difunde através da camada de muco que reveste o epitélio retal e atravessa a membrana intestinal por difusão passiva para alcançar a circulação sanguínea.

Fatores que influem na absorção dos fármacos veiculados por supositórios

Há vários fatores envolvidos na absorção de fármacos por via retal que podem ser divididos em aspectos relacionados aos fármacos, à formulação e ao paciente.

Fatores relacionados ao fármaco

A solubilidade do fármaco em água e na base do supositório tem grande influência na sua liberação e, portanto, na absorção. Quanto maior a afinidade do fármaco pelo excipiente, menor a sua liberação. Fármacos que se apresentam dispersos (ou em suspensão) na base do supositório, devem se solubilizar no líquido retal para que possam ser absorvidos por difusão passiva. Se o princípio ativo for muito pouco solúvel em água, terá dificuldade em dissolver-se no pouco fluido retal e atravessar o muco que reveste o epitélio intestinal e, assim, a absorção poderá ser diminuída. O Quadro 12.2 apresenta o tipo de liberação conforme a solubilidade do fármaco e a base do supositório.

Quadro 12.2
Liberação do fármaco em função da sua solubilidade e da base que o veicula.

Base	*Fármaco*	*Liberação*
Lipossolúvel	Lipossolúvel	Lenta
	Miscível com água	Rápida
Hidrossolúvel	Lipossolúvel	Moderada
	Miscível com água	Rápida

O fluido retal apresenta volume de cerca de 3 mL, tem pH por volta de 7,5 e baixa capacidade tamponante. Em função dessas características, o valor de pH do lúmen intestinal pode variar conforme o fármaco ou a formulação administrada. Se o fármaco for um eletrólito fraco, sua solubilidade pode depender do pH. Ainda, nesse caso, o pKa pode determinar se o fármaco se encontra mais ionizado ou mais na forma molecular no pH retal e, como esta última é a melhor absorvida, o pKa do fármaco constitui outro fator influente na absorção. Desse modo, o pH pode ser ajustado para melhor absorção. Na Tabela 12.1 pode ser observado o efeito do pH retal na absorção de fármacos pelo colón de ratos.

Tabela 12.1
Efeito do pH intraluminal na absorção de fármacos pelo cólon de ratos.

Fármaco	*pKa*	*pH da solução de perfusão*	
		6,8 a 7,2	*3,6 a 4*
		% absorvida	*% absorvida*
Ácidos			
Ácido salicílico	3	12	42 ± 3
Ácido benzoico	4,2	19	50 ± 7
Fenol	9,9	36	37 ± 1
Bases			
Anilina	4,6	44	32 ± 5
Quinina	8,4	20	9 ± 1

Fonte: Adaptada de LACHMAN, L.; LIEBERMAN, H.A.; KANIG, J.L. *Teoria e Prática na Indústria Farmacêutica*. Lisboa: Fundação Calouste Gulbenkian, 2001.

Outro fator influente na liberação do fármaco é o seu coeficiente de partição óleo/água, tanto para determinar a liberação do fármaco pela base, exposto anteriormente em relação à solubilidade, como para que possa ultrapassar a membrana retal, pois é necessário que a molécula de fármaco tenha características hidrofílicas e também lipofílicas para se difundir através da membrana fosfolipídica do epitélio intestinal. A presença de tensoativos na formulação tem influência pouco esclarecida nos supositórios: pode aumentar a molhabilidade de fármacos pouco solúveis dispersos, porém, estudos mostram que a biodisponibilidade de alguns fármacos pode diminuir; o tensoativo também pode aumentar a motilidade intestinal e diminuir o tempo de permanência do supositório no reto.

No caso de dispersões do fármaco na base do supositório, o tamanho de partícula tem bastante influência na sua dissolução e liberação. Quanto menor a partícula, mais rápida a solubilização, entretanto, à medida que diminuem de tamanho, as partículas vão adquirindo cargas e forças de atração, ocasionando formação de aglomerados. Os aglomerados são dificilmente dissolvidos e prejudicam a absorção. Em geral, nos supositórios são veiculadas partículas menores que 150 μm, sendo mais comumente usados tamanhos entre 50 e 100 μm. Quando se usam fármacos pouco solúveis, deve-se estudar caso a caso. Por exemplo, o paracetamol, cuja solubilidade em água é de apenas 15 mg/mL, apresenta melhor biodisponibilidade em supositórios quando as partículas usadas têm tamanhos inferiores a 45 μm.

Ainda no caso das dispersões, são importantes a quantidade de fármaco e a rugosidade da superfície. Quanto maior a quantidade, mais fármaco deverá ser absorvido, entretanto, grandes quantidades liberadas rapidamente podem propiciar a formação de aglomerados e prejudicar a solubilidade. A presença de rugosidades e irregularidades na superfície também pode resultar em formação de aglomerados.

Fatores relacionados à formulação

Tipo de base utilizada

Como explicado nos fatores relacionados aos fármacos, o tipo de base influencia a liberação, uma vez que quanto maior a afinidade do fármaco pela base, mais difícil sua dissolução e sua dispersão para a camada aquosa que reveste o epitélio retal.

A adição de promotores de absorção vem sendo estudada para os diferentes tipos de bases de supositórios, tendo sido ensaiada grande variedade de substâncias, por exemplo, EDTA para quelar íons Ca^{2+} e Mg^{2+} das junções paracelulares e alterar a permeabilidade da membrana retal. Os anti-inflamatórios não esteroides (diclofenaco, ácido acetilsalicílico) mostram grande capacidade de promoção de absorção. Outras substâncias, como sais biliares e tensoativos – estes últimos controversos quanto à atuação –, podem facilitar (alterando as propriedades da membrana) ou não a absorção.

Características de fusão

O comportamento de fusão do excipiente é importante quando se usam as bases lipofílicas. O ideal é que a base se funda rapidamente e também se solidifique rapidamente no processo de preparo dos supositórios. Isso evita a sedimentação do fármaco e sua exposição aos fatores ambientais durante muito tempo, além de poupar tempo na produção.

Os principais requisitos das bases empregadas no preparo de supositórios são:

- Ser farmacologicamente inertes.
- Ser atóxicas, não irritantes e não sensibilizantes.
- Ter ponto de fusão abaixo de 37 °C.
- Possuir pequena diferença entre os pontos de fusão e solidificação (± 4 °C).
- Solidificar rapidamente, mas permitir tempo adequado para preparação.
- Após fusão, possuir viscosidade adequada para evitar sedimentação do fármaco.
- Ser quimicamente estável durante a armazenagem.
- Ser compatível com a formulação, não reagir com os componentes ou fármaco.
- Quando solidificadas, devem retrair o volume para permitir fácil desmoldagem.
- Não possuir polimorfos.
- Possuir características organolépticas aceitáveis: aspecto e odor não repulsivos.

Propriedades reológicas (viscosidade)

A viscosidade da base contendo o fármaco e os adjuvantes deve ser suficientemente baixa para permitir que os moldes possam ser devidamente preenchidos e, ao mesmo tempo, adequadamente alta para evitar que o fármaco disperso se deposite no fundo do molde, concentrando a substância ativa em uma só parte da preparação e propiciando a formação de aglomerados. A viscosidade também é importante no processo de fusão da base no organismo. A massa fundida se deposita sobre a membrana retal e a velocidade com que isso ocorre é determinada pela viscosidade. Se a viscosidade for muito alta, dificultará a difusão do fármaco pela massa fundida até o líquido aquoso que reveste a membrana retal, onde deverá se dissolver para ser absorvido.

Fatores relacionados ao paciente

São basicamente as condições fisiológicas do paciente, como a quantidade de líquido disponível para dissolução do supositório, a temperatura retal e o peristaltismo. O volume da camada de líquido recobrindo a mucosa retal, de cerca de 3 mL, é uma média geral que pode variar em função das condições de saúde ou fisiológicas do paciente. Quanto menor o volume de líquido, pior a dissolução de fármaco e, portanto, a absorção. A presença de conteúdo retal influi negativamente na absorção e, inclusive, pode haver interação com o fármaco. Outro aspecto é a motilidade da parede retal, caso seja muito intensa, pode eliminar o supositório antes da liberação total do fármaco. Ainda, pode haver variação na temperatura da mucosa retal, de 36 a 38 °C, especialmente à noite, que pode chegar a 36 °C; por isso, as bases devem ser planejadas para fundir à temperatura menor de 37 °C, uma vez que podem não liberar os fármacos na velocidade ou na quantidade necessárias para serem absorvidos.

Formulação – Veículos/excipientes

Veículos ou excipientes de supositórios são constituídos pelas bases e adjuvantes. As bases são o constituinte principal, responsável pelas características do supositório, como consistência, mecanismo de liberação, ponto de fusão, aspecto, incorporação de água, entre outros. Os adjuvantes são substâncias adicionadas para modificar essas características, melhorar a estabilidade do fármaco ou base, conferir ação conservante, aumentar a viscosidade etc. As principais características para as bases de supositórios estão resumidas no Quadro 12.3.

As bases empregadas em supositórios podem ser de dois tipos: bases oleaginosas ou lipossolúveis e bases hidrossolúveis e miscíveis.

Quadro 12.3 Principais especificações para bases lipofílicas de supositórios.	
Propriedades	*Especificação*
Ponto de fusão	Descrito por meio de uma faixa de fusão (T1-T2), que é medida em teste específico, em que T1 é a temperatura do início do processo de fusão da base e T2 é a temperatura quando toda a base estiver fundida.
Ponto de solidificação da base	Essa característica determina quanto tempo é requerido para solidificação da base. Se a diferença do ponto de fusão para o de solidificação for muito grande (acima de 10 °C, por exemplo, será necessário um eficiente sistema de arrefecimento para sua produção e, portanto, maior custo).
Índice de hidroxila	É uma medida do conteúdo de –OH, definido em mg de KOH por grama de base. Esse índice representa o conteúdo de mono ou diglicérides da base. Quanto maior o índice de hidroxila, maior a capacidade de absorção de água.
Índice de saponificação	Quantidade de KOH, em miligramas, necessária para saponificar os ácidos graxos livres e esterificados da base lipofílica.
Índice de iodo	É a quantidade de iodo, em gramas, que reage com 100 g de base. Quanto maior, mais alta a possibilidade de decomposição pela umidade, oxigênio (rancificação) e acidez.
Incorporação de água	É a quantidade de gramas de água que pode ser incorporada em 100 g de base lipofíflica.
Índice de ácido	É a quantidade de KOH, em gramas, necessária para reagir com os ácidos graxos livres de 1 g de base lipofílica. Valores baixos ou nulos são importantes para obter boas bases.

Bases oleaginosas ou lipossolúveis

São muito empregadas na preparação de supositórios e podem ser combinadas a substâncias que aumentam a dureza, a fim de obter condições adequadas de transporte e armazenagem. Porém, não são apropriadas para óvulos e velas.

Manteiga de cacau

É constituída, principalmente, por uma mistura de glicerídeos de ácidos graxos e apresenta os requisitos de uma base ideal para supositórios. Funde-se na temperatura corporal e contém antioxidantes naturais que evitam o processo oxidativo. É inócua, suave, bem tolerada pela mucosa retal, é pouco irritante, apresenta baixa acidez, não estimula a defecação e possui boas propriedades de conservação.

Propicia liberação rápida de fármacos hidrossolúveis, mas retém os fármacos lipossolúveis, liberando-os lentamente. Em temperatura entre 15 e 25 °C apresenta-se com consistência sólida e amorfa.

O método de fusão é empregado para a preparação dessa base, pois funde-se a partir de 30 °C e o ponto de solidificação é de aproximadamente 24 °C. Se aquecida acima de 40 °C e rapidamente resfriada, poderão aparecer outras formas cristalinas, passando, então, a fundir-se a temperaturas bem menores. A adição de certos fármacos aos supositórios de manteiga de cacau pode causar mudança no ponto de fusão, e, caso isso ocorra, é necessária a adição de outras matérias-primas que possam elevar o ponto de fusão da preparação, como a cera de abelha e os ácidos palmítico e esteárico. Entretanto, a manteiga de cacau vem sendo cada vez menos usada na indústria em função de suas desvantagens, sendo sua maior aplicação na farmácia magistral.

As desvantagens do uso da manteiga de cacau como base de supositórios são:

- Apresenta polimorfos com pontos de fusão diferentes.
- Não apresenta boa retração de volume durante o arrefecimento, dificultando a retirada dos moldes.
- Baixo ponto de fusão (de 31 a 34 °C), o que dificulta o manuseio e a administração.
- Instabilidade química: o sobreaquecimento na fusão pode causar formação de polimorfos com baixo ponto de fusão (18, 24 e 28 a 31 °C); rancificar.
- Imiscível com os líquidos biológicos.
- Baixa capacidade de absorção de água.
- Alto custo.

Bases sintéticas e semissintéticas

Com a esterificação, a hidrogenação e o fracionamento de ácidos graxos de óleos vegetais, como óleos de dendê, de semente de algodão, de milho, de palma ou coco, foram obtidos mono, di e triglicérides com intervalo de fusão adequado, boa liberação dos moldes, viscosidade adequada e estabilidade. Em decorrência dessas vantagens, as bases sintéticas ou semissintéticas são as mais empregadas na produção de supositórios.

As bases sintéticas e semissintéticas são constituídas basicamente de misturas de triglicerídeos com ácidos graxos saturados com 12 a 18 átomos de carbono. A liberação do fármaco depende da fusão da base à temperatura do organismo, cuja massa fundida deve se depositar sobre o epitélio retal, e o fármaco precisa se dissolver no líquido retal e difundir-se através da camada de muco para ser absorvido pela membrana retal.

Podem ser usados aditivos para fornecer maior dureza, como o monoestearato de glicerila, monopalmitato de glicerila e ácido esteárico, álcool estearílico e o álcool cetoestearílico.

Bases hidrossolúveis ou miscíveis

Compreendem as de gelatina glicerinada, as derivadas do macrogol e as bases emulsificadas.

Bases de gelatina glicerinada

São compostas por uma mistura de glicerina em água, endurecida pela adição de gelatina. Não tem cheiro, são transparentes e macias ao toque. Fundem entre 30 e 35 °C. Há dois tipos de bases para gelatina: as Tipo A (ou Pharmagel A), de natureza ácida, usadas para veicular substâncias ácidas, e as do Tipo B (ou Pharmagel B), indicadas para fármacos básicos, pois são de natureza alcalina.

A gelatina glicerinada apresenta vantagem sobre a manteiga de cacau por ser de fácil aplicação e não ser quebradiça.

As bases glicerinadas são mais empregadas em óvulos, e em função de sua natureza são suscetíveis ao crescimento de microrganismos e, portanto, devem ser adicionadas de agentes conservantes e antioxidantes e mantidas sob refrigeração. São higroscópicas e devem ser acondicionadas em embalagens impermeáveis ao vapor e umidade.

São vantagens dessas bases: fundem à temperatura do organismo, misturam-se aos líquidos biológicos, não rancificam, são compatíveis com cloral hidratado, iodetos, e outras substâncias. Porém, são difíceis de preparar, manusear, contaminam-se com facilidade, são higroscópicas, têm ação laxativa, são incompatíveis com ácido tânico, ácido gálico e cloreto férrico, entre outros.

No preparo, é necessário limpar e lubrificar os moldes com vaselina líquida ou óleo de amendoim (ou outros óleos vegetais) antes de adicionar a mistura fundida, para facilitar a remoção do produto após sua solidificação. A aplicação de vaselina nos moldes costuma ser suficiente.

Bases derivadas de macrogóis ou polietilenoglicóis (PEG)

Polietilenoglicóis ou macrogóis são polímeros de óxido de etileno, com cadeias alcóolicas primárias, quimicamente estáveis, não irritantes e miscíveis em água.

São bases miscíveis em água, constituídas de polietilenoglicóis de pesos moleculares maiores que 1.000 g/mol e, dependendo do peso molecular, podem fundir entre 37 e 40 °C (PEG 1.000) até 60 a 63 °C (PEG 8.000). Em geral, o ponto de fusão dos supositórios preparados com essas bases é de cerca de 42 °C, variando as proporções de vários PEGs. Os PEGs aumentam a dissolução de substâncias, entretanto, esse incremento na solubilidade pode variar conforme a temperatura de armazenagem.

A Tabela 12.2 apresenta as porcentagens dos vários polietilenoglicóis para se obter um excipiente adequado para supositórios, velas e óvulos.

Tabela 12.2
Porcentagens dos vários polietilenoglicóis em bases para supositórios, velas e óvulos.

Composição	*I*	*II*	*III*	*IV*	*V*	*VI*
Polietilenoglicol 400	30	–	–	–	20	–
Polietilenoglicol 1.500	–	–	–	50	–	33
Polietilenoglicol 1.540	30	–	33	–	33	–
Polietilenoglicol 4.000	40	33	–	35	–	–
Polietilenoglicol 6.000	–	47	47	5	47	67
Polissorbato 21	–	–	–	5	–	–
Água	–	20	20	5	–	–

Desse modo, podem ser formulados com várias combinações de PEGs por método de fusão ou compressão em ampla faixa de dureza.

Como as bases de gelatina glicerinada, os PEGs não se fundem à temperatura do corpo, mas dissolvem-se lentamente nos fluidos corporais. Essa dissolução é apenas parcial em função da pequena quantidade de líquido disponível na cavidade retal. A adição de substâncias hidrofílicas é comum para, por efeito osmótico, aumentar o volume de líquido disponível para dissolução da forma farmacêutica. Entretanto, isso pode causar dor e desconforto ao paciente. Assim, a liberação a partir dessas bases é, geralmente, lenta. Por esses motivos, esse tipo de base é menos utilizado que as lipossolúveis.

As vantagens desse tipo de base incluem: estabilidade química, são inertes e não irritantes, não propiciam crescimento microbiano, as características físicas variam conforme o peso molecular dos PEGs constituintes, promovem ação prolongada, são claros e de boa aparência. Em contrapartida, são higroscópicos e incompatíveis com taninos, fenóis etc. São adequados para medicamentos antissépticos.

Bases emulsificadas

São constituídas por misturas de mono, di e triglicerídeos sintéticos de ácidos graxos saturados (de C_{10} a C_{18}). As bases emulsionadas podem ser utilizadas tanto na formulação de supositórios, assim como de óvulos e velas. Apresentam baixo ponto de fusão, fundem-se no reto, uretra ou vagina, liberando o fármaco. Quando comparadas à manteiga de cacau, as bases emulsionadas não apresentam polimorfismo[1].

Porém, as bases emulsionadas apresentam custo elevado e muitas constituem marcas próprias de empresas, com mistura de diversos ingredientes, em que muitas vezes são desconhecidas as proporções desses ingredientes.

O processo de liberação dos fármacos ocorre por dissolução e, de acordo com as características das bases emulsionadas, podem fornecer uma gama variada de pontos de fusão. Por exemplo, a Novata® (Glicerídeos C_{12}-C_{18}) é constituída de gorduras formadas por uma mistura de cadeias de ácidos graxos 1, 2 e 3 unidas a uma molécula de glicerol por meio de uma ligação éster. É fornecida na forma de *pellets* cerosos frágeis, brancos ou quase brancos, utilizados como base gordurosa ou cerosa para dissolver ou dispersar fármacos.

A Fattibase®(*INCI: hydrogenated vegetable oil, polyoxl 40 stearate and glyceryl monostearate*) é um veículo constituído de triglicerídeos de óleos de palma, palmiste e coco, estável e com baixo perfil de irritação, não requer lubrificação do molde e o ponto de fusão é entre 35 e 37 °C. Outros veículos do tipo triglicérides, incluem o Suppocire® [*INCI: mono-, di- and triglyceride esters of fatty acids (*C_{10}*-*C_{18}*)]* e o Witepsol® *(INCI: hydrogenated coco-glycerides*) triglicerídeo de ácidos graxos (C_{12}-C_{18}) com glicerídeos parciais, que apresenta ponto de fusão entre 32 e 44 °C e ponto de solidificação entre 27 e 38 °C.

Adjuvantes

São substâncias adicionadas para modificar as propriedades das bases ou conferir maior estabilidade para a base ou os fármacos incorporados.

Doadores de viscosidade

Adicionados especialmente às bases lipofílicas para conferir maior viscosidade da massa fundida e impedir a rápida sedimentação do fármaco, o que pode causar a formação de aglomerados, prejudicando a dispersão, a dissolução e a absorção do princípio ativo (p. ex., dióxido de silício coloidal, monoestearato de alumínio, álcoois cetílico, estearílico e mirístico).

Plastificantes

São substâncias adicionadas com o objetivo de diminuir a ocorrência de supositórios quebradiços (p. ex., glicerina, propilenoglicol, óleo de rícino, Tween® 80, monoglicerídeos de ácidos graxos).

Conservantes

São adicionadas substâncias com propriedades antimicrobianas para impedir a proliferação microbiana especialmente nas bases glicerinadas (p. ex., metilparabeno, propilparabeno e etilparabeno).

Antioxidantes

Podem ser adicionados, tendo em vista impedir a oxidação dos fármacos veiculados e, nesse caso, podem ser usados ácido ascórbico, sulfito e metabissulfito de sódio, ou evitar que a base ou qualquer componente oleoso de sua formulação se rancifique. Nesse caso, são usados butil-hidroxitolueno, butil-hidroxianisol, galato de propila ou tocoferol.

Métodos de preparação

Compressão

Este é um método simples e útil para moldar supositórios contendo fármacos insolúveis, pois evita a sedimentação desses sólidos. Também é adequado para o emprego de fármacos termolábeis nas preparações, uma vez que nessa técnica não é necessário o uso de calor. A compressão é geralmente feita com um equipamento que contém um cilindro onde é colocada a massa, pistões para comprimir essa massa e os moldes para formar os supositórios. Antes do preenchimento dos moldes, eles devem ser lubrificados com vaselina.

Em larga escala, são empregadas máquinas de compressão automatizada, com capacidade de produção de 8.000 a 12.000 supositórios por hora. O processo é similar ao manual, porém são empregados misturadores operados mecanicamente, em recipiente de mistura aquecido.

[1] Haleblian et al. (1969) definiram polimorfismo como a habilidade de uma substância existir no estado sólido com, no mínimo, duas estruturas cristalinas diferentes. Por consequência, cada polimorfo é uma fase cristalina distinta.

Modelagem manual ou rolamento

É o método mais antigo e simples de preparação de supositórios. É indicado na formulação de número reduzido de supositórios e a base usada é a manteiga de cacau, indicada para fármacos termolábeis e não exige cálculos específicos para seu emprego.

As substâncias ativas devem ser tamisadas e transformadas em pó fino e incorporadas na base. Posteriormente, a mistura deve ser amassada ou triturada, usando o gral e o pistilo para homogeneização. Quando a massa estiver plástica e totalmente misturada, ela deve ser enrolada em uma forma com haste cilíndrica, previamente lubrificada com vaselina ou glicerina e, em seguida, cortadas em porções. Uma das extremidades deve ser afilada. Para melhor aderência, sugere-se o uso de talco ou amido em volta da massa já enrolada.

Esse método é econômico, sem a necessidade de aquecimento e do emprego de moldes. Porém, o processo é demorado, não é uniforme e requerer habilidade e prática do manipulador. Na atualidade, está em desuso, tendo em vista outros métodos disponíveis.

Fusão ou moldagem

É um dos métodos mais adequados para preparar supositórios, velas e óvulos, tanto em pequena escala como em escala industrial, visto que é o mais estável e homogêneo. Não retém ar e evita a degradação dos supositórios, óvulos e velas. Também, apresenta boa aparência e não exige uma técnica de manipulação muito elaborada quando comparada com a compressão, porém são necessários moldes especiais, cálculos específicos de densidade aparente, calibração de moldes para obtenção de doses exatas do fármaco e cuidado na incorporação de substâncias sensíveis ao calor.

Pequena escala

Os passos da moldagem manual incluem: fundir a base; incorporar o fármaco, previamente pulverizado, na base fundida; despejar a massa fundida em moldes previamente calibrados e lubrificados, a fim de facilitar a remoção e a limpeza; aguardar o arrefecimento e a solidificação da preparação; remover o excesso de massa com auxílio de uma espátula; e retirar os supositórios, velas ou óvulos formados no molde e acondicioná-los.

O fármaco deve ser incorporado na base na menor temperatura possível, evitando sua decomposição e garantindo a eficácia terapêutica. Nesse método, é aconselhável preparar 10% de excesso de massa, considerando a perda durante a preparação e no excesso do enchimento.

Existem diversos tipos de moldes que podem ser utilizados por esse método, como de plástico, metais e silicone (Figura 12.4). Tradicionalmente, os de metal são constituídos por duas metades presas com um parafuso, fechado para a moldagem e a solidificação, mas abertos no final do processo.

Os moldes em material plástico podem servir como embalagem final, tornando o processo mais prático, econômico e com menor custo, quando comparado aos outros métodos. Em desvantagem, o arrefecimento é mais lento que nos moldes de metal.

Moldagem automatizada

Todas as operações são realizadas por máquinas automáticas com produção elevada, podendo chegar a 10.000 supositórios por hora, configurando elevada produção quando comparado com a moldagem manual. Existem dois tipos de máquinas que podem ser usadas:

Máquina rotativa

A taxa de produção de supositórios é de aproximadamente 3.500 a 6.000 por hora. É composta por uma mesa rotativa na qual são montados os moldes (formas descartáveis), que são girados sequencialmente. A massa é continuamente agitada e a temperatura é mantida constante, o molde é lubrificado e preenchido com a massa e resfriado, o que resulta na solidificação da preparação. O excesso de massa é removido pela unidade de raspagem do próprio equipamento e recolhido para ser reaproveitado. Os moldes são movidos para a estação de ejeção na qual os supositórios, óvulos ou velas são embalados. Os moldes vazios são, então, limpos, fechados e, após a aplicação de lubrificante (vaselina ou glicerina), são novamente direcionados para a unidade de enchimento.

Máquina linear

Todas as etapas envolvidas são semelhantes à máquina rotativa, porém a taxa de produção é mais alta, cerca de 10.000 por hora.

Uso e calibração dos moldes

Os moldes usados em pequena escala são capazes de produzir 6 ou 12 unidades em uma única operação. Os equipamentos industrializados podem produzir centenas de unidades a partir de uma única moldagem.

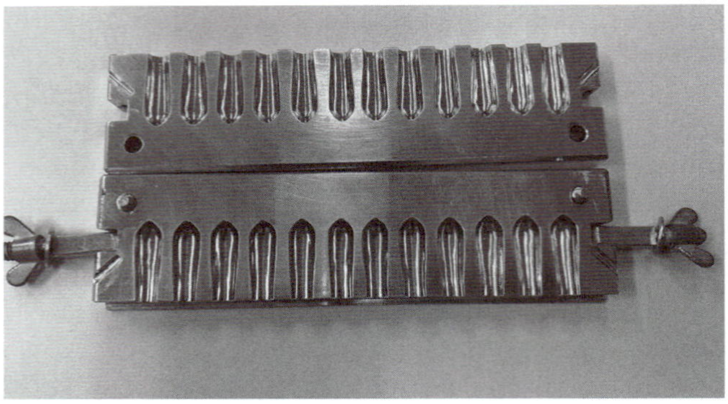

Moldes de alumínio para supositórios

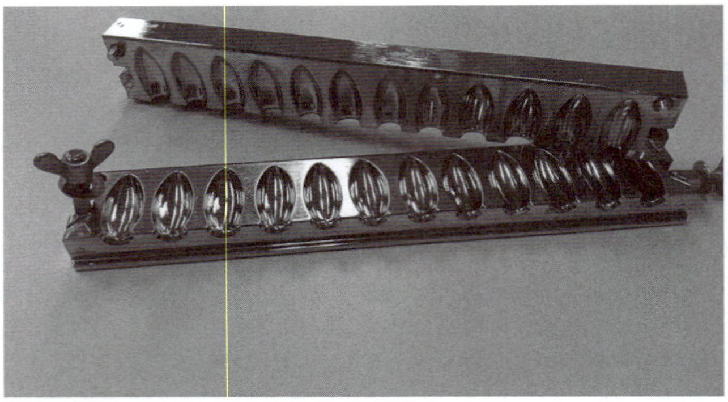

Moldes de alumínio para óvulos

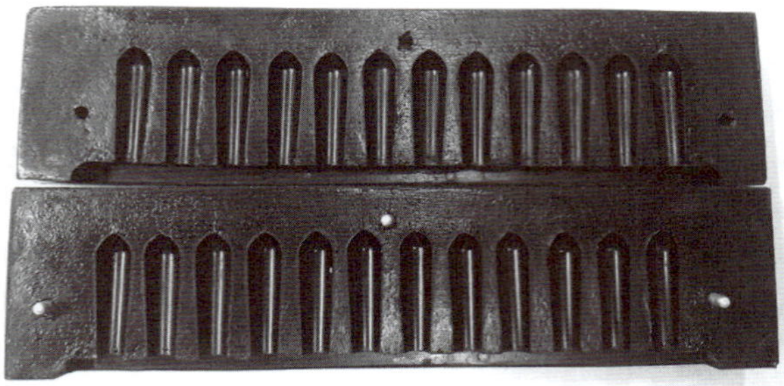

Moldes de silicone para supositórios

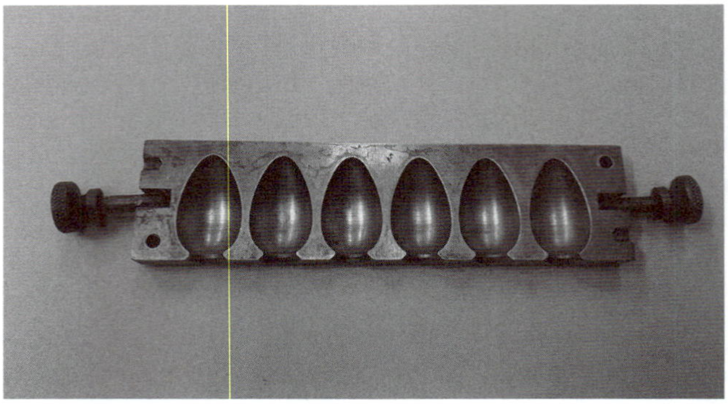

Moldes de bronze para óvulos

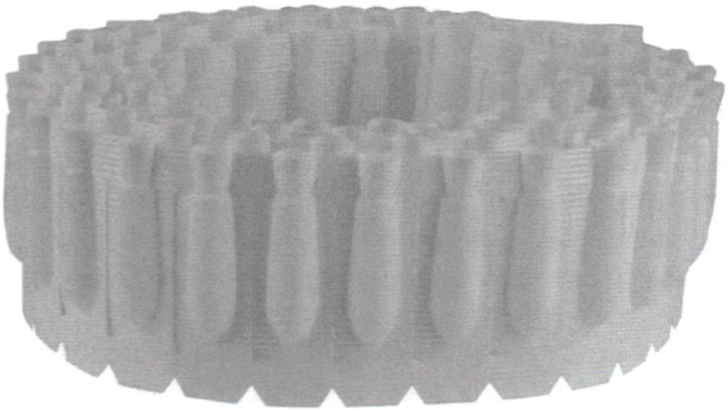

Moldes descartáveis de plástico para supositórios

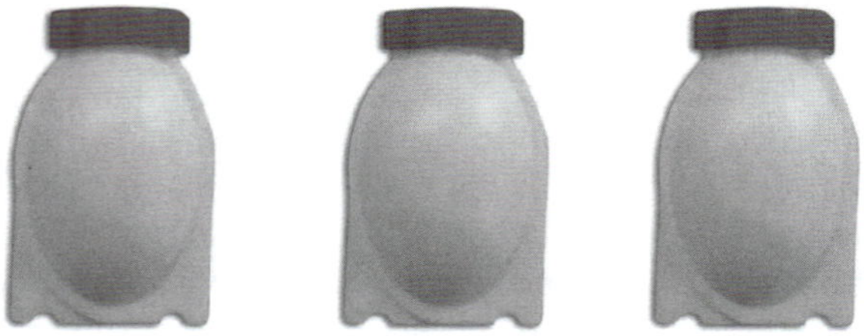

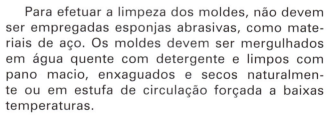

Moldes descartáveis de plástico para óvulos

Figura 12.4. Moldes para supositórios e óvulos.

Fonte: Fotos de Andressa Costa de Oliveira.

Para efetuar a limpeza dos moldes, não devem ser empregadas esponjas abrasivas, como materiais de aço. Os moldes devem ser mergulhados em água quente com detergente e limpos com pano macio, enxaguados e secos naturalmente ou em estufa de circulação forçada a baixas temperaturas.

Existem diversos tipos de moldes no mercado, como os de plástico, de silicone ou metálicos. Os moldes apresentam um volume específico em suas aberturas e devem ser calibrados individualmente com a base que vai ser utilizada para preparo dos supositórios (ou óvulos e velas) nesse molde. Isso é importante, pois bases diferentes apresentam densidades diferentes. Por exemplo, um óvulo preparado com gelatina glicerinada apresentará um peso diferente daquele preparado no mesmo molde usando polietilenoglicol. Para isso, deve-se calcular o fator de deslocamento do fármaco para cada produto a ser preparado.

Determinação do fator de deslocamento do fármaco

É a determinação da massa de base necessária para formular supositórios, óvulos ou velas, considerando o teor adequado da substância ativa, através do conhecimento do fator de deslocamento da base para esse fármaco, ou seja, a quantidade de excipiente em gramas que corresponde ao volume ocupado por 1 g da substância ativa.

Existem alguns métodos para realizar o cálculo, por exemplo, por fator de deslocamento e pelo volume ocupado.

Método por fator de deslocamento

Há vários métodos para determinar o fator de deslocamento (fd). Buchi e Oesch (1943) apresentam as seguintes equações:

$$fd = \frac{100\,(p - G)}{(G.X)} + 1$$

Onde:

fd = fator de deslocamento;

p = peso do supositório, só com a base pura;

G = peso dos supositórios com % do fármaco;

X = % de substância ativa.

Ou:

$$M = F - (f \times S)$$

Onde:

M = total de excipiente a preparar (g);

F = peso de um supositório de excipiente puro, multiplicado pelo número de unidades a preparar (g);

f = fator de deslocamento da substância ativa no molde;

S = quantidade de fármaco necessário para o número de supositórios a serem fabricados (g).

Exemplos:

1. Se uma prescrição requer 400 mg de tinidazol por óvulo pesando 4 g, qual seria o valor de deslocamento se é sabido que 8 óvulos com tinidazol pesam 33,6 g?

Peso teórico de 8 óvulos de gelatina glicerinada sem tinidazol = 4 × 8 = 32 g.

Peso dado de 8 óvulos de gelatina glicerinada com tinidazol = 33,6 g.

Quantidade de tinidazol nos óvulos = 0,4 g × 8 = 3,2 g.

Quantidade de gelatina glicerinada nos óvulos de tinidazol = 33,6 – 3,2 = 30,4 g.

Gelatina glicerinada deslocada por 3,2 g de tinidazol = 32 – 30,4 = 1,6.

O fator de deslocamento do tinidazol: 3,2/1,6 = 2.

2. Preparar 20 velas contendo 0,02 g de cloridrato de procaína em moldes de 2 g de polietilenoglicol. O fator de deslocamento do cloridrato de procaína é de 0,80. Quantos gramas de polietilenoglicol são necessários?

M = 40 – (0,80 × 0,40) = 39,68 g de polietilenoglicol.

3. Qual a quantidade necessária de base para produzir 20 supositórios de 1 g, contendo 80 mg de paracetamol cada um? Dado que o valor de deslocamento do paracetamol é 1,5.

Quantidade necessária de paracetamol: 20 × 80 mg = 1.600 mg ou 1,60 g.

Quantidade necessária de base: 20 × 1 g = 20 g de base.

Valor do deslocamento:

1 × 1,6/1,5= 1,066 g de base

(20 × 1) – 1,066 = 18,93 g de base necessária

Método por volume ocupado

Após o arrefecimento dos supositórios, óvulos ou velas no molde é comum ocorrer contração de volume, em virtude da retração da massa na parede do molde ou pela formação de depressão na extremidade aberta do molde. Esse fenômeno resulta em diminuição do peso e imperfeição na aparência dos supositórios, óvulos ou velas.

Exemplo:

Preparar 6 supositórios de 2 g cada, contendo 500 mg de um fármaco, cuja densidade é 3 e da base 0,8. Usando a determinação do método de volume ocupado, qual o peso necessário da base e do fármaco para preparar os supositórios solicitados?

Peso médio por molde: 2 g.

Quantidade necessária para 6 supositórios: 2 × 6 = 12 g.

Peso necessário de fármaco: 0,5 × 6 = 3 g.

Fator de densidade: 3/0,8 = 3,75.

Quantidade de base de supositório deslocado pelo fármaco: 2/3,75 = 0,53 g.

Peso necessário da base: 12 – 0,53 = 11,47 g.

A quantidade apropriada a ser adicionada de base é 11,47 g e 3 g de fármaco.

Exemplos de formulações

Supositórios

Formulação base com PEG para supositório e óvulos

PEG 1.500 .... 70%

PEG 4.000 .... 10%

PEG 400 .... 20%

Modo de preparo: fundir os PEGs em temperatura de 50 a 55 °C; verter a mistura no molde previamente lubrificado; resfriar, retirar dos moldes e acondicionar.

Supositórios de dipirona, uso pediátrico

Dipirona .... 300 mg
Cera de abelha, alvejada........ 18%
Manteiga de cacau q.s.p. .... 1 Supositório

Modo de preparo: pesar a cera de abelha e a manteiga de cacau, fundir a 34 °C, incorporar o fármaco e preencher os moldes utilizando uma seringa (Figura 12.5); solidificar entre 22 a 26 °C; remover dos moldes e acondicionar adequadamente.

Indicações: analgésico e antitérmico.

Modo de usar: aplicar 1 supositório por via retal quando necessário.

Embalagem e armazenamento: em papel laminado ou blíster, bem fechado, ao abrigo da luz e da umidade. Conservar em temperatura inferior a 25 °C.

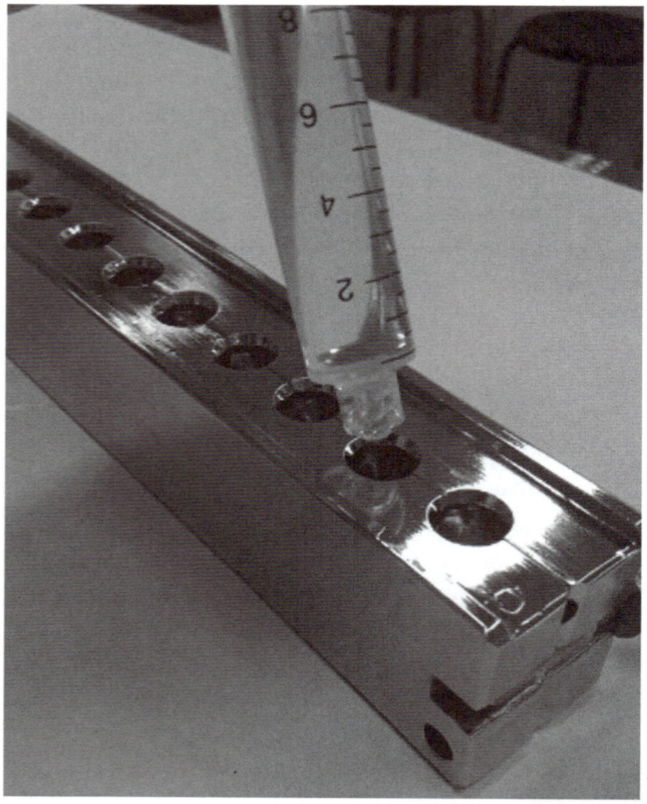

Figura 12.5. Preenchimento de moldes de supositórios com seringa.
Fonte: Foto de Andressa Costa de Oliveira.

Supositório de piroxicam com base Novata®

Piroxicam........ 21 mg
PEG 600........ 2 g
Base Novata®........ 13,75 g
(Para obter 5 supositórios)

Modo de preparo: pesar a quantidade necessária de base e fundir em cápsula de porcelana, aquecendo até ± 40 °C; pesar a quantidade necessária de PEG 600, em Becker de 50 mL, adicionar o fármaco e misturar; aquecer à temperatura de ± 40 °C, homogeneizando; adicionar a base fundida (da cápsula) sob a solução de fármaco, homogeneizar vigorosamente sem que a temperatura ultrapasse ± 40 °C; verter sobre os moldes sem deixar de mexer (os moldes devem estar previamente limpos e lubrificados com vaselina líquida); aguardar a solidificação; acondicionar adequadamente.

Supositórios de glicerina ("Formulário Nacional da Farmacopeia Brasileira")

Estearato de sódio........ 9 g
Glicerina q.s.p........ 100 g

Modo de preparo: em recipiente adequado, aquecer a glicerina até cerca de 50 °C e, sob agitação, dissolver o estearato de sódio; verter a mistura ainda quente para o molde adequado; deixar esfriar e remover os supositórios. Moldes para lactentes (1 g), crianças (1,5 a 2 g) e adultos (2,5 a 3 g). É recomendado o uso de moldes de metal previamente aquecidos.

Indicações: laxante indicado no tratamento e/ou prevenção da prisão de ventre. O supositório pode ser umedecido com água antes da inserção, para reduzir a tendência inicial da base de retirar água das mucosas, irritando os tecidos.

Modo de usar: aplicar 1 a 2 supositórios por via retal ao dia.

Embalagem e armazenamento: em papel laminado ou blíster, bem fechado, ao abrigo da luz e da umidade. Conservar em temperatura inferior a 25 °C.

Óvulos

Formulação base para óvulos

Gelatina........ 20 g
Glicerina........ 70 g
Conservante 0,2%
Água .... 10 g

Modo de preparo: pesar os constituintes em béquer e aquecer até completa dispersão da gelatina. Quando a mistura atingir a temperatura de 50 °C aguardar resfriamento e acondicionar.

Óvulo com fenticonazol

Nitrato de fenticonazol .... 600 mg
Gelatina 20%
Glicerina........ 70%
Metilparabeno 0,1%
Propilparabeno........ 0,03%
Água destilada q.s.p. .... 1 óvulo

Modo de preparo: aquecer a glicerina a aproximadamente 80 °C e resfriá-la à temperatura de 60 °C; adicionar a gelatina dispersa em q.s. de água destilada e os parabenos, sob agitação moderada e resfriar à temperatura de 50 °C; adicionar o princípio ativo na mistura, previamente levigado; transferir a mistura para os moldes previamente lubrificados com óleo mineral e aguardar a solidificação.

Indicações: tratamento de infecções vaginais causadas por fungos e leveduras.

Modo de usar: o óvulo deve ser introduzido profundamente na vagina, com auxílio de um aplicador, por um único dia.

Embalagem e armazenamento: Em papel laminado ou blíster, bem fechado, ao abrigo da luz e da umidade. Conservar em temperatura inferior a 25 °C.

Óvulos com metronidazol e miconazol

Metronidazol	750 mg
Nitrato de miconazol	200 mg
Carbonato de cálcio	0,33%
Ácido esteárico	4%
Glicerina	40%
Água destilada q.s.p	1 óvulo

Modo de preparo: pesar o ácido esteárico e aquecer em banho-maria a 85 °C, até a fusão; em outro recipiente, aquecer a 85 °C a glicerina, o carbonato de cálcio e a água destilada; verter o ácido esteárico previamente aquecido na mistura anterior e homogeneizar completamente; adicionar os princípios ativos previamente levigados; transferir para o molde devidamente lubrificado com vaselina e aguardar a solidificação; remover o conteúdo dos moldes e acondicionar adequadamente.

Indicações: candidíase vaginal, vaginite por *Trichomonas*, bem como infecções vaginais mistas.

Modo de usar: aplicar um óvulo vaginal à noite, durante 7 dias, ou de acordo com a indicação médica.

Embalagem e armazenamento: em papel laminado ou blíster, bem fechado, ao abrigo da luz e da umidade. Conservar em temperatura inferior a 25 °C.

Óvulos com lactobacilos

Lactobacillus acidophillus	5 bilhões UFC
Witepsol® H12 q.s.p.	1 óvulo

Modo de preparo: pesar o Witepsol®H12 e aquecer em banho-maria a cerca de 75 a 80 °C; resfriar a 33 °C e acrescentar os lactobacilos até obter uma massa homogênea; verter a mistura nos moldes; refrigerar até obter solidificação da mistura; retirar dos moldes e acondicionar adequadamente.

Indicações: restauração e manutenção da flora vaginal.

Modo de usar: aplicação diária intravaginal de 1 óvulo, antes de deitar, durante 7 a 14 dias.

Embalagem e armazenamento: em papel laminado ou blíster, bem fechado, ao abrigo da luz e da umidade. Conservar em temperatura inferior a 25 °C.

Velas

Vela uretral com alprostadil

Alprostadil	125 a 500 mcg
Polietilenoglicol 4.000	75%
Polietilenoglicol 1.000	25%

Modo de preparo: pesar e aquecer o polietilenoglicol 4.000 e o polietilenoglicol 1.000; quando obter o ponto de fusão, entre 38 e 49 °C, adicionar o alprostadil previamente levigado; colocar a mistura acabada nos moldes e resfriar. Esta formulação apresenta boa consistência e rápida solidificação, entre 5 e 6 minutos.

Indicações: disfunção erétil.

Modo de usar: aplicar 1 vela via uretral 5 a 10 minutos antes da relação. Não utilizar mais que duas velas em um período de 24 horas.

Embalagem e armazenamento: em papel laminado ou blíster, bem fechado, ao abrigo da luz e da umidade. Conservar em temperatura inferior a 25 °C.

Vela uretral com lidocaína

Lidocaína	5%
Tween® 80 (Polissorbato 80)	3%
Salicilato de sódio	3%
Polietilenoglicol 2.850 q.s.p.	1 vela

Modo de preparo: pesar o polietilenoglicol 2.850 e aquecer em banho-maria até obter o ponto de fusão; adicionar o polissorbato 80 e o salicilato de sódio previamente micronizado e tamisado em malha de 100 μm; verter a mistura nos moldes de velas; refrigerar até obter solidificação da mistura; remover dos moldes e acondicionar adequadamente. Esta base é adequada para liberação imediata.

Indicações: anestésico local.

Modo de usar: aplicar 1 vela quando necessário.

Embalagem e armazenamento: em papel laminado ou blíster, bem fechado, ao abrigo da luz e da umidade. Conservar em temperatura inferior a 25 °C.

Bibliografia

- ADEGBOYE, T.A.; ITIOLA, O.A. Physical and release properties of metronidazole suppositories. *Tropical Journal of Pharmaceutical Research*, v. 7, n. 1, p. 887-896, 2008.

- ALBUQUERQUE, A.R.G.A. *Administração de fármaco por via retal:* contribuição para o estudo dos supositórios [tese de doutorado]. Faculdade de Farmácia, Universidade do Porto, Porto, 1965.
- ALLEN Jr, L.V.; POPOVICH, N.G.; ANSEL, H.C. *Formas Farmacêuticas e Sistemas de Liberação de Fármacos*. 8. ed. Porto Alegre: Artmed, 2013.
- ALLEN L.V. Compounding rectal dosage forms. Part II. *SecundumArtem*, v. 14, n. 4.
- AULTON, M. E. *Delineamento de formas farmacêuticas*. 2. ed. Porto Alegre: Artmed, 2005. p. 537-545.
- BATISTA, J.A. *Desenvolvimento, caracterização e aplicações de biofilmes a base de pectina, gelatina e ácidos graxos em bananas e sementes de brócolos* [dissertação de mestrado em Ciência de Alimentos]. Faculdade de Engenharia de Alimentos, Universidade Estadual de Campinas, Campinas, 2004.
- BATISTUZZO, J.A.O.; ITAYA, M.; ETO, Y. *Formulário Médico-Farmacêutico*. 5. ed. São Paulo: Atheneu, 2015.
- BERMAR, K.C.O. *Farmacotécnica:* técnica de manipulação de medicamentos. São Paulo: Erica, 2014.
- BRASIL. Anvisa – Agência Nacional de Vigilância Sanitária. *Formulário Nacional da Farmacopeia Brasileira.* 2. ed. Brasília: Anvisa, 2012. 224 p.
- BUCHI, J.; OESCH, P. *Pharmaceutical Acta Helvetiae*. v. 18, n. 1, p. 333, 1943.
- FERREIRA, A.O. *Guia Prático da Farmácia Magistral*. 4. ed. São Paulo: Pharmabooks, 2010.
- FERREIRA, C.F.; LEITENBERG, R. Elaboração de óvulos para o tratamento de vulvovaginites. *Ciências da Saúde*, v. 14, n. 2, p. 153-166, 2013.
- HALEBLIAN, J.; MCCRONE W. Pharmaceutical applications of polymorphism. *Journal Pharmaceutical Science*. v. 58, n. 8, p. 911-929, 1969.
- HELOU, J.H. *Farmacotécnica*. São Paulo: Artpress, 1975.
- LACHMAN, L.; LIEBERMAN, H.A.; KANIG, J.L. *Teoria e Prática na Indústria Farmacêutica*. Lisboa: Fundação Calouste Gulbenkian, 2001.
- MALHERBI, N.B. et al. *Filmes compostos a base de amido de milho e gelatina:* propriedades de barreira, solubilidade em água e propriedades mecânicas. Gramado, Rio Grande do Sul, 2016.
- PALUDETTI, L.A.; GAMA, R. M. Bases para supositórios e óvulos. *Revista Rx*, São Paulo, n. 1, p. 12-16, 2007.
- PRISTA, L.N.; ALVES, A.C.; MORGADO, R. *Tecnologia Farmacêutica.* 7. ed. 3° vol. Lisboa: Fundação Calouste Gulbenkian, 2012.
- PUGUNES, S.; UGANDAR, R E. Formulation and evaluation of natural palm oil based diclofenac sodium suppositories. *International Journal of Pharmaceutical Sciences and Research*, v .4, n. 1, p. 617-621, 2013.
- RODRIGUES, F P L.M. *Desenvolvimento e caracterização de óvulos de* Lactobacillus Acidophilus [dissertação de mestrado]. Departamento de Ciências do Medicamento. Faculdade de Farmácia da Universidade do Porto, Portugal, 2011.
- SHREWSBURY, R.P. *Applied Pharmaceutics in Contemporary Compounding*. 3. ed. Asheville: Morton Publishing Company, 2015.
- THOMPSON, J.E.; DAVIDOW, L.W. *A Prática Farmacêutica na manipulação de Medicamentos.* 3. ed. Porto Alegre: Artmed, 2013. p. 533.

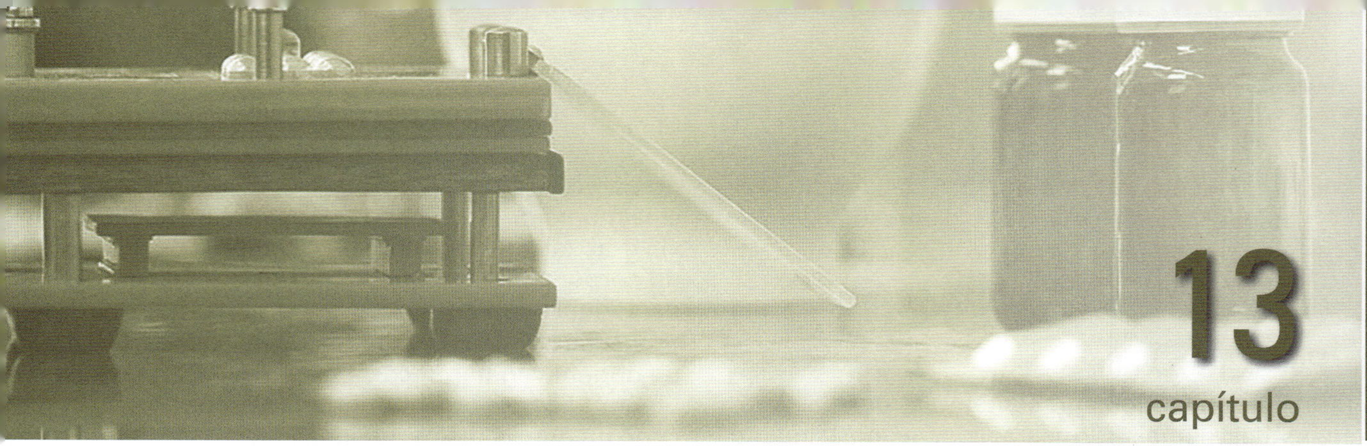

Formas Farmacêuticas Sólidas*

Amalia Arasawa Burlim (Comprimidos, drágeas) • Estevam Burlim Junior (Pós e granulados) • Ricardo Toshio Yugue (Cápsulas) • Valéria dos Santos Cozzolino Yugue (Cápsulas)

Introdução

Pós, granulados, cápsulas e comprimidos são preparações farmacêuticas constituídas por fármacos e excipientes na forma sólida, de tamanho de partícula adequado, que são misturados para produzir o produto final. As drogas e os fármacos devem ser reduzidos à forma de pó para serem administrados, ou então reunidos sob a designação de "aglomerados" ou "agregados" (cápsulas, grânulos, granulados, comprimidos, drágeas). Podem se apresentar na forma a granel, quando foram manipulados e misturados, aguardando o fracionamento, e pós fracionados (produtos acabados), que são formulações semelhantes aos pós a granel, porém acondicionados (em saches ou frascos para reconstituição) em doses unitárias. Os pós representam uma forma de administração direta ou destinam-se à obtenção de outras formas farmacêuticas, como comprimidos e cápsulas.

Diferente de soluções e gases, os sólidos tendem a ser heterogêneos, na medida em que são partículas independentes que podem variar em dimensão, forma e características eletrostáticas, além do volume de ar que ocupa espaços interparticulares de maneira casual. O fenômeno da compactação ocorre quando os pós e granulados são submetidos a uma pressão por força mecânica direta. No ambiente industrial farmacêutico, o conhecimento dos efeitos de tais forças é importante na produção de comprimidos e de grânulos e na manipulação habitual de pós.

Os pós e os granulados apresentam as seguintes vantagens como forma farmacêutica:

- Como não precisam passar pelo processo de desintegração, a sua taxa de dissolução é maior do que as observadas em comprimidos e cápsulas. Consequentemente, a taxa de absorção de fármacos em pós e grânulos por via oral tende a ser rápida, especialmente se a taxa de dissolução é limitante da absorção do princípio ativo.
- Pela ausência total ou parcial de água, as formas farmacêuticas sólidas apresentam melhor estabilidade química que as líquidas.
- Pós e grânulos viabilizam a administração de altas doses de fármacos.
- Facilidade de administração, em função da apresentação de posologia individual (pós fracionados em sachês, comprimidos, cápsulas, drágeas).

No caso de formas farmacêuticas sólidas aglomeradas (comprimidos, comprimidos revestidos, cápsulas e drágeas):

- Sabores desagradáveis são atenuados ou evitados pelo envoltório (cápsulas) ou pelo revestimento (comprimidos revestidos, drágeas).
- Os princípios ativos poderão ser protegidos contra fatores extrínsecos (luz, umidade, dióxido de carbono, oxigênio) e da ação do suco gástrico, ou oferecer proteção à mucosa gástrica contra ação irritante de determinados fármacos com apresentação de formas farmacêuticas sólidas revestidas adequadamente.

As formas farmacêuticas sólidas, entretanto, apresentam as seguintes desvantagens:

---

1 Autores na primeira edição: João Haikal Helou e Cláudio Daffre.

- Preparações parenterais são quase exclusivamente líquidas (soluções e dispersões).
- A ação do princípio ativo faz-se sentir com maior rapidez na forma dissolvida.

Pós e granulados

Pós e granulados apresentam as mesmas vantagens das demais formas sólidas, especialmente aquelas relacionadas à maior estabilidade, em função da ausência do meio aquoso, no qual ocorrem mais facilmente as reações de degradação. Além disso, pós e granulados podem ser mais facilmente e rapidamente preparados, muitas vezes sem necessidade de emprego de equipamentos específicos, como os comprimidos.

De acordo com a "Farmacopeia Brasileira", 6ª edição:

> *Granulado: é a forma farmacêutica sólida contendo uma dose única de um ou mais princípios ativos, com ou sem excipientes. Consiste de agregados sólidos e secos de volumes uniformes de partículas de pó resistentes ao manuseio.*
>
> *Pó: é a forma farmacêutica sólida contendo um ou mais princípios ativos secos e com tamanho de partícula reduzido, com ou sem excipientes.*

O emprego das formas pulverulentas, além de bastante amplo como etapa intermediária na preparação das demais formas farmacêuticas, é importante na manipulação e na indústria farmacêutica como forma de apresentação, ela própria, de diferentes produtos.

Podem-se relacionar, entre as principais vantagens do emprego dos pós e granulados, algumas que se somam às vantagens gerais do emprego das formas sólidas, como:

- Maior estabilidade em relação às formas que contêm soluções aquosas como veículo.
- Volume reduzido, facilitando o transporte, a embalagem e o armazenamento.
- Possibilidade de apresentação a granel ou em doses individualizadas.
- Maior facilidade de administração, dissolvidos ou suspensos em líquidos, para pacientes com dificuldades de deglutição de cápsulas e comprimidos.

Como exemplos de produtos apresentados na forma final de pós ou granulados, podem-se citar: sais para reidratação oral; produtos de ação antiácida e misturas efervescentes; produtos antissépticos e secativos de ação tópica ou local; antibióticos, apresentados em frascos-ampolas para serem dissolvidos ou suspensos em diluentes adequados para administração injetável; misturas sólidas para preparação de suspensões extemporâneas, principalmente de antibióticos para administração por via oral; talcos e pós antissépticos para pés e áreas do corpo expostas a atrito; misturas adesivas para dentaduras etc.

Destacam-se ainda na forma de pós as drogas de origem vegetal, secas e pulverizadas, que constituem chás ou que são ingeridas redispersas em água ou outros meios líquidos apropriados.

Preparação dos pós

A fluidez dos pós e granulados é uma característica essencial para viabilizar as operações industriais de processamento a que o material deve ser submetido. Desde a pesagem, a mistura inicial, a granulação, a secagem até a compressão, a fluidez do material precisa garantir uma dinâmica adequada, promovendo reprodutibilidade e uniformidade.

Os materiais podem naturalmente apresentar boa fluidez, de modo que não precisam sofrer extenso processamento, sendo candidatos ao processo de compressão direta (mistura + compressão). Mas quando não apresentam tal característica, precisam ser granulados, na forma seca ou úmida.

A fluidez é dependente de várias características, tais como formato, distribuição granulométrica, densidade, área superficial, eletrostática, presença ou não de rugosidades das partículas sólidas, umidade e formulação.

As etapas envolvidas na preparação dos pós são, essencialmente, a redução do tamanho das partículas sólidas e a homogeneização dessas partículas, em função de sua tenuidade. De acordo com as finalidades a que se destinam os produtos, outras operações complementares deverão ser realizadas, como mistura, secagem, esterilização, revestimento etc.

Redução de tamanho de partícula

Traz as seguintes vantagens:

- Aumento da solubilidade de fármacos sólidos nos fluidos orgânicos.
- Aumento da eficiência de extração e secagem de materiais úmidos.
- Aumento da eficiência da mistura de materiais sólidos.
- Facilita o armazenamento através da redução do volume bruto.

Redução de tamanho de partícula por pulverização

A pulverização de substâncias sólidas em pequena escala pode ser realizada pelo seu atrito com um pistilo no "almofariz" – geralmente de ferro – ou "gral" de porcelana (com superfície interna mais rugosa) ou de vidro. Para o processamento de grandes quantidades, existem diferentes tipos de moinhos, como o "moinho de bolas" e o de "facas-e-martelos", adequados à obtenção de partículas diminutas, como na micronização. Em alguns casos, a obtenção de formas sólidas definidas exige a aplicação de processos de cristalização especialmente conduzidos, de modo a fornecer características físico-químicas adequadas aos princípios ativos.

Alguns materiais podem exigir, antes da pulverização, certa dessecação para perda de umidade, assim como no caso de drogas de origem vegetal são necessárias divisões – ou cominuição – para redução do tamanho das partes da planta e estabilização, por aquecimento, para inativação de enzimas. Os processos que exigem aquecimento devem ser conduzidos, geralmente, em temperaturas não superiores a 50 °C, a fim de evitar degradações químicas que inviabilizem o uso dos produtos.

Para a pulverização de drogas e fármacos difíceis de serem reduzidos a pó ou que apresentam grande elasticidade, pode-se realizar a "pulverização por intermédio". Na pulverização por intermédio, lança-se mão de agentes inertes, sólidos, líquidos ou gasosos, os quais são adicionados à matéria-prima que se deseja pulverizar, e processados juntamente com ela, e eliminados, quando necessário, após a pulverização.

Assim, por exemplo, drogas vegetais moles ou elásticas, como gomas e resinas, são pulverizadas por intermédio de pós inertes, como amilo e sacarose, e sua porcentagem presente no produto deve ser conhecida e declarada no rótulo; a cânfora é pulverizada por intermédio de álcool ou éter e estes solventes são eliminados pelo atrito do pistilo contra as paredes do gral; o espermacete é triturado em presença de óleo. Nos casos em que durante a trituração as partículas fiquem carregadas de eletricidade estática (o que ocorre, por exemplo, com salicilato de fenila, clorobutanol, enxofre, sais de penicilina etc.), para evitar-se a intensa repulsão entre as partículas, podem-se acrescentar pequenas quantidades de óleo.

A "porfirização" é a redução do tamanho das partículas do material seco através do atrito intenso em almofariz de fundo plano (de pórfiro ou ágata) ou pedra de mármore, com um pistilo de base chata, denominado "moleta", o que possibilita a obtenção de pó muito fino. Esta técnica é necessária, por exemplo, para a trituração de óxido de ferro vermelho destinado a incorporação em pós para compressão.

A obtenção de pós com diâmetro de partículas abaixo de 60 micrômetros é denominada "micronização", sendo utilizada para aumentar a solubilidade do princípio ativo e, assim, melhorar sua biodisponibilidade. É, geralmente, realizada em moinhos de alta velocidade e atrito, como o moinho a jato (*jet mill*) ou de bolas.

O grau de divisão das partículas será definido pelo tipo de material e a finalidade a que se destina. A tenuidade dos pós – ou tamanho de partículas dos granulados – pode ser determinada por diferentes métodos, como a tamisação, a microscopia ocular (indicada para partículas entre 0,25 e 100 milimicrons), a microscopia eletrônica (indicada para partículas de 0,004 a 1 milimicron), a sedimentação (indicada para partículas de 1 a 50 milimicrons), os contadores eletrônicos (contador de Coulter, para partículas de 1 a 100 milimicrons) etc.

Redução de tamanho de partícula por moagem

Moagem se baseia na aplicação de força no material sólido, a fim de promover fissuras. A etapa cria superfícies novas, isto é, um aumento da área superficial. Algumas características determinam a dificuldade com que o material irá se fragmentar: friabilidade e plasticidade.

Há outras características dos sólidos que precisam ser consideradas, como tipo de material, dureza, umidade, sensibilidade ao calor e granulometrias inicial e final.

Os equipamentos de redução de partículas são classificados quanto ao princípio de funcionamento e a intensidade da força para a redução da partícula. Os mecanismos de redução de partículas se classificam em métodos por compressão, choque (impacto), atrito (arraste), cisalhamento (corte) e métodos de atrito e impacto. Na prática, costuma ocorrer mais de um mecanismo de fragmentação no mesmo processo ou equipamento.

Moagem por compressão

O equipamento usado neste tipo de moagem é constituído de cilindros (moedores cilíndricos não canelados e canelados).

Métodos por atrito

O equipamento chamado de moinho de rolos é composto por cilindros de metal ou de porcelana, em número de 2 a 3, em posição horizontal.

Métodos por impacto

O equipamento típico deste método de moagem é o moinho de martelos (Figura 13.1).

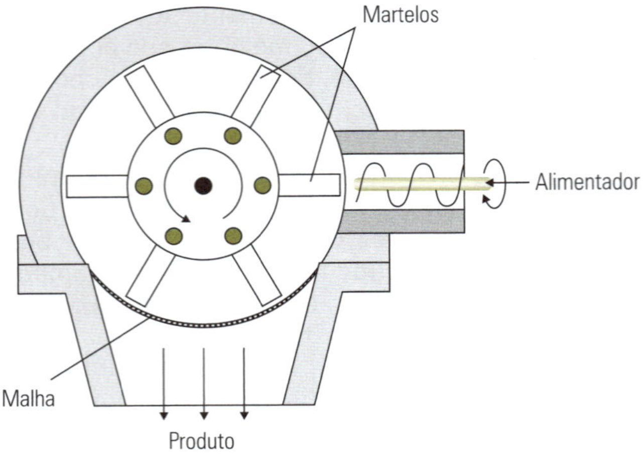

Figura 13.1. Esquema do moinho de martelos.

Fonte: Adaptada de AULTON, M. *Delineamento de Formas Farmacêuticas*. 4. ed. Rio de Janeiro: Guanabara Koogan, 2016.

Os moinhos vibratórios são constituídos por uma câmara de moagem cilíndrica ou esférica que contêm em seu interior bolas de aço ou porcelana.

Métodos por corte

Um moinho de facas é constituído por uma série de facas dispostas uniformemente sobre um rotor horizontal.

Moinho de malha

O moinho de malha reduz o tamanho de partícula do material pelo atrito induzido mecanicamente. Esse processo geralmente é chamado desaglomeração. Exemplos desse tipo de equipamento são moinhos cônicos e oscilantes.

Energia fluida

Outro método de redução de tamanho é a moagem por energia fluida em moinho micronizador por ar comprimido ou moedor a jato (Figura 13.2).

Classificação por tamisação

Operação destinada a separar e classificar as partículas dos sólidos em relação ao seu tamanho. Sendo um pó um conjunto de partículas sólidas, a primeira característica que se apresenta como relevante para definir é a dimensão das partículas. A "Farmacopeia Brasileira", 6ª edição, classifica os pós e os granulados de acordo com sua granulometria:

- **Pó grosso:** aquele cujas partículas passam em sua totalidade pelo tamis com abertura nominal de malha de 1,70 mm e, no máximo, 40% pelo tamis com abertura nominal de malha de 355 μm.

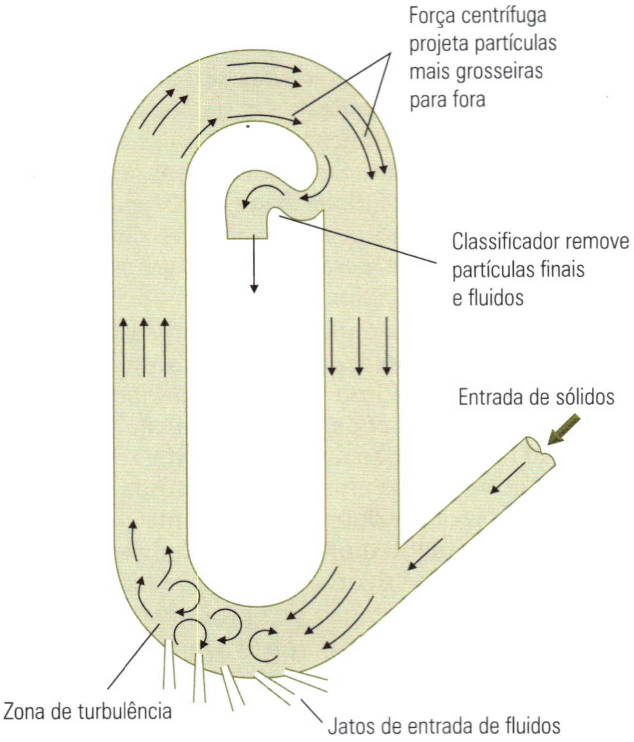

Figura 13.2. Esquema de micronizador por ar comprimido.

Fonte: Adaptada de AULTON, M. *Delineamento de Formas Farmacêuticas*. 4. ed. Rio de Janeiro: Guanabara Koogan, 2016.

- **Pó moderadamente grosso:** aquele cujas partículas passam em sua totalidade pelo tamis com abertura nominal de malha de 710 μm e, no máximo, 40% pelo tamis com abertura nominal de malha de 250 μm.
- **Pó semifino:** aquele cujas partículas passam em sua totalidade pelo tamis de abertura nominal de malha de 355 μm e, no máximo, 40% pelo tamis com abertura nominal de malha de 180 μm.
- **Pó fino:** aquele cujas partículas passam em sua totalidade pelo tamis com abertura nominal de malha de 180 μm.
- **Pó finíssimo:** aquele cujas partículas passam em sua totalidade pelo tamis com abertura nominal de malha de 125 μm.

Para a determinação da granulometria de pós, segundo a "Farmacopeia Brasileira", 6ª edição, deve-se seguir o seguinte procedimento:

A granulometria é determinada com o auxílio de tamises de diferentes tamanhos e acoplados sequencialmente, operados por dispositivo mecânico. Esse tipo de dispositivo reproduz os movimentos de agitação horizontal e vertical da operação manual, através da ação mecânica uniforme. Para utilizar esse dispositivo, deve-se proceder da seguinte forma:

- Separar, pelo menos, quatro tamises que estejam descritos na Tabela 13.1, de acordo com as características da amostra. Montar o conjunto com o tamis de maior abertura sobre o de abertura menor. Colocar o conjunto sobre o receptor de tamises, responsável pela agitação mecânica.

- Pesar cerca de 25 g da amostra (dependendo da natureza do material, densidade do pó ou grânulo e do diâmetro dos tamises a serem utilizados). Transferir a amostra para o tamis superior, distribuindo uniformemente o pó. Tampar o conjunto.
- Acionar o aparelho, por cerca de 15 minutos, com vibração adequada. Após o término desse tempo, utilizando um pincel adequado, remover toda a amostra retida na superfície superior de cada malha para um papel impermeável, e pesar o pó. Pesar também o pó retido no coletor.
- Calcular o percentual retido em cada tamis, utilizando o seguinte cálculo: *% retida pelo tamis* = P1/P2.100; onde: P1 = peso da amostra retida em cada tamis (em gramas); P2 = soma dos pesos retidos em cada tamis e no coletor (em gramas).

Tabela 13.1
Abertura de malha dos tamises.

Número do tamis (ABNT/ASTM)	*Orifício do tamis*
2	9,5 mm
3,5	5,6 mm
4	4,75 mm
8	2,36 mm
10	2 mm
20	850 μm
30	600 μm
40	425 μm
50	300 μm
60	250 μm
70	212 μm
80	180 μm
100	150 μm
120	125 μm
200	75 μm
230	63 μm
270	53 μm
325	45 μm
400	38 μm
500	25 μm
635	20 μm

Fonte: BRASIL. Agência Nacional de Vigilância Sanitária (Anvisa). *Farmacopeia Brasileira.* 6. ed. Brasília, 2019.

O número do tamis corresponde à classificação da Associação Brasileira de Normas Técnicas – ABNT (1984), ISO 3310-1:2000.

Mistura de pós

Mistura é uma operação que tem como objetivo tornar o mais homogênea possível uma associação de vários produtos sólidos. Tem-se como resultado um material (mistura) em que a cada fração ou dose, coletada ao acaso, contém os mesmos componentes nas mesmas proporções que a preparação total.

A operação de mistura, entre dois ou mais componentes, estará completa quando a composição em qualquer ponto do recipiente for igual à composição total da amostra.

Existem três mecanismos principais de mistura de pós:

- **Mistura por convecção:** ocorre por inversão de uma camada de material sob ação dos aparatos de mistura (lâmina, pá etc.).
- **Mistura por cisalhamento:** gradientes de velocidade dentro do leito pulvéreo fazem com que uma camada deslize sobre a outra.
- **Mistura por difusão (ou dispersão):** as partículas individuais migram através do leito dilatado de pó (onde a capacidade de fluidez e dilatação depende da força de coesão das partículas), resultando em uma mistura aleatória.

Com relação ao comportamento da mistura, são observados três tipos de misturas:

- **Misturas positivas:** resultam da combinação de materiais como líquidos miscíveis, que se misturam espontaneamente.
- **Misturas negativas:** são misturas em que se observa uma tendência à separação dos componentes.
- **Misturas neutras:** são preparações de comportamento estável.

A mistura e a incorporação de pós às formulações podem ser realizadas de diferentes maneiras, de acordo com os materiais envolvidos e a finalidade das preparações. Destacam-se a seguir alguns aspectos importantes, como:

- **Diluição geométrica:** indicada para os casos em que os pós que compõem a formulação tenham quantidades muito desiguais ou ainda sejam da mesma cor, dificultando a visualização da mistura. Segundo a técnica da diluição geométrica, deve-se adicionar o pó de menor quantidade a uma quantidade aproximadamente igual do outro constituinte sólido, misturando-se até homogeneização. Em seguida, adiciona-se o próximo componente em volume também igual a esse resultante, homogeneizando-se novamente a mistura; procede-se assim, sucessivamente, até alcançar o final da preparação.

- **Diluições decimais, centesimais e milesimais:** para drogas muito potentes (p. ex., digitalina), adiciona-se um diluente (p. ex., a lactose) e, com ajuda de um corante, pode-se visualizar a homogeneidade da mistura; inicia-se colocando o princípio ativo em mistura com o corante, adicionando-se, a seguir, quantidades crescentes do diluente, conforme descrito para a diluição geométrica.
- **Levigação:** utilizada para evitar a formação de "grumos" e promover melhor pulverização ou homogeneização da mistura de um componente em quantidade muito pequena a ser incorporado em determinada preparação. Representa a formação de uma suspensão – ou pasta – do pó em um dos componentes líquidos da formulação, denominado agente de levigação, e, em seguida, sua adição aos demais componentes, por espatulação ou homogeneização em gral. Como agentes de levigação mais utilizados podem ser citados a glicerina e o óleo mineral.
- **Misturas eutéticas:** deve-se evitar a mistura de substâncias que, em contato, formem misturas eutéticas e se liquefaçam como ocorre na associação de cânfora com salicilato de fenila, e misturas entre si de compostos como o mentol, o fenol, a cânfora, o timol, a aspirina etc. A incorporação de sólidos absorventes, como carbonato de cálcio, carbonato de magnésio, óxido de magnésio, fosfato tricálcico, lactose, pó de alcaçuz etc., reduz a possibilidade de instabilizar a preparação.
- **Adição de fases líquidas:** a adição de essências, tinturas, extratos vegetais etc., deve ser realizada inicialmente sobre pós com maior capacidade de adsorção, como pela trituração com carbonato de cálcio, caulim etc., e, em seguida, adicionados ao restante da formulação.
- **Utilização do gral de porcelana:** a trituração e a mistura dos pós trazem como inconveniente a possibilidade de adsorção dos componentes nas paredes porosas do gral, o que pode ser evitado pelo uso do gral de vidro.
- **Misturadores mecânicos:** misturas de pós em grandes quantidades podem ser realizadas em misturadores mecânicos, rotativos. São classificados conforme sua geometria, sendo os mais usados em escala industrial o misturador em "V", que possui formato de dois troncos de cone unidos pela base maior, com rotação pelo eixo horizontal, e o misturador tipo "Bin".

O misturador em V (Figura 13.3) ainda é amplamente utilizado nas indústrias e apresenta desenho bastante simples. Consiste em um recipiente formado por dois cilindros unidos em formato de V, com um eixo central, e, ao girar, divide o pó em duas partes, que se juntam novamente conforme o eixo gira. É de fácil operação de carga e descarga e de fácil limpeza.

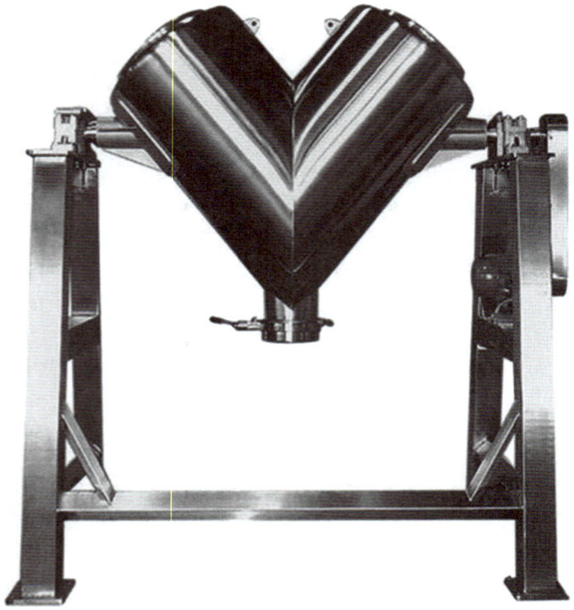

Figura 13.3. Misturador em V.
Fonte: Cortesia de Servolift.

Já os recipientes intermediários para granel (IBC – *Intermediate bulk containers*) – Bins, possuem a tecnologia IBC, que consiste na instalação de uma coluna fixa para mistura, onde se acoplam diferentes recipientes (bins). Apresentam a vantagem de uma excelente capacidade de mistura e, sobretudo, versatilidade, pois podem ser utilizados para mistura, armazenagem e alimentação da máquina de compressão.

Vários tamanhos de bins podem ser acoplados à mesma coluna para mistura, de acordo com o tamanho do lote do produto, otimizando a ocupação do recipiente. O mesmo bin pode ser usado desde a pesagem, quando se dispensam as matérias-primas de grande quantidade diretamente sobre ele, depois acoplado à coluna para realização da mistura e, em seguida, desacoplado e transportado para outra sala, a fim de alimentar a máquina de compressão. Assim, não há necessidade de transferência dos pós de um recipiente para outro nesse processo, evitando perdas. Na limpeza, o bin pode ser transportado para uma sala de lavagem, desocupando a sala de mistura, para que receba outro bin e outro lote possa ser processado.

Reações explosivas podem resultar da trituração e mistura de alguns sólidos, por exemplo, ao misturar algumas substâncias oxidantes com outras redutoras. Entre as substâncias oxidantes e redutoras que produzem reações explosivas, citam-se os redutores açúcar, carvão, ferro em pó, hipofosfitos, sulfuratos, taninos, em presença de clorato de potássio, oxidante; açúcar, enxofre ou glicerol em presença de nitrato de potássio; sulfuretos em presença de permanganato de potássio; hipofosfitos em presença de dicromato de potássio etc. Nesses casos, os constituintes devem ser pulverizados separadamente e misturados cuidadosamente, por espatulação, empregando espátula de osso, após tamisação em malhas de musselina.

Deve-se ressaltar que a redução do tamanho das partículas promove o aumento considerável da área superficial apresentada pela mesma massa do sólido. Isto, além de facilitar reações que podem provocar degradações químicas, por exemplo, a oxidação, modifica suas "propriedades organolépticas". Serão acentuados, assim, o sabor e o odor do produto. Com relação à cor, o fenômeno é complexo, pois, embora a aparência seja de clareamento no produto finamente pulverizado, sua capacidade pigmentadora ou colorizante do produto onde foi adicionado pode ser aumentada pela ocorrência de maior área de contato existente.

Cuidados especiais devem ser observados durante os processos de pulverização e mistura de pós, ainda mais rígidos nos casos de princípios ativos potentes e que apresentam ação terapêutica e tóxica. Deve-se evitar a ingestão das partículas por inalação, treinando os operadores para o uso de máscaras adequadas e filtros de ar, capazes de reter partículas de todos os tamanhos, especialmente as mais finas, pois estas podem depositar-se nas partes profundas das vias respiratórias, provocando diversos problemas de saúde ao operador. Do mesmo modo, as salas devem ser providas de exaustão e operar preferencialmente em pressão negativa, a fim de evitar o acúmulo de pós em suspensão no ar. As partículas devem ser retidas em um sistema de filtração, evitando-se sua eliminação ao meio ambiente.

Preparação dos granulados

Granulação é uma operação farmacêutica feita para aglomerar substâncias pulverizadas por meio da aplicação de pressão e/ou adição de aglutinantes. Os granulados destinam-se a serem ingeridos como tal ou previamente dissolvidos em água, ou serem empregados nas operações de unitarização (p. ex., compressão e encapsulamento). Por isso, encerram, normalmente, diferentes substâncias corretivas de sabor, como aromatizantes, misturas efervescentes e açúcares.

A granulação tem por objetivo transformar pós (na forma cristalina ou amorfa) em agregados sólidos (granulados):

- Diminuindo o potencial de segregação da mistura de pós, favorecendo a uniformidade de conteúdo.
- Otimizando as propriedades de fluxo, de modo a favorecer a uniformidade de peso e a operação de envase/embalagem.
- Melhorando as características de compactação, a fim de obter comprimidos com melhor dureza e menor friabilidade.
- Reduzindo a formação de poeiras que podem ocasionar perdas de teor de princípio ativo e contaminação da área e do operador com princípios ativos potentes.
- Aumentando a densidade dos pós, a fim de favorecer o escoamento e ocupar menor espaço de embalagem.
- Sendo passíveis de receber um revestimento protetor.

A preparação dos granulados pode ser realizada basicamente por três maneiras: granulação úmida, granulação seca ou fusão (*melt granulation).*

Características físicas de pós e granulados

Além da definição do tamanho das partículas sólidas, é muito importante a caracterização dos pós e granulados quanto aos aspectos reológicos e ao volume ocupado por unidade de massa. Estes parâmetros são particularmente importantes, tendo em vista os processos industriais de produção, que exigem constância e rapidez nas operações, a fim de manter o ritmo de equipamentos industriais.

Ângulo de repouso é uma determinação que visa evidenciar propriedades de escoamento das partículas sólidas. O escoamento uniforme da mistura de pós garante o perfeito funcionamento de máquinas de enchimento e embalagem de pós e granulados, por exemplo, evitando-se a interrupção do processo. A melhora na fluidez pode ser obtida nos casos em que os produtos sólidos não apresentam boas propriedades reológicas, pela adição de agentes lubrificantes, que favorecem o deslizamento das partículas.

Denomina-se "ângulo de repouso"[1] o ângulo da base do cone formado pelo escoamento livre de uma certa quantidade de material sólido sobre uma superfície lisa (mesa, bancada etc.). Esse ângulo depende, portanto, da força de fricção entre

[1] Ver também Capítulo 5 – Pré-Formulação.

as partículas do pó ou granulado e se exprime pela equação $\mu = \text{tg } \alpha = h/r$, que define o coeficiente de fricção μ.

A execução do experimento pode ser realizada fazendo-se escoar, de uma altura determinada, a partir de um funil, quantidade determinada de pó ou granulado. Medindo-se a altura do cone formado (h) e o raio da base desse cone (r), calcula-se o valor da tangente desse ângulo (coeficiente de fricção) e, em seguida, o valor do ângulo (Figura 13.4). Quanto pior o escoamento, mais alto será o cone formado, significando maior aderência entre as partículas e, consequentemente, maior o valor do ângulo de repouso. Para valores de ângulo de repouso menores que 30°, o escoamento é considerado excelente; até 40° aceitável, e acima desse valor, fluxo deficiente. Contudo, com ângulos de repouso muito baixos, os pós provavelmente são muito pouco aderentes. Recomenda-se a realização de um número relativamente grande de experimentos, pelo menos de 10 a 20 repetições, a fim de que os resultados médios sejam estatisticamente representativos.

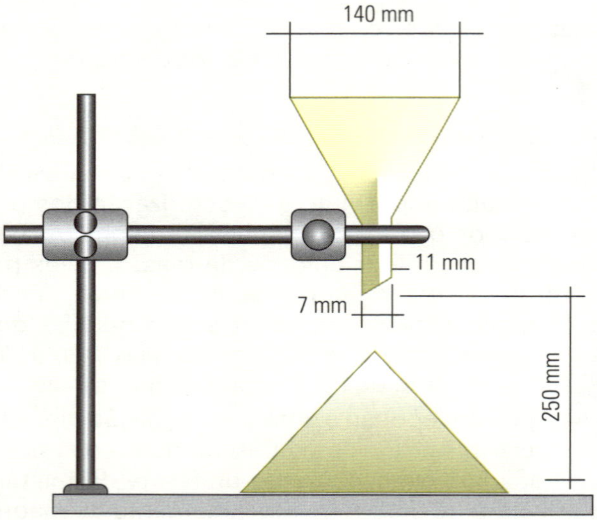

Figura 13.4. Esquema do equipamento de ângulo de repouso.

Fonte: Adaptada de Aulton, Delineamento de Formas Farmacêuticas, 4. ed., 2016.

Os valores de ângulo de repouso variam em função do tamanho das partículas. De modo geral, em certo intervalo, há aumento no valor do ângulo de repouso de uma mesma substância pela diminuição do tamanho da partícula. A definição da tenuidade das partículas e do tipo e quantidade de agentes lubrificantes capazes de melhorar a reologia dos pós e granulados são, porém, observações que devem ser realizadas para cada caso especial, não se podendo generalizar o comportamento das substâncias, que interagirão diferentemente, em função de suas características individuais.

Densidade aparente e densidade compactada

De acordo com a "Farmacopeia Americana", a densidade aparente é determinada pela medida do volume (Vo) de uma amostra de massa conhecida (m) de pó previamente tamisado para um cilindro graduado (Método I) ou através de um aparato medidor de volume para um copo (densidade aparente = m/Vo).

A densidade compactada é determinada batendo mecanicamente o cilindro medidor contendo a amostra de pó. Após observar o volume inicial, o cilindro é batido mecanicamente e as leituras de volume são tomadas até que se note mínima mudança de volume. As batidas se dão levantando o cilindro e deixando-o cair com seu próprio peso, com distância especificada. Podem ser usados dois métodos diferentes de acordo com a Farmacopeia Americana. Aparelhos que giram o cilindro podem ser preferíveis para minimizar qualquer separação possível da massa durante as batidas.

Densidade compactada = m/vf, sendo m = massa e vf = volume final do pó após o teste. A Figura 13.5 mostra um equipamento para determinação de densidade compactada.

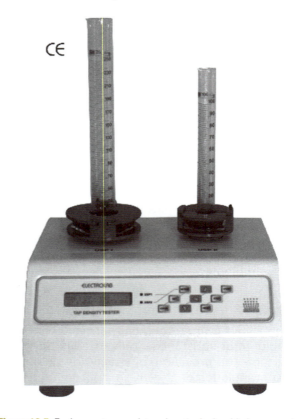

Figura 13.5. Equipamento para determinação de densidade compactada.

Fonte: Cortesia de Electrolab Group.

Por meio das determinações dos valores de densidade aparente e densidade compactada é possível avaliar o índice de Carr e o fator de Hausner, que correlacionam esses valores com as propriedades de fluxo dos pós.

Índice de Carr (IC%)

Método simples para avaliar indiretamente as propriedades de fluxo de pós: IC = $(\rho c - \rho a/\rho c) \times 100$ (USP, 2006) (Tabela 13.2).

Tabela 13.2
Classificação de fluxo de acordo com o índice de Carr.

Índice de Carr	*Fluxo*
1 a 10	Excelente
11 a 15	Bom
16 a 20	Regular
21 a 25	Passável
26 a 31	Ruim
32 a 37	Muito ruim

Fator de Hausner (FH)

Também usado para avaliar indiretamente as propriedades de fluxo de pós, calculada por: FH = $\rho c/\rho a$ (USP, 2006) (Tabela 13.3).

Tabela 13.3
Classificação de fluxo de acordo com o fator de Hausner.

Fator de Hausner	*Fluxo*
1,00 a 1,11	Excelente
1,12 a 1,18	Bom
1,19 a 1,25	Regular
1,26 a 1,35	Baixo
1,35 a 1,45	Baixo (pós coesivos)
> 1,45	Muito ruim

Liofilização[2]

Aqui, a secagem do material ocorre pela sublimação da água, ou seja, na passagem direta da água do estado sólido (obtido pelo congelamento) para o estado de vapor ou estado gasoso, em pressão reduzida a vácuo. O processo, também denominado criodessecação, é conhecido como *freeze-drying*.

Entre as principais vantagens da liofilização destacam-se:

- Ausência de temperaturas elevadas, fator de risco para degradação dos princípios ativos.
- Ausência de oxigênio, em função da condução do processo sob vácuo, o que elimina as reações de oxidação.
- Alta estabilidade do produto frente às reações de hidrólise, em virtude da ausência total de umidade.
- Manutenção da estrutura molecular do material liofilizado, permitindo sua reconstituição.
- Permite a manipulação de materiais de origem biológica, promovendo a inibição do crescimento de microrganismos, reações enzimáticas, degradações proteicas e reações de coagulação, que dificultam os trabalhos de preparação e conservação de produtos orgânicos, como soros, plasma, globulinas, vírus, vacinas, antibióticos, tecidos humanos etc.
- Facilidade na reconstituição do sólido, quando em presença de veículo adequado, por sua avidez por fases líquidas.
- Possibilidade de preparação de sólidos estéreis, a serem dissolvidos ou ressuspendidos no momento da utilização, favorecendo a preparação e a conservação de formulações extemporâneas de injetáveis.
- Manutenção e preservação do produto por períodos prolongados de tempo, desde que armazenados adequadamente.

Em contrapartida, por ser um processo caro, demorado e complexo, a liofilização somente é indicada para aplicações muito específicas e geralmente em produtos de alto valor agregado, por exemplo, para princípios ativos injetáveis instáveis na forma líquida.

Esterilização de pós e granulados

Destina-se à destruição de microrganismos, patogênicos e não patogênicos, segundo os níveis e as necessidades especificadas para produtos de administração parenteral, de via oral ou tópica. Pode ser realizada por processos que envolvem aquecimento (calor úmido ou calor seco) ou não, para os casos em que há degradação pela exposição ao calor.

Sólidos como o caulim, o óxido de magnésio ou de zinco e o talco resistem à esterilização realizada a seco, pela exposição à temperatura de 140 °C durante 4 horas ou a 150 °C durante 1 hora. Para fármacos que se alteram por esse processo, em que as temperaturas são mais elevadas, como a sulfanilamida, pode-se acondicionar o pó em um tubo cilíndrico com as duas extremidades vedadas por algodão e levado à autoclave (calor úmido) a 121 °C, e assim mantidos durante 30 minutos.

[2] Ver também Capítulo 16 – Liofilização.

Considerando-se o processamento de sólidos, na forma de pós ou granulados, pode-se lançar mão de outros métodos para a esterilização, como a exposição a raios infravermelhos (lembrando que essa exposição provoca aquecimento a cerca de 180 °C), além de outros métodos que não provocam o aquecimento, como radiações eletromagnéticas, do tipo ultravioleta, ondas curtas e ultrassom (não ionizante) e raios X, raios (raios gama) e radiações catódicas (radiações ionizantes). A esterilização pode ocorrer ainda pela exposição a substâncias em estado gasoso, como o formaldeído, o óxido de etileno, o ozônio etc.

Acondicionamento e embalagem de pós e granulados

Pós e granulados podem ser dispensados a granel ou subdivididos em doses individualizadas. Em todos os casos deverá haver a preocupação com a proteção contra presença de umidade, luz e calor.

Frascos

Pós a granel podem ser acondicionados em frascos de vidro, potes plásticos PEAD ou PET, para fracionamento no uso pelo paciente, com acessórios como colheres, ou ainda serem dissolvidos ou dispersos em água (chamadas soluções ou suspensões extemporâneas). Quando se destinam ao uso interno (via oral), deverá haver indicação da posologia em colheres ou fornecer uma "colher medidora", geralmente de plástico. Os frascos devem ser bem cheios e fechados, para melhor proteção contra o contato com partículas do ambiente, influência do oxigênio, dióxido de carbono, luz, umidade etc.

Materiais de escolha para frascos

- **Vidro**: apresenta a vantagem de ser impermeável à umidade e ao oxigênio. Odores e umidade não atravessam o material, tornando-o a escolha certa para armazenamentos de materiais higroscópicos e instáveis.
- **PEAD (polietileno de alta densidade)**: termoplástico, reciclável, inquebrável, resistente a baixas temperaturas e leve. Apresenta a desvantagem de possuir relativa permeabilidade à umidade, ao oxigênio e aos odores.
- **PET (polietileno tereftalato)**: apresenta excelente resistência ao impacto, entretanto não oferece boa proteção à umidade.

Sachês

Para doses individualizadas, pós e granulados podem ser acondicionados na forma de sachês. O acondicionamento ocorre em processo chamado envelopamento, em máquinas que dobram e selam o laminado para formar o sachê. O fracionamento é controlado por peso do conteúdo. Há possibilidade de realizar o fracionamento e o acondicionamento de forma manual, utilizando sachês pré-formados, onde um dos lados permanece aberto para receber o material. A selagem deste lado é feita em seladoras manuais.

Papéis medicamentosos

Formas de apresentação individualizada de pós, obtidas pelo invólucro de modo adequado em papel impermeável (papel manteiga) de quantidades exatamente pesadas da mistura preparada. A prescrição médica poderá descrever a quantidade total do medicamento na forma de pó a ser subdividida por certo número de papéis ou a quantidade individual do pó a ser incluído no papel, seguida do número total de papéis iguais a serem preparados. Os papéis, por sua vez, serão embalados em caixas de papelão e rotulados, descrevendo as indicações e demais especificações do produto. A Figura 13.6 mostra o esquema de dobradura dos papéis.

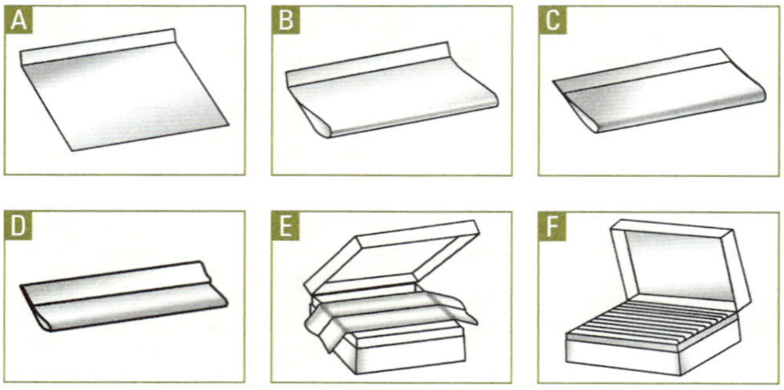

Figura 13.6. Esquema de dobradura de papéis para embalagem de pós e granulados.

Fonte: Adaptada de ALLEN, L.J. *Remington*: The Science and Practice of Pharmacy. 22. ed. London: Pharmaceutical Press, 2012.

Formulações de pós e granulados

Contêm algumas categorias de excipientes, que cedem suas características e funcionalidades às formulações. No Quadro 13.1 são mostradas as categorias de acordo com normas da Anvisa e dos Guias internacionais (ICH – International Conference of Harmonization).

Quadro 13.1 Categoria e exemplos de excipientes em granulados e pós.		
Categoria de excipiente (funcionalidade)	*Exemplos*	*Nível típico de uso*
Diluente (*Filler*): material para a formação da forma farmacêutica	Celulose, lactose, amido, fosfato de cálcio, sacarose, manitol	q.s.p. 100% da formulação – geralmente usado como item compensador de correção do teor do princípio ativo
Desintegrante	Amido, amido parcialmente pré-gelatinizado, amido glicolato de sódio, croscarmelose sódica, crosspovidona	De 1 a 5%, geralmente
Lubrificante	Estearato de magnésio, ácido esteárico pulverizado, estearil fumarato de sódio, gliceril behenato	De 0,5 a 3%, geralmente
Deslizante	Dióxido de silício	De 0,5 a 2%, geralmente
Aglutinante	Amido (na forma de pasta de amido, amido pré-gelatinizado), povidona, gelatina, hidroxipropilcelulose, hidropropiletilcelulose, alginatos, copovidona (usada também em granulação seca)	Variável
Corantes	Óxidos de ferro, lacas de alumínio, corantes solúveis e corantes naturais	q.s.p. obtenção da cor desejada (observando cuidados nos níveis seguros de uso)
Edulcorantes	Sacarina sódica, ciclamato sódico, acessulfame, sucralose	q.s.p. obtenção do sabor desejado (observando cuidados nos níveis seguros de uso)
Aromatizantes/Flavorizantes	Formulados por fabricantes, com características especificas	q.s.p. obtenção do sabor desejado (observando cuidados nos níveis seguros de uso)

Pós efervescentes

Efervescência destina-se a proporcionar um paladar agradável. Os produtos podem ser constituídos de princípio ativo, sacarose e mistura efervescente composta por bicarbonato de sódio e um ácido orgânico, dessecados, presentes em proporções moleculares adequadas à reação de neutralização. Deverão ser preparados em ambiente de rígida ausência de umidade.

Cápsulas gelatinosas

Cápsulas são formas farmacêuticas sólidas bastante versáteis, normalmente compostas de um invólucro de gelatina e classificadas em dois tipos principais: cápsulas gelatinosas duras e cápsulas gelatinosas moles.

As cápsulas apresentam relativamente boa estabilidade físico-química (dependendo da cinética de degradação dos insumos farmacêuticos ativos), são atraentes sob o ponto de vista mercadológico e, comparativamente aos comprimidos, também apresentam precisão de dose terapêutica e fácil administração pela conveniência na deglutição.

Deve-se evitar o conceito de liberação modificada para cápsulas, embora muito se tenha estudado sobre o tema, pois o mecanismo utilizado é o próprio mecanismo de envelhecimento do colágeno da gelatina, o *crosslinking* (reação que ocorre em cadeias poliméricas interligadas por ligações covalentes, em um processo conhecido como ligações cruzadas entre moléculas lineares, produzindo polímeros tridimensionais com alto peso molecular), que em si é incontrolável, tornando-se imprevisível o que acontecerá no caso de uma cápsula de liberação modificada, principalmente em relação a sua estabilidade de prateleira.

Além da gelatina para fabricação de cápsulas, também podem ser utilizados amidos modificados quimicamente (dextrinas, amidos eterificados e esterificados) e modificados fisicamente (amidos pré-gelatinizados), mas nenhum comparável à mesma resistência das gelatinas.

Cápsulas gelatinosas duras

Características

Cápsula dura em si é um insumo utilizado na fabricação de medicamentos nessa forma farmacêutica. É obtida a partir de uma suspensão de gelatina, água purificada, pigmentos, opacificantes (se aplicável) e conservantes. Apresenta uma umidade residual e característica de aproximadamente 10%. A fabricação desse insumo é feita através do banho dos ferramentais da máquina de fabricação de cápsulas (pinos metálicos, correspondentes a cada uma das duas partes da cápsula) em uma suspensão formulada de gelatina. A gelatina pode ser de origem vegetal (hidroximetilpropilcelulose e goma de tapioca), bovina, suína, e a partir de peixes, sendo a de origem bovina a mais comum. Os pinos cobertos pela película da suspensão de gelatina são secos e a cápsula formada é solta e cortada. As duas partes são conectadas e estão prontas para serem comercializadas. Normalmente, as duas partes da cápsula são apenas encaixadas para o fechamento, não conferindo nenhum tipo de hermeticidade. Em alguns casos, o fechamento pode ser feito através de elemento que funciona como uma liga ou cola, podendo ser utilizado simplesmente água ou fusão em pequena área restrita da própria gelatina. Há necessidade de equipamentos especiais e exclusivos para esse tipo de processo.

As gelatinas são classificadas em Bloom, que é um teste para medir a força de um gel ou gelatina. O teste foi originalmente desenvolvido por Oscar T. Bloom, e determina o peso em gramas necessário para um êmbolo especificado (normalmente com um diâmetro de 0,5 polegada), para deprimir a superfície de um gel em 4 mm sem quebrá-lo a uma temperatura especificada. O número de gramas é chamado de valor Bloom, e a maioria das gelatinas está entre 30 e 300 g de Bloom. Quanto mais alto o valor de Bloom, maior os pontos de fusão e gelificação de um gel e menores os tempos de gelificação (Tabela 13.4). Para realizar o teste de Bloom em gelatina, uma solução de gelatina a 6,67% é mantida por 17 a 18 horas a 10 °C antes de ser testada.

Tabela 13.4
Classificação das gelatinas.

Classificação da gelatina	*Bloom*	*Peso molecular médio*
Baixo Bloom	50 a 125	20.000 a 25.000
Médio Bloom	175 a 225	40.000 a 50.000
Alto Bloom	225a 325	50.000a 100.000

As máquinas encapsuladoras abrem, enchem o conteúdo formulado com precisão e fecham as cápsulas.

A forma farmacêutica é formada externamente pela cápsula gelatinosa dura e internamente por uma mistura simples de pós, pós compactados e/ou comprimidos, ou *pellets*. Há cápsulas duras que apresentam conteúdo líquido, mas sempre líquidos oleosos, nunca aquosos.

Adjuvantes

Utilizam-se, normalmente, os mesmos adjuvantes empregados para a forma farmacêutica comprimido. Os adjuvantes mais comuns são: celulose microcristalina (diluente), lactose (diluente), amido (diluente ou aglutinante), fosfato de cálcio (diluente), amido glicolato de sódio (desintegrante), croscarmelose sódica (desintegrante), estearato de magnésio ou ácido esteárico (lubrificantes), dióxido de silício coloidal (agente de fluxo ou adsorvente).

Vantagens:

- São fáceis de engolir.
- Em algumas situações, o processo é mais rápido do que o de produção de comprimidos (menos operações unitárias).
- Em alguns casos (mistura simples de pós), apresenta menos interações entre os componentes do produto do que o que ocorre com os comprimidos, melhorando a estabilidade de algumas substâncias ativas.
- Permitem gravação (p. ex., nome) e podem ter cores variadas, facilitando a identificação.
- Processos menos estressantes para os insumos farmacêuticos ativos.

Desvantagens:

- Não são fracionáveis.
- Grande parte são violáveis, mas há aquelas em que a abertura só pode ser feita com sua destruição.
- São desaconselháveis para substâncias ativas higroscópicas (umidade residual da cápsula em aproximadamente 10 a 12%).

Desenvolvimento de formulações dos medicamentos

- Como em todo desenvolvimento, o primeiro passo é uma análise de riscos do insumo farmacêutico ativo que se deseja formular em cápsulas.
- Deve-se realizar pesquisa bibliográfica da cinética de degradação dos insumos farmacêuticos ativos para a definição racional de quais excipientes utilizar, sempre com o objetivo de inibir ou mitigar os riscos de potencial instabilidade dos insumos farmacêuticos ativos.
- Devem-se definir os adjuvantes necessários, conforme a cinética de degradação dos insumos farmacêuticos ativos (que não a estimule e se possível que a mitigue ou iniba), os desempenhos desejados para o produto (desintegração, dissolução) e o desempenho de processo, como a capacidade do processo de encapsulamento (fluidez do pó), compactação (se aplicável), variação de peso médio, gerenciamento de adsorção e biodisponibilidade.
- Há diferentes tamanhos de cápsulas gelatinosas duras que variam de acordo com o volume desejado de pós, dependendo de sua densidade aparente (Tabela 13.5).

Tabela 13.5 Tamanho padrão das cápsulas gelatinosas duras.		
Tamanho de cápsula	*Volume (mL)*	*Peso médio de enchimento* (mg)*
000	1,37	> 1.000
00	0,95	500 a 1.000
0	0,68	400 a 500
1	0,50	350 a 400
2	0,37	250 a 300
3	0,30	200 a 300
4	0,21	126 a 252

*Podem ocorrer variações, dependendo das características dos pós.

Etapas da produção de medicamentos em cápsulas

Apresentam, normalmente, menos operações unitárias do que os comprimidos.

Processo 1 (mistura simples de pós):

- mistura de pós em misturador (misturador V, misturador duplo cone, misturador por bins etc.);
- encapsulamento (encapsuladora manual, semiautomática ou automática);
- embalagem primária (blíster, frascos);
- embalagem secundária.

Processo 2 (compactação):

- mistura de pós em misturador com agente aglutinante em pó, por exemplo, povidona (misturador V, misturador duplo cone, misturador por bins etc.);
- compactação em compactador ou compressão à baixa dureza;
- calibração dos pós (moinho cônico, rotativo ou oscilante);
- encapsulamento (encapsuladora manual, semiautomática ou automática);
- embalagem primária (blíster, frascos);
- embalagem secundária.

Processo 3 (comprimidos):

- fabricação de um comprimido em suas várias etapas (comprimidos pequenos que possam ser introduzidos nas cápsulas);
- paralelamente mistura de pós em misturador (misturador V, misturador duplo cone, misturador por bins etc.);
- encapsulamento do comprimido mais a mistura de pós (encapsuladora manual, semiautomática ou automática);
- embalagem primária (blíster, frascos);
- embalagem secundária.

A Figura 13.7 mostra uma encapsuladora para cápsulas gelatinosas duras, a Figura 13.8 a estação de trabalho e as Figuras 13.9, 13.10 e 13.11 detalhes da encapsuladora.

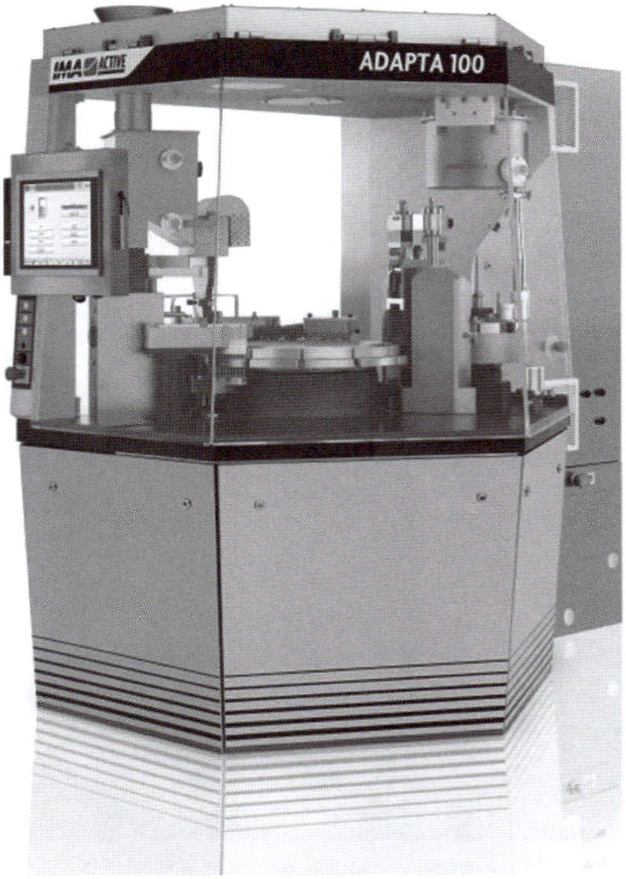

Figura 13.7. Encapsuladora para cápsulas gelatinosas duras.
Fonte: Cortesia de IMA.

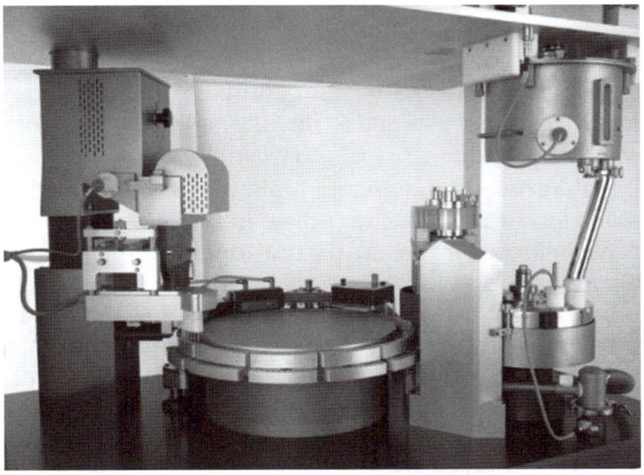

Figura 13.8. Estação de trabalho da encapsuladora.
Fonte: Cortesia de IMA.

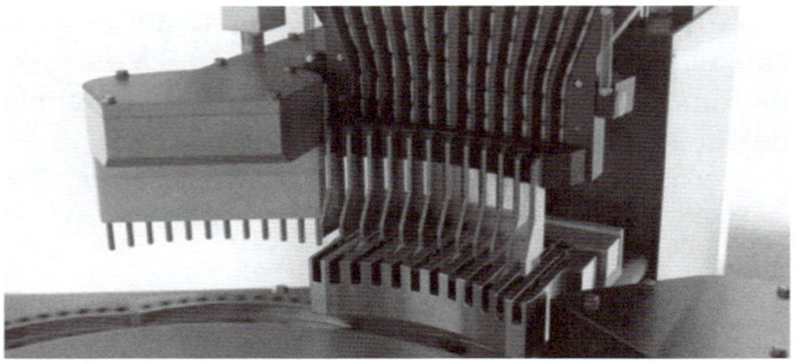

Figura 13.9. Alimentação de cápsulas duras vazias da encapsuladora.
Fonte: Cortesia de IMA.

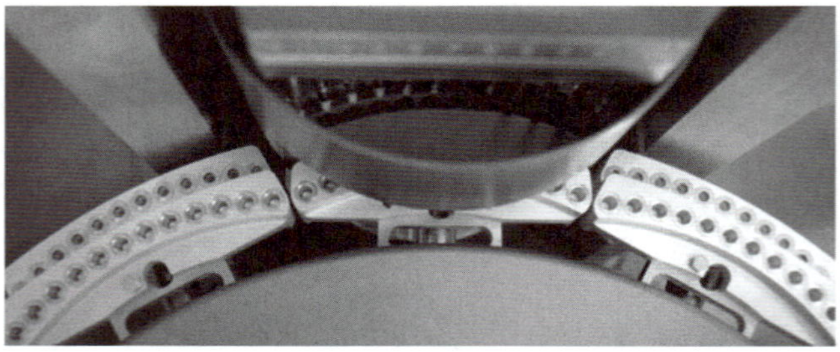

Figura 13.10. Dosagem de pós.
Fonte: Cortesia de IMA.

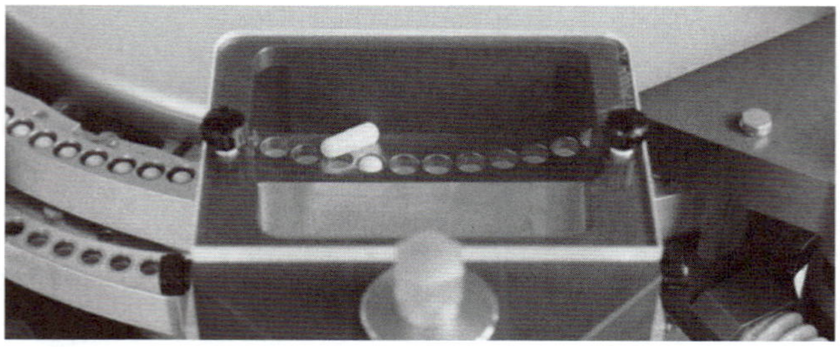

Figura 13.11. Expulsão da cápsula cheia.
Fonte: Cortesia de IMA.

Controle de qualidade

Deve ser feito conforme monografias oficiais, sendo os testes típicos mais comuns: teor, desintegração, peso médio de conteúdo, uniformidade de dose, dissolução, desintegração e controle microbiológico.

Observações: o ensaio mais crítico para as cápsulas é a desintegração, pois a gelatina pode sofrer *crosslinking* (processo natural de envelhecimento do colágeno) e dificultar a liberação do conteúdo para o meio. O *crosslinking* ocorre em tempo de prateleira e o evento pode não ser identificado em lotes recém-fabricados. No caso da cápsula gelatinosa dura, pode não ser tão deletério, já que as duas partes da cápsula, em grande parte dos produtos, estão apenas encaixadas e não seladas. Caso a monografia não especifique, recomenda-se o uso de suco gástrico para o ensaio de desintegração.

Estudos de estabilidade de cápsulas gelatinosas duras

Cápsulas gelatinosas duras têm boa probabilidade de se manterem inalteradas em condições de estudos acelerados de estabilidade (40 °C ± 2 °C e 75% ± 5% UR), diferente das cápsulas gelatinosas moles, que são mais sensíveis à temperatura. No caso das cápsulas gelatinosas duras, deve-se ter atenção em condições de baixa umidade, em que a cápsula pode perder umidade residual e se tornar quebradiça, como cascas de ovos. O uso de sachês de sílica gel deve ser simulado durante os estudos de estabilidade.

Cápsulas gelatinosas moles

Características

Uma cápsula gelatinosa mole (também conhecida como cápsula mole) é uma cápsula sólida, mas flexível (invólucro externo), que envolve um centro líquido ou semissólido (conteúdo interno). Um insumo farmacêutico ativo pode ser incorporado no invólucro externo, no conteúdo interno ou em ambos, dependendo do objetivo.

As cápsulas gelatinosas moles podem ser de dois tipos: com veículos lipofílicos (óleo ou suspensão) ou hidrofílicos (soluções).

A maioria das cápsulas gelatinosas moles com veículo lipofílico (apenas óleo) é encapsulada usando uma gelatina de 150 Bloom, em que não há a necessidade de alta resistência. Quando são utilizados veículos hidrofílicos à base de polietilenoglicol (PEG), geralmente é necessária uma maior resistência e, portanto, deve-se utilizar uma gelatina de no mínimo 200 Bloom, o mesmo ocorrendo para suspensões lipofílicas com alta carga de sólidos.

Vantagens:

- São fáceis de engolir.
- São invioláveis.
- Muito atraentes sob o ponto de vista mercadológico para produtos MIPs (medicamentos isentos de prescrição).
- Possibilidade de vários formatos e cores.
- Podem ser utilizadas para outras vias de administração e não somente a oral, como retal e vaginal.
- Apresentam proteção a gases (melhor estabilidade de insumos; com cinéticas oxidativas de decomposição, como vitaminas).
- Os veículos lipofílicos funcionam como uma barreira protetora a degradações.
- Os veículos hidrofílicos proporcionam potencial de alta biodisponibilidade, muito adequado a analgésicos e anti-inflamatórios, em que o rápido efeito é um requisito desejável.

- Podem ser utilizadas também para produtos de uso tópico para unitarização das doses, muitas vezes utilizada também como recurso de marketing.

Desvantagens:

- Não são fracionáveis.
- O processo de fabricação é complexo, especializado e o investimento requerido é alto em infraestrutura fabril; esta é a razão que a maioria das indústrias farmacêuticas terceirizam a produção dessas formas farmacêuticas.
- Insumos suscetíveis podem sofrer hidrólise em veículos hidrofílicos.
- Limitação de adjuvantes compatíveis com a gelatina.

Cápsulas gelatinosas moles com veículo lipofílico

Adjuvantes

Base de gelatina (invólucro):

- Gelatina farmacêutica de médio Bloom.
- Conservantes (parabenos, ou outros conservantes lipossolúveis).
- Plastificantes (o mais comum é a glicerina, mas pode-se utilizar também o sorbitol *special* e outros polióis).
- Veículo (água purificada).

Conteúdo da cápsula:

- Insumos farmacêuticos ativos.
- Óleos vegetais (óleo de amendoim, óleo de girassol, óleo de soja, ácidos graxos de cadeia média etc.).
- Antioxidante (tocoferol livre).
- Pigmentos (óxidos de ferro, corantes, lacas).
- Opacificante (dióxido de titânio).
- Agente suspensor (lecitina de soja).
- Agente de consistência (ceras).
- Aromatizantes (devem-se evitar compostos contendo aldeídos, tais como aromas (vanilina ou cítricos), pois favorecem as reações de *crosslinking*).

Misturas oleosas

- **Tradicional:** óleo de soja com cera (4 a 10% p/p) e lecitina (2 a 4% p/p). A lecitina melhora o fluxo do material e fornece lubrificação durante o enchimento. Deve-se adicionar cera suficiente para obter uma boa suspensão, e evitar a formação de uma massa que não seja dispersível.
- **Óleo gelificado (p. ex., Geloil® SC):** um sistema pronto para uso, composto por óleo de soja, um agente de suspensão e um agente umectante. Simplifica o processo de fabricação e evita variabilidade lote a lote.

Glicerídeos

- Ácidos graxos de cadeia longa (p. ex., Gelucire® 33/01). Hidrofóbico com propriedades surfactantes.

Adjuvantes opcionais

- Água purificada ou álcool como solventes, no máximo até 10% p/p.
- Glicerina internamente, de 1 a 4%, para minimizar a migração de glicerina do invólucro para o conteúdo da cápsula, tornando-a "quebradiça" em virtude da perda do agente plastificante.
- Tensoativos derivados de sorbitano, como polissorbato 80 ou lecitina de soja.
- Para drogas hidrofóbicas dissolvidas ou dispersas em uma matriz oleosa, um tensoativo de HLB = 10 aumentará a dispersibilidade do produto em fluidos aquosos e também poderá melhorar a biodisponibilidade.

Desenvolvimento de formulações

- Como em todo desenvolvimento, o primeiro passo é uma análise de riscos do insumo farmacêutico ativo que se deseja formular em cápsulas.
- Deve-se realizar pesquisa bibliográfica da cinética de degradação do(s) insumo(s) farmacêutico(s) ativo(s).
- A utilização de veículos lipofílicos proporciona alto potencial de boa estabilidade ao produto, já que o insumo farmacêutico ativo (IFA) estará em suspensão, minimizando interações químicas.
- As suspensões lipofílicas podem acomodar cerca de 30% de sólidos antes que a viscosidade e o enchimento se tornem um problema durante o processo de encapsulação.
- As suspensões podem ser aquecidas até 35 °C para diminuir a viscosidade durante o processo e otimizar o enchimento das cápsulas.
- Os sólidos em suspensão devem ter menos de 80 mesh ou homogeneizar antes do enchimento, para evitar que as agulhas da encapsuladora entupam durante o enchimento.

Existe grande quantidade de formatos de cápsulas e diversas matrizes para encapsulação com capacidades diversas para acomodar o volume de suspensão oleosa ou solução hidrofílica, contendo os princípios ativos em suspensão ou solubilizados. A escolha dos formatos e das respectivas matrizes vai depender da dose desejada, considerando-se também a necessidade adequada dos excipientes.

Cápsulas gelatinosas moles com veículo hidrofílico

Adjuvantes

Base de gelatina (invólucro):

- Gelatina farmacêutica de médio Bloom (200 Bloom, normalmente).
- Conservantes (parabenos ou outros lipossolúveis).
- Plastificante (o mais recomendado é o sorbitol *special*, pois é um sorbitol com redução do potencial de cristalização, específico para cápsulas moles. O sorbitol não é solúvel em PEG e, portanto, não ocorre a migração dele para o conteúdo da cápsula, da maneira que ocorre com a glicerina). O sorbitol *special* nunca deve ser substituído pelo sorbitol comum.
- Veículo (água purificada).

Conteúdo da cápsula:

- Insumos farmacêuticos ativos.
- PEG 400 e 600.
- Água purificada.

Adjuvantes opcionais

- Água purificada ou álcool como solventes, no máximo até 10% p/p.
- Povidona K30 ou K90 como agente solubilizante, melhorando a estabilidade e inibindo a cristalização.
- PEG 800 a 1.000 para preenchimento de semissólidos.
- PEG 10.000 a 100.000 para preenchimentos de sólidos.

Desenvolvimento de formulações

- Como em todo desenvolvimento, o primeiro passo é uma análise de riscos do insumo farmacêutico ativo que se deseja formular em cápsulas.
- Deve-se realizar pesquisa bibliográfica da cinética de degradação dos insumos farmacêuticos ativos.
- Caso o insumo farmacêutico ativo (IFA) apresente cinética de degradação por oxidação, deve-se evitar a formulação de cápsulas gelatinosas moles com veículo hidrofílico, já que os veículos utilizados são derivados de PEG (polietilenoglicol) de baixo peso molecular (PEG 400 e PEG 600). Todo PEG contém resíduos oxidantes derivados da sua síntese e polimerização, podendo ser deletério para a estabilidade do produto.

Incompatibilidades

Aldeídos, metais e altas temperaturas (acima de 40 °C) devem ser evitados na formulação e na manipulação das cápsulas, pois podem ocasionar reticulação ou *crosslinking* (formação de película) da gelatina e fraca desintegração da cápsula de gelatina em água. Isso pode ser mitigado, em algumas situações, adicionando enzimas ao meio de dissolução (p. ex., pepsina).

Os fármacos sensíveis à água podem se degradar ou sofrer conversão polimórfica.

Os compostos (especialmente os de alta solubilidade em água) podem migrar do preenchimento para o invólucro ou ficar presos em uma matriz hidrofóbica, resultando em fraca dissolução e perda de biodisponibilidade.

Etapas da produção de cápsulas gelatinosas moles

O processo de matriz rotativa criado por Robert Pauli Scherer é a tecnologia ainda utilizada atualmente, que consiste em:

- Dois processos que ocorrem em paralelo: manipulação do gel ou base de gelatina, que formarão o invólucro, e a manipulação do enchimento, com exceção de óleos que são encapsulados diretamente.
- A base de gelatina fundida é descarregada delicadamente sobre dois tambores gelados, solidificando e formando as duas tiras de gelatina, uma de cada lado.
- As duas tiras de gelatina alimentam continuamente um conjunto de duas matrizes rotativas e formam simultaneamente as duas metades da cápsula.
- As tiras convergem adjacentes à uma bomba injetora do enchimento. A bomba mede e distribui precisamente o volume apropriado de enchimento nas cápsulas.
- As cápsulas já formadas e cheias são subsequentemente seladas à medida que o conjunto da matriz gira. Esse processo permite uniformidade de preenchimento de forma precisa e reprodutível.
- As cabeças da bomba estão disponíveis para pesos de preenchimento de várias capacidades e podem ser tão baixos quanto 100 mg. Para formas de dosagem oral, o peso de enchimento varia normalmente de 100 mg a cerca de 1 g.

As Figuras 13.12 e 13.13 mostram uma encapsuladora de cápsulas gelatinosas moles e a Figura 13.14 o detalhe das matrizes rotativas.

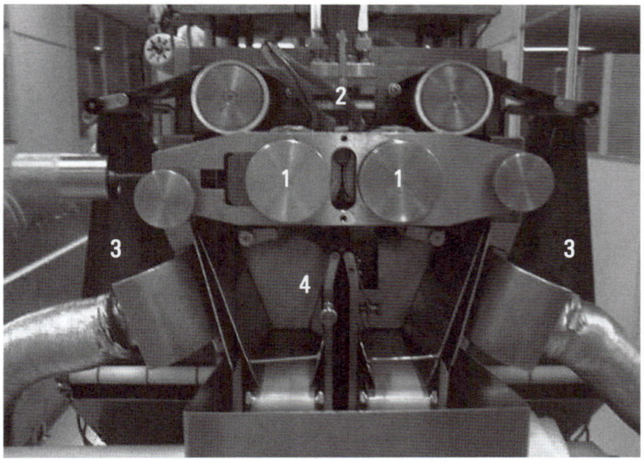

Figura 13.12. Encapsuladora de cápsulas gelatinosas moles – vista frontal. (1) Par de matrizes rotativas – formatos das cápsulas; (2) bomba – enchimento do conteúdo; (3) filme de gelatina; (4) saída das cápsulas cheias e sobra de rede de gelatina.

Fonte: Foto de Valéria Yugue.

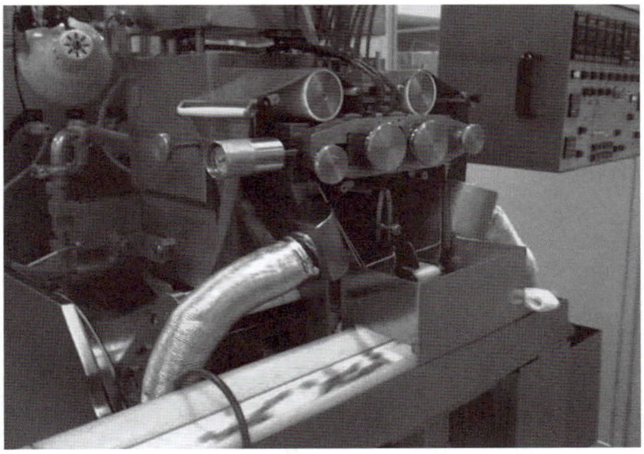

Figura 13.13. Encapsuladora de cápsulas gelatinosas moles – vista lateral.

Fonte: Foto de Valéria Yugue.

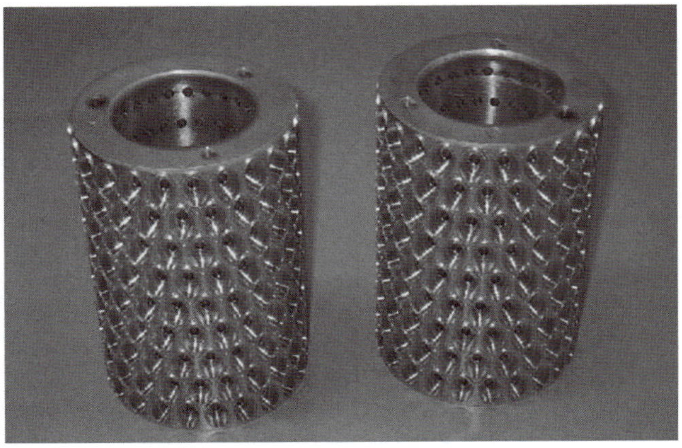

Figura 13.14. Par de matrizes rotativas.

Fonte: Foto de Valéria Yugue.

A Figura 13.15 mostra o esquema de produção de cápsulas gelatinosas na encapsuladora.

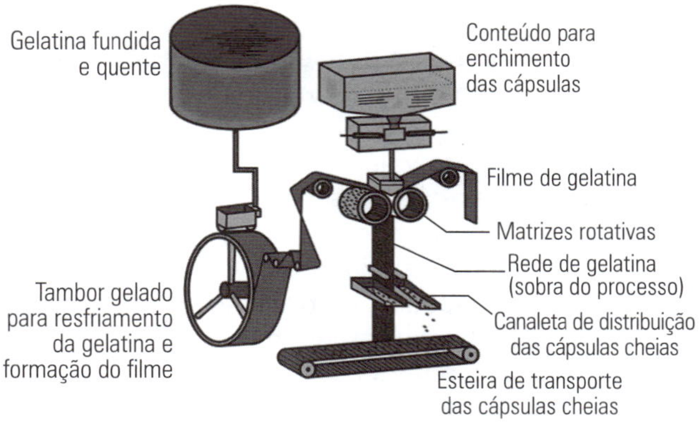

Figura 13.15. Esquema de encapsuladora de cápsulas gelatinosas moles.

Fonte: Desenho de Valéria Yugue.

Os seguintes parâmetros devem ser monitorados e controlados durante o processo de encapsulação:

- temperatura da gelatina;
- temperatura do enchimento;
- espessura da tira de gelatina;
- largura da selagem;
- peso médio de enchimento.

Após o encapsulamento, as cápsulas são submetidas ao processo de secagem em túnel de secagem, com uma temperatura por volta de 45 °C e um grande volume de ar forçado (Figura 13.16). Do túnel de secagem, as cápsulas são transferidas para as bandejas e colocadas em uma sala de secagem de baixa umidade.

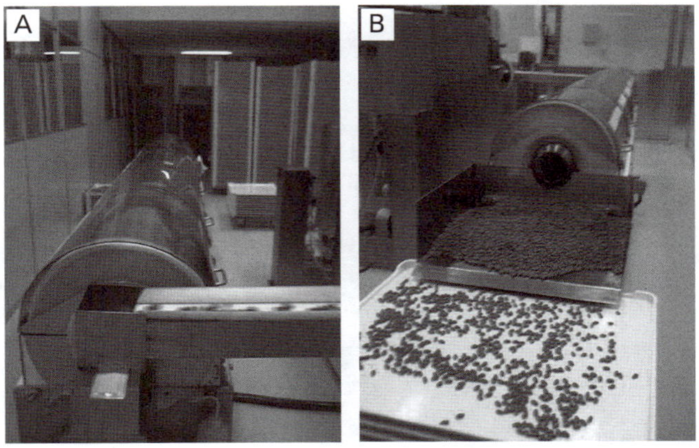

Figura 13.16. (A) Secagem prévia de cápsulas gelatinosas moles imediatamente após a encapsuladora; (B) saída das cápsulas após secagem.

Fonte: Fotos de Valéria Yugue.

Os seguintes parâmetros são monitorados e controlados durante o processo de secagem:

- umidade do invólucro de gelatina;
- umidade do enchimento;
- dureza da cápsula.

A secagem é um processo dinâmico, e o objetivo é fazer com que a cápsula de gelatina retorne ao seu teor de umidade de equilíbrio na faixa de 6 a 8%.

As cápsulas com veículos lipofílicos secam mais rápido do que as cápsulas com veículo hidrofílico (com PEG) e, normalmente, atingem um teor de umidade de 6 a 8% em 24 horas.

No caso das cápsulas hidrofílicas, a água contida no invólucro migra para o enchimento, e ela precisa retornar à casca para poder ser retirada, ou pelo menos, estar em equilíbrio com o teor de umidade do invólucro para uma boa estabilidade. Este evento é típico dos enchimentos com PEG. Este processo pode levar de 7 a 10 dias para atingir os níveis aceitáveis de umidade e ainda pode conter até 10% de água após a secagem.

Após a secagem, as cápsulas passam por um processo de revisão para defeitos visíveis (Figura 13.17). Posteriormente, estão prontas para serem embaladas na embalagem primária de escolha.

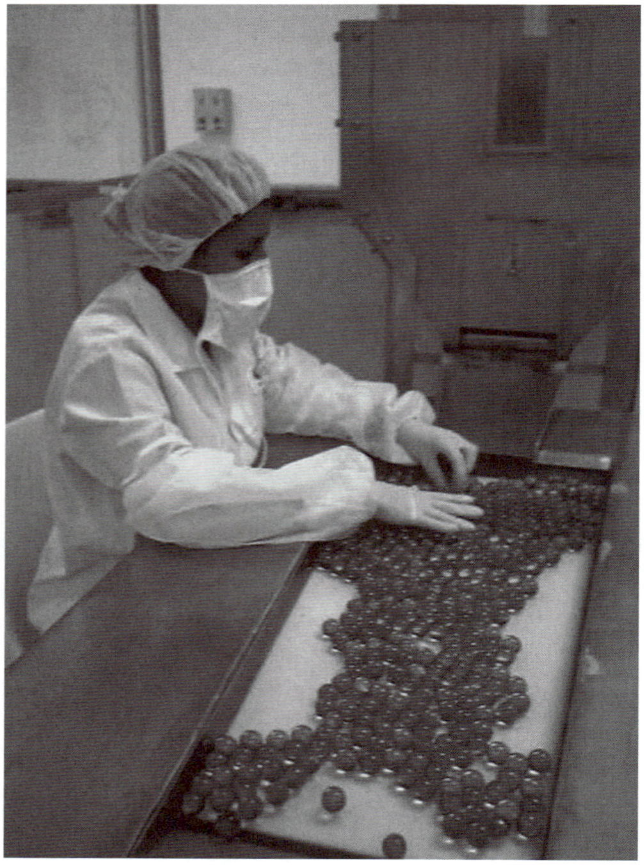

Figura 13.17. Revisão das cápsulas após secagem.
Fonte: Foto de Valéria Yugue.

Controle de qualidade

Os ensaios típicos e mais comuns são:

- teor;
- desintegração;
- peso médio de conteúdo;
- uniformidade de dose;
- dissolução;
- desintegração;
- dureza;
- teste de ruptura (*bursting test*);
- microbiologia.

Observações: o ensaio mais crítico para as cápsulas é o teste de desintegração, pois a gelatina pode sofrer *crosslinking* (processo natural de envelhecimento do colágeno) e dificultar a liberação do conteúdo para o meio. O *crosslinking* ocorre em tempo de prateleira e o evento pode não ser identificado em lotes recém-fabricados. O *crosslinking* é particularmente muito crítico no caso das cápsulas gelatinosas moles, pois ocorre uma "plastificação" das cadeias de colágeno do invólucro de gelatina, fazendo com que se tornem insolúveis em água e impedindo totalmente a liberação do conteúdo da cápsula para absorção. Há casos em que a cápsula atravessa todo o trato gastrintestinal e se mantém intacta.

Caso a monografia não especifique, recomenda-se o uso de suco gástrico para o ensaio de desintegração.

Estudos de estabilidade de cápsulas gelatinosas moles

Cápsulas gelatinosas moles têm baixa probabilidade de se manterem inalteradas em condições de estudos acelerados de estabilidade (40 °C ± 2 °C e 75% ± 5% UR), principalmente em relação ao parâmetro "aparência ou aspecto", portanto, o estudo que será o mais viável será o de longa duração, no caso de zona climática IVb (30 °C ± 2°C e 75% ± 5% UR).

O comportamento esperado das cápsulas gelatinosas moles, contendo veículos oleosos, tende a apresentar redução de dureza e aumento de umidade durante os estudos de estabilidade, no caso de uso de embalagens com estruturas poliméricas semipermeáveis.

Para as cápsulas gelatinosas moles contendo veículos hidrofílicos, como o PEG, o comportamento esperado é o oposto, ocorrendo aumento da umidade, porém aumento da dureza. Este fato é em razão do PEG ser hidroscópico, portanto, há a existência de uma força "puxando" a umidade do invólucro de gelatina para o conteúdo interno, resultando, assim, em uma dureza bastante pronunciada, mas com umidade alta, no caso de uso de embalagens com estruturas poliméricas semipermeáveis.

Embalagem primária de cápsulas gelatinosas duras e moles

Blíster

Para as cápsulas gelatinosas duras ou moles, não é indicado o blíster de cloreto de polivinila (PVC, do inglês *polyvinyl chloride*), pois este polímero é bastante permeável a gases e principalmente à umidade. Aconselha-se a utilização de estruturas mais protetivas, tais como o PVC-PVDC (cloreto de polivinila + cloreto de polivinilideno) com gramatura mínima de 250-90. Durante a vida de prateleira, as cápsulas gelatinosas moles amolecem e aumentam de tamanho e, em alguns casos, ocupa todo o espaço da bolha da embalagem blíster, provocando seu rompimento no processo de tentativa de retirada do produto durante seu uso pelo paciente. Aconselha-se a utilização de estruturas mais protetivas, tais como o PVC-PVDC com gramatura mínima de 250-120, com custo *versus* benefícios muito interessante.

Há estruturas mais protetivas, tais como Aclar® ou PCTFE (do inglês *poly-chloro-trifluoroethylene*), que é semipermeável, porém com desempenho bastante adequado.

O mais recomendado seria o alu-alu (laminado de alumínio-alumínio), estrutura impermeável e, portanto, totalmente protetiva, porém o custo pode ser inviável, dependendo do medicamento, além de tirar o apelo visual e mercadológico das cápsulas gelatinosas moles.

Observação: no caso de escolha da estrutura de PVC-PVDC, sempre estar atento ao padrão a ser utilizado quanto ao lado que está interna ou externamente no blíster em contato com a estrutura de alumínio, pois um lado é o PVC e o outro é o PVDC. Não há um melhor padrão, mas o mesmo padrão deverá ser reproduzido no estudo de estabilidade do produto.

Frascos de vidro

São totalmente impermeáveis e muito indicados para as cápsulas, mas deve-se dar atenção, nesse caso, ao sistema de fechamento escolhido. Sugere-se o uso de tampas tipo *pilfer proof* com vedante de polietileno (tampas de rosqueamento, como as normalmente utilizadas em refrigerantes), proporcionando um sistema seguro para as cápsulas.

São as melhores embalagens que existem para um medicamento, porém seu custo de transporte, sua pouca atratividade sob o ponto de vista mercadológico e riscos de quebra durante o processo de fabricação fazem com que sejam escolhidas apenas em situações realmente necessárias e imprescindíveis para garantir a estabilidade do produto durante seu prazo de validade.

Observação: no caso de embalagem de vidro, deve-se planejar o número de unidades farmacotécnicas por frasco, pois sua utilização pode afetar a estabilidade do produto, portanto, sugere-se um número restrito de cápsulas por frasco (p. ex., a quantidade para consumo em no máximo 30 dias). O uso de sílica gel em sachê pode ser considerado, porém esse uso deve ser previamente avaliado durante os estudos de estabilidade do produto.

Frascos plásticos

Frascos de PEAD (polietileno de alta densidade) e frascos de polipropileno

São polímeros semipermeáveis com proteção relativamente boa para um prazo de validade estimado de 24 meses, mas deve ser avaliado o risco de seu uso para manutenção dos padrões de qualidade durante o prazo estimado de validade. Deve-se considerar o prazo de validade desejado, a quantidade de cápsulas por frasco e os insumos ativos presentes. No caso de uma estrutura polimérica semipermeável, a ênfase no sistema de fechamento do frasco passa a ser um item secundário, mas deve ser avaliado através de uma análise de riscos de qualidade, por exemplo, aumento ou redução de umidade residual e consequentes alterações do aspecto da cápsula, como amolecimento (no caso de cápsulas moles) ou aspecto quebradiço (no caso das cápsulas duras).

Frascos PET (polietileno tereftalato)

PET é um polímero semipermeável com taxas de permeabilidade bastante acentuadas. Não é recomendado para cápsulas.

Comprimidos

Segundo a "Farmacopeia Brasileira", 6ª edição, comprimido é a forma farmacêutica sólida contendo uma dose única de um ou mais princípios ativos, com ou sem excipientes, obtida pela compressão de volumes uniformes de partículas. Pode ser de ampla variedade de tamanhos, formatos, cores, apresentar gravações e ranhuras na superfície, ser formado por uma ou mais camadas, ser revestido ou não.

A monografia da "Farmacopeia Brasileira" inclui também a denominação de comprimido revestido, que consiste do comprimido que possui uma ou mais películas de revestimento, normalmente poliméricas, destinadas a proteger o fármaco do ar ou da umidade, mascarar odor e/ou sabor desagradáveis, melhorar a aparência, ou para alguma outra propriedade que não seja a de alterar a velocidade ou a extensão da liberação do princípio ativo.

Os comprimidos podem ser, às vezes, confundidos com as pastilhas, porque em certos casos ambas as formas podem apresentar aspecto semelhante. De acordo com a "Farmacopeia Brasileira", as pastilhas se diferenciam dos comprimidos principalmente pelo fato de serem, em geral, adocicadas e aromatizadas, além de muitas vezes obtidas pelo processo de moldagem (podem ser obtidas por compressão também). Além disso, as pastilhas são feitas para liberação do princípio ativo na boca, através da sua dissolução ou desintegração lenta.

Já da Antiguidade advêm as tentativas para encontrar processos práticos de administrar substâncias medicamentosas no estado sólido por via oral. A palavra grega *trochos*, que significa "redondo" ou "circular", e a latina pastil correspondem a preparações sólidas que os romanos dispunham ao misturar substâncias secas em pó, com vinho ou vinagre, até obter massa plástica, depois estendida e cortada em pequenos pedaços. Processo análogo a este foi seguido durante muitos séculos, o que justifica o aspecto análogo das pastilhas.

No princípio do século XIX, Carbonell, na Espanha, menciona um utensílio rudimentar para dividir massa plástica preparada com substâncias medicinais em pó, açúcar e mucilagens. Para as pequenas porções obtidas, redondas ou quadradas, deu-se o nome de "tabletes".

Embora se tente relacionar a origem dos comprimidos como os que conhecemos hoje, com as várias formas farmacêuticas sólidas de épocas bastante distantes, foi somente em 1843 que o inglês Willian Brockedon, associado à Borroughs-Wellcome Co., registrou a patente de um equipamento para se preparar medicamentos comprimidos (Patente 9977, "Shaping Pills, Lozenges and Black Lead by Pressure in Dies"), com a denominação *tabloids*. O método já era empregado na fabricação de tijolos e de briquetes de carvão, mas coube a Brockedon o mérito de aplicá-lo na obtenção de medicamentos.

A divulgação dos comprimidos como forma farmacêutica deve-se, principalmente, aos trabalhos de Dunton, nos Estados Unidos, e Rosenthal, na Alemanha. No último terço do século XIX, as patentes para máquinas de comprimir sucederam-se. Derey, na Europa, e Smedly, na América do Norte, constroem os primeiros aparelhos de alavanca. Rosenthal inventa uma máquina de comprimir que o austríaco Karl Engler melhorou, a ponto de comprimir, ejetar e extrair automaticamente os comprimidos obtidos.

Foi somente em 1865 que o comprimido passa a ser oficialmente considerado como uma forma farmacêutica, ao ser incluído na "Farmacopeia Britânica". Entretanto, somente após a Primeira Grande Guerra (1914 a 1918) é que os comprimidos começaram a impor-se, substituindo as pílulas e as pastilhas, até atingirem, nos nossos dias, aceitação cada vez maior, tanto por parte do médico como por parte do paciente.

O emprego dos comprimidos estende-se, atualmente, para áreas além da farmacêutica, especialmente em virtude das possíveis facilidades de preparação, sendo múltiplas suas aplicações, nos campos terapêutico, químico, de produtos de higiene e outros. Na Figura 13.18 são apresentados diversos formatos dos comprimidos.

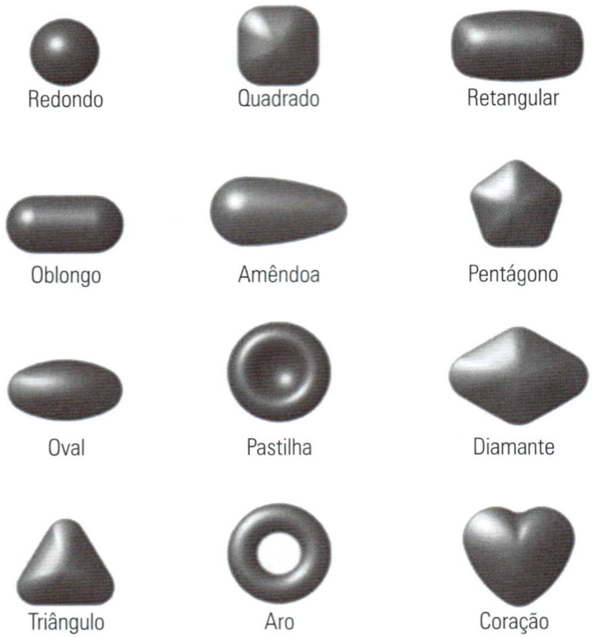

Figura 13.18. Diferentes formatos de comprimidos.

Fonte: Cortesia de Natoli Engineering Company, Inc.

Dentre os medicamentos, atualmente, os comprimidos são a forma mais popular mundialmente, correspondendo a aproximadamente 70% do total dos produtos comercializados. Pode-se citar, como suas vantagens:

- O comprimido permite reunir, em um pequeno volume, quantidade apreciável de substâncias, facilitando acondicionamento e embalagem.
- Os comprimidos são de fácil manuseio, o que resultam em grande praticidade para o paciente.
- Praticamente todas as substâncias medicamentosas sólidas, solúveis ou não em água podem ser administradas sob a forma de comprimidos, inclusive podem-se associar duas ou mais substâncias ativas em um só comprimido.

- Permite a administração de substâncias medicamentosas de sabor e odor desagradáveis, uma vez que o contato com as papilas gustativas pode ser quase desprezível pela deglutição rápida com um líquido apropriado, ou tais substâncias podem ser devidamente mascaradas através do revestimento, seja das partículas individuais, seja do comprimido final.
- Geralmente, é maior a estabilidade das substâncias em forma sólida do que líquida.
- Permite maior precisão da dosagem por unidade, dada a regularidade de sua forma e constância de peso.
- As pequenas dimensões dos comprimidos, seu praticamente desprezível grau de umidade (quando bem acondicionado) e a quase completa ausência de ar no seu interior permitem conservação prolongada, especialmente ao abrigo da luz.
- A preparação industrial, em grande escala, permite alta produtividade, especialmente quando se utiliza máquinas de alta velocidade e com excipientes e processos que favoreçam o fluxo rápido dos pós.
- A apresentação em forma de comprimidos é de grande aceitação pelo paciente – com nítida influência nos resultados terapêuticos –, por sua facilidade de administração, aspecto sugestivo, uniforme, liso e, às vezes, colorido e com gravações na superfície.
- Permite economia nas despesas de transporte, que oneram o preço dos produtos medicamentosos, em virtude do volume e do peso reduzidos e do risco de perdas.
- Dependendo do punção utilizado, os comprimidos podem adquirir formatos bastante variados (Figura 13.18), como redondo, elíptico, pentágono, diamante, o que juntamente com uma cor atrativa e um logotipo gravado (através de um punção com logo ou gravação impressa) favorecem a criação de uma marca facilmente reconhecida e memorável para o paciente (o *branding)*.
- Dentro de um mesmo comprimido pode-se veicular dois ou mais insumos farmacêuticos ativos (IFAs), inclusive incompatíveis, isolados em uma ou mais camadas em comprimidos multicamada (Figura 13.19). Por meio da tecnologia também se pode modular perfis de liberação, por exemplo, através de uma camada de liberação imediata, outra de liberação controlada (liberação lenta ao longo de horas).

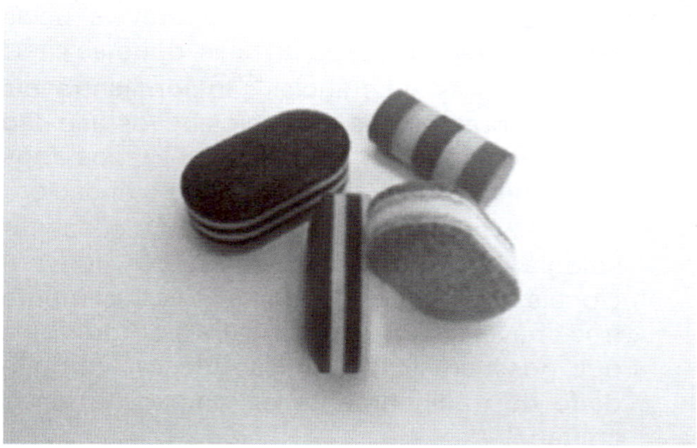

Figura 13.19. Comprimidos multicamada.

Fonte: Cortesia de Romaco Kilian.

Pela tecnologia de comprimido em comprimido (revestimento seco – Figura 13.20) também se pode isolar um IFA altamente potente. Usando compressora de alta contenção, o comprimido já sai revestido com uma camada inerte, evitando a exposição do operador ao IFA.

Figura 13.20. Comprimido dentro de comprimido. O núcleo interno pode ter liberação modulada pelas camadas externas.

Fonte: Cortesia de Romaco Killian.

Mais recentemente, vemos o advento dos comprimidos fabricados por impressão 3D, que permitem maior personalização de dose, de combinação de princípios ativos a serem administrados, de perfil de liberação e para produtos de alta dose que exigem rápida dissolução, sendo uma tecnologia a ser considerada principalmente para produtos de nicho (tecnologia Zipdose® da empresa Aprecia).

A tecnologia da compressão tem sido empregada na elaboração de outros produtos não necessariamente farmacêuticos, como preparados para maquiagem, pós para sabão (p. ex., para máquina de lavar louça), produtos da indústria alimentícia, de plásticos, metalúrgicos, cerâmicas etc. Outros produtos obtidos pela técnica de compressão podem ser citados, como comprimidos para higienização e depuração de água, contendo cloraminas ou permanganato de potássio e comprimidos de sais ou outros reagentes, de emprego no tamponamento de soluções ou outros procedimentos e desenvolvimento de metodologia analítica.

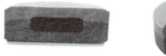

Algumas desvantagens apresentadas pela forma comprimidos são perfeitamente superáveis pelas vantagens enumeradas, e, dentre elas, pode-se citar:

- Nem todas as substâncias são administráveis pela via oral; alguns princípios ativos não são absorvidos ou são muito metabolizados após a administração oral, perdendo sua eficácia.
- Pode haver dificuldade de adaptação à posologia individual nos comprimidos convencionais, uma vez que eles não são facilmente fracionáveis (exceção para os comprimidos que possuem sulco central, mas a possibilidade de fracionamento da unidade é ainda limitada).
- Dificuldade de obtenção de comprimidos com princípios ativos que requerem altas doses e são de baixa compressibilidade (pós muito amorfos podem apresentar dificuldade para escoar).
- Algumas populações podem apresentar dificuldade ao deglutir comprimidos, por exemplo, crianças, idosos ou pessoas que possuem alguns tipos de condições que ocasionam disfagia e vômitos (p. ex., doença de Parkinson, acalasia esofágica).

Sob o aspecto terapêutico, pode-se identificar alguns diferentes tipos de comprimidos, conforme descrito no Quadro 13.2.

Quadro 13.2
Diferentes tipos de comprimidos.

Uso	*Tipo de comprimido*	*Características*
Uso externo	Comprimidos vaginais	Aplicação local
	Pellets ou implantes	Comprimidos injetáveis
	Comprimidos para usos específicos	Destinados à obtenção de soluções antissépticas
Uso interno	Comprimidos sublinguais	Absorção sublingual
	Comprimidos mastigáveis ou dissolução/dispersão oral	Dissolução/dispersão oral
	Comprimidos para administração oral	Desintegração no estômago Desintegração no intestino Liberação prolongada

Condições para compressão

Aparentemente, parece ser suficiente dispor de um pó e uma máquina de comprimir para se obter comprimidos. Isto, porém, só acontece com um número bastante pequeno de substâncias, nas quais são observadas as três condições para a preparação de comprimidos. Essas três condições, que se identificam com as três fases da compressão são:

Fluidez

O peso de um comprimido, assim como sua dureza em função de uma determinada força de compressão, depende do volume da câmara de compressão – espaço formado pela matriz e pelo punção inferior na sua posição mais baixa. Assim, para que se obtenham comprimidos de dose uniforme, é necessário um perfeito enchimento da câmara de compressão (Figura 13.21), o que se consegue quando a alimentação se dá de forma contínua, sem interrupções ou variações de velocidade de escoamento. De acordo com essa condição, o pó deve apresentar condições reológicas tais que lhe permitam fluir livremente do alimentador para a câmara de compressão, de modo a alcançar-se sempre o mesmo volume. Essa condição permitirá a obtenção de comprimidos com as mesmas características de peso e dureza ao longo do processo de compressão.

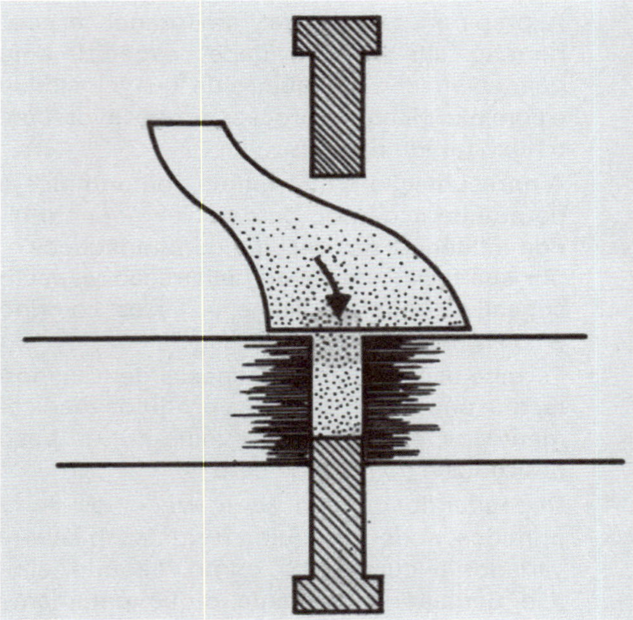

Figura 13.21. Enchimento da câmara de compressão.

Fonte: HELOU, J.H.; CIMINO, J.S.; DAFFRE, C. *Farmacotécnica*. São Paulo: Artpress, 1975.

Compactabilidade

É a capacidade do material em pó de ser imprensado para formar um comprimido de certa resistência (ou seja, resistência elástica radial ou dureza de deformação).

O pó a ser comprimido deve possuir características tais que permitam a perfeita coesão entre suas partículas, de tal modo que, conglomerando-se pela ação da pressão exercida pelo punção superior contra o inferior (Figura 13.22), adquira a forma da matriz, individualizando, assim, a entidade comprimido. Essa conglomeração das partículas do pó a comprimir será função das características físicas desse pó e da pressão exercida sobre ele pelos punções superior e inferior.

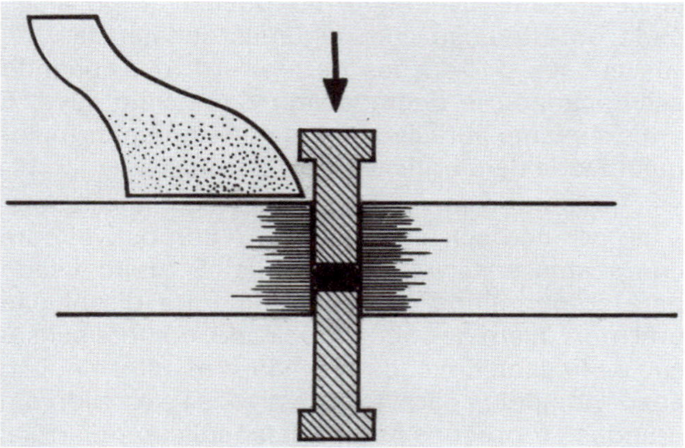

Figura 13.22. Compressão do comprimido pelo punção superior contra o inferior.

Fonte: HELOU, J.H.; CIMINO, J.S.; DAFFRE, C. *Farmacotécnica*. São Paulo: Artpress, 1975.

Lubricidade

Esta condição implica a necessidade de lubricidade adequada do pó a ser comprimido, uma vez que há necessidade de que o produto obtido dentro da câmara de compressão seja passível de ser extraído desta câmara pelo movimento ascendente do punção inferior e não fique aderido ao punção (Figura 13.23). Qualquer característica de adesão do comprimido formado às paredes da matriz ou às faces dos punções impedirá uma ejeção perfeita do comprimido, com consequências tanto para as características físicas do comprimido como para o equipamento, que pode ser prejudicado.

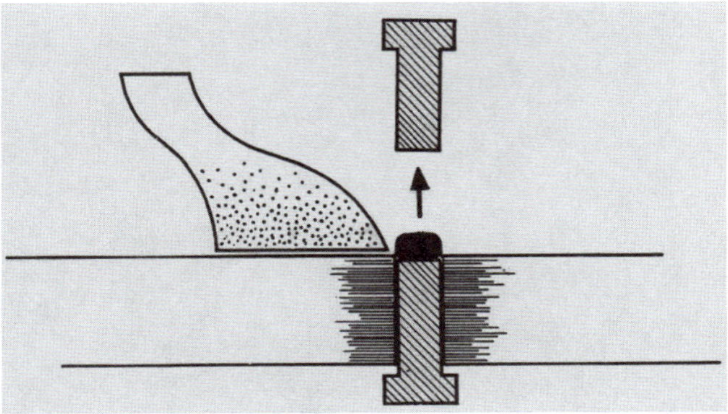

Figura 13.23. A extração do comprimido da câmara de compressão depende da lubricidade.

Fonte: HELOU, J.H.; CIMINO, J.S.; DAFFRE, C. *Farmacotécnica*. São Paulo: Artpress, 1975.

As substâncias que preenchem essas condições ou apresentam essas qualidades são designadas por substâncias diretamente compressíveis, e, em geral, para se obter comprimidos regulares, é suficiente uniformizar o tamanho das partículas. Geralmente, as substâncias não apresentarão exatamente todas essas características *per se*, é necessário que seja elaborada uma formulação com ingredientes que, em conjunto, atuem para satisfazer as três condições necessárias.

Alguns materiais podem sofrer tratamentos especiais para que suas características sejam mais apropriadas à compressão direta, adquirindo denominação "DC" (*direct compression)* ou grau de compressão direta.

As características de um comprimido ideal são:

- Peso uniforme.
- Doses exatas, ou seja, deve haver uniformidade de conteúdo.
- Constituição homogênea, ou seja, não pode haver segregação dos materiais no momento da compressão, em virtude da vibração do equipamento.
- Desintegração e liberação do fármaco adequadas em termos de tempo e percentual liberado, garantindo a biodisponibilidade.
- Resistência ao choque e atrito, não se quebrando ou perdendo pó durante a manipulação, transporte e acondicionamento.
- Estabilidade, mesmo após longo período de armazenagem.
- Aparência e sabor agradáveis ao paciente.

A enumeração qualitativa e quantitativa dos componentes que entram na preparação de uma forma farmacêutica denomina-se fórmula, e, no caso dos comprimidos, essa fórmula será constituída do princípio ativo e dos excipientes.

O princípio ativo, que poderá ser mais de um, é sua parte farmacologicamente ativa e a que realmente vai desempenhar a função do medicamento. O excipiente é formado por uma série de outras substâncias, farmacologicamente inertes, que, no seu conjunto, vão, juntamente com o princípio ativo, individualizar a forma farmacêutica comprimido.

Excipientes

O termo designa uma ou mais substâncias, também denominadas adjuvantes, farmacologicamente inertes e que entram na preparação dos comprimidos com objetivos definidos e pré-estabelecidos, identificados como diluentes, absorventes, aglutinantes, desintegrantes, lubrificantes, deslizantes, molhantes, corantes, edulcorantes e aromatizantes. Convém lembrar que um excipiente escolhido por exercer uma função, obrigatoriamente estará também exercendo outras funções no contexto final da formulação, podendo intensificar ou prejudicar a função de outro componente ou alterar alguma característica do comprimido.

Diluentes

São substâncias adicionadas com a finalidade de conferir peso e volume adequados ao comprimido. Pelo fato de estarem presentes, geralmente, em maior quantidade, são os que mais irão influenciar as propriedades do comprimido final. São obrigatoriamente empregados quando a quantidade de princípio ativo é muito pequena, dificultando seu manuseio, como comprimidos de dexametasona, empregado na quantidade de 0,5 mg, ou quando se pretende apenas aumentar o volume e o peso dos comprimidos. Os diluentes podem ser classificados em solúveis e insolúveis, sendo os solúveis empregados preferencialmente em comprimidos que se destinam a ser dissolvidos na cavidade oral, por não resultarem em arenosidade na boca.

Entre os diluentes solúveis, destacam-se a lactose, a sacarose e o manitol.

A lactose é atualmente um dos diluentes mais popularmente empregados em comprimidos e que, além de possuir certo poder aglutinante, apresenta certas propriedades redutoras, auxiliando na estabilização de certos princípios ativos. Apresenta-se na forma de isômeros alfa ou beta. A forma mais comum utilizada na indústria farmacêutica é a lactose alfa cristalina monoidratada. Esta forma se encontra disponível em diversos tamanhos de partícula, que diferem em propriedades físicas, tais como fluxo e densidade. A forma *spray dried* e a lactose anidra são especialmente usadas em aplicações de compressão direta.

A lactose permite produzir comprimidos de bom aspecto, mas, em alguns casos, de difícil desintegração. Pode ser empregada em vários tipos de comprimidos, inclusive aqueles destinados a uso hipodérmico. O excipiente deve ser evitado por certas populações, especialmente aquelas que apresentam intolerância a ele, além de poder ter implicações com a doença de Creutzfeldt-Jakob (encefalopatia espongiforme bovina) e possibilidade de interação com algumas substâncias ativas através de reações de Maillard, ocasionando escurecimento e degradação do princípio ativo. É um excipiente abrasivo, o que pode requerer maior quantidade de lubrificantes na fórmula.

O manitol é um poliol utilizado como diluente, pois, por não ser higroscópico, é compatível com compostos sensíveis à umidade. É muito usado para comprimidos que se destinam à dissolução oral, pois, além de sabor adocicado, confere sensação de frescor. Em contrapartida, o manitol é pouco absorvido pelo aparelho digestivo, e se tomado em grandes proporções pode causar cólicas e diarreia.

Entre os diluentes insolúveis, destacam-se os derivados da celulose, o amido comum, os amidos modificados, os carbonatos de magnésio e cálcio, o fosfato de cálcio, assim como os excipientes coprocessados, como a celulose silicificada, a celulose coprocessada com lactose etc.

A celulose microcristalina apresenta alta popularidade, tanto em comprimidos como em cápsulas, em processos de granulação ou compressão direta. Apresenta excelente compressibilidade, resultando em comprimidos de alta resistência. A celulose microcristalina se encontra disponível em diferentes graus, variando tamanho de partícula, densidade e conteúdo de umidade. O tamanho de partícula mais utilizado em granulação via úmida é o de 50 micrômetros (μm) (101). O grau de 90 μm (102) é o mais utilizado em compressão direta, com bom equilíbrio entre as propriedades de compactação e fluxo (Figura 13.24).

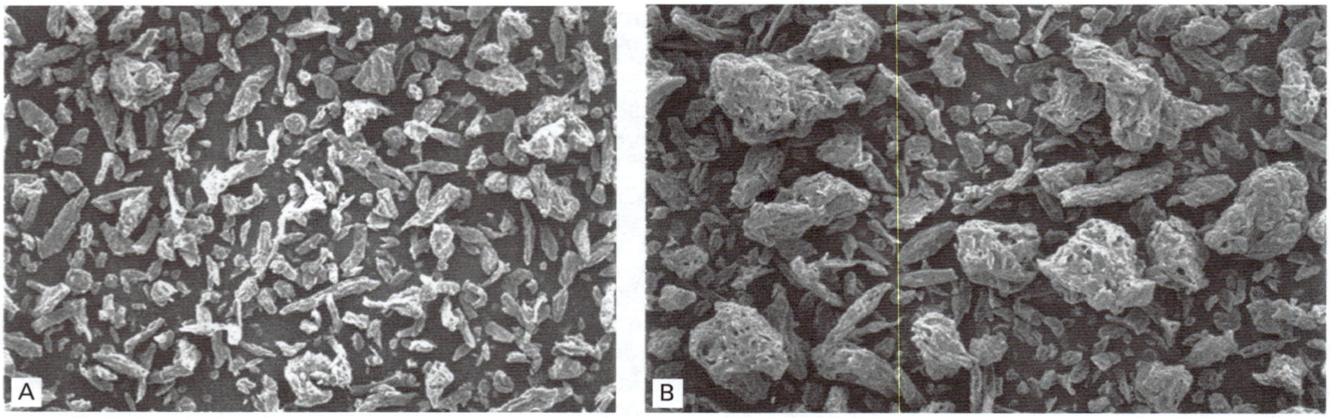

Figura 13.24. Microscopia eletrônica de varredura: diferenças no tamanho de partícula entre celulose microcristalina 101 (A) e 102 (B).
Fonte: Cortesia de Dupont.

Os excipientes minerais, tais como o carbonato de magnésio e o cálcio, apresentam caráter alcalino, não devendo, portanto, ser empregados em presença de sais de bases orgânicas, por sua possível hidrólise. Contudo, apresentam alta densidade, e, assim, podem auxiliar o escoamento rápido, favorecendo a compressão direta, embora não confiram boa dureza aos comprimidos.

O amido pré-gelatinizado também tem sido utilizado como diluente em compressão direta, apresentando também funcionalidades desintegrantes. Há estudos demonstrando a capacidade do amido parcialmente pré-gelatinizado de agir como bom carreador em formulações de compressão direta com princípios ativos de baixa dose e micronizados, permitindo boa uniformidade de teor aos comprimidos. Isto decorre principalmente de seu conteúdo de umidade relativamente alta que liga os princípios ativos hidrofílicos por pontes de hidrogênio, diminuindo a separação entre os componentes. Também há estudos demonstrando o poder estabilizador de amidos modificados para princípios ativos sensíveis à umidade, em virtude da sua baixa atividade de água.

De acordo com seu mecanismo de deformação, os excipientes apresentam diferentes propriedades, quando submetidos à pressão:

- **Recuperação elástica**: os excipientes que apresentam esse comportamento, tendem a reduzir o seu volume com a compressão, mas recuperam o seu formato original após a remoção da pressão. Isso tende a reduzir a dureza do comprimido, uma vez que essa recuperação geralmente resulta em perda de energia de ligação e pode quebrar ligações que foram formadas durante o ciclo de compactação. Isso não favorece a formação de um comprimido de alta dureza.
- **Deformação plástica**: os excipientes que se deformam plasticamente sofrem uma deformação irreversível quando são submetidos à força maior que seu limite de escoamento, permanecendo deformados após a remoção da força. Tais excipientes se comportam como uma cola para o comprimido, geralmente, aumentando a dureza e diminuindo a friabilidade, por exemplo, celulose microcristalina.
- **Fragmentação**: processo irreversível de quebra das partículas após a compactação, dando origem a partículas menores, que se ligam entre si para formar o comprimido. Os açúcares, como a lactose, os polióis (p. ex., o manitol) e os excipientes minerais, como o fosfato de cálcio, carbonato de cálcio, se deformam por fragmentação.

Aglutinantes

A maioria das substâncias em pó não pode ser compactada, qualquer que seja a pressão exercida sobre elas; nestes casos, devem-se usar substâncias aglutinantes, que agem como um adesivo, conglomerando as pequenas partículas de pó da substância em outras maiores, irregulares, mais densas, providas de arestas e reentrâncias que apresentam melhor fluxo e, quando submetidas à compressão, se ligam umas às outras, formando uma estrutura sólida e individualizada (o comprimido).

Os aglutinantes devem ser empregados com muito cuidado, pois se opõem à desintegração dos comprimidos e aumentam a possibilidade de aderência dos pós às peças móveis das máquinas de comprimir. É o tipo de aglutinante que vai definir a resistência final do comprimido, assim como sua velocidade de desintegração.

Os aglutinantes podem ser empregados na forma de pó, em solução ou dispersos em líquidos, de acordo com suas características próprias ou conveniências de ordem técnica, ou, ainda, em função da tecnologia a ser utilizada. O Quadro 13.3 destaca os agentes aglutinantes mais utilizados.

Quadro 13.3
Agentes aglutinantes.

Agente aglutinante	*Solvente compatível*	*Tipo de preparação*
Alginatos	Água	Solução coloidal (agitação a frio)
Amido	Água	Dispersão/Pasta (a pasta de amido é obtida com aquecimento controlado e agitação constante)
Carboximetilcelulose sódica	Água	Solução coloidal (agitação a frio)
Etilcelulose	Álcool	Solução (agitação a frio)
Gelatina	Água	Solução (auxiliada com aquecimento)
Hidroxipropilmetilcelulose (HPMC)	Água	Solução (agitação a frio)

Continua

Continuação

Quadro 13.3 Agentes aglutinantes.		
Agente aglutinante	*Solvente compatível*	*Tipo de preparação*
Metilcelulose	Água	Solução (agitação a frio)
Povidona (PVP)	Água, álcool, água/álcool	Solução (agitação a frio)
Sacarose	Água	Solução (agitação a frio)
Sorbitol	Água	Solução (agitação a frio)

O amido em pó não confere propriedade aglutinante, mas, quando cozido em água à temperatura aproximada de 85 °C, transforma-se em uma pasta de aspecto translúcido e consistência adequada, bastante útil como aglutinante, e confere grande resistência ao comprimido. A pasta de amido usada como aglutinante apresenta uma série de inconvenientes, como a necessidade de aquecimento para o seu preparo, a alta viscosidade (tornando seu bombeamento em máquina dificultoso e necessidade de adição manual, o que prejudica a uniformidade), além de dificuldade de estabelecer um ponto de granulação reprodutível (a água da pasta se evapora ao longo do tempo, resultando em variação de sua viscosidade e, portanto, do ponto de granulação). A variação do ponto de granulação pode ocasionar variações de qualidade do comprimido, afetando o perfil de dissolução.

Por todos os inconvenientes apresentados pela pasta de amido, tem crescido a popularidade dos amidos pré-gelatinizados, que são obtidos através da modificação física (total ou parcial) dos grânulos de amido nativos, com rompimento deles. O rompimento externaliza a amilopectina, ingrediente solúvel responsável pela gelatinização do material. Os amidos pré-gelatinizados apresentam maior praticidade que a pasta de amido, podendo ser adicionados à mistura de pós para granular tanto pré-dispersos em água como a seco na mistura, de modo a se alcançar a granulação apenas com adição de água. Além disso, há a possibilidade de se trabalhar com o amido parcialmente pré-gelatinizado na fórmula, que apresenta grânulos de amido nativo em conjunto com o amido pré-gelatinizado, sendo considerado um excipiente multifuncional (diluente, aglutinante e desintegrante da formulação).

A polivinilpirrolidona (PVP) é solúvel em álcool e em água, e utilizada em concentrações ao redor de 3% na formulação. A PVP solubiliza-se rapidamente em água, de modo que seu preparo é rápido e simples. As massas preparadas com PVP são facilmente granuláveis, secam rapidamente e são bem comprimidas. São frequentemente empregadas em formulações polivitamínicas e em comprimidos de dissolução na boca. Entretanto, por ser considerado um aglutinante polimérico forte, requer o uso de desintegrantes na formulação para contrabalancear a formação de conglomerados fortes, de difícil desaglomeração.

Podem ainda ser empregados como aglutinantes os polímeros derivados de celulose, seja na forma de dispersão líquida, seja em pó, dependendo da técnica e da via de granulação utilizada. Entre os derivados de celulose são bastante comuns a hipromelose (hidroxipropilmetilcelulose), a hidroxipropilcelulose e a metilcelulose, todos em graus de baixa viscosidade. Assim como a PVP, são considerados aglutinantes fortes e requerem a adição de desintegrantes na fórmula para contrabalancear suas propriedades ligantes.

Dessecantes

São substâncias adicionadas à formulação com a finalidade de absorver a água de extratos, fixar certos princípios ativos voláteis ou, principalmente, impedir a permanência de umidade no interior do comprimido, o que comprometeria a estabilidade do princípio ativo.

Atualmente, o principal dessecante é o dióxido de silício coloidal, que consegue adsorver até 200% de seu peso em água, continuando seco.

Os extratos vegetais a serem incorporados às formulações devem, sempre que possível, sofrer evaporação, até o ponto de extratos secos ou moles, quando então se faz a dispersão homogênea dos pós adsorventes.

Os amidos e a celulose, embora com menor poder adsorvente, podem ser utilizados; a sílica hidratada e precipitada é capaz de fixar cerca de 3 a 4 vezes seu peso em essência ou líquidos.

O amido parcialmente pré-gelatinizado, embora apresente conteúdo de umidade mais alto que outros excipientes de compressão direta, possui atividade de água (ou umidade relativa de equilíbrio) baixa. Assim, formulações contendo o amido podem equilibrar-se mais lentamente quando expostas à alta umidade. O amido pode atuar na estabilização de princípios ativos sensíveis, sequestrando a umidade e diminuindo a velocidade com a qual a umidade relativa se equilibra com o ambiente.

Desintegrantes

São introduzidos nas formulações com o intuito de acelerar a dissolução ou promover a desintegração dos comprimidos, seja em água, seja nos fluidos orgânicos, permitindo a liberação dos fármacos para que possam exercer sua ação terapêutica. Assim, deseja-se, para um analgésico, por exemplo, um tempo de desintegração rápido para que o produto exerça a sua função e alivie a dor do paciente no menor espaço de tempo possível. De qualquer maneira, existe um tempo limite máximo para que o fármaco seja liberado, impedindo que o comprimido seja eliminado íntegro.

A velocidade de desintegração é função da natureza do princípio ativo e dos excipientes utilizados, da força de compressão exercida na sua obtenção e do tipo e da quantidade de agente aglutinante adicionado.

Os desintegrantes atuam, de modo geral, por processos distintos (Desai, Liew, e Heng, 2016):

1. **Intumescimento:** por sua natureza higroscópica, alguns superdesintegrantes em contato com a água sofrem extenso intumescimento, provocando a separação das partículas do comprimido, que tende a desagregar-se. O amido seco, o amido parcialmente pré-gelatinizado e o glicolato de amido sódico enquadram-se nesse mecanismo.
2. **Forças capilares e aumento de porosidade:** alguns desintegrantes não intumescem de maneira importante, mas capturam a água para dentro do comprimido através de forças capilares e aumento de porosidade (efeito de pavio). Nesta categoria, estão a croscarmelose sódica e a crospovidona.
3. **Recuperação da tensão viscoelástica pós-compactação:** o amido ao ser comprimido sofre deformação plástica, e a energia é aprisionada nesse estado compactado. Em contato com a água, o amido readquire seu formato original, aumentando de tamanho e liberando a energia aprisionada. Isto provoca o rompimento do comprimido.
4. **Reação no meio aquoso com o ácido clorídrico do estômago e liberação de gases, principalmente oxigênio ou gás carbônico:** nestes casos, estão os carbonatos, os bicarbonatos e os peróxidos, além de misturas efervescentes constituídas de um álcali e um ácido, como bicarbonato de sódio e ácido cítrico.
5. **Dissolução no meio líquido gastrintestinal:** formando, assim, porosidades que facilitam a penetração da água e a desintegração do comprimido. Atuam desse modo todos os excipientes solúveis, como glicose, lactose, sacarose etc.

Assim, o poder de desintegração de uma dada substância varia em função do volume de água que ela é capaz de absorver e da rapidez dessa absorção. Na granulação via úmida, recomenda-se como uma boa prática dividir o desintegrante em duas partes na formulação: uma intragranular, adicionada à mistura de pós para granular, auxiliando na desintegração de cada grânulo individual; e a outra parte, extragranular, auxiliando na desintegração do comprimido como um todo.

Os desintegrantes mais utilizados atualmente (glicolato de amido sódico e crospovidona, principalmente) perdem parte da funcionalidade ao serem molhados e incluídos na granulação úmida ou mesmo na granulação seca, embora a croscarmelose sódica seja menos afetada. Isto pode estar relacionado a um aumento do tamanho de partícula após os desintegrantes serem submetidos a tais processos. Esses achados reforçam a necessidade de reservar uma parte extragrânulo ou utilizar uma quantidade maior, se o desintegrante for molhado. Diminuir o tamanho de partícula do superdesintegrante também pode ajudar, para que a funcionalidade seja menos afetada.

As misturas efervescentes podem ser obtidas pela adição de carbonatos ou bicarbonatos, em presença de ácido cítrico ou tartárico, por exemplo. Nestes casos, as fases da produção e o armazenamento devem ocorrer em ambiente livre de umidade (em geral ao redor de 10% de umidade relativa), a fim de evitar reações indesejadas e perda de função efervescente. A Tabela 13.6 mostra as proporções ideais dos componentes de misturas efervescentes.

Tabela 13.6
Proporções ideais dos componentes de misturas efervescentes (em partes).

Composto	*Para 10 partes de ácido cítrico*	*Para 10 partes de ácido tartárico*
$NaHCO_3$	12	11,65
Na_2CO_3	7,55	7,05
$CaCO_3$	7,15	6,65
$MgCO_3$ (MgO 40%)	7 (aprox.)	6,50 (aprox.)
$KHCO_3$	14,25	13,30
K_2CO_3	9,85	9,90

Lubrificantes e deslizantes

São substâncias incluídas na formulação, geralmente em pequenas proporções, com as seguintes finalidades: reduzir a fricção entre a superfície do comprimido formado e as paredes da matriz, de modo a reduzir o desgaste dos punções e das matrizes; diminuir a aderência dos comprimidos às faces dos punções, assim como a aderência do conteúdo das cápsulas aos dosadores e pinos compactadores; e diminuir a aderência interparticular, de modo a permitir melhor escoamento do sólido desde o alimentador até a câmara de compressão, evitando variações de peso (caso dos deslizantes, como o talco e o dióxido de silício coloidal).

O estearato de magnésio é o lubrificante mais utilizado em formulações de comprimidos, geralmente na proporção de 0,5 a 1%. Ele apresenta estrutura composta por placas (Figura 13.25) que, no decorrer do processo de mistura, se desprendem gradualmente para revestir a superfície das partículas e dos grânulos da fórmula, lubrificando-os. Esse desprendimento de placas é dependente do tempo de mistura e, se em demasia, pode formar uma película hidrofóbica no comprimido ou nos granulados, diminuindo a velocidade de penetração da água e dificultando a desintegração do comprimido e a consequente liberação dos fármacos. Outro problema que o excesso de lubrificantes poderá acarretar é a diminuição da dureza dos comprimidos e o rompimento transversal deles, conhecido como *capping* ou "descabeçamento", em virtude da sua interposição, como partículas muito finas, entre as partículas do granulado, dificultando a perfeita coesão entre elas.

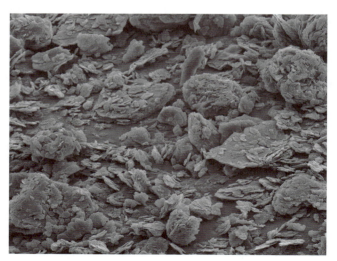

Figura 13.25. Detalhe da estrutura de partícula de estearato de magnésio e suas placas que se desprendem com a mistura.

Fonte: Cortesia de Peter Greven GmbH & Co.

Em razão desses inconvenientes, deve-se atentar à quantidade de estearato de magnésio na fórmula (o ideal é não ultrapassar 1 a 2%) e ao tempo de mistura desse excipiente, que é adicionado sempre por último e não deve ser misturado por mais de 5 minutos.

Atualmente, com o uso de compressoras instrumentadas com células para medição da força de compressão e da força de ejeção, é possível, na etapa de desenvolvimento, traçar um perfil de compactação da formulação, permitindo o entendimento do impacto de concentrações crescentes de lubrificante e outros ingredientes sobre tais parâmetros e, assim, definir a proporção ótima de cada constituinte na formulação e um melhor equilíbrio entre a dureza e a força de ejeção.

A capacidade de lubrificação do estearato de magnésio é também dependente de sua área superficial específica. Assim, variações lote a lote na morfologia e no tamanho dessas partículas resultam em variações do seu poder lubrificante. Essa característica de qualidade deve ser muito bem controlada pelo fornecedor do excipiente. No caso do estearato de magnésio, também o seu grau de hidratação acarreta em variações de seu poder lubrificante. O estearato de magnésio ocorre em quatro estados de hidratação diferentes de acordo com a umidade ambiente a que ele é exposto: anidro, monoidratado, di-hidratado e tri-hidratado. Estudos indicam que a forma di-hidratada é a que apresenta melhor desempenho de lubrificação em comparação com as demais.

Alternativamente, o éster de ácido graxo behenato de glicerila, quando utilizado ao redor de 1 a 3% na formulação, apresenta bom desempenho como lubrificante, com boas propriedades de ligação independentes de parâmetros de mistura e processo, e sem efeitos negativos sobre a dureza.

As características da mistura a ser lubrificada também interferem no poder de lubrificação. Se, lote a lote, houver variação significativa do tamanho de partícula dos grânulos, a área superficial a ser lubrificada também variará e, assim, o desempenho do lubrificante será afetado. Quanto menor for o tamanho das partículas, maior será a área superficial total do lote a ser lubrificada. Variações na umidade da mistura a ser comprimida também podem ocasionar maior potencial de aderência aos punções e, assim, menor efetividade da lubrificação.

Molhantes

São principalmente substâncias tensoativas que, diminuindo a tensão superficial, favorecem a penetração da água no interior do comprimido e dos granulados. Os termos "molhante" e "umectante" são, na maioria das vezes, considerados equivalentes. Pode-se, porém, empregar o termo "umectante" para os excipientes capazes de reter água em uma preparação farmacêutica, opondo-se à sua evaporação, como os polióis (propilenoglicol, glicerina e sorbitol), e reservar o termo "molhante" para a capacidade de facilitar a penetração da água. Entre as principais substâncias empregadas com essa finalidade estão os laurilsulfato de sódio em pó, a trietanolamina e os polissorbatos, especialmente o Tween® 80.

Corantes

Em formulações de comprimidos, podem exercer as seguintes funções:

- Melhorar o aspecto estético, tornando-os mais atrativos ao paciente.
- Auxiliar a identificação do produto, evitando confusões, como trocas e misturas de produtos com mesmo formato e tamanho dentro da área produtiva/embalagem.
- Atuar como indicador da homogeneidade da mistura, facilitando sua visualização.
- Facilitar a identificação do produto pelo paciente e profissional de saúde, evitando erros na administração ou na tomada.

Os corantes utilizados em medicamentos podem ser solúveis e insolúveis. Os solúveis são utilizados principalmente em soluções, e os insolúveis em suspensões e em revestimento ou para dar cor a misturas de pós.

Podem-se classificar os pigmentos utilizados na indústria farmacêutica de acordo com as seguintes categorias:

- **Óxidos metálicos:** extraídos da mineração e purificados, destacando-se o dióxido de titânio e os óxidos de ferro (amarelo, vermelho e preto).
- **Pigmentos orgânicos:** possuem anéis e cadeias de carbono, podendo ser sintéticos ou não sintéticos (quando a origem é de fontes naturais, vegetais ou animais). Os sintéticos são, em geral, mais estáveis e têm custo de produção menor quando comparados aos não sintéticos. São exemplos de pigmentos sintéticos: amarelo 5 tartrazina, amarelo 6 crepúsculo, azul 2 indigotina, azul 1 brilhante, vermelho 40 allura, vermelho eritrosina e vermelho ponceau. São exemplos de pigmentos não sintéticos: carmim cochonilha (extraído do inseto de mesmo nome), antocianinas (origem da beterraba), corante caramelo (obtido a partir de vários carboidratos de diversas origens) e carvão negro (obtido da carbonização de compostos orgânicos, como madeira).
- **Lacas:** os pigmentos orgânicos sintéticos solúveis em água podem ser precipitados e incorporados através da adsorção a um substrato insolúvel (geralmente, hidróxido de alumínio), formando as lacas. De acordo com o teor de pigmento solúvel adsorvido ao substrato insolúvel teremos os diferentes tons das lacas, sendo que quanto maior for o teor de pigmento solúvel adsorvido, mais escuro será o tom de cor da laca.

A "Farmacopeia Brasileira", 6ª edição, traz um capítulo mostrando os corantes aprovados para medicamentos no Brasil[3].

Edulcorantes e aromatizantes[4]

São substâncias destinadas a corrigir ou melhorar o sabor e o odor dos comprimidos, especialmente aqueles destinados a se dissolver lentamente na boca. Os edulcorantes podem ser classificados como não nutritivos e nutritivos, sendo os nutritivos aqueles que fornecem calorias.

Os edulcorantes nutritivos se caracterizam pela rápida liberação de sabor adocicado e pela curta duração. São exemplos: os diversos açúcares, como a sacarose, a glicose, a frutose e a dextrose.

Edulcorantes não nutritivos são os polióis (açúcares álcoois) e os de alta intensidade, artificiais. Os polióis se caracterizam por início de sensação de dulçor intermediário, com curta duração, e alguns deles proporcionam uma sensação gelada e agradável ao dissolver na boca. Os polióis são absorvidos de forma bastante lenta e incompleta pelo trato digestivo, sendo, portanto, adequados para dietas com restrição de calorias. Porém, se consumidos em excesso, podem ter efeito laxativo.

Os edulcorantes de alta intensidade (artificiais) apresentam início de liberação de dulçor variável e longa duração. São exemplos: o aspartame, a sacarina, os ciclamatos e a sucralose. Quanto ao aspartame, é importante lembrar sua limitação de uso para certas populações (fenilcetonúricos).

Os edulcorantes artificiais tendem a substituir a sacarose em virtude das restrições no seu uso por diabéticos, por exemplo, além do seu potencial cariogênico.

Muitos edulcorantes polióis também são utilizados como diluentes em graus especiais para compressão direta, apresentando melhores propriedades de fluxo e compactabilidade, como o manitol e o xilitol.

[3] Ver também Capítulo 25 – Corantes em Farmacotécnica.

[4] Ver também Capítulo 24 – Corretivos do Sabor e do Aroma.

Os aromatizantes são geralmente essências, utilizados na forma líquida ou pulverizados, sendo mais empregadas as de sabor e odor de laranja, limão, menta, anis etc.

Técnicas de preparação de comprimidos

A preparação dos comprimidos envolve basicamente as fases de definição dos tamanhos das partículas sólidas, pesagem dos constituintes, mistura, granulação e compressão.

Definição dos tamanhos de partícula

Independentemente do processo utilizado na preparação dos comprimidos, a intimidade da mistura e a capacidade de aglutinação será tanto maior quanto maior for a semelhança de tamanho das partículas. Além disso, o comprimido terá que alcançar uniformidade de conteúdo, ou seja, todas as unidades deverão ter dosagem uniforme para garantir a segurança e a eficácia do produto ao paciente. Assim, a etapa inicial será a tamisação dos pós, antecedida de pulverização ou moagem, quando necessário, em função das condições em que se encontra a matéria-prima, que poderá apresentar partículas em tamanhos muito diferentes, ou "empedrada", pela retenção de umidade.

A pulverização de pequenas quantidades de matérias-primas poderá ser realizada em gral ou almofariz, seguindo-se a tamisação por processos manuais. Quantidades maiores serão pulverizadas em equipamentos específicos, como os "moinhos de facas e martelos", de alta velocidade, moinhos de bolas, moinhos cônicos etc., seguindo-se a calibração das partículas através de tamises mecânicos. Além disso, deve-se lembrar que, em relação aos princípios ativos, sua solubilidade e consequente absorção é normalmente aumentada pela diminuição do tamanho das partículas e aumento da área superficial específica.

Pesagem

É uma etapa importante da preparação, pois definirá a correta escolha e a separação dos componentes da formulação. Deverá ser cuidadosamente executada, levando-se em conta a potência e a concentração dos princípios ativos. Quando tratar-se de componentes líquidos, a pesagem deverá considerar as densidades de cada produto, relacionando o volume e a massa dos compostos.

Mistura dos componentes

A correta mistura de todos os componentes da formulação será responsável pela homogeneidade e precisão das dosagens dos fármacos. Qualquer que seja a técnica de preparo a ser utilizada, a compressão direta de pós ou a granulação por via úmida ou seca, em todos os casos, a homogeneidade da dosagem do produto final será função direta da mistura íntima e homogênea dos componentes da formulação.

A mistura poderá ser feita em um gral (pequenas quantidades), malaxadeiras ou misturadores de diferentes modelos (em V, em Y, cúbicos tipo bin, alto cisalhamento etc.). O processo de mistura já foi anteriormente detalhado na seção de pós e granulados.

Compressão direta ou granulação?

A compressão direta é a compressão dos pós após a sua pesagem, tamisação e mistura, sem necessidade de processamentos adicionais. É o processo mais vantajoso e de primeira escolha para a obtenção de comprimidos, em função da sua simplicidade: não exige a necessidade de água ou solventes para granular, envolve menos etapas e, assim, menos equipamentos, menos tempo empregado para a produção, menor número de operadores envolvidos e menor área necessária para a sua operação.

A Figura 13.26 mostra a descrição das operações unitárias tipicamente utilizadas em processos

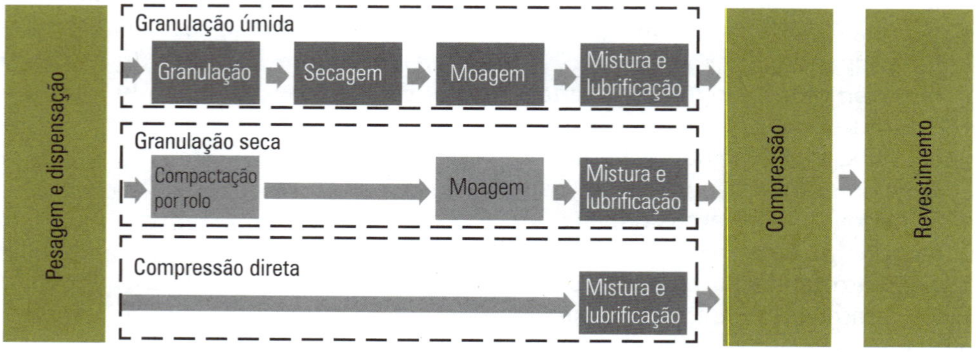

Figura 13.26. Operações unitárias utilizadas em processos de obtenção de comprimidos.
Fonte: Desenho de Amalia Arasawa.

de obtenção de comprimidos. O processo de compressão direta é o processo mais simples, com menos etapas.

Em contrapartida, nem sempre é possível obter comprimidos robustos por compressão direta. Isto vai depender muito da natureza e das características do princípio ativo em questão.

Se for considerada a questão da quantidade de princípio ativo na forma farmacêutica final, quando a dose corresponde a mais que 50% da formulação, o princípio ativo vai dominar as propriedades da formulação. Se o princípio ativo não apresentar boas propriedades reológicas e boa compactabilidade, pode não ser possível alcançar comprimidos de boa dureza e friabilidade por compressão direta, e um processo de granulação se fará necessário. Contudo, se o princípio ativo for de baixa dosagem, até 5% na formulação, quem irá dominar as propriedades da formulação serão os excipientes, sobretudo os diluentes, pois estarão em maior quantidade. A preocupação com princípios ativos de baixa dosagem será principalmente assegurar a uniformidade de conteúdo e, portanto, adotar um processo de granulação que pode ser vantajoso nesse caso também. Já para um princípio ativo de dose média, o processo de compressão direta pode ser mais facilmente alcançável.

Atualmente, pode-se lançar mão de muitos materiais disponíveis comercialmente, como grau DC (*direct compression*), favorecendo o processo de compressão direta dos pós e procurando eliminar a fase de granulação. As matérias-primas grau DC são pré-processadas por técnicas como *spray drying* ou mesmo pré-granuladas em formulações mais complexas, as quais favorecem as propriedades reológicas e a compactabilidade. Esses processamentos adicionais ocasionarão um custo mais elevado para obtenção de tais materiais, mas a possibilidade de se fabricar por compressão direta e evitar a granulação via úmida compensa os custos maiores na maioria dos casos.

Granulação

Granulação por via úmida

Nesse processo, a fim de se aglomerar as partículas, utiliza-se um líquido de umectação, geralmente água ou outros solventes voláteis (chamados aqui de solventes de processo). Ao líquido de umectação podem ser adicionados agentes aglutinantes. A solução/dispersão resultante é adicionada de maneira gradual à mistura seca previamente tamisada e homogeneizada. A adição do líquido granulante pode ser realizada por diferentes maneiras:

- Adição de água, álcool ou mistura hidroalcoólica sobre a mistura de pós. Neste caso, o agente aglutinante em pó (p. ex., polivinilpirrolidona, hipromelose, amido pré-gelatinizado) já deve ter sido acrescentado à mistura seca.
- Preparação prévia de uma solução aquosa ou hidroalcoólica do agente aglutinante, que será adicionada sobre os pós.
- Adição de uma pasta de amido em água, preparada a quente, sobre os pós.

A quantidade a ser adicionada de agente aglutinante e de solução, assim como o tempo de mistura apropriado para a formação do granulado, devem ser estabelecidos experimentalmente para cada formulação específica. A solubilidade dos componentes da mistura, a capacidade de mistura do equipamento empregado, modo de adição do líquido, vazão de adição e outros fatores influenciarão a quantidade necessária para obter o granulado. Quanto maior for o conteúdo de ingredientes solúveis (p. ex., o princípio ativo em grandes quantidades, diluentes solúveis, como a lactose), menor será a quantidade de água requerida ao processo. Quanto maior for o conteúdo de diluentes intumescentes (celulose microcristalina, como principal exemplo), maior será a quantidade de água requerida para atingir o ponto de granulação.

Recomenda-se que a adição do aglutinante seja feita com o leito de pós sob agitação constante e controlada por sistema de bombeamento (p. ex., bomba peristáltica), e um bico de aspersão para atomizar a solução. A aspersão com velocidade controlada permite melhor reprodutibilidade do processo, pois distribui a umidade de maneira muito mais uniforme por todo o lote, diminuindo a incidência de grandes aglomerados e reduzindo a quantidade de líquido necessária ao processo.

O processo de formação de grânulos se dá quando a gota encontra o leito de pó em movimento (Figura 13.27). Ao penetrar no leito, ela umedece os grânulos subjacentes, formando um núcleo inicial, que pode sofrer quebras ao mesmo tempo que cresce, por se juntar com outros grânulos vizinhos, em um processo dinâmico. O grânulo já formado sofre deformação pelo próprio processo de mistura, vindo a densificar-se. Com o ganho gradual de umidade, o granulado formado torna-se cada vez mais coeso. Este seria o ponto de granulação. Se a partir dessa condição a mistura continuar ganhando água, todos os grânulos individuais podem vir a coalescer, formando uma massa única muito coesa e de alta plasticidade. Neste caso, diz-se que o granulado sofreu sobreumidificação e a granulação teve o ponto excedido.

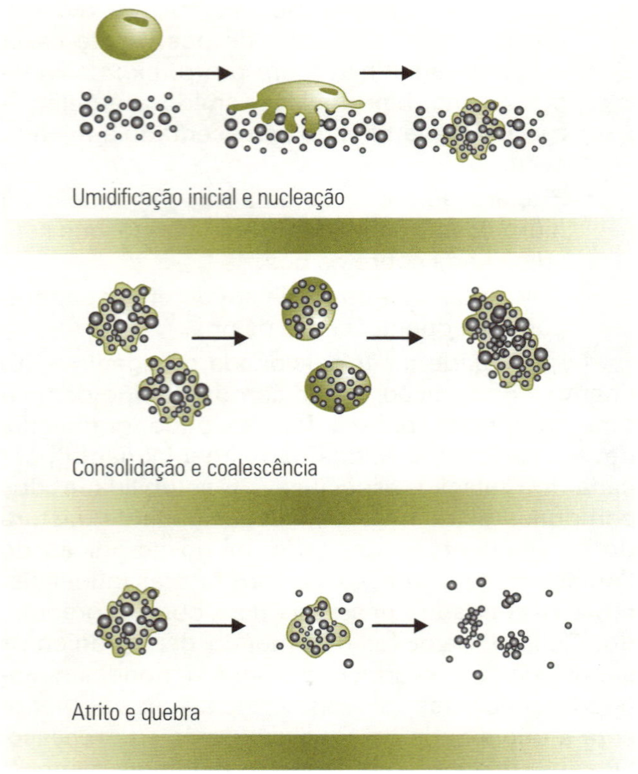

Figura 13.27. Processo de formação e quebra dos grânulos.

Fonte: Acervo da autoria.

Existem técnicas para avaliar o ponto final da granulação. Uma das mais populares, é o método empírico da "bola de neve". Ao tomar uma porção do granulado com uma das mãos, aperta-se ele para formar uma bola. Se o granulado estiver no ponto desejado, a bola se quebrará facilmente em várias partes ao ser apalpada com um dos dedos. Este método, apesar de bastante difundido, não pode ser validado porque é dependente da interpretação do operador. Assim, pode-se adotar medidas elétricas (p. ex., da amperagem ou do consumo energético) ou mecânicas (torque do motor), pois estes parâmetros variam conforme ocorre a formação do granulado.

Granulação *low shear*

Equipamentos de granulação tradicionais são de baixo cisalhamento (*low shear)*, como os misturadores planetários (semelhantes a batedeiras domésticas). Tais equipamentos ainda têm presença na indústria farmacêutica, porém apresentam desvantagens em relação aos granuladores mais modernos, pois não distribuem o líquido granulante de maneira eficiente, tendendo a formar grandes aglomerados. Requerem uma quantidade maior de líquido para granular, o que aumenta o tempo de secagem e o tempo de exposição do princípio ativo à umidade, podendo impactar negativamente na estabilidade. Pela mistura ineficiente, o processo *low shear*, muitas vezes, requer paradas para remoção manual de material retido em pontos mortos (geralmente, nas laterais e cantos), e o tempo de processo será em geral maior que na granulação *high shear*. Sendo, em geral, mais antigos, os granuladores *low shear* não contam com muitos recursos para parametrização. Por estas razões, é mais difícil alcançar reprodutibilidade lote a lote nesses equipamentos. Entretanto, mesmo com todas as desvantagens apresentadas, esses equipamentos ainda persistem na indústria por: (1) custos menores quando comparados ao equipamento *high shear* e leito fluidizado; e (2) barreiras regulatórias para alteração de equipamentos de fabricação (alterações pós-registro) e de processo.

Granulação *high shear*

O processo de granulação via úmida por *high shear* é bastante popular, em virtude da sua alta eficiência na produção de grânulos, que são geralmente mais densos, e com larga variação de tamanho de partícula (Figura 13.28).

O equipamento se caracteriza por um tacho cônico ou cilíndrico, contendo uma hélice principal de três pás, denominada impulsor (ou *impeller)*, que é a responsável por movimentar o produto e espalhar a solução granulante, girando tipicamente entre 100 e 500 rpm, e um agitador menor, denominado triturador (ou *chopper*), situado na lateral ou na parte superior junto à tampa do equipamento, responsável pela quebra dos aglomerados para formar o granulado. O triturador gira ao redor de 1.000 a 3.000 rpm. Dependendo do desenho do equipamento, quando o impulsor está posicionado no fundo do recipiente é denominado *bottom drive*, quando o impulsor está posicionado na parte superior, na tampa do equipamento, é denominado *top drive*.

Moagem do granulado úmido

O granulado obtido no misturador *high shear*, muitas vezes, não precisará sofrer moagem úmida, passando diretamente para a etapa de secagem em estufa ou em leito fluidizado.

Já a granulação em misturadores de baixo cisalhamento, deverá necessariamente sofrer uma etapa de calibração úmida, com o intuito de uniformizar a umidade e evitar grumos grandes que aprisionariam a umidade em seu interior e provocariam uma secagem não uniforme. Na moagem, o granulado é submetido a uma passagem forçada através de crivos, telas ou placas perfuradas (ou tamises,

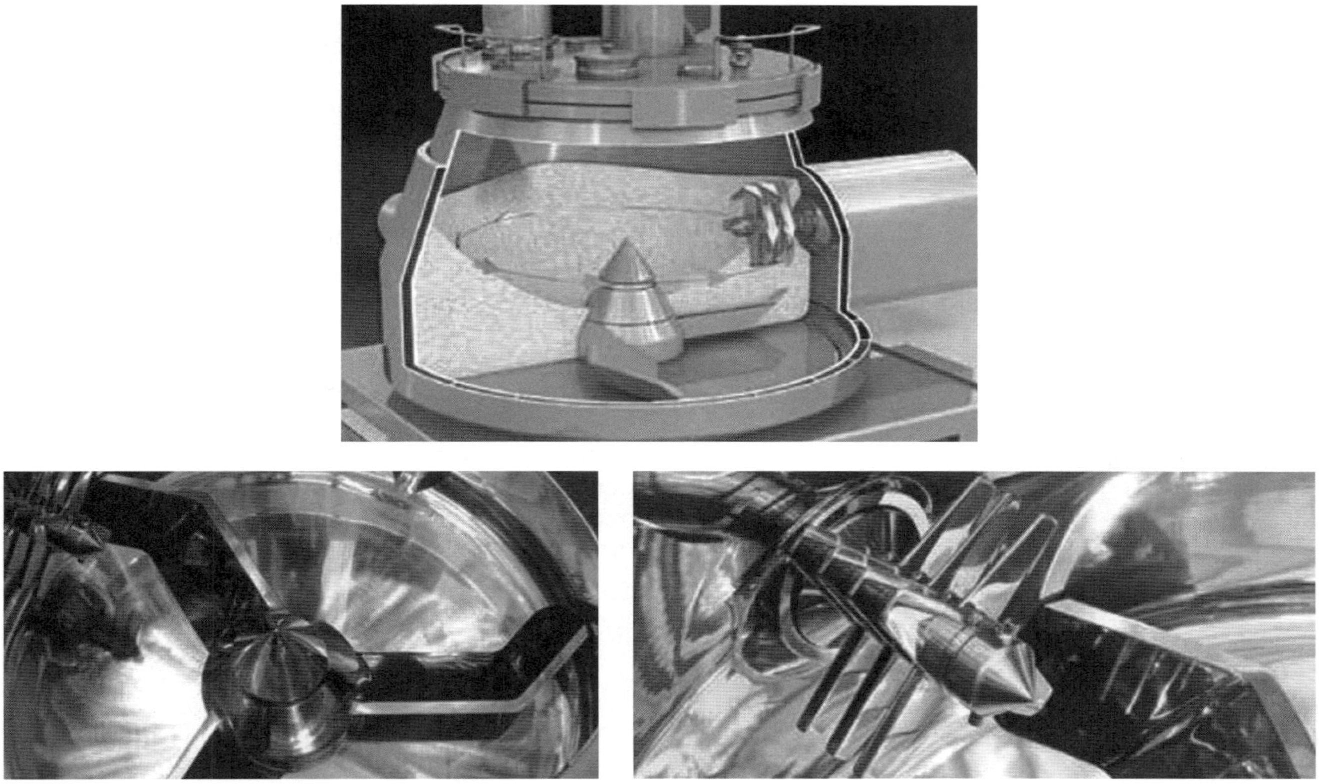

Detalhe de hélice impulsora tipo Z — Detalhe do triturador

Figura 13.28. Detalhe da parte interna do equipamento *high shear bottom drive.* A hélice maior (impulsora), montada no fundo do recipiente, mistura o produto, e o triturador quebra os grânulos maiores.

Fonte: Cortesia de Glatt GmbH.

ao trabalhar-se com quantidades pequenas de pós), acoplados a equipamentos denominados granuladores, apresentados nos modelos contínuos e oscilantes. Estes equipamentos são geralmente de funcionamento contínuo e não representam limitações aos tamanhos dos lotes dos produtos a serem preparados.

Secagem do granulado úmido

A determinação do ponto final de secagem é geralmente feita através do teste de perda por dessecação por balança com infravermelho ou lâmpada halógena. A "Farmacopeia Brasileira", 6ª edição, apresenta detalhes de como deve ser feita a operação. A secagem geralmente é feita através dos seguintes processos:

Secagem estacionária (estufas)

Os grânulos formados são recolhidos em bandejas, arranjados em camadas delgadas, evitando-se sua aglomeração para tornar o processo de secagem mais uniforme. Nos casos de pequenas quantidades de grânulos ou uso apenas de álcool como agente umectante, ou ainda em presença de substâncias termolábeis, a secagem poderá ocorrer apenas pela passagem de corrente de ar. As estufas mais indicadas são aquelas providas de aquecimento controlado (35 a 50 °C) e passagem simultânea de correntes de ar. O tempo de secagem varia, geralmente, entre 6 e 18 horas, dependendo da quantidade e natureza do líquido presente, da temperatura a que o produto possa ser exposto e da intensidade e velocidade da corrente de ar da estufa.

Leito fluidizado

Os equipamentos mais modernos para secagem são os leitos fluidizados. A operação nestes equipamentos é muito mais rápida e uniforme que a estufa, pois o lote inteiro fica exposto à corrente de ar e não somente a superfície do leito de pó.

O equipamento para secagem consiste de um cilindro vertical por onde passa a corrente de ar aquecido de baixo para cima. Na parte superior, o ar passa através de um conjunto de filtros e é captado por um sistema de exaustão composto por ventiladores, filtros e coletores de pó que irão garantir a passagem contínua de ar e a remoção da umidade.

Os pós se mantêm dentro do cilindro e são sujeitos à movimentação pela corrente de ar quente, a fluidização. Tal fenômeno consiste na transformação de sólidos finos para um estado similar a um fluido, através do contato com um gás, se comportando como um líquido em ebulição. Nesse estado, as partículas sólidas sofrem uma movimentação extremamente turbulenta, a qual aumenta conforme se aumenta a quantidade de ar inserido.

Deve-se tomar cuidado com o fluxo de ar utilizado na secagem. Se for muito alto e a fluidização for muito intensa, poderá provocar quebra dos grânulos e formação de muitos "finos"[5].

Sistemas *high shear "one pot"*

Neste caso, o granulado é seco através de micro-ondas ou a vácuo em recipiente encamisado aquecido por vapor, onde no próprio equipamento de granulação o processo de secagem pode ocorrer como etapa subsequente, sem necessidade de transferência de um equipamento para outro. Esses processos podem ser longos e resultar em destruição do granulado formado porque são revolvidos de maneira lenta pela própria hélice do impulsor por várias horas. Além disso, especialmente no caso da secagem por micro-ondas, pode ocasionar pontos de superaquecimento do produto, que pode ser também prejudicial à qualidade.

Granulação em leito fluidizado

O leito fluidizado (Figura 13.29) é um equipamento versátil, podendo realizar secagens simples, como processos de granulação, peletização e aplicação de revestimentos funcionais, sobretudo em multiparticulados, com a inserção de alguns acessórios. O leito fluidizado para granulação contém na parte superior do cilindro uma ou mais pistolas para aspersão por *spray* da solução granulante (leito fluidizado *top spray*).

A granulação por leito fluidizado requer muito menos umectação que o processo de granulação *high shear*. Nesse processo, as partículas suspensas pela corrente de ar são aglomeradas pelas gotas do líquido aglutinante aspergido. Por estarem em estado fluidizado, os núcleos granulados se chocam uns com os outros, formando núcleos maiores através de pontes líquidas que se solidificam conforme recebem mais ar e viajam através do leito de partículas. As pontes sólidas de aglutinante mantêm a partícula coesa e, portanto, a força de ligação é determinada pela força do aglutinante.

A densificação, nesse processo, será dada basicamente pelas forças capilares presentes nas pontes líquidas. Já em um processo *high shear*, há hélices agindo na movimentação dos pós e choques a altas velocidades contra as paredes, densificando o material. Assim, o granulado obtido em leito fluidizado será geralmente mais poroso (menos denso) e com menor tamanho médio de partícula e menor variação de tamanho que o obtido em *high shear*. Com estas características, o fluxo do granulado obtido em leito fluidizado pode ser mais deficiente, mas muitas vezes resultará em comprimidos com maior dureza e menor friabilidade, em razão da maior compactabilidade.

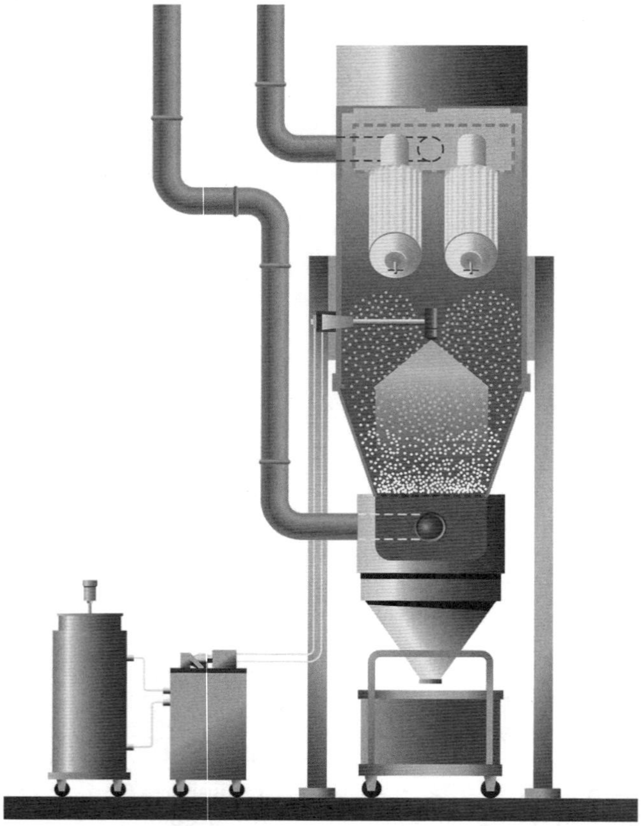

Figura 13.29. Esquema de leito fluidizado mostrando as partículas em suspensão e a pistola aplicando a solução aglutinante.

Fonte: Cortesia de Freund-Vector Corp.

Granulação seca ou dupla compressão

Vantagens:

- Aglomera os pós, evitando a segregação durante os processamentos subsequentes (compressão ou encapsulamento).

[5] O termo "finos" é comumente utilizado na indústria para se referir à porção do pó que apresenta menor tamanho de partícula.

- Aumenta a densidade, evitando perdas, pois reduz a ocorrência de poeiras finas.
- Melhora o fluxo, aumentando o tamanho de partícula.
- Fornece alternativa para aglomeração de ativos sensíveis às condições de processo típicas da granulação úmida, evitando a exposição desses ativos à umidade e calor.
- O processo para obtenção de granulado por rolo compactador utiliza menos equipamentos e ocupa uma área bem menor que o processo de granulação úmida tradicional.

A granulação seca pode ser feita através do uso de equipamento rolo compactador (Figuras 13.30 e 13.31), que compacta os pós, formando fitas, ou através de máquinas de comprimir adaptadas, que formam grandes comprimidos de formatos variados, denominados tarugos. Fitas e tarugos são, em seguida, quebrados e moídos para formar os granulados.

A compactação por rolo é um processo no qual o pó é alimentado de maneira contínua e controlada através da ação de parafusos transportadores até ser submetido à compactação por um conjunto de rolos que giram em sentidos opostos e com espaço ajustável entre eles, formando um compacto (uma tira ou fita). A tira formada é coletada para, em seguida, ser moída e acrescida dos outros ingredientes, para os processamentos subsequentes (compressão, encapsulamento etc.). O processo de moagem pode ser em processo (moinho acoplado ao equipamento) ou externo, efetuado em equipamento separado.

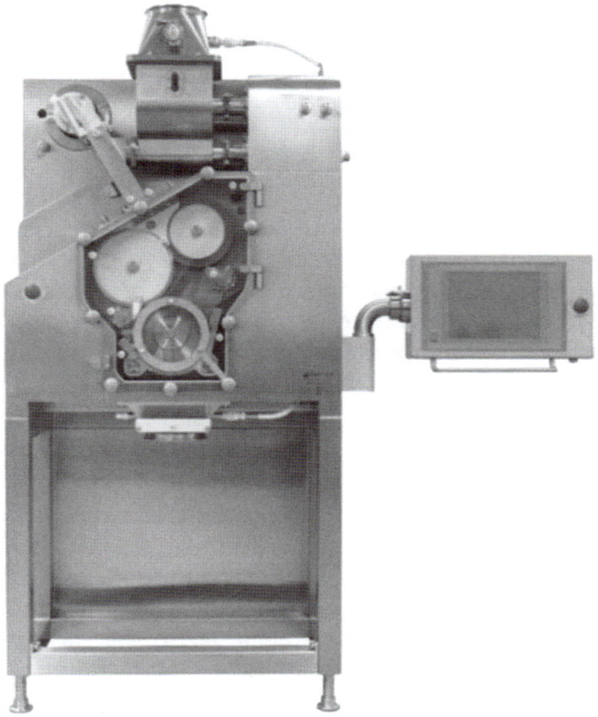

Figura 13.30. Compactador por rolo.

Fonte: Cortesia de Gerteis.

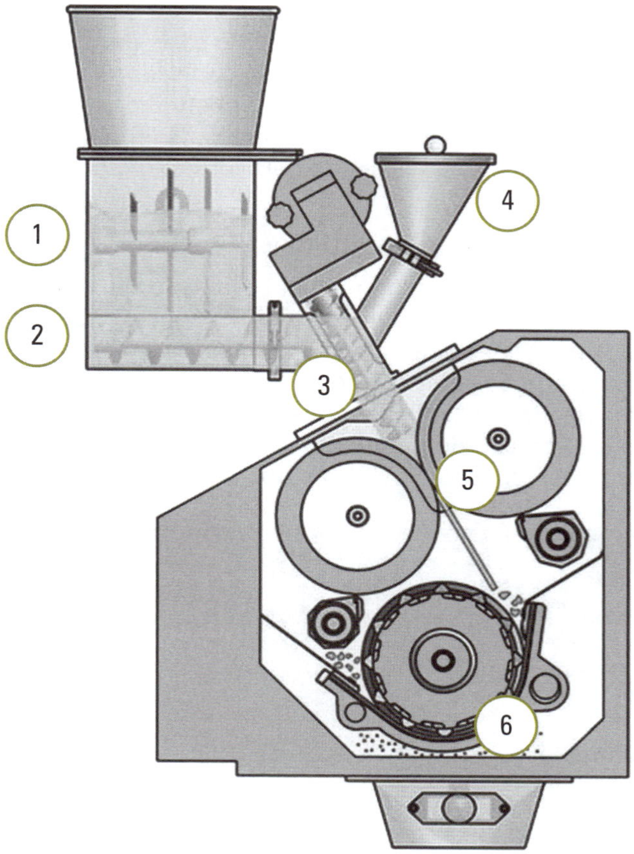

Figura 13.31. Esquema de um equipamento de compactação por rolo, contendo: (1) funil de alimentação com agitador para garantir uniformidade do pó a ser compactado; (2) rosca de alimentação; (3) rosca compressora; (4) funil de alimentação para pequenas quantidades; (5) rolos compressores com a fita sendo formada; (6) moinho formando grânulos.

Fonte: Cortesia de Gerteis.

Granulação por fusão

Neste processo, a mistura de pós é aquecida (em geral entre 90 e 105 °C), de modo que os constituintes (principalmente o aglutinante) sofram fusão, aglomerando, assim, a mistura. A massa formada é, após homogeneização, forçada a passar através das malhas de tamis ou crivos. Geralmente, o aglutinante utilizado será o PEG ou uma cera de baixo ponto de fusão.

Esse processo pode ser feito em *high shear* com tacho encamisado com vapor ou provido de micro-ondas para manter a temperatura elevada, ou por extrusão a quente. Neste último caso, um cilindro, contendo uma rosca sem fim transportadora com zonas de aquecimento, promove a mistura dos pós e a fusão de um ou mais componentes. No fim do cilindro, o material é extrudado para formar o granulado.

Calibração final do granulado seco

É também exigida pela necessidade de se compatibilizar o tamanho do grânulo com o diâmetro dos punções da máquina compressora e o peso final esperado dos comprimidos. Na Tabela 13.7 estão relacionados os tipos de tamises a serem empregados na calibração do granulado de acordo com o diâmetro dos punções e os pesos dos comprimidos.

Tabela 13.7
Tipos de tamises, diâmetro dos punções e pesos dos comprimidos.

Tamis (n. de fios/cm)	*Tamis (n. de malhas/ cm)*	*Diâmetro dos punções (mm)*	*Peso dos comprimidos (mg)*
5	25	16	900 a 1.000
6	36	14 a 15	700 a 900
7	42	12 a 13	400 a 700
8	64	10 a 11	200 a 400
9	81	8 a 9	120 a 200
10	100	6 a 7	100

Quanto maior o comprimido final, maior o tamanho das partículas finais do granulado. Isso conferirá maior velocidade de enchimento das matrizes para que a operação seja mais rápida. Para comprimidos pequenos, é importante ter um granulado final mais fino para assegurar-se a uniformidade, pois durante a compressão, se a partícula for grande, poderá causar muita variação de peso.

Mistura

A mistura dos ingredientes previamente à compressão deve ser uniforme para garantir que a mesma quantidade de princípio ativo estará em cada unidade de dosagem. A operação em escala industrial geralmente se dá em misturadores bins ou V, mas outras geometrias também são possíveis, como cilindro, duplo cone etc. A operação de mistura já foi detalhada na seção de pós e granulados.

Compressão

Deverá ser realizada de modo a fornecer comprimidos com o peso definido e as propriedades de dureza e friabilidade adequadas. Para tanto, deverão ser definidas as matrizes e os punções adequados ao tamanho e peso esperados dos comprimidos, e aplicada força de compressão suficiente à obtenção de formas estáveis e resistentes.

Calibração da máquina compressora

Entende-se por calibração o ajuste da máquina compressora nos aspectos de volume da câmara de compressão e da força de compressão a ser exercida, que será feita após a definição dos punções a serem utilizados e a verificação de que foram realizadas a perfeita limpeza e a lubrificação do equipamento. A abertura ou o fechamento da câmara de compressão, correspondente ao espaço formado pelo punção inferior e as paredes das matrizes, visa permitir seu enchimento com quantidade suficiente de pós ou granulados necessários à obtenção da dose terapêutica indicada ao produto, e que será definida pelo peso do comprimido. A força de compressão, que resulta da posição relativa dos punções superiores e inferiores quando eles se encontrarem no ponto de máxima aproximação, definirá a resistência ao choque e influenciará a velocidade de desintegração apresentada pelo produto até certos limites, dependendo dos componentes da formulação. Quanto maior a força de compressão, maior é a dureza e menor é a velocidade de desintegração do comprimido.

Essa calibração ou regulagem da máquina compressora deve ser realizada com amostras da própria fórmula a ser processada, pois o estabelecimento desses parâmetros é função de propriedades como densidade aparente da mistura, tamanho de grânulos e tipo de sólidos presentes na preparação.

Nessa fase, as máquinas deverão ser movimentadas lentamente até que estejam reguladas, o que será observado pela passagem suave de todos os elementos e a ausência de ruídos estranhos, percebendo-se, assim, que todas as peças estão corretamente adaptadas, não oferecendo qualquer dificuldade ao movimento.

Com relação à operação de compressão, podem ser ressaltados alguns aspectos gerais importantes, como:

- A força de compressão aplicada não deverá ser excessiva, evitando-se a sobrecarga do equipamento e seu consequente desgaste prematuro, fatigando as máquinas ou inutilizando peças essenciais. Além disso, um excesso de força de compressão pode exceder o poder de compactabilidade do pó, provocando o *capping* ou a laminação.
- Os comprimidos não podem ter dureza excessiva, pois isto pode ser prejudicial à liberação

do princípio ativo. A força de compressão deve ser considerada em relação à área projetada sobre a matriz. Assim, quanto maior for o comprimido, maior será a força de compressão para obter a mesma pressão sobre o leito de pós.

- A presença de volume excessivo de pós finos (acima de cerca de 20% do peso total) pode prejudicar a uniformidade da mistura, além de propiciar o aparecimento de *capping* dos comprimidos prontos e a aderência da mistura aos punções, ocasionando defeitos na superfície dos comprimidos. Portanto, na operação de granulação é essencial alcançar bom controle do processo para evitar a formação de "finos" em excesso. Um granulado sobredensificado formará mais finos ao ser submetido à moagem na calibração seca.

Como ocorre em todo processo produtivo em série, haverá certa variação do peso dos comprimidos em torno de um valor médio. A regularidade do peso dos comprimidos obtidos será função das características da formulação e sua velocidade de fluxo, da perfeita manutenção da máquina compressora e de sua qualidade ou capacidade de manter-se regularmente ajustada. Para acompanhar o valor do peso médio fornecido pelo processo e realizar ajustes eventualmente necessários no equipamento, recomenda-se a retirada constante de amostras e a realização de outras determinações analíticas, garantindo-se a qualidade do produto.

As compressoras rotativas modernas são capazes de detectar comprimidos individuais fora do peso e rejeitá-los com base na força de compressão medida para o comprimido. Durante a operação estável, cada comprimido é produzido com a mesma espessura, o que implica uma força de compressão estabilizada em certo nível. Se durante essa operação uma força de compressão maior for detectada, é sinal de que aquele comprimido saiu com peso mais alto.

Máquinas de comprimir

Apesar dos diferentes tipos de máquinas compressoras existentes, o essencial, em todas elas, é a presença de matrizes e punções, responsáveis pelo tamanho e pela forma que os comprimidos assumirão. O punção inferior, assim como o superior, se encaixa perfeitamente na matriz, e pela regulagem de sua altura, determina o peso do comprimido e o aspecto de suas faces; o punção superior, por alteração de seu curso, permite variar a pressão a ser aplicada, além de permitir a variação do aspecto da face superior do comprimido.

Podem-se identificar dois tipos básicos de máquinas de comprimir: as de excêntrico ou alternativas e as rotativas.

Máquinas compressoras de excêntrico

Também denominadas alternativas, são também conhecidas como "pica-pau". São de punções fixos, constituídas por um sistema de excêntrico que, impulsionado por um motor, movimenta uma "biela", que por sua vez desloca verticalmente um pistão, ao qual está acoplado o punção superior. Um sistema de guias transmite o movimento sincronizado de ascendência ao punção inferior, ao mesmo tempo em que movimenta o alimentador. A compressão é realizada basicamente pelo movimento do punção superior, enquanto o punção inferior é estático.

O rendimento desse tipo de máquina depende do número de punções, que é variável, desde um (um par, ou seja, um punção superior e um inferior), até 4 ou 5, dependendo do tamanho e da potência da máquina (Figura 13.32).

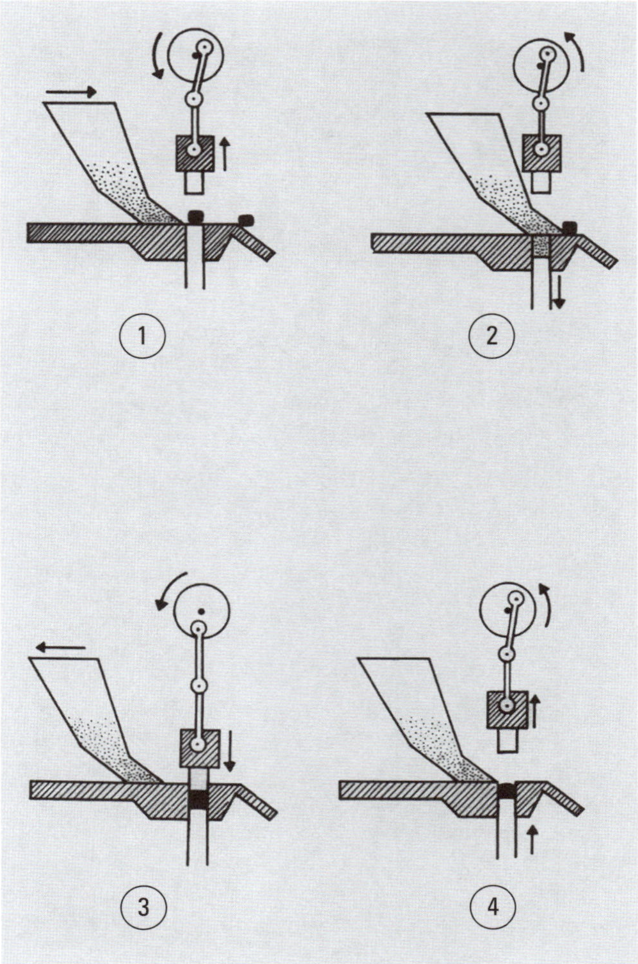

Figura 13.32. Máquina compressora de excêntrico, esquematizando os quatro tempos da compressão.

Fonte: HELOU, J.H.; CIMINO, J.S.; DAFFRE, C. *Farmacotécnica*. São Paulo: Artpress, 1975.

Geralmente, esse equipamento permite a produção de 40 a 50 "batidas" por minuto, o que proporciona a produção de cerca de 2.400 comprimidos por hora, por punção.

Atualmente, em virtude da sua baixa produtividade, esse tipo de equipamento é mais utilizado na etapa de desenvolvimento, em modelos sofisticados e totalmente instrumentados para simular a compressão em máquinas industriais (p. ex., simulando perfil de compactação e tempo de permanência ao qual o produto estaria sujeito em equipamentos rotativos grandes). Também pode ser utilizado para produção de lotes pequenos, de produtos de alto custo e baixa vendagem, pois a perda no ajuste de máquina é mínima.

Máquinas compressoras rotativas (Figura 13.33)

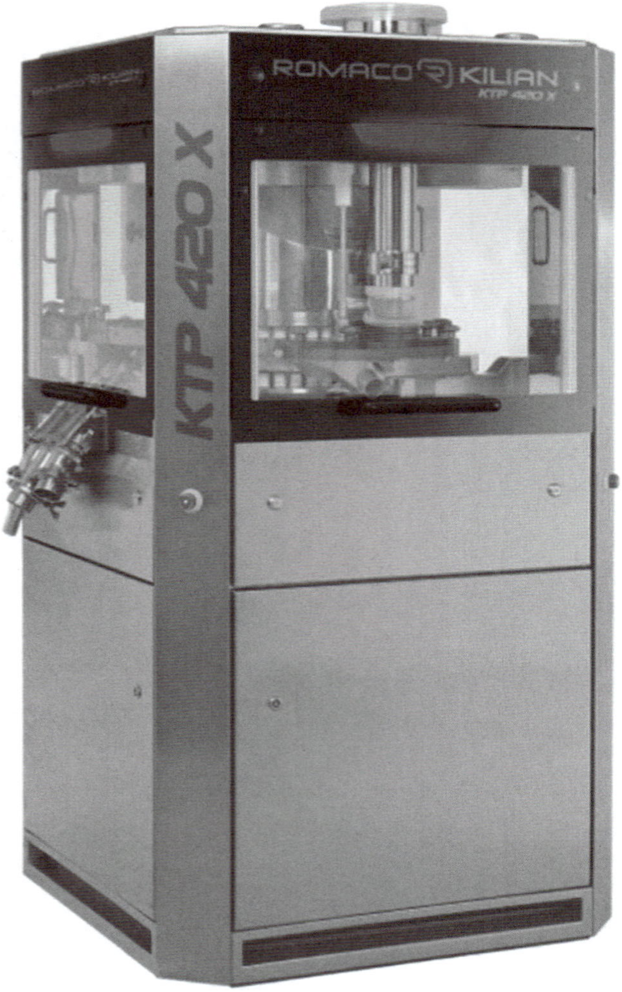

Figura 13.33. Compressora rotativa Kilian.
Fonte: Cortesia de Romaco Kilian.

Nesse modelo, os punções inferiores, superiores e matrizes são montados sobre um disco chamado platô. O platô gira horizontalmente, sempre no mesmo sentido, vinculado a um eixo central vertical. Acima dos punções superiores e abaixo dos inferiores, dispositivos fixos (semelhantes a uma "montanha russa"), as guias, encarregam-se de obrigar os punções a subirem ou descerem, de acordo com a sincronização da máquina, para permitir o enchimento, a compressão e a ejeção do comprimido formado (Figura 13.34).

Em um determinado ponto do platô, tanto o punção superior como o inferior são forçados ao encontro de um sobre o outro, através da passagem de suas cabeças, por um cilindro de aço. Nesse momento, se dá a compressão, que é gradual, exercida simultaneamente nas duas faces do comprimido, diferentemente da máquina excêntrica, em que a pressão é exercida de cima para baixo.

Os equipamentos mais modernos possuem duas etapas de compressão. Na pré-compressão, a força exercida é menor, e serve para que o ar aprisionado nas partículas do pó seja removido, de modo a obter comprimidos com melhor qualidade, principalmente reduzindo a incidência de *capping*. Logo em seguida, o rolo de compressão principal atua, exercendo uma força maior que a pré-compressão, para formar o comprimido final (Figura 13.35). Um funil alimentador fixo permite o escoamento dos pós ou granulados, por gravidade, sobre a face do platô em movimento, e um distribuidor, também fixo, espalha o material, enchendo as matrizes (Figura 13.36).

Com o advento das máquinas rotativas de alto desempenho, foi necessário adicionar aparatos que ajudem a garantir a uniformidade de peso. O funil alimentador de pó pode ser acoplado de um sistema vibratório para garantir o escoamento do pó sem paradas. O sistema de alimentador forçado (auxílio mecânico para alimentação de pó) é comumente empregado com essa função. O acessório é montado sobre o platô na região onde o pó cai do funil para alimentar as matrizes, e é composto basicamente de dois conjuntos de pás que giram em sentidos opostos, forçando o enchimento das cavidades das matrizes (Figura 13.37). Deve-se tomar cuidado com altas velocidades de rotação no alimentador forçado, pois elas podem causar sobrelubrificação da fórmula.

As máquinas rotativas têm número de punções variável, de acordo com a necessidade de produtividade

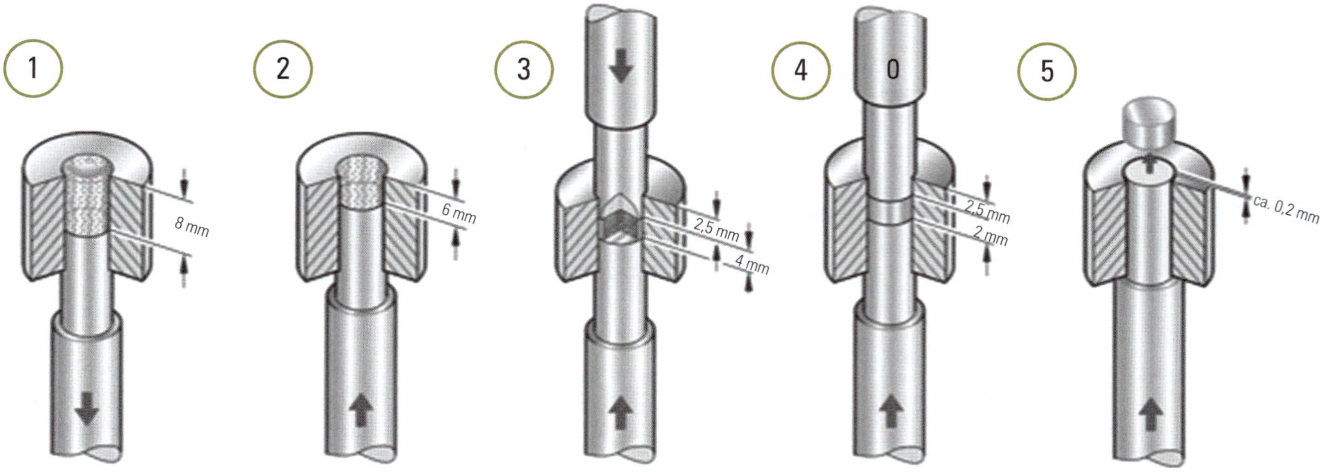

Figura 13.34. Ilustração mostrando o processo de formação do comprimido. (1) Enchimento da matriz com pó/granulado; (2) nivelamento do pó para dosificação, punção inferior sobe e o pó é nivelado com uma régua raspadora; (3) pré-compressão, para remoção de ar aprisionado na mistura de pós; (4) compressão principal; (5) ejeção do comprimido, que cai por uma canaleta até um coletor.

Fonte: Cortesia de Romaco Kilian.

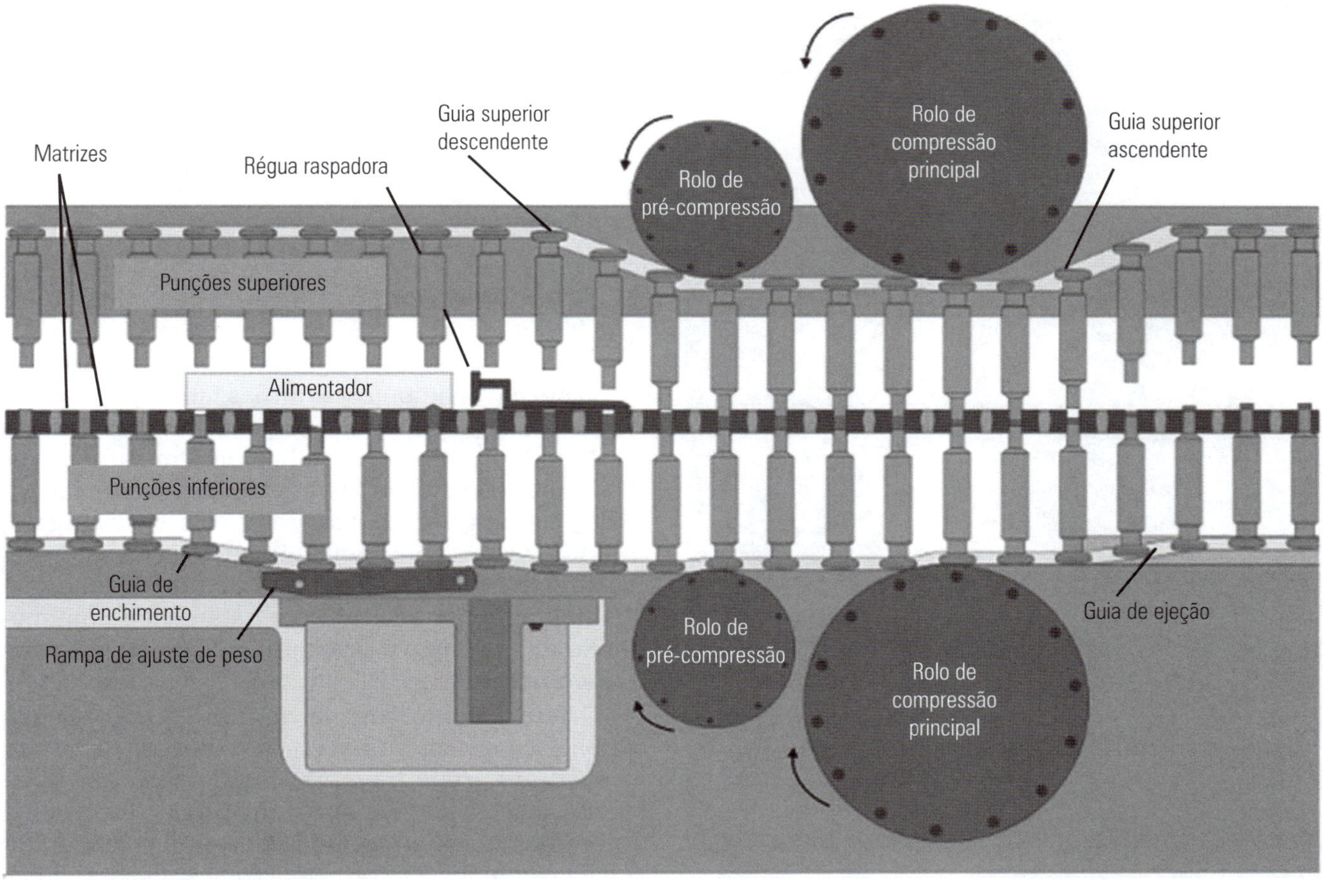

Figura 13.35. Esquema do processo de compressão em máquina rotativa, mostrando os punções superiores, inferiores e matrizes, o ajuste da quantidade de pó através da rampa de ajuste de peso, o nivelamento do pó pela régua, e os rolos de pré-compressão e compressão principal.

Fonte: Cortesia de SaintyCo.

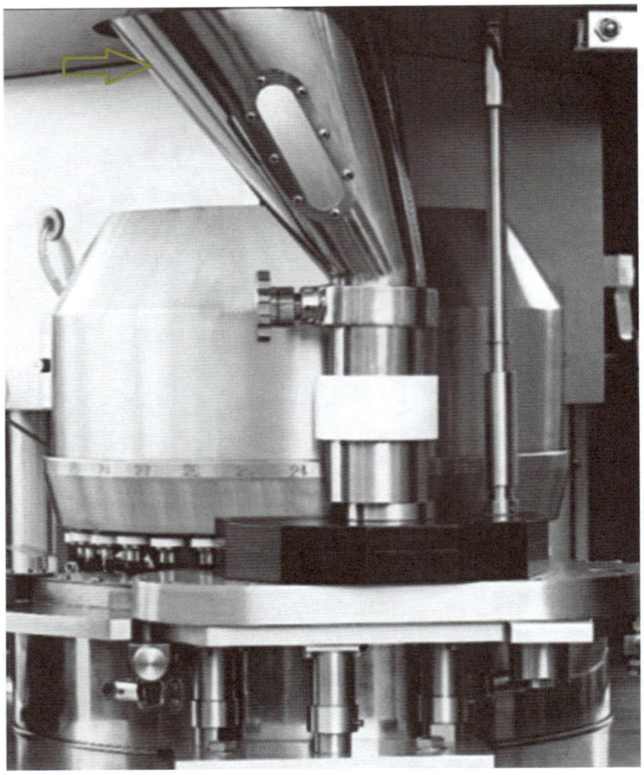

Figura 13.36. Funil alimentador de pó de máquina rotativa.

Fonte: Cortesia de SaintyCo.

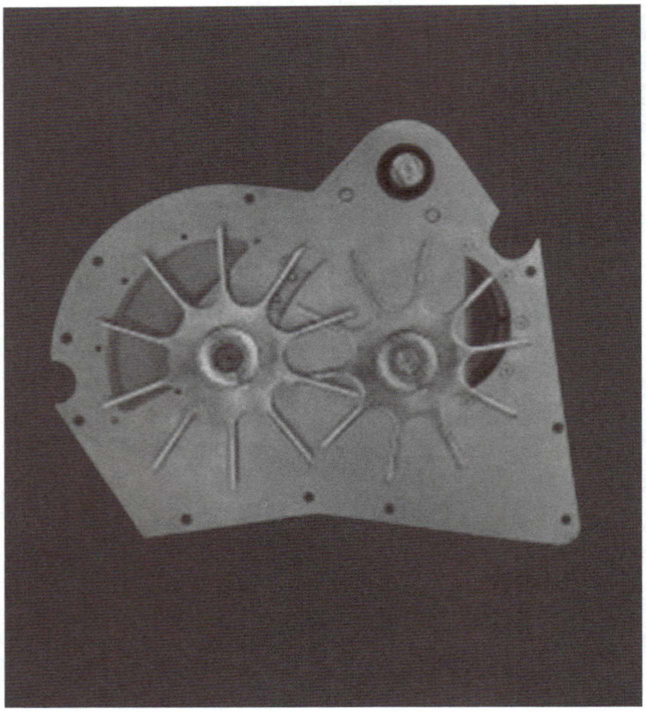

Figura 13.37. Alimentador forçado, aparato que força a passagem do pó para dentro das matrizes, diminuindo a variação de peso e aumentando o rendimento da compressora.

Fonte: Cortesia de SaintyCo.

da empresa. Além da produção em maior escala, as rotativas apresentam, em relação às máquinas excêntricas, vantagens, como diminuição das vibrações que causam segregação dos pós e obtenção de comprimidos mais homogêneos e menor variação de peso pelo enchimento irregular das matrizes.

Atualmente, além da força de compressão, é possível monitorar o tempo de permanência (*dwell time).* Este parâmetro corresponde ao tempo (em milissegundos) que os punções superiores se encontram na posição de máxima penetração na matriz sob a força dos rolos de compressão principal, e os punções não estão mais se movendo verticalmente. Nesse intervalo de milissegundos, os rolos de compressão estão em contato com a parte plana da cabeça do punção, promovendo pressão constante e permitindo ligações duradouras entre as partículas. Portanto, o tempo de permanência (Figura 13.38) afeta a dureza dos comprimidos. Se durante a fase de pesquisa e desenvolvimento se trabalha com velocidades de compressão mais lentas, quando se produz industrialmente as velocidades são muito mais rápidas. O tempo de permanência tende a se reduzir, e isto pode ser prejudicial à qualidade dos comprimidos. Assim, é importante avaliar a influência do tempo de permanência para se garantir o sucesso ao longo do processo de escalonamento.

Drágeas e comprimidos revestidos

Drágeas

O desenvolvimento de formas farmacêuticas sólidas com uma camada açucarada é provavelmente atribuído a Rhases (865-935), cognominado o "pai da pílula revestida". Das pílulas, nas quais foi comum o revestimento com folhas de ouro e prata, passou-se aos comprimidos, cujas técnicas de revestimento não sofreram grandes modificações até 1940, embora já em 1917 era patenteada uma máquina rotativa para o revestimento de comprimidos por compressão.

O termo drágea deriva do francês dragée, que significa a amêndoa da Páscoa, que, por sua vez, provém do grego *tragemata*, que quer dizer guloseima. Dentro do raciocínio etimológico da palavra, infere-se que o termo drágea deveria ser aplicado exclusivamente às formas farmacêuticas sólidas, envolvidas por um revestimento de açúcar, reservando-se aos demais tipos de revestimento a denominação "comprimidos revestidos".

Em vista do exposto e adotando o primeiro critério, podemos conceituar drágeas como sendo uma

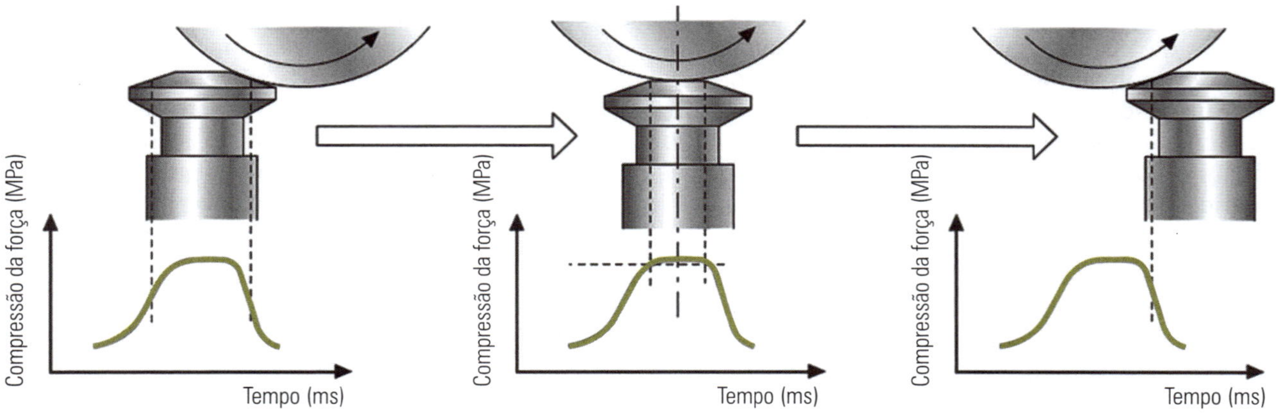

Figura 13.38. Tempo de permanência. Quando o rolo toca a porção plana da cabeça do punção, a força de compressão atinge um platô máximo e ligações duradouras entre as partículas são formadas. Se maior a área plana, maior o tempo de permanência. Se maior a velocidade de rotação da máquina compressora, menor o tempo de permanência.

Fonte: Cortesia de Romaco Killian.

forma farmacêutica sólida para uso oral, envolvida por um revestimento açucarado.

O equipamento de drageamento, a drageadeira (Figura 13.39), ou tangerina consiste de uma bacia (ou tacho) de aço inox que gira por meio de um sem fim ligado a uma polia, apoiada sobre um eixo inclinado em uma base. O equipamento deve contar com um mecanismo insuflador de ar quente e de uma exaustão.

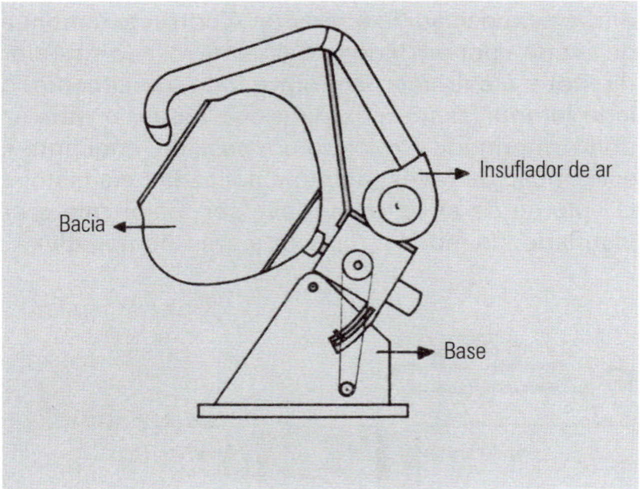

Figura 13.39. Drageadeira.

Fonte: HELOU, J.H.; CIMINO, J.S.; DAFFRE, C. *Farmacotécnica*. São Paulo: Artpress, 1975.

O processo de drageamento tradicional consiste na aplicação seriada e geralmente manual (com uso de uma jarra) de diferentes formulações sobre os comprimidos que tombam dentro de uma panela rotativa (chamada drageadeira tangerina), de acordo com as etapas básicas a seguir:

- **1ª etapa – isolamento:** geralmente efetuado com solução orgânica de goma laca, isola os núcleos da umidade das etapas que vêm a seguir.
- **2ª etapa – enchimento:** aplicações sucessivas de xarope contendo gomas (arábica, xantana), talco e outros ingredientes, que dão volume à drágea.
- **3ª etapa – alisamento:** aplicações de xarope (semelhante ao da etapa anterior), com tempos de rolagem (a frio) prolongados, a fim de se alisar a superfície e preparar para a aplicação de xarope colorido.
- **4ª etapa – coloração:** aplicações de xarope contendo pigmentos para fornecer a cor.
- **5ª etapa – brilho:** aplicações de ceras (p. ex., de carnaúba, abelha) ou polietilenoglicol de alto peso molecular micronizado ou em solução (geralmente de solventes orgânicos), a fim de promover brilho.

O ganho de peso após um processo de drageamento fica geralmente ao redor de 30 a 50%, mas em alguns casos pode chegar a 100%.

Dependendo do processo, entre uma etapa e outra pode haver necessidade de secagem adicional (p. ex., em estufa), tornando o processo ainda mais lento. Os tempos que as drágeas ficam rolando ou que o ar quente é adicionado no processo, e as quantidades de cada solução a serem aplicadas, variam de acordo com a etapa e até mesmo com a experiência do operador, que conta com testes artesanais para determinar a qualidade das drágeas (p. ex., tomar uma amostra das drágeas e através do ruído que elas fazem ao serem chacoalhadas dentro das mãos, em formato de concha, se infere se estão secas ou não).

O processo de drageamento é utilizado ainda hoje, principalmente em produtos tradicionais e de maior apelo com o consumidor, mas pelo fato de consistir de trabalho artesanal, altamente dependente do conhecimento e da experiência do operador, moroso, de difícil padronização e, portanto, muito sujeito a variações de qualidade, vem sendo substituído progressivamente pelo processo de revestimento pelicular (*film coating).*

Vantagens:

- Estética – aparência atraente, alto brilho.
- Mascara muito bem sabores amargos, camada grossa de açúcar.
- Matérias-primas, em geral, de baixo custo.
- Simplicidade na formulação e no equipamento.

Desvantagens:

- Qualidade variável, dependente da habilidade e da experiência do operador altamente especializado, o dragista.
- Processo lento – camada grossa de açúcar. Baixa produtividade, sendo que a fabricação de um lote pode levar dias.
- Processo geralmente manual, questões de ergonomia para os operadores pelo esforço prolongado e repetitivo.
- Processo complexo com aplicação de várias formulações diferentes sequencialmente e com parâmetros diferentes ao longo das etapas.
- Presença de açúcar – restrições de certas populações. Há possibilidade de excipientes alternativos, mas o custo pode ficar alto.
- Difícil alcançar formatos diferenciados para facilitar o *branding* (criar marca forte junto ao consumidor).

Comprimidos revestidos

O revestimento consiste de aplicação de uma fina camada (em geral, ao redor de 30 micras) de uma película baseada em polímero, através de equipamento de aspersão que atomiza a suspensão de revestimento, formando um *spray*.

Nos anos 1950, surgem os primeiros comprimidos revestidos por película. A tecnologia inovadora patenteada pela Abbott, em 1954, como "Filmtab", utilizava um leito fluidizado acoplado com uma coluna de Wurster e oferecia uma alternativa de maior produtividade às drágeas para mascarar o sabor e melhorar a estética. A tecnologia tornou-se possível com o advento dos derivados de celulose eterificados, como a hipromelose. As formulações eram baseadas em solventes orgânicos para facilitar a secagem, bastante diluídas (ao redor de 2 a 4% de concentração de sólidos) e bastante complexas, com muitos ingredientes e, portanto, difíceis de formular e preparar.

A partir da década de 1980, principalmente, as preocupações quanto à segurança, meio ambiente e mesmo o custo no uso de solventes orgânicos tornou necessário desenvolver tecnologias para suportar o uso de solventes aquosos. Assim, passaram a ser usados os polímeros de baixo peso molecular de hipromelose, que permitiam baixa viscosidade na suspensão e facilitavam seu bombeamento pelos sistemas de aspersão, além do advento das revestidoras perfuradas, que também foi um marco para a possibilidade de uso de solventes aquosos.

Equipamentos

O tipo de equipamento mais utilizado para revestimento de comprimidos é a revestidora perfurada (Figuras 13.40 e 13.41). Ela consiste de um tacho de inox rotativo contendo perfurações por toda a sua extensão, podendo ser crivos, furos ou perfurações diminutas, como um tamis, através dos quais há passagem de corrente de ar quente, além de uma ou mais pistolas de aspersão que aplicam a suspensão de revestimento como gotas finamente atomizadas. O tacho de inox fica contido dentro de uma câmara hermeticamente fechada e submetida à pressão negativa. A pressão negativa garante a extração contínua de ar e vapor proveniente da secagem dos núcleos e também garante a contenção dos pós de princípio ativo que possam estar sendo formados dentro do equipamento, de modo a minimizar a exposição do operador. A corrente contínua de ar entra por um lado (geralmente, o lado superior direito) e é extraído pelo outro lado (geralmente, o lado inferior esquerdo), de modo a passar através dos comprimidos, rolando em cascata, enquanto a suspensão de revestimento é aplicada pela pistola. O volume de ar extraído deve ser maior que o ar insuflado, de modo a garantir a pressão negativa.

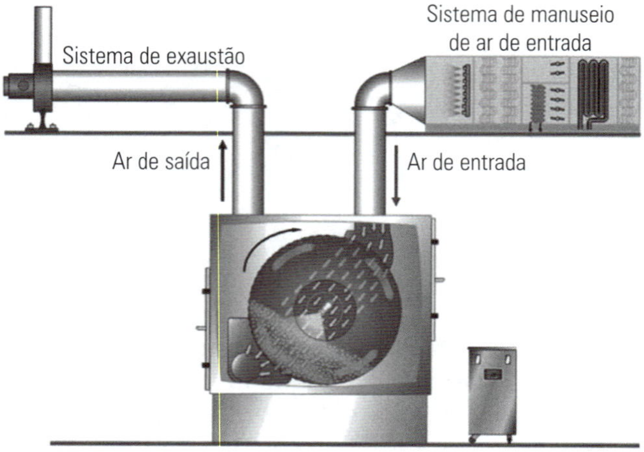

Figura 13.40. Esquema de revestidora perfurada.
Fonte: Cortesia de Freund-Vector Corp.

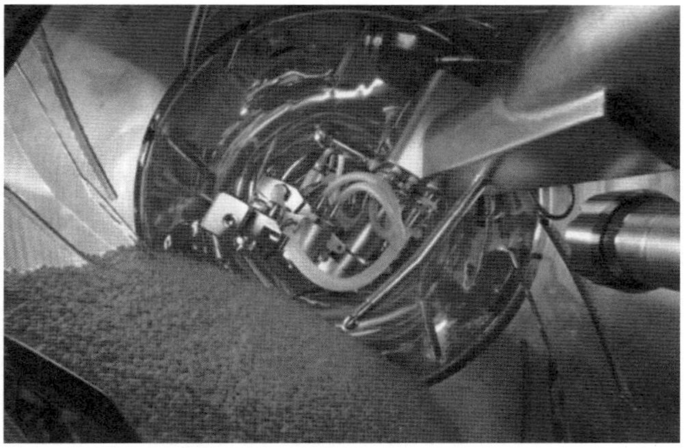

Figura 13.41. Vista interna da revestidora de tacho perfurada. Nota-se as perfurações que permitem a passagem contínua da corrente de ar e as pistolas de aplicação da suspensão de revestimento.

Fonte: Cortesia de Glatt GmbH.

O sistema para tratamento do ar de entrada é composto de ventiladores, pré-filtros e filtros de alta eficiência para garantir a purificação do ar em contato com o produto. Também pode conter desumidificadores e reumidificadores, de modo a garantir a reprodutibilidade na secagem independentemente da sazonalidade. Já o sistema de exaustão é composto de ventiladores girando à velocidade superior aos ventiladores do ar de entrada, de modo a gerar uma pressão negativa dentro da cabina. Também deve estar acoplado de coletor de pó e filtros para garantir que não haja emissão de partículas contendo princípio ativo ao ambiente.

Para garantir a qualidade do produto revestido, deve-se estabelecer um equilíbrio entre a quantidade de solução que é aplicada e a capacidade de secagem do equipamento, dado pelo volume e pela temperatura do ar. Além disso, cuidados devem ser tomados para que haja distribuição uniforme do *spray*.

Tipos de revestimento

Os revestimentos podem ser classificados como funcionais e não funcionais (ou estéticos), e podem ser de liberação imediata ou modificada.

Liberação imediata

- **Estéticos:** utilizados para melhorar o aspecto do produto, prover identidade visual, aumentar a resistência mecânica dos comprimidos, prevenindo desgastes na etapa de embalagem.
- **Barreira de umidade:** ideal para princípios ativos sensíveis à umidade, hidrolisáveis (p. ex., revestimento de amoxicilina e clavulanato, com intenção de aumentar a estabilidade).
- **Barreira contra gases:** recomendado para princípios ativos sensíveis à oxidação ou que possuem odores fortes, como é o caso do extrato de valeriana.
- **Mascaramento de sabor:** para princípios ativos com sabores muito fortes, a fim de favorecer a aceitação do paciente ao tratamento. A maioria dos princípios ativos apresenta sabor amargo.

O polímero para mascaramento de sabor pode ter solubilidade dependente de pH, sendo que não se solubiliza no pH neutro da saliva (não deixando, portanto, o princípio ativo se solubilizar e entrar em contato com as papilas gustativas), mas se solubilizar no estômago (tecnologia conhecida como "entérico reverso"). O mascaramento de sabor também pode ser feito através da formação de filme com polímero insolúvel em água, mas acrescido de polímero solúvel em água em menor quantidade, formando poros. A liberação do princípio ativo não se dá nos instantes em que o comprimido está em contato com a cavidade oral, pois depende da ativação dos poros solúveis. Após alguns instantes, os poros são ativados, começando a liberação e a desintegração da película no estômago.

Liberação modificada[6]

- **Entéricos (pH de liberação 5-6):** para princípios ativos irritantes da mucosa gástrica (p. ex., anti-inflamatórios não esteroidais), princípios ativos que se degradam em presença do ácido estomacal (inibidores de bomba de prótons, como o pantoprazol), ou para princípios ativos malcheirosos ou de gosto ruim que causariam refluxo desagradável, como o óleo de alho ou ômega 3.
- **Colônicos (pH de liberação 7):** para liberação no local de ação de ativos, como a mesalazina, para evitar que sejam absorvidos antes de alcançarem o alvo.
- **Liberação prolongada (não dependentes de pH, com liberação através de difusão):** principalmente usada em *pellets*/microsferas/microgrânulos para liberação lenta de princípio ativo, ao longo de horas (p. ex., succinato de metoprolol).

Ingredientes de formulações de revestimento

Formulações de revestimento apresentam um grau de complexidade por conter vários ingredientes, o que exige certo conhecimento das propriedades de cada ingrediente, a fim de se alcançar robustez na aplicação. Entretanto, há disponíveis comercialmente formulações de revestimento completas

[6] Ver também Capítulo 18 – Sistemas de Liberação Modificada.

(p. ex., Opadry®), contendo diferentes polímeros e ingredientes em proporções otimizadas. Tais formulações permitem simplificar as operações de pesagem, dispensação, preparo e aplicação, e têm se tornado cada vez mais populares.

A formulação típica de revestimento será constituída dos seguintes elementos:

- **Polímero:** responsável por formar a película, determinará a maior parte das suas propriedades, como: a viscosidade da suspensão a ser aplicada, o solvente requerido para a aplicação, assim como a resistência, a flexibilidade e a textura do filme formado, a sua permeabilidade ao vapor, os gases, a liberação no pH desejado (Quadro 13.4).

Quadro 13.4
Principais polímeros utilizados em revestimento, de acordo com sua funcionalidade.

Tipo de liberação	*Exemplos*
Liberação imediata	
Derivados celulósicos	Hipromelose (HPMC), hiprolose (HPC)
Derivados vinílicos	Álcool polivinílico (PVA), copolímero PVA-PEG
Derivados polimetacrílicos	Copolímeros do aminoalquilmetacrilado
Liberação retardada	
Ftalatos	HPMC-Ftalato, acetoftalato de polivinila, acetoftalato de celulose
Derivados polimetacrílicos	Copolímeros do ácido metacrílico
Liberação controlada	
Derivados celulósicos	Etilcelulose (EC)
Derivados polimetacrílicos	Copolímeros do éster metacrílico

- **Plastificantes:** provêm flexibilidade à película, diminuindo a incidência de rachaduras e aumentando a aderência (p. ex., polietilenoglicol, triacetina).
- **Pigmentos:** fornecem opacidade ao comprimido, prevenindo, assim, a degradação de IFAs fotossensíveis e mascarando manchas do núcleo (p. ex., comprimidos fitoterápicos e multivitamínicos apresentam coloração escura e manchas na superfície). Fornece cor e identidade visual ao produto (p. ex., dióxido de titânio, lacas).
- **Antiaderentes:** diminuem a pegajosidade do filme, diminuindo a aderência comprimido a comprimido e, assim, prevenindo defeitos (p. ex., talco, triglicerídeos de cadeia média).
- **Auxiliares de fluxo:** facilitam o escoamento do sistema de revestimento em pó para o tanque no momento da preparação da suspensão (p. ex., dióxido de silício coloidal, talco).
- **Agentes antiespumantes:** facilitam a aplicação quando o polímero é de alta viscosidade e tende a formar espuma (p. ex., simeticona).

Ensaios para comprimidos e comprimidos revestidos

Os principais ensaios para comprimidos e comprimidos revestidos se encontram descritos na "Farmacopeia Brasileira", 6ª edição.

Determinação de peso médio

Neste teste, é importante utilizar uma balança com capacidade e sensibilidade adequadas para o peso da amostra, além de estar devidamente calibrada. A "Farmacopeia Brasileira", 6ª edição, define que se a massa for maior ou igual a 50 mg, deve-se utilizar balança analítica de 100 a 200 g de capacidade e 0,1 mg de sensibilidade. Para massas menores que 50 mg, deve-se utilizar balança analítica de 20 g de capacidade e 0,01 mg de sensibilidade.

Comprimidos não revestidos ou revestidos com filme

Pesar, individualmente, 20 comprimidos e determinar o peso médio. Pode-se tolerar, no máximo, duas unidades fora dos limites especificados na Tabela 13.8, em relação ao peso médio, porém, nenhuma poderá estar acima ou abaixo do dobro das porcentagens indicadas.

Comprimidos com revestimento açucarado (drágeas)

Pesar, individualmente, 20 drágeas e determinar o peso médio. Podem-se tolerar, no máximo, cinco unidades fora dos limites especificados na Tabela 13.8, em relação ao peso médio, porém, nenhuma poderá estar acima ou abaixo do dobro das porcentagens indicadas.

Tabela 13.8
Formas farmacêuticas em dose unitária, especificações de peso médio e limite de variação, de acordo com a "Farmacopeia Brasileira".

Formas farmacêuticas em dose unitária	*Peso médio*	*Limites de variação*
Comprimidos não revestidos ou revestidos com filme, efervescentes, sublinguais, vaginais e pastilhas	80 mg ou menos	± 10,0%
	80 a 250 mg	± 7,5%
	Mais que 250 mg	± 5,0%
Comprimidos com revestimento açucarado	25 mg ou menos	±15,0%
	25 a 150 mg	± 10,0%
	150 a 300 mg	±7,5%
	Mais que 300 mg	±5,0%

Teste de desintegração

Permite avaliar o tempo de desintegração dos comprimidos e das cápsulas, que deve estar dentro de limites especificados. O tempo é definido quando todas as seis unidades de comprimidos-teste se desintegram, não sobrando fragmentos de tamanho maior que a abertura da tela metálica da cesta (exceção para fragmentos insolúveis de revestimento de comprimidos ou invólucros de cápsulas). Consideram-se também como desintegradas as unidades que durante o teste se transformam em massa pastosa, desde que não apresentem núcleo palpável.

O equipamento consiste de uma cesta que se move verticalmente para cima e para baixo, contendo sistema de cestas com abertura definida, com seis tubos cilíndricos, cada um incluindo uma amostra. A cesta é mergulhada em meio adequado (podendo ser água, ácido, tampão etc.), o qual é mantido na temperatura adequada (geralmente, ao redor de 36,5 °C) através de termostato (Figuras 13.42 e 13.43).

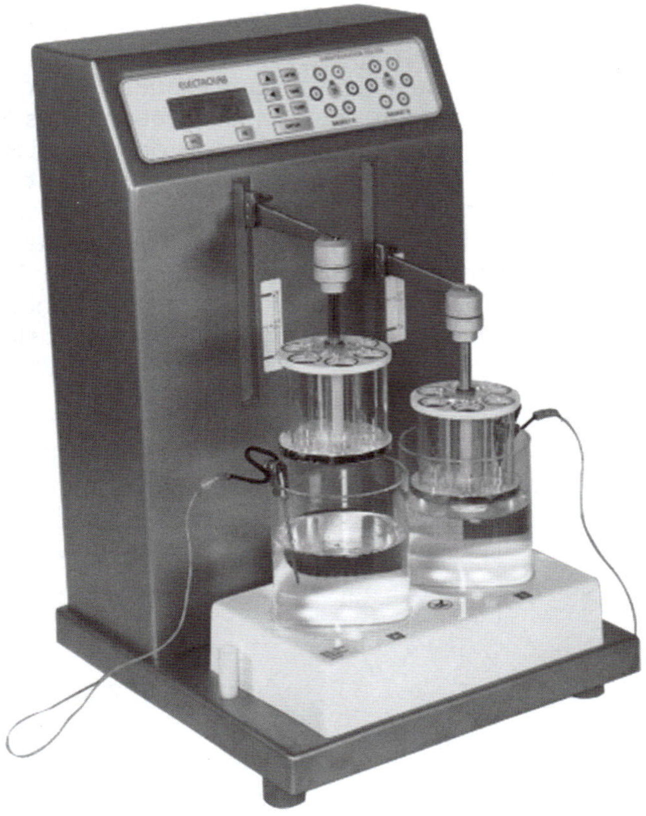

Figura 13.42. Equipamento de desintegração.

Fonte: Cortesia de Electrolab Group.

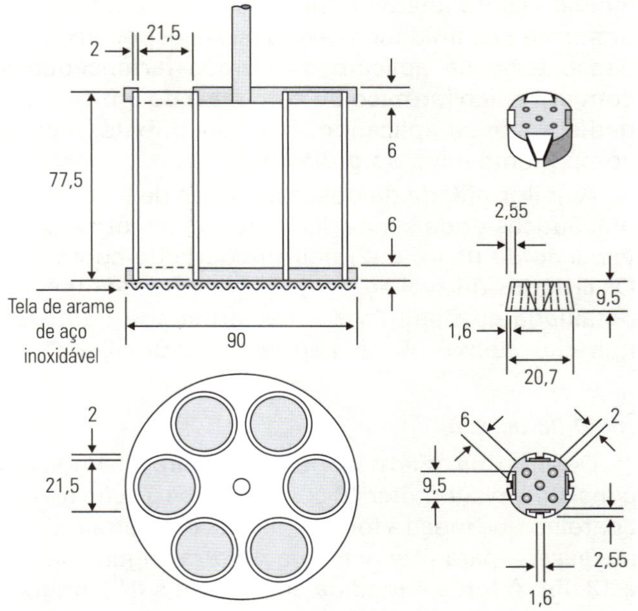

Figura 13.43. Aparelho para teste de desintegração de comprimidos e cápsulas (dimensões em mm).

Fonte: BRASIL. Agência Nacional de Vigilância Sanitária (Anvisa). *Farmacopeia Brasileira*. 6. ed. Brasília, 2019.

Teste de umidade ou perda por dessecação

Este teste serve para determinar o percentual de substâncias voláteis na amostra, de acordo com parâmetros estabelecidos em cada monografia. Tais substâncias podem se referir ao conteúdo de umidade proveniente da granulação, à umidade intrínseca de cada matéria-prima, ou ao ganho de umidade durante a armazenagem ou estudo de estabilidade.

Geralmente, se utilizam balanças com infravermelho ou lâmpada halógena. O procedimento consiste em retirar a umidade da balança e do prato de alumínio que conterá a amostra; triturar o material em almofariz e adicionar ao prato uniformemente, ao redor de 2 a 5 g; ajustar a temperatura de ensaio e o critério do fim do teste (tempo ou peso constante), de acordo com a monografia.

Doseamento do teor de princípio ativo e uniformidade de conteúdo

O doseamento é realizado de acordo com o método estabelecido na monografia individual de cada produto.

Para assegurar a administração de doses corretas, cada unidade de dosagem deve conter a quantidade do componente ativo dentro da faixa aceitável a partir da quantidade declarada. O teste de uniformidade de doses unitárias possibilita avaliar a quantidade de componente ativo em unidades individuais do lote e verificar se essa quantidade é uniforme nas unidades testadas. As especificações desse teste se aplicam às formas farmacêuticas com um único fármaco ou com mais de um componente ativo, se aplicando, individualmente, a cada componente ativo do produto.

A uniformidade de doses unitárias de formas farmacêuticas pode ser avaliada por dois métodos: (1) variação de peso; e (2) uniformidade de conteúdo. Os critérios de avaliação são explicados de maneira detalhada no Capítulo X – Uniformidade de doses unitárias, item 5.1.6 da "Farmacopeia Brasileira".

Teste de dureza

Descrito na "Farmacopeia Brasileira", 6ª edição, consiste em submeter 10 comprimidos à ação de um aparelho que meça a força, aplicada diametralmente, necessária para provocar sua ruptura (Figuras 13.44 e 13.45). A força é medida em newtons (N), embora haja equipamentos que meçam em kiloponds (kP) também. Para converter, 1 kP = 9,8 N. O resultado é expresso como média dos 10 comprimidos.

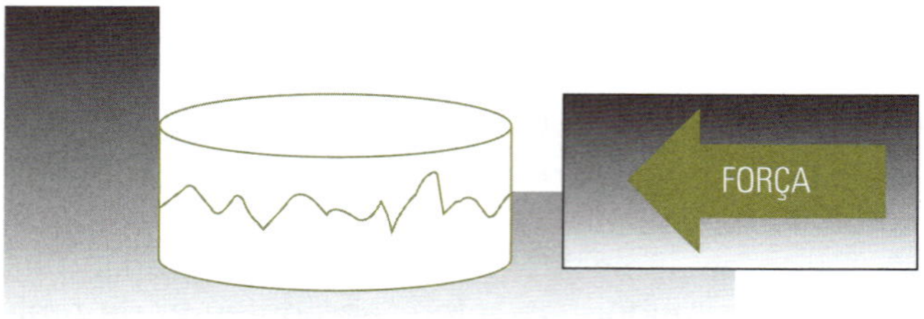

Figura 13.44. Desenho esquemático mostrando o teste de dureza. O comprimido é posicionado para que a força seja exercida sobre seu diâmetro. Do lado esquerdo a parede é fixa. Do lado direito uma barra móvel se move em direção ao comprimido e promove seu esmagamento. A dureza é dada pela força necessária para provocar o rompimento do comprimido.

Fonte: Acervo da autoria.

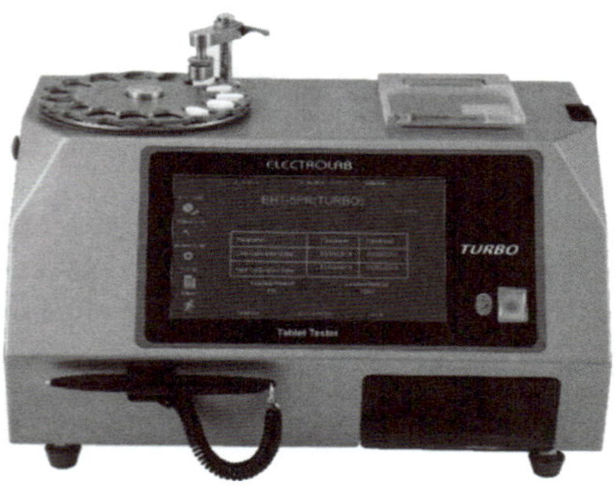

Figura 13.45. Equipamento automático que mede espessura e dureza do comprimido.

Fonte: Cortesia de Electrolab Group.

O teste de dureza possibilita determinar a resistência do comprimido ao esmagamento ou à ruptura sob pressão radial. A dureza de um comprimido é geralmente proporcional à força de compressão e inversamente proporcional à sua porosidade. Há casos em que um aumento da força de compressão não provoca aumento proporcional de dureza, principalmente para pós com baixa compactabilidade, apresentando *capping* ou descabeçamento e laminação.

A medida de dureza é importante no sentido de garantir que os comprimidos não irão se desagregar quando submetidos ao estresse mecânico da embalagem, do transporte, do revestimento etc. Além disso, a dureza se correlaciona com o tempo de desintegração e dissolução. Comprimidos muito duros serão mais resistentes à penetração da água e irão liberar o princípio ativo mais lentamente, portanto, é preciso controlar e balancear essas propriedades. Esse teste se aplica, principalmente, a comprimidos não revestidos.

Teste de friabilidade

Descrito na "Farmacopeia Brasileira", 6ª edição, possibilita determinar a resistência dos comprimidos à abrasão, quando submetidos à ação mecânica de aparelhagem específica (Figuras 13.46 e 13.47).

O teste consiste em pesar, com exatidão, um número determinado de comprimidos, submetê-los à ação do aparelho e retirá-los depois de efetuadas 100 rotações. Após remover qualquer resíduo de pó dos comprimidos, eles são novamente pesados. A diferença entre o peso inicial e o final representa a friabilidade, medida em função da porcentagem de pó perdido. Requisitos de acordo com o tamanho dos comprimidos são descritos na "Farmacopeia Brasileira", 6ª edição.

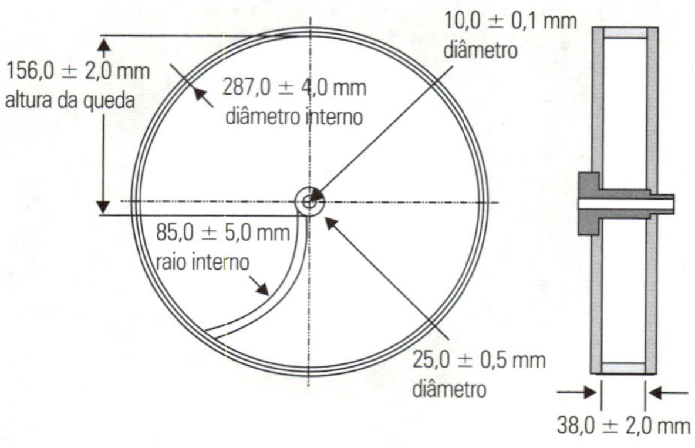

Figura 13.46. Aparato para teste de friabilidade.

Fonte: BRASIL. Agência Nacional de Vigilância Sanitária (Anvisa). *Farmacopeia Brasileira*. 6. ed. Brasília, 2019.

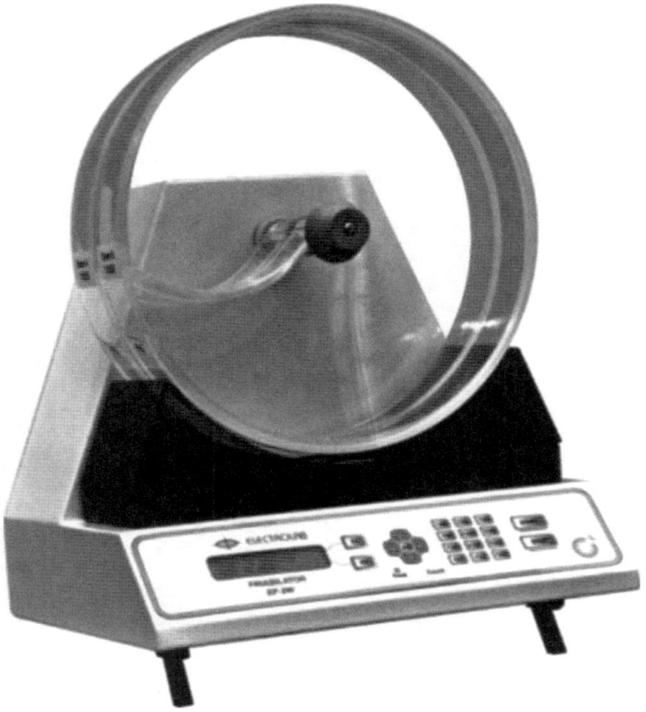

Figura 13.47. Aparelho para teste de friabilidade.

Fonte: Cortesia de Electrolab Group.

Teste de dissolução

Com esse ensaio, a quantidade de fármaco dissolvida em determinada quantidade de meio é determinada. As finalidades, os detalhes e os procedimentos desse ensaio são discutidos no Capítulo 28 – Ensaio de Dissolução.

Bibliografia

- AHMED, H.; SHAH, N. Formulation of low dose medicines – Theory and practice. *American Pharmaceutical Review*, v. 3, n. 3, 2000.
- ALLEN, L.J. *Remington:* The Science and Practice of Pharmacy. 22. ed. London: Pharmaceutical Press, 2012.
- AULTON, M. *Delineamento de Formas Farmacêuticas.* 4. ed. Rio de Janeiro: Guanabara Koogan, 2016.
- BRASIL. Agência Nacional de Vigilância Sanitária (Anvisa). *Farmacopeia Brasileira*. 6. ed. Brasília, 2019.
- CARR, RL. Evaluating flow properties of solids. *Chem Eng*, v. 72, p. 163-168, 1965.
- CUNNINGHAM, C.; KINSEY, B.; SCATTERGOOD, L. Formulation of Acetylsalicilic Acid tablets for aqueous enteric film coating. *Pharmaceutical Technology Europe*, v. 13, n. 5, 2001.
- DESAI, P.M., LIEW, C.V., HENG, P.W. Review of Disintegrants and the Disintegration Phenomena. *J Pharm Sci*, v. 105, p. 2545-2555, 2016.
- HARBIR, K. Processing technologies for pharmaceutical tablets – A review. *International Research Journal of Pharmacy*, v. 3, n. 7, p. 20-23, 2012.
- HEIDEMANN, D.; JAROSZ, P. Preformulation Studies involving moisture uptake in solid dosage forms. *Pharmaceutical Research*, v. 8, n. 3, 1991.
- HELOU, J.H.; CIMINO, J.S.; DAFFRE, C. *Farmacotécnica*. São Paulo: Artpress, 1975.
- IVESON, S.; LITSTER, J.; HAPGOOD, K.; ENNIS, B. Nucleation, growth and breakage phenomena in agitated wet granulation processes: a review. *Powder Technology*, v. 117, p. 3-39, 2001.
- LEUENBERGER, H. Granulation, new techniques. *Pharmaceutical Acta Helvetica*, v. 57, n. 3, p. 72-82, 1982.
- LEUENBERGER, H. The compressibility and compactibility of powder systems. *International Journal of Pharmaceutics*, v. 12, n. 1, p. 41-55, 1982.
- LI, J.; WU, Y. Lubricants in Pharmaceutical Solid Dosage Forms. *Lubricants*, v. 2, p. 21-43, 2014.
- MANSA, R. et al. Using intelligent sofware to predict the effects of formulation and processing parameters on roller compaction. *Powder Technology*, v. 181, n. 2, p. 217-225, 2008.
- PRISTA, L.N.; ALVES, A.C.; MORGADO, R. Tecnologia farmacêutica. 4. ed. Lisboa: Fundação Calouste Gulbenkian, 1997.
- TILLOTSON, J. Eye on Excipients. *Tablets and Capsules*, v. 17, n. 6, p.41-43, 2019.
- VARZAKAS, T.; LABROPOULOS, A.; ANESTIS, S. Sweeteners: nutritional aspects, applications and production technology. CRC Press, 2012.
- ZHAO, N.; AUGSBURGER, L. The influence of granulation on super disintegrant performance. *Pharm Dev Technol*, v. 11, n. 1, p. 47-53, 2006.

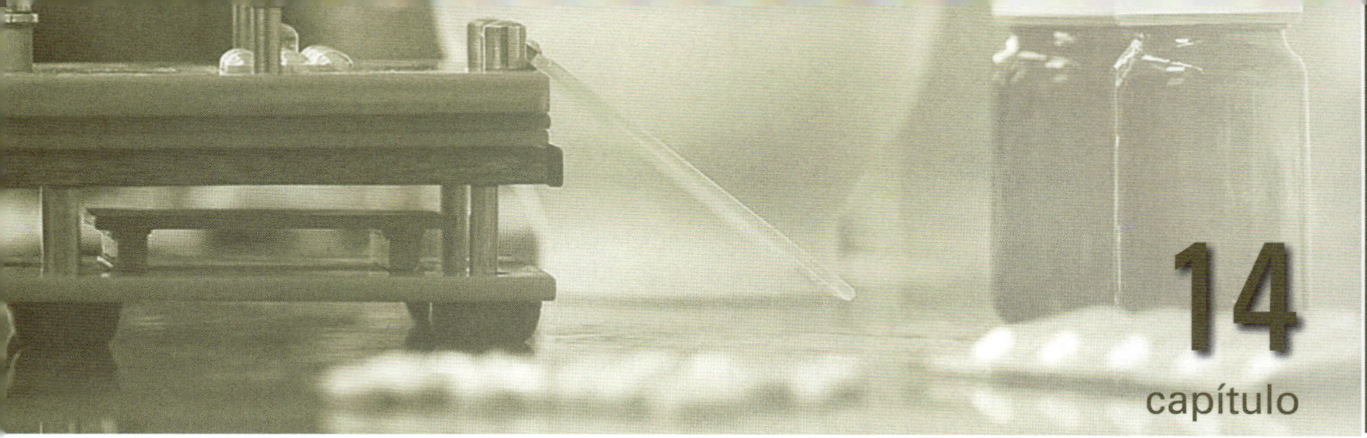

14 capítulo

Formas Farmacêuticas Estéreis*

Marcelo Guimarães

Introdução

O termo estéril refere-se à total ausência de microrganismos viáveis (capazes de reprodução). Assim, as formas farmacêuticas estéreis são medicamentos isentos de microrganismos viáveis. Inicialmente, a esterilidade era exigida apenas para os produtos injetáveis, sendo, posteriormente, requisitada também para outros produtos, como colírios e pomadas oftálmicas, entre outros. Além da esterilidade, outras características são exigidas, como: isotonia, apirogenicidade (ausência de pirogênio, apenas para os injetáveis), homogeneidade, ausência de partículas em suspensão (exceto em suspensões e pós estéreis) e neutralidade (controle do pH, que deve ser próximo daquele dos fluidos biológicos). Esses medicamentos necessitam de áreas especiais e equipamentos adequados à sua fabricação. Do mesmo modo, há a necessidade de empregar técnicas de produção e controle de qualidade específicos. Portanto, os fabricantes devem seguir diretrizes referentes às Boas Práticas de Fabricação de Produtos Estéreis, bem como controlar a sua qualidade, mediante a realização de testes laboratoriais para a avaliação das características organolépticas e físico-químicas, teor, pureza, esterilidade, pH adequado ao local de aplicação, isotonia e apirogenia, entre outros requisitos mais específicos, a depender da forma farmacêutica.

Classificação

As formas farmacêuticas estéreis podem ser classificadas em:

- **Produtos estéreis parenterais líquidos:** parenterais ou infusões de grande volume e parenterais de pequeno volume.
- **Produtos estéreis oftálmicos:** colírios (soluções ou suspensões), géis, pomadas oftálmicas e preparações para cuidados das lentes de contato.
- **Produtos estéreis diversos:** preparações para irrigação e diálise, preparações de administração nasal, preparações de administração pulmonar, implantes, produtos liofilizados e pós estéreis.

Requisitos gerais dos medicamentos estéreis

Além da esterilidade, as soluções estéreis devem ser límpidas, devem atender às especificações de pH e isotonicidade, considerando características fisiológicas de cada tecido em contato com a forma farmacêutica, ausência de pirogênio, no caso dos injetáveis, e devem apresentar estabilidade adequada até o fim do prazo de validade e da administração.

Limpidez

Toda solução estéril deve apresentar-se isenta de partículas sólidas ou de turvação, que pode ser proveniente da presença de componentes não dissolvidos, impurezas ou contaminantes estranhos à formulação. Assim, devem atender ao ensaio de limpidez, descrito nas farmacopeias, abordado mais adiante no controle de qualidade.

* Autor na primeira edição: José Sylvio Cimino.

pH compatível fisiologicamente

O pH é uma característica físico-química importante para a solubilização de grande parte dos fármacos e substâncias adjuvantes, bem como para sua estabilidade, uma vez que reações de hidrólise podem ser catalisadas pelo pH. No caso dos produtos estéreis, é necessário avaliar a tolerabilidade do tecido atingido pela preparação juntamente com a estabilidade físico-química do fármaco para definir o pH ideal da preparação.

O pH normal dos fluidos biológicos, como a lágrima, o muco nasal, os líquidos que banham os tecidos, o plasma, entre outros, é cerca de 7,4. Com a presença de mecanismos tamponantes mais ou menos eficientes presentes nesses determinados líquidos, estabelecem-se limites de pHs, os quais o organismo é capaz de tolerar sem efeitos indesejados. Por exemplo, nos olhos, as preparações oftálmicas, cujos pHs situam-se entre 5,5 e 11, apresentam menos ardor. Entretanto, muitas vezes, em função da estabilidade ou da solubilidade, por exemplo, soluções contendo alcaloides (são mais solúveis e estáveis em pH ácido, como pilocarpina, atropina) causam ardor intenso e necessitam de maior frequência posológica para exercer o efeito farmacológico.

No caso dos injetáveis, os tecidos muscular e subcutâneo, em virtude da pequena quantidade de líquido intercelular, não têm boa tolerância a grandes variações de pH. Nos casos em que preparações de pH diferente do fisiológico são administradas, pode haver dor local, inflamação, edema e até necrose (em casos extremos). O plasma tem maior capacidade tamponante e de adaptação a pHs diferentes de 7,4, entretanto, pequenos volumes devem ser administrados (menos que 5 mL) e de forma lenta, a fim de possibilitar a neutralização pelo sistema tampão biológico. Mesmo assim, há risco de ocorrência de flebites e tromboflebites. Grandes volumes de injetáveis devem ter sempre pH compatível, assim como injeções intrarraquidianas e que entram em contato com o tecido nervoso.

Isotonia

Assim como o pH, a isotonia é uma característica que deve ser controlada nos injetáveis, uma vez que os tecidos atingidos por essas preparações também podem sofrer processos dolorosos ou inflamatórios no local da aplicação. Tecido muscular, subcutâneo, plasma, tecido intratecal, têm baixa adaptação osmótica, assim, a osmolaridade deve ser ajustada e ser similar à de uma solução de cloreto de sódio 0,9%, tonicidade dos líquidos biológicos. As preparações oftálmicas também devem ter a isotonia ajustada, entretanto, a conjuntiva pode tolerar tonicidades entre 0,6 e 1,8% de NaCl (entre 200 e 600 mOsm/L). A osmolaridade ideal dos injetáveis é de 300 mOsm/L.

Geralmente, soluções hipotônicas são obtidas em função das pequenas quantidades de fármaco adicionadas, portanto, requerem ajuste da isotonia. Contudo, existem situações nas quais são necessárias administrações de injetáveis hipertônicos, em função da quantidade de fármaco necessária para desencadear o efeito terapêutico ou desejado. Por exemplo, na nutrição parenteral total, em que o paciente não recebe alimentação entérica suficiente para se manter nutrido, os aportes calórico, proteico e de micronutrientes necessários só são obtidos em concentrações hipertônicas. Assim, esse tipo de preparação é propositalmente hipertônica e é administrada por meio de cateteres em veias de circulação rápida, para diminuir o impacto da diferença de osmolaridade com o plasma. Entretanto, a administração de soluções hipertônicas (como solução glicosada 5 a 10% ou de cloreto de sódio 5%) deve ser avaliada caso a caso, considerando o risco e o benefício.

Esterilização de medicamentos

Esterilização é a eliminação ou destruição completa de todas as formas de organismos vivos, obtida por processos físicos (calor, radiação ionizante e filtração) e/ou químicos. A técnica de esterilização mais adequada para cada caso depende do tipo de material que deverá passar pelo processo, da carga microbiana (*bioburden*) no momento da esterilização e de outras condições para o emprego do método, pois cada alternativa apresenta um conjunto de vantagens a serem consideradas nos critérios de avaliação de custos, eficiência, agilidade, disponibilidade de espaço e segurança. Os principais processos empregados na esterilização de produtos farmacêuticos estão ilustrados na Figura 14.1 e são:

Esterilização por calor úmido ou vapor

É realizada com a utilização de autoclaves que produzem vapor sob pressão, isto é, vapor saturado à pressão de 1 atmosfera, à temperatura de 121 °C, por um período que varia entre 15 e 30 minutos, dependendo do material a ser esterilizado. É considerado o método de escolha para a maioria dos medicamentos, sendo a resistência à temperatura o fator limitante. O vapor quente sob pressão é o método mais usado para esterilização, por ser atóxico, de baixo custo e por eliminar de forma eficaz os esporos. O calor úmido, gerado pelo equipamento, destrói os microrganismos por coagulação e desnaturação irreversíveis de suas enzimas e proteínas estruturais.

A autoclave (Figura 14.2) consiste em uma caixa metálica de paredes duplas, delimitando assim duas câmaras: uma mais externa, que é a câmara de vapor, e uma interna, que é a câmara de esterilização ou de pressão de vapor. A entrada de vapor

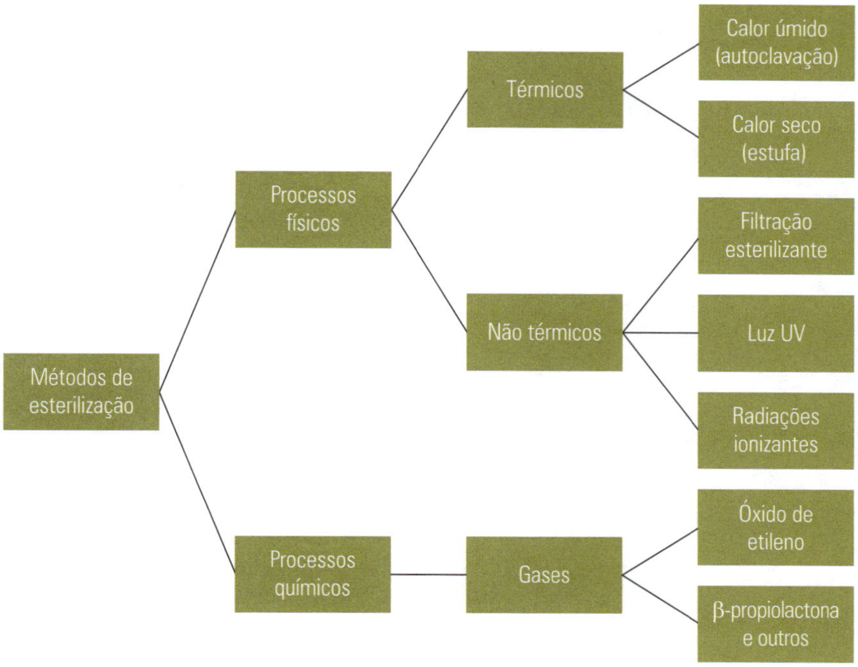

Figura 14.1. Principais processos de esterilização de produtos farmacêuticos estéreis.
Fonte: Acervo da autoria.

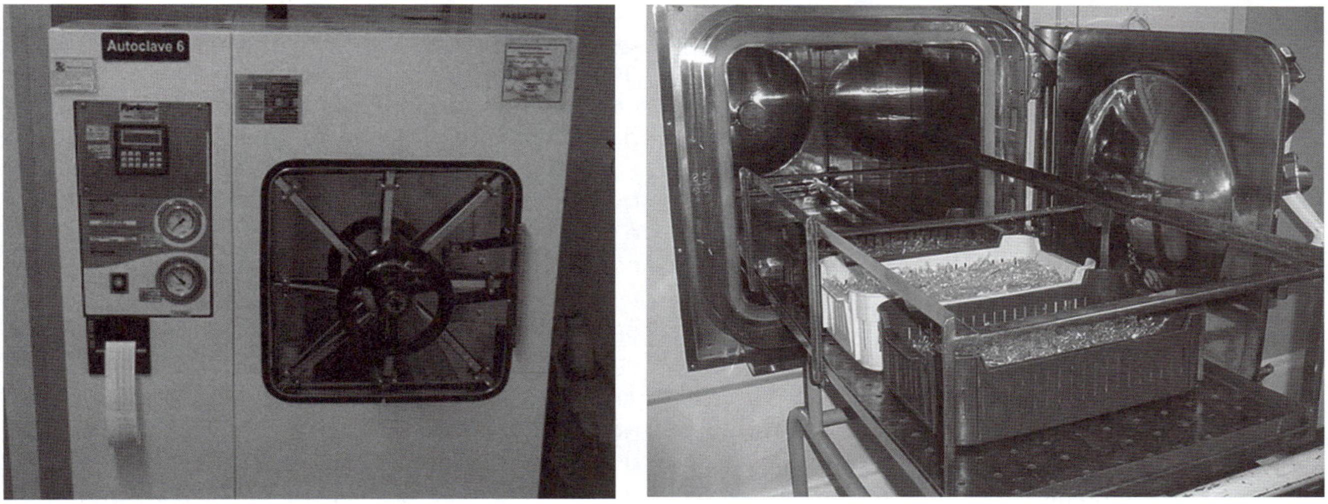

Figura 14.2. Autoclaves utilizadas no processo de esterilização.
Fonte: Cortesia de Ophthalmos Eye Pharma.

na câmara de esterilização se faz por uma abertura posterior e superior, sendo que a saída de vapor se faz por uma abertura posterior e inferior.

Esterilização por calor seco

São usadas estufas que consistem em caixas com paredes duplas, entre as quais circula ar quente, proveniente de chama de gás ou de resistência elétrica (Figura 14.3). A temperatura interior é controlada por um termostato. O processo é simples, no qual o calor seco se difunde bem, porém penetra com mais dificuldade nos materiais quando comparado com o calor úmido. Isso ocorre em decorrência da dificuldade relativa do ar como o meio de transferência de calor, dessa maneira, o processo necessita de temperaturas mais altas e maior tempo de exposição para poder esterilizar, sendo o protocolo mais comum o emprego de temperaturas entre 150 e 170 °C, por períodos não inferiores a 2 horas. Em geral, esse método é utilizado para esterilização do material de envase.

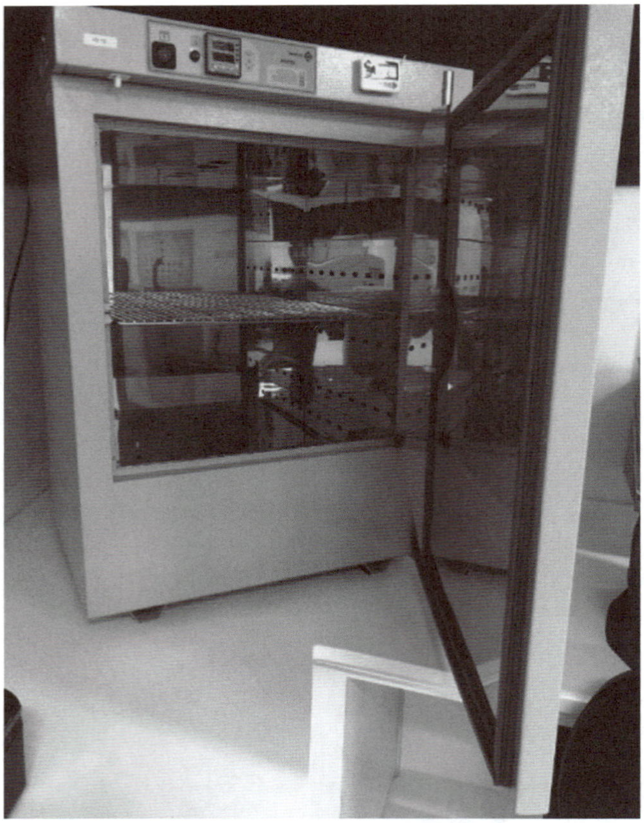

Figura 14.3. Estufa utilizada no processo de esterilização.
Fonte: Cortesia de Ophthalmos Eye Pharma.

Esterilização por filtração

Consiste na filtração do produto durante a sua fabricação, ou seja, na passagem de líquidos por filtros suficientemente pequenos para reterem os microrganismos. A esterilização por filtração é empregada quando se deseja a remoção de microrganismos de líquidos farmacêuticos termolábeis, os quais não podem ser esterilizados por calor.

Os filtros disponíveis no mercado são confeccionados em vários tamanhos e formatos, porém, os de poros com tamanho entre 0,22 e 0,1 μm são aqueles de maior eficiência na esterilização (Figura 14.4). São constituídos, principalmente, de nitrato de celulose, acetato de celulose, policarbonato, cloreto de polivinila, náilon, polímeros acrílicos ou fluorcarbonatos.

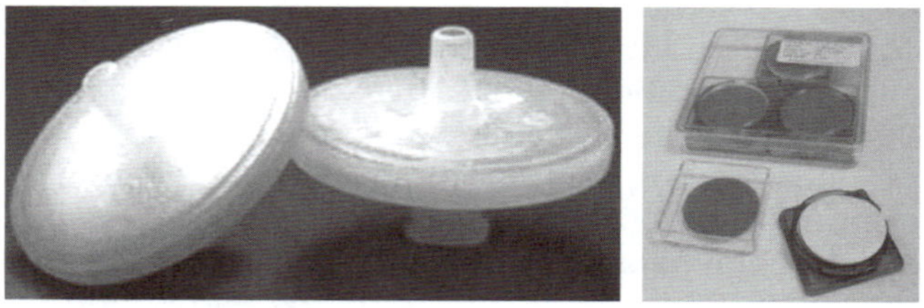

Figura 14.4. Filtros utilizados no processo de filtração esterilizante.
Fonte: Acervo da autoria.

As principais vantagens da filtração esterilizante são a rapidez do processo, a possibilidade de ser usada para fármacos termolábeis em solução, a remoção completa dos microrganismos viáveis e não viáveis, além de material particulado.

Muitas vezes, com o objetivo de aumentar a eficiência do processo de filtração, são associados pré-filtros, ou seja, filtros de porosidade superior dos filtros esterilizantes. Dessa maneira, não é percebida uma sobrecarga no processo de filtração esterilizante, sendo considerado um procedimento eficaz.

Em contrapartida, a filtração esterilizante apresenta limitações, quando se trata de soluções mais viscosas ou suspensões. O processo de produção se torna mais complexo quanto ao envase que deve ser asséptico, necessitando de áreas de classificação asséptica mais exigente, além de controles e validação dos processos de enchimento.

Esterilização química a frio ou esterilização por gás

Não é uma técnica recente e emprega vários compostos gasosos ou na forma de vapor, como óxido de etileno, glutaraldeído, óxido de propileno, peróxido de hidrogênio, β-propiolactona, entre outros. O processo é realizado em câmara pressurizada com controle de temperatura, utilizando o agente químico, por exemplo, o óxido de etileno, que é o mais usado como agente esterilizante. O óxido de etileno é um gás incolor, inflamável, tóxico, carcinogênico e mutagênico, altamente reativo e completamente solúvel em água, álcool, éter e em muitos solventes orgânicos. Seu mecanismo de ação é a alquilação proteica.

Apesar de ser considerado bom agente bactericida, esporicida e virucida, o emprego do óxido de etileno apresenta alto custo de implantação, manutenção e controle, sendo aplicável apenas em materiais que não podem ser submetidos a outros meios de esterilização, como materiais termossensíveis, por exemplo, cateteres, conexões plásticas de equipamentos médicos, seringas, embalagens de produtos estéreis, utensílios empregados na fabricação de medicamentos estéreis, entre outros. Adicionalmente, tais produtos, antes da esterilização por óxido de etileno, devem ser lavados com água purificada isenta de cloro para evitar a formação de subprodutos tóxicos, como cloridrinas. O uso de óxido de etileno é proibido apenas para reprocessar produtos descartáveis, assim como qualquer outro processo de esterilização. Outra desvantagem é o tempo elevado do processo, entre 3 e

4 horas de exposição ao gás, mais o tempo necessário de aeração (para remoção de resíduos tóxicos e subprodutos), e demanda controle ambiental, estrutura física adequada e, nos produtos, controles para detecção de possíveis resíduos tóxicos (etilenocloridrina e etilenoglicol) ao final do processo.

Esterilização por radiação ionizante

Apesar dos altos custos de implantação e controle, a esterilização empregando radiação, de modo geral, pode ser considerada uma alternativa na esterilização de materiais termossensíveis, uma vez que é realizada sem aquecimento. A radiação ionizante age nos microrganismos, quebrando suas cadeias moleculares em ação direta ou indireta, mais especificamente, no DNA, induzindo reações dos fragmentos com o oxigênio atmosférico ou compostos oxigenados, inativando os microrganismos e inviabilizando sua reprodução. Os raios podem ser do tipo beta ou gama, provenientes do cobalto 60, apresentam alta penetrabilidade nos materiais a serem esterilizados e, por isso, é eficaz tanto em embalagens lacradas como para materiais e produtos acondicionados nos mais diversos materiais. No processo de esterilização, os produtos já acondicionados são dispostos em uma esteira automaticamente controlada e sem manipulação. Na sequência, são encaminhados para a câmara de esterilização, com paredes espessas de concreto, onde há a fonte de cobalto 60 (a mais comum). Após o tratamento, o produto pode ser utilizado imediatamente, sem resíduos de radiação.

Infraestrutura para produção de medicamentos estéreis

Áreas de fabricação

Os constantes avanços da ciência determinaram a necessidade de ambientes adequados para o desenvolvimento de sofisticados processos de fabricação de medicamentos estéreis, as chamadas áreas limpas ou biolimpas. Mecanismos precisos são desenvolvidos com o objetivo de evitar contaminações dos ambientes em todas as fases da fabricação dos medicamentos estéreis. A contaminação microbiológica e particulada deve estar dentro de limites especificados e deve dar subsídios para o controle e a classificação desses ambientes de trabalho.

As áreas devem ser monitoradas quanto à condição do ar, qualidade da água, gases, superfícies, sistemas ambientais (aquecimento, ventilação e ar condicionado), bem como a possibilidade de transferência da contaminação pelo manipulador, seja por sua vestimenta, seja por contato direto e perdigotos (gotículas exaladas pela respiração, tosse ou espirros). Nesses ambientes, deve haver um rigoroso processo de sanitização antes de seu uso, bem como os seus colaboradores devem vestir roupas adequadas, sendo previamente sanitizadas e esterilizadas.

A estrutura física dos ambientes de produção de medicamentos estéreis deve apresentar as características elencadas no Quadro 14.1.

Quadro 14.1
Estrutura física geral dos ambientes de produção dos medicamentos estéreis.

Itens avaliados	*Características*
Tetos, paredes e pisos	Constituídos de materiais não porosos, fáceis de limpar e sanitizar, para evitar acúmulo de partículas e contaminantes
Luzes, tubulações de água, gás etc.	Fiações, canos, luminárias embutidas no teto ou paredes, sem volumes aparentes ou que possam acumular poeiras ou partículas
Equipamentos	Devem ser enclausurados, em aço inox e expostos continuamente a processos desinfetantes
Qualidade do ar	Filtração do ar por meio de filtros absolutos (HEPA*)
Climatização	Controle de temperatura (20 a 22 °C), umidade relativa (40 a 55%), pressão positiva com insuflação de ar filtrado, controle de particulados e microrganismos
Assessórios	Fluxo laminar, para operações críticas, como enchimento e manipulação assépticas

*HEPA: *High efficiency particulate air* são filtros capazes de reter 99,97% das partículas maiores que 0,3 μm.

As salas de produção de medicamentos estéreis (Figura 14.5) são denominadas "salas limpas", definidas como áreas nas quais existe um controle da contaminação ambiental (controle de partículas e/ou microrganismos), que é mantida dentro de limites especificados. Dependendo do tipo de operação realizada, as salas limpas têm especificações próprias, como o número máximo de partículas permitido na área, o tipo de fluxo e a velocidade do ar insuflado, o limite de contaminação microbiológica, entre outros. De acordo com as normas sanitárias vigentes (Resolução Anvisa RDC 17/2010), as áreas limpas utilizadas na fabricação de produtos estéreis são classificadas em diferentes níveis:

- **I – grau A:** zona de alto risco operacional, por exemplo, envase, manipulação e conexões assépticas. Normalmente, essas operações

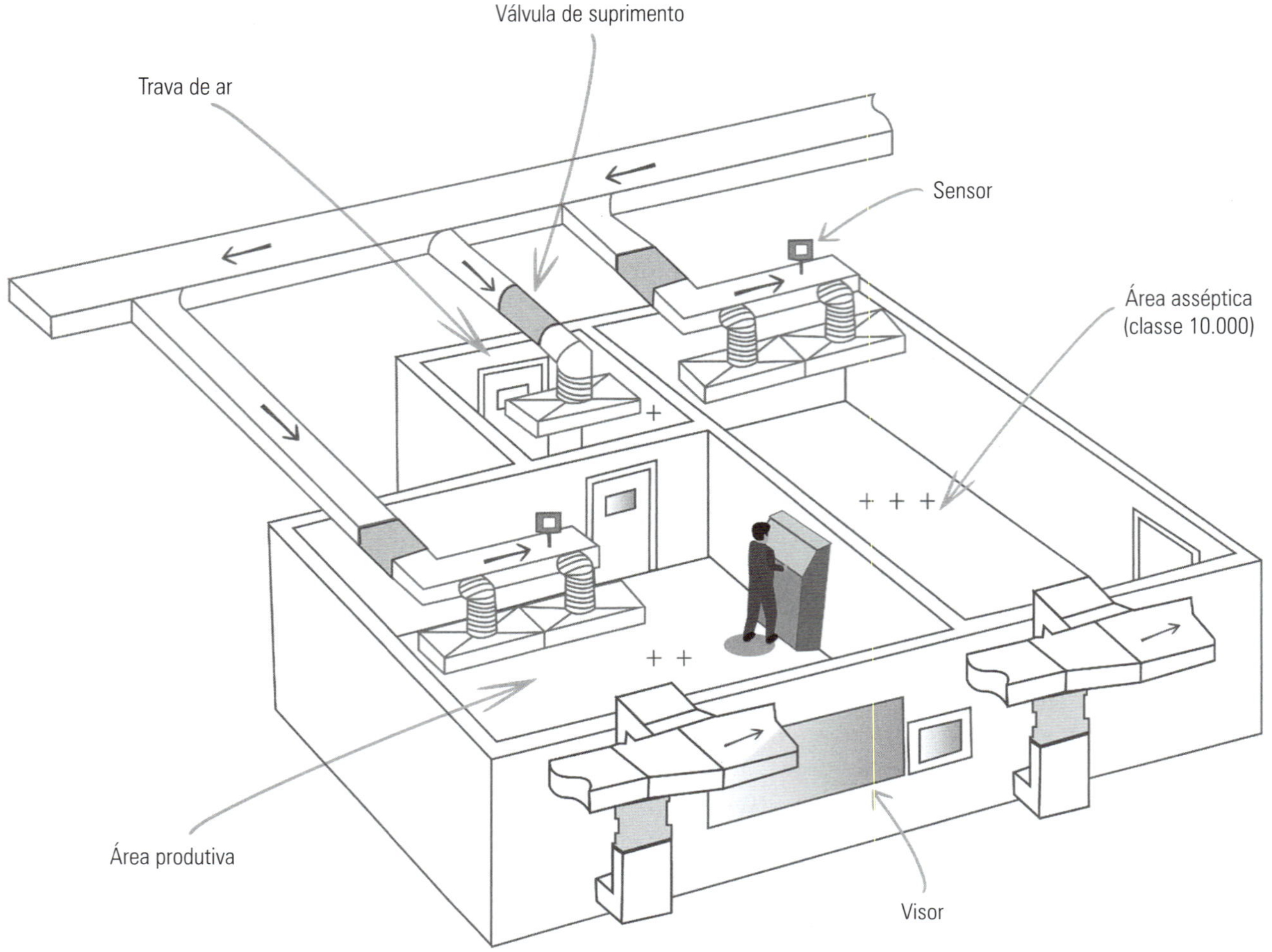

Figura 14.5. Esquema geral de uma área limpa.
Fonte: Acervo da autoria.

devem ser realizadas sob fluxo de ar unidirecional, conhecido como fluxo laminar. Os sistemas de fluxo unidirecional devem fornecer uma velocidade de ar homogênea de aproximadamente 0,45 m/s ± 20% na posição de trabalho.

- **II – grau B:** em áreas circundantes às de grau A, para preparações e envase assépticos.
- **III – grau C e D:** áreas limpas onde são realizadas etapas menos críticas na fabricação de produtos estéreis.

Assim, o ar presente nessas áreas deve apresentar um número máximo de partículas permitido, apresentado na Tabela 14.1. Esse sistema de classificação é também adotado pela Organização Mundial da Saúde (OMS).

Tabela 14.1
Sistema de classificação do ar para a produção de medicamentos estéreis.

Grau	*Em repouso*		*Em operação*	
	Número máximo de partículas permitido/m³		*Número máximo de partículas permitido/m³*	
	Diâmetro entre 0,5 e 5,0 μm	Diâmetro maior que 5,0 μm	Diâmetro entre 0,5 e 5,0 μm	Diâmetro maior que 5,0 μm
A	3.520	20	3.520	20
B	3.520	20	352.000	2.900
C	352.000	2.900	3.520.000	29.000
D	3.520.000	29.000	Não definido	Não definido

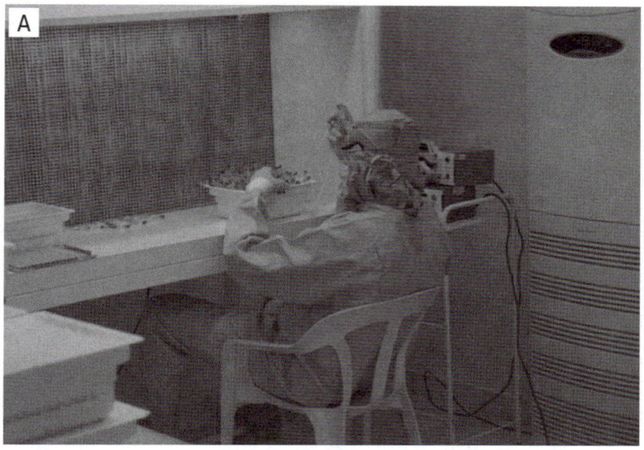
A

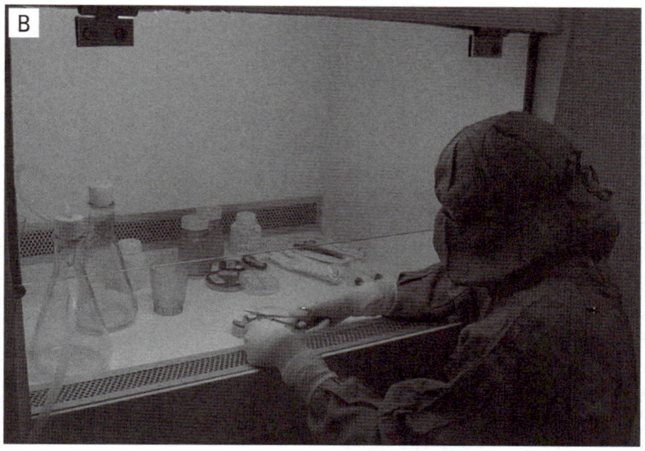

Figura 14.6. Capelas de fluxo laminar unidirecional: (A) horizontal e (B) vertical.

Fonte: Cortesia de Ophthalmos Eye Pharma.

Os equipamentos de fluxos laminares (Figura 14.6) ou fluxos de ar unidirecionais podem ser de dois tipos:

- **Horizontais:** nos quais as lâminas de ar são horizontais, de dentro para fora do equipamento, mais apropriados para proteger o material a ser manipulado em seu interior.
- **Verticais:** nesses equipamentos as lâminas de ar unidirecionais são verticais, de cima para baixo, e são empregadas quando o material manipulado em seu interior pode trazer algum risco ao manipulador.

A Figura 14.7 mostra o esquema geral de funcionamento de uma capela de fluxo laminar.

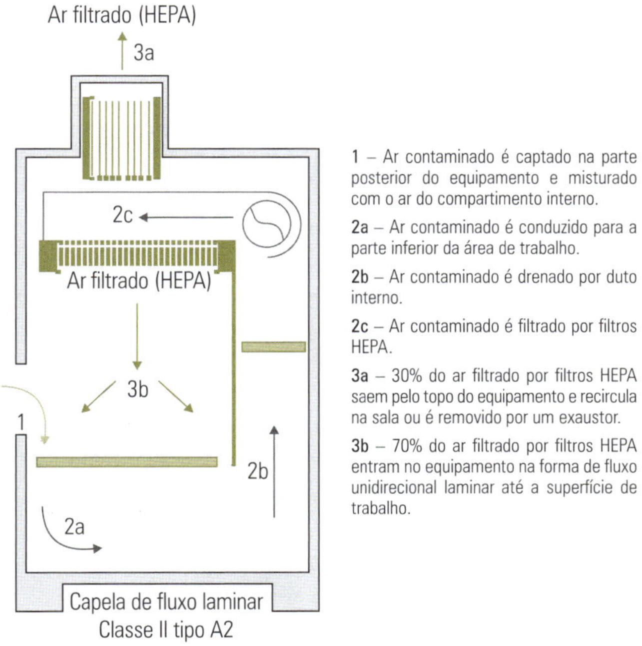
Ar filtrado (HEPA)
3a
2c
Ar filtrado (HEPA)
3b
1
2b
2a
Capela de fluxo laminar Classe II tipo A2
1 – Ar contaminado é captado na parte posterior do equipamento e misturado com o ar do compartimento interno.
2a – Ar contaminado é conduzido para a parte inferior da área de trabalho.
2b – Ar contaminado é drenado por duto interno.
2c – Ar contaminado é filtrado por filtros HEPA.
3a – 30% do ar filtrado por filtros HEPA saem pelo topo do equipamento e recircula na sala ou é removido por um exaustor.
3b – 70% do ar filtrado por filtros HEPA entram no equipamento na forma de fluxo unidirecional laminar até a superfície de trabalho.

Figura 14.7. Esquema geral de um equipamento de fluxo de ar.

Fonte: Acervo da autoria.

É importante salientar que o ar deve ser insuflado de forma laminar e unidirecional nesses equipamentos, sendo inadequado o insuflamento na forma turbulenta (Figura 14.8).

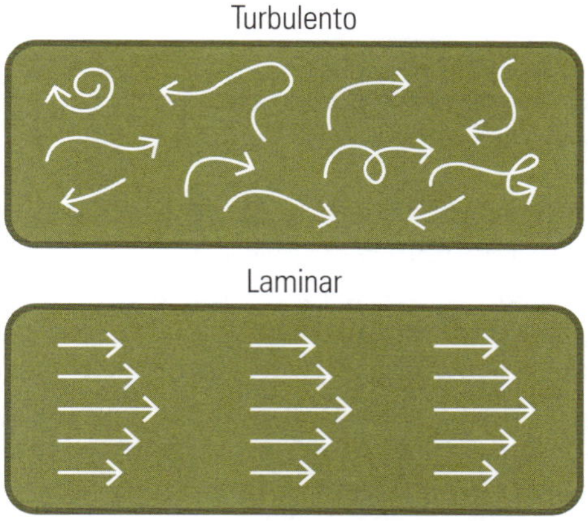

Figura 14.8. Formas de insuflamento do ar em áreas limpas.

Fonte: Acervo da autoria.

O controle ambiental é normalmente realizado por meio de testes físicos e microbiológicos, como o uso de equipamentos contadores de partículas, de equipamentos amostradores de ar por impactação e testes de desempenho dos filtros. Os contadores de partículas são capazes de amostrar volumes específicos de ar e neles determinar o número de partículas presentes em pouco tempo, por isso, são mais utilizados porque não há necessidade de esperar a cultura de unidades formadoras de colônias para se obter a avaliação da qualidade do ambiente em determinado momento. Existem equipamentos que aspiram ar do ambiente diretamente para placas de Petri, contendo meios de cultura apropriados para o crescimento de bactérias e fungos, como a Torre de Andersen ou amostradores de ar por impactação (Figura 14.9), que são incubados para determinar o número de UFCs por litro de ar aspirado, e identificar as bactérias e fungos encontrados.

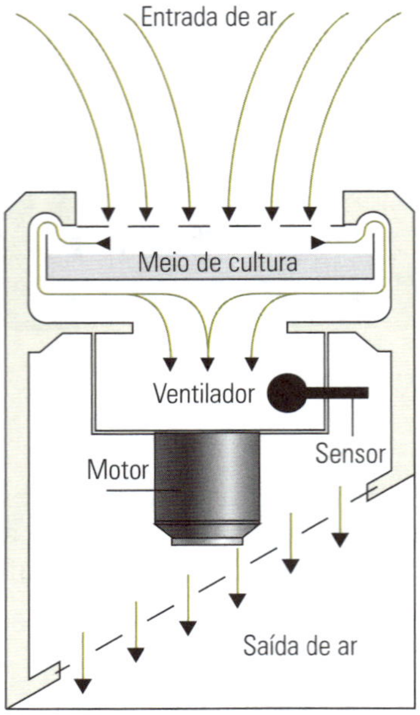

Figura 14.9. Amostrador de ar por impactação.
Fonte: Acervo da autoria.

O controle da quantidade de partículas no ambiente de produção é muito importante, pois existe relação entre o número total de partículas e o número de microrganismos viáveis, que pode ser quantificado por meio dos métodos descritos de aspiração de ar e impactação em meios de cultura. As classificações da qualidade ambiental de salas de produção de estéreis determinam esses limites. Na Tabela 14.2 pode ser visto o sistema de classificação adotado pela Food and Drug Administration (FDA). Na tabela, a relação partícula/microrganismo é mais facilmente observada.

Para obter a qualidade ambiental necessária a cada tipo de sala limpa, a área e os equipamentos devem ser limpos de acordo com procedimentos internos validados e as superfícies desinfetadas. Alternativamente, lâmpadas ultravioletas podem ser utilizadas para reduzir microrganismos presentes nas superfícies e no ar. Os desinfetantes utilizados devem ser validados para o tipo de contaminantes, alternados e monitorados através de controles microbiológicos para evitar contaminação por microrganismos resistentes.

Fluxo de materiais e de pessoal

O movimento de pessoas e materiais representa alto risco de contaminação dentro das áreas assépticas. Essas áreas devem ser desenhadas para necessitar o mínimo possível de trânsito, de entrada e saída na área asséptica. As pessoas devem passar por portas eclusas e os materiais devem passar por janelas eclusas com porta dupla para passarem da área não asséptica para a área asséptica, e sofrer limpeza e desinfecção.

As pessoas devem seguir rígidos procedimentos para entrar nas áreas assépticas, como a remoção dos sapatos e roupas, a antissepsia das mãos, o uso de roupa apropriada para área limpa (paramentação), o uso de luvas, máscaras, óculos, toucas, protetores de sapatos ou sapatilhas próprias, dependendo do nível de assepsia requisitado, que tanto maior é quanto menor for a quantidade de partículas especificada para área limpa. A roupa deve ser do tipo monofilamentado, para não gerar partículas. Antes da vestimenta são realizados banhos com água e sabão e, após, uso de chuveiros de ar e desinfecção de sapatos, para diminuir a contaminação microbiológica e a quantidade de material particulado. O pessoal envolvido nos trabalhos das áreas limpas deve ser altamente especializado e deve receber treinamento adequado.

Tabela 14.2
Classificação de salas limpas de acordo com o guia da Food and Drug Administration (FDA) para medicamentos estéreis.

Classificação da sala limpa	*Máximo de partículas (< 0,5 μm) por pé³ de ar*	*Máximo de partículas (< 0,5 μm) por m³ de ar*	*Limite para microrganismos viáveis*	
			UFC/por pé³ de ar*	*UFC*/por m³ de ar*
100	100	3.500	< 1	< 3
1.000	1.000	35.000	< 2	< 7
10.000	10.000	350.000	< 3	< 18
100.000	10.0000	3.500.000	< 4	< 88

*UFC: unidade formadora de colônia.

Fonte: Adaptada de FDA – Food and Drug Administration Guidance for Industry Sterile Drug Products Produced by Aseptic Processing – Current Good Manufacturing Practice. Disponível em: <https://www.fda.gov/media/71026/download>. Acesso em: 04 nov. 2019.

Operadores, mecânicos, eletricistas, inspetores, supervisores devem receber treinamentos, e pessoas não autorizadas não devem entrar nas áreas assépticas. Todos os empregados devem estar com bom estado de saúde e devem ser submetidos a exames médicos periódicos. Os funcionários devem comunicar doenças infecciosas e serem transferidos temporariamente para trabalhar em áreas menos críticas até que estejam recuperados.

Métodos de produção

Os produtos podem ser esterilizados terminalmente ou serem preparados assepticamente.

Produtos esterilizados terminalmente

A maior parte das operações farmacêuticas empregadas na manipulação dessas formulações é semelhante às empregadas no preparo de soluções, suspensões ou emulsões não estéreis, mas alguns cuidados específicos devem ser seguidos:

- As matérias-primas deverão apresentar nível de qualidade aceitável para a utilização na preparação desses medicamentos.
- Quando possível, os produtos devem preferencialmente ser esterilizados por calor em seu recipiente final.
- Os equipamentos de envase (tanque de envase e máquina de enchimento) deverão ser previamente esterilizados.
- Os materiais e a maioria dos produtos devem ser preparados em um ambiente no mínimo grau D para serem alcançadas baixas contagens microbianas e de partículas, adequadas para filtração e esterilização.
- Quando o produto estiver sujeito a um alto risco de contaminação microbiana (p. ex., por ser altamente suscetível a crescimento microbiano, necessita ser mantido por um longo período de tempo antes da esterilização, ou não é processado em recipientes fechados), a preparação deve ser feita em ambiente grau C (Figura 14.10).

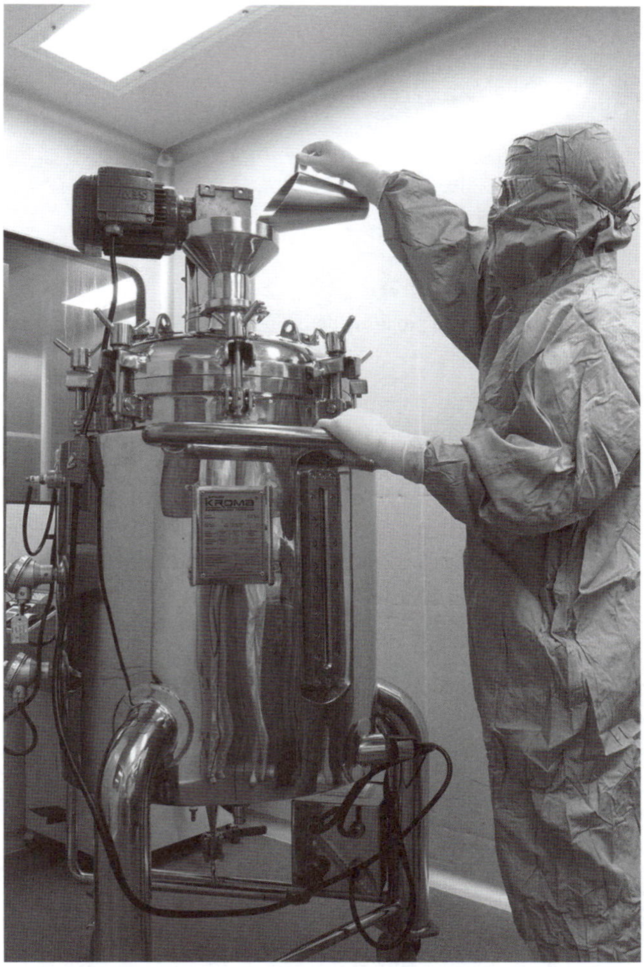

Figura 14.10. Preparo de medicamentos estéreis.
Fonte: Cortesia de Ophthalmos Rohto.

- O envase desses produtos deve ser feito em um ambiente, no mínimo, grau C (Figura 14.11).

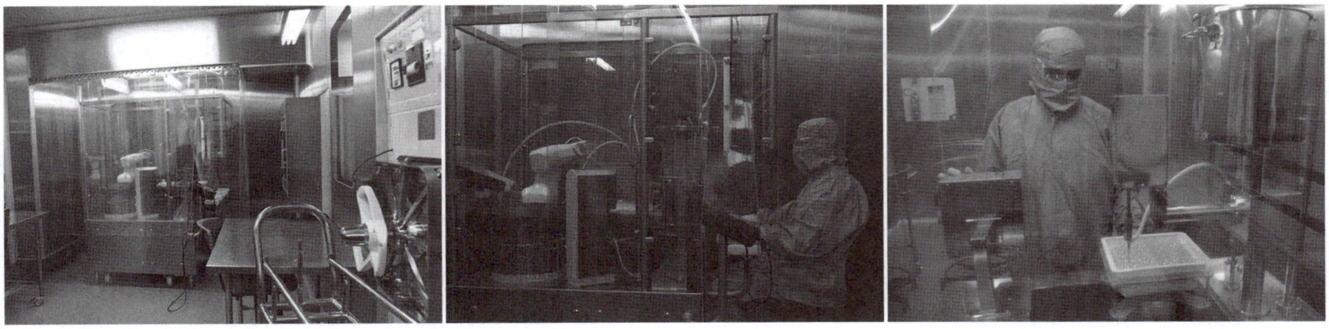

Figura 14.11. Áreas para envase de medicamentos estéreis.
Fonte: Cortesia de Ophthalmos Rohto.

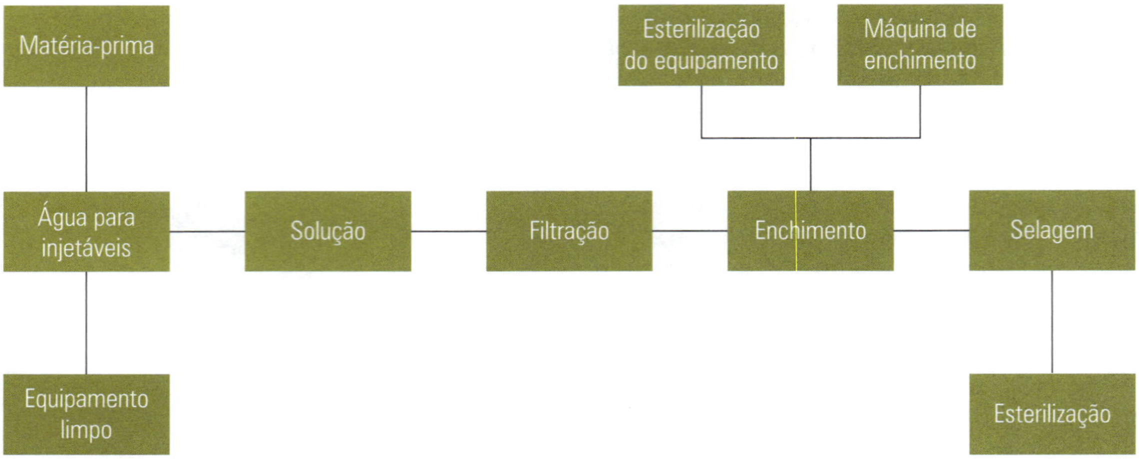

Figura 14.12. Fluxo do processo para a obtenção de um produto estéril submetido à esterilização terminal.
Fonte: Acervo da autoria.

- Quando o produto está sujeito a um risco de contaminação pelo ambiente (p. ex., processo de envase lento, recipientes com uma grande abertura ou com exposição por mais de alguns segundos antes do fechamento), o envase deve ser realizado em ambiente grau A, circundado por uma área, no mínimo, grau C.

A Figura 14.12 representa a fabricação dessas formas farmacêuticas com posterior esterilização terminal.

Preparações assépticas

A maior parte das operações farmacêuticas empregadas na manipulação dessas formulações é semelhante ao item anterior, mas alguns cuidados específicos também devem ser seguidos:

- Quando a utilização do método de esterilização por calor não for possível em função da instabilidade da formulação, um método alternativo deve ser utilizado precedido de filtração e/ou processo asséptico.
- Os materiais devem ser manuseados em um ambiente no mínimo grau D após a lavagem.
- O manuseio de matérias-primas estéreis e materiais, a não ser que sujeitos a esterilização ou filtração esterilizante, deve ser realizado em um ambiente grau A, circundado por um ambiente grau B.
- A preparação de soluções que são esterilizadas por filtração durante o processo deve ser realizada em uma área no mínimo grau C.
- Se as soluções não forem esterilizadas por filtração, a preparação dos materiais e produtos deve ser feita em um ambiente grau A, circundado por um ambiente grau B.
- O manuseio e o envase de produtos preparados assepticamente, assim como o manuseio de equipamentos previamente esterilizados, devem ser feitos em um ambiente grau A, circundado por um ambiente grau B.
- A transferência de recipientes parcialmente fechados, tais como os utilizados em liofilização, deve ser realizada em ambiente grau A, circundado por ambiente grau B, antes de completamente fechados, ou a transferência deve ocorrer em bandejas fechadas, em um ambiente grau B.

A Figura 14.13 representa fielmente a produção de formas farmacêuticas por processo asséptico.

Formas farmacêuticas injetáveis

Apresentam-se como parenterais de pequeno volume, parenterais ou infusões de grande volume, parenterais sólidos (pós estéreis e produtos liofilizados). Podem ser líquidas (soluções, emulsões ou suspensões) ou sólidas, e podem conter um ou mais princípios ativos. São administradas na forma de injeções, como formulações prontas a serem administradas, ou devem ser dissolvidas, dispersas ou diluídas em água estéril para injeção, nos casos de pós estéreis ou liofilizados para reconstituição no momento da administração.

Essas formulações devem ser estéreis, apirogênicas, isotônicas e com pH próximo do pH sanguíneo, aproximadamente 7,4, isentas de partículas, à exceção das suspensões em que há controle do tamanho de partícula e cuja garantia de qualidade inclui a verificação da sua perfeita tolerância pelos tecidos e inocuidade para o organismo.

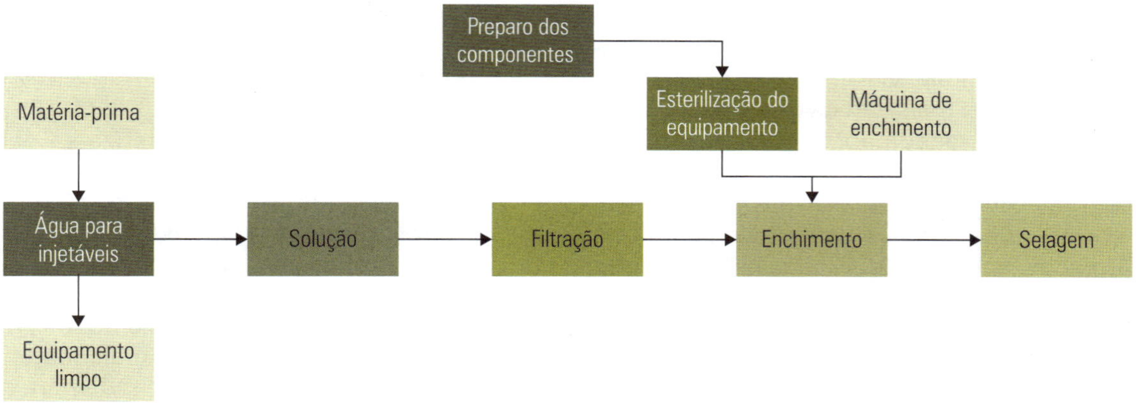

Figura 14.13. Fluxo do processo para a obtenção de um produto estéril por processo asséptico.
Fonte: Acervo da autoria.

O pirogênio provoca uma resposta febril do organismo, que pode ocasionar choque, causada por substâncias estranhas, geralmente, provenientes de microrganismos. Embora não seja dose-dependente, existe uma quantidade a partir da qual a resposta pirogênica é desencadeada. O pirogênio exógeno é originado a partir de material estranho ao organismo, que induz a uma resposta febril primária quando injetado no homem ou em animais. Esse material podem ser bactérias ou seus componentes, vírus, fármacos, partículas, esteroides, frações do plasma, entre outros materiais. Entretanto, o pirogênio exógeno mais importante é o lipídio A, constituinte da parede bacteriana de Gram-negativos. O pirogênio endógeno é causado por mediadores do próprio organismo, incluindo prostaglandinas, em resposta ao estímulo do pirogênio exógeno, desencadeando efeitos que resultam em choque e morte.

Assim, todos os produtos que tenham contato direto com sangue e tecidos internos do organismo devem ser livres de pirogênio: injetáveis sob qualquer forma farmacêutica, catéteres, acessórios para transfusão, infusão, dispositivos implantáveis e descartáveis usados para administração parenteral. Como o pirogênio é termorresistente e de difícil inativação, nas etapas da produção de injetáveis e de produtos correlatos sua ocorrência deve ser evitada, controlando a qualidade microbiológica dos insumos, especialmente a água, bem como o processo de esterilização, que deve ser realizado o mais rapidamente possível, evitando a proliferação microbiana durante a manipulação/produção.

As formas farmacêuticas parenterais apresentam vantagens e desvantagens em relação às outras formas farmacêuticas (Quadro 14.2).

Quadro 14.2
Vantagens e desvantagens da administração de fármacos por via injetável.

Vantagens	*Desvantagens*
Rapidez de ação: efeito imediato e instantâneo no caso da via IV	Alto risco envolvido para a saúde do paciente: introdução de contaminantes no organismo, intolerância do organismo pode acarretar reações graves, lesões no endotélio vascular (injeções IV), entre outras
Ausência de efeitos secundários dos medicamentos no sistema digestivo	Necessidade de pessoal especializado para aplicação
Inexistência de destruição das substâncias ativas por sucos digestivos ou pelo metabolismo pré-sistêmico	Maior custo que qualquer outra administração
Não há repulsão do paciente ao cheiro ou sabor	Não é uma via preferencial do paciente
Possibilidade de ação terapêutica localizada	Pode causar dor, incômodo no local da aplicação
Administração integral da dose do fármaco, quando injeção intravascular	É difícil reverter a ação do fármaco quando administrado no organismo pela via parenteral
Podem ser administradas sem cooperação do paciente	Erros de administração podem ser fatais

Vias de administração

A via injetável também pode ser chamada de via parenteral, cujo significado é qualquer via que não a entérica. O termo parenteral provém do grego *para* (ao lado) e *enteros* (tubo digestivo), significando a administração de medicamentos paralelamente ao tubo digestivo ou sem utilizar o trato gastrintestinal. Assim, por exemplo, a via sublingual, a transdérmica ou a inalatória podem ser consideradas vias parenterais, entretanto, o termo inicialmente remete aos produtos injetáveis. Pela via injetável, o início da ação se dá de forma mais rápida e a dose é mais completamente aproveitada por não sofrer metabolismo pré-sistêmico ou a ação de enzimas e sucos digestivos. As penicilinas, a adrenalina ou epinefrina, a noradrenalina, a heparina, a estreptomicina, entre outros fármacos, são facilmente inativados quando introduzidos por outra via que não a injetável.

Além da ação diferenciada e mais rápida, por isso usada para casos de emergência, essa via também pode ser indicada para pacientes inconscientes, com distúrbios gastrintestinais e com disfagia, ou seja, com dificuldade para deglutição.

Algumas das principais subvias parenterais (injetáveis) estão representadas na Figura 14.14.

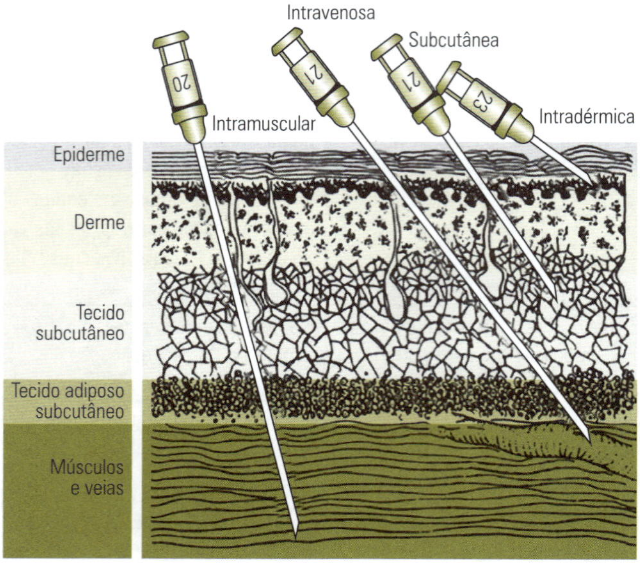

Figura 14.14. Principais subvias parenterais de administração de medicamentos.

Fonte: Adaptada de ALLEN JR., L.V., POPOVICH, N.G., ANSEL, H.C. *Formas farmacêuticas e sistemas de liberação de fármacos.* 8. ed. Porto Alegre: Artmed, 2007.

- **Via intracutânea, endodérmica ou intradérmica:** presta-se para administração de medicamentos ou soluções de antígenos para testes de sensibilidade, como meio de diagnóstico. Nessa área da pele, a absorção é mínima.
- **Via subcutânea ou hipodérmica:** compreende a região onde se localizam os tecidos moles, abaixo da pele. A absorção é lenta em virtude da presença de ácido hialurônico, que dificulta a difusão de soluções aquosas, ou seja, essa via é a preferida para medicamentos aquosos, cuja ação se deseja mais prolongada, a fim de beneficiar o paciente. Como exemplo, há substâncias analgésicas, sedativas (morfina, meperidina), antiglicêmicas (insulinas) e determinados hormônios do lobo posterior da hipófise, da suprarrenal, entre outros.
- **Via intramuscular:** caracteriza-se pela introdução do medicamento entre as camadas dos músculos. A absorção é rápida no caso de soluções. As suspensões de medicamentos cristalizados ou finamente pulverizados (penicilina procaína, benzatina, bismutos) e os fármacos com veículos oleosos (vitaminas A, D e E) são absorvidos mais lentamente e, por isso, essa via é aproveitada para administração de formas de depósito para lenta liberação e manutenção da ação por mais tempo.
- **Via intravenosa e via intra-arterial:** permitem introduzir o medicamento diretamente na luz dos vasos sanguíneos. Rotineiramente, usa-se o sistema venoso para esse fim, reservando-se a via intra-arterial para determinados meios auxiliares de diagnóstico. É a via de escolha para introdução de grandes volumes de soluções, daí chamar-se também de flebóclises, infusão ou venóclises. Soluções de cloreto de sódio e glicosadas são ministradas por essa via.
- **Via intratecal, subaracnóidea ou subdural:** via correspondente ao espaço ocupado pelo líquido cérebro-espinhal. Nesse meio, há pouca ou quase nenhuma absorção. Essa via é utilizada para bloqueio ou anestesia (administração de lidocaína ou outros anestésicos) ou para tratamento de dores crônicas, por exemplo, administração de morfina.
- Outras vias, tais como **intraperitoneal, intracraniana, intrassinovial, intrapleural**, embora também importantes, são mais raramente empregadas, devendo obedecer, contudo, às mesmas rotinas de assepsia e requisitos de preparação, principalmente, de extremos cuidados na formulação, dado o perigo que podem representar.

A escolha da subvia parenteral depende do estado do paciente e do medicamento. A via venosa, por exemplo, é recomendada quando:

a) em caso de emergência, se espera uma ação rápida e oportuna;

b) se deseja uma concentração elevada do princípio ativo na corrente sanguínea;

c) se trata de medicamento irritante ou em concentração hipertônica.

Composição

A composição dos produtos estéreis inclui fármacos, veículos e adjuvantes farmacotécnicos.

Entre os veículos, o mais importante e vastamente empregado é a água.

Veículos aquosos

Os principais requisitos do veículo ideal são: boa capacidade solvente, não possuir toxicidade, não ser irritante, não ser sensibilizante, não ter interação com os componentes da fórmula e possa ser aplicado por todas as vias e com propriedades físico-químicas adequadas, entre as quais viscosidade, pH biocompatível e isotonia. O único veículo que pode atender a esses requisitos, com mínima correção, é a água, entretanto, como desvantagens, ela oferece meio para reações indesejáveis, como a hidrólise do fármaco, racemização, oxidação, entre outras.

Água

A água empregada na produção de injetáveis deve ser ultrapura, estéril e apirogênica. Deve cumprir com as especificações de água para injetáveis. Normalmente, é produzida por destilação ou osmose reversa. A água deve ser livre de contaminantes químicos e microbiológicos, particulados e pirogênios. A estocagem e a distribuição da água para injetáveis é tão importante quanto sua produção, desse modo, a água deve ser utilizada logo após a obtenção para evitar contaminações.

A "Farmacopeia Brasileira" apresenta duas monografias de água para injetáveis:

- **Água para injetáveis:** obtida por destilação da água ou outro processo equivalente, capaz de retirar contaminantes químicos, microrganismos e endotoxinas bacterianas. Esse processo deve ser validado, e a água por ele obtida deve atender aos parâmetros de condutividade elétrica, carbono orgânico total, endotoxinas e ausência de microrganismos. É usada na produção de medicamentos parenterais, como veículo para dissolução ou diluição de substâncias, na lavagem final de equipamentos, tubulações ou recipientes ou na limpeza de equipamentos.
- **Água para injeção:** a água esterilizada para injetáveis e armazenada em recipientes inertes (aço inox 316 L polido) fechados, estéreis e apirogênicos, mantida em temperatura entre 80 e 85 °C e sob recirculação, por no máximo 24 horas, a fim de garantir a inexistência de endotoxinas bacterianas. É usada como solvente para fármacos também esterilizados e acondicionados. A água esterilizada é isenta da adição de qualquer substância, sendo, portanto, armazenada e distribuída em condições adequadas para assegurar a manutenção das propriedades físico-químicas e microbiológicas exigidas.

Durante a produção de água para a fabricação de medicamentos injetáveis deve-se levar em consideração a sua recirculação constante, além da manutenção da temperatura da água contida no tanque. Caso necessário, deverá conter um trocador de calor para fornecer água mais fria aos pontos de uso. Tubulações, válvulas, instrumentos e outros dispositivos devem ter construção e acabamento sanitário, de modo a não contribuírem para que ocorra contaminação microbiana e serem sanitizados. Não devem ser utilizados filtros de retenção microbiológica na saída, ou no retorno dos sistemas de distribuição, pois são repositórios de microrganismos retidos e, portanto, uma fonte crítica para a formação de endotoxinas. Os pontos de uso devem ser projetados de modo a evitar volumes mortos e possibilitar que a água recircule totalmente neles quando estiverem fechados.

Outras Farmacopeias, como a Americana, descrevem, em adição, outro tipo de água:

- Água bacteriostática para injeção: é a água estéril para injeção com conservantes. Devidamente acondicionada em frascos, ampolas ou seringas e rotulada; é usada como veículo estéril para preparações de pequenos volumes, no máximo de 5 mL.

Veículos não aquosos

Empregados quando os fármacos não são solúveis em água, apresentam uso reduzido e, muitas vezes, atuam como cossolventes, quando miscíveis em água. Em outros casos, solventes imiscíveis são empregados para promover a liberação prolongada de fármacos, por via intramuscular, como hormônios ou corticoides, promovendo uma forma farmacêutica de depósito.

Os principais requisitos desses veículos são:

- **Solubilidade e miscibilidade em água:** essas propriedades influem na difusão do fármaco e na rapidez da ação. Por isso, as formas de depósito são geralmente veiculadas com solventes oleosos.
- **Viscosidade:** quanto maior a viscosidade, maior a sensação de dor e menor difusão.
- **Pureza:** ausência de microrganismos e substâncias químicas tóxicas.
- **Inocuidade:** não desenvolver efeito tóxico ou irritante aos tecidos. Apenas a água atende a este requisito.

No Quadro 14.3 podem ser observados exemplos de veículos miscíveis e imiscíveis em água.

Quadro 14.3 Exemplos de veículos miscíveis e imiscíveis em água e suas características negativas.			
Veículos não aquosos		*Exemplos*	*Características negativas*
Miscíveis em água	Álcoois e seus ésteres	Etanol, álcool benzílico, benzoato de benzila, miristato de isopropila	Causam dor
	Polióis	Etilenoglicol, propilenoglicol, glicerina, butilenoglicol	Provocam sensação de queimadura, podem ser irritantes
Imiscíveis em água	Óleos vegetais	Algodão, milho, gergelim, amendoim, soja e oliva	Alta viscosidade, sofrem oxidação e necessitam antioxidantes; administração IM ou SC
	Óleos não vegetais	Óleo mineral e oleato de etila	Alta viscosidade; administração IM ou SC

Conservantes

Quando empregados em injetáveis, devem ter comprovação da eficácia e da termoestabilidade. Devem ser isentos de toxicidade, embora todos tenham alguma ação irritante ou sensibilizante, e compatíveis com os demais componentes. São usados apenas em frascos de múltiplas doses, como alguns injetáveis de uso hospitalar ou vacinas. Os mais usados são álcool benzílico (0,5 a 10%), cloretos de benzalcônio e de benzetônio (0,01%), clorobutanol (0,25 a 0,5%), metacresol (0,1 a 0,25%), fenol (0,065 a 0,5%), metilparabeno (0,01 a 0,2%) e propilparabeno (0,005 a 0,035). Injetáveis administrados por via intrarraquidiana e destinados a recém-nascidos não devem conter conservantes.

Antioxidantes e quelantes

Quando há fármacos veiculados em injetáveis sujeitos às reações de oxidação-redução, devem ser adicionados antioxidantes que são geralmente hidrossolúveis: ácido ascórbico (0,02 a 0,1%), bissulfito de sódio (0,1 a 0,15%), metabissulfito de sódio (0,1 a 0,15%), tioureia (0,005%). Os antioxidantes lipossolúveis são geralmente empregados quando se usam veículos oleosos, para evitar sua oxidação: butil-hidroxitolueno (BHT) (0,005 a 0,02%), tocoferóis (0,05 a 0,075%), ésteres do ácido ascórbico (0,01 a 0,015%). Os quelantes aumentam a eficácia dos antioxidantes, visto que os metais agem como catalizadores das reações de oxidação-redução: ácido cítrico, EDTA (0,01 a 0,075%) e derivados (edetato dissódico, edetato de cálcio dissódico e edetato tetrassódico).

Outros adjuvantes

- **Tampões:** evita alterações de pH durante o processo de esterilização e armazenamento (p. ex., tampão fosfato/bifosfato de potássio, tampão ácido cítrico/citrato de sódio, tampão ácido acético/acetato de sódio, tampão ácido benzoico/bezoato de sódio, tampão carbonato/bicarbonato de sódio, tampão ácido tartárico/tartarato de sódio).
- **Agentes solubilizantes, agentes molhantes e emulsificantes:** melhoram a solubilização ou dispersão dos fármacos. Os tensoativos não iônicos são os menos tóxicos, por isso, os preferenciais (p. ex., monopalmitato de sorbitano (0,05%), lecitina de soja (0,5 a 2,3%), monolaurato de polietileniglicol e estearato de polietilenoglicol (0,5%)).
- **Agentes suspensores ou espessantes:** no caso de suspensões, aumentam a viscosidade, por exemplo, gelatina (2%), metilcelulose (0,02 a 1%), polietilenoglicol 400 (PEG 400) (2,5 a 3%), CMC (0,05 a 0,75%), solução de sorbitol 70% (até 50%) e pectina (0,2%).
- **Anestésicos locais:** diminuem a dor no local da aplicação, por exemplo, cloridrato de procaína (1%), álcool benzílico (até 5%).
- **Isotonizantes:** corrigem a tonicidade e tornam as soluções aquosas isotônicas, por exemplo, cloreto de sódio, sulfato de sódio, dextrose, lactose, manitol, sorbitol, entre outros).

Materiais de acondicionamento

Recipientes (frascos), tampas e acessórios são muito importantes para a manutenção da qualidade das formulações parenterais. São considerados materiais de acondicionamento, uma vez que entram em contato direto com o medicamento. Não há material de acondicionamento ideal, portanto, todos os materiais podem interferir diretamente na qualidade do produto, sendo necessária uma seleção criteriosa. Os principais materiais empregados são vidro, plástico e borracha.

O vidro do tipo I (borossilicato) é o mais indicado para a confecção de ampolas e frascos-ampola. Por ser um vidro tratado, é quimicamente resistente (baixa lixiviação), liso e apresenta baixo coeficiente de expansão térmica, o que permite esterilização pelo calor.

Os polímeros plásticos são amplamente empregados na confecção de frascos, tampas e seringas. Os mais utilizados são policloreto de vinila (PVC), polipropileno e polietileno de baixa e alta densidades. Além dos polímeros, apresentam inúmeros constituintes, entre plastificantes, desmoldantes, substâncias antimofo, estabilizantes, antiestáticos, catalizadores de polimerização, corantes, opacificantes, cargas (para aumentar o volume de material), entre tantos outros. As características mais avaliadas em plástico são permeabilidade, lixiviação e sorção. Assim, os plásticos não devem ceder seus constituintes às preparações estéreis, como também não podem adsorver os componentes da fórmula, como fármacos ou conservantes. Portanto, os testes de estabilidade devem considerar o produto acabado já envasado e descartar essas ocorrências.

As borrachas são empregadas em tampas de frascos-ampola e também em êmbolos de seringas. Assim como os plásticos, são resultantes da mistura de inúmeros componentes, contendo elastômeros, agentes vulcanizantes, corantes, entre outros. As propriedades físicas como elasticidade, dureza, tendência à fragmentação e permeabilidade são importantes na seleção do material.

Controle de qualidade

Todos os lotes de medicamentos parenterais, além dos insumos farmacêuticos empregados na sua fabricação, devem passar por testes físico-químicos e microbiológicos estabelecidos nas especificações farmacopeicas ou do fabricante, bem como por uma criteriosa revisão ótica final para a presença de material particulado em 100% das unidades produzidas, sob diversos aspectos, antes de serem comercializados. Os principais itens avaliados são:

Revisão de fechamento ou selagem dos frascos

Este ensaio consiste em mergulhar os frascos em solução colorida (com azul de metileno, vermelho *Bordeaux* ou outro corante) e submeter o conjunto ao aquecimento (80 a 90 °C) por 10 a 15 minutos. Em seguida, os frascos devem ser resfriados à temperatura ambiente, no mesmo meio e ainda submersos. Esse tipo de revisão se aplica quase que exclusivamente às ampolas de vidro (que são fechadas a fogo) e, mais remotamente, aos frascos tipo frasco-ampola. Ao final do tratamento, as ampolas mal fechadas ou com defeito de vedação se apresentam coloridas, fazendo com que essas unidades sejam rejeitadas.

Revisão ótica

Também conhecida como Teste de Limpidez, é considerada uma operação artesanal, por meio da qual uma pessoa, de acurada visão, submete a ampola ao contraste de luz e sombra, explorando, por meio direto ou do efeito *Tyndall*, possível presença de corpos estranhos ao meio (fiapos, poeira de anidrido silícico, partículas de vidro, precipitados carbonosos etc.). Essa técnica pode ser observada na Figura 14.15. Também pode ser realizada empregando equipamentos específicos. De acordo com a "Farmacopeia Americana" ("United States Pharmacopeia", 2019), o ensaio de material particulado pode ser realizado por duas técnicas, dependendo das características físico-químicas do medicamento. Uma delas, conhecida como Obscurecimento da Luz, é aplicada preferencialmente para a análise de partículas subvisíveis em injeções e preparações parenterais que apresentam baixa viscosidade, e a outra técnica, definida como Microscopia, é atribuída a amostras de baixa limpidez e alta viscosidade.

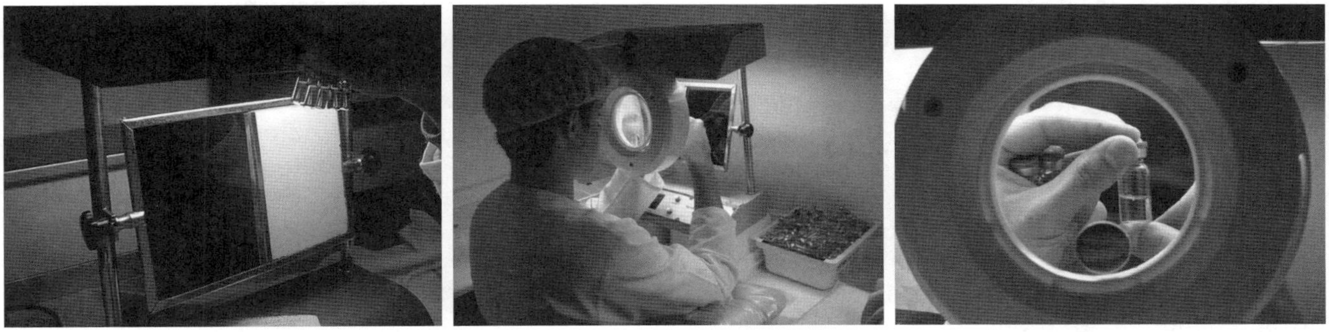

Figura 14.15. Revisão ótica de medicamentos estéreis.
Fonte: Cortesia de Ophthalmos Eye Pharma.

Ensaio de esterilidade

É o ensaio que se impõe pela própria natureza e definição de injetável. Consiste em detectar microrganismos contaminantes de produtos que já sofreram algum tratamento esterilizante, durante o ciclo de fabricação. A partir desse estágio, os produtos devem ser manipulados assepticamente, a fim de não violar a sua esterilidade. Os testes de esterilidade aplicam-se a insumos farmacêuticos, medicamentos e produtos para saúde que, de acordo com a "Farmacopeia Brasileira", 6ª edição, devem ser estéreis, sendo adequados para revelar a presença de bactérias e fungos. Devem ser realizados sob condições assépticas, utilizando fluxo laminar classe II tipo A (máximo 3.520 partículas $\geq$ 0,5 $\mu m/m^3$), que deve estar instalada em sala limpa classe B – ISO 7 (máximo 352.000 partículas $\geq$ 0,5 $\mu m/m^3$).

Teste de apirogenicidade

Em virtude do risco envolvido, é necessária a comprovação da apirogenicidade dos produtos parenterais, ou seja, esses produtos não devem apresentar pirogênio. Há vários métodos descritos na literatura, incluindo o método biológico em coelhos, que foi substituído pelo ensaio LAL (*Limulus Amebocyte Lysate*), também conhecido por ensaio da endotoxina, o mais empregado. O LAL é um derivado de amebócito de uma espécie de caranguejo, capaz de reagir com endotoxinas bacterianas, formando um gel e, assim, detectando a presença de pirogênio.

Ensaios físico-químicos

Esses ensaios são necessários para avaliação da qualidade, uma vez que determinam a identidade, a pureza ou a potência dos produtos. As principais análises realizadas são: determinação do pH, determinação do volume envasado, avaliação das características organolépticas, verificação de material particulado, determinação da identidade e teor de fármaco, osmolaridade, entre outras.

Garantia de qualidade

Conceito bastante amplo e que engloba todas as questões que influenciam na qualidade do medicamento produzido. Pode ser compreendida como a totalidade das providências tomadas com o objetivo de garantir que os produtos estejam dentro dos padrões de qualidade exigidos, para que possam ser utilizados para os fins aos quais tenham sido propostos. Sendo assim, a Garantia de Qualidade engloba vários fatores relacionados às BPF (Boas Práticas de Fabricação), a saber: higiene dos colaboradores; sanitização e qualidade das instalações (infraestrutura), bem como dos equipamentos utilizados; qualidade dos insumos farmacêuticos; gerenciamento da documentação utilizada durante a produção e controle de qualidade dos medicamentos; treinamentos; validações de processos e métodos empregados; qualificação de pessoas e equipamentos; certificações nacionais e internacionais; gerenciamento das reclamações geradas; realização de inspeções e auditorias; estabelecimento do fluxo de produção ideal; entre outros.

■ Formas farmacêuticas estéreis diversas

Preparações para irrigação e diálise

Apesar de não serem de administração parenteral ou oftálmica, as preparações para irrigação também são formas farmacêuticas estéreis. Elas são mais utilizadas principalmente no meio hospitalar, destinadas a serem usadas em cirurgias, por exemplo, para irrigação de cavidades, cicatrizes, superfícies, bem como para banhar ou lavar ferimentos. Como há possibilidade de contato direto com vasos sanguíneos, essas preparações também deverão apresentar características comuns às preparações de uso parenteral. São geralmente formulações de grande volume, em que há dissolução de um ou mais princípios ativos. São considerados exemplos dessas formas farmacêuticas: solução de NaCl a 0,9%, solução de Ringer, solução de ácido acético e água estéril. As preparações para diálise são soluções acondicionadas em bolsas para administração intravenosa, geralmente, empregadas em casos de intoxicação ou insuficiência renal. São preparações hipertônicas e, normalmente, contêm dextrose (principal fonte calórica), vitaminas, minerais e eletrólitos, além de aminoácidos ou peptídeos.

Preparações citostáticas

São consideradas preparações citostáticas, formas farmacêuticas líquidas estéreis com propriedades citotóxicas ou citostáticas para administração IV, SC ou intravesical. Essas preparações devem apresentar qualidade que garanta a minimização do risco à sua exposição, por meio de geração de aerossóis e derramamentos. Em virtude da presença de substâncias citotóxicas, podem causar irritação da pele, olhos e mucosas por contato direto, em razão da atividade vesicante, provocando ulceração e necrose dos tecidos.

Dessa maneira, são recomendados os seguintes procedimentos:

I. Necessidade de treinamento periódico referente ao manuseio e riscos das substâncias citotóxicas para os colaboradores.
II. Uso de EPIs (Equipamentos de Proteção Individual), como luvas e máscaras.
III. Necessidade de locais específicos, além do uso de vidrarias e equipamentos exclusivos durante a manipulação dessas formulações.
IV. Uso de capelas de fluxo laminar vertical.
V. Uso de recipientes de descartes e incineração.
VI. Necessidade de monitoramento periódico de saúde dos manipuladores.
VII. Necessidade de uso de rótulos padronizados nos recipientes.

Para detalhamentos sobre a manipulação dessas formulações, recomenda-se a consulta da RDC 220/2004 (Anvisa) com ênfase no Anexo III referente às Boas Práticas de Preparação Antineoplásica (BPPTA).

Nutrição parenteral

Nutrições Parenterais (NPs) são preparações estéreis empregadas na forma de infusão (via intravenosa) que têm o objetivo de fornecer nutrientes básicos suficientes para permitir o crescimento e a síntese dos tecidos ativos, ou seja, necessários ao doente quando é impossível a alimentação por via oral ou entérica. A administração de todas as necessidades nutricionais, incluindo calorias, aminoácidos, lipídios, vitaminas e minerais, é denominada Nutrição Parenteral Total (NPT). Nela, todas as necessidades nutricionais conhecidas são infundidas dentro de um período de 24 horas, incluindo a totalidade das necessidades energéticas do paciente. A administração de apenas parte das necessidades nutricionais é denominada Nutrição Parenteral Parcial (NPP).

Há dois tipos de NPs: as "Bolsas *Standard*" fabricadas industrialmente e as "Bolsas Personalizadas", preparações manipuladas de acordo com uma prescrição médica detalhada com os vários constituintes, preparada nos Serviços Farmacêuticos Hospitalares. No entanto, há doenças e/ou estados particulares da saúde do doente que condicionam a utilização das NPs, tais como: idade, existência de patologia que induza imunodeficiência, presença de infecção, entre outros.

As "Bolsas Padrão" (Bolsas *Standard*) são mais utilizadas em adultos, fazendo-se referência à quantidade de azoto (concentração de aminoácidos livres – Exemplo: uma solução "N24" vai apresentar 24 g/L de azoto), osmolaridade e volume total da bolsa, sendo que estes fatores influenciarão, por exemplo, se a via de administração vai ser periférica ou central, gerando, assim, NPP (Nutrição Parenteral Periférica) ou NPVC (Nutrição Parenteral em Veia Central). Podem apresentar-se como bolsas com dois compartimentos (bolsas binárias) ou bolsas com três compartimentos (bolsas ternárias), ou seja, possuem um compartimento para a glicose, outro para os aminoácidos, e poderão eventualmente ter um compartimento para os lipídios. Essa organização tem o objetivo de aumentar o prazo de validade/estabilidade da NP. Em ambas as bolsas, há uma posterior adição de oligoelementos e vitaminas hidrossolúveis.

Já as "Bolsas Personalizadas" são mais utilizadas para a unidade de Neonatologia, isto porque as proporções dos vários constituintes são muito variadas e para o mesmo paciente pode haver mudanças mínimas, mas importantes de um dia para o outro. Desse modo, a fabricação industrial seria dispendiosa e demorada.

Como todas as preparações, as NPs também poderão originar complicações, algumas sem causa conhecida aparente e outras quando há erros na produção, na administração ou até mesmo na própria prescrição. Entre as principais complicações mais graves estão: embolia pulmonar, alterações metabólicas ou eletrolíticas, flebite, infecção, complicações relacionadas com ausência/excesso de algum componente, ou perda de estabilidade durante o período de conservação.

Para detalhamentos sobre a manipulação dessas formulações, recomenda-se a consulta da Portaria n. 272/MS/SNVS, de 1998.

Preparações de administração oftálmica e preparações para cuidados das lentes de contato

Preparações destinadas a tratar afecções do globo ocular ou como auxiliares no diagnóstico. Nesse grupo de formas farmacêuticas, compreendem formulações líquidas, semissólidas e sólidas, com aplicação na pálpebra, conjuntiva e córnea. Consideramos exemplos dessas formulações: colírios, géis, cremes, pomadas e implantes oftálmicos.

A fabricação de produtos estéreis de esterilização terminal, isto é, pomadas, cremes, suspensões e emulsões, assim como os enchimentos dos respectivos recipientes, devem ser conduzidos, em geral, em ambiente de grau C, antes da esterilização final. A preparação asséptica e o envase de pomadas, cremes, suspensões e emulsões estéreis devem ser feitos em ambiente grau A, circundado por ambiente grau B, quando o produto é exposto e não é posteriormente filtrado.

As preparações para cuidados das lentes de contato podem ser classificadas em:

- **Soluções umidificantes:** desenvolvidas com o objetivo de fornecer cobertura hidrofílica sobre a superfície caracteristicamente hidrofóbica de lentes rígidas.
- **Soluções de limpeza:** empregadas para remover contaminantes superficiais (lípides, proteínas e similares).
- **Sistemas de desinfecção:** destinadas à desinfecção das lentes, geralmente, pelo emprego de amônio quaternário ligado covalentemente a um polímero solúvel de peso molecular relativamente alto.
- **Soluções de conservação:** também chamadas "soluções de armazenagem", usadas para armazenar, hidratar e desinfetar as lentes.
- **Lágrimas artificiais:** também chamadas "reidratantes", indicadas para reidratar as lentes duras *in situ*, sendo destinadas a reforçar a capacidade de umidificação da película normal da lágrima.

As formas farmacêuticas de administração oftálmica são abordadas no Capítulo 15 – Produtos Oftálmicos.

Preparações de administração nasal

Geralmente, essas preparações possuem como destino a mucosa nasal, por ação tópica, exercendo principalmente uma ação descongestionante. Apesar de já terem sido formuladas com diversos veículos oleosos, nos dias atuais, são, preferencialmente, soluções aquosas. No entanto, a preparação das soluções aquosas requer atenção em vários aspectos, uma vez que a sua má preparação pode causar danos na mucosa nasal, sendo em alguns casos irreversíveis. As doses dos fármacos empregados e os seus veículos não devem impedir a atividade normal dos cílios e nem modificar a viscosidade própria do muco, conferindo sempre uma perfeita compatibilidade com a fisiologia normal da mucosa nasal.

Sendo assim, essas formas farmacêuticas devem apresentar as seguintes características:

- pH ideal: 6,5 a 8,3;
- capacidade tampão;
- isotonia relativa ao muco nasal;
- não modificar a viscosidade normal do muco nasal;
- compatíveis com a atividade ciliar e o muco produzido;
- conter conservantes;
- ser estéreis;
- possuir longa estabilidade.

Implantes (*pellets*)

Considerados formas farmacêuticas sólidas e estéreis, destinados a serem implantados subcutaneamente. Apresentam tamanho pequeno (cerca de 3,2 mm de diâmetro e 8 mm de comprimento) e formato cilíndrico, características adequadas para serem inseridos em um tecido do corpo humano e promover a liberação prolongada de fármacos. São sistemas geralmente constituídos por silicone, administrados por meio de incisão cirúrgica ou por emprego de um injetor especial. A implantação e a retirada das cápsulas de silicone são procedimentos médicos que envolvem o domínio de um aparato técnico e, portanto, uma dinâmica específica entre equipe médica e paciente, no consultório/clínica. São empregados principalmente em casos de reposição hormonal. Podem conter até cerca de 100 vezes a quantidade usual de fármaco e liberá-lo lentamente na corrente sanguínea.

Produtos liofilizados

Em sua maioria, os produtos liofilizados são originalmente oriundos de soluções assepticamente envasadas em recipientes adequados (frascos de vidro do tipo frascos-ampola com tampas, seringas ou ampolas) e, sequencialmente, transferidos para câmaras de liofilização estéreis. São preparações aquosas, uma vez que o processo de secagem envolve a remoção da água por sublimação.

Todas as etapas do processo de liofilização são importantes, mas especial atenção deve ser dada às seguintes etapas:

- transporte das unidades de frascos vazias e cheias;
- congelamento do meio;
- níveis e duração do vácuo;
- fechamento dos frascos.

Mais detalhes sobre essas formas farmacêuticas são abordados no Capítulo 16 – Liofilização.

Pós estéreis

Produzidos de forma semelhantes aos pós comuns, mas devem ser fabricados em áreas específicas e de forma asséptica. Como principais operações do processo, podemos citar: mistura, moagem, calibração, enchimento, entre outras.

Bibliografia

- ABURAHMA, M.H.; MAHMOUD, A.A. Biodegradable ocular inserts for sustained delivery of brimonidine tartarate: preparation and in vitro/in vivo evaluation. *AAPS PharmSciTech*, v. 12, n. 4, p. 1335-1347, 2011.
- ALLEN JR., L.V., POPOVICH, N.G., ANSEL, H.C. *Formas farmacêuticas e sistemas de liberação de fármacos*. 8. ed. Porto Alegre: Artmed, 2007.

- ANVISA. *Formulário Nacional da Farmacopeia Brasileira*, 2012. Disponível em: <http://portal.anvisa.gov.br/documents/33832/259372/FNFB+2_Revisao_2_COFAR_setembro_2012_atual.pdf/20eb2969-57a9-46e2-8c3b-6d79dccf0741>. Acesso em: 09 jun. 2019.
- ANVISA. As Práticas para a Fabricação de medicamentos: princípios fundamentais. 2009. Disponível em: <http://www4.anvisa.gov.br/base/visadoc/CP/CP[24984-2-0].PDF>. Acesso em: 09 mar. 2019
- ANVISA. Resolução RDC N. 17: Boas Práticas de Fabricação de Medicamentos. Brasilia: Ministério da Saúde, 2010. Disponível em: <http://portal.anvisa.gov.br/documents/33880/2568070/res0017_16_04_2010.pdf/ b9a8a293-f04c-45d1-ad4c-19e3e8bee9fa>. Acesso em: 10 jun. 2019.
- BARBOSA, L.S.; SARTORI, M.R.K. Métodos de esterilização de artigos hospitalares efetivos contra micobactérias não tuberculosas de crescimento rápido. *Cadernos da Escola de Saúde*, Curitiba, ano 5, v. 1, p. 170-184, [s/d].
- BATISTUZZO, J.; LIMA FILHO, A. Formulações Magistrais em Oftalmologia. *Acta Farmacêutica Portuguesa*. v. 1, n. 1, p. 65-76, 2011.
- BRANGE, J.; LANGKJAER, L. Chemical stability of insulin. 3. Influence of excipients, formulation, and pH. *Acta Pharm Nord*., v. 4, n. 3, p. 149-158, 1992.
- BRIME, B.; FRUTOS, P.; BRINGAS, P. et al. Comparative pharmacokinetics and safety of a novel lyophilized amphotericin B lecithin-based oil-water microemulsion and amphotericin B deoxycholate in animal models. *Journal of Antimicrobial Chemotherapy*, v. 52, n. 1, p. 103-109, 2003.
- CECIERJ. Uso Racional de Medicamentos: Vias de Administração. Disponível em: <https://extensao.cecierj. edu.br/material_didatico/sau2203/pdfs/aula03.pdf>. Acesso em: 12 mar. 2019.
- COLLINS, C.H. et al. *Desinfectants: their use and evaluation of effectiveness*. Academic Press, 1981.
- CRÉMIEUX, A.; FLEURETTE, J. *Methods of testing disinfectants*. In: BLOCK, S.S. Disinfection, sterilization and preservation. 3. ed. Philadelphia: Lea and Febiger, 1983.
- DIVYA DEWANGAN, P.K.S., Nanosized emulsions as a drug carrier for ocular drug delivery: a review. *Journal of Innovative trends in Pharmaceutical Sciences*, v. 2, n. 2, p. 59-75, 2001.
- EMA – European Agency for the Evaluation of Medicinal Products. *Note for Guidance on Quality of Water for Pharmaceutical Use*, 2002.
- FARIA, M.R. et al. Avaliação da esterilização de canetas de alta rotação e cabos de bisturi pelo formaldeído a temperatura de 37°C. *Revista da Universidade de Alfenas*, v. 4, p. 21-24, 1998.
- FDA – Food and Drug Administration Guidance for Industry Sterile Drug Products Produced by Aseptic Processing – Current Good Manufacturing Practice. Disponível em: <https://www.fda.gov/media/71026/download>. Acesso em: 04 nov. 2019.
- GUIDOLIN, R. et al. Esterilização de soros e vacinas por radiação gama de cobalto. *Revista Saúde Pública*, São Paulo, v. 2, n. 22, p. 113-117, jan. 1988. Disponível em: https://www.scielosp.org/article/ssm/content/raw/? resource_ssm_path=/media/assets/rsp/v22n2/07.pdf. Acesso em: 06 abr. 2019.
- HAJI-SAEID, M.; SAMPA, M.H.O.; CHMIELEWSKI, A.G. Radiation treatment for sterilization of packaging materials. *Radiat Phys Chem*, v. 76, p. 1535-1541, 2007.
- HOGAN, M.J. The preparation and sterilization of ophtalmic solutions. *M.D. San Francisco*, v. 71, n. 6, p. 3, 1949.
- INARAJA, M.T.; CASTRO, I.; MARTÍNEZ, M.J. Formas farmacéuticas estériles: mezclas intravenosas, citostáticos, nutrición parenteral. *Farmacia Hospitalaria – SEFH*, 2002.
- INFARMED. *Farmacopeia Portuguesa VIII*. Lisboa: Ministério da Saúde, 2005.
- KALIL, E.M.; COSTA, A.J.F. Desinfecção e Esterilização. *Acta Ortopedia Brasileira*, ano 2, v. 4, 1994.
- KOSTENBAUER, H.B. Physical factors influencing the activity of antimicrobial agents. In: BLOCK, S.S. *Disinfection, sterilization and preservation.* 2. ed. Philadelphia: Lea qnd Febiger, 1977.
- KUWAHARA, T.; ASANAMI, S.; TAMURA, T. et al. Effects of pH and osmolality on phlebitic of infusion for peripheral parenteral nutrition. *The Journal of Toxicology Sciences*, v. 23, n. 1, p. 77-85, 1998.
- LACHMAN, L.; LIEBERMAN, H.; KANIG, J. *Teoria e prática na indústria farmacêutica*. Fundação Calouste Gulbenkian, 2001.
- LETRARI, J.; LIMA, H.O.S.; VANIN, M. Esterilização térmica e parâmetros de morte microbiana do Bacillus tearothermophilus ATCC 7953. IV ENTEC e II WORKSHOP da UTFPR. Campus Campo Mourão- PR, Brasil, 2006.
- LIMA, M.F. *Formação em Preparação e Administração de Medicamentos.* Lisboa (Portugal): Farmácia Marques – Formação Contínua, 2008. Disponível em: <http://www.farmaciamarques.com/Imgs/content/page_87/formacao%20em%20administracao%20de%20medicamentos.pdf>. Acesso em: 14 mar. 2019.
- MARTÍNEZ-TUTOR, M.J. Estabilidad y preparacion de mezclas totales para nutrición parenteral. *Farmacia Hospitalaria – SEFH*, v. 19, n. 4, p. 229-232, 1995.
- MASTROENI, M.F. *Biossegurança aplicada a laboratórios e serviços de saúde*. São Paulo: Atheneu, 2004.
- MINISTÉRIO DA SAÚDE. *Orientações Gerais para a Central de Esterilização.* Brasília: Secretaria de Assistência à Saúde, 2001.
- PELCZAR JR, M.J.; CHAN, E.C.; KRIEG, N.R. *Microbiologia conceitos e aplicações*. 2. ed. São Paulo: Makron Books, 1996.
- PENNE, E.L.; VISSER, L.; DORPEL, M.A.V.D. et al. Microbiological quality and quality control of purified water and ultrapure dialysis fluids for online hemodiafiltration in routine clinical practice. *Kidney International*, v. 76, n. 6, p. 665-672, 2009.
- PINTO, T.J., KANEKO, T.M., PINTO, A.F. *Controle Biológico de Qualidade de Produtos Farmacêuticos, Correlatos e Cosméticos*. 4. ed. Barueri: Manole, 2015. p. 152-290.
- PRISTA, L.N. ALVES, A.C., MORGADO, R.M.R., *Tecnologia Farmacêutica Farmácia Galênica*. 3. ed. Fundação Calouste Gulbenkian.
- PUNTIS, J.W.L.; WILKINS, K.M.; BALL, P.A. et al. Hazards of parenteral treatment: do particles count? *Archives of Disease in Childhood*, v. 67, n. 12, p. 1475-1477, 1992.
- REMINGTON. *A Ciência e a prática da Farmácia*. 20. ed. Rio de Janeiro: Guanabara Koogan, 2004.
- ROBINSON, J.; FERNANDO, R.; SUN WAI, W.Y. et al. Chemical stability of bupivacaine, lidocaine and epinephrine in pH-adjusted solutions. *Anaesthesia*, v. 55, n. 9, p. 853-858, 2000.
- RUSSEL GONNERING, H.F.E.; VAN HORN, D.L.; DURANT, W. The pH tolerance of rabbit and human corneal endothelium. Investigative *Ophthalmology and Visual Science,* v. 18, n. 4, p. 373-390, 1978.
- RUTALA, W.A. Disinfection, sterilization and waste diposal. In: WENZEL, R.P. *Presention and control of nosocomial infections*. Baltimore: Williams e Wilkins, cap. 18, 1987.
- TRABULSI, L.R.; ALTERTHUM, F.; GOMPERTZ, O.F.; CANDEIAS, J.A.N. *Microbiologia*. São Paulo: Atheneu, 1999.
- WALKER, S.E.; CHARBONNEAU, L.F.; LAW, S. et al. Stability of azacitidine in sterile water for injection. *Can J Hosp Pharm*, v. 65, n. 5, p. 352-359. 2012.
- ZANON, U.; NEVES, J. A importância médico social das infecções hospitalares. *Revista da Sociedade Brasileira de Medicina*, v. 14, p. 119, 1987.

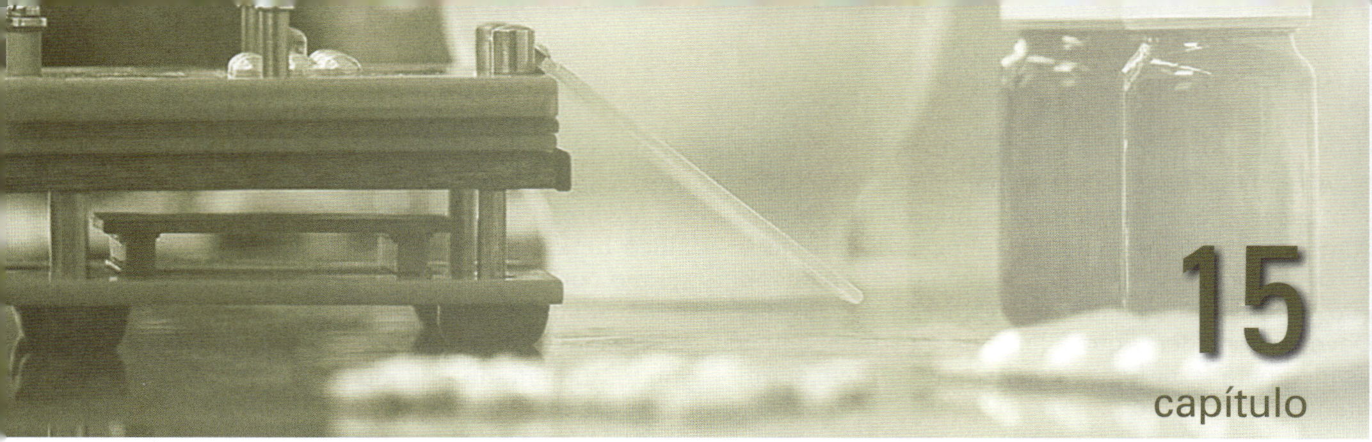

Produtos Oftálmicos*

Acácio Alves de Souza Lima Filho • Francisco Irochima Pinheiro • José Antonio de Oliveira Batistuzzo

Introdução

Preparações oftálmicas são formas farmacêuticas destinadas ao tratamento de afecções do globo ocular e das pálpebras, ao preparo pré-operatório, para fins diagnósticos, ou ainda à limpeza do globo ocular e das pálpebras. Incluem os colírios (soluções e suspensões), as pomadas oftálmicas e os géis oftálmicos. Todas essas preparações, incluindo as soluções para limpeza e conservação de lentes de contato, devem ser estéreis e formuladas em veículo ou excipiente apropriado para uso ocular.

Além dos princípios ativos e dos veículos, as preparações oftálmicas podem conter conservantes, agentes de ajuste de tonicidade, antioxidantes e espessantes para aumento de viscosidade. As formulações devem usar componentes não irritantes (ou minimamente irritantes) e compatíveis com as estruturas oculares. Nas formulações oftálmicas, cada fármaco deve ser considerado individualmente com base nas suas propriedades, compatibilidade e estabilidade, nos diferentes veículos e excipientes.

Requisitos farmacotécnicos na preparação de produtos oftálmicos

A preparação de produtos oftálmicos deve ser feita em salas limpas, que são salas classificadas com fluxo laminar, controle ambiental definido em termos de contaminação por partículas viáveis e não viáveis, projetadas e utilizadas de forma a reduzir a introdução, a geração e a retenção de contaminantes em seu interior, conforme detalhado no Capítulo 14 – Formas Farmacêuticas Estéreis.

Todos os componentes da formulação devem ser pesados ou medidos com precisão, e, no caso das soluções oftálmicas, devem ser dissolvidos, usando água estéril para injetáveis ou solução-tampão estéril apropriada, homogeneizando bem. Devem ser determinados pH, limpidez e outros requisitos de controle de qualidade em uma amostra da solução, para possibilitar qualquer ajuste necessário. Deve-se esterilizar a solução por filtração com membrana esterilizante e envasar em condições assépticas, em recipientes estéreis, rotular e embalar. Caso não haja degradação do fármaco pelo calor, as soluções oftálmicas podem ser esterilizadas por calor úmido (autoclavação) após envase, em recipientes apropriados. Devem ser selecionadas amostras para o controle de qualidade.

As suspensões oftálmicas não podem ser esterilizadas por filtração em membrana, de modo que outras formas de esterilização devem ser usadas, como a autoclavação ou a preparação/manipulação em condições e técnicas assépticas, com os componentes (incluindo os princípios ativos) previamente esterilizados.

As pomadas oftálmicas também devem ser preparadas em condições e técnicas assépticas, com os componentes previamente esterilizados. O princípio ativo deve ser incorporado ao excipiente em solução ou em pó micronizado também previamente esterilizado. O produto final deve ser isento de elementos arenosos e não deve ser irritante.

* Autor na primeira edição: João Haikal Helou.

A principal base usada em pomadas oftálmicas é a vaselina branca purificada (petrolato branco). A incorporação de soluções aquosas de fármacos pode ser obtida com o uso de uma base de absorção, como lanolina anidra misturada à vaselina. Deve-se considerar que a lanolina e os tensoativos usados para fazer bases de absorção podem ser irritantes para o olho.

Características do veículo

Além de esterilidade, osmolaridade e pH, os colírios devem ter limpidez (exceção feita às suspensões) e composição precisa. O uso de espessantes, ou doadores de viscosidade, tem a finalidade de aumentar a viscosidade dos colírios, de modo a permitir um contato mais prolongado dos princípios ativos com os tecidos e aumentar a penetração ocular. Os adjuvantes mais utilizados para essa finalidade são a metilcelulose e o álcool polivinílico. Na Tabela 15.1 são apresentados alguns exemplos de doadores de viscosidade.

Tabela 15.1
Doadores de viscosidade usados em colírios e suas concentrações usuais.

Agente de viscosidade	*Concentração máxima (%)*
Hidroxietilcelulose	0,8
Hidroxipropilcelulose	1,0
Metilcelulose	2,0
Álcool polivinílico	1,5
Polivinilpirrolidona	1,7

O uso de tensoativos tem a finalidade de diminuir a tensão superficial da solução, de modo a facilitar a mistura do colírio com o filme lacrimal, a difusão dos princípios ativos na superfície do epitélio corneano e a maior penetração desses princípios ativos. Os tensoativos exercem ainda uma ação direta sobre o epitélio corneano, neutralizando a barreira lipídica. Determinados fármacos, como o carbacol, somente penetram através da córnea quando veiculados em uma solução com tensoativo.

São critérios técnicos para seleção do veículo: penetração corneal ou conjuntival, tempo de permanência do fármaco em contato com a córnea e a conjuntiva, viscosidade do veículo, características do fármaco etc.

O veículo no qual o fármaco é aplicado afeta a cinética da penetração corneal ou conjuntival, e o tempo de permanência do fármaco em contato com a córnea e a conjuntiva determina a extensão da absorção e, portanto, a biodisponibilidade nos sítios de ação. Os veículos mais viscosos prolongam o contato ocular, aumentando a fração de fármaco absorvido pelo olho.

Quanto aos conservantes, sua penetração é muito aumentada quando existem lesões, ulcerações, traumatismos, inflamações e irregularidades no epitélio da córnea. A penetração excessiva pode produzir efeitos tóxicos e adversos, que são muitas vezes creditados erroneamente aos princípios ativos. O uso prolongado de colírios pode exacerbar tais efeitos e aumentar a sensibilidade aos componentes da fórmula.

Muitos outros fatores, como pH, tonicidade, composição de eletrólitos e estabilidade, devem ser considerados para a escolha do veículo. Conservantes, tampões e antioxidantes também podem ser adicionados. Durante o desenvolvimento de novas fórmulas, as incompatibilidades entre os fármacos devem ser pesquisadas principalmente quando sua combinação estiver envolvida.

Soluções oftálmicas

Os fármacos em solução estão prontamente disponíveis para absorção. Entretanto, soluções com viscosidade muito baixa são drenadas mais rapidamente. As soluções aquosas devem ser consideradas para fármacos com solubilidade suficiente para prevenir a formação de precipitados durante o tempo de armazenamento. Em alguns casos, um ou mais solventes (p. ex., polissorbato 80) podem ser adicionados à formulação para facilitar a dissolução e manter o fármaco em solução.

Com referência ao tamanho da gota, o volume ideal para os colírios é de 20 μL. No Brasil, entretanto, a maioria dos colírios tem aplicadores que fornecem uma gota de até 50 μL, sendo que a capacidade de retenção do saco conjuntival é de 10 μL após o ato instintivo de piscar. O excesso da mistura droga-lágrima transborda em parte pelas margens das pálpebras e outra parte é drenada pelas vias lacrimais e absorvida pela mucosa nasal.

A estimulação reflexa produzida por uma gota induz ao lacrimejamento, que demora cerca de 5 minutos para desaparecer. A mistura droga-lágrima tem taxa de remoção de 16% por minuto, o que promove a remoção completa do colírio em cerca de 5 minutos. Desse modo, para se obter um efeito terapêutico melhor, uma segunda gota do mesmo colírio ou de um colírio diferente, não deve ser administrada com intervalo menor do que 5 minutos.

Suspensões oftálmicas

Suspensões são dispersões de fármacos com baixa solubilidade em água. Embora a sua solubilidade seja insuficiente para dissolver-se completamente, a fase aquosa ficará saturada pela droga. O tamanho das partículas pode influenciar na solubilidade de um fármaco, e partículas remanescentes no saco conjuntival podem prolongar seu efeito. As partículas de suspensões oftálmicas devem ter um tamanho que não irritem ou arranhem a córnea, sendo necessário que essas partículas sejam micronizadas. Além disso, a micronização das partículas permite maior absorção pelo aumento da área de contato. As suspensões oftálmicas devem ser livres de aglomeração ou formação de massa e serem facilmente redispersas por meio de agitação.

Pomadas oftálmicas

Possuem ação mais duradoura que os colírios. Sua remoção se dá a uma taxa de 0,5% por minuto, o que resulta em remoção completa em aproximadamente 3 horas e 30 minutos, e lhes confere a vantagem de uma administração menos frequente que os colírios.

Apesar disso, as pomadas não conseguem proporcionar uma concentração de princípios ativos nos tecidos tão alta como as obtidas por instilações frequentes dos colírios (a cada 30 minutos ou a cada hora), quando se necessita de terapia intensiva, como nas endoftalmites e nas úlceras corneanas infecciosas.

Pode ocorrer também com as pomadas a formação de uma barreira mecânica que impede a penetração de outro produto, na forma de colírio. Nesse caso, os pacientes deverão ser orientados a instilar o colírio 5 minutos antes da aplicação da pomada oftálmica.

São vários os exemplos de base de pomadas para produtos oftálmicos, variando as concentrações de vaselina líquida, conforme a necessidade de fluidez da pomada, ou de lanolina, conforme a necessidade de incorporação de princípios ativos hidrossolúveis.

Exemplos de bases para pomadas oftálmicas:

Pomada base sem lanolina

Vaselina líquida purificada	5 a 30%
Vaselina sólida purificada q.s.p.	100%

Pomada base com lanolina

Lanolina anidra	2,5%
Vaselina líquida purificada	27,5%
Vaselina sólida purificada qsp	100%

Pomada base com lanolina

Lanolina anidra	5%
Vaselina líquida purificada	10%
Vaselina sólida purificada q.s.p.	100%

Pomada base com lanolina e álcool cetílico*

Lanolina purificada	4,6 g
Álcool cetílico	0,4 g
Vaselina líquida purificada	30 g
Vaselina sólida purificada q.s.p.	100 g

* pode incorporar até 30% a mais de água.

Géis oftálmicos

O aumento da viscosidade de um colírio, por meio da utilização da forma de gel, proporciona maior tempo de contato do princípio ativo com os tecidos oculares e, portanto, maior biodisponibilidade do fármaco. Também tem a vantagem de propiciar melhor efeito visual e cosmético do que as pomadas oftálmicas. Adicionalmente, as formulações em gel costumam ser mais confortáveis para os pacientes. No entanto, apresentam como desvantagem a interferência na visão (embaçamento transitório) logo após sua aplicação e a sensação de olhos pegajosos, referida pelos pacientes.

Os polímeros mais usados nos géis oftálmicos incluem derivados de celulose, como a metilcelulose ou a hidroxipropilmetilcelulose (0,25 a 2%), o álcool polivinílico (0,5 a 1,5%) e a povidona (polivinilpirrolidona 0,5 a 2%). Outros polímeros, como o ácido hialurônico, o dextran e a quitosana, têm sido empregados na formulação de géis oftálmicos compatíveis com os componentes do filme lacrimal, como lipídios, mucina e suas camadas.

Desses citados, a metilcelulose 4.000 centipoises (cP) é a mais comum, geralmente usada na concentração de 0,25%. Quando autoclavada, ela forma uma massa gelatinosa que, sob agitação e resfriamento, vai aos poucos se dissolvendo na solução, formando o gel.

Emulsões oftálmicas

Misturas óleo-água que se comportam clinicamente como soluções e suspensões. Algumas emulsões são obtidas com misturas de glicerina, polissorbato 80 e óleo de rícino. Exemplos do uso de emulsões são as formulações com ciclosporina A usadas no tratamento do olho seco associado à ceratoconjuntivite.

Atualmente, as microemulsões são cada vez mais estudadas na Farmacotécnica, quando se utilizam componentes lipofílicos juntamente com hidrofílicos (ver Capítulo 20 – Lipossomas, Microemulsões e Nanopartículas).

Implantes oftálmicos (sistemas de liberação controlada)

Dispositivos para aplicação intraocular que podem conter fármacos, como corticoides ou antivirais. Esses implantes têm o objetivo de fornecer níveis terapêuticos de fármacos no segmento posterior do globo ocular por maior tempo quando comparados às injeções intraoculares. Geralmente, são constituídos de sistemas poliméricos implantados intravítreo. São utilizados diversos polímeros, biodegradáveis ou não, entre os quais derivados do ácido lático e glicólico. Sua estrutura consiste em micro ou nano partículas do fármaco revestidas por uma matriz polimérica, por exemplo, de quitosana ou ácido polilático, que implantadas na câmara vítrea aos poucos serão erodidas, liberando lentamente os princípios ativos. Podem apresentar forma de bastão, discos ou membranas e são obtidos pelos métodos de moldagem, extrusão ou preparo de filmes.

Isotonia e osmolaridade

Isotonia é a propriedade das soluções de possuir a mesma pressão osmótica daquela dos fluidos biológicos, e osmolaridade é a medida que expressa a concentração dos componentes de diversas soluções.

A osmolaridade é influenciada pelas moléculas existentes na formulação, incluindo aí os princípios ativos e as demais substâncias utilizadas no veículo da formulação. A osmolaridade ideal para os colírios é de aproximadamente 290 mOsm.

O fluido lacrimal é isosmótico com a solução de cloreto de sódio 0,9%, porém o olho tolera bem a administração ocasional de pequenas quantidades de soluções oftálmicas em limites afastados da tonicidade normal da lágrima. Como regra geral, procura-se manipular fórmulas oftálmicas com a osmolaridade mais próxima possível da lágrima.

As soluções oftálmicas hipotônicas devem ser isotonizadas, ou pelo menos em concentrações equivalentes entre 0,6 e 1,8% de cloreto de sódio. São comumente usados o cloreto de sódio e as soluções-tampão isotonizantes. Algumas soluções oftálmicas serão hipertônicas em virtude da alta concentração necessária da droga, por exemplo, a sulfacetamida sódica de 10 a 30%.

pH e tamponamento

O pH ideal para os colírios é aquele igual ao normal da lágrima, entre 7,2 e 7,4, e normalmente utiliza-se um sistema tampão, que ajuda a restabelecer o pH próximo ao da lágrima. Um pH mais ácido ou alcalino pode causar irritação ocular e afetar a absorção do princípio ativo.

Às vezes, entretanto, é necessário procurar um sistema tampão que proporcione o pH de estabilidade da droga. Como o olho humano pode tolerar, eventualmente, a instilação de gotas oftálmicas de pH diferente do da lágrima, permite a formulação de colírios estáveis em outras faixas de pH, como alguns alcaloides (pH em torno de 4,5) e as sulfonamidas (pH em torno de 9).

Se o fármaco for estável e sua atividade não for dependente do pH, o produto pode não conter um sistema tampão, como algumas soluções de anestésicos locais. Os tampões também são utilizados em soluções oftálmicas para minimizar qualquer alteração de pH durante a vida de prateleira do produto, que pode resultar da absorção de CO_2 do ar ou dos íons hidroxila do recipiente de vidro.

Alguns problemas de compatibilidade podem ser encontrados com os ingredientes usualmente utilizados em soluções oftálmicas. Sais de zinco podem formar hidróxidos insolúveis em pH acima de 6,4, devendo-se, portanto, selecionar um tampão com pH inferior como veículo. O cloreto de sódio não pode ser usado para ajustar a tonicidade das soluções de nitrato de prata, pois forma um precipitado de cloreto de prata.

Tampões e veículos usualmente empregados

Solução de ácido bórico e metabissulfito de sódio pH 5

Ácido bórico	1,8 %
Metabissulfito de sódio	0,05 %
EDTA	0,27 %
Metilcelulose	0,25 %
Água purificada estéril q.s.p.	100 mL

Tabela 15.2
Volumes necessários de soluções de ácido bórico e de borato de sódio para obtenção de Tampão borato de Palitzsch em diferentes pHs.

mL da solução de ácido bórico 12,404 g/1.000 mL	*mL da solução de borato de sódio decaidratado 19,108 g/1.000 mL*	*Solução tamponada resultante (pH)*
97	3	6,8
94	6	7,1
90	10	7,4
85	15	7,6
80	20	7,8
75	25	7,9
70	30	8,1
65	35	8,2
55	45	8,4
45	55	8,6
40	60	8,7
30	70	8,8
20	80	9,0
10	90	9,1

Tabela 15.3
Composição do Tampão borato de Palitzch modificado isotônico para obtenção de diferentes pHs.

Ácido bórico	*Borato de sódio $10H_2O$*	*Cloreto de sódio*	*pH*
1,20%	0,57%	0,22%	6,77
1,17%	1,15%	0,22%	7,09

Tabela 15.4
Composição do Tampão de Gifford para obtenção de diferentes pHs.

mL da solução de ácido bórico 12,4 g, cloreto de potássio 7,4 g/1.000 mL	*mL da solução de carbonato de sódio 24,8 g/1.000 mL*	*Solução tamponada resultante (pH)*
30	0,05	6,0
30	0,1	6,2
30	0,2	6,6
30	0,3	6,8
30	0,5	6,9
30	0,6	7,0
30	1,0	7,2
30	1,5	7,4
30	2,0	7,6
30	3,0	7,8
30	4,0	8,0
30	8,0	8,5

Tabela 15.5
Composição do Tampão de ácido bórico/acetato de sódio para obtenção de diferentes pHs.

mL da solução de ácido bórico 19 g/1.000 mL	*mL da solução de acetato de sódio tri-hidratado 20 g/1.000 mL*	*Solução tamponada resultante (pH)*
100	–	5,0
95	5	5,7
90	10	6,05
80	20	6,3
70	30	6,5
60	40	6,65
50	50	6,75
40	60	6,85
30	70	6,95
20	80	7,1
10	90	7,25
–	100	7,6

Tabela 15.6
Composição do Tampão fosfato (Sorensen modificado) para obtenção de diferentes pHs.

*mL da solução de fosfato de sódio monobásico anidro 8,006 g/1.000 mL**	*mL da solução de fosfato de sódio bibásico anidro 9,473 g/1.000 mL*	*Solução tamponada resultante (pH)*	*Cloreto de sódio necessário para isotonicidade g/100 mL*
90	10	5,9	0,52
80	20	6,2	0,51
70	30	6,5	0,50
60	40	6,6	0,49
50	50	6,8	0,48
40	60	7,0	0,46
30	70	7,2	0,45
20	80	7,4	0,44
10	90	7,7	0,43
5	95	8,0	0,42

* Pode ser substituído pelo fosfato de sódio monobásico monoidratado 9,2 g/1.000 mL.

Lágrima artificial com álcool polivinílico 1,4% pH 7 a 7,4

Álcool polivinílico .... 1,4 %
Fosfato de sódio monobásico monoidratado .... 0,004 %
Fosfato dissódico di-hidratado .... 0,028 %
Povidona .... 0,4 %
Cloreto de sódio .... 0,85 %
Água purificada estéril q.s.p. .... 100 mL

Lágrima artificial com metilcelulose 0,25 a 0,5% pH 7 a 7,4

Metilcelulose .... 0,25 a 0,5 %
Fosfato de sódio monobásico monoidratado .... 0,004 %
Fosfato dissódico di-hidratado .... 0,028 %
Povidona .... 0,4 %
Cloreto de sódio .... 0,85 %
Água purificada estéril q.s.p. .... 100 mL

Estabilizadores

Antioxidantes e quelantes podem ser necessários para determinados princípios ativos. O sulfito de sódio (0,1%) é empregado para prevenir o aparecimento de coloração em soluções de sulfas e de adrenalina; o metabissulfito de sódio (0,1%) nas soluções de eserina. O edetato dissódico (0,1%) é recomendado como estabilizante de soluções de fenilefrina e de eserina.

Esterilidade

Formulações oftálmicas devem ser estéreis, sendo a esterilidade o requisito mais importante para essas formulações. Produtos contaminados podem resultar em infecção ocular que podem ao final causar cegueira, especialmente quando a *Pseudomonas aeruginosa* estiver envolvida. A esterilidade deve ser obtida por meio de filtração estéril usando-se filtro de membrana estéril com poros de tamanho de 0,22 μm e filtração para recipiente estéril. Outros métodos de esterilização de ingredientes ou componentes de produtos oftálmicos podem ser utilizados, como o calor seco, o vapor sob pressão (autoclavação), a esterilização a gás (óxido de etileno) ou a radiação ionizante.

As formulações devem ser preparadas em áreas estéreis classificadas de acordo com as normas sanitárias correntes, providas de fluxo laminar, para garantir a esterilidade ambiental. Mesmo assim, os produtos devem ser submetidos ao controle de esterilidade, para garantir a ausência de microrganismos. Todos os colírios, as pomadas e os géis devem ser estéreis. Os frascos e as bisnagas também devem ser esterilizados de maneira eficiente, controlada e validada.

A esterilidade dos produtos é garantida até o momento da abertura dos frascos e bisnagas. A partir desse momento, o paciente deve evitar que os produtos sejam contaminados através do uso, como tocar os cílios com a extremidade do frasco ou da bisnaga durante a aplicação do medicamento. Por essa razão, é feita a inclusão de conservantes na fórmula, com a finalidade de eliminar eventuais contaminantes. Ainda assim, existe uma tendência mundial para se desprezar colírios 30 dias após a abertura do frasco. A inclusão do sistema conservante durante o desenvolvimento de novas fórmulas de colírios deve ser validada, por meio da realização do teste de eficácia conservante, descrito pelas farmacopeias, no qual o conservante é desafiado mediante a adição de quantidades conhecidas de microrganismos contaminantes.

Os conservantes são irritantes mesmo em concentrações bastante baixas. Em olhos normais não tendem a causar irritação, porém em olhos inflamados, ulcerados e após cirurgias oftálmicas, os conservantes podem ser altamente tóxicos, mesmo em concentrações normais.

Conservantes

Conservantes são substâncias químicas empregadas nas formulações de uso tópico para evitar a contaminação dos produtos durante o uso, ou durante o período de armazenamento. O conservante ideal deve apresentar as seguintes características:

- **Espectro de ação:** deve ser o mais amplo possível, contra bactérias e fungos capazes de provocar infecções.
- **Continuidade de ação:** deve manter sua atividade durante um longo período, mesmo em condições desfavoráveis do ambiente, como temperaturas mais elevadas.
- **Rapidez de ação:** se uma solução estéril for contaminada durante o uso, o conservante deve reesterilizá-la no prazo de 1 hora.
- **Alergia e sensibilização:** os conservantes não devem ser alérgenos e nem sensibilizantes. Isto é particularmente importante no caso de uso prolongado do medicamento, como ocorre no glaucoma e na síndrome do olho seco.
- **Toxicidade:** os conservantes não devem ser tóxicos nem irritantes para os tecidos oculares e não provocar alterações epiteliais.
- **Compatibilidade:** os conservantes devem ser compatíveis, do ponto de vista químico e farmacológico, com os outros componentes da fórmula e não devem alterar significativamente o pH e a osmolaridade da solução.

Os microrganismos a seguir devem fazer parte de um painel para teste dos conservantes: *Candida albicans*, *Aspergillus niger*, *Pseudomonas aeruginosa*, *E. coli*, *Staphylococcus aureus* e *Staphylococcus epidermidis*. Adicionalmente, outros microrganismos podem ser incluídos, se houver probabilidade de representarem uma possível contaminação, introduzida, por exemplo, no decorrer do uso dos produtos, ou que sejam potencialmente "devastadores" para os tecidos oculares. As incompatibilidades incluem agentes emulsificantes aniônicos e agentes de suspensão, metabissulfito de sódio, tiossulfato de sódio, edetato dissódico e alguns tipos de membranas filtrantes usadas para esterilização.

Os efeitos colaterais adversos a esses produtos são bastante raros, mas muito significativos. Em pacientes alérgicos aos organomercuriais, podem ser observados hiperemia, edema e blefaroconjuntivite.

Na prática, não se conseguiu ainda encontrar um conservante que obedeça a todos esses requisitos. Os mais utilizados são o clorobutanol, os compostos de amônio quaternário (cloretos de benzalcônio e de benzetônio), antibióticos (polimixina B) e parabenos, como metilparabeno (Nipagim®) e propilparabeno (Nipasol®).

Novos conservantes têm sido introduzidos no mercado, como o perborato de sódio e o ácido sórbico, os complexos oxicloro estabilizados (Purite®) e os tampões iônicos contendo borato, sorbitol, propilenoglicol e zinco (SofZia®). São menos tóxicos, bem tolerados e causam uma disruptura muito pequena no filme lacrimal.

As preparações sem conservantes são mais confortáveis para os pacientes em tratamentos prolongados e previnem os efeitos adversos dos conservantes.

Cloreto de benzalcônio

É um composto de amônio quaternário com amplo espectro de ação, ativo contra Gram-positivos e Gram-negativos, modificando a permeabilidade da membrana celular bacteriana. É usado na concentração de 1:10.000 (0,01%) e é eficaz contra *Pseudomonas aeruginosa*, principalmente quando associado ao EDTA a 0,01%.

Em concentrações maiores que 1:10.000 pode ser irritante para a conjuntiva, causando edema e descamação. Por sua ação tensoativa, aumenta a permeabilidade da córnea, podendo ser utilizado para essa finalidade.

O cloreto de benzalcônio é incompatível com citratos, fluoresceína sódica, hidroxipropilmetilcelulose, iodetos, nitratos (nitrato de pilocarpina), peróxido de hidrogênio, proteínas, sais de prata, salicilatos (salicilato de eserina), sulfadiazina sódica, sulfato de zinco.

Cloreto de benzetônio

É um composto de amônio quaternário com as mesmas limitações e características do cloreto de benzalcônio. Como conservante, é usado na concentração de 0,01%. É incompatível com sabões. Uma vantagem do cloreto de benzetônio é que sua atividade germicida aumenta com o aumento do pH. Por exemplo, em pH 10 é muitas vezes mais ativo contra determinadas bactérias do que em pH 4.

Clorobutanol

É considerado um dos conservantes mais satisfatórios para uso oftálmico. Possui amplo espectro de ação, ativo tanto contra Gram-positivos como Gram-negativos, inclusive *Pseudomonas aeruginosa*. Também é ativo contra alguns fungos. É quimicamente compatível com a maioria dos princípios ativos utilizados em oftalmologia e é praticamente desprovido de ação sensibilizante. Não é irritante e exerce um ligeiro efeito anestésico sobre a mucosa conjuntival, o que é favorável para a administração de certos fármacos. É usado na concentração de 0,5%. Apresenta, no entanto, algumas desvantagens, como inativação em meio alcalino, decomposição pela ação do calor, principalmente em pH acima de 6, e incompatibilidade com sais de prata e sulfas.

O clorobutanol pode se difundir através de polietileno ou outros recipientes porosos, resultando em concentrações e eficácia diminuídas. Geralmente, não apresenta efeitos tóxicos importantes, mas é conhecido por reduzir a utilização de oxigênio na córnea e pode resultar em perda de adesões epiteliais.

As incompatibilidades incluem frascos plásticos, rolhas de borracha, polietileno e poli-hidroxietil metacrilato (presente em algumas lentes de contato). Há certa perda de atividade antimicrobiana, quando em contato com carboximetilcelulose ou polissorbato 80, em virtude da sorção ou formação de complexo. Pode-se obter maior eficácia antimicrobiana pela combinação de clorobutanol 0,5% com feniletanol 0,5%.

Ésteres do ácido p-hidroxibenzoico

Geralmente, utiliza-se uma mistura de metilparabeno e propilparabeno para se obter um efeito antimicrobiano mais acentuado. São mais fungistáticos do que fungicidas e têm ação contra microrganismos Gram-positivos em pH de 4 a 8.

O metilparabeno é usado em preparações oftálmicas nas concentrações de 0,015 a 0,05% e o propilparabeno nas concentrações de 0,005 a 0,01%. Podem ser autoclavados quando em solução aquosa em pH de 3 a 6. São incompatíveis com tensoativos não iônicos (sua atividade antimicrobiana é reduzida).

Os parabenos podem interagir e ligar-se a determinados compostos macromoleculares, o que resulta em certa perda da eficácia. Por exemplo, a metilcelulose pode ligar-se a cerca de 9% de metilparabeno e 13% de propilparabeno e a polivinilpirrolidona pode ligar-se a 22% de metilparabeno e a 36% de propilparabeno.

Gluconato de clorexidina

É um derivado da guanidina, mais utilizado em nosso meio nas soluções para lentes de contato. Tem amplo espectro de ação e é eficiente contra *Pseudomonas aeruginosa*. É usado em concentrações de 0,02 a 0,05%.

É incompatível com penicilinas, sulfas, cloranfenicol, nitrato de prata e, em concentrações maiores que 0,01%, com cloretos, fosfatos e sulfatos. É muito similar ao clorobutanol e ao cloreto de benzalcônio quanto à eficácia e à toxicidade, quando usado como conservante.

Sulfato de polimixina B

Antibiótico eficaz principalmente contra bactérias Gram-negativas, especialmente *Pseudomonas aeruginosa*. A concentração usual como conservante é de 1.000 UI/mL, juntamente com o cloreto de benzalcônio 0,01%. É pouco utilizado no Brasil para essa finalidade, em razão do seu alto custo. Também há restrições ao seu uso pelo fato de ser um antibiótico, potencialmente tóxico e alergênico.

Outros conservantes

Também são utilizados conservantes mercuriais, como o acetato de fenilmercúrio (0,002% a 0,004%), o nitrato de fenilmercúrio (0,02 a 0,04%) e o timerosal (0,01%). Deve-se, entretanto, observar a legislação brasileira em vigor antes de utilizar esses derivados mercuriais. Os sais de fenilmercúrio são usados em preferência ao cloreto de benzalcônio em soluções de salicilatos e nitratos, assim como em soluções de fisostigmina e epinefrina que contenham sulfito de sódio.

Conservação e estabilidade

Diversas formulações exigem conservação em baixas temperaturas ou, eventualmente, na ausência de luz. Outras formulações exigem que o produto seja agitado antes de usar. Todas essas informações, acrescidas do prazo de validade, devem fazer parte do rótulo do produto.

Algumas formulações, mesmo para uso extemporâneo, exigem a presença de antioxidantes. Muitos fármacos usados em Oftalmologia são instáveis, pois apresentam degradação química com o passar do tempo. Alguns fatores como a conservação em geladeira e a ausência de luz aumentam o prazo de estabilidade.

Embalagem

Soluções oftálmicas devem ser adequadamente embaladas em frascos gotejadores estéreis, sejam de vidro, sejam de plástico, e as doses individuais podem ser colocadas em seringas estéreis sem agulha ou embalagens monodose. As embalagens de plástico são particularmente úteis para os idosos, deficientes visuais, pacientes artríticos ou fisicamente limitados. As pomadas oftálmicas devem ser embaladas em bisnagas, usualmente, com 3,5 g e estéreis.

Padrões de cores para os colírios

Os seguintes padrões de cores para etiquetas e embalagens são propostos internacionalmente, com a finalidade de facilitar a identificação dos colírios:

Classe terapêutica	*Cor da embalagem*
Análogos de prostaglandinas	Verde azulado
Anti-infecciosos	Marrom
Anti-inflamatórios não hormonais	Cinza
Anti-inflamatórios hormonais	Rosa
Betabloqueadores	Amarelo, azul ou ambos
Inibidores da anidrase carbônica	Laranja
Midriáticos e cicloplégicos	Vermelho
Mióticos	Verde

Armazenamento

Preparações oftálmicas devem ser geralmente armazenadas à temperatura ambiente ou refrigeradas, não devendo ser congeladas. As boas práticas recomendam que sejam armazenadas ao abrigo da luz e do calor.

Formulações magistrais para uso oftálmico

Formulação magistral é uma alternativa para prescrição quando: os princípios ativos não estão disponíveis em produtos industrializados; são necessárias doses ou concentrações diferentes; é necessária a associação de princípios ativos na mesma formulação; ou, ainda, quando é preciso um veículo mais apropriado ao paciente, por exemplo, em gel ou sem conservantes na formulação.

O veículo ideal para essas formulações deve ser escolhido de acordo com a literatura disponível (Tabela 15.7), e na ausência de referências, podem-se utilizar solução salina estéril, solução-tampão ou mesmo água para injetáveis, procurando sempre o melhor pH para administração na mucosa ocular, que garanta também a maior estabilidade do fármaco, e com osmolaridade compatível com o fluido lacrimal (aproximadamente 290 mOsm).

As formulações magistrais se destinam ao uso imediato e devem ser desprezadas após o término do tratamento ou do prazo de validade, o que terminar antes. Não são destinadas a estoque por longos períodos em prateleiras e almoxarifados de farmácias e hospitais.

Tabela 15.7 Exemplos de fármacos e veículos utilizados em formulações magistrais de uso oftálmico.			
Princípio ativo	*Concentrações (%)*	*Veículo*	*Referências*
5-Fluoruracila	1 a 5	NaCl 0,513% (pH 8,6 a 9,4)	1
Acetilcisteína	5 a 10	Tampão fosfato pH 7,4	3
Ácido ascórbico	10	Água purificada estéril	1
Amicacina	2,5 a 5	NaCl 0,9%	2
Anfotericina B	0,1 a 0,2 a 0,5	Água purificada estéril	1 e 4
Argirol	2 a 10	Água purificada estéril	3
Cefalotina	5	Água purificada estéril	2
Cefazolina	5	NaCl 0,9%	4
Claritromicina	1	Água purificada estéril 20 % + SF q.s.p. 100 %	2
Clindamicina	5	Água purificada estéril	2 e 4
Cloranfenicol	0,5 a 1	Água purificada estéril + polietilenoglicol 300 10%, clorobutanol 0,5%, polioxil 40 estearato 0,15%	1
Cloreto de sódio	5	Água purificada estéril, cloreto de benzalcônio 0,01%	3
Cloridrato de fenilefrina	0,25	Lágrima artificial com PVA 1,4%	1
EDTA dissódico	0,35	Tampão fosfato pH 7,4, metilcelulose 1% (2,5 mL/10 mL de colírio)	3
Epinefrina bitartarato	2	Clorobutanol 0,5%, metabissulfito de sódio 0,1%, EDTA dissódico 0,1 %, NaCl 0,47%, água purificada estéril qsp 100%, NaOH ou ácido tartárico q.s. pH 3,6	1
Eritromicina lactobionato	1	Água purificada estéril	4
Fluconazol	0,2	NaCl 0,9%	1 e 4
Gluconato de cálcio	1	NaCl 0,9%	1
Imipenem/Cilastatina	0,5	NaCl 0,9%	2 e 4
Iodopovidona	1 a 5	Água purificada estéril	3
Mitomicina	0,02 a 0,04	Água purificada estéril	1 e 4
Neomicina	0,5	NaCl 0,9%	4
Nitrato de prata	1	Água purificada estéril	3
Rosa bengala	1	Água purificada estéril	1
Sacarina	1 a 2	Água purificada estéril	2 e 4
Vancomicina	2,5	Água purificada estéril	1 e 4
Verde de lissamina	0,5	Água purificada estéril 25%, NaCl 0,9% q.s.p. 100%	1

1. ALLEN JR L.V. (editor). *IJPC Dental Opthalmic* 2013, revista eletrônica.
2. ALONSO HERREROS, J.M. *Preparación de Medicamentos y Formulación Magistral para Oftalmología.* Madrid: Ed. Díaz de Santos, 2003.
3. BRASIL. Agência Nacional de Vigilância Sanitária (Anvisa). *Formulário Nacional da Farmacopeia Brasileira.* 2. ed. Brasília, 2012.
4. REYNOLDS, L.A.; CLOSSON, R.G. *Extemporaneous Ophthalmic Preparations*. Vancouver: Applied Therapeutics, 1993.

Fatores de equivalência

Alguns princípios ativos são usados na forma de sal ou éster, mas suas concentrações são referidas em relação à base. Assim, deve-se calcular o fator de equivalência que deverá ser empregado na preparação das formulações, dividindo-se o equivalente grama do sal ou do éster pelo equivalente grama da base. Esse fator deverá ser empregado no cálculo da massa do princípio ativo a ser pesada.

Exemplos:

1. **Amicacina:** usada na forma de sulfato em concentrações equivalentes à base (1,3 g de sulfato de amicacina é aproximadamente equivalente a 1 g de amicacina base, FEq = 1,33).
2. **Ampicilina:** usada na forma de sal sódico em concentrações equivalentes à base (1,06 g de ampicilina sódica é aproximadamente equivalente a 1 g de ampicilina base, FEq = 1,06).

3. **Betaxolol:** usado na forma de cloridrato de betaxolol em concentrações equivalentes à base (559 mg de cloridrato de betaxolol são aproximadamente equivalentes a 500 mg de betaxolol base, FEq = 1,12).
4. **Cetotifeno:** administrado na forma de fumarato em concentrações equivalentes à base (0,69 mg de fumarato de cetotifeno é aproximadamente equivalente a 0,5 mg de cetotifeno base, FEq = 1,38).
5. **Ciprofloxacino:** administrado na forma de cloridrato em concentrações equivalentes à base (349,3 mg de cloridrato de ciprofloxacino são aproximadamente equivalentes a 300 mg de ciprofloxacino base, FEq = 1,16).
6. **Dexametasona:** usada na forma da base ou na forma de fosfato sódico de dexametasona em concentrações equivalentes ao fosfato de dexametasona (1,1 mg de fosfato sódico de dexametasona é aproximadamente equivalente a 1 mg de fosfato de dexametasona, FEq = 1,09).
7. **Gentamicina:** usada na forma de sulfato em concentrações equivalentes à base (1,67 g de sulfato de gentamicina é aproximadamente equivalente a 1 g de gentamicina base, FEq = 1,67).
8. **Timolol:** usado na forma de maleato de timolol em concentrações equivalentes à base (683 mg de maleato de timolol são aproximadamente equivalentes a 500 mg de timolol base, FEq = 1,37).
9. **Tobramicina:** usada na forma de sulfato em concentrações equivalentes à base (1,52 g de sulfato de tobramicina é aproximadamente equivalente a 1 g de tobramicina base, FEq = 1,52).
10. **Vancomicina:** usada na forma de cloridrato em concentrações equivalentes à base (1,03 g de cloridrato de vancomicina é aproximadamente equivalente a 1 g de vancomicina base, FEq = 1,03).

Bibliografia

- ALLEN JR L.V. (editor). *IJPC Dental Opthalmic* 2013, revista eletrônica.
- ALLEN JR, L.V. *Allen's Compounded Formulations*. Washington DC: American Pharmaceutical Association, 2003.
- ALLEN JR, L.V. Compounding Ophthalmic Preparations. *International Journal of Pharmaceutical Compounding*, v. 2, n. 3, may/june 1998.
- ALLEN JR, L.V.; POPOVICH, N.G.; ANSEL, H.C. *Ansel's Pharmaceutical Dosage Forms and Drug Delivery Systems*. 9th Ed. Baltimore: Lippincot Williams & Wilkins, 2005.
- ALONSO HERREROS, J.M. *Preparación de Medicamentos y Formulación Magistral para Oftalmología*. Madrid: Ed. Díaz de Santos, 2003.
- BARTLETT, J. *Ophthalmic Drug Facts*. 25th Ed. St Louis: Wolters Kluwer Health, 2014.
- BRASIL. Agência Nacional de Vigilância Sanitária (Anvisa). *Farmacopeia Brasileira*. 6. ed. Brasília, 2019.
- BRASIL. Agência Nacional de Vigilância Sanitária (Anvisa). *Formulário Nacional da Farmacopeia Brasileira.* 2. ed. Brasília, 2012.
- *British National Formulary*. 57th Ed. London: BMJ Group, 2009.
- FIALHO, S.L., REGO, M.G.B., CARDILLO, J.A. et al. Atualização Continuada. Implantes biodegradáveis destinados à administração intraocular. *Arq. Bras. Oftalmol.*, v. 66, p. 891-6, 2003.
- LIMA FILHO, A.A.S.; BATISTUZZO, J.A.O. *Formulações Magistrais em Oftalmologia*. Rio de Janeiro: Cultura Médica, 2006.
- PRISTA, L.N.; ALVES, A.C.; MORGADO, R.M.R. *Técnica Farmacêutica e Farmácia Galênica*. 4. ed. Porto: Fundação Calouste Gulbenkian, 1992.
- PRISTA, L.N.; ALVES, A.C.; MORGADO, R.M.R. *Tecnologia Farmacêutica*. 5. ed. Lisboa: Fundação Calouste Gulbenkian, 1995.
- REMINGTON – *The Science and Pratice of Pharmacy*. 21th Ed. Baltimore: Lippincot Williams & Wilkins, 2005.
- REYNOLDS, L.A.; CLOSSON, R.G. *Extemporaneous Ophthalmic Preparations*. Vancouver: Applied Therapeutics, 1993.
- THOMPSON, J.E. *A Prática Farmacêutica na Manipulação de Medicamentos*. Porto Alegre: Artmed, 2006.

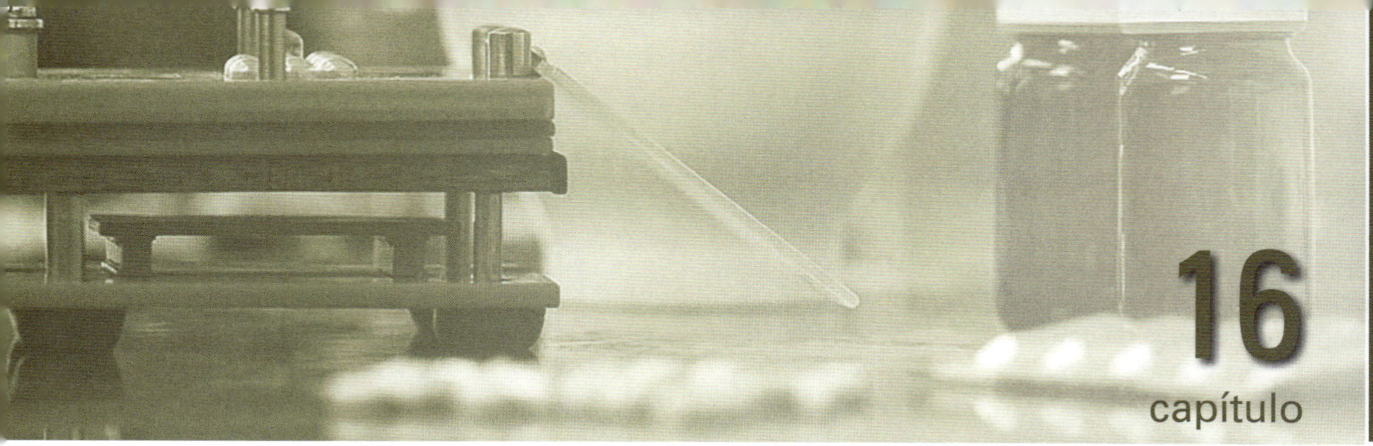

Liofilização*

Humberto Gomes Ferraz • Michele Georges Issa

Introdução[1]

O conhecimento de que se um processo de secagem fosse conduzido sob temperatura e pressão reduzidas, seria possível manter as características essenciais de um material, tais como as suas propriedades biológicas e/ou químicas, abriu diversas possibilidades tanto na pesquisa quanto no desenvolvimento de medicamentos. Tal processo foi evoluindo ao longo do tempo, sendo conhecido atualmente como liofilização.

Dessa maneira, a liofilização consiste em uma etapa de secagem, na qual, após o congelamento da solução, ocorre a remoção da água por sublimação. Ao aplicar o alto vácuo, a água congelada passa ao estado de vapor, sendo então removida.

Com o emprego da liofilização para a produção de medicamentos, é possível melhorar a estabilidade de produtos que teriam um prazo de validade muito baixo. Dentre as vantagens desse processo, podem ser citadas:

- A temperatura reduzida do processo e a aplicação de vácuo diminuem a possível ocorrência de reações de hidrólise e oxidação, assim como ação enzimática.
- A estabilidade microbiológica do produto é melhorada tanto pelo baixo residual de umidade como pelo processo, que ocorre de modo asséptico.
- O produto liofilizado é leve e poroso e reconstitui-se muito rapidamente, quando em contato com o solvente.
- Não há necessidade de refrigeração do produto, que pode ser armazenado sob temperatura ambiente.

Portanto, a liofilização é capaz de conferir ao produto características que o tornam mais estável quimicamente, características estas que podem ser mantidas por um período bastante dilatado, desde que o produto seja armazenado sob condições adequadas.

Entretanto, como qualquer técnica, a liofilização também apresenta suas desvantagens. Se por um lado, pode-se obter produtos bastante estáveis do ponto de vista químico, por outro lado, a liofilização, em termos econômicos, tem as suas implicações. Principalmente se considerarmos dois aspectos:

- o elevado tempo requerido pelo processo;
- o alto custo do equipamento e das instalações.

Estes fatos limitam o uso da liofilização aos produtos considerados muito instáveis, como no caso das preparações de uso parenteral. Realmente, a grande aplicação da liofilização na farmacotécnica é no preparo de injetáveis extemporâneos. Muitos desses medicamentos teriam um prazo de validade efêmero, se conservados como soluções aquosas ou com teor elevado de umidade. É o caso de antibióticos, vitaminas, vacinas, citostáticos e outros produtos farmacêuticos. Mais recentemente, vantagens como a porosidade e a alta afinidade pela água têm sido exploradas para outras formas farmacêuticas, como no caso de comprimidos de desintegração oral, mas ainda de modo bastante discreto.

Além da aplicação na área farmacêutica, a liofilização é bastante utilizada nas áreas alimentícia, biológica, biotecnológica e de diagnóstico.

* Autor na primeira edição: José Sylvio Cimino.

Fundamentos da liofilização

Sendo a liofilização um processo de secagem por sublimação, é necessário que se faça uma recordação desse fenômeno. A Figura 16.1 mostra o diagrama de fases da água.

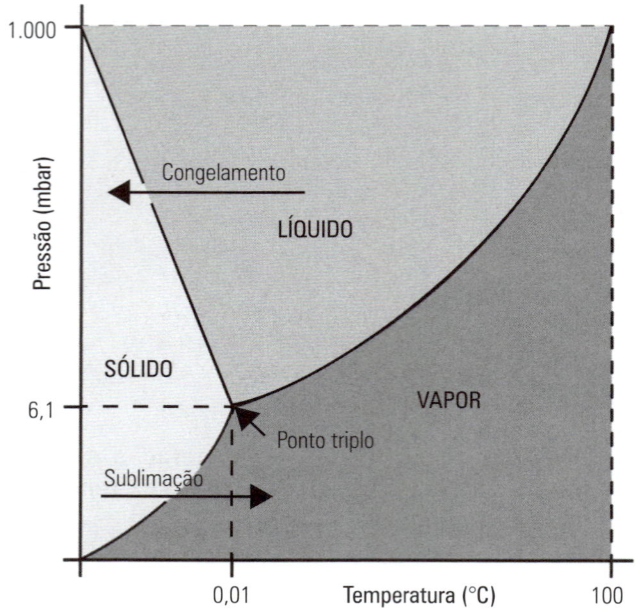

Figura 16.1. Diagrama de fases da água.
Fonte: Desenho de Daniel Pezzini.

Podemos observar na figura, que existe, abaixo do ponto triplo, em que a pressão é igual a 6,1 mbar e a temperatura é 0,01 °C, uma região onde existirá água apenas no estado sólido e de vapor. Portanto, se um determinado produto, previamente congelado, for submetido à uma pressão e temperatura inferiores a esses valores, ao ser aquecido, o produto perderá água por sublimação, mantendo as características que adquiriu quando do seu congelamento.

Na liofilização trabalha-se, geralmente, com temperaturas bem abaixo do ponto triplo, pois é necessário que o material esteja congelado para que a sublimação seja iniciada. A água pura congela a 0 °C, porém, se nela contiver sais dissolvidos, haverá um abaixamento da sua temperatura de congelamento. Esta é a chamada temperatura eutética (Te) do produto, no caso de substâncias cristalinas e temperatura de transição vítrea (Tg′) para materiais amorfos.

Assim, a temperatura de trabalho dependerá da natureza e da concentração dos componentes da formulação. Na Tabela 16.1, são apresentados alguns exemplos dessas temperaturas.

Tabela 16.1
Temperaturas eutéticas (Te) ou de transição vítrea (Tg′) de algumas substâncias reportadas na literatura (referem-se a soluções aquosas concentradas).

Substância	*Te (°C)*	*Tg′(°C)*
Cloreto de sódio	–21,6	–
Cloreto de potássio	–11,1	–
Citrato de sódio	–	–41
Dextrose	–	–44
Fosfato de sódio	–	–45
Lactose	–5,40	–28
Manitol	–2,24	–35, –28
Lactose	–5,40	–28
Sacarose	–	–32, –35
Sorbitol	–	–44, –46

Produção de liofilizados

No contexto da produção, são destacados os componentes que fazem parte do equipamento de liofilização e suas respectivas funções, as etapas do processo e as considerações sobre componentes da formulação.

Equipamento

Um bom equipamento de liofilização deve manter a pressão reduzida dentro da câmara de secagem, ter um adequado sistema de resfriamento e aquecimento das amostras, além de um condensador com capacidade adequada para a remoção do vapor de água. A eficiência da sublimação está no gradiente de concentração de vapor de água entre a câmara de secagem e o condensador.

A Figura 16.2 mostra um esquema geral das partes constituintes de um liofilizador.

Câmara de secagem (câmara de liofilização)

Onde ficará o produto a ser liofilizado. Geralmente, possui prateleiras onde o produto é exposto em frascos ou até mesmo em bandejas (p. ex., no caso de alimentos). Essa câmara deve ser resistente ao vácuo e capaz de fornecer as condições de temperatura e pressão mais adequadas para a realização de cada uma das etapas do processo. As prateleiras são ocas e servem como um trocador de calor, de modo que um fluido, como óleo de silicone, passe internamente entre elas e possa fazer o controle da temperatura, sendo que esse fluido pode ser arrefecido ou aquecido.

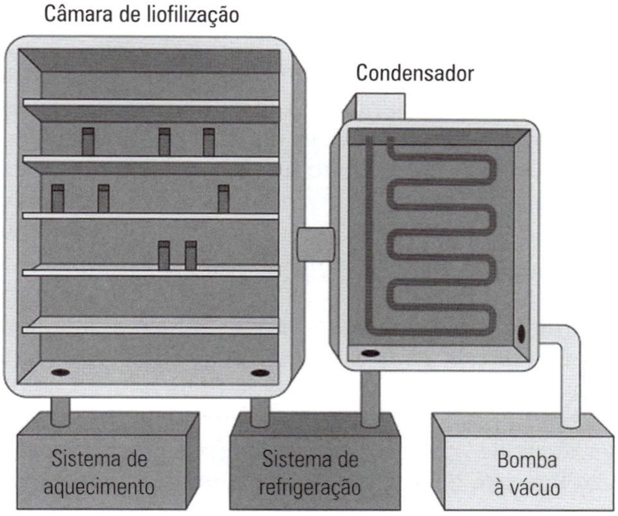

Figura 16.2. Representação esquemática do liofilizador.
Fonte: Desenho de Daniel Pezzini.

Condensador

Normalmente, encontra-se ligado a um compressor. Esse condensador deve possuir uma temperatura inferior à do produto. Isto é necessário para que a água, sob forma de vapor, que foi retirada do produto por sublimação, deposite-se sob a forma de gelo no condensador. Caso isto não ocorra, o ambiente se tornará saturado, impedindo o curso normal da liofilização. A temperatura do condensador deve ser de pelo menos 20 °C abaixo da temperatura do produto, durante a secagem primária.

Bomba de vácuo

Deve ter boa eficiência para manter a pressão interna da câmara de secagem reduzida (abaixo do ponto triplo) e auxiliar na remoção do vapor de água não condensado. Para a sublimação, a pressão de vapor da câmara de secagem deve ser menor que a pressão parcial do vapor de gelo em uma dada temperatura.

Sistema de aquecimento e resfriamento

Permite o congelamento das amostras e o fornecimento de calor nas etapas subsequentes do processo. Nos equipamentos com prateleiras, há um sistema de mangueiras, fixas ou flexíveis, por onde passa um óleo de silicone, que pode ser aquecido ou resfriado, sendo capaz de controlar a temperatura das bandejas onde as amostras são colocadas.

Com relação aos tipos de equipamentos disponíveis no mercado, os mais comuns são os liofilizadores do tipo *manifold*, geralmente de bancada, nos quais é possível fazer a conexão de diferentes tipos de frascos, e os de prateleira, que são aqueles utilizados para a produção de injetáveis na indústria farmacêutica, como ilustrado na Figura 16.3.

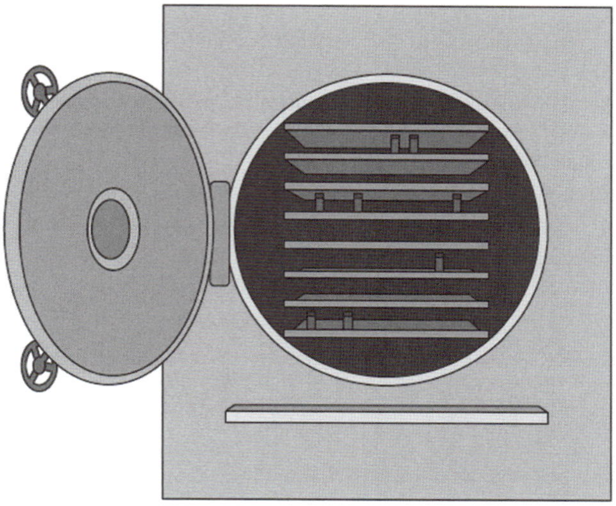

Figura 16.3. Vista frontal de um liofilizador de prateleiras.
Fonte: Desenho de Daniel Pezzini.

Nesses, é possível, ainda, contar com um sistema hidráulico que permite o fechamento simultâneo dos frascos contendo o produto já liofilizado. Fato bastante interessante, uma vez que o produto é retirado do equipamento já fechado, mantendo, assim, as condições assépticas e o isolamento frente a umidade do ambiente.

Etapas da produção de medicamentos liofilizados

Geralmente, a liofilização é utilizada, em farmacotécnica, para a produção de injetáveis. O primeiro passo na produção desses medicamentos é a dissolução em água da substância ativa e dos excipientes que compõem a fórmula. Após essa operação, segue-se a esterilização do produto, realizada por filtração através de membranas e, em seguida, a solução é envasada em recipientes adequados, onde são colocadas também as tampas de borracha, porém, os frascos são deixados semiabertos (Figura 16.4).

A Figura 16.5 apresenta as etapas para a produção de um medicamento injetável liofilizado. Um ciclo completo de liofilização pode ser bastante demorado, alcançando até 24 horas, ou mais, conforme o produto.

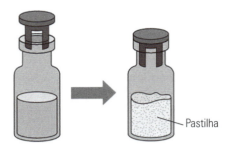

Figura 16.4. Posição da tampa de borracha no frasco contendo solução congelada para liofilização, e a pastilha formada após o término do processo.

Fonte: Desenho de Daniel Pezzini.

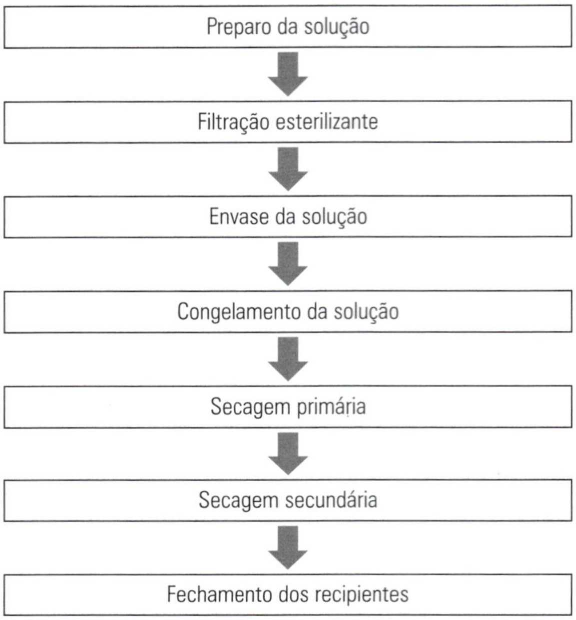

Figura 16.5. Etapas da produção de um injetável liofilizado.

Fonte: Acervo da autoria.

A liofilização propriamente dita é habitualmente dividida em três etapas (Figura 16.6):

Congelamento da solução

Pode ser realizado em uma unidade externa ou no próprio equipamento. Deve-se lembrar que o congelamento total do produto só ocorre abaixo de sua temperatura eutética, que é específica para cada produto. Assim, a escolha da temperatura que será empregada na etapa de congelamento vai depender do veículo utilizado e dos demais componentes da formulação.

Secagem primária ou sublimação

Após o total congelamento da formulação, o vácuo é aplicado de modo a reduzir a pressão interna da câmara de secagem e permitir a formação de um gradiente com o vapor de gelo, que será retirado dos frascos. É importante que a pressão de vapor do gelo, que é dependente da temperatura, seja mais alta que a pressão interna da câmara para facilitar a sua remoção, chegando até o condensador, onde será depositado na forma de gelo. Entretanto, para que haja a sublimação é necessário o fornecimento de calor, mas a temperatura deve ser controlada, de modo que não ocorra a fusão do gelo e o comprometimento da estrutura da pastilha formada (colapso). Dessa maneira, essa etapa é demasiadamente longa, pois até 90% da umidade deve ser removida, utilizando um incremento bastante limitado de temperatura, de modo a permitir a formação correta da pastilha, que deve ser porosa e com tamanho semelhante à altura do líquido que foi envasado.

Secagem secundária

Nesta etapa, o residual de umidade consiste em água fortemente ligada que não foi retirada por sublimação na secagem primária. Como não há mais gelo, embora a pressão da câmara deva ser mantida reduzida, é possível aumentar a temperatura de modo gradual, ocorrendo, então, o processo de dessorção. Antes de se proceder com o fechamento dos frascos, alguns testes podem ser realizados para a avaliação da pressão interna da câmara de secagem e a verificação do ponto final da secagem secundária.

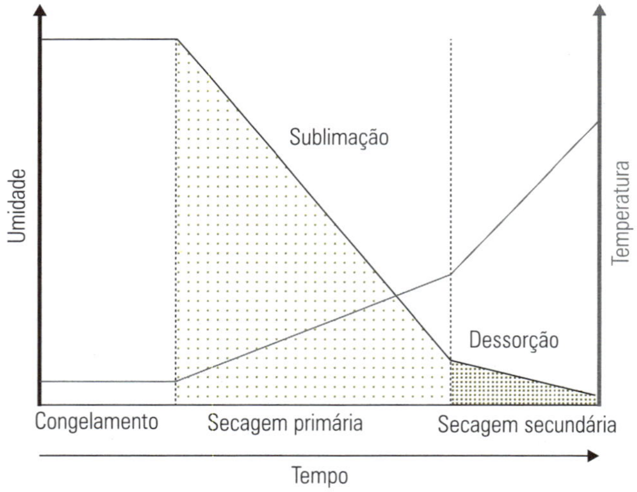

Figura 16.6. Etapas da liofilização e evolução do conteúdo de umidade e da temperatura ao longo do processo.

Fonte: Acervo da autoria.

De modo geral, o grande desafio do método de liofilização está na redução do tempo da secagem primária, que é a etapa mais longa do processo. Com isso, o processo deve ser bem estudado e controlado, pois a qualidade da pastilha formada está diretamente relacionada com o congelamento e o modo pelo qual a secagem primária é conduzida. Caso as amostras não estejam totalmente congeladas ou a temperatura empregada na secagem primária for inadequada, poderá ocorrer o colapso da pastilha, que perderá volume e porosidade, podendo haver comprometimento do tempo de reconstituição no veículo no momento da administração da formulação.

Em recentes estudos, pesquisadores têm empregado delineamentos experimentais (DoE) e abordagem de *Quality by design* (QbD) para estudo das variáveis críticas de processo e formulação na definição das melhores condições para a liofilização.

Excipientes utilizados em liofilização

A seleção dos excipientes para um produto liofilizado vai depender principalmente das características do princípio ativo a ser veiculado. Eles podem contribuir tanto na formação da pastilha e na retenção do princípio ativo dentro do frasco, como na estabilidade da formulação. Não se pode esquecer que cada componente que é adicionado na formulação pode influenciar a temperatura eutética do produto, mudando, assim, as condições que devem ser empregadas na liofilização. Entre as funções dos excipientes em produtos liofilizados, podem ser citadas:

- Diluentes, que auxiliam na formação da pastilha e na retenção do ativo dentro do frasco durante a secagem.
- Crioproteção, que é a estabilização do princípio ativo durante o congelamento.
- Lioproteção, ou seja, a proteção do princípio ativo durante a secagem.
- Modificação da temperatura de colapso, de modo a facilitar a secagem primária.
- Indutores de cristalização para favorecer a formação de uma forma cristalina, em vez de uma forma amorfa, de menor estabilidade.
- Correção da isotonia e do pH.
- Conservantes, no caso de frascos para doses múltiplas.
- Agentes solubilizantes.

O Quadro 16.1 mostra alguns exemplos de excipientes e suas funções.

Avaliação da qualidade de produtos liofilizados

Tratando-se de preparações extemporâneas, antes da administração a formulação deverá ser reconstituída em um diluente, geralmente a água, formando uma solução límpida, isenta de partículas. Desse modo, além dos ensaios já empregados para a avaliação de formas farmacêuticas injetáveis, o tempo de reconstituição da pastilha e a umidade residual são de extrema importância, pois garantem a facilidade do preparo e a administração do produto, além da estabilidade do princípio ativo na formulação.

Uma pastilha, de aspecto uniforme, seca e porosa é capaz de dissolver em um tempo bastante curto, em geral, menos de 1 minuto. Um incremento desse tempo, com problemas na dissolução da pastilha ou na presença de turbidez na solução, pode ser um indício de que a liofilização não foi bem conduzida e que o produto pode não ter a sua integridade mantida.

Durante o desenvolvimento da formulação e o estabelecimento dos parâmetros de liofilização,

Quadro 16.1
Exemplos de excipientes empregados na produção de injetáveis liofilizados.

Tipo de excipiente/função	*Exemplos*
Diluentes	Manitol, glicina, lactose, sacarose, povidona, polietilenoglicol, dextrose, trealose e sorbitol
Crioprotetores	Glicose, sacarose, manitol, gelatina e álcool polivinílico
Lioprotetores	Sacarose, trealose e maltose
Modificadores da temperatura de colapso	Dextrana, hidroxietilamido, gelatina e Ficoll®
Indutores de cristalização	Glicina, metionina, ureia e cloreto de sódio
Isotonizantes	Dextrose, manitol, sacarose, glicina, glicerol e cloreto de sódio
Corretores de pH	Ácido cítrico, citrato de sódio, fosfato de sódio, ácido clorídrico, hidróxido de sódio, ácido benzoico, benzoato de sódio e ácido tartárico
Conservantes	Fenol, álcool benzílico e parabenos
Agentes solubilizantes	Polissorbato 80, ciclodextrinas, glicerol, etanol e álcool isopropílico

técnicas de análise térmica, como a calorimetria exploratória diferencial (DSC) e a termogravimetria (TG), podem auxiliar na observação dos eventos térmicos e na definição das temperaturas do processo. Quando são combinadas com a difratometria de raios X (DRX), é possível ter o conhecimento sobre o grau e o modo de cristalização dos componentes da formulação, informação de extrema relevância, pois uma variação desse parâmetro pode reduzir a uniformidade do lote, com o aumento do tempo de reconstituição e prejuízo à qualidade do produto.

Considerações finais

Ao longo deste capítulo, foi possível verificar que a liofilização se apresenta como uma poderosa técnica para ser utilizada na Farmacotécnica, principalmente para a produção de medicamentos injetáveis que contêm princípios ativos com baixa estabilidade em solução. Atualmente, a sua utilização tem sido ampliada para melhoria da solubilidade de fármacos de baixa solubilidade e desintegração rápida para formas sólidas orais. Com a inovação tecnológica, equipamentos cada vez mais modernos têm surgido com automatização máxima e melhor monitoramento dos parâmetros do processo. Embora a liofilização ainda seja um processo demasiadamente longo, quando comparada a outras técnicas de secagem e produção, principalmente na etapa de sublimação, estudos têm demonstrado que a utilização de técnicas termoanalíticas e delineamento estatístico de experimentos na abordagem de *Quality by Design* (QbD) podem trazer o real conhecimento do processo, que é peculiar para cada formulação, auxiliando, assim, na correta seleção dos excipientes e na otimização do tempo.

Bibliografia

- AULTON, M.E.; TAYLOR, K.M.G. *Aulton Delineamento de Formas Farmacêuticas*. 4. ed. Rio de Janeiro: Elsevier, 2016, 872p.
- BAHETI, A.; KUMAR, L.; BANSAL, A.K. Excipients used in lyophilization of small molecules. *Journal of Excipients and Food Chemistry*, v. 1, n. 1, p. 41-54, 2010.
- BJELOSEVIC, M. et al. Aggressive conditions during primary drying as a contemporary approach to optimize freeze-drying cycles of biopharmaceuticals, *European Journal of Pharmaceutical Sciences*, v. 122, p. 292-302, 2018.
- CAMERON, P. *Good Pharmaceutical Freeze-Drying Practice.* Bufalo Grove: Interpharma Press Inc., 1997, 303p.
- CONSTANTINO, H.R.; PIKAL, M.J. *Lyophilization of Biopharmaceutics.* Arlington: American Association of Pharmaceutical Scientists, 2004, 686p.
- DE LUCA, P.; LACHMAN, L. Lyophilization of Pharmaceuticals I: Effect of certain physical-chemical properties. *Journal of Pharmaceutical Sciences*, v. 54, n. 4, p. 617-624, 1965.
- DE LUCA, P.; LACHMAN, L. Lyophilization of Pharmaceuticals IV: Determination of eutectic temperature of inorganic salts. *Journal of Pharmaceutical Sciences*, v. 54, n. 10, p. 1411-1415, 1965.
- GAIDHANI, K.A. et al. Lyophilization/Freeze Drying – A review. *World Journal of Pharmaceutical Research*, v. 4, n. 8, p. 516-543, 2015.
- GERVASI, V. et al. Application of a mixture DOE for the production of formulation critical temperature during lyophilization process optimization, *International Journal of Pharmaceutics*, Article in press. Disponível em: <https://doi.org/10.1016/j.ijpharm.2019.118807>. Acesso em: 27 nov. 2019.
- JENNINGS, T.A. *Lyophilization: Introduction and Basic Principles.* New York: Informa Healthcare, 2008, 646p.
- MORTIER, S.T.F.C. et al. Uncertainly analysis as essential step in the establishment of the dynamic design space of primary drying during freeze-drying, *European Journal of Pharmaceutical Sciences*, v. 103, p. 71-83, 2016.
- QIU, Y.; CHEN, Y.; ZHANG, G.; LIU, L.; PORTER, W. *Developing Solid Oral Dosage Forms.* New York: Academic Press, 2009, 978p.
- WU, H-Y.; SUN, C-B.; LIU, N. Effects of different cryoprotectants on microemulsion freeze-drying, *Innovative Food Science and Emerging Technologies*, v. 54, p. 28-33, 2019.

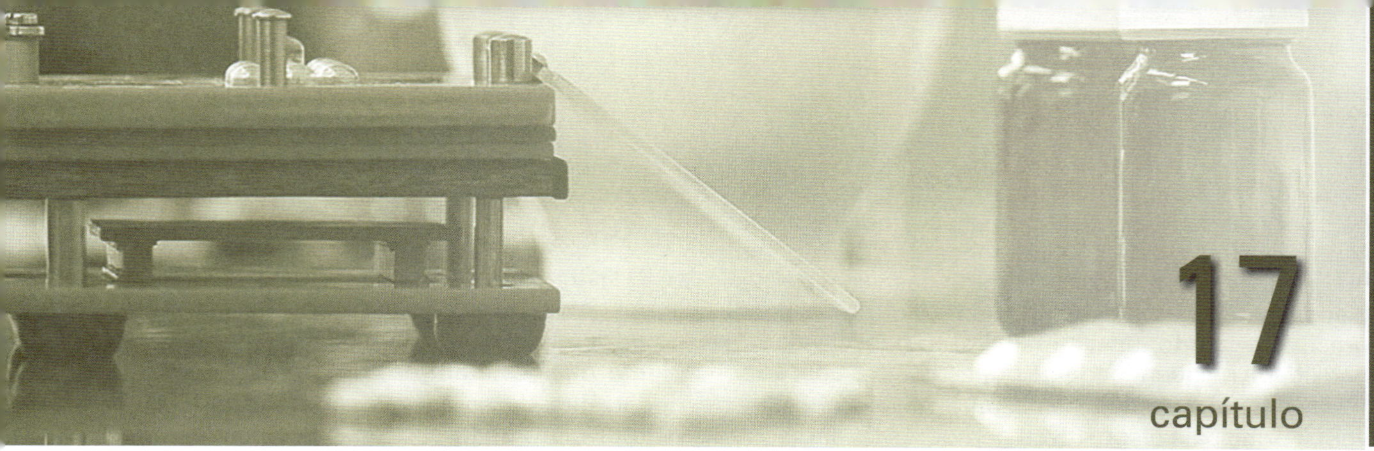

17
capítulo

Aerossóis*

Leandro Giorgetti • Humberto Gomes Ferraz

Introdução

Aerossóis podem ser definidos como partículas líquidas ou sólidas extremamente finas, da ordem de 2 nm a 100 μm, dispersas em um meio gasoso. Todas as formas de dispersão gasosa presentes na natureza, como nuvens, névoas, neblinas, fumaças e poeiras, podem ser definidas comumente como aerossóis. Na indústria agrícola, inseticidas e demais controladores de pragas são propagados nas plantações através de *sprays*, que são formas específicas de aerossol, nos quais o líquido, contendo uma substância dissolvida, é espalhado na forma de gotículas (*droplets*), através da quebra mecânica do líquido sob pressão de gás comprimido. Diversos produtos como desodorantes, antitranspirantes, xampus secos, *sprays* capilares e tópicos também são disponibilizados na forma de aerossol, o que o torna uma das principais formas utilizadas na área farmacêutica e cosmética.

No contexto farmacêutico, trata-se de um termo específico que remete a uma suspensão gasosa contendo substâncias terapeuticamente ativas que, uma vez dissolvidas, suspensas ou emulsionadas, dispersam-se em partículas ou gotículas finas e muito pequenas, capazes de adentrar o sistema respiratório e se depositar nos tecidos das vias aéreas, como brônquios, bronquíolos e alvéolos. Quando administrado, o conteúdo da embalagem é expelido através de uma válvula, usando como força propulsora a pressão interna fornecida pelo gás comprimido ou liquefeito que compõe a forma farmacêutica, ou até mesmo pela simples inspiração do paciente, como no caso dos pós inalatórios e dos nebulizadores.

Nesse sentido, aerossóis são destinados para administração de fármacos por via tópica e, principalmente, para inalação na região da nasofaringe e sistema broncopulmonar. A ampla utilização dessas formulações iniciou-se na década de 1950, com produtos específicos para lesões e inflamações musculares e com a epinefrina, o que permitiu tratamento eficaz para os portadores de doenças respiratórias, como bronquite e asma severa, através da utilização de dispositivos dosadores (MDI – *metered dose-inhaler*). Uma vez que os pulmões são órgãos que possibilitam tratamentos de ação tanto local como sistêmica, a indústria farmacêutica passou a investir esforços para desenvolver novos produtos, dentre os quais se destacam os pós inalatórios (DPI – *dry powder inhalator*), que proporcionam ótima resposta terapêutica.

A utilização de medicamentos na forma de aerossol carrega em si alguns aspectos práticos que tornam essa forma farmacêutica extremamente vantajosa, principalmente do ponto de vista de aceitação do paciente. Em geral, o *design* da embalagem permite que o próprio indivíduo administre seu medicamento, tornando a aplicação rápida, fácil e cômoda, em quaisquer lugares que esteja. Diferentemente das formulações líquidas e semissólidas convencionais, que apresentam potencial de contaminação microbiológica depois de abertos, os aerossóis permitem a aplicação de uma dose sem que esse risco ocorra, mantendo, assim, a esterilidade do produto.

* Autores na primeira edição: Carlos Henrique Robertson Liberalli e João Haikal Helou.

Ainda do ponto de vista de estabilidade, as embalagens impedem que fármacos quimicamente sensíveis se degradem na presença de luz, oxigênio ou umidade. Por fim, o mecanismo das válvulas que dispensam os jatos do aerossol garante uma dose precisa, evitando, dessa maneira, a indesejável variabilidade na quantidade de princípio ativo aplicado.

O presente capítulo tem como objetivo descrever os principais dispositivos geradores de aerossol, abordar aspectos de formulação e produção, além de relacionar as tendências atuais de utilização dessa forma farmacêutica.

Dispositivos geradores de aerossol

Dispositivo dosador (MDI)

Os inaladores com MDI são recipientes, em geral, de alumínio, com revestimento interno de epóxi, que contém um sistema pressurizado composto pelo fármaco disperso no sistema propelente. O recipiente, com volumes que variam de 10 a 30 mL, ainda conta com uma válvula dosadora, que permite a liberação de uma quantidade pré-determinada do aerossol na forma de *spray*. O mecanismo dessa liberação consiste em uma expansão abrupta do volume da formulação assim que ela entra em contato com o ar.

Tal aumento de volume faz com que a dispersão, antes comprimida no recipiente, se espalhe em gotículas extremamente pequenas, com o auxílio do gás propelente, que flui em alta velocidade com o líquido (Figura 17.1). O paciente deve inspirar o conteúdo liberado, a fim de que o fármaco atinja os pulmões, seja absorvido e migre para a corrente sanguínea.

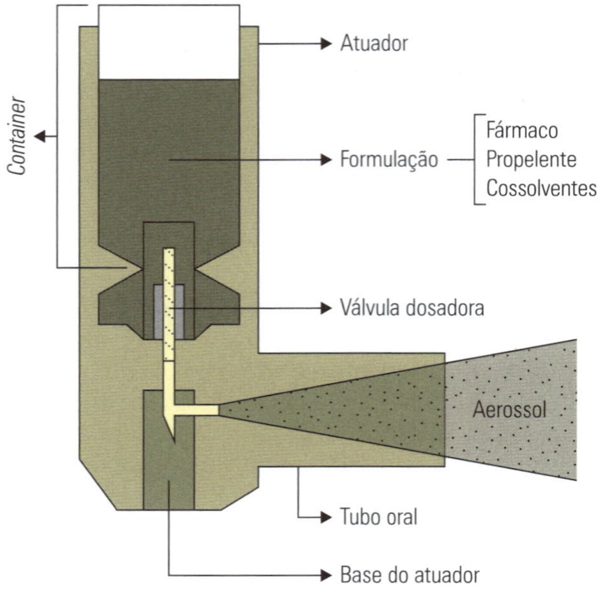

Figura 17.1. Representação de um dispositivo inalador (MDI – *metered-dose inhalator*).

Fonte: Desenho de Daniel Pezzini.

Componentes principais do dispositivo dosador (MDI)

Propelentes

O sistema propelente, em suma, é o que permite a existência da forma aerossol. Em geral, trata-se de uma mistura de substâncias no interior do recipiente que resultam em uma pressão interna "P", decorrente da soma das pressões parciais dadas pelo produto da fração molar (x) de cada propelente e sua respectiva pressão de vapor parcial (p^0) a determinada temperatura, de acordo com a Lei de Raoult (Equação 1).

$$P = x_a.p_a^{\ 0} + x_b.p_b^{\ 0} + ...x_n p_n^{\ 0} \qquad \textbf{(Equação 1)}$$

A utilização de um sistema propelente sempre faz com que a pressão interna do recipiente seja muito maior em relação à atmosfera. Desse modo, ao acionar a válvula dosadora, a dispersão contida na embalagem é rapidamente expelida, em virtude da diferença de pressão.

Embora propelentes sejam essenciais para a formulação de aerossóis, alguns aspectos de adequação devem ser levados em conta. Noakes (2002) listou algumas propriedades principais que um material deve ter para ser empregado como sistema propelente de um aerossol, conforme apresentado na Figura 17.2.

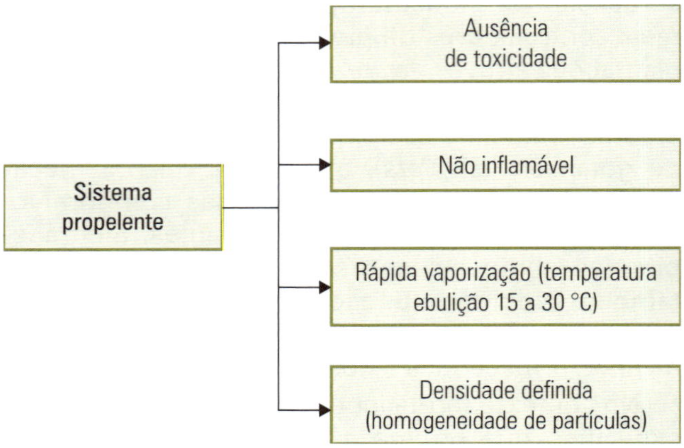

Figura 17.2. Propriedades de um sistema propelente empregado em formulações de aerossóis.

Fonte: Acervo da autoria.

A primeira propriedade tem a ver com ausência de toxicidade, visto que, na administração do medicamento, grande quantidade do conteúdo inalado corresponde ao sistema propelente. Como a via pulmonar é fortemente irrigada por vasos sanguíneos, é fundamental que, em uma eventual absorção para o sangue, o propelente seja completamente não tóxico, estável e livre de impurezas. Ainda no que se refere à segurança do paciente, propelentes, mesmo com sua natureza orgânica, não podem ser inflamáveis.

Além disso, o sistema propelente deve se caracterizar pela rápida vaporização. Os materiais empregados com essa finalidade devem possuir ponto de ebulição na faixa de temperatura ambiente (15 a 30 °C), o que possibilita uma atomização eficiente do conteúdo da embalagem. A escolha de um propelente com temperatura de ebulição mais elevada pode acarretar na formação de aglomerados que, além de não chegarem às vias pulmonares, podem irritar o trato respiratório do paciente.

Por fim, como constituinte majoritário da formulação, o sistema propelente deve ter uma densidade rigorosamente estabelecida, sobretudo em suspensões. Nesses casos, as partículas devem se manter homogêneas por todo o conteúdo, a fim de garantir uma dose uniforme a cada aplicação. A densidade inadequada pode fazer com que essas mesmas partículas sedimentem no fundo do recipiente ou flutuem para a superfície do líquido. A utilização de tensoativos poderia ser uma opção, no entanto, há risco de irritação das vias pulmonares, ainda que empregados em baixa quantidade.

Clorofluorcarbonos (CFCs) são os primeiros materiais propelentes de maior destaque no histórico de formulação de aerossóis. São sintetizados a partir da reação, no estado gasoso, entre tetracloreto de carbono (CCl_4) e fluoreto de hidrogênio, na presença de catalisador e em temperaturas na faixa de 100 a 200 °C. Trata-se de uma síntese que origina diversos produtos, dentre os quais: CFC-11 (triclorofluorometano, CCl_3F), CFC-12 (diclorodifluorometano, CCl_2F_2) e CFC-114 (1,2 dicloro – 1,1,2,2 tetrafluoroetano, $C_2Cl_2F_4$).

As excelentes características técnicas das misturas de CFCs, principalmente quanto à pressão de vapor e inflamabilidade, deram grande impulso às embalagens de aerossol MDI na década de 1960. Porém, em 1974, Rowland e Molina formularam a hipótese segundo a qual tais substâncias não seriam destruídas na atmosfera após sua liberação da embalagem. Pelo contrário, elas alcançariam a estratosfera, onde, pela ação catalítica dos raios ultravioleta, ocorreria a reação com o gás ozônio, transformando-o em oxigênio. Em 1987, diversos países industrializados assinaram o Protocolo de Montreal, limitando a produção de CFCs e garantindo sua utilização apenas em aerossóis farmacêuticos, em decisões que são revistas periodicamente. O Brasil, seguindo a tendência mundial, proibiu o uso de CFCs em formulações cosméticas, produtos de higiene, perfumes e sanitários, em 1988, através da Portaria n. 647 do Ministério da Saúde, de 30/06/1989.

Mesmo que os CFCs ainda sejam encontrados em produtos farmacêuticos, a indústria de medicamentos, desde a década de 1980, busca alternativas para substituir esse material. Nesse sentido, os hidrofluorocarbonetos, HFC 134a (trifluormonofluoroetano, $C_2F_4H_2$) e HFC 227 (heptafluoropropano, C_3F_7H), são gases com propriedades físico-químicas semelhantes do CFC 12 e das misturas CFC 11/12 (Tabela 17.1).

Tabela 17.1
Propriedades físico-químicas de CFCs e HFCs utilizados em dispositivos dosadores (MDI).

Propelente	*Ponto de ebulição a 1 atm (°C)*	*Pressão de vapor (kPa)*	*Densidade (g.mL^{-1}), 30 °C*
CFC-11	23,6	89	1,464
CFC-12	–29,8	568	1,292
CFC-114	3,6	183	1,460
HFC-134a	–26,5	660	1,230
HFC-227	–17,3	398	1,410

Fonte: NOAKES, T. Medical aerosol propellants. *Journal of Fluorine Chemistry*, v. 118, n. 1-2, p. 35-45, 2002.

No entanto, o emprego de hidrofluoroalcanos é um desafio, à medida que algumas características tornam desvantajoso o desenvolvimento dessas formulações. Por exemplo, não há HFCs com propriedades físico-químicas semelhantes às de CFC-11, e, assim, a obtenção de aerossóis com gotículas extremamente finas e de rápida evaporação se torna inviável. Do mesmo modo, as alterações na densidade do sistema propelente podem ocasionar problemas de estabilidade física das suspensões dentro dos dispositivos inaladores, gerando flutuação ou sedimentação excessiva das partículas.

Nesse sentido, muitas formulações de aerossol contêm tensoativos como lecitina e derivados de sorbitol, atuando como agentes suspensores das partículas. No entanto, tais materiais são muito insolúveis em HFCs, e, dessa maneira, a utilização de um cossolvente, como etanol, se faz necessário. Apesar de ser uma resolução técnica muito eficaz, o emprego desse solvente resulta em um aerossol com partículas/gotículas maiores, e a dificuldade de vaporização em relação aos CFCs e HFCs faz com que ocorra contato direto no local de aplicação, o que pode gerar irritação e incômodo ao paciente.

Por fim, a síntese de HFCs em comparação aos CFCs é um processo cuja etapa de remoção de impurezas e purificação torna seu custo final significativamente maior. Do ponto de vista ambiental, tais gases, apesar de não interagirem com a camada de ozônio, contribuem para o efeito estufa e o aquecimento global e, portanto, sua utilização também é questionada.

Válvulas dosadoras

Para que o dispositivo dosador seja eficaz na liberação de doses, é necessário um sistema mecânico que possibilite, para cada aplicação, uma liberação do aerossol de forma adequada e em quantidades precisas. De modo geral, a válvula dosadora de um aerossol se comunica com uma câmara, cujo volume comporta a dose correta do medicamento. Ao acionar o dispositivo, a diferença de pressão entre o meio externo e interno faz com que o sistema propelente contido na formulação aumente seu volume de modo muito abrupto, e, em virtude da pressão de vapor, o conteúdo, então, é convertido em um *spray* de finas partículas ou gotículas, de acordo com a formulação utilizada.

Após a utilização, a câmara deve ser preenchida novamente a partir da quantidade reserva contida no recipiente do dispositivo dosador. Em muitos casos, a prévia agitação do frasco, recomendada pelos fabricantes do medicamento antes da aplicação, serve não apenas para a ressuspensão do conteúdo, mas também para o enchimento da câmara de dose (Figura 17.3).

Durante o desenvolvimento de uma formulação de aerossol, a escolha da válvula dosadora vai exercer impacto significativo na aplicação do medicamento. Características como tamanho do orifício de abertura e mecanismo de acionamento, em conjunto com a composição do sistema propelente, irão determinar, por exemplo, o grau de pulverização, bem como volume, velocidade e abertura do *spray*. As diversas possibilidades de *design* das válvulas dosadoras são fontes interessantes de inovação para esse tipo de produto farmacêutico, o que pode ser conferido pelo elevado número de pedidos de patentes que ainda são depositados atualmente.

Produção de dispositivos dosadores MDI

Embora a produção dos dispositivos dosadores possa ser realizada em pequena escala, seu preparo é predominantemente industrial, tendo em vista que a operação de enchimento não é uma tarefa facilmente executável e exige equipamentos adequados.

O processo de produção de aerossóis em dispositivos MDI consiste basicamente no preparo de um concentrado da formulação, sem os propelentes. Para isso, recorre-se às operações básicas de solubilização, suspensão ou emulsificação. Após essa etapa, o concentrado é adicionado em quantidade adequada ao recipiente, quando, então, o sistema propelente é transferido por enchimento a frio ou sob pressão.

No enchimento a frio, pouco utilizado atualmente, o sistema é resfriado a baixas temperaturas, que variam entre −30 e −40 °C, resultando na liquefação do sistema propelente. Ele então é adicionado ao recipiente e, em razão das suas propriedades físico-químicas, interage com o concentrado (que está na mesma temperatura), de maneira a formar uma dispersão fisicamente estável. Em seguida, ocorre a vedação do recipiente pela válvula, e o produto é imerso em tanques, a fim de detectar possíveis vazamentos e defeitos.

A produção de formulações contidas em dispositivos MDI se dá principalmente pelo enchimento sob pressão. Nesse caso, o concentrado

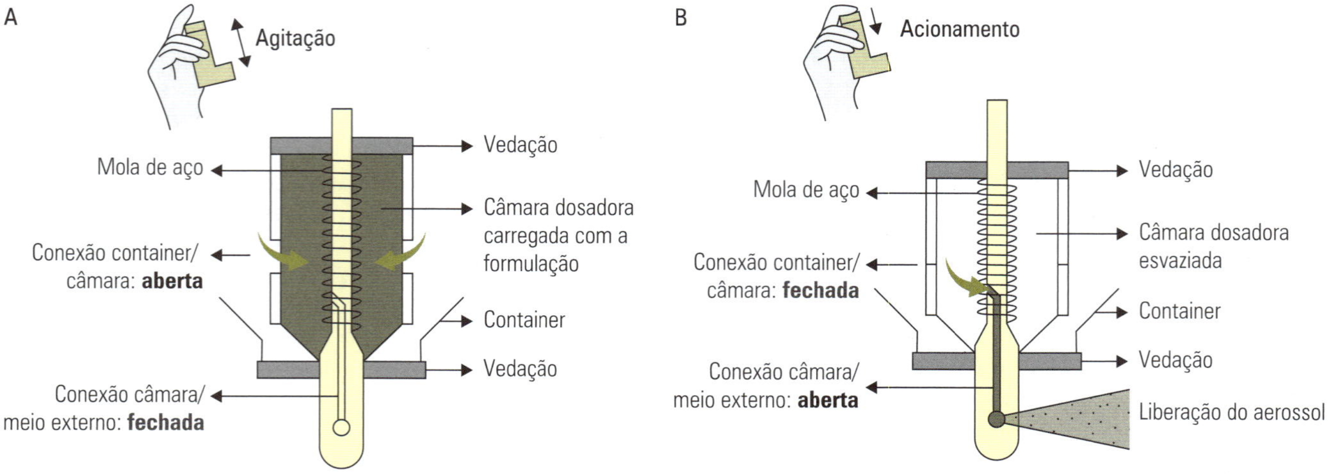

Figura 17.3. Mecanismo da liberação de aerossol a partir de um dispositivo dosador MDI. (A) Enchimento da câmara dosadora após agitação; (B) acionamento da válvula e liberação da dose.

Fonte: Desenho de Daniel Pezzini.

é adicionado ao recipiente, que então é selado com a válvula dosadora. Através dessa mesma válvula, o ar atmosférico é retirado, o propelente é adicionado sob pressão e se liquefaz no interior da embalagem, misturando-se ao concentrado. Nesse sentido, a indústria encontra dificuldades com os propelentes HFCs, visto que suas temperaturas de ebulição são muito menores do que o CFC-11, que é o composto ideal para esse tipo de enchimento, uma vez que sua pressão de vapor é baixa e seu estado gasoso só é atingido a aproximadamente 23 °C, o que exigiria um resfriamento muito mais brando.

Dispositivo para pós inalatórios (DPI)

Durante os últimos anos, as pesquisas de desenvolvimento de formas farmacêuticas de aerossol se concentraram em alternativas para o sistema propelente, visto as dificuldades de se trabalhar com esse tipo de material, além dos aspectos ambientais já citados. Desse modo, dispositivos inaladores com pós secos (DPI – *dry powder inhalators*) constituem-se como alternativas muito interessantes, pois, além de não requerer o uso de gases liquefeitos como CFCs e HFCs, permitem que o fármaco permaneça no estado sólido, o que o torna quimicamente muito mais estável do que na forma de dispersões líquidas ou emulsões.

Da mesma maneira que o observado para os dispositivos MDI, muitos inaladores de pó seco dependem da inspiração do paciente para que a formulação atinja devidamente os pulmões e, assim, são classificados como dispositivos passivos. Em contrapartida, os dispositivos ativos contêm sistemas propulsores que, acionados pela respiração do paciente, liberam ar comprimido que fluidiza as partículas, fazendo com que cheguem com mais eficiência às regiões pulmonares. Esse tipo de formulação, por dispensar o esforço respiratório do paciente, é especialmente útil para grupos comumente afetados por doenças respiratórias, como crianças e idosos.

Para a formulação de aerossóis contidos em DPIs, o tamanho de partícula é uma característica fundamental, uma vez que, ao ser expelido do recipiente, o pó deve formar uma névoa que tenha boa fluidez e não irrite os tecidos do trato respiratório. Nesse sentido, a análise de tamanho de partícula por difração a *laser,* empregando o método de Fraunhofer, é uma ferramenta essencial, pois permite estabelecer a especificação do diâmetro das partículas. De modo geral, os fármacos no estado sólido nesse tipo de formulação devem estar micronizados e terem partículas menores do que 5 μm, enquanto os excipientes, que geralmente são lactose, manitol e sucralose, dentre outros, possuem diâmetro maior, com cerca de 40 a 50 μm.

Como os alvéolos pulmonares são estruturas extremamente ramificadas e finas, possuindo, assim, uma área superficial bastante considerável (50 a 100 m^2 por pulmão), é desejável que o conteúdo da formulação, quando expandida na forma de aerossol, possa interagir com a maior área possível dos tecidos respiratórios. Dessa maneira, outra técnica muito interessante e complementar à análise de tamanho de partículas é a determinação da área superficial da formulação, que pode ser feita pela técnica de adsorção de gases em monocamada (método BET).

Aerossóis, quando administrados, dispersam-se rapidamente pelo trato respiratório e as partículas extremamente finas depositam-se pelos alvéolos e demais tecidos pulmonares, sendo então rapidamente dissolvidas e absorvidas para a corrente sanguínea. Liu et al. (2015), ao proporem um produto de dose fixa contendo associação de salmeterol e mometasona, verificaram que as partículas de aerossol das formulações testadas apresentavam área superficial na faixa de 26 a 35 $m^2.g^{-1}$, cerca de 30 a 45 vezes maior do que o mesmo parâmetro encontrado para a mistura dos fármacos simplesmente micronizados.

Em conjunto com os resultados de área superficial, é extremamente útil avaliar o padrão de deposição das partículas nos tecidos alveolares através de simulações *in silico*. Tais estudos são conduzidos pela técnica CFD (*Computational Fluid Dynamics),* empregando modelos pulmonares simulados, como o *less-ring*, que consiste em um trato respiratório com traqueia ausente de anéis estruturais característicos do órgão. De maneira bastante resumida, o conhecimento da dinâmica de dispersão das partículas de aerossol, aliado às simulações do CFD, permite estudar a biodisponibilidade das formulações, correlacionando com resultados obtidos *in vivo.*

Pós inalatórios e número de doses

Os DPIs contendo pós inalatórios podem ser classificados quanto ao número de doses contidas. Nos dispositivos de dose unitária, o fármaco é formulado em uma cápsula gelatinosa dura que deve ser inserida no inalador antes de cada administração. O primeiro produto contendo pó inalatório (Spinhaler®, Rhône-Poulenc-Rorer) empregou a tecnologia de dose unitária. Nesse caso, a cápsula no interior da câmara é perfurada por pequenas agulhas, permitindo, então, a saída do pó, quando houver corrente de ar provocada pela inspiração do paciente. Outro produto de destaque é o Rotahaler® (Glaxo SmithKline), que, ao invés de perfurar a cápsula, emprega um mecanismo que separa ela em duas partes, possibilitando a liberação mais eficiente do pó a ser inalado pelo paciente.

Embora eficientes no tratamento de doenças respiratórias, os inaladores de dose unitária possuem uma clara desvantagem ligada ao fato de o paciente ter que inserir a cápsula no dispositivo toda vez que for administrar uma dose. Em casos de doenças respiratórias mais severas, essa ação pode ser dificultada em virtude de eventuais crises que o paciente possa vir a ter. Além do mais, alguns dispositivos podem não ser reutilizáveis. Nesse sentido, a tecnologia dos pós inalatórios evoluiu para dispositivos multidose, como Diskhaler®, Accuhaler®, Diskus Inhaler® e Relvar Ellipta® (Glaxo SmithKline). Nesses casos, os fármacos são pré-carregados no dispositivo inalador em pequenos blísteres recobertos, totalizando um número determinado de doses por inalador.

Para que os dispositivos sejam corretamente operados, é necessário seguir três etapas, que consistem em abrir completamente a tampa do bocal do dispositivo, inalar a dose, e fechar completamente a tampa do bocal do dispositivo. Embora sejam ações deveras simples, elas acionam um conjunto complexo de mecanismos no inalador, permitindo que cada "bolsa" de fármaco seja corretamente alinhada à saída do dispositivo e possa ser corretamente inspirada. Quando o paciente inala, a corrente de ar adentra um sistema de ventilação do inalador e fluidiza o pó seco, que logo é levado para o interior do sistema respiratório do indivíduo (Figura 17.4). Caso a dose não seja administrada e a tampa do bocal feche, a quantidade de fármaco é mantida no dispositivo, mas não pode ser mais utilizada. Desse modo, ao abrir a tampa novamente, uma nova dose é disponibilizada, diminuindo, assim, a quantidade de vezes que o paciente pode utilizar o medicamento.

Nos dispositivos inalatórios de pós secos mais modernos, o número de doses é registrado através de um contador, acionado mecanicamente com a abertura e o fechamento da tampa do bocal. Uma vez que tratamentos de doenças pulmonares como asma e bronquite que requerem longos períodos de medicação, essa ferramenta se mostra muito eficaz para que o paciente controle a quantidade de doses administradas e saiba quando deve adquirir um novo produto para continuar a terapia.

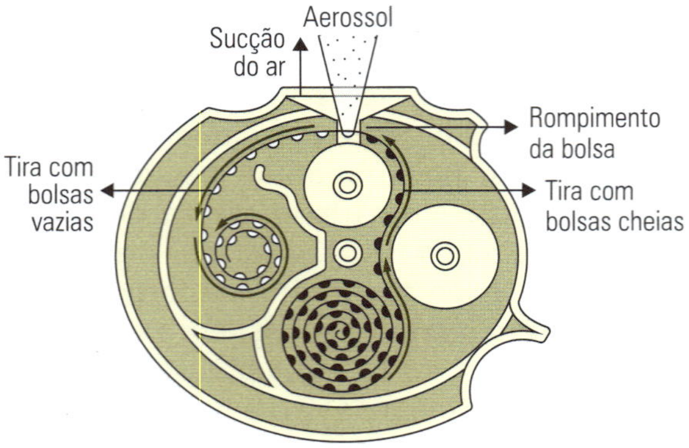

Figura 17.4. Mecanismo da administração de pós inalatórios a partir de dispositivos DPI.

Fonte: Desenho de Daniel Pezzini.

Nebulizadores

Em razão do seu *design* e tamanho, dispositivos MDI e DPI contêm quantidades muito pequenas de fármaco, da ordem de microgramas, que são usualmente empregadas em tratamentos mais longos, como no caso da asma e da bronquite. No entanto, em muitos casos, a dose necessária para controlar uma broncoconstrição, por exemplo, é maior e deve ser continuamente administrada ao longo de minutos, para que os tecidos musculares lisos possam se expandir e permitir a passagem de ar pelas vias respiratórias. Além disso, pacientes mais frágeis, como crianças e idosos, podem não possuir a coordenação necessária para inalar o conteúdo dos dispositivos e, às vezes, podem ter dificuldades de entender o mecanismo de um dispositivo de multidose, por exemplo.

Nesse sentido, os nebulizadores são dispositivos que geram aerossóis em grande quantidade e de forma contínua, permitindo, assim, a administração de doses maiores. Os pacientes, ao utilizarem esse recurso, não precisam inspirar forçadamente o aerossol, mas simplesmente manter o seu ritmo respiratório, enquanto a névoa líquida é administrada através de uma máscara ou tubo apropriado.

As formulações empregadas em nebulizadores são essencialmente soluções líquidas à base de água. Em virtude da presença do fármaco, o meio deve ser tamponado para um pH entre 5 e 7, para que não ocorra desequilíbrio osmótico nos tecidos, o que pode provocar irritação e até mesmo aumentar a constrição dos brônquios e bronquíolos. Antioxidantes e conservantes também podem ser utilizados, desde que seja comprovada a ausência de reações adversas no trato respiratório.

Em contrapartida, a viscosidade e a tensão superficial do líquido são parâmetros físico-químicos importantes, e suas especificações devem ser bem delimitadas para aerossóis empregados em nebulizadores. Tais propriedades exercem impacto significativo na quebra do líquido em gotículas e na recirculação entre o reservatório e o tubo de alimentação. Além disso, para o desenvolvimento otimizado de um dispositivo nebulizador, deve-se levar em conta o volume de solução que será colocado no reservatório, inclusive a quantidade (volume morto) que o equipamento não consegue nebulizar por razões de eficiência e *design*. Tal volume, associado com a vazão do aerossol, determinará o tempo de administração do medicamento ao paciente. Por fim, máscara, tubo ou bocal utilizados devem ser de tamanho adequado para não causar desconforto à região nasal, o que pode prejudicar a adesão do paciente – sobretudo crianças e idosos – ao tratamento.

Nebulizadores a jato

O funcionamento de nebulizadores a jato está ligado à redução de pressão que os fluidos sofrem quando atravessam orifícios muito estreitos. Nos nebulizadores a jato, utiliza-se um mecanismo de ar comprimido que, ao passar por esse orifício (válvula de Venturi), cria uma zona de baixa pressão, carregando o líquido na forma de pequenas gotas que ainda não estão nebulizadas. Ao adentrar o tubo de alimentação, as gotículas colidem em altíssima velocidade com defletores, sendo que parte delas gera o aerossol que é liberado para o meio externo, enquanto a outra parte, em razão da tensão superficial, retorna para os defletores ou até mesmo para o reservatório líquido, reiniciando então o ciclo de nebulização (Figura 17.5).

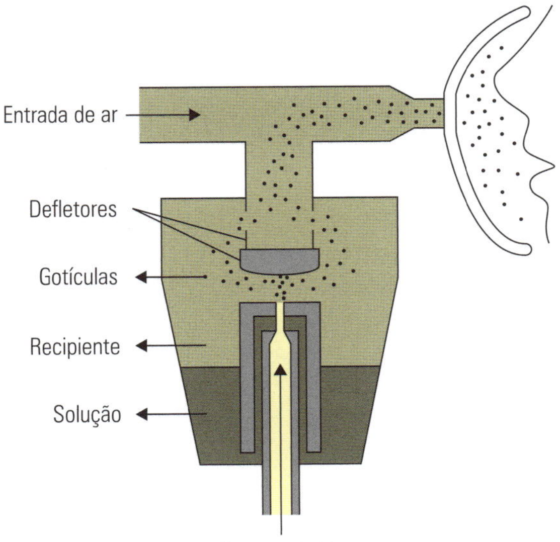

Figura 17.5. Representação esquemática de um nebulizador a jato.
Fonte: Desenho de Daniel Pezzini.

Ao empregar um nebulizador a jato para a terapêutica de doenças respiratórias, deve-se levar em conta a necessidade de uma fonte de ar comprimido, cuja aquisição pode ser dispendiosa em alguns casos. Além disso, o barulho gerado pela nebulização pode incomodar os pacientes, sobretudo crianças, que, às vezes, têm receio do barulho gerado pelo aparelho. Ademais, a queda de temperatura do líquido, provocado pelo processo de aerolisação, pode causar desconforto para o indivíduo que utiliza o dispositivo.

Nebulizadores ultrassônicos

O aerossol de nebulizadores ultrassônicos é formado a partir da vibração de cristais piezoelétricos, que geram pequenas ondas de elevada frequência no líquido, permitindo, então, sua quebra em gotículas até a formação do aerossol. Trata-se de um dispositivo que deve ser carregado eletricamente, ao contrário dos nebulizadores a jato. Também são mais caros e o tempo de operação tende a aquecer a solução líquida, o que inviabiliza a aplicação de aerossóis peptídicos e fármacos termolábeis. Sua eficiência é consideravelmente comprometida quando soluções ou suspensões muito viscosas são utilizadas, pois as ondas geradas não possuem energia suficiente para produzir as gotículas necessárias para o aerossol.

Tendências em formulações de aerossol

Desde a década de 1950, com o aparecimento dos primeiros dispositivos inalatórios, os setores de pesquisas farmacêuticas têm buscado melhores alternativas para o tratamento de doenças especialmente relacionadas com o trato respiratório. Diversos pedidos de patente de novos dispositivos baseados nas tecnologias de MDI, DPI e nebulizadores ainda são depositados ao redor do mundo, mostrando que, em alguns anos, o mercado farmacêutico terá novidades com relação a esse tipo de forma farmacêutica, embora o custo ainda possa dificultar seu acesso para a população.

Ainda no contexto da inovação, merece destaque o emprego de moléculas como vacinas, anticorpos, hormônios e até mesmo DNA para administração via pulmonar. Os dispositivos que contêm essas estruturas quimicamente frágeis devem ser projetados para garantir o máximo de estabilidade à formulação e uma adequada biodisponibilidade.

Além disso, os tipos de aerossol estudados, neste capítulo, são concebidos para serem utilizados pela população em geral, sobretudo adultos. Desse modo, ainda hoje é sentida a ausência de formulações voltadas exclusivamente para pacientes pediátricos e idosos, cuja incidência de problemas broncopulmonares é consideravelmente alta. Apesar da existência de dispositivos adequados para esses grupos de pacientes, como o inalador de pó seco ativo e até mesmo nebulizadores, não é possível considerar que há uma variedade de medicamentos na forma de aerossol com ampla aceitação para esses grupos etários.

Conclusão

A eficiência da forma farmacêutica aerossol é dependente de três fatores principais. A "formulação" em si deve ter propriedades que permitam a aerolisação adequada, gerando partículas ou gotículas que se depositem nos tecidos do trato respiratórios, garantindo uma boa absorção e biodisponibilidade. Além disso, deve ser livre de toxicidade, estável e com custo aceitável. O "dispositivo de inalação", cujo valor também deve ser justificado, não pode ser um aparato demasiadamente complexo para a utilização do paciente. Seu uso deve ser intuitivo e rápido, e a administração deve garantir que o aerossol chegue ao seu local de ação. O *design* da embalagem, das válvulas e dos mecanismos de dosagem deve permitir a dispensação de quantidades consistentes e precisas de fármaco a cada administração. Por fim, deve-se garantir a "aceitação do paciente", considerando-se inicialmente o seu perfil socioeconômico, visto que os mais pobres dificilmente podem ter acesso a um dispositivo mecanicamente complexo, como o DPI. Além disso, por não se tratar de uma formulação convencional administrada pela via oral, é preciso orientar corretamente o indivíduo para que o aerossol seja perfeitamente aplicado, o que pode ser um problema em virtude da idade ou das condições físicas do indivíduo.

Bibliografia

- ABAS, N. et al. Natural and synthetic refrigerants, global warming: A review. *Renewable and Sustainable Energy Reviews*, v. 90, n. April, p. 557-569, 2018.
- GRANT, A.C. et al. The ELLIPTA® Dry Powder Inhaler: Design, Functionality, In Vitro Dosing Performance and Critical Task Compliance by Patients and Caregivers. *Journal of Aerosol Medicine and Pulmonary Drug Delivery*, v. 28, n. 6, p. 474-485, 2015.
- HINDS, W.C. Aerosol technology: properties, behavior and measurement of airborne particles. 2nd ed. New York: Wiley-Interscience, 1999.
- IBRAHIM, M.; VERMA, R.; GARCIA-CONTRERAS, L. Inhalation drug delivery devices: Technology update. *Medical Devices: Evidence and Research*, v. 8, p. 131-139, 2015.
- KULKARNI, V.S.; SHAW, C. Aerosols and Nasal Sprays. In: KULKARNI, V.S.; SHAW, C.B. Essential Chemistry for Formulators of Semisolid and Liquid Dosages. Boston: Elsevier, p. 71-97, 2016.
- LIU, S. et al. Formulation of a novel fixed dose combination of salmeterol xinafoate and mometasone furoate for inhaled drug delivery. *European Journal of Pharmaceutics and Biopharmaceutics*, v. 96, p. 132–142, 2015.
- NOAKES, T. Medical aerosol propellants. *Journal of Fluorine Chemistry*, v. 118, n. 1-2, p. 35-45, 2002.
- POYNTON, S. et al. A novel hybrid tobacco product that delivers a tobacco flavour note with vapour aerosol (Part 1): Product operation and preliminary aerosol chemistry assessment. *Food and Chemical Toxicology*, v. 106, p. 522-532, 2017.
- RAVI KANNAN, R. et al. Pharmaceutical aerosols deposition patterns from a Dry Powder Inhaler: Euler Lagrangian prediction and validation. *Medical Engineering and Physics*, v. 42, p. 35-47, 2017.
- YANG, M.Y.; CHAN, J.G.Y.; CHAN, H.K. Pulmonary drug delivery by powder aerosols. *Journal of Controlled Release*, v. 193, p. 228-240, 2014.

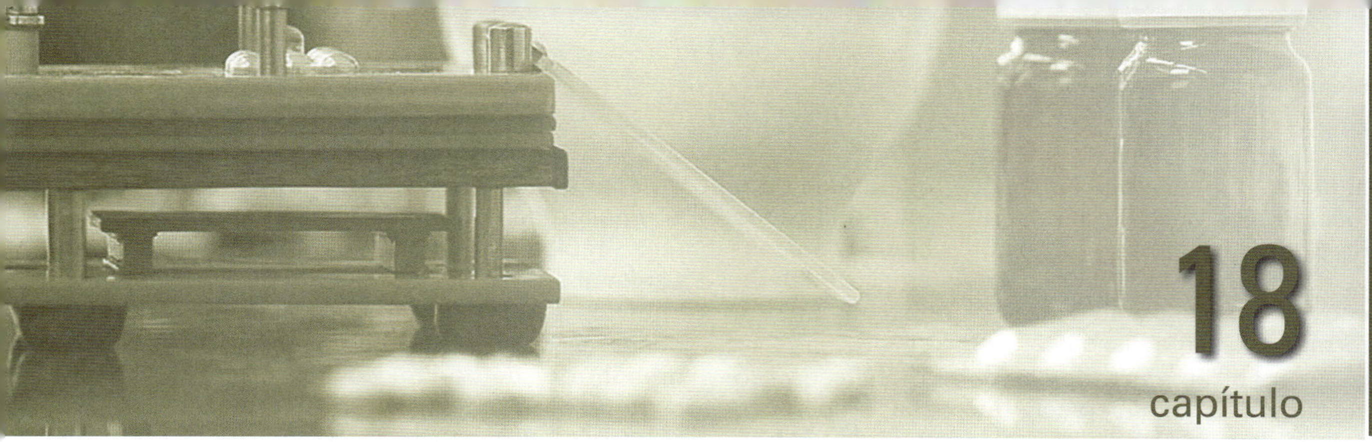

Sistemas de Liberação Modificada de Fármacos

Nelson Rafael Matta Vals

Introdução

Liberação sustentada, prolongada, controlada, modificada, modulada, repetida, retardada, programada, longa ação, modernos sistemas de liberação e sistemas terapêuticos são expressões utilizadas para identificar sistemas de liberação de fármacos delineados para atingir um efeito terapêutico prolongado ou uma ação especifica em um órgão ou tecido, após a administração de uma dose única, por meio da liberação contínua ou intermitente do fármaco ou ingrediente farmacêutico ativo (IFA) por um período prolongado do controle da liberação ou da sua distribuição no organismo.

Um fármaco com meia-vida ($t_{1/2}$) longa (p. ex., 10 horas) terá níveis plasmáticos sustentados naturalmente e sua frequência de administração pode ser reduzida, por exemplo, para uma vez ao dia por via oral. Com uma meia-vida curta (p. ex., 1 a 2 horas), precisará ser administrado várias vezes ao dia para manter níveis plasmáticos terapêuticos. Isso é inconveniente para a maioria dos pacientes que precisam de uma terapia em longo prazo, sendo que uma formulação de ação prolongada seria altamente desejável. Uma técnica seria modificar a solubilidade de fármacos muito solúveis e facilmente absorvíveis, preparando um sal ou derivado menos solúvel, que seria absorvido mais lentamente, proporcionando, assim, uma concentração plasmática sustentada. Outras tecnologias investem no controle da liberação do fármaco: (i) por meio do revestimento das partículas do fármaco com um material lentamente solúvel, que retarda a liberação; (ii) incorporação em uma matriz que libera lentamente o fármaco por difusão; e (iii) dissolução ou encapsulação da matriz por meio de uma película polimérica semipermeável, através do qual o fármaco se difunde.

Uma nova geração de sistemas com base em nanotecnologia tem atraído grande interesse na última década. A "nanomedicina" é uma área emergente que combina nanotecnologia com as ciências farmacêuticas e biomédicas. Os nanomedicamentos são formulados para fornecer uma ampla gama de aplicações, de sistemas de liberação de fármacos, moduladores genéticos, até medicina personalizada. Incluem os novos fármacos muito pouco solúveis ou com muito baixa permeabilidade através das células que apresentam problemas de biodisponibilidade por via oral e sistêmica. Adicionalmente, a recente incorporação de fármacos obtidos por biotecnologia, tais como peptídeos, proteínas e ácidos nucleicos, necessitam ser transportados, superar barreiras físico-químicas e biológicas para manter a estabilidade, prolongar a meia-vida e atingir alvos específicos, inclusive liberar ativos para dentro das células. Essa nova geração de "nanomedicamentos" inclui sistemas vesiculares, tais como lipossomas, transfersomas, etossomas, niossomas, nanoemulsões e micelas, nanocristais, nanopartículas lipídicas, nanopartículas poliméricas, dendrímeros e polímeros biodegradáveis, entre outros. Esses sistemas serão abordados no Capítulo 20 – Lipossomas, Microemulsões e Nanopartículas.

Definição

A Agência Europeia de Medicamentos (EMA – European Medicine Agency) e a "Farmacopeia Americana" (USP – United States Pharmacopeia) adotaram a expressão "liberação modificada" para aquelas formas farmacêuticas em que a taxa ou o local de liberação do fármaco foram modificados de alguma forma, de acordo com objetivos ou conveniências não fornecidos por sistemas de liberação convencional (soluções, cremes, pomadas e formas de pronta dissolução).

Os medicamentos de liberação modificada são classificados em liberação retardada e liberação estendida pela "USP" ou prolongada pela EMA. A liberação estendida ou prolongada descreve uma formulação que libera o fármaco por um período prolongado. Exemplos de formas farmacêuticas de liberação prolongada incluem comprimidos ou *pellets* administrados por via oral, injetáveis por via intramuscular ou subcutânea, formadores de depósitos (penicilina G benzatina, insulina), implantes e sistemas de liberação transdérmicos.

As formas de liberação retardada são delineadas para liberar o fármaco no trato intestinal, evitando o contato com o meio gástrico.

No caso das formas administradas por via oral, a liberação e a absorção do fármaco dependem do tempo de permanência no trato gastrintestinal (TGI), da velocidade de liberação e da extensão da absorção. Os adesivos transdérmicos, depósitos ou implantes intramusculares e subcutâneos, podem liberar o fármaco por dias, meses ou anos.

Objetivos, vantagens e desvantagens

Formas de liberação prolongada podem fornecer uma ou mais vantagens sobre as formas de liberação convencional, incluindo a redução da frequência de administração, a diminuição da incidência e/ou intensidade dos efeitos adversos, a maior seletividade da ação farmacológica e os efeitos terapêuticos mais prolongados e uniformes. Em contrapartida, apresentam riscos potenciais, como a possibilidade de efeitos farmacodinâmicos diminuídos, em virtude dos níveis plasmáticos subterapêuticos, a biodisponibilidade reduzida, o metabolismo hepático reforçado, bem como a toxicidade sustentada em razão da liberação repentina (*dose dumping*).

Normalmente, essas preparações são desenvolvidas para reduzir a frequência de administração ou quando apresentam vantagens clínicas significativas, como diminuição dos efeitos adversos decorrentes da menor flutuação de fármaco no sangue. Adicionalmente, esses sistemas permitem explorar o máximo potencial terapêutico tanto dos novos fármacos como dos já existentes em relação à eficácia, segurança e conforto do paciente.

A Figura 18.1A apresenta os perfis plasmáticos do metoprolol, resultantes da administração de comprimidos de 200 mg CR/ZOK (*Zero Order Kinetics*) e de 100 mg de liberação rápida. A liberação rápida disponibiliza a totalidade do fármaco para a absorção, resultando em picos plasmáticos intensos e grande flutuação plasmática entre as doses. Contrariamente, a liberação e a absorção gradual do metoprolol com a forma CR/ZOK resultam em perfis plasmáticos sustentados. Como resultado, efeitos farmacodinâmicos mais uniformes, menos efeitos colaterais e redução da frequência de administração são obtidos. Contudo, liberação e absorção gradual também expõem o fármaco a um metabolismo hepático mais extenso, reduzindo sua biodisponibilidade, o que deve ser calculado quando se planeja esse tipo de formulação.

Na Figura 18.1B são observados os perfis de dissolução *in vitro* de comprimidos de liberação prolongada de tartarato de metoprolol em fluido gastrintestinal simulado com variação gradual de pH, mostrando uma cinética de dissolução aparente de ordem zero a partir da matriz hidrofílica de HPMC. Nesse caso, o gráfico da relação da porcentagem liberada *versus* tempo é (aproximadamente) linear a partir da segunda hora, o que significa que a taxa de liberação é aproximadamente constante. O perfil de liberação da matriz não desintegrável descreve uma curva acentuada em função de uma liberação inicial rápida, seguida de uma redução da taxa de liberação, em virtude da depleção inicial e do aumento do pH. O fármaco é mais solúvel em meio ácido e tende a liberar mais rapidamente nessa condição. Esse perfil de dissolução é típico de uma cinética de liberação de primeira ordem.

As formas de liberação retardada têm por objetivos: proteger a mucosa gástrica; proteger o fármaco do meio ácido do estômago; ou liberar o fármaco em um sítio específico do trato gastrintestinal para tratamento local (p. ex., cólon). Incluem cápsulas gastrorresistentes, comprimidos, grânulos ou *pellets* revestidos por um filme polimérico gastrorresistente, que dissolve ou desintegra no trato intestinal, liberando todo o conteúdo. O revestimento gastrorresistente também é conhecido como revestimento entérico.

As formas de liberação retardada são diferentes das formas revestidas de liberação imediata, que se desintegram e se dissolvem rapidamente em contato com o meio gástrico. As formas revestidas têm por objetivos: proteger o núcleo contra luz e umidade externas que provocam a hidrólise e/ou a oxidação do fármaco; proporcionar resistência mecânica na manipulação; identificar e mascarar odor

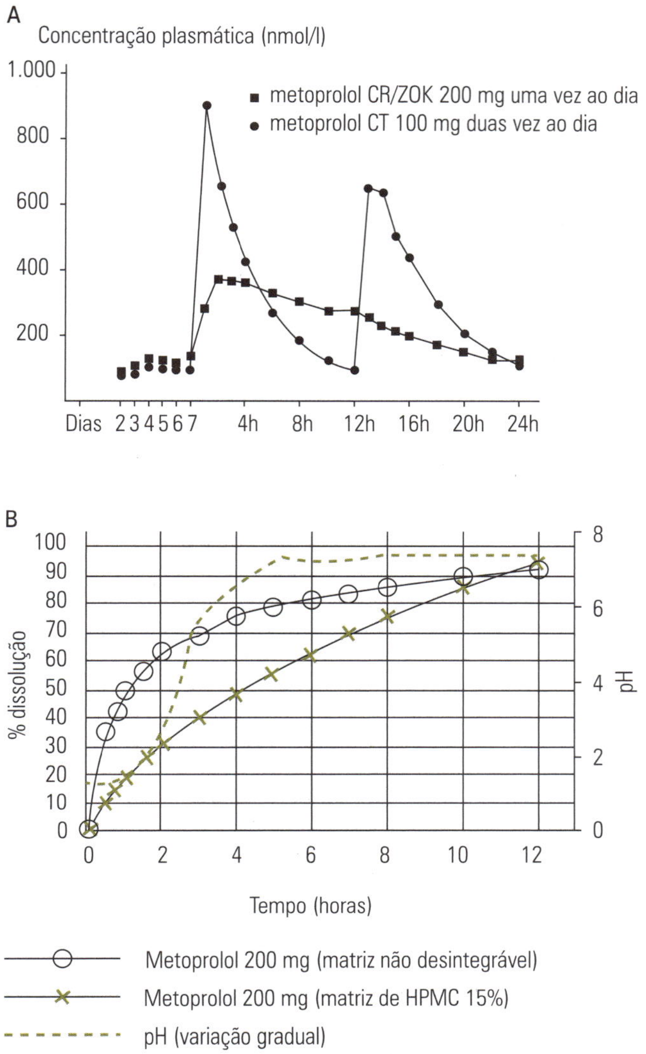

Figura 18.1. (A) Médias das concentrações plasmáticas de metoprolol em 18 indivíduos sadios após 7 dias de tratamento com 200 mg de metoprolol CR/ZOK uma vez ao dia e comprimidos convencionais de 100 mg (Lopressor®) duas vezes por dia; (B) perfis de dissolução *in vitro* com variação gradual de pH de comprimidos de liberação prolongada de 200 mg de tartarato metoprolol.

Fontes: (A) Adaptada de SANDBERG et al., 1990. (B) VALS, 2000.

e sabor; facilitar a deglutição; reduzir a interação química entre os princípios ativos através do revestimento separado dos grânulos; ou simplesmente melhorar a aparência do medicamento.

Sistemas de liberação de fármacos

Podem ser classificados em sistemas de difusão, dissolução, troca iônica e pró-fármacos. Os sistemas de difusão e dissolução são amplamente utilizados, pois envolvem técnicas relativamente simples e que podem ser facilmente adaptadas às condições da maioria dos fabricantes.

Sistemas de difusão

Sistemas reservatórios

Consistem de um reservatório central ou núcleo contendo o fármaco, recoberto por uma membrana polimérica semipermeável, que regula a taxa de liberação do fármaco para o exterior. O filme deve ser insolúvel nos fluidos gástrico e intestinal, permeável à água e ao fármaco, e suficientemente resistente e flexível para possibilitar a expansão do núcleo, em virtude da absorção de água que deve permear para o interior do reservatório para dissolver o fármaco.

Os formadores de filmes frequentemente utilizados incluem a etilcelulose, os poliacrilatos insolúveis copolímeros do cloreto de trimetilamônioetilmetacrilato/etilacrilato/metilmetacrilato, do ácido metacrílico/etilacrilato e o acetato de polivinila. Exemplos de produtos comerciais são mostrados no Quadro 18.1. A composição do filme inclui modificadores de permeabilidade, plastificantes, pigmentos e antiaderentes. Os polímeros formadores de filmes são aplicados dissolvidos em solventes orgânicos ou emulsionados em solvente aquoso.

Os plastificantes são polímeros ou pequenas moléculas que formam interações secundárias com os polímeros principais, reduzindo a temperatura de transição de fase (Tg), que é a temperatura na qual um composto no estado vítreo ou cristalino, relativamente duro e quebradiço, começa a amolecer, tornando-se elástico ou de consistência plástica. A Tg dos polímeros pode ser calculada através da técnica da Calorimetria Exploratória Diferencial (DSC). São comumente adicionados às formulações de revestimento para aumentar a flexibilidade e a resistência mecânica, evitando o rompimento do filme durante sua aplicação e armazenamento.

O plastificante, por si só, pode modificar a taxa de liberação do fármaco, dependendo do tipo e da concentração utilizada, mas outros compostos podem ser adicionados na formulação para modificar a permeabilidade do filme. Esses compostos são selecionados de forma que sejam seletiva e rapidamente removidos do revestimento nos fluidos gástrico ou intestinal, geralmente por dissolução, de maneira que o filme remanescente seja poroso e permeável ao fármaco (Figura 18.2A). Agentes modificadores removíveis no estômago incluem: polímeros da celulose de baixa viscosidade, como a hidroxipropilmetilcelulose (HPMC) e a hidroxipropilcelulose (HPC); lactose; polivinilpirrolidona (PVP); álcool polivinílico (PVA); e manitol. Compostos removíveis no intestino incluem: acetoftalato de celulose; e copolímeros metacrilatos solúveis no pH intestinal. Plastificantes comumente empregados são: citrato de trietila; propilenoglicol; polietilenoglicol 400; sebacato e adipato de dibutila; ftalato de dietila; e triacetina.

Um filme plástico tende a aderir sobre as superfícies vizinhas, o que exige uma secagem muito eficiente, praticamente instantânea, e a adição de antiaderentes que evitem que os comprimidos ou as partículas grudem umas nas outras durante a aplicação da dispersão líquida por aspersão. Talco, caulim, estearato de magnésio e monoestearato de glicerila são comumente empregados para essa finalidade.

A quantidade de fármaco liberado em função do tempo depende da solubilidade do fármaco, da área de contato com o fluido gastrintestinal, da espessura e de um fator relacionado à permeabilidade da membrana. Comprimidos, pequenas unidades esféricas, denominadas *pellets* e grânulos (sistemas multiparticulados), são geralmente utilizados como núcleos reservatórios. Os sistemas multiparticulados oferecem grande flexibilidade e segurança na regulação da liberação do fármaco. Essas subunidades revestidas são acondicionadas em cápsulas ou, alternativamente, comprimidas, desde que o filme seja suficientemente elástico e resistente. Dosagens diferentes podem ser obtidas, variando-se proporcionalmente a massa comprimida ou encapsulada. Adicionalmente, reduzem os riscos de liberação repentina. Cada subunidade funciona como um sistema de liberação, a falha de uma delas não compromete o conjunto, diferentemente da falha de um comprimido. Multipartículas têm apresentado melhor distribuição e passagem pelo estômago e maior tempo de permanência no cólon.

Outra técnica envolve o sub-revestimento de núcleos inertes, geralmente, na forma de *pellets* ou (micro) grânulos com uma película de solução ou dispersão do fármaco. Uma cobertura típica inclui fármaco, HPMC ou HPC de baixa viscosidade, talco e PEG 400. Essa camada é recoberta com uma cobertura selante com os mesmos componentes sem o fármaco. Finalmente, uma cobertura do filme que controla a liberação, contendo, por exemplo, uma mistura de etilcelulose ou acetato de polivinila, HPC ou HPMC, talco (antiaderente) e citrato de trietila (plastificante), é aplicada.

Um tipo engenhoso de sistema de liberação é o sistema osmótico, que, na sua forma básica, consiste de um reservatório revestido por uma membrana permeável à água e impermeável ao fármaco, como o acetato de celulose (Figura 18.2B). O reservatório central contém o fármaco e um composto osmoticamente ativo (p. ex., lactose, manitol, frutose, dextrose, cloreto de sódio) e/ou um polímero hidrofílico (p. ex., poloxâmero), que absorvem a água, dissolvendo ou suspendendo o fármaco finamente dividido. Quando o reservatório enche, aumenta a pressão hidrostática do compartimento, forçando a saída da solução ou suspensão do fármaco através de um orifício produzido com precisão por um sistema de perfuração a *laser*, o que resulta em cinéticas de liberação controladas de ordem zero.

Sistemas matriciais

Matrizes sólidas

Também chamadas de sistemas monolíticos, consistem de um fármaco disperso em uma mistura constituída por polímeros insolúveis e excipientes normalmente empregados em formas sólidas, tais como aglutinantes, diluentes, lubrificantes, deslizantes, acrescidos de plastificantes dos polímeros e outros modificadores da liberação. A mistura pode ser processada para a obtenção de comprimidos por compressão direta ou após granulação ou para a produção de *pellets* ou grânulos. Nesse tipo de sistema, normalmente não desintegrável, a água penetra dissolvendo o fármaco e outras substâncias solúveis, formando canalículos, por onde o fármaco se difunde para o exterior. O processo progride para o interior, uma vez depletadas as camadas mais externas (Figura 18.3A).

Os polímeros insolúveis incluem materiais utilizados nos revestimentos, tais como etilcelulose, copolímeros do ácido metacrílico/etilacrilato e acetato de polivinila (Quadro 18.1). Compostos hidrossolúveis, como lactose, manitol, polímeros da celulose de baixo peso molecular (HPC, HPMC), podem ser adicionados como formadores de poros e canalículos para aumentar a permeabilidade e a difusão do fármaco dissolvido.

Plastificantes, como citrato de trietila, adipato e sebacato de dibutila, ftalato de dietila e dibutila, polietilenoglicóis, são empregados para modificar a propriedade viscoelástica dos polímeros, podendo aumentar ou diminuir a taxa de liberação. Compostos graxos ou hidrofóbicos, como cera de carnaúba, ácido esteárico, estearatos de cálcio e magnésio e estearatos de glicerila, podem ser adicionados para reduzir a taxa de liberação.

Matrizes hidrofílicas

Os sistemas de liberação hidrofílicos podem ser obtidos facilmente com polímeros formadores de géis de alto peso molecular derivados da celulose (HPMC, carboximetilcelulose [CMC], HPC), polímeros polioxietilênicos (Polyox™), polímeros

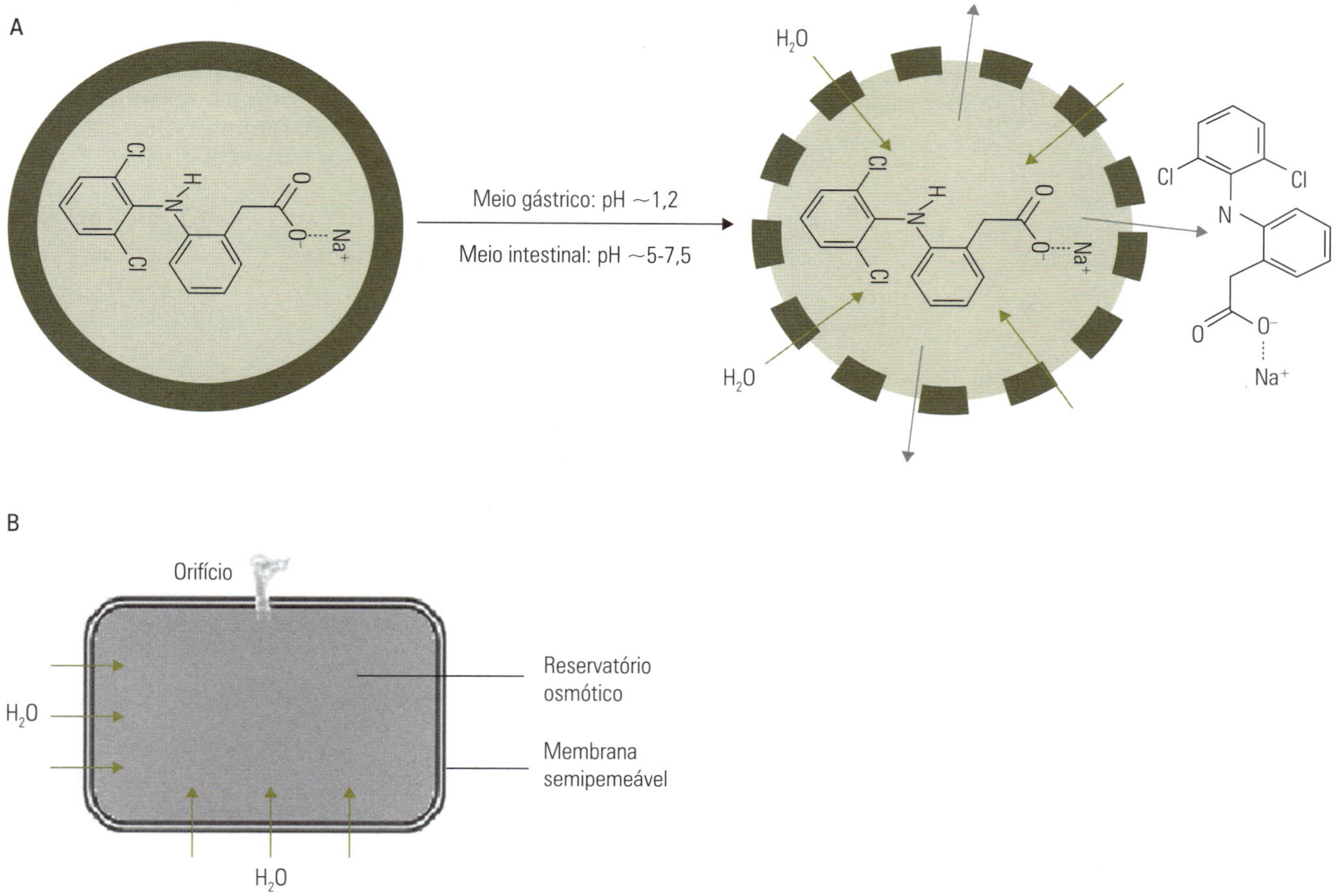

Figura 18.2. (A) Difusão a partir de uma partícula esférica revestida; (B) bomba osmótica elementar.
Fonte: Acevo da autoria.

carboxivinílicos (Carbopol®), goma xantana, gelatina e alginato de sódio, entre os mais comuns (Quadro 18.1).

O processo de produção, geralmente de comprimidos, envolve a mistura do fármaco, do polímero e dos componentes comumente empregados na fabricação de formas sólidas via compressão direta ou após granulação. Uma vez exposto ao meio líquido, o polímero se hidrata e se intumesce, formando uma camada externa gelificada, onde o fármaco se dissolve e se difunde para o meio externo (Figura 18.3B). Essas frentes de gelificação e difusão avançam para o núcleo, onde mais fármaco é dissolvido.

Adicionalmente, durante o trânsito no TGI, a camada superficial, hidratada e frouxa, se erode em contato com a mucosa, facilitando a liberação. Idealmente, um sistema de liberação prolongada deveria liberar o fármaco a uma taxa constante ao longo do TGI, mas isso não seria conveniente com fármacos que possuem uma janela de absorção estreita, não são absorvidos ou adequadamente absorvidos além das porções iniciais do intestino delgado. Em vários casos, os polímeros hidrofílicos são utilizados como sistemas de erosão e dissolução lenta de curta duração (3 a 4 horas), possibilitando um retardo suficiente da absorção para reduzir a frequência das doses. Como exemplo, as frequências de administração de comprimidos de amoxicilina-clavulanato, cefaclor e cefalexina, puderam ser reduzidas de três para duas vezes ao dia. Em outros casos, o objetivo é reduzir os picos de concentração plasmática relacionados a um aumento dos eventos adversos. Cerca de 0,4% dos pacientes em tratamento com bupropiona apresentam convulsões que têm sido relacionadas com picos de concentração resultantes da administração de formas de liberação imediata. Um sistema hidrofílico com HPMC de lenta dissolução foi empregado originalmente para atenuação desses picos e diminuição na incidência de efeitos colaterais. Diferentes taxas e perfis de liberação *in vitro* podem ser obtidos, selecionando um polímero de peso molecular e uma taxa de hidratação adequados.

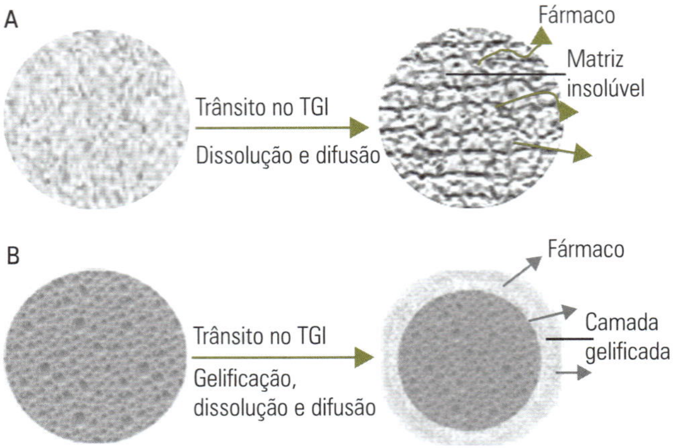

Figura 18.3. (A) Representação esquemática dos mecanismos de liberação do fármaco por difusão de uma matriz sólida insolúvel; (B) de uma matriz hidrofílica parcialmente gelificada.

Fonte: Acervo da autoria.

Sistemas de dissolução

A maior parte dos produtos que empregam sistemas de dissolução corresponde a duas categorias: sistemas de dissolução matriciais; e encapsulados por películas. As matrizes, produzidas geralmente sob a forma comprimidos, *pellets* ou grânulos, são constituídas por uma mistura do fármaco, dos polímeros ou dos compostos lentamente solúveis ou dispersíveis, modificadores e excipientes para formas sólidas. O sistema se desintegra, se dispersa ou se dissolve lentamente na medida em que progride no TGI, liberando o fármaco, que pode se dissolver nos fluidos para absorção (Figura 18.4A). Como exemplo, uma matriz (um tablete) formada por um composto lentamente solúvel, como a sacarose (açúcar), poderia funcionar como sistema de dissolução, embora de curta duração. Copolímeros aniônicos do ácido metacrílico com metilmetacrilato ou etilacrilato são gastrorresistentes, dissolvem-se aproximadamente a partir do pH 5,5, e podem ser empregados para fabricação de comprimidos de lenta dissolução no intestino.

Na matriz encapsulada, *pellets* ou grânulos são revestidos geralmente por uma membrana polimérica solúvel no pH intestinal, misturada a uma fração que já pode ser liberada no estômago. Uma vez que a camada do filme é dissolvida, o núcleo se desintegra e libera todo o fármaco (Figura 18.4B). Desse modo, a liberação pode ser controlada pela escolha apropriada do material de revestimento e pelo ajuste da espessura da camada. Se forem misturados, por exemplo, subgrupos com camadas de diferentes espessuras, o fármaco será liberado em tempos pré-determinados, de forma pulsátil ou repetida, gerando concentrações plasmáticas mais uniformes, com efeito de ação prolongada. *Pellets* e grânulos, em geral, são acondicionados em cápsulas. Em outra técnica, que também pode ser aplicada aos comprimidos, camadas de revestimento e camadas contendo o fármaco são intercaladas, sendo o fármaco liberado em tempos diferentes, como no sistema Repetabs do Polaramine® (Quadro 18.2).

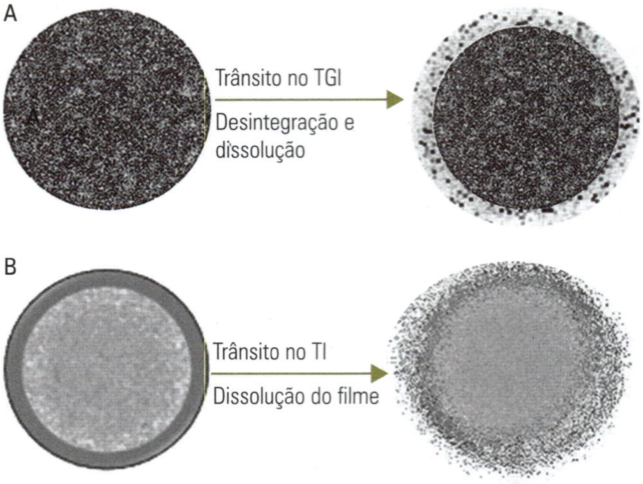

Figura 18.4. (A) Matrizes de dissolução sólidas; (B) encapsuladas por película.

Fonte: Acervo da autoria.

Na Figura 18.5 podem ser observados diferentes perfis de dissolução de copolímeros metacrilatos em um gradiente de pH simulado do TGI. Derivados da celulose, como o acetoftalato de celulose e o acetosuccinato de hidroxipropilmetilcelulose (HPMCAS), solúveis no pH intestinal, podem ser utilizados tanto no revestimento quanto na produção de matrizes de dissolução.

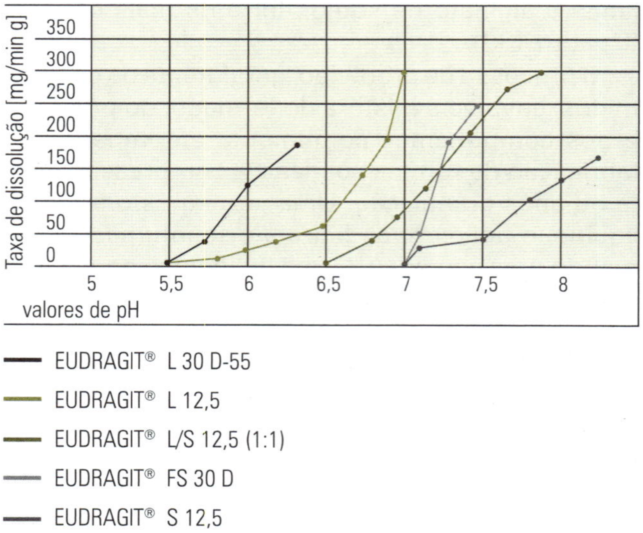

Figura 18.5. Perfis de dissolução de copolímeros metacrilatos em meio intestinal simulado.

Fonte: Modificada de EUDRAGIT®. Disponível em: <http://www.rofarma.com/allegati/97.pdf>. Acesso em: 21 jul. 2019.

Partículas, grânulos e *pellets* são revestidos geralmente pelo processo *botom spray* ou *top spray* em leito fluidizado (*fluidized bed*) (Figura 18.6A). Os comprimidos mais volumosos e pesados podem ser revestidos em revestidoras de leito perfurado (Figura 18.6D). No leito fluidizado, um fluxo de ar ascendente de temperatura, de volume e de velocidade controlados é insuflado a partir da base, através de uma placa distribuidora perfurada, suspendendo as partículas em um movimento cíclico ascendente e descendente. A suspensão do polímero de revestimento é pulverizada por meio de um bico pulverizador inserido na base (*bottom spray* – Figura 18.6B) ou na parte superior da zona de movimentação das partículas (*top spray* – Figura 18.6C).

Na revestidora de comprimidos com leito perfurado, os comprimidos são depositados no leito, um fluxo de ar aquecido é insuflado e sua passagem é forçada através da massa de comprimidos em movimento rotativo, por meio de um sistema de exaustão (Figura 18.6E). A dispersão do polímero é pulverizada sobre a superfície dos comprimidos por meio de um bico pulverizador, secando-se quase instantaneamente por causa da temperatura dos comprimidos e do fluxo de ar quente. O processo continua até obter-se uma camada de espessura e uniformidade adequadas.

Implantes

Servem a uma variedade de funções e tratamentos médicos, desde dispositivos ortopédicos e dentários até marca-passos cardíacos e cerebrais. Como sistemas de liberação de fármacos, os implantes são dispositivos ou produtos carreadores de fármacos destinados à liberação prolongada, normalmente por longos períodos, após a implantação no organismo por via parenteral (subcutânea, intramuscular, intratecal, intracerebral, intracardíaca, intraocular, intraperitoneal) ou externa (ocular, intrauterina, intravaginal).

Sua aplicação requer normalmente um procedimento invasivo, por exemplo, inserção por via subcutânea com uma agulha injetora hipodérmica introduzida através de uma pequena incisão na pele, ou com catéteres para implantação em uma artéria ou no local do procedimento cirúrgico, após ressecção de um tumor.

O fármaco pode estar disperso no material polimérico moldado não degradável, formando uma matriz (monolítica) de difusão, ou ele pode ser encapsulado em um reservatório que libera o fármaco por difusão através das paredes ou ainda formar um depósito de uma dispersão polimérica biodegradável que libera o fármaco por dissolução e difusão durante a degradação química da matriz.

Os requisitos dos materiais empregados para a fabricação incluem: capacidade de controlar a liberação do ingrediente farmacêutico ativo (IFA), biocompatibilidade, biodegradabilidade ou não, esterilidade, estabilidade, durabilidade e não toxicidade dos subprodutos de degradação dos polímeros biodegradáveis. Polímeros não degradáveis de silicone têm sido os materiais mais amplamente empregados, seguidos de acetato de vinila etilênico, poliuretanos e acrilatos. Os implantes biodegradáveis empregam usualmente copolímeros do poli(ácido lático), poli(ácido glicólico) e poli(ε-caprolactona).

Aplicações, vantagens e desvantagens

Os implantes são utilizados em situações em que a liberação lenta, constante e absorção contínua de um fármaco por períodos prolongados são

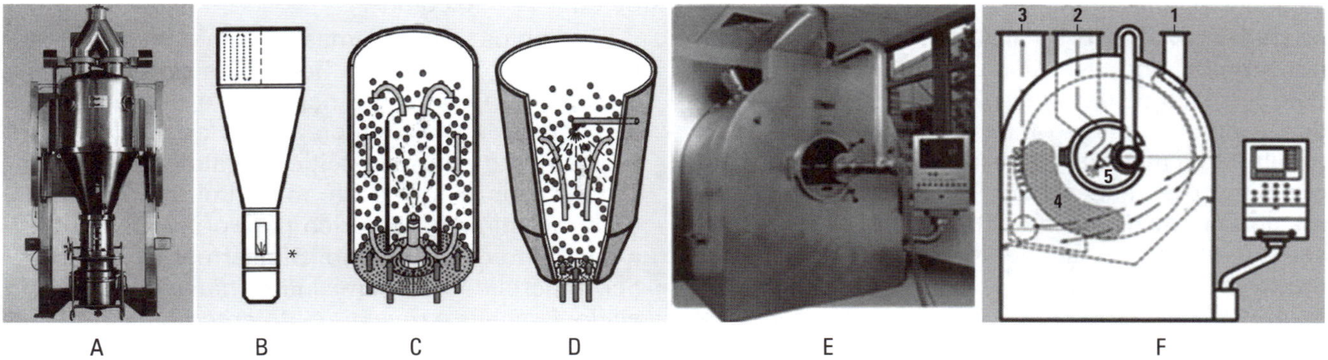

Figura 18.6. (A) Leito fluidizado revestidor de multiparticulados; (B) esquema do leito fluidizado (* localização dos sistemas C ou D); (C) destaque do sistema *bottom spray*; (D) destaque do sistema *top spray*; (E) visão geral da revestidora de comprimidos com leito perfurado; (F) visão esquemática do processo de revestimento em E (1 – duto de entrada de ar (modo de revestimento por filme); 2 – duto de entrada de ar (modo de revestimento por açúcar); 3 – duto de saída de ar; 4 – leito do produto; 5 – bico de pulverização).

Fonte: Cortesia de Glatt.

desejáveis, como nos casos dos contraceptivos e repositores hormonais de estradiol e testosterona, respectivamente. A ação farmacológica prolonga-se, geralmente por semanas, meses ou anos, o que resulta em mais conforto para o paciente, evitando a administração frequente de medicamentos orais ou injetáveis. Em contrapartida, a implantação parenteral por procedimento cirúrgico só pode ser feita por profissional médico e os implantes não degradáveis precisam de outra cirurgia para sua remoção.

A ação farmacológica pode ser sistêmica ou preferencialmente local, quando implantada em um local específico, por exemplo, na aplicação das pastilhas (*wafers*) de carmustina (Gliadel®) após a ressecção de tumores cerebrais, seja para minimizar os efeitos adversos sistêmicos, seja porque o local é de difícil acesso. Os biofilmes formados a partir de infecções que ocorrem em implantes ortopédicos requerem concentrações de antibióticos muito maiores do que sua concentração inibitória sistêmica. Os antibióticos podem ser carreados através de pérolas ou hastes cimentadas de polimetilmetacrilato (PMMA) não degradáveis, que devem ser retiradas após a depleção do antibiótico, ou por meio de implante de osso artificial biodegradável de sulfato de cálcio, carreador do antibiótico, configurando-se uma alternativa mais conveniente, pois não precisa de nova cirurgia para ser retirada.

O implante contraceptivo subdérmico contendo o hormônio feminino sintético etonogestrel (Implanon®) consiste basicamente de um bastão de polímero flexível de 4 cm de comprimento e 2 mm de diâmetro que contém 68 mg do hormônio disperso em uma matriz polimérica de copolímero de etileno acetato de vinila (reservatório), recoberto por uma camada de difusão do mesmo polímero. É efetivo na prevenção da gravidez por pelo menos 3 anos. Um sistema similar é observado nos anéis vaginais (Nuvaring®) e nos dispositivos intrauterinos em formato de T (DIU) (Mirena®), compostos por túbulos, onde a região central está preenchida pelo fármaco disperso em veículo líquido ou plástico e difunde para o exterior através da parede tubular. Os materiais utilizados são, geralmente, copolímero etileno acetato de vinila ou elastômeros de silicone (Quadro 18.1). O anel vaginal precisa ser substituído mensalmente e o DIU, após, aproximadamente, 5 anos.

Implantes poliméricos sob a forma de microesferas, minibastonetes, hidrogéis de quitosana, filmes flexíveis, nanoparticulas, para liberação controlada de fármacos anticâncer para terapia local, redução da dose mínima eficaz e dos efeitos colaterais em comparação à dose sistêmica padrão são as vantagens apontadas.

Sistemas liberação retardada (*delayed-release*)

Cápsulas, comprimidos, *pellets* ou grânulos podem ser revestidos por uma membrana polimérica insolúvel no pH gástrico, mas solúvel ou desintegrável no pH intestinal, onde todo o conteúdo é liberado após dissolução ou desintegração do filme (Figura 18.4B). Esse tipo de revestimento é denominado entérico ou gastrorresistente, e seu objetivo é proteger a mucosa gástrica, proteger fármacos sensíveis à degradação ou alteração física no meio ácido do estômago e liberar o fármaco no trato intestinal. Resinas de troca aniônica também podem proteger o fármaco e retardar a liberação.

Sistemas multiparticulados são retidos por mais tempo no cólon, propriedade que pode ser aproveitada para liberar um fármaco nesse segmento. Os sistemas de liberação colônica previnem a liberação do fármaco no intestino delgado, empregando um mecanismo de ativação com base no pH, no tempo e no trânsito intestinal, na degradação bacteriana no cólon ou de suas combinações. Em geral, emprega-se um revestimento entérico que começa a dissolver e liberar o fármaco no segmento terminal do íleo, por volta de pH 7, e no cólon, proporcionando efeito predominantemente local. A liberação, entretanto, pode ser afetada por flutuações do próprio pH do cólon, que varia de 5,5 a 8, e pelo tempo de TGI que, muitas vezes, varia em função da própria doença. Exemplos incluem a mesalazina (Asacol®, ácido 5-amino-salicílico) e a budesonida (Entocort®) empregados no tratamento da colite ulcerativa e da doença de Crohn, respectivamente. A incorporação de material biodegradável pela microbiota do cólon no revestimento entérico, como amilose cristalina, pectina e quitosana, constitui outro mecanismo que fornece maior especificidade e tem grande interesse na liberação e no tratamento de doenças do cólon.

Exemplos de sistemas de liberação retardada são os inibidores da bomba de prótons no estômago, tais como o omeprazol, o pantoprazol, o lansoprazol e o esomeprazol, os quais degradam rapidamente em meio ácido. Geralmente, são produzidos sob a forma de comprimidos ou *pellets*, com revestimento entérico para proteção contra o meio ácido do estômago. Similarmente, o antibiótico macrolídeo eritromicina é inativado em meio ácido. Drágeas e revestimento entérico de *pellets* e comprimidos são empregados para prevenir a degradação da base no estômago. Os pró-fármacos, cefuroxima axetil e cefpodoxima proxetil, formam uma massa gelatinosa no meio ácido do estômago, o que reduz sua absorção no intestino e, portanto, precisam ser revestidos.

Sistemas de troca iônica

Resinas de troca iônica são materiais poliméricos que contêm grupos funcionais ácidos, com cargas negativas, ou básicos, com cargas positivas. Essas matrizes adsorvem ou formam complexos com íons de carga oposta em função de atrações eletrostáticas, assim, dividem-se em trocadores aniônicos (resinas catiônicas) e catiônicos (resinas aniônicas). Os trocadores aniônicos carregam grupos de amônio, secundários ($R{-}NH_2^+{-}CH_3$), terciários ($R{-}N^+{-}(CH_3)_2$ ou quaternários ($R{-}N^+{-}(CH_3)_3$), que se complexam com compostos com cargas negativas, contendo, por exemplo, o íon carboxilato (R–COO). Os trocadores catiônicos carregam grupos aniônicos, tais como o íon sulfonato $R{-}SO_3^-$ e o carboxilato ($R{-}COO^-$), complexando-se com compostos com cargas positivas. As resinas de troca iônica podem ser utilizadas para aumentar a solubilidade de fármacos pouco solúveis (ibuprofeno, atorvastatina), mascarar o sabor desagradável do fármaco, o que facilita a formulação de líquidos orais, estabilizar quimicamente o fármaco (vitamina B12, nicotina) e prolongar a sua liberação.

Um trocador aniônico é a resina do copolímero catiônico de estireno e divinilbenzeno (colestiramina) que complexa o diclofenaco, anti-inflamatório com um grupo carboxílico derivado do ácido benzeno acético, formando o diclofenaco resinato. Neutralização do gosto amargo, proteção da mucosa gástrica, melhor absorção, efeito de liberação inicial rápida, seguida por uma liberação lenta e gradual no intestino, adequado para administração retal, são algumas vantagens descritas.

O betaxolol é um bloqueador dos receptores β1-adrenérgicos, que é empregado como anti-hipertensivo e para reduzir a pressão intraocular no tratamento do glaucoma. Possui um grupo de amônio secundário, que em meio ácido, pode protonar-se, originando uma carga positiva e podendo formar um complexo com uma resina aniônica.

Na Figura 18.7 estão representadas as reações de dissociação do diclofenaco, complexado com uma resina catiônica do copolímero de estireno-divinilbenzeno. A dissociação é reversível, mas o equilíbrio é deslocado para a direita, no sentido da dissociação, à medida que o fármaco vai sendo liberado e absorvido no intestino.

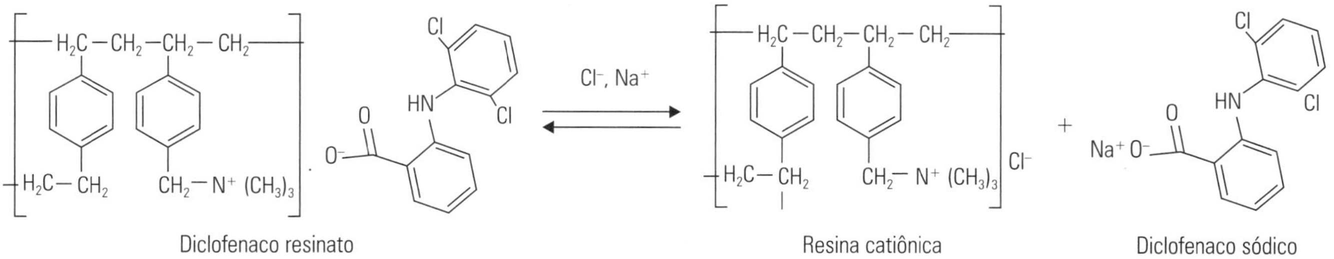

Figura 18.7. Reações de equilíbrio complexo do copolímero estireno-divinilbenzeno catiônico-diclofenaco, resina de amônio quaternário e diclofenaco sódico.

Quadro 18.1
Polímeros empregados para revestimento ou obtenção de matrizes para formas de liberação controlada.

Polímero	*Produtos comerciais (exemplos)*	*Usos*
Etilcelulose (EC)	Ethocell™ (Dow) Aquarius™ Control ECD (Ashland) Aqualon™ (Ashland) Surelease™ (Colorcon) Opadry™ EC (Colorcon) Aquacoat®ECD (Colorcon)	Revestimento e matriz para comprimidos, *pellets*, grânulos; insolúvel em meio gástrico e intestinal, independente do pH. Empregado como membrana de difusão e em matrizes de liberação prolongada.
Acetoftalato de celulose	Aquacoat®CPD (Dupont)	Revestimento entérico (gastrorresistente); solúvel em pH ≥ 6.
Acetato de celulose	Opadry™ CA (Colorcon)	Revestimento semipermeável para sistemas osmóticos; insolúvel em meio gástrico e intestinal.
Ftalato de hipromelose (HPMC-P)	Opadry™ Enteric (Colorcon)	Revestimento entérico; solúvel em pH ≥ 5,5.

Continua

Continuação

Quadro 18.1
Polímeros empregados para revestimento ou obtenção de matrizes para formas de liberação controlada.

Polímero	*Produtos comerciais (exemplos)*	*Usos*
Acetossuccinato de hipromelose (HPMCAS)	Aquasolve™ (Ashland)	Revestimento entérico; solúvel em pH ≥ 5,5.
Hidroximetilpropilcelulose (HPMC)	Methocel™ K Premium (HPMC) (Dow)	Polímeros hidrofílicos de alto peso molecular derivados da celulose, formadores de géis em matrizes de liberação prolongada; derivados de baixo peso molecular, empregados como plastificantes e modificadores da permeabilidade de filmes e matrizes.
Hidroxipropilcelulose (HPC)	Klucel™ (HPC) (Ashland)	
Carboximetilcelulose (CMC)	Aqualon™ (CMC)	
Metilcelulose (MC)	Methocel® A (Dow)	
Alginato de sódio, Alginato de propilenoglicol	Kelcoloid™, Kelset®NF (FMC BioPolymer)	Formadores de géis em matrizes de liberação prolongada.
Poloxâmeros	Poliox™ (Dow)	Formadores de géis em matrizes de liberação prolongada, polímero hidrofílico em reservatórios osmóticos.
Acetato de polivinila (PVAc)	Kollicoat® SR e SR 30D, (BASF)	Revestimento insolúvel semipermeável independente do pH para liberação prolongada.
	Kollidon® SR e SR 30D (BASF)	Polímero insolúvel, independente do pH, para obtenção de matrizes de liberação prolongada.
Acetoftalato de polivinila (PVAP)	Opadry® Enteric (Colorcon) Sureteric® (Colorcon)	Revestimento entérico; solúvel em pH ≥ 5.
Poli(ácido metacrílico-co-etilacrilato)	Aquarius™ Control ENA (Ashland), Kollicoat® MAE DP (BASF), Kollicoat® MAE 100P (pó) (BASF), Eudragit® L 30D-55 (Evonik)	Revestimento entérico; solúvel em pH ≥ 5,5.
Poli(etilacrilato-co-metilmetacrilato)	Kollicoat® EMM 30D (BASF), Eudragit® NE 30D/NE 40D/NM 30D (Evonik). Dispersões aquosas	Polímero insolúvel, permeabilidade independente do pH, usado para liberação controlada por difusão em matrizes e filmes.
Poli(ácido metacrílico-co-metilmetacrilato-co-metilacrilato)	Eudragit® L 100-55, Acryl® EZE MP (Colorcon), Eudragit® L 100, Eudragit® L 12,5, Opadry® Enteric	Revestimento entérico, solúvel em pH ≥ 6.
	Eudragit® S 100, Eudragit® S 12,5,	Revestimento entérico; solúvel em pH ≥ 7.
Poli(ácido metacrílico-co-metilmetacrilato)	Eudragit® FS 30D. Dispersão aquosa	Revestimento entérico; solúvel em pH ≥ 7.
Poli(etilacrilato-co-metilmetacrilato-co-cloreto de trimetilamônioetilmetacrilato)	Eudragit® RL 100, RL 12,5, RL 30 D (aquoso) Eudragit® RS 100, RS 12,5, RS 30 D (aquoso)	Polímero insolúvel, permeabilidade independente do pH, usado para liberação controlada por difusão em matrizes e filmes.

Dow (Dow Chemical Co., Midland, MI, Estados Unidos); Ashland (Ashland Inc., Covington, KY, Estados Unidos); BASF (BASF SE, Ludwigshafen am Rhein, Alemanha); Colorcon (Colorcon Inc., Harleysville, PA, Estados Unidos); Evonik (Evonik Industries AG, Essen, Alemanha); Dupont (DowDupont, Midland, MI, Estados Unidos); FMC Biopolymer (FMC Co., Filadélfia, PA, Estados Unidos).

Quadro 18.2
Exemplos de medicamentos de liberação modificada.

Fármaco	*Forma farmacêutica*	*Descrição e mecanismo de liberação*	*Produtos, patentes, referências*
Acetaminofeno	Comprimido	Matriz de erosão, difusão e dissolução hidrofílica de HPMC.	RADEBAUGH et al., 1989.
Acetato de leuprorrelina	Implante	Suspensão injetável intramuscular. Microesferas poliméricas biodegradáveis de gelatina, copolímero de ácido D-lático e ácido glicólico.	Lupron® Depot
Carbonato de lítio	Comprimido	Matriz de erosão, difusão e dissolução hidrofílica de CMC.	Carbolitium®
Carmustina	Implante	Discos poliméricos biodegradáveis implantados no local de tumores cerebrais ressecionados.	WOLINSKY et al., 2012.
Cefaclor/cefalexina	Comprimido	Matriz de erosão, difusão e dissolução hidrofílica de HPMC com revestimento entérico.	OREN e SEIDLER, 1990.

Continua

Continuação

Quadro 18.2
Exemplos de medicamentos de liberação modificada.

Fármaco	*Forma farmacêutica*	*Descrição e mecanismo de liberação*	*Produtos, patentes, referências*
Cloridrato de bupropiona	Comprimido	Sistema osmótico.	BAKER e BROOKE, 1987.
Cloridrato de diltiazem	Cápsula	Matrizes esféricas (*pellets*) de difusão controlada por membrana.	DEBOECK e BAUDIER, 1996.
Cloridratos de cetirizina e pseudoefedrina	Comprimido	Matriz de difusão por membrana, dupla camada: cetirizina presente na camada externa de liberação rápida; liberação de pseudoefedrina presente no núcleo controlado por membrana.	JOHNSON et al., 2001.
Diclofenaco resinato	Suspensão	Resina de troca aniônica – complexo de diclofenaco com colestiramina.	KANNA, 1985.
Etonogestrel Etinilestradiol	Implante	Anel vaginal de copolímero de etileno vinil acetato e estearato de magnésio.	Nuvaring®
Etonogestrel	Implante	Implante subcutâneo na forma de bastonete, contendo copolímero de etileno vinil acetato.	Implanon®
Levonorgestrel	Implante	DIU (dispositivo intrauterino) cilindro de elastômero de polidimetilsiloxano, estrutura em forma de T, fios de remoção.	Mirena®
Maleato de dexclorfeniramina	Drágea	Liberação retardada com ação prolongada. Maleato de dexclorfeniramina distribuído em duas partes: camada externa de liberação rápida e no núcleo para prolongamento e manutenção da ação.	Polaramine Repetabs®
Nicotina	Goma de mascar	Resina de troca catiônica de copolímero do polivinilbenzeno e ácido metacrílico.	Nicorette®
Nifedipina	Comprimido	Sistema osmótico.	GRUNDY et al., 1996.
Omeprazol	Cápsula	Liberação retardada; *pellets* revestidos com uma camada interna de omeprazol, camada protetora intermediária mais um revestimento gastrorresistente.	KURT et al., 1988.
Succinato de metoprolol	Comprimido	Comprimidos contendo pellets revestidos com camada de difusão de etilcelulose.	SANDBERG et al., 1990.
Teofilina	Comprimido	Matriz de difusão insolúvel de etilcelulose.	UKIGAYA e OGAWA, 1987.

Pró-fármacos

Fármacos associados ou modificados quimicamente, ativados por biotransformação, por mecanismos enzimáticos ou químicos, são denominados pró-fármacos. Essa associação ou modificação molecular persegue diferentes objetivos, tais como: aumento da taxa de absorção, direcionar para um sítio de ação específico, diminuir sua eliminação, prolongar sua ação, aumentar a estabilidade no TGI, mascarar o sabor e reduzir a toxicidade, entre outros. Ésteres insolúveis da eritromicina na forma de estearato e estolato são resistentes ao meio ácido. Os ésteres são absorvidos e hidrolisados no plasma, liberando a eritromicina base ativa. A penicilina G benzatina, é uma associação de duas moléculas: a penicilina G; e a N,N'-dibenziletano-1,2-diamina (benzatina). O composto injetado no músculo forma um depósito que é hidrolisado lentamente à penicilina G, fornecendo níveis séricos baixos, porém muito mais prolongados.

Seleção do fármaco

Um sistema de liberação prolongada não é aplicável a todos os fármacos. O primeiro passo antes do início do desenvolvimento é avaliar se o fármaco possui características físico-químicas e farmacológicas adequadas para esse tipo de formulação. Algumas propriedades relevantes são descritas a seguir:

Meia-vida ($t_{1/2}$) plasmática

Uma meia-vida plasmática curta obriga administração oral diária de várias doses do medicamento, em geral, de duas a quatro, para manter níveis plasmáticos no intervalo de concentração terapêutica. Os picos de concentração geralmente são relacionados a efeitos adversos mais frequentes e intensos. Na Figura 18.1, a forma convencional do metoprolol é administrada duas vezes ao dia. As vantagens do comprimido de liberação prolongada

(CR/ZOK) administrado uma vez ao dia são evidenciadas ao manter uma concentração plasmática sustentada, eliminando os picos de concentração, diminuindo a frequência das doses e proporcionando conforto e segurança ao paciente.

Dosagem

Em um sistema de liberação prolongada, a dosagem do fármaco precisa ser aumentada na proporção que substitua as doses da forma convencional. No exemplo da Figura 18.1, a dosagem do metoprolol é o dobro no CR/ZOK; a dose do maleato de dexclorfeniramina no Polaramine® Repetabs é três vezes maior. Uma dosagem de 500 mg de um fármaco administrado três a quatro vezes ao dia resultaria em comprimidos de mais de 2 g incluindo os excipientes, resultando em formas volumosas difíceis de engolir. Consequentemente, o sistema de controle da liberação precisa ser fácil de administrar e seguro para evitar a liberação repentina do fármaco (*dose dumping*) e seus efeitos tóxicos.

Absorção

Uma liberação contínua (ou repetida) e prolongada implica que o fármaco precisa ser bem absorvido ao longo do TGI, o que pode se prolongar por até 24 horas. Um fármaco pode ser bem absorvido no intestino delgado, geralmente, duodeno e jejuno, mas sua absorção é menor, variável ou imprevisível no intestino grosso. A absorção precisa ser proporcional à dose administrada e regular ao longo do TGI. Todavia, em vários casos, é feito um controle parcial de 3 a 4 horas, pelo período que o sistema permanece na região de absorção do fármaco no intestino delgado. Amoxicilina, cefalexina e cefaclor são geralmente bem absorvidos no duodeno e no jejuno, mas pouco ou irregularmente absorvidos nas porções distais e no cólon, portanto, não seriam adequados para um sistema de liberação prolongada que abrangesse todo o TGI. Um controle da liberação por 3 a 4 horas pode ser suficiente para reduzir a frequência de administração de três para duas vezes ao dia sem comprometer a absorção.

Estabilidade ao pH, às enzimas e à microbiota

A contínua exposição do fármaco ao meio aquoso, pHs variáveis (ácido no estômago, ácido e básico no intestino), enzimas e microbiota intestinal, podem influenciar na sua estabilidade química ao longo do TGI. Penicilinas e ácido acetilsalicílico são exemplos de fármacos muito sensíveis à hidrólise em meio aquoso.

Biodisponibilidade

Uma biodisponibilidade de pelo menos 50% é desejável, sendo indicativa de uma boa absorção e distribuição do fármaco no organismo, o que, por sua vez, ajuda a atingir concentrações plasmáticas terapêuticas regulares. Biodisponibilidades reduzidas indicam baixa absorção, rápido metabolismo pré-sistêmico e/ou eliminação do organismo. A biodisponibilidade sofre redução adicional nas formas de liberação prolongada em virtude da menor quantidade de fármaco presente nos sítios de absorção, o que pode comprometer sua eficácia. A classificação biofarmacêutica[1], adotada pela FDA dos Estados Unidos e ICH na Europa, ajuda a identificar os fármacos de acordo com a solubilidade e a permeabilidade na mucosa intestinal. Os fármacos de alta permeabilidade das Classes I e II, geralmente, apresentam biodisponibilidade acima de 50%. A baixa permeabilidade restringe a aplicação dos fármacos das Classes III e IV.

Metabolismo pré-sistêmico

Muitos fármacos sofrem intenso metabolismo hepático de primeira passagem (p. ex., estatinas), o que inviabiliza um sistema de liberação prolongada. Quando a velocidade de liberação é reduzida, a quantidade absorvida na unidade de tempo é menor e o fígado "ganha mais tempo" para metabolizar o fármaco.

Correlação entre as concentrações plasmáticas e os efeitos terapêuticos

A absorção e a resposta farmacológica precisam ser proporcionais à dose administrada. Um intervalo de concentração plasmática terapêutica ampla é desejável. Fármacos com baixo índice terapêutico representam um maior risco no caso de uma liberação repentina (*dose dumping*), o que não descarta sua formulação. O carbonato de lítio, um fármaco com baixo índice terapêutico, existe na forma de liberação controlada.

Solubilidade

Um pré-requisito para a absorção de uma substância por via oral é sua dissolução nos fluidos do TGI, que, em muitos casos, é a fase limitante do processo de absorção. Nos sistemas matriciais e reservatórios, o fármaco precisa primeiramente ser dissolvido e liberado por difusão através de uma membrana ou diretamente da matriz. Um fármaco pouco solúvel pode ser formulado em sistemas de dissolução e sistemas osmóticos desde que seja bem absorvido.

[1] Ver também Capítulo 13 – Formas Farmacêuticas Sólidas.

Bibliografia

- ANSEL, H.C., POPOVICH, N.G., ALEN, L.V. Formas farmacêuticas e sistemas de liberação de fármacos. São Paulo: Premier, 2000.
- ASHLAND Pharma Overview. Disponível em: <https://www.ashland.com/file_source/Ashland/Industries/ Pharmaceutical/PHA17-1001.1_Pharma_Overview.pdf>. Acesso em: 5 ago. 2019.
- BAK, A.; ASHFORD, M.; BRAYDEN, D.J. Local delivery of macromolecules to treat diseases associated with the colon. *Adv. Drug Deliv. Rev.*, v. 136-137 p. 2-27, 2018.
- BAKER, R.W.; BROOKE, J.W. Pharmaceutical delivery system. US Patent 4,687,660, 1987.
- BANERJEE, P.S.; ROBINSON, J.R. Novel drug delivery systems. An overview of their impact on clinical pharmacokinetics studies. *Clin. Pharmacokinet.*, v. 20, n. 1, p. 1-14, 1991.
- BARR, W.H.; ZOLA, E.M.; CANDLER, E.L. et al. Differential absorption of amoxicillin from the human small and large intestine. *Clin Pharmacol. Ther.*, v. 56, n. 3, p. 279-85, 1994.
- BECK, R.L., POPE, V.Z. Controlled-Release Delivery Systems for Hormones. *Drugs*, v. 27, p. 528-547, 1984.
- BÜHLER, V. Pharmaceutical Technology of BASF Excipients. 3. ed. BASF, 2008, 164p.
- CAPLIN, J.D.; GARCIA, A.J. Implantable antimicrobial biomaterials for local drug delivery in bone infection models. *Acta Biomaterialia*, v. 93, p. 2-11, 2019.
- CARBOLITIUM. Disponível em: <http://www.anvisa.gov.br/datavisa/fila_bula/frmVisualizarBula.asp? pNuTransacao=23479522016&pIdAnexo=3927093>. Acesso em: 24 set. 2019.
- CARTER, P.; NARASIMHAN, B.; WANG, Q. Biocompatible nanoparticles and vesicular systems in transdermal drug delivery for various skin diseases. *Int. J. Pharm.* v. 555, p. 49-62, 2019.
- CHOI, Y.L.; HAN, H.K. Nanomedicines: current status and future perspectives in aspect of drug delivery and pharmacokinetics. *J. Pharm. Investigation*, v. 48, p. 43-60, 2018.
- COLORCON Coating for sustained release dosage Forms. Disponível em: <https://www.colorcon.com/products-formulation/all-products/film-coatings/sustained-release>. Acesso em: 31 jul. 2019.
- COLORCON Enteric release coatings. Disponível em: <https://www.colorcon.com/products-formulation/all-products/film-coatings/enteric-release>. Acesso em: 9 set. 2019.
- DEBOECK, A.M.; BAUDIER, P.R. *Extended release form of diltiazem.* US Patent 5, 529, 791, 1996.
- DING, X.; ALANI, A.W.G.; ROBINSON, J.R. Extended-Release and Targeted Drug Delivery Systems. In: *Remington The Science and Practice of Pharmacy.* 21. ed. Baltimore: Lippincott, 2006.
- DÜRIG, T.; HARCUN, W.W.; KINSEY, B.R. et al. Water-soluble cellulose ethers as release modulators for ethylcelullose coatings on multiparticulate. Disponível em: <https://www.ashland.com/file_source/Ashland/Product/Documents/Pharmaceutical_1/PTR_036_Aqualon_EC_Water_Soluble_Cellulose_Ethers.pdf>. Acesso em: 25 jul. 2019.
- ENTERIC Coating – Colorcon®. Disponível em: <https://www.colorcon.com/products-formulation/all-products/film-coatings/enteric-release>. Acesso em: 31 jul. 2019.
- EUDRAGIT®. Disponível em: <http://www.rofarma.com/allegati/97.pdf>. Acesso em: 21 jul. 2019.
- EUROPEAN Medicines Agency (EMA). Guideline on quality of oral modified release products. *CHMP*, 16p. 2014.
- FELTON, L.A. (ed.) *Aqueous polymeric coatings for pharmaceutical dosage forms.* 4. ed. Boca Raton: CRC, 2017, 392p.
- FROHOFF-HULSMANN, M.A.; SCHMITZ, A.; LIPPOLD, B. Aqueous ethyl cellulose dispersions containing plasticizers of different water solubility and hydroxypropyl methylcellulose as coating materials for diffusion pellets. I. Drug release from coated pellets. *Int. J. Pharm.,* v. 177, p. 69-82, 1999.
- FURP–BENZILPENICILINA BENZATINA_PO SUS INJ. Disponível em: <http://www.furp.sp.gov.br/produtos/busca.aspx>. Acesso em: 21 out. 2019.
- GRUNDY, J.S.; FOSTER, R.T. The Nifedipine gastrointestinal therapeutic system (GITS). Evaluation of pharmaceutical, pharmacokinetics and pharmacological properties. *Clin. Pharmacokinet.* v. 30, n. 1, p. 28-51, 1996.
- HEITZMANN, L.G.; BATTISTI, R.; RODRIGUES, A.F. et al. Osteomielite crônica pós-operatória nos ossos longos – O que sabemos e como conduzir esse problema? Disponível em: <https://doi.org/10.1016/j.rbo.2017.12.013>. Acesso em: 25 out. 2019.
- IMPLANON® (etonogestrel implant) 68 mg. Disponível em: <https://www.accessdata.fda.gov/drugsatfda_docs/nda/2006/021529s000_MedR_P1.pdf>. Acesso em: 20 set. 2019.
- JOHNSON, B.A.; KORSMEYER, R.W.; OKSANEN, C.A. Combination dosage form comprising cetirizine and psudoefedrine. US Patent 6,171,618 B1, 2001.
- KANNA, S.C. *Resinate of substituted carboxylic acid, the preparation and use thereof, and pharmaceutical compositions containing it.* US Patent 4, 510, 128, 1985.
- KEFAYAT, A.; VAEZIFAR, S. Biodegradable and injectable hydrogels as an immunosuppressive drug delivery system. *Int. J. Biological Macromolecules*, v. 136, p. 48-56, 2019.
- KSHIRSAGAR, R.S.; DEVARAJAN, S.K.; JINDAL, K.C. *Sustained-release pharmaceutical composition.* Patent WO 2004/019901 A2, 2003.
- LORDI, N.G. Sustained release dosage forms. In: *The theory and practice of industrial pharmacy.* 3. ed. Philadelphia: Lea &Febiger, 1986, p. 430-456.
- LOVGREN, K.I.; PILBRANT, A.G.; YASUMURA, M. et al. New pharmaceutical preparation for oral use. US Patent 4, 786, 505, 1988.
- LUBRIZOL, Pharmaceutical Bulletin 31. Formulating Controlled Release Tablets and Capsules with Carbopol®* Polymers. Disponível em: <https://www.lubrizol.com/-/media/Lubrizol/Life-Sciences/Documents/Literature/ Bulletin/Bulletin-31—Formulating-Controlled-Release-Tablets-and-Capsules-with-Carbopol.pdf>. Acesso em: 6 ago. 2019.
- LUPRON depot. Disponível em: <http://www.anvisa.gov.br/datavisa/fila_bula/frmVisualizarBula.asp? pNuTransacao=10580442015&pIdAnexo=2981354>. Acesso em 16/09/2019.
- MAARSCHALK, K.V.V.; VROMANS, H.; BOLHUIS, G.K., LERK, C.F. Influence of plasticizers on tableting properties of polymers. *Drug Dev. Ind. Pharm.*, v. 24, n. 3, p. 261-268, 1998.
- MAEKAWA, H.; TAKAGISHI, Y.; KATO, H., Long acting preparation of cefalexin for effective treatment of bacterial infection sensitive to cefalexin. US Patent 4,250,166, 1981.
- MARONI, A.; DEL CURTO, M.D.; ZEMA, L. et al. Film coatings for oral colon delivery. *Int. J. Pharm.* v. 457, p. 372-394, 2013.
- MCKEE, M.D.; LI-BLAND, E.A.; WILD, L.M.; SCHEMITSCH, E.H. A prospective, randomized clinical trial comparing an antibiotic-impregnated bioabsorbable bone substitute with standard antibiotic-impregnated cement beads in the treatment of chronic osteomyelitis and infected nonunion. *J. Orthop. Trauma.*, v. 24, n. 8, p. 483-490, 2010.
- MIRENA®. Disponível em: <http://www.anvisa.gov.br/datavisa/fila_bula/frmVisualizarBula.asp?pNuTransacao=18774942017&pIdAnexo=9283079>. Acesso em: 24 set. 2019.

- NICORETTE. Disponível em: <https://www.jnjbrasil.com.br/nicorette/desafio-da-primeira-semana>. Acesso em: 4 set. 2019.
- NUVARING®. Disponível em: <http://www.anvisa.gov.br/datavisa/fila_bula/frmVisualizarBula.asp?pNuTransacao=3859492013&pIdAnexo=1612850>. Acesso em: 24 set. 2019.
- OREN, P.L.; SEIDLER, M.K. *Sustained release matrix.* US Patent 4,968,508, 1990.
- PARISE FILHO, R.; POLLI, M.C.; BARBERATO FILHO, S. et al. Prodrugs available on the brazilian pharmaceutical market and their corresponding bioactivaction pathways. *Brazilian J. Pharm. Sci.*, v. 46, n. 3, p. 393-420, 2010.
- PARK, K. The Controlled Drug Delivery Systems: Past Forward and Future Back. *J. Control. Release.*, v. 190, p. 3-8, 2014.
- PILLAI, G. Nanomedicines for Cancer Therapy: An Update of FDA Approved and Those under Various Stages of Development. *SOJ Pharm. Pharm. Sci.*, v. 1, n. 2, 13 p., 2014.
- Polaramine® – Comprimido revestido, drágeas repetabs, solução, solução gotas e creme – Bula para o profissional da saúde. Disponível em: <http://www.anvisa.gov.br/datavisa/fila_bula/frmVisualizarBula.asp?pNuTransacao=1780772018&pIdAnexo=10477083>. Acesso em: 24 set. 2019.
- RADEBAUGH, G.W.; MURTHA, J.L.; GLINECKE, R. *Oral sustained release acetaminophen formulation and process.* US Patent 4,820,522, 1989.
- RANADE, V.V. Drug delivery systems 5A. Oral drug delivery. *J. Clin. Pharmacol.*, v. 31, p. 2-16, 1991.
- ROWE, R.C.; SHEKEY, P.J.; QUINN, M.E. editors. Handbook of pharmaceutical excipients. 9. ed. Chicago: PhP&APhA, 2009.
- SANDBERG, A.; ABRAHAMSSON, B.; REGÅRDH, C-G. et al. Pharmacokinetic and biopharmaceutic aspects of once daily treatment with metoprolol CR/ZOK: A review article. *J. Clin. Pharmacol.*, v. 30 (Suppl.), p. S2-S16, 1990.
- SEITZ, J.A.; METHA, P.S.; YEAGER, J.A. *Tablet Coating.* The theory and practice of industrial pharmacy. 3. ed. Philadelphia: Lea&Febiger,1986.
- UKIGAYA, T.; OGAWA, K. *Sustained release pharmaceutical tablet of theophylline and production process thereof.* US Patent 4,692,337, 1987.
- UNITED States Pharmacopoeia. Nomenclature Guidelines (Effective Day 10/31/2016). Disponível em: https://www.usp.org/sites/default/files/usp/document/about/expert-volunteers/expert-committees/nomenclature-guideline.pdf. Acesso em: 24 set. 2019.
- VALS, N.R.M. Desenvolvimento e avaliação *in vitro* de comprimidos de liberação controlada de tartarato de metoprolol (tese de doutorado). São Paulo: Faculdade de Ciências Farmacêuticas da Universidade de São Paulo, 2000, 170p.
- WEISSER, J.R.; SALTZMAN, W.M. Controlled release for local delivery of drugs: barriers and models. *J. Control. Release*, v. 190, p.664-673, 2014.
- WOLINSKY, J.B.; COLSON, Y.L.; GRISNTAFF, M.W. Local drug delivery strategies for cancer treatment: Gels, nanoparticles, polymeric films, rods, and wafers. *J. Control. Release*, v. 159, p. 14-26, 2012.
- WONG, P.S.L.; PHARRIS, B.B. Delivery system with mated members for storing an releasing a pluraty of beneficial agents. US Patent 4,237,885, 1980.

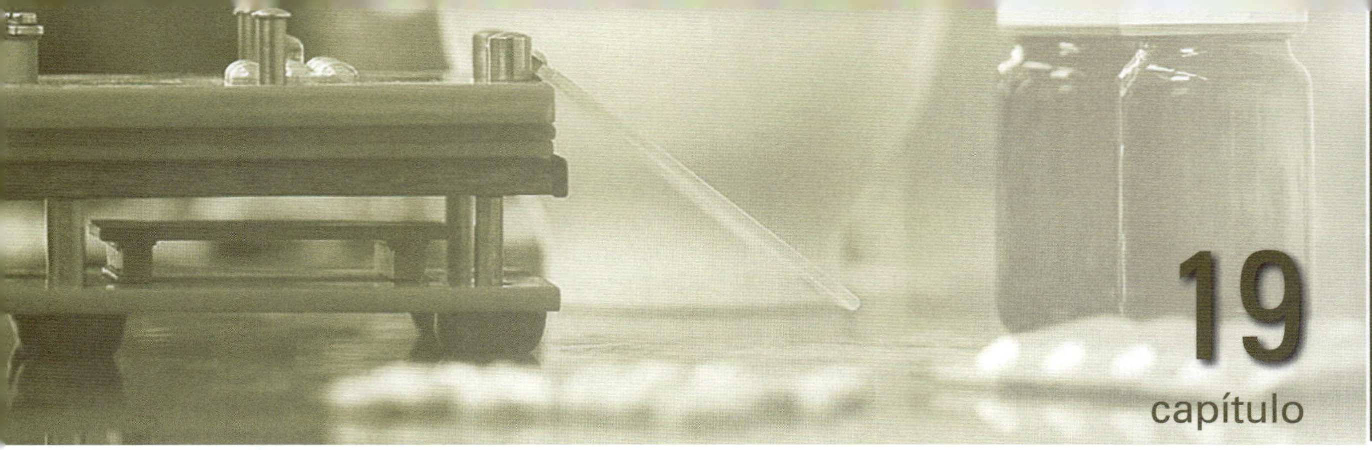

19

capítulo

Sistemas de Liberação Transdérmica de Fármacos

Renata Fonseca Vianna Lopez • Camila Nunes Lemos • Luciana Facco Dalmolin

Introdução

Maior órgão do corpo humano e exposta ao meio externo, a pele é certamente um local passível para a administração de fármacos. Essa administração pode visar ação local, tópica, do fármaco ou ação sistêmica.

A administração de um fármaco na pele visando sua ação local requer formulações que o auxiliem a penetrar na pele e ali permanecer. Já a ação sistêmica requer que o fármaco atravesse todas as camadas da pele, com mínima interação com ela.

Assim, pela via de administração transdérmica, o fármaco deve permear a pele e não apenas penetrá-la, para que possa atingir a circulação e ter efeito sistêmico.

Para manter a concentração terapêutica do fármaco administrado transdermicamente constante na circulação sanguínea é necessário desenvolver sistemas de liberação transdérmica (em inglês, *transdermal delivery systems*). Esses sistemas possibilitam o transporte do fármaco através da pele para a circulação sanguínea a uma velocidade de liberação constante, por longos períodos.

O mercado global de sistemas de liberação transdérmica de fármacos movimenta mais de 5 bilhões de dólares por ano atualmente e representa a forma de administração de medicamentos visando a ação sistêmica mais bem-sucedida depois da via oral e da intravenosa.

A via transdérmica apresenta várias vantagens frente a outras vias convencionais de administração de fármacos: a manutenção dos níveis sanguíneos do fármaco dentro da faixa terapêutica desejada, por longos períodos, com apenas uma administração; a redução ou até mesmo a eliminação de efeitos adversos em virtude, principalmente, da ausência de flutuações da concentração plasmática e do escape do metabolismo pré-sistêmico; o aumento da biodisponibilidade; a alta adesão do paciente ao tratamento, em especial em razão da redução da frequência de administração; e a possibilidade de intervenção contínua, ou seja, em decorrência da acessibilidade do sistema transdérmico, não invasivo, que pode ser facilmente removido e substituído sem a necessidade de um especialista para tanto.

Sendo assim, a via transdérmica é uma alternativa interessante à via oral, para a administração de fármacos que são degradados rapidamente no ambiente estomacal ou que causam grande desconforto gastrintestinal, e à via intravenosa, para o tratamento de pacientes inconscientes ou que têm fobia de agulhas e que não aderem adequadamente ao tratamento.

Em contrapartida, um dos principais problemas a serem contornados na administração transdérmica de fármacos é a anatomia da pele, já que o fármaco, para ser eficaz, precisa atravessar todas as suas camadas e atingir a circulação sistêmica em doses terapêuticas.

A pele evoluiu para estabelecer uma barreira protetora contra a entrada de agentes externos e a perda de água e outras substâncias, o que significa que naturalmente tem baixa permeabilidade. Assim, são poucas as substâncias que têm características físico-químicas e potência ideais para serem administradas pela via transdérmica, impondo o uso de estratégias farmacotécnicas e tecnológicas que favoreçam essa permeação.

Para a elaboração de um sistema de liberação transdérmica de sucesso, o pesquisador precisa conhecer as características das diferentes camadas da pele, as características físico-químicas do fármaco e dos componentes que constituem o sistema de liberação e que têm influência na permeabilidade da pele e na permeação cutânea de fármacos. Assim, este capítulo apresenta uma breve explanação sobre a estrutura da pele para que, em seguida, as vias e os mecanismos de permeação passiva de fármacos sejam compreendidos. Os critérios principais para a escolha do fármaco a ser administrado e a importância da presença de promotores químicos de absorção na formulação serão, então, explanados. Por fim, os dispositivos de liberação transdérmica, ou *patches*, serão apresentados e discutidos em conjunto com alguns métodos físicos que vêm sendo explorados para aumentar a permeação cutânea de macromoléculas.

Pele como barreira à permeação de fármacos

A pele é composta, de fora para dentro do organismo, pela epiderme e pela derme (Figura 19.1) e, em sua continuidade, pela hipoderme. Esta última, embora não faça parte da pele, confere a ela suporte e conexão aos demais tecidos.

Para fins didáticos, a epiderme, que é a camada estratificada da pele, formada por queratinócitos em constante diferenciação, pode ser dividida em duas partes: estrato córneo; e epiderme viável. O estrato córneo, camada mais externa da pele, formada por queratinócitos altamente especializados, os corneócitos, é a principal barreira à penetração cutânea de fármacos.

Com predominância de características lipofílicas, o estrato córneo é composto por 15 camadas de corneócitos e tem espessura média de 6 a 13 μm. Os corneócitos são células hexagonais e anucleadas entremeadas por uma matriz lipídica extracelular, composta por ceramidas, ácidos graxos livres e colesteróis, bem organizada (Figura 19.1).

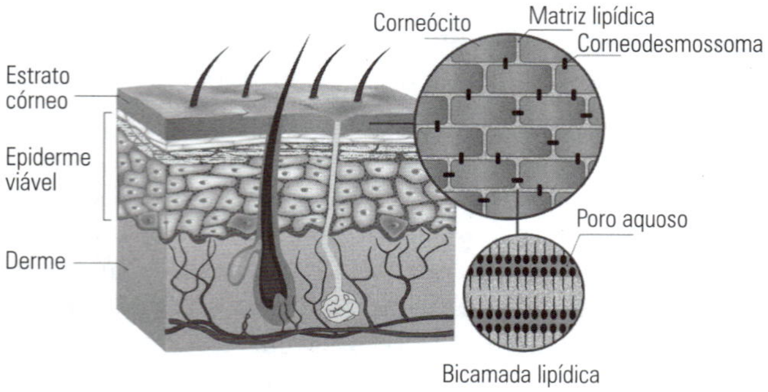

Figura 19.1. Representação esquemática da anatomia da pele, com destaque para organização do estrato córneo e de sua matriz lipídica.
Fonte: Acervo da autoria.

Essa combinação de corneócitos e lipídios conferem ao estrato córneo sua propriedade de barreira que, em analogia à rigidez da estrutura das paredes formadas por tijolos e argamassa, é frequentemente denominada estrutura *brick and mortar*, sendo os corneócitos os tijolos e a matriz lipídica a argamassa.

Os corneócitos são interligados por corneodesmossomas e circundados por filamentos de queratina, conferindo à pele uma alta impermeabilidade à água. No entanto, apesar da predominante característica lipofílica, algumas regiões hidrofílicas, próximas aos grupos polares dos lipídios anfifílicos que compõem a matriz lipídica, fazem parte do estrato córneo (Figura 19.1). Essas regiões são conhecidas como poros aquosos e possuem diâmetro entre 1,5 e 4 nm.

A epiderme viável é subdividida em estrato basal, espinhoso e granuloso. O estrato basal é o mais interno, localizado na junção dermoepidérmica, sendo formado por células que se proliferam rapidamente. Composto por uma matriz extracelular altamente especializada, o estrato basal possibilita a comunicação entre os queratinócitos epidérmicos e os fibroblastos dérmicos. Além disso, ele atua diretamente no controle do tráfego celular e de moléculas bioativas, como citocinas e fatores de crescimento. Parte das células que constituem o estrato basal se diferenciam, formando o estrato espinhoso, continuando o seu processo de diferenciação com mudanças estruturais e de composição até formar o último estrato que contém células vivas, o estrato granuloso, sendo ele responsável pela síntese de lipídios incorporados ao estrato córneo.

A derme é a camada mais espessa da pele, com 1 a 2 mm de espessura, composta por uma matriz extracelular formada por uma mistura de colágeno, fibras elásticas e glicosaminoglicanos. Essa matriz confere elasticidade e suporte mecânico à pele, além de abrigar células como fibroblastos, linfócitos, mastócitos e macrófagos. Altamente vascularizada e inervada, é na derme que se localizam os apêndices cutâneos, como as glândulas sebáceas, sudoríparas e os folículos pilosos, que se estendem até a epiderme.

Os apêndices cutâneos são, portanto, estruturas adjacentes à pele, com funções específicas, como contratilidade, controle da perda de calor e auxílio às sensações. Considerando-se a extensão da pele, eles ocupam uma área muito pequena, cerca de 0,1% de sua superfície.

Vias e mecanismos de permeação cutânea

A organização do estrato córneo, a integridade estrutural e um ambiente ligeiramente ácido, com gradiente de pH, são cruciais para a manutenção das funções da pele. A presença de enzimas metabólicas na epiderme viável e na derme, além de células imunológicas, contribuem para a neutralização ou a degradação de substâncias externas. Assim, para atravessar a pele, as substâncias nela administradas precisam se difundir e partilhar por ambientes distintos, mantendo sua integridade estrutural até atingir os capilares sanguíneos na derme e se distribuir para a circulação sistêmica (Figura 19.2).

As etapas necessárias para um fármaco permear a pele envolvem a sua:

a) dissolução e liberação da formulação;
b) partição na camada mais externa da pele, o estrato córneo;
c) difusão através do estrato córneo;
d) partição do estrato córneo para a epiderme viável;
e) difusão através da epiderme viável e na derme superior; e
f) absorção pela rede capilar local e pela circulação sistêmica.

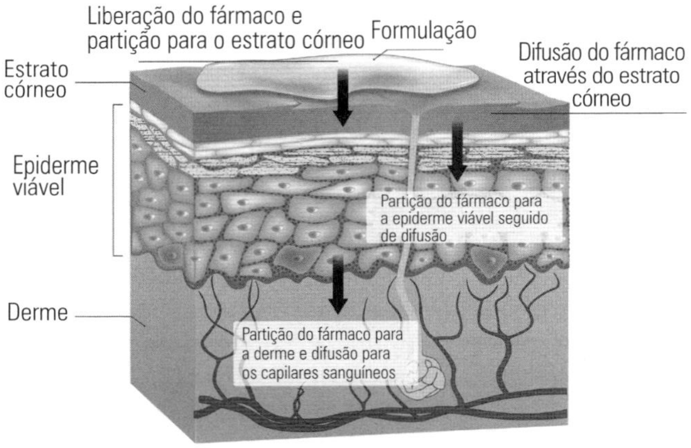

Figura 19.2. Representação esquemática do processo de transporte de um fármaco através da pele, desde sua liberação da formulação até a sua absorção pelos capilares dérmicos.

Fonte: Acervo da autoria.

Logo que administrado, o fármaco dissolvido na formulação precisa ser liberado para, então, se partilhar para o estrato córneo. Uma vez nessa complexa camada da pele, o fármaco precisa se difundir através dela até alcançar a epiderme viável, com características mais hidrofílicas do que o estrato córneo. Na epiderme viável deve, novamente, se difundir e partilhar por todos os seus estratos até chegar na derme. Na derme, o fármaco deve alcançar os capilares sanguíneos e ser absorvido por eles para, finalmente, chegar à circulação sanguínea. Todo esse trajeto requer do fármaco características específicas. A etapa limitante nesse percurso, no entanto, é a difusão pelo estrato córneo.

A difusão pelo estrato córneo pode se dar por três diferentes vias (Figura 19.3):

1. via intercelular, com partição na matriz lipídica;
2. via transcelular;
3. via apêndices cutâneos.

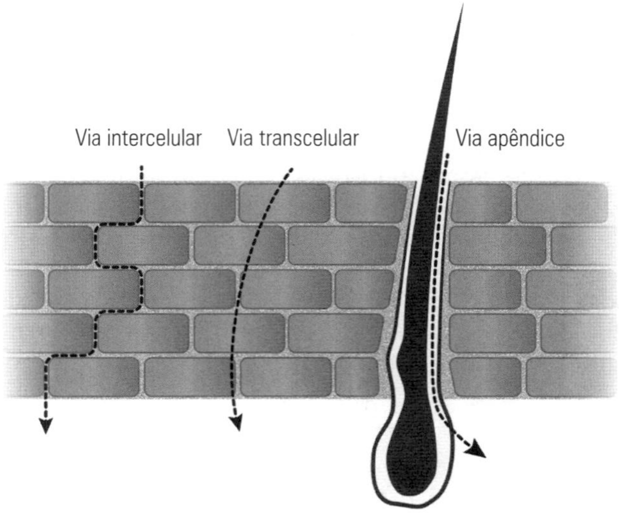

Figura 19.3. Representação esquemática das vias de penetração de fármacos através do estrato córneo.

Fonte: Acervo da autoria.

A via intercelular está relacionada com a partição e a difusão do fármaco através da matriz lipídica, contornando os corneócitos. Já pela via transcelular, o fármaco atravessa o estrato córneo diretamente pelos corneócitos e pela matriz lipídica. A via apêndices, por sua vez, é um atalho pelo qual o fármaco pode atingir diretamente a derme.

A via intercelular é considerada o principal caminho para a penetração cutânea da maioria dos fármacos. Apesar de mais tortuosa e longa do que a via transcelular, ela previne as muitas partições entre os corneócitos e a matriz lipídica inerentes à rota transcelular. A via apêndices não apresenta contribuição significativa, em virtude da pequena área superficial que ocupa. Em alguns casos, no entanto, é propícia para o acúmulo e a liberação sustentada de fármacos. As glândulas sebáceas, por exemplo, excretam o sebo nos canais foliculares, formando as unidades pilossebáceas, que se estendem da derme até o exterior do corpo, com a presença de um pequeno orifício no estrato córneo. É nele que alguns fármacos ou sistemas de liberação, dependendo de suas características, podem se acomodar ou atravessar e atingir a circulação sistêmica. No entanto, a barreira folicular é semelhante ao estrato córneo na parte superior e apresenta estreitas junções na parte inferior, dificultando a penetração do fármaco na epiderme viável. Além disso, vale ressaltar que o número de folículos varia entre as diferentes áreas do corpo, o que também influencia diretamente a proporção de fármaco que penetra na pele por essa via.

Independentemente da via de penetração, o principal mecanismo de permeação de fármacos na pele é a difusão passiva, que envolve a difusão do fármaco e a sua partição pelas diferentes camadas da pele, seguindo um gradiente de concentração até os vasos sanguíneos e linfáticos. A difusão passiva pode ser descrita pela primeira lei de Fick que, no estado estacionário, simplificadamente, relaciona a quantidade (Q) de fármaco que atravessa uma determinada área (A) da pele, durante um período de tempo (T), a um gradiente de concentração constante (ΔCs), em função de seu coeficiente de difusão (D) na pele, e do comprimento (h) do caminho percorrido (Equação 1).

$$Q = \frac{DAT\Delta C_S}{h} \qquad \textbf{(Equação 1)}$$

A Equação 1 é mais comumente expressa em termos de fluxo (J) do fármaco através da pele no estado estacionário, como mostra a Equação 2.

$$J = \frac{Q}{AT} = \frac{DC_{s,m}}{h} \cdot \frac{C_V}{C_{s,v}} = K_p \cdot C_V \qquad \textbf{(Equação 2)}$$

Onde:

C_v = concentração de fármaco no veículo;

$C_{s,m}$ = sua solubilidade na membrana;

$C_{s,v}$ = sua solubilidade no veículo.

Assim, $C_v/C_{s,v}$ é o grau de saturação do fármaco no veículo e $C_{s,m}/C_{s,v}$ é o coeficiente de partição membrana/veículo. K_p é, portanto, o coeficiente de permeabilidade do fármaco.

De acordo com a Equação 2, o aumento do tempo de contato da formulação com a pele e o aumento da área de exposição podem aumentar a taxa de permeação do fármaco. A atividade termodinâmica pode ser maximizada saturando-se o veículo com o fármaco ($C_v/C_{s,v} = 1$) e diminuindo-se a afinidade do fármaco pelo veículo ($C_{s,m} > C_{s,v}$). Assim, supondo-se que o veículo não altere as características da pele, sua saturação com o fármaco proporciona um fluxo máximo, independentemente do tipo de veículo utilizado. O aumento do coeficiente de difusão (D) também resulta no aumento do fluxo. No entanto, como ele é uma constante relacionada à pele, para ser modificado é preciso alterar as características do estrato córneo, adicionando-se no veículo, por exemplo, substâncias promotoras da absorção cutânea, que serão discutidas mais adiante.

É importante ressaltar que a Equação 2 define o fluxo do fármaco no estado estacionário. O tempo requerido para o fármaco estabelecer um gradiente de concentração uniforme com a pele, ou seja, atingir o estado estacionário é chamado tempo de latência (em inglês, *lag time*). Considerando-se uma membrana homogênea, ele pode ser calculado pela relação $h^2/6D$. No entanto, como a pele é uma membrana complexa, o *lag time* é normalmente estimado plotando-se Q em função de T: o *lag time* é o ponto onde o prolongamento da porção linear dessa reta, que descreve a permeação cumulativa do fármaco, corta o eixo T. Dependendo das características do fármaco e da formulação, o *lag time* pode ser longo. Assim, o fluxo constante do fármaco através da pele pode demorar para ser atingido. Por isso, os sistemas de liberação transdérmica são mais aplicáveis para o tratamento contínuo de uma doença e não para aliviar, por exemplo, os sintomas de uma dor aguda.

Critérios para a escolha do fármaco e do veículo

Para a elaboração de um sistema de liberação transdérmica efetivo, o pesquisador deve levar em consideração tanto as características das diversas camadas da pele como as características do fármaco. Além disso, deve ter em mente que os componentes da formulação, assim como sua forma farmacêutica, podem alterar as interações do fármaco com a pele, além de alterar as características da própria pele. Assim, pele, fármaco e formulação influenciam na permeação cutânea e devem ser considerados em conjunto no delineamento de um sistema de liberação transdérmica.

A alta resistência difusional oferecida pela pele impede, pois, a permeação de uma alta concentração de fármaco. Considerando-se a administração em uma área de pele aceitável (menor do que 50 cm^2), as doses diárias dos medicamentos transdérmicos tradicionais disponíveis no mercado são, em sua maioria, menores do que 10 mg. Essa limitação impõe o primeiro critério para um fármaco candidato a ser administrado por via transdérmica: deve ser farmacologicamente potente, requerendo concentrações terapêuticas no sangue idealmente próximas a 1 $ng.mL^{-1}$.

O segundo critério está relacionado às características físico-químicas impostas pela organização e composição da pele, principalmente do estrato córneo. Para atravessar a pele, com mínimo de retenção no estrato córneo, e chegar à circulação sistêmica em concentrações adequadas, as propriedades físico-químicas ideais de um fármaco estão listadas na Tabela 19.1.

Tabela 19.1
Características ideais de um fármaco para administração transdérmica.

Solubilidade aquosa	> 1 mg.mL^{-1}
Lipofilicidade	$1 < \text{LogP} < 3$
Massa molecular	< 500 Da
Dose disponível	< 10 mg.dia^{-1}
Forma	Molecular

Essencialmente, a barreira do estrato córneo é lipofílica, com canais intercelulares por onde os fármacos devem difundir-se para alcançar a rede vascular e, consequentemente, a circulação sistêmica. Por essa razão, as substâncias lipofílicas penetram o estrato córneo com mais facilidade do que as hidrofílicas. Moléculas altamente lipofílicas, no entanto, tendem a ficar retidas no estrato córneo e não se partilharem para as camadas viáveis da pele. Por isso, um coeficiente de partição óleo/água (P) adequado é requerido. Em geral, moléculas com logP entre 1 e 3 são capazes de atravessar a pele. Uma relação parabólica entre o logP e a taxa de permeação é frequentemente observada: um fármaco com um logP negativo, isto é, bastante hidrofílico, tem dificuldade em se particionar na matriz lipídica do estrato córneo e exibe uma baixa permeabilidade; contudo, fármacos muito lipofílicos, com logP > 3, têm dificuldade em se particionar do estrato córneo para a epiderme viável e podem ficar ali retidos.

Além disso, a massa molecular dos fármacos é inversamente proporcional ao seu fluxo transdérmico. Fármacos com massa molecular maior do que 500 Da têm poucas chances de atravessarem a pele íntegra e saudável, condição essencial para a administração transdérmica. Quando se utilizam métodos físicos, como a aplicação de corrente elétrica, microagulhas ou *laser*, que auxiliam o fármaco a superar a barreira imposta pelo estrato córneo ou alteram essa barreira, esse limite pode ser aumentado. Passivamente, no entanto, é pouco provável que fármacos com massa molecular > 500 Da cheguem à circulação sistêmica em concentrações plasmáticas terapeuticamente adequadas e com uma taxa constante.

A irritação que o fármaco pode causar à pele não pode ser negligenciada. Mesmo fármacos reconhecidamente toleráveis podem, dependendo da sensibilidade da pele, causar irritação quando em contato com ela por longos períodos. Ademais, os dispositivos de liberação transdérmica são oclusivos, o que pode diminuir ainda mais a tolerabilidade. Testes de irritação e sensibilização são, portanto, essenciais no desenvolvimento e para o sucesso da formulação transdérmica.

É importante considerar também a meia-vida biológica do fármaco, que deve ser baixa. Isso porque o fluxo constante de um fármaco através da pele com baixo *clearance* pode resultar no seu acúmulo na circulação e ocasionar efeitos adversos indesejáveis.

Estimativa do fluxo transdérmico de fármacos

Vários modelos matemáticos têm sido propostos na tentativa de prever o fluxo de um fármaco através da pele em função de suas características físico-químicas e farmacodinâmicas. Um dos modelos mais utilizados é o de Potts e Guy que considera a massa molecular (MM) e o coeficiente de partição óleo/água (logP octanol/água), facilmente calculado ou encontrado na literatura, para prever o coeficiente de permeabilidade (K_p, cm/h) do fármaco, de acordo com a Equação 3:

$$\log K_p = -2{,}72 + 0{,}71\log P - 0{,}0061MM \qquad \textbf{(Equação 3)}$$

Para fármacos muito lipofílicos, o Kp pode ser corrigido de acordo com a Equação 4, proposta por Cleek e Bunge:

$$K_p^{corr} = \frac{K_p}{1 + \left(\frac{K_p \times \sqrt{MM}}{2{,}6}\right)} \qquad \textbf{(Equação 4)}$$

Com o K_p calculado, o fluxo (J) do fármaco é facilmente estimado pela primeira lei de difusão de Fick (Equação 2), simplesmente multiplicando-se o K_p encontrado pela solubilidade máxima (concentração de saturação – C_s) do fármaco no veículo.

Para verificar se esse fluxo previsto é suficiente para manter a concentração plasmática constante na faixa terapêutica desejada, basta considerar a concentração plasmática terapêutica conhecida do fármaco e seu *clearance*, de acordo com a Equação 5:

$$J = \frac{C_p Cl}{A} \qquad \textbf{(Equação 5)}$$

Onde, C_p (ng/mL) é a concentração plasmática terapêutica, Cl (L/h) é o *clearance* e A é a área do sistema de liberação transdérmica em contato com a pele, que não deve ser maior do que 50 cm^2.

Para exemplificar a aplicação dessas equações, vamos considerar a escopolamina, primeiro fármaco a ser administrado na forma de sistema de liberação transdérmica. Sua concentração plasmática efetiva e seu *clearance*, que são descritos em compêndios farmacológicos, são de 0,04 ng/mL e

672 L/h, respectivamente. A partir de um dispositivo transdérmico de 50 cm^2, seu fluxo através da pele deve ser, de acordo com a Equação 5 e tendo em mente que 1 mL corresponde a 1 cm^3, de aproximadamente 0,54 $\mu g/cm^2/h$. Para verificar o potencial desse fármaco em efetivamente atravessar a pele com esse fluxo requerido, a partir de uma solução aquosa saturada, pode-se usar a equação de Potts e Guy (Equação 3). Para tanto, deve-se saber o logP (0,98), a MM (303,4 Da) e a concentração de saturação (C_s) da escopolamina na água (100 mg/mL). Assim, de acordo com a Equação 3, seu K_p é de $1,3 \times 10^{-4}$ cm/h e seu fluxo estimado (J), considerando a Equação 2, é de aproximadamente 13 $\mu g/cm^2/h$. Dessa maneira, o fluxo estimado, partindo-se de uma solução aquosa saturada da escopolamina e de um dispositivo transdérmico de 50 cm^2, é maior do que o necessário, de 0,54 $\mu g/cm^2/h$, para que o fármaco alcance sua concentração plasmática efetiva, sendo, portanto, a escopolamina um fármaco promissor para a administração transdérmica. O fluxo estimado maior do que o necessário pode ser ajustado a partir de membranas controladoras da liberação colocadas no dispositivo transdérmico. Essa estratégia foi de fato aplicada no desenvolvimento do primeiro sistema de liberação transdérmica de escopolamina, lançado no mercado, em 1979.

Embora o modelo matemático proposto por Potts e Guy seja bastante aplicável para se verificar o potencial de um fármaco para ser administrado por via transdérmica, as modificações que o veículo pode causar na pele, alterando as propriedades de barreira do estrato córneo, por exemplo, não são levadas em consideração.

Formulação

A correta seleção dos componentes da fórmula, bem como a concentração adequada do fármaco por ela carreado são fundamentais para o sucesso da terapia transdérmica. Formulações saturadas com o fármaco facilitam, por exemplo, manter uma cinética de liberação de ordem zero do fármaco, ou seja, independentemente de sua concentração por um período de tempo maior. Uma cinética de liberação de ordem zero é importante para garantir o fluxo do fármaco constante, o qual, por sua vez, é necessário para manter a concentração plasmática constante.

A presença de substâncias promotoras da absorção cutânea na formulação também é comum na maioria dos sistemas de liberação transdérmica disponíveis no mercado.

Os promotores de penetração cutânea são substâncias capazes de facilitar e/ou promover a entrada de fármacos na pele através da alteração reversível das propriedades e da resistência do estrato córneo. Idealmente, o promotor de penetração cutânea deve ser: (i) farmacologicamente e quimicamente estável; (ii) não ser tóxico, irritante, comedogênico e alergênico; (iii) ser capaz de iniciar sua ação rapidamente e com duração pré-estabelecida; (iv) ser química e fisicamente compatível com os demais componentes da formulação; (v) ter logP e solubilidade que lhe permita interagir com o estrato córneo.

Mais de 300 substâncias químicas já foram estudadas por sua capacidade de aumentar o transporte de fármacos através da pele por diferentes mecanismos de ação. Em geral, os promotores químicos de penetração agem diretamente sobre a estrutura da pele, nos lipídios intercelulares ou corneócitos, desorganizando o estrato córneo e facilitando a permeação cutânea de substâncias. Essa desorganização pode ocorrer por diversos mecanismos, dentre eles, a extração de lipídios do estrato córneo, criando, assim, novos caminhos para o fármaco difundir, e a partição nas bicamadas lipídicas, interrompendo as lamelas lipídicas altamente ordenadas e causando sua fluidização. Além disso, os promotores químicos de penetração podem aumentar o transporte de um fármaco a partir do aumento da sua atividade termodinâmica na formulação, por exemplo, provocando a supersaturação do fármaco nessa formulação.

As substâncias químicas usadas como promotores de penetração cutânea geralmente promovem a permeação de fármacos por mais de um mecanismo de ação. Os álcoois, por exemplo, como os alcanóis, alcenóis, glicóis, poliglicóis e gliceróis, podem extrair lipídios e proteínas, intumescer o estrato córneo, melhorar a partição do fármaco na pele e aumentar sua solubilidade na formulação. O etanol e o álcool isopropílico são os dois álcoois de cadeia curta mais utilizados em produtos transdérmicos.

Os sulfóxidos, como o dimetilsulfóxido (DMSO), as pirrolidonas, os hidrocarbonetos, os ácidos graxos e seus ésteres, os terpenos (p. ex., esqualeno) e os tensoativos, e também solventes, como miristato de isopropila, são alguns exemplos de promotores químicos de penetração cutânea.

A azona (1-dodecilazacicloheptano-2-ona) foi a primeira substância desenvolvida especificamente para esse fim. Ela é constituída por uma amida cíclica e um alquilsulfóxido, e é altamente lipofílica, com logP de 6,2, sendo solúvel e compatível com a maioria dos solventes orgânicos, incluindo propilenoglicol e etanol. Promove a penetração cutânea de alguns fármacos provavelmente em razão da sua interação com domínios lipídicos do estrato córneo, desorganizando-os. Estudos da literatura apresentam a azona como um promotor de penetração tanto para compostos lipofílicos quanto para hidrofílicos, sendo sua eficácia dependente da sua concentração e influenciada pela escolha do veículo de aplicação. Diferente dos solventes apróticos, como o DMSO, a azona é efetiva em baixas concentrações, geralmente entre 0,1 e 5%.

Os ácidos graxos vêm sendo muito explorados como promotores de permeação por sua compatibilidade com a pele e baixa toxicidade. Assim como acontece com os hidrocarbonetos, o tamanho da cadeia carbônica e sua saturação parecem influenciar na sua ação. Os ácidos graxos saturados, com cadeia carbônica entre 10 a 12 carbonos, e os insaturados, com média de 18 carbonos, parecem ser os que apresentam melhor atividade promotora de penetração. Para os casos de cadeias carbônicas insaturadas, aqueles ácidos graxos que têm configuração "cis" apresentam melhor atividade quando comparados com aquelas que têm configuração "trans". O mecanismo de ação dos ácidos graxos ainda não é totalmente esclarecido, porém acredita-se que eles interajam com os domínios lipídicos do estrato córneo, modificando-os. O ácido oleico, por exemplo, quando usado em altas concentrações parece se acumular nesses domínios e causar separação de fases na membrana, formando uma espécie de "piscina", criando, assim, defeitos nos domínios intercelulares e facilitando a permeação de substâncias hidrofílicas.

Nos últimos anos, o poder de permeabilização cutânea de terpenos, terpenoides e óleos essenciais também vem sendo explorado, em virtude do seu efeito depende de propriedades físico-químicas específicas de cada molécula, em particular de sua lipofilicidade. Assim, os terpenos contendo apenas carbonos e hidrogênios são menos potentes do que aqueles que possuem álcool, cetona e óxido em sua molécula para penetração de fármacos hidrofílicos; ao contrário do que ocorre para fármacos lipofílicos, em que terpenos apolares apresentam melhor atividade.

Por fim, o poder da água como promotor de penetração não pode ser negligenciado. O teor de água do estrato córneo humano é tipicamente em torno de 15 a 20% de seu peso seco. Em condições de oclusão, no entanto, esse teor pode aproximar-se de 400%. Em geral, o aumento da hidratação da pele aumenta a permeação transdérmica de fármacos hidrofílicos e lipofílicos; entretanto, o seu mecanismo de ação ainda não é um consenso. Alguns estudos sugerem que a água "livre" disponível na pele age como um solvente dentro da membrana para fármacos polares, modificando o particionamento da substância permeante na pele. O aumento da permeação de fármacos lipofílicos, no entanto, não pode ser explicado por esse mecanismo. Diante disso, outros pesquisadores consideram que em condições de alto estresse, como a hidratação extensiva, ocorre a formação de poros no estrato córneo, que consistem em domínios lacunares (sítios de degradação de corneodesmossomas) incorporados nas bicamadas lipídicas. Esses poros aumentariam acentuadamente a permeação de fármacos.

As características específicas da formulação também auxiliam ou modulam a permeação cutânea do fármaco. Sistemas de liberação nanoparticulados, como nanoesferas e nanocápsulas, podem auxiliar no controle da liberação de fármacos muito permeáveis, enquanto micro e nanoemulsões podem contribuir para o aumento da permeação daqueles pouco permeáveis.

Dispositivos de liberação transdérmica de fármacos – *patches*

Em 1961, Dale Wurster e seu então aluno Sherman Kramer verificaram que a extensão da absorção sistêmica de ésteres de salicilato (aplicados no antebraço de voluntários humanos) dependia da dose, do veículo e da área de aplicação. Definiram, assim, alguns dos principais parâmetros que precisam ser controlados no sistema de liberação transdérmica. Dez anos depois, Alejandro Zaffaroni depositou a primeira patente de um dispositivo de liberação transdérmica, composto por uma membrana capaz de controlar a taxa de liberação de fármacos e garantir a manutenção de sua concentração plasmática. O primeiro sistema terapêutico transdérmico foi lançado no mercado poucos anos após e liberava escopolamina para o tratamento de cinetose. Foi comercializado pela empresa Alza Corporation, criada pelo próprio Alejandro Zaffaroni e nomeada usando as sílabas iniciais de seu nome.

A administração transdérmica de fármacos ocorre, desde então, por meio de dispositivos, conhecidos como *patches*, que veiculam uma dose infinita do fármaco, liberado com uma cinética de liberação de ordem zero, através de uma área definida da pele, sob oclusão, para, assim, garantir o fluxo constante e unidirecional do fármaco através dela por períodos longos e determinados. Para tanto, o dispositivo transdérmico deve ser resistente à tensão, apresentar um tamanho adequado que atenda tanto aos propósitos requeridos para o fluxo como a aceitabilidade do paciente, ter propriedades adesivas para se manter no local aplicado, ser seguro e ter um custo razoável.

Os dispositivos transdérmicos disponíveis comercialmente podem ser categorizados em dois tipos principais: sistemas do tipo reservatório e sistemas do tipo matricial (Figura 19.4).

A

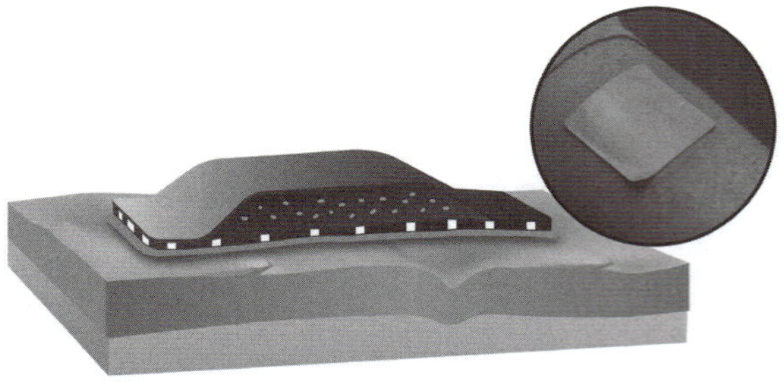

B

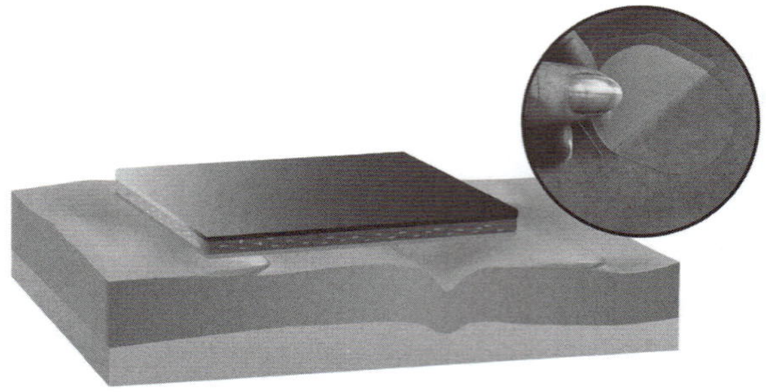

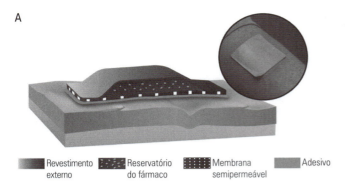

Figura 19.4. Representação dos dois principais tipos de sistemas de liberação transdérmica de fármacos: (A) sistema reservatório; (B) sistema matricial.

Fonte: Acervo da autoria.

Os sistemas reservatórios foram os primeiros a serem desenvolvidos. Neles, a formulação que contém o fármaco é colocada dentro de um envoltório, o qual, além de ter uma camada de revestimento externa e uma camada adesiva, pode conter uma membrana controladora da liberação do fármaco. O fármaco fica, pois, contido em um reservatório logo acima de uma membrana semipermeável e da camada adesiva, a qual fixa o dispositivo na pele. O reservatório do fármaco e a membrana são capazes de controlar a liberação do fármaco sem sofrerem influência significativa das trocas que podem ocorrer entre a pele e o dispositivo transdérmico. Assim, os sistemas de liberação transdérmica do tipo reservatório apresentam grande controle sobre a taxa de liberação do fármaco para a circulação sanguínea.

Os sistemas matriciais são sistemas de liberação transdérmica mais simples do que os reservatórios. Neles, o fármaco se encontra disperso diretamente em um polímero (matriz) que, quando seco, forma um filme. Normalmente, esses *patches* são mais finos e flexíveis do que os do tipo reservatório, o que limita a quantidade de fármaco administrada e, consequentemente, reduz o período de liberação constante do fármaco e o tempo de uso. A matriz pode conter excesso de fármaco, assegurando a contínua disponibilidade e a absorção dele pela pele. Apesar da maioria dos sistemas matriciais serem do tipo monolítico, ou seja, não possuírem membrana adicional para o controle da taxa de liberação do fármaco, é possível que essa esteja presente entre duas camadas de filme polimérico, originando os chamados sistemas multicamadas.

O Quadro 19.1 mostra as características de alguns sistemas de liberação transdérmica disponíveis no mercado internacional atualmente.

Quadro 19.1
Características de alguns sistemas de liberação transdérmica.

Fármaco	*Nome comercial (ano de aprovação)*	*Tipo de sistema*	*Período de uso (dias)*	*Dose (mg)/tamanho do patch (cm²)*	*Indicação*
Buprenorfina	Butrans® (2010)	Matricial	7	5/6,25	Dor crônica
Clonidina	Catapress®-TTS (1984)	Reservatório	3 a 4	2,5/3,5	Hipertensão
Estradiol	Estraderm® (1986)	Reservatório	7	24/10	Terapia de reposição hormonal
	Climara® (1994)		3 a 4	2/6,5	
	Vivelle® (1994)		3 a 4	4,33/14,5	
	Alora® (1996)		3 a 4	0,77/9	
	Menostar® (2004)		7	1/3,25	
	Minivelle® (2012)		3 a 4	0,62/2,48	
Etinilestradiol + Noretindrona	Ortho Evra® (2001)	Matricial	7	0,75+6/20	Contracepção
Fentanil	Duragesic® (1990)	Matricial	3	2,1/5,25	Dor crônica
Granisetrona	Sancusi® (2008)	Matricial	7	34,3/52	Quimioterapia

Continua

Continuação

Quadro 19.1
Características de alguns sistemas de liberação transdérmica.

Fármaco	*Nome comercial (ano de aprovação)*	*Tipo de sistema*	*Período de uso (dias)*	*Dose (mg)/tamanho do patch (cm²)*	*Indicação*
Metilfenidato	Daytrana® (2006)	Matricial	0,37	27,5/12,5	Transtorno de déficit de atenção e hiperatividade
Nitroglicerina	Nitro-Dur® (1995) Minitran® (1996)	Matricial	12 a 14 12 a 24	20/5 9/3,3	Angina do peito
Oxibutinina	Oxytrol® (2003)	Matricial	3 a 4	36/39	Bexiga hiperativa
Rivastigmina	Exelon® (2007)	Matricial	1	9/5	Doença de Alzheimer e Parkinson
Rotigotina	Neupro® (2007)	Matricial	1	2,25/5	Doença de Parkinson
Escopolamina	Transderm® Scop (1981)	Matricial	3	1,5/2,5	Enjoo
Selegelina	Emsm® (2006)	Reservatório	1	20/20	Depressão
Testosterona	Androderm® (1995)	Reservatório	1	9,7/32	Hipogonadismo
Nicotina	Habitrol® (1990) Nicoderm® (1991)	Matricial	1 1	17,5/10 36/7	Dependência à nicotina

De maneira geral, todos os *patches*, além da matriz ou do reservatório, são compostos por uma película protetora removível (em inglês, *liner*), uma camada adesiva, uma camada externa de revestimento ou envoltório e um elemento controlador da velocidade de liberação do fármaco.

O Androderm®, por exemplo, *patch* do tipo reservatório que contém testosterona, é composto pelas seguintes camadas:

1. Camada externa de copolímero de etileno-acetato de vinila e poliéster laminado.
2. Reservatório de testosterona dispersa em álcool, glicerina, monooleato de glicerila e etilaurato geleificado com copolímero de ácido acrílico.
3. Membrana microporosa de polietileno para o controle da liberação.
4. Adesivo acrílico.
5. Camada protetora de poliéster laminado.

Já o Exelon®, *patch* do tipo matricial que contém rivastigmina, é composto por uma camada a menos:

1. Camada externa de polímero flexível, óleo de silicone e vitamina E.
2. Matriz de copolímero acrílico, poli(butilmetaacrilato, metilmetacrilato), contendo rivastigmina.
3. Camada adesiva de silicone.
4. Película removível.

Considerações e particularidades de cada uma das partes mais importantes dos dispositivos transdérmicos:

Película protetora removível

Revestimento protetor que recobre a camada adesiva durante a estocagem e o armazenamento do *patch* e só deve ser removida imediatamente antes da aplicação dele na pele.

Dentre as propriedades específicas que a película deve possuir estão o fácil destacamento da camada adesiva e a oclusão. Esta última é importante para evitar a perda de componentes voláteis do *patch* durante o seu armazenamento antes do uso. Assim, a película protetora deve ser produzida com materiais inertes, geralmente, polímeros, como o acetato de etilenovinila ou o papel alumínio.

Camada adesiva

A camada adesiva é fundamental para manter o contato do *patch* com a pele e, assim, garantir a difusão do fármaco através dela por todo o período de tempo em que o dispositivo estiver sendo usado. Ela deve ser compatível com o fármaco e com os demais componentes do *patch*, permitir sua remoção eficiente e indolor após o período de utilização, não interferir no fluxo do fármaco (a não ser que seja ela o elemento controlador da liberação) e não causar alergia ou irritação na pele.

Em alguns dispositivos transdérmicos a camada adesiva cobre completamente a área de liberação do fármaco; já em outros, o adesivo é periférico e cobre apenas o perímetro em torno da membrana de liberação, deixando o meio do dispositivo não aderente. A vantagem desse último é a menor probabilidade de reação alérgica ao polímero adesivo que o paciente possa vir a ter.

Interações entre a camada adesiva e outros componentes do *patch* devem ser evitadas para que a força coesiva entre as moléculas que o compõe seja mantida constante durante todo o tempo de prateleira do dispositivo. Por isso, durante o desenvolvimento do produto é necessário ficar atento à influência que promotores químicos de permeação ou outros adjuvantes da formulação possam ter sobre essa camada. Essas substâncias podem, por exemplo, se solubilizar na camada adesiva, reduzindo sua força coesiva e plastificando o adesivo. A perda significativa da força de coesão do adesivo pode resultar em formação de resíduos na película protetora ou na pele após sua remoção, bem como a movimentação, o deslocamento ou o enrugamento do dispositivo na pele. Ainda, o adesivo pode sofrer um fenômeno conhecido como "fluxo frio" (do inglês, *cold flow*), no qual o adesivo escoa além da borda do dispositivo ou através da película protetora, prejudicando a qualidade do produto.

A camada adesiva é composta principalmente por polímeros acrílicos (poliacrilato), poli-isobutileno (PIB) ou silicones (polidimetilsiloxano). O polímero elastomérico em conjunto com resinas de aderência, antioxidantes, estabilizadores e agentes de reticulação formam adesivos sensíveis à pressão (do inglês *Pressure Sensitive Adhesives* – PSAs). Estes são os mais utilizados nos sistemas de liberação transdérmica por proporcionarem uma interação adequada com a pele sob pressão leve. Essas interações ocorrem através de forças atrativas interatômicas e intermoleculares, que são estabelecidas na interface pele-adesivo em função da capacidade dos PSAs de se deformarem sob leve pressão, fluindo de forma semelhante a um líquido e resultando no umedecimento da superfície da pele. No momento em que a pressão é retirada, o adesivo permanece fixo na forma que se definiu.

Matriz ou reservatório

A escolha e a otimização da formulação que compõe a matriz ou o reservatório é uma das etapas mais importantes do desenvolvimento do sistema de liberação transdérmica. É a formulação que contém o fármaco e que influencia diretamente em seu fluxo. Deve, portanto, ser estável e compatível com os demais componentes do *patch*.

A matriz ou o reservatório são comumente formados por uma mistura de polímeros não hidrogéis adicionados de um plastificante ou por hidrogéis.

Os hidrogéis são compostos por polímeros e copolímeros hidrofílicos que formam uma rede tridimensional quando dilatados e reticulados em água. Podem apresentar diferentes teores de água e porosidade, permitindo a incorporação de fármacos com diferentes características físico-químicas. Também são versáteis no ajuste do fluxo em função do tipo e da força das interações entre o fármaco e a cadeia polimérica que os compõem. Quando seu teor de água é muito alto e o tamanho dos poros muito grandes, torna-se complicado, no entanto, sustentar a liberação do fármaco neles incorporado. A esterilização e a veiculação de fármacos com características lipofílicas também são desafiadoras em hidrogéis. Sendo assim, matrizes poliméricas mais rígidas, com baixa porcentagem de água, são, muitas vezes, preferíveis.

Os polímeros sintéticos, como o acetato de polivinila (PVA), os poliacrilatos, a polivinilpirrolidona (PVP) e a policaprolactona (PCL), possuem resistência mecânica e estabilidade ao longo do tempo e são, atualmente, os mais utilizados para compor os sistemas matriciais. Agentes plastificantes, como glicerol, sorbitol e polietilenoglicóis, são comumente adicionados a esses sistemas, na concentração de 5 a 20% (m/m), para aumentar sua resistência e adesão à pele.

Os sistemas do tipo reservatórios são frequentemente compostos por um líquido viscoso (solução ou suspensão), como o silicone, por uma mistura de cossolventes ou ainda por polímeros geleificados.

De maneira geral, a escolha do tipo de polímero depende das propriedades e das quantidades do fármaco a ser administrado, do fluxo pretendido e da compatibilidade com os outros componentes do *patch*.

Deve-se ficar atento, no entanto, à saturação do fármaco na matriz. Ela é sempre almejada por aumentar a atividade termodinâmica e favorecer a cinética de liberação de ordem zero do fármaco. Porém, o risco de cristalização durante o armazenamento por excesso de fármaco é real. A presença de cristais pode causar a irritação da pele pelo contato direto, perda da força adesiva do *patch* e alteração do fluxo do fármaco, pois esse, em sua forma cristalina, não se encontra disponível para difundir pela pele. A cristalização afeta, desse modo, tanto a taxa de liberação do fármaco quanto a qualidade do sistema transdérmico.

Revestimento ou camada externa

Camada externa é a camada que reveste toda a superfície do dispositivo transdérmico e que fica em contato com o ar. Deve, portanto, ter características que favoreçam a oclusão, a flexibilidade e a boa aparência do sistema.

A flexibilidade deve ser adequada de maneira que permita o estiramento e o ajuste ao formato do *patch* e, posteriormente, ao movimento ou à curvatura da região da pele sobre a qual ele é aplicado.

Quanto a oclusão, a total é preferível em adesivos pequenos de curta duração, pois evita a perda de água da pele, favorecendo a permeação do fármaco. Já em adesivos maiores e de administração prolongada, o ideal é uma oclusão parcial, que impeça a transmissão de vapor de água, mas que permita a transmissão de gases, como o O_2. As trocas gasosas evitam a irritação no local da aplicação. O grau de oclusão pode ser ajustado em função do material utilizado no preparo do filme que compõe a camada externa. Revestimentos fabricados com polietileno, poliéster ou poliolefina, por exemplo, permitem maior oclusão, enquanto aqueles à base de policloreto de vinila são mais permeáveis.

Membrana controladora da velocidade de liberação do fármaco

Um sistema de liberação transdérmica ideal deve controlar o fluxo do fármaco independentemente das características da pele e do local de aplicação. Dessa maneira, variações intra e interindividuais que possam causar alterações no fluxo do fármaco são superadas pelo controle proporcionado pelo sistema de liberação.

Assim, especialmente nos sistemas de liberação transdérmica do tipo reservatório, mas também em sistemas matriciais multicamadas, uma membrana artificial inerte compõe o *patch* para auxiliar no controle da liberação do fármaco.

A membrana controladora da velocidade de liberação pode ser formada por material poroso, de modo que se controlando a quantidade e o tamanho dos poros pode-se modular a velocidade de liberação do fármaco, ou por material semipermeável, porém, não poroso, no qual a liberação do fármaco ocorre por difusão. Nesse caso, a velocidade de liberação do fármaco depende de sua solubilidade e partilha no material que compõe a membrana, além da espessura dessa membrana. Portanto, as características físico-químicas do fármaco e o fluxo pretendido influenciam diretamente na escolha do material usado para a fabricação da membrana e a espessura dela.

Geralmente, os materiais utilizados para essa finalidade incluem: a etilcelulose, o etileno acetato de vinila (EVA), os poliuretanos, a borracha de silicone e os polímeros de acrilato. A permeabilidade da membrana de EVA, por exemplo, pode ser ajustada pelo teor de acetato de vinila no polímero: quanto maior a sua porcentagem, menor o grau de cristalinidade da membrana e maior a difusividade de fármacos polares nas suas regiões amorfas.

Assim como para os demais componentes do *patch*, é necessário que a membrana seja atóxica, estável e compatível com o fármaco.

Métodos físicos, mecânicos e térmicos utilizados para facilitar a permeação cutânea de fármacos

Maior controle e aumento da permeação cutânea de fármacos com características físico-químicas não ideais vêm sendo alcançados nos últimos anos a partir da associação de métodos físicos, mecânicos ou térmicos aos dispositivos transdérmicos tradicionais. O sumatriptano, por exemplo, fármaco utilizado para o tratamento de enxaqueca, vem sendo comercializado na forma de *patch* (Zecuity®), desde 2013. Apesar da massa molecular adequada para o transporte transdérmico (295,5 Da), ele é uma base fraca, com pKa 9,63 e logP 0,93; ou seja, hidrofílico e ionizado em pH fisiológico. Sua permeação cutânea é, portanto, baixa e sua administração na forma transdérmica só é possível em virtude da inclusão de eletrodos e da bateria no *patch* que permitem a aplicação de uma corrente elétrica de baixa intensidade, conhecida como iontoforese, que auxilia no transporte do sumatriptano através da pele.

A iontoforese é, pois, um dos métodos físicos mais estudado para aumentar, na atualidade, a permeação cutânea de fármacos em medicamentos transdérmicos. Mas a aplicação de ultrassom, microagulhas, além da abrasão e ablação térmica são outras estratégias que também têm sido exploradas nos últimos anos.

Iontoforese

Método não invasivo que envolve a aplicação de uma corrente elétrica, normalmente constante e menor do que 0,5 mA/cm^2, através da pele, para promover a permeação cutânea de fármacos, principalmente dos hidrofílicos. Sua potencialidade foi relatada pela primeira vez por Leduc, em 1900, que observou tetania e envenenamento em coelhos após a aplicação de uma corrente elétrica moderada a soluções de estricnina e cianeto, respectivamente, colocadas sobre a pele dos animais.

Nos dispositivos transdérmicos associados à iontoforese, a corrente elétrica é fornecida por uma fonte de energia (bateria) e distribuída por dois eletrodos através de uma solução/formulação eletrolítica. A corrente elétrica é então carregada através da pele por meio dos íons que compõem essa solução. Assim, é possível controlar o transporte transcutâneo de fármacos, modificando a formulação eletrolítica, a polaridade dos eletrodos e a densidade da corrente elétrica aplicada. Os eletrodos utilizados para a aplicação da iontoforese podem ser irreversíveis, como os de alumínio e de platina, mas os mais utilizados são os eletrodos reversíveis de Ag/AgCl.

Para aplicação da iontoforese na pele, um eletrodo é colocado em contato com um compartimento que contém o fármaco, e o outro eletrodo, para fechar o circuito elétrico, é colocado em contato com uma solução eletrolítica em um compartimento isolado desse primeiro (Figura 19.5).

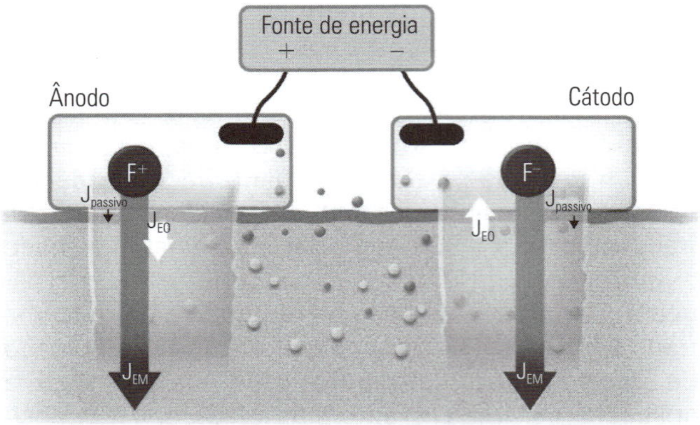

Figura 19.5. Representação esquemática do transporte de fármacos (F) através da pele por iontoforese.

J_{EM}: fluxo eletromigratório; J_{EO} = fluxo eletrosmótico.
Fonte: Acervo da autoria.

Quando a corrente elétrica é aplicada, os cátions presentes no compartimento em contato com o eletrodo positivo, chamado de ânodo, migram em direção oposta a esse eletrodo, através da pele. De maneira semelhante, os ânions em contato com o eletrodo negativo, chamado de cátodo, movem-se na direção oposta. Essa movimentação de fármacos ionizados em direção oposta ao eletrodo de mesma polaridade, conhecida como eletromigração, é o principal mecanismo envolvido na permeação iontoforética de substâncias ionizadas ou dissociadas no meio ao qual se aplica uma diferença de potencial elétrico. Desse modo, fármacos que se ionizam no meio formando cátions se beneficiam do fluxo eletromigratório para atravessar a pele quando colocados em contato com o ânodo. O mesmo ocorre para os ânions quando colocados em contato com o cátodo.

Além da eletromigração, a movimentação de íons gera um fluxo de solvente através da pele, mecanismo conhecido como eletrosmose. Em condições fisiológicas, ou seja, quando a solução em contato com a pele apresenta pH próximo a 7, e sob a influência de um campo elétrico, o estrato córneo apresenta um residual de cargas negativo em função dos ácidos graxos que o compõe, os quais têm pKa entre 4 e 4,5. Nessas condições, o transporte de cátions, como o Na^+, é favorecido em relação ao transporte de ânions, como o Cl^-. Essa permeosseletividade da pele a cátions acaba por favorecer um fluxo de solvente maior através da pele a partir do ânodo do que do cátodo. Esse fluxo eletrosmótico auxilia no transporte transdérmico de moléculas neutras que são colocadas em contato com o ânodo, especialmente macromoléculas, as quais apresentam baixa mobilidade elétrica, mesmo quando ionizadas.

Assim, as características da formulação que contém o fármaco, que deve ser sempre hidrofílica para possibilitar a passagem da corrente elétrica, como pH e concentração de íons, influenciam no transporte iontoforético. Além disso, outros fatores, como o tipo de eletrodo utilizado e a intensidade da corrente elétrica aplicada, também podem afetar diretamente a eficiência do transporte iontoforético. Cabe ao pesquisador conhecer o fármaco que pretende administrar, além dos parâmetros para maximizar a permeação cutânea com o auxílio da iontoforese.

Eletroporação

Outro método físico que utiliza a eletricidade para aumentar o transporte de substâncias através da pele. Ela foi descrita por Neumann et al. (1982) e envolve a aplicação de pulsos elétricos de alta tensão (50 a 500 V), os quais criam poros aquosos transitórios na matriz lipídica do estrato córneo, através dos quais as substâncias podem atravessar. Vários estudos que utilizam geralmente altas tensões elétricas (100 V) durante um curto tempo (milissegundos) têm demonstrado sua eficácia em combinação com o uso de transdérmicos para aumentar a permeabilidade de fármacos com diferentes características de lipofilicidade, carga e massa molecular. A desvantagem desse método está na possível ocorrência de irritação na pele em razão da alta tensão aplicada.

Sonoforese

Também conhecida como fonoforese, é um método de aumento da permeação cutânea de fármacos que se baseia na permeabilização da pele através da aplicação de ultrassom. A frequência do ultrassom utilizada para tanto pode variar de 20 kHz a 16 MHz e o fármaco pode ser aplicado simultaneamente ao ultrassom ou após o pré-tratamento da pele com ele.

Os mecanismos pelos quais a sonoforese promove o aumento da permeação de fármacos ainda vêm sendo elucidados. Acredita-se que a permeabilização da pele por ele causada resulte da combinação de efeitos térmicos e da cavitação acústica. A cavitação consiste na formação de bolhas de ar quando o ultrassom se propaga no meio e do colapso violento dessas bolhas. Quando o ultrassom de baixa frequência é aplicado, admite-se que o colapso das bolhas de ar ocorra no meio de acoplamento (meio onde o ultrassom é aplicado), provocando formação de microjatos líquidos de alta velocidade que rompem o estrato córneo, gerando regiões localizadas de transporte na pele, através das quais até mesmo macromoléculas podem atravessar. A aplicação do ultrassom de alta frequência, por sua vez, gera bolhas de ar de menor tamanho e menos energéticas, mas que podem induzir a desorganização da matriz lipídica quando colapsam dentro da pele. O ultrassom de baixa frequência é o que causa a maior permeabilização da pele em virtude da alta energia liberada no colapso das bolhas formadas durante a cavitação, mas o nível da perturbação causada pode também variar em função da intensidade, do ciclo de trabalho e do tempo de aplicação.

Ablação térmica por *laser* ou radiofrequência

Técnica que envolve o aquecimento de uma região específica da superfície da pele para ocasionar a remoção localizada do estrato córneo, sem danificar as camadas mais profundas da pele. Para tanto, a pele é exposta à uma fonte de energia térmica potente por um curto período de tempo.

O aquecimento é gerado geralmente por meio da aplicação de *laser* ou radiofrequência. O *laser* atua através da energia óptica fornecida ao estrato córneo que leva a evaporação da água e a formação de microporos na pele. Já na ablação por radiofrequência o aquecimento é gerado pela aplicação de uma corrente elétrica alternada de alta frequência (aproximadamente 100 kHz) por meio de um eletrodo fino semelhante a uma agulha. A alta frequência provoca vibrações iônicas na pele e, consequentemente, o aquecimento e a formação de pequenos canais no estrato córneo, favorecendo o transporte de fármacos.

Métodos mecânicos: abrasão e microagulhas

Métodos mecânicos de aumento da permeação transdérmica de fármacos incluem técnicas abrasivas, como o *tape stripping*, ou a utilização de microagulhas. Estas últimas têm sido amplamente exploradas para o uso em associação com dispositivos transdérmicos de fármacos.

O *tape stripping* é um método simples que consiste na remoção das camadas do estrato córneo por meio da aplicação e da remoção sucessiva e repetida de fitas adesivas. Existem também outros dispositivos abrasivos que são utilizados por dermatologistas para o tratamento de acnes, cicatrizes e manchas da pele por promoverem uma esfoliação física no estrato córneo (microdermoabrasão).

As microagulhas são um conjunto de agulhas micrométricas dispostas em uma matriz que serve como suporte para as agulhas. O tamanho das microagulhas é planejado para que elas atravessem o estrato córneo, podendo chegar até a derme, mas com espessura fina o suficiente para evitar o contato com as terminações nervosas e, assim, não causar dor. Cada agulha que compõe a matriz deve ter diâmetro inferior a 300 μm e altura variando entre 25 a 900 μm. Elas são projetadas para criarem orifícios micrométricos transitórios na pele, facilitando, assim, a permeação subsequente ou concomitante, dependendo do tipo de dispositivo utilizado e dos fármacos.

As microagulhas têm demonstrado ser uma estratégia eficiente para administração de vacinas (imunização transcutânea) e para aumentar a permeação cutânea de moléculas de diferentes polaridades, especialmente macromoléculas. O fechamento e a cicatrização dos poros que são criados pelas microagulhas é muito rápido, o que diminui o risco de infecções quando comparadas à utilização das agulhas hipodérmicas.

Os dispositivos de microagulhas projetados para serem administrados como transdérmicos podem ser classificados em cinco diferentes tipos:

1. **Microagulhas sólidas:** utilizadas como pré-tratamento da pele para criação dos micro-orifícios no estrato córneo e, posteriormente, são removidas para aplicação do fármaco, por meio de um adesivo transdérmico, no mesmo local das perfurações, aumentando, assim, o fluxo do medicamento através da pele. Nesse caso, as microagulhas são maciças, podendo ser produzidas com materiais como metais, silicones ou polímeros.
2. **Microagulhas revestidas:** formadas por um material inerte e revestidas com o fármaco. Desse modo, ao invés de ser administrado posteriormente à inserção das microagulhas, o fármaco é inserido na pele junto com elas. As microagulhas podem então ser removidas, deixando o fármaco que as revestia no local onde foram anteriormente inseridas. Assim, é possível uma rápida entrega do fármaco no

local de aplicação, porém, em uma quantidade limitada à área da superfície das microagulhas disponível para o revestimento.

3. **Microagulhas dissolvíveis:** produzidas necessariamente com material biodegradável e o fármaco encontra-se disperso no polímero utilizado para o seu preparo. Assim, quando essas microagulhas são aplicadas na pele, o fármaco pode ser liberado por difusão lenta através da matriz polimérica que as compõe ou quando a própria microagulha degrada. Diferentemente das microagulhas sólidas e revestidas, as microagulhas dissolvíveis não devem ser retiradas da pele após aplicação. Portanto, seu modo de uso se assemelha ao de um *patch* transdérmico tradicional, que permanece na pele por um longo período de tempo, evitando, assim, o risco de irritações ou infecções no local de aplicação.
4. **Microagulhas ocas:** se assemelham às agulhas para injeção convencionais, as quais possuem um orifício no centro por onde a solução do fármaco é injetada imediatamente após a inserção na pele. Sua aplicação é, porém, indolor, em virtude das dimensões micrométricas.
5. **Microagulhas formadas por hidrogel:** fabricadas a partir de misturas aquosas de poli(metilviniléter/ácido maleico) e poli(etilenoglicol) não dissolventes. O fármaco é colocado em uma camada reservatória acima das microagulhas, as quais não contêm fármaco. Quando inseridas na pele, as microagulhas intumescem, permitindo, assim, a difusão do fármaco da camada reservatória para as microagulhas e, daí, para as camadas da pele onde elas estão inseridas e, consequentemente, para a corrente sanguínea. Por não se dissolverem, essas microagulhas podem ser retiradas de forma intacta após o tempo necessário para a liberação do fármaco. São planejadas para serem utilizadas especialmente para a administração de fármacos hidrofílicos, de alta massa molecular, e para fármacos que requerem uma alta dose para alcançarem o efeito pretendido.

Muitos sistemas de liberação transdérmica de fármacos associados a microagulhas se encontram em fase de estudos clínicos ou aguardando a aprovação de órgãos regulatórios. Além deles, instrumentos compostos por microagulhas sólidas, conhecidos como *dermarollers*, já estão disponíveis no mercado. Estes, são normalmente utilizados por dermatologistas para criação de micro-orifícios na pele antes da aplicação de uma formulação de uso tópico para aumentar a disponibilidade cutânea de algum fármaco.

Bibliografia

- ALKILANI, A.; MCCRUDDEN, M.T.; DONNELLY, R. Transdermal drug delivery: innovative pharmaceutical developments based on disruption of the barrier properties of the stratum corneum. *Pharmaceutics*, v. 7, n. 4, p. 438-470, 2015.
- BANERJEE, S. et al. Aspect of adhesives in transdermal drug delivery systems. *International Journal of Adhesion and Adhesives*, v. 50, p. 70-84, 2014.
- BAROLI, B. Penetration of nanoparticles and nanomaterials in the skin: fiction or reality? *Journal of Pharmaceutical Sciences*, v. 99, n. 1, p. 21-50, 2010.
- BARRY, B.W. Novel mechanisms and devices to enable successful transdermal drug delivery. *European journal of pharmaceutical sciences*, v. 14, n. 2, p. 101-114, 2001.
- BENSON, H.A.E. Transdermal drug delivery: penetration enhancement techniques. *Current Drug Delivery*, v. 2, n. 1, p. 23-33, 2005.
- BOUWSTRA, J.A.; PONEC, M. The skin barrier in healthy and diseased state. *Biochimica et Biophysica Acta (BBA)-Biomembranes*, v. 1758, 12, p. 2080-2095, 2006.
- CLEEK, R.L.; BUNGE, A.L. A new method for estimating dermal absorption from chemical exposure. *General approach. Pharmaceutical Research*, v. 10, n. 4, p. 497-506, 1993.
- DONNELLY, R.F. et al. Hydrogel-forming microneedle arrays for enhanced transdermal drug delivery. *Advanced Functional Materials*, v. 22, n. 23, p. 4879-4890, 2012.
- ELIAS, P.M. Structure and function of the stratum corneum permeability barrier. *Drug Development Research*, v. 13, n. 2-3, p. 97-105, 1988.
- GUY, R.H.; HADGRAFT, J. Transdermal drug delivery: a perspective. *Journal of Controlled Release*, v. 4, n. 4, p. 237-251, 1987.
- IQBAL, B.; ALI, J.; BABOOTA, S. Recent advances and development in epidermal and dermal drug deposition enhancement technology. *International Journal of Dermatology*, v. 57, n. 6, p. 646-660, 2018.
- JUNQUEIRA, L.C., CARNEIRO, J. *Histologia Básica*, v. 9, p. 111-128, 1999.
- KANDAVILLI, S.; NAIR, V.; PANCHAGNULA, R. Polymers in transdermal drug delivery systems. *Pharmaceutical technology*, v. 26, n. 5, p. 62-81, 2002.
- LANE, M.E. Skin penetration enhancers. *International Journal of Pharmaceutics*, v. 447, n. 1-2, p. 12-21, 2013.
- LEE, H. et al. Device-assisted transdermal drug delivery. *Advanced Drug Delivery Reviews*, v. 127, p. 35-45, 2018.
- LEMOS, C.N. et al. *Nanoparticles influence in skin penetration of drugs: In vitro and in vivo characterization*. In: Nanostructures for the Engineering of Cells, Tissues and Organs. William Andrew Publishing, 2018. p. 187-248.
- MITRAGOTRI, S. et al. Mathematical models of skin permeability: an overview. *International Journal of Pharmaceutics*, v. 418, 1, p. 115-129, 2011.
- MITRAGOTRI, S. Synergistic effect of enhancers for transdermal drug delivery. *Pharmaceutical Research*, v. 17, 11, p. 1354-1359, 2000.
- MURTHY, S.N.; SHIVAKUMAR, H.N. *Topical and transdermal drug delivery*. In: Handbook of non-invasive drug delivery systems. William Andrew Publishing, 2010. p. 1-36.

- NAIK, A.; KALIA, Y.N.; GUY, R.H. Transdermal drug delivery: overcoming the skin's barrier function. *Pharmaceutical Science & Technology Today*, v. 3, 9, p. 318-326, 2000.
- PASTORE, M.N. et al. Transdermal patches: history, development and pharmacology. *British journal of pharmacology*, v. 172, n. 9, p. 2179-2209, 2015.
- PATHAN, I.B.; SETTY, C.M. Chemical penetration enhancers for transdermal drug delivery systems. *Tropical Journal of Pharmaceutical Research*, v. 8, n. 2, 2009.
- POTTS, R.O.; GUY, R.H. Predicting skin permeability. *Pharmaceutical Research*, v. 9, 5, p. 663-669, 1992.
- PRAUSNITZ, M.R.; LANGER, R. Transdermal drug delivery. *Nature Biotechnology*, v. 26, 11, p. 1261, 2008.
- PRAUSNITZ, M.R.; MITRAGOTRI, S.; LANGER, R. Current status and future potential of transdermal drug delivery. *Nature Reviews Drug Discovery*, v. 3, n. 2, p. 115, 2004.
- RZHEVSKIY, A.S. et al. Microneedles as the technique of drug delivery enhancement in diverse organs and tissues. *Journal of Controlled Release*, v. 270, p. 184-202, 2018.
- SANTOS, L.F. et al. Biomaterials for drug delivery patches. *European Journal of Pharmaceutical Sciences*, v. 118, p. 49-66, 2018.
- WIEDERSBERG, S.; GUY, R.H. Transdermal drug delivery: 30+ years of war and still fighting! *Journal of Controlled Release*, v. 190, p. 150-156, 2014.
- WILLIAMS, A.C.; BARRY, B.W. Penetration enhancers. *Advanced Drug Delivery Reviews*, v. 64, p. 128-137, 2012.
- WOKOVICH, A.M. et al. Transdermal drug delivery system (TDDS) adhesion as a critical safety, efficacy and quality attribute. *European Journal of Pharmaceutics and Biopharmaceutics*, v. 64, n. 1, p. 1-8, 2006.

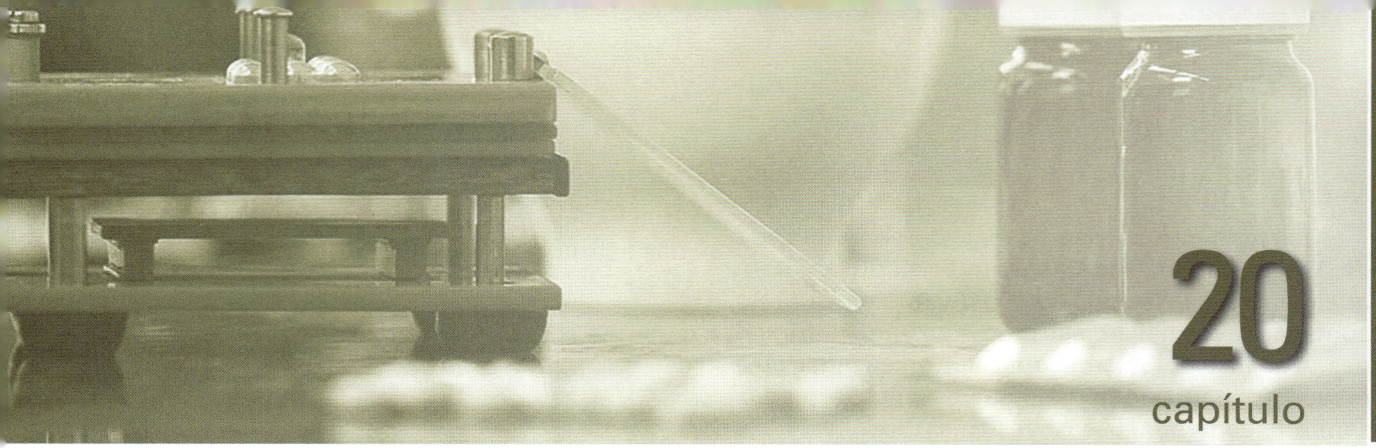

20
capítulo

Lipossomas, Microemulsões e Nanopartículas

Anselmo Gomes de Oliveira

Introdução

Até aproximadamente os anos 1960, a tecnologia aplicada às formas farmacêuticas se resumia na incorporação dos fármacos em excipientes ou veículos farmacêuticos tradicionais.

Com a miniaturização da tecnologia foi permitida a otimização mais detalhada dos sistemas de administração de fármacos.

A introdução do conceito de biodisponibilidade resultou em uma nova orientação na pesquisa em farmacotécnica, revelando a grande importância das características físico-químicas dos fármacos e de seu destino após administração *in vivo*, particularmente na distribuição e na velocidade de metabolização no organismo.

Como consequências dessa evolução surgem os sistemas de liberação controlada de fármacos, os quais de um lado, tratam da velocidade de liberação do fármaco (*Drug Delivery System*) no sítio de administração e da velocidade com que atravessam as membranas biológicas para atingir a corrente circulatória e, de outro lado, os Sistemas de Direcionamento de Fármacos (*Drug Targeting System*) tratam de conduzir o fármaco até um tecido-alvo onde ele deve exercer seu efeito farmacológico.

Nesse contexto, estão incluídos os lipossomas, as microemulsões e as nanopartículas, todos com dimensões da ordem de nanômetros, isto é, 10^{-9} metros ou 1 bilhão de vezes menor que o metro. Para efeito comparativo, poderíamos imaginar o tamanho de uma bola de futebol em relação ao globo terrestre. Assim, seria fácil imaginar o grande aumento de área interfacial, se fracionássemos totalmente o globo terrestre em tantas bolas de futebol quanto possível. Então, o efeito do meio nesse conjunto de bolas seria muito mais intenso e eficiente (em razão da maior área de exposição) do que o efeito sobre a única macrobola. Ainda, seria possível separar grupos de bolas de futebol e enviar para outros locais específicos.

Neste capítulo, serão abordadas as principais características de três sistemas de administração, com dimensões nanométricas, nominalmente os lipossomas, as microemulsões e as nanopartículas, os quais, embora sejam todos de dimensões nanométricas, apresentam diferentes organizações estruturais e servem para os propósitos de permitir a administração segura e eficaz de fármacos por diversas vias de administração, proporcionar o direcionamento de fármacos para tecidos ou órgãos ou permitir a liberação controlada de fármacos. Evidentemente, em razão das suas características específicas, os lipossomas têm servido para encapsular fármacos hidrofílicos (compartimento aquoso) e lipofílicos (bicamada lipídica), microemulsões de interesse, geralmente óleo em água, que servem para encapsular fármacos lipofílicos e nanopartículas que, dependendo do material estrutural lipofílico ou hidrofílico, pode servir para ambos os tipos de fármacos.

Lipossomas

A história dos lipossomas iniciou-se na década de 1960, quando Alec Bangham et al. observaram que manchas de lecitina de ovo quando em contato com a água formavam estruturas bastante intrincadas. A análise por microscopia eletrônica mostrou a presença de uma infinidade de vesículas formadas espontaneamente. Essas vesículas lipídicas mais ou menos homogêneas foram chamadas mesofases esméticas (*smetics mesophases*), as quais continham moléculas de lecitina ordenadas em uma única direção. O próprio Bangham propôs o nome "Amphisome" como um termo mais apropriado, uma vez que as moléculas da membrana são caracteristicamente anfifílicas. Somente mais tarde foram introduzidos no mundo científico com o nome de lipossomas.

Os lipossomas podem ser definidos como estruturas de uma única ou várias bicamadas, esféricas e concêntricas, separadas por fases aquosas, e englobam um compartimento aquoso central.

Essas estruturas têm sido utilizadas com sucesso, como sistemas de administração de ampla variedade de fármacos. Várias moléculas com características anfifílicas, incluindo fosfolipídios naturais e grande variedade de compostos sintéticos, têm sido utilizadas como anfifílicos estruturais de lipossomas.

Em decorrência das características dessa organização estrutural, os lipossomas podem encapsular fármacos lipofílicos na bicamada lipídica e fármacos hidrofílicos no compartimento aquoso central.

As investigações sobre o papel de lipossomas como sistemas veiculadores de fármacos têm avançado consideravelmente nos últimos anos. Algumas áreas que têm atraído atenção, incluem: a natureza da interação de substâncias, tais como proteínas e fármacos com os lipossomas; os fatores que regulam a velocidade e o local de absorção de fármacos após administração dos lipossomas *in vivo*; o mecanismo de absorção de fármacos pelas células a partir de lipossomas; e as propriedades imunológicas dos lipossomas. Variações da composição lipídica e a carga líquida da bicamada lipídica, assim como o diâmetro das estruturas, também são importantes características físico-químicas que podem determinar o comportamento do lipossoma *in vitro* e *in vivo*.

Classificação dos lipossomas

De modo geral, os lipossomas podem ser classificados quanto ao número de bicamadas e tamanho, sendo designados unilamelares ou multilamelares, pequenos e grandes, respectivamente. Na Tabela 20.1 estão apresentadas as características gerais das estruturas.

Tabela 20.1
Classificação dos lipossomas quanto ao tamanho e número de bicamadas.

Tipo e tamanho de lipossomas	*Designação*	*Diâmetro aproximado (nm)*
Lipossomas unilamelares pequenos	SUV	25 a 50
Lipossomas multilamelares grandes	MLV	50 a 10.000
Lipossomas unilamelares grandes	LUV REV	100 a 1.000

Materiais estruturais

Lipídios naturais

Os compostos estruturais usuais são os lipídios biológicos, constituídos de uma família heterogênea de compostos anfifílicos, de muito baixa solubilidade em água, que incluem os fosfolipídios, colesterol, ácidos graxos etc.

Os glicerofosfolipídios, representados pelos fosfolipídios naturais, constituem cerca de 50% dos lipídios presentes nas membranas biológicas e asseguram as funções de barreira seletiva das células.

Fosfolipídios naturais

A estrutura química geral dos fosfolipídios naturais envolve o esqueleto do glicerol com a hidroxila do C_3 esterificada com o ácido fosfórico e as hidroxilas ligadas em C_1 e C_2 esterificadas com ácidos graxos de cadeia longa. Por sua vez, o fosfato de C_3 pode ser esterificado com diferentes álcoois, gerando, por exemplo, a fosfatidilcolina, fosfatidilserina, fosfatidiletanolamina, fosfatidilinositol, fosfatidilglicerol etc. (Figura 20.1).

As fosfatidilcolinas extraídas de gema de ovo e de óleo de soja são as mais amplamente utilizadas na área farmacêutica. São apresentadas com diversos graus de pureza, incluindo desde as parcialmente purificadas até aquelas próprias para administração intravenosa. Ambas são constituídas de misturas de ácidos graxos com diferentes cadeias carbônicas, mas com predominância específica em cada uma. Por exemplo, o ácido graxo que predomina na fosfatidilcolina de ovo é o ácido palmítico, enquanto na fosfatidilcolina de soja predomina o ácido linoleico. Em virtude dessa constituição, a massa molecular média da fosfatidilacolina de soja é da ordem de 775 g/mol e a massa molecular média da fosfatidilcolina do ovo é de 770 g/mol.

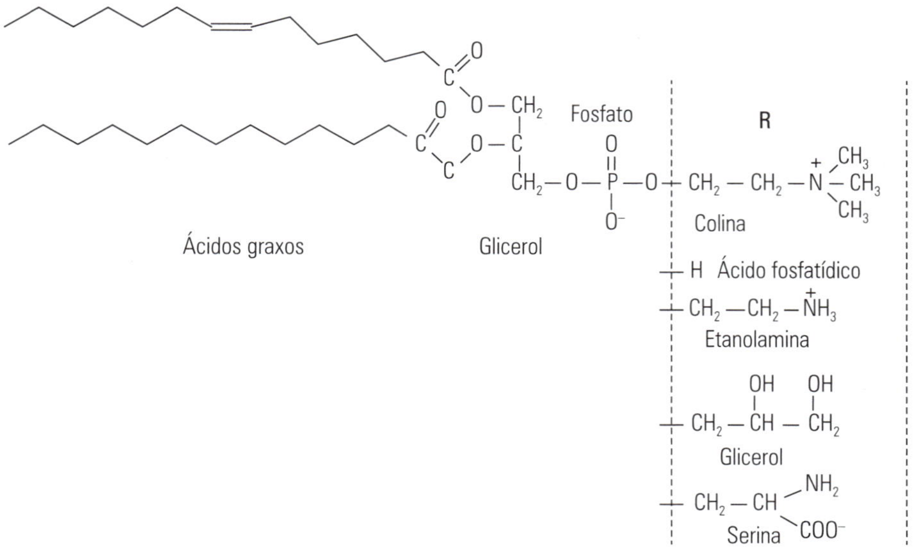

Figura 20.1. Estrutura química básica da fosfatidilcolina e derivados.

Esses compostos possuem biocompatibilidade elevada e formam o grupo de anfifílicos mais usados na estruturação de lipossomas. A Tabela 20.2 relaciona detalhadamente a constituição de cada uma delas.

Tabela 20.2
Constituição das fosfatidilcolinas de ovo e de soja em relação ao percentual de ácidos graxos.

Ácido graxo (insaturação)	*Ovo*	*Soja*
Palmítico 16:0	32,0	12,0
Palmitoleico 16:1	1,5	< 0,2
Esteárico 18:0	16,0	2,3
Oleico 18:1	26,0	10,0
Linoleico 18:2	13,0	68,0
Linolênico 18:3	< 0,3	5,0
Araquidônico 20:4	4,8	< 0,1
Docosahexaenoico 22:6	4,0	< 0,1

Compostos esteroides

O principal esteroide usado na estruturação dos lipossomas é o colesterol, usualmente associado ao fosfolipídio. Esses compostos aumentam a microviscosidade da bicamada, reduzindo sua permeabilidade para moléculas hidrofílicas. O colesterol (Figura 20.2) fica inserido longitudinalmente entre as moléculas do anfifílico na estrutura da bicamada lipídica, ancorando-as mais fortemente na estrutura do lipossoma. Consequentemente, aumentam a estabilidade da bicamada lipídica nos fluidos biológicos.

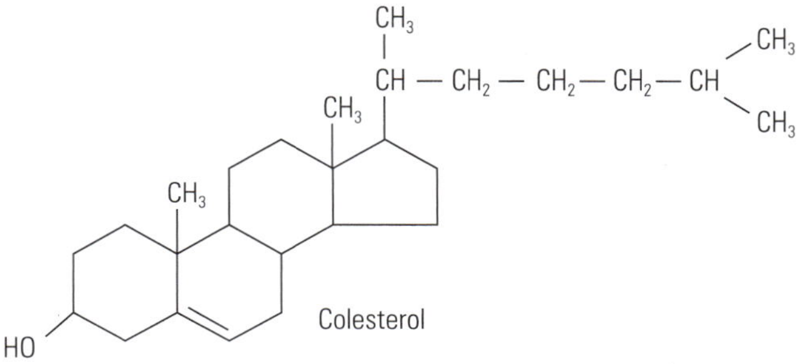

Figura 20.2. Estrutura química do colesterol.

Anfifílicos sintéticos

Fosfolipídios

Os anfifílicos sintéticos também envolvem os fosfolipídios contendo ácidos graxos saturados e insaturados. A estrutura geral é a mesma apresentada para os fosfolipídios naturais. No grupo dos fosfolipídios com ácidos graxos saturados, podemos citar a dipalmitiolfosfatidilcolina (DPPC) e a diestearilfosfatidilcolina (DSPC) (Tabela 20.3).

Outros compostos

Entre outros compostos, podemos citar os sais de dialquilamônio, os sais de dialquilfosfato e os sais de dialquilglicerila, sendo o primeiro com características catiônicas, o segundo aniônico e o terceiro neutro. Também é interessante notar que os sais de amônio quaternário possuem atividade antisséptica, e alguns deles são utilizados em enxaguatórios bucais, por isso, e também em razão das potenciais toxicidades, têm suas utilizações bastantes reduzidas como anfifílicos estruturais para lipossomas.

Tabela 20.3 Características dos fosfolipídios usualmente utilizados na estruturação de lipossomas.			
Fosfolipídio	*Ácido graxo*	*Temperatura transição (°C)*	*Carga (pH 7,4)*
Dilauroilfosfatidilcolina (DLPC)	12:0	–1	0
Dimiristoilfosfatidilcolina (DMPC)	14:0	23	0
Dipalmitoilfosfatidilcolina (DPPC)	16:0	41	0
Diestearilfosfatidilcolina (DSPC)	18:0	55	0
Dimiristoilfosfatidiletanolamina (DMPE)	14:0	50	0
Dipalmitoilfosfatidiletanolamina (DPPE)	16:0	63	0
Dioleilfosfatidilcolina (DOPC)	18:1	–20	0
Dioleilfosfatidiletanolamina (DOPE)	18:1	–16	0

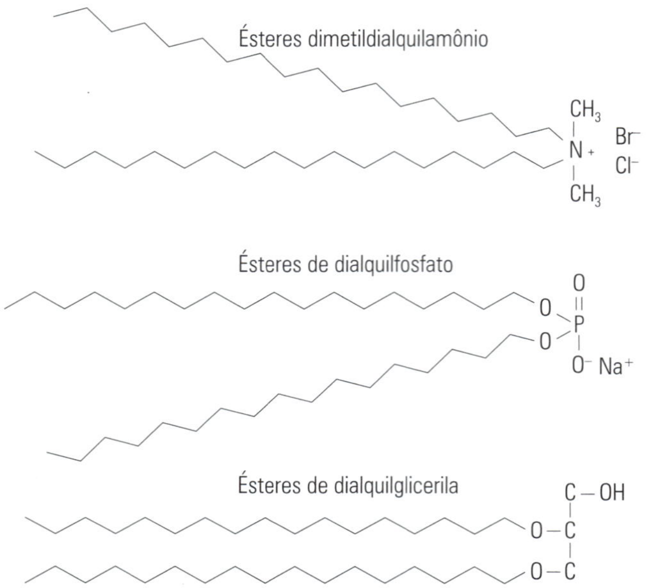

Figura 20.3. Estrutura química de alguns anfifílicos sintéticos estruturais de lipossomas.

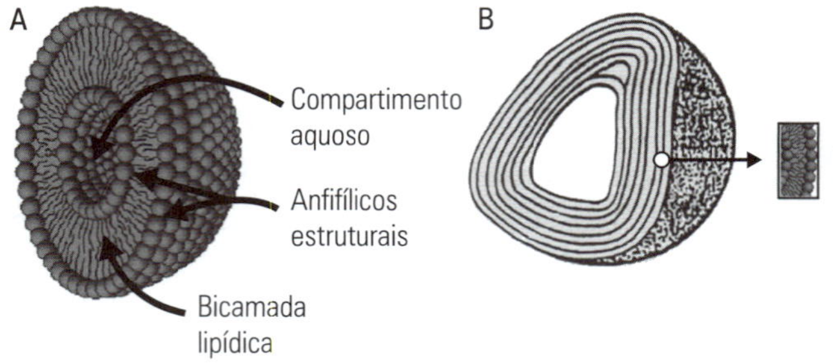

Figura 20.4. Representação esquemática da estrutura de lipossomas. (A) Lipossoma unilamelar; (B) Lipossoma multilamelar.

Fontes: (A) Adaptada de BOURREL M.; SCHETER, R.S. *Microemulsions and related systems: Formulation, solvency and physical properties*. New York: Marcel Dekker, 1988, 483p. (B) Adaptada de WEINER, N.; MARTIN, F.; RIAZ, M. Lipossomes as a drug delivery system. *Drug Develop Ind Pharm*, v. 15, n. 10, p. 1523-1554, 1989.

Formação dos lipossomas

Como visto no item anterior, o tipo de anfifílico estrutural de lipossomas envolve uma cabeça polar associada a duas cadeias carbônicas, como apresentado nas Figuras 20.1 e 20.3. Desse modo, o estado de agregação do anfifílico em água depende substancialmente do comprimento das cadeias carbônicas do composto. Assim, para fosfolipídios com quatro átomos de carbono ou menos, as moléculas permanecem no estado de monômeros na presença de água. Para comprimento de cadeia carbônica entre 6 e 8 átomos de carbono e em concentração acima da concentração micelar crítica, micelas podem ser formadas e acima de oito átomos de carbono, preferencialmente, formam-se bicamadas (Figura 20.4).

A organização estrutural dos fosfolipídios envolve a associação das cadeias carbônicas entre si na forma de bicamadas com as cabeças polares voltadas para a fase aquosa. A natureza anfifílica dos fosfolipídios individuais mostra que o interior hidrofóbico da membrana da bicamada fica protegido da exposição à água. Isso significa que a fase aquosa é totalmente excluída da região da bicamada lipídica. Nessa organização, ocorre uma grande modificação na energia livre do sistema, de modo que, por exemplo, para o fosfolipídio dipalmitoilfosfatidilcolina (DPPC) é da ordem de 13 kcal/mol e para a dimiristoilfosfatidilcolina (DMPC) de 15 kcal/mol. Para os lipossomas unilamelares, a proporção quantitativa das moléculas de fosfolipídio na interface da bicamada-água voltadas para o exterior e interior das estruturas é da ordem de 60 e 40%, respectivamente. Sabe-se que a hidratação da cabeça polar do fosfolipídio pela fase aquosa ocorre aproximadamente até o quinto carbono das cadeias carbônicas. Dados de ressonância nuclear magnética mostram de 15 a 25 moléculas de água levemente ligadas à cabeça polar de cada molécula de fosfolipídio.

Caracterização dos lipossomas

Independentemente do campo de aplicação, as caracterizações mais importantes dos lipossomas envolvem as determinações de diâmetro médio e índice de polidispersidade, eficiência de encapsulação, relação entre as proporções de fosfolipídio/fármaco, lamelaridade das estruturas e carga de superfície através da medida do potencial zeta.

As determinações de diâmetro médio e índice de polidispersidade e potencial zeta podem ser realizadas por técnicas de espalhamento de luz *laser* (DLS) que fornecem informações sobre o tamanho das estruturas, o índice de variação desses tamanhos e a carga elétrica superficial dessas partículas. Evidentemente, como o espalhamento de luz é proporcional ao raio hidrodinâmico das estruturas presentes, elas devem apresentar comportamentos individuais, ou seja, não podem estar aglomeradas ou agregadas. Particularmente, o potencial zeta expressa a carga superficial total das estruturas de lipossomas em determinado meio. Esse parâmetro, de um lado pode ajudar a prever o destino dos lipossomas *in vivo* e, de outro lado, reflete a estabilidade física da dispersão, considerando-se que ± 30 mV seria a carga adequada para a estabilização de dispersões sólido-líquido ou líquido-líquido em meio aquoso.

As Técnicas de Microscopia Eletrônica de Transmissão e Microscopia Eletrônica de Crio-fratura podem fornecer essas informações sobre a lamelaridade, pois, tanto as áreas impregnadas com contraste como as regiões de fratura da amostra congelada podem revelar a organização das bicamadas lipídicas em determinados campos das amostras.

Para determinar a eficiência de encapsulação, devemos considerar que a preparação final dos lipossomas contendo fármaco envolve uma mistura das frações de fármaco encapsulado com a de fármaco não encapsulado. Evidentemente, para determinar a fração encapsulada devemos eliminar a fração livre do fármaco que não encapsulou. Esse procedimento pode ser realizado por filtração em gel, em coluna normal previamente eluída com lipossomas vazios ou por centrifugação em minicoluna de gel, também previamente eluída com lipossomas vazios. Como nos dois casos o fármaco está dissolvido na fase aquosa ou na bicamada lipídica, a fração livre pode ser separada. Depois que os lipossomas carregados com fármaco são separados, basta romper as estruturas com etanol ou metanol para liberar o fármaco e quantificar o fármaco pelos métodos analíticos usuais.

Principais métodos de preparação

Os principais métodos de obtenção de lipossomas são muito variados, alguns deles induzem o tipo de lipossoma formado e outros servem de base para a preparação de estruturas menores. Serão abordados os dois principais métodos clássicos de preparação dos lipossomas. Na Tabela 20.4 também estão relacionados outros métodos e as principais características dos lipossomas formados.

Tabela 20.4
Classificação dos lipossomas quanto aos principais métodos de obtenção.

Método de obtenção	*Designação*	*Diâmetro aproximado (nm)*
Evaporação em fase reversa	MLV	500
Hidratação de filme lipídico	MLV	Alguns μm
Irradiação ultrassom	SUV	50 a 100
Homogeneização alta pressão	SUV	50 a 250
Extrusão		
French Press	SUV	30 a 50
Por membranas	MLV	250 a 300
Remoção de detergente	SUV	20 a 250
	MLV	500

Evaporação em fase reversa

O método clássico de preparação dos lipossomas, de evaporação de fase reversa, foi proposto por Szoka e Papahadjopoulos, em 1978, e permite preparar lipossomas multilamelares LUV com um grande compartimento aquoso. Os fosfolipídios são dissolvidos em solvente orgânico (éter etílico, propílico ou uma mistura de solventes). A fase orgânica é, então, emulsionada com água ou sistema tampão. Em seguida, o solvente orgânico é lentamente removido sob pressão reduzida em evaporador rotatório, sendo que os lipossomas começam a ser formados com o predomínio da fase aquosa na mistura até a evaporação total do solvente orgânico. As estruturas formadas, unilamelares ou multilamelares, dependem da composição lipídica e da velocidade de evaporação do solvente orgânico.

Hidratação de filme lipídico

Constitui outro método clássico de preparação de lipossomas. Os lipídios são dissolvidos em solvente orgânico (éter etílico, propílico ou uma mistura de solventes) e secos em balão de evaporador rotatório, de modo a formar um filme de lipídios nas paredes do balão. A fase aquosa é então adicionada sobre o filme, seguida de uma agitação vigorosa em agitador vórtex para facilitar a dispersão. O filme de fosfolipídio, em contato com a fase aquosa e a agitação, hidrata e se desprende das paredes do balão, englobando, espontaneamente, parte da fase aquosa em seu interior e formando os lipossomas. O diâmetro dos lipossomas formados é elevado e a distribuição de tamanho heterogênea.

Esse método tem sido utilizado com muita frequência como base para a obtenção de estruturas menores e homogêneas em tamanho, com emprego de outras técnicas complementares, tais como irradiação de ultrassom, homogeneização de alta pressão, extrusão através de membranas etc.

Irradiação de ultrassom

O método envolve a mistura dos componentes lipídicos (adicionados do fármaco lipofílico) em um tubo de sonicação, adição da fase aquosa (adicionada do fármaco hidrofílico) e sonicação (sonicador de tipo de titânio com potência de 600 MHz) (Figura 20.5), geralmente, por 15 a 20 minutos em banho de gelo.

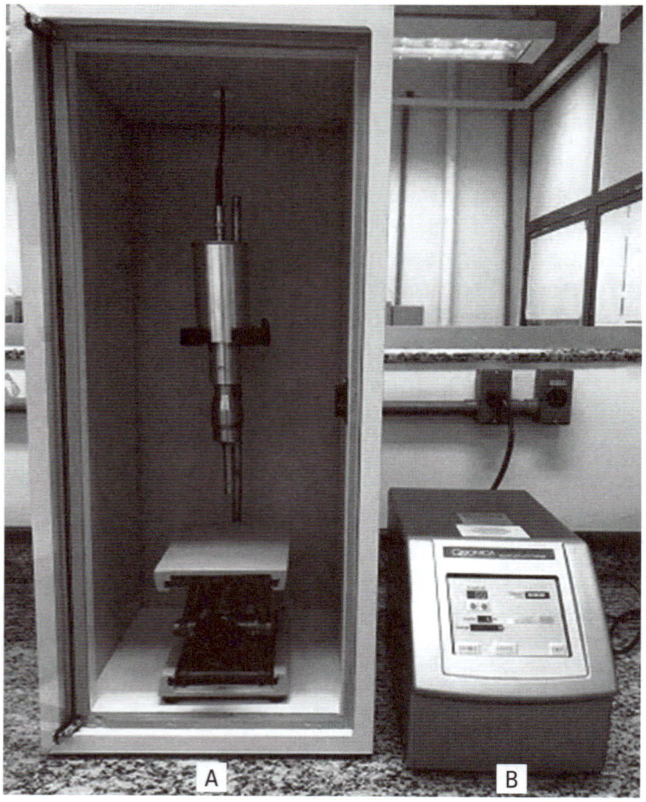

Figura 20.5. Sonicador utilizado na obtenção de lipossomas. (A) Haste do ultrassom que é inserida na amostra; (B) controlador das funções do sonicador.

Fonte: Acervo da autoria.

Homogeneização de alta pressão

Nesse método, o material estrutural, incluindo o fármaco (lipofílico na fase lipídica) e a fase aquosa (fármaco hidrofílico na fase aquosa), são homogeneizados em agitador mecânico em baixa rotação, depois transferidos para o homogeneizador de alta pressão (Figura 20.6) e submetidos à homogeneização sob pressão entre 500 e 15.000 psi, durante o número de passagens necessárias para a redução do tamanho das estruturas ao limite desejado.

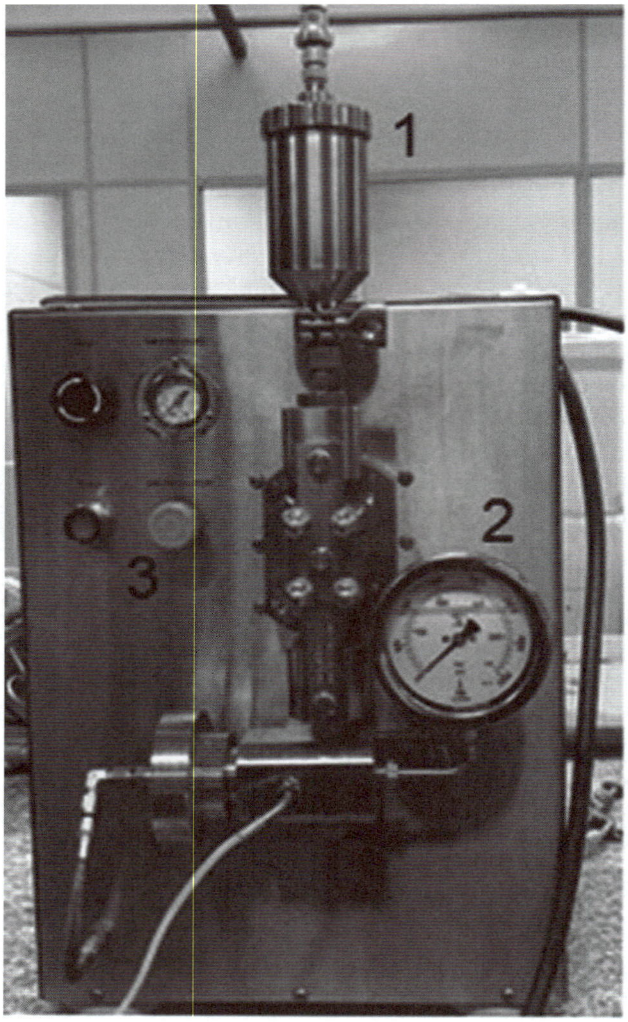

Figura 20.6. Homogeneizador de alta pressão. (1) Reservatório de amostras; (2) indicador de pressão; (3) botão liga-desliga e regulador de pressão.

Fonte: Acervo da autoria.

Extrusão por French Press

Geralmente, este método parte de lipossomas multilamelares obtidos por uma das técnicas clássicas, sendo a amostra submetida à pressão de cerca de 20.000 psi. Após cerca de cinco passagens pelo homogeneizador, aproximadamente 95% das estruturas reduzem seu tamanho para aproximadamente 30 a 50 nm (Figura 20.7).

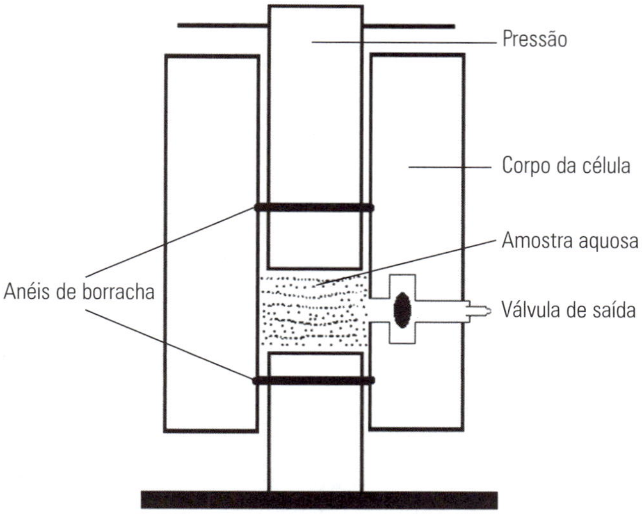

Figura 20.7. Esquema da extrusora *French Press*.

Fonte: Acervo da autoria.

Extrusão por membranas

Este método também parte de amostras de MLVs, as quais são submetidas à filtração sob pressão em membranas de policarbonato com diâmetros de poros previamente definidos, geralmente, entre 1.000 e 0,2 nm. Dependendo do diâmetro dos poros e do número de passagens, os MLVs podem ser reduzidos ao tamanho de 270 nm (Figura 20.8).

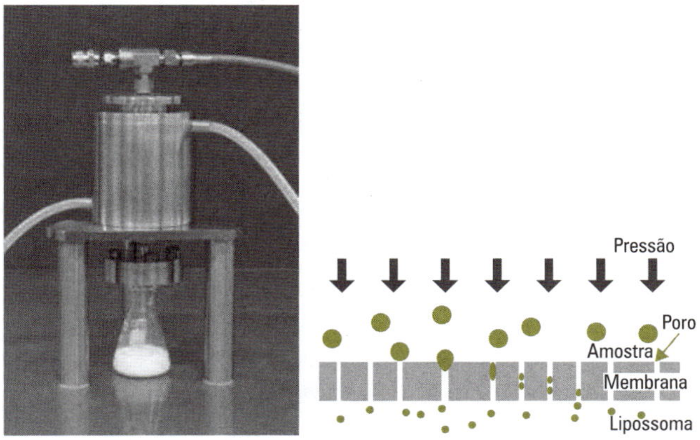

Figura 20.8. Equipamento de bancada para extrusão através de membrana. Esquema da passagem da amostra através da membrana extrusora.

Fonte: Acervo da autoria.

Remoção de detergente

Metodologia que envolve, inicialmente, a dissolução dos componentes estruturais dos lipossomas, e o fármaco na fase aquosa, contendo quantidade de um composto tensoativo (detergente) suficiente para a obtenção de solução micelar. Esta solução é submetida à diálise para a remoção gradativa do detergente que leva os anfifílicos estruturais a se organizarem na forma de bicamadas lipídicas até atingir um ponto crítico em que as estruturas se fecham, encapsulando parte da fase aquosa. O processo termina com a remoção total do detergente. O fármaco estará encapsulado na fase aquosa, ou na bicamada lipídica, dependendo de sua solubilidade. Outra forma de remover o detergente é através de filtração tangencial sob pressão, usando membranas de exclusão com limite de 10 a 50 kDa. Os monômeros do detergente passam através da membrana e são recolhidos como resíduos no filtrado, enquanto os lipossomas ficam retidos e são coletados do outro lado da membrana.

Alguns medicamentos aprovados e disponíveis para uso clínico

Desde a concepção dos lipossomas até o reconhecimento de suas aplicações clínicas, o caminho foi longo. Atualmente, essas estruturas têm sido exploradas clinicamente para vacinas, tratamento de infecções, tratamento de câncer e doenças pulmonares e da pele, entre outras.

Em muitas aplicações clínicas, os lipossomas com diâmetro menor que 200 nm têm mostrado sua utilidade pela capacidade de acumular fármacos em locais de alta permeabilidade em virtude do aumento da vascularização. Em contrapartida, a melhoria no índice terapêutico (que mede a eficácia sobre a toxicidade) tem sido mais relacionada com a diminuição da toxicidade do que a maior eficácia. A plataforma tecnológica dos lipossomas tem ganhado muita aceitação clínica (Quadro 20.1), de modo que muitos fármacos estão em fase de experimentação clínica para utilização futura.

Microemulsões

Aspectos gerais

O conceito de microemulsão foi introduzido, inicialmente, por Hoar e Schulman, em 1943. Quando tentavam dispersar um óleo em uma solução aquosa de tensoativo, adicionaram álcool na mistura e obtiveram uma dispersão transparente e estável.

Essa estrutura teórica foi, mais tarde, confirmada através de várias técnicas analíticas e, atualmente, pode adotar a definição de que microemulsão consiste de um sistema termodinamicamente estável, isotrópico e transparente, formado a partir da mistura de dois líquidos imiscíveis (usualmente, água e óleo),

Quadro 20.1 Alguns medicamentos baseados em lipossomas aprovados e disponíveis para uso clínico.			
Alguns produtos aprovados/Empresa	*Fármaco*	*Tratamento*	*Ano da aprovação*
Ambisome® (Gilead Sciences)	Anfotericina B	Infecções fúngicas e leishmaniose	1990 Europa 1997 Estados Unidos
Doxil® (Johnson & Johnson)	Doxorrubicina	Câncer de ovário e de mama	1995
Visudine® (Aegerion Pharmaceuticals-QLT)	Veteporfirina	Degeneração macular úmida	2000 Estados Unidos
Extrasorb® (King Parmaceuticals)	Estradiol	Terapia menopausa	2003
DepoDur® (Pacira BioSciences)	Sulfato de morfina	Febre pós-cirurgia	2004
Diprivan® (AstraZeneca)	Propofol	Anestesia	1986
Maqibo® (Talon Terapeutics)	Vincristina	Leucemia linfoblástica aguda	2012

na qual um dos líquidos está dividido no interior do outro na forma de gotículas, sendo estabilizada por um filme de tensoativo associado ou não a álcoois de cadeia média organizados na interface óleo-água.

O termo microemulsão geralmente ocasiona erros de interpretação do sistema, porque, embora seja denominada micro, na verdade possui a dimensão da ordem de nanômetros. Outras denominações, como emulsões submicrônicas e nanoemulsões, também provocam sistemas estruturalmente semelhantes, mas sem estabilidade termodinâmica, como as microemulsões.

Considerando a definição do sistema e a composição da formulação, pode-se definir três tipos de microemulsões (Figura 20.9): microemulsões óleo em água (O/A), em que a fase oleosa está dispersa na fase aquosa na forma de gotículas; microemulsões água em óleo (A/O), em que a fase aquosa está dispersa na fase oleosa na forma de gotículas; e microemulsões bicontínuas, em que não há formação de gotículas, mas as fases aquosa e oleosa formam microdomínios, interagindo com as cabeças polares e com a cadeia carbônica, respectivamente.

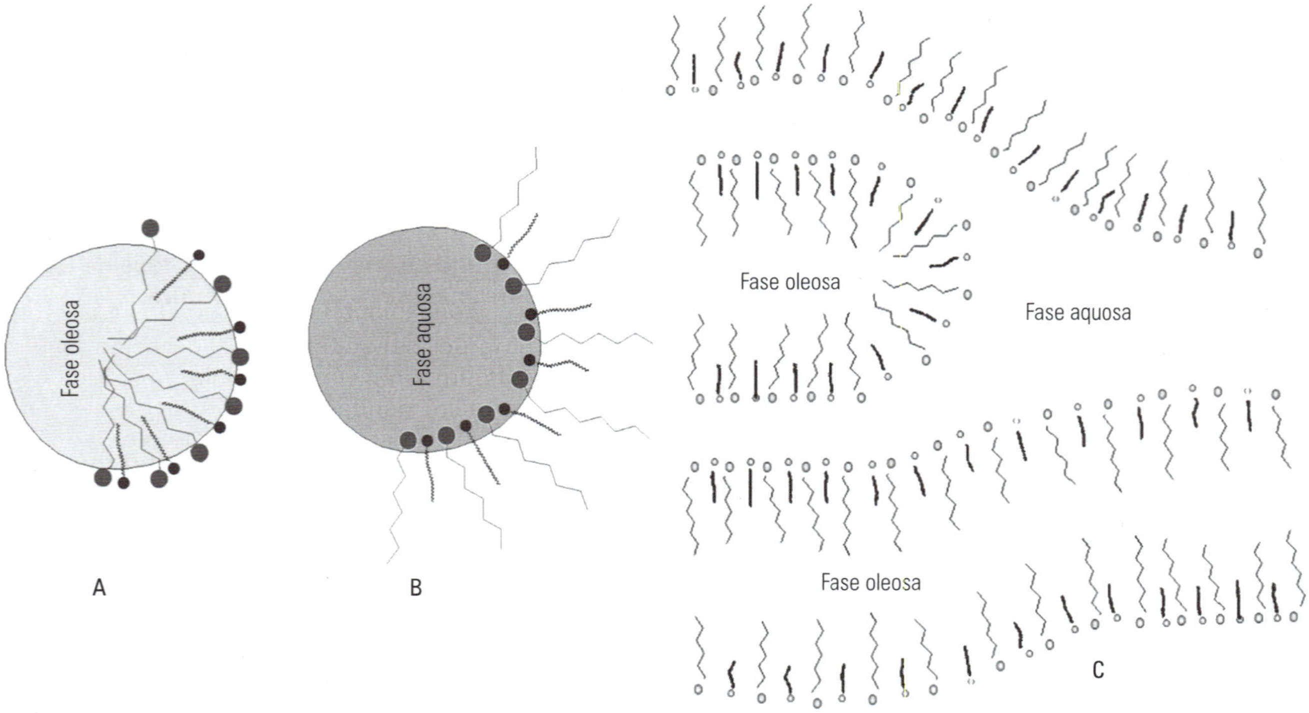

Figura 20.9. Representação esquemática da estrutura de microemulsão: (A) óleo em água (O/A); (B) água em óleo (A/O); (C) bicontínua.
Fonte: Acervo da autoria.

Teoria da formação

Quando misturamos os dois líquidos imiscíveis, um dos líquidos divide-se no interior do outro, formando uma fase interna, dispersa ou descontínua, rodeada por uma fase externa, dispersante ou descontínua. O processo da emulsificação acarreta, portanto, em um grande aumento de área interfacial ($S_1 \rightarrow S_2$), resultando em um aumento brusco da energia livre de superfície ($E_1 \rightarrow E_2$).

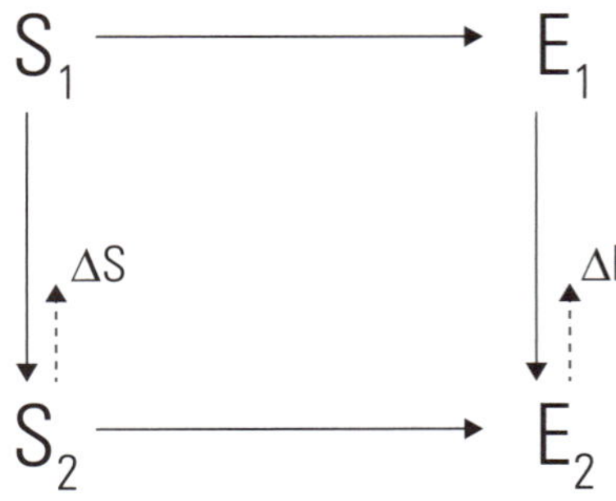

Figura 20.10. Diagrama energético da formação de gotículas entre dois líquidos imiscíveis.

Onde, $S_2 > S_1$ e $E_2 > E_1$. ΔS é a diferença entre as áreas interfaciais, inicial e final, e ΔE é a diferença entre a energia inicial e a final do sistema.

Esse fenômeno (Figura 20.10), nas condições normais de temperatura e pressão, pode ser descrito pela Equação 1:

$$\Delta E = \gamma i . \Delta S \qquad \textbf{(Equação 1)}$$

Onde, γi representa a tensão interfacial entre as fases aquosa e oleosa.

Fica fácil visualizar, através da Equação 1, que a estabilidade do sistema aumenta, quanto menor for a energia livre (ΔE), atingindo a estabilidade termodinâmica para $\Delta E = 0$, ou seja, o sistema se forma espontaneamente quando a energia remanescente da interface for igual a zero. Então, fica evidente que um dos caminhos eficientes para a estabilização termodinâmica da microemulsão seria reduzir a tensão interfacial (γi) na mesma proporção do aumento da área interfacial (ΔS).

Para visualizar esse conceito, é necessário considerar um filme misto monomolecular da mistura de tensoativos, organizada na interface óleo-água (Figura 20.11). As moléculas se orientam na interface, com as cabeças polares voltadas para a fase aquosa e as cadeias carbônicas para a fase oleosa.

Quando o número dessas moléculas de tensoativo aumenta por unidade de área interfacial, elas se comprimem na interface, criando uma pressão

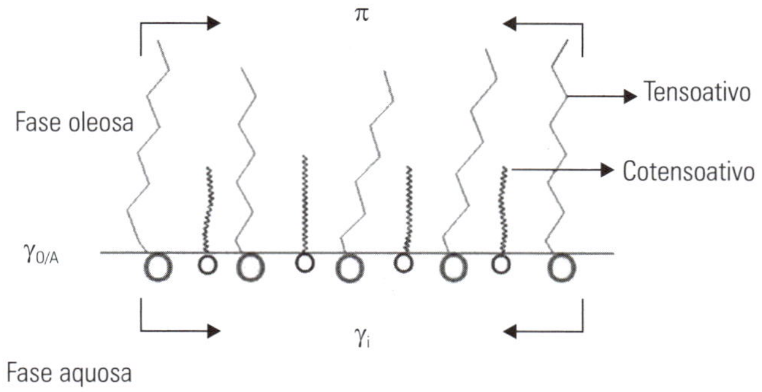

Figura 20.11. Organização da mistura de tensoativos na interface óleo-água. Onde, π é a pressão bidimensional entre as moléculas da mistura de tensoativo, $\gamma_{o/w}$ é a tensão interfacial O/A antes da compressão, e γi a tensão interfacial depois da compressão.

Fonte: Acervo da autoria.

bidimensional (π). A análise mais detalhada do filme mostra que a tensão de superfície (γi) na interface diminui proporcionalmente com o aumento da pressão. Essa ideia pode ser expressa pela Equação (2):

$$\gamma i = \gamma_{o/w} - \pi \qquad \textbf{(Equação 2)}$$

A estabilidade termodinâmica da microemulsão e a expansão espontânea da interface óleo-água podem ser explicadas através do conceito de "Tensão Negativa Transiente na Interface". A Equação 2 mostra que quando a repulsão entre as espécies do filme (pressão π) exceder a tensão entre o óleo e a água ($\gamma_{o/w}$), γi será negativa. Assim, a energia (ΔE) também será negativa, tornando possível a expansão espontânea da interface óleo-água. A existência temporária do valor de $\pi > \gamma_{o/w}$ dirige a força que reduz o tamanho da gota em um volume fixo de fase oleosa, até que não haja mais necessidade de energia para aumentar a área interfacial. O equilíbrio é conseguido quando a tensão negativa volta a zero, em virtude da descompressão das moléculas do tensoativo, com a consequente diminuição da pressão na interface.

Diagramas de fase

Geralmente, para caracterizar as regiões de domínio da existência das microemulsões, utilizam-se os diagramas de fase ternários ou pseudoternários. O ternário é quando um único tensoativo é capaz de diminuir a tensão interfacial o suficiente para obter a estabilização termodinâmica do sistema. O pseudoternário é quando também há necessidade do uso de cotensoativo para obter a estabilidade termodinâmica, o qual será representado pela mistura do tensoativo/cotensoativo como estabilizante do sistema microemulsionado.

O diagrama de fases descreve em que condições experimentais da mistura dos componentes da formulação é possível obter sistemas opticamente transparentes, como no exemplo da Figura 20.12.

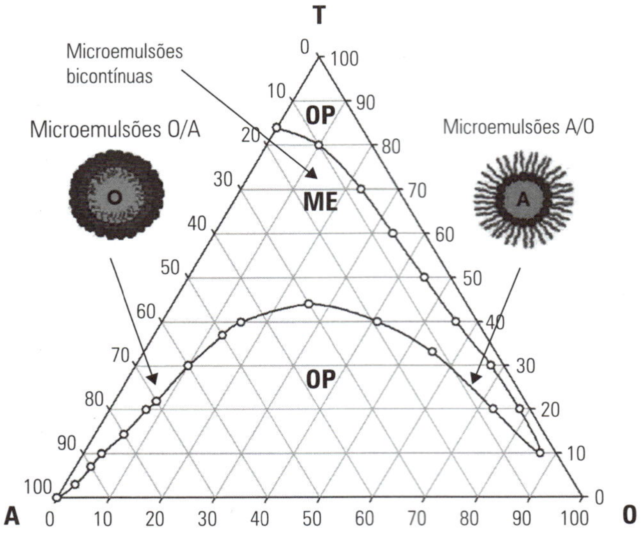

Figura 20.12. Representação esquemática de um diagrama de fases de microemulsão. (A = água; O = óleo e T = tensoativo; ME = região de microemulsão, transparente; OP = sistema opaco.)

Fonte: Acervo da autoria.

Descrição das regiões do diagrama de fase

A região denominada microemulsão (ME) corresponde à região em que a mistura dos componentes da formulação tornou-se opticamente transparente (Figura 20.12).

Na região de microemulsões bicontínuas, predomina a presença de tensoativo, pouca fase aquosa e pouca fase oleosa. Não há formação de gotículas de qualquer tipo. Geralmente, a partir dessa região, com simples diluição da microemulsão bicontínua com fase aquosa ou fase oleosa, obtêm-se microemulsões A/O e O/A, respectivamente. Na região de microemulsão O/A, predomina a fase aquosa, com menores proporções de fase oleosa e tensoativo. em uma diluição infinita com fase aquosa, podemos nos aproximar de sistemas semelhantes a micelas inchadas, pela grande diluição da fase interna. Na região de microemulsões A/O, predomina a fase oleosa, com pouca proporção de fase aquosa e de tensoativo. Aqui, também, podemos obter sistemas semelhantes a micelas reversas pela diluição infinita com fase oleosa. Nesse diagrama de fases, se mantivermos a proporção de tensoativo fixa, por exemplo, em 20%, é possível variar apenas as proporções das fases aquosa e oleosa, indo de uma microemulsão O/A (onde a água predomina), passando por uma região de transição de fases e chegando a uma microemulsão A/O, em que o óleo predomina (Figura 20.12) e as fases se invertem.

Então, na região de domínio de sistemas opticamente transparentes, é possível fazer inúmeras composições de formulações com diferentes características físico-químicas, o que permite a incorporação de fármacos com propriedades bastante variadas.

Caracterização das microemulsões

Diversas técnicas têm sido utilizadas na caracterização das microemulsões, usadas principalmente para obter informações estruturais do sistema, sendo as mais importantes resumidas a seguir.

Entre as mais difundidas, a microscopia de luz polarizada tem sido uma ferramenta importante para a verificação da isotropia do sistema, isto é, para comprovação da transparência óptica da dispersão.

Outra caracterização importante é o diâmetro médio das gotículas da fase interna, realizado geralmente por espalhamento dinâmico de luz (*Dynamic Light Scattering* – DLS) na escala nanométrica. A técnica baseia-se no fato de que quando um feixe de luz *laser* incide nas gotículas dispersas, descrevendo movimentos Brownianos, ocorre espalhamento de luz proporcional ao diâmetro das gotículas, o qual, sendo detectado em um ângulo específico (geralmente 90°), permite o cálculo do raio hidrodinâmico através da equação de Stokes-Einstein (Equação 3).

$$Rh = KT/6\pi\eta D \qquad \textbf{(Equação 3)}$$

Onde:

K = constante de Boltzmann;

T = temperatura absoluta;

η = viscosidade do meio;

D = coeficiente de difusão das gotículas no meio.

Alguns métodos tradicionais complementares, como potencial zeta, que mede o potencial de superfície das gotículas e está relacionado com a estabilidade da dispersão. A medida de condutividade elétrica indica as características de condução da corrente elétrica pelo meio de dispersão, podendo fornecer informações sobre o grau de hidrofilia-lipofilia da fase externa e, portanto, indicar o tipo de microemulsão presente, considerando que, ao contrário do óleo, a água conduz muito bem a corrente elétrica.

Aplicações na área farmacêutica

As microemulsões O/A possuem excelente potencial como sistema de administração de fármacos, em razão de proporcionarem aumento da solubilidade aparente de fármacos pouco solúveis, de possuírem tempo de vida longo, de serem de fácil preparação e poderem ser administradas por praticamente todas as vias de administração no organismo.

Algumas vantagens do uso das microemulsões podem ser exemplificadas: aumento da taxa de absorção; eliminação ou atenuação de problemas de variabilidade de absorção de fármacos; proporciona uma forma farmacêutica líquida aquosa para fármacos insolúveis em água; pode ser administrada por várias vias de administração, incluindo tópica, oral e intravenosa; por ser uma preparação líquida, pode ser facilmente esterilizável por filtração esterilizante, permitindo sua aplicação parenteral, oftálmica ou otológica; protege fármacos contra reações de decomposição, tais como hidrólise e oxidação; aumenta a biodisponibilidade de fármacos pouco solúveis e de baixa permeabilidade.

Na última década, muitos trabalhos de pesquisa envolvendo diferentes vias de administração e efeitos pretendidos foram realizados. Em razão das suas propriedades específicas, tais como a tensão interfacial muito reduzida, a extensa área interfacial, a estabilidade termodinâmica e a capacidade dissolver líquidos imiscíveis, as microemulsões encontram grande aplicação na área farmacêutica. Alguns exemplos estão descritos no Quadro 20.2.

Quadro 20.2
Alguns exemplos de aplicações de microemulsões.

Fármaco	*Via de administração*	*Efeito pretendido*
Flurbiprofeno	Parenteral	Aumento de solubilidade
Apomorfina	Transdérmica	Aumento de permeabilidade
Prilocaína	Transdérmica	Aumento de solubilidade
Estradiol	Transdérmico	Melhoria de solubilidade
Dexametasona	Ocular tópica	Aumento biodisponibilidade
Cloranfenicol	Ocular tópica	Aumento de solubilidade
Sumatripana	Intranasal	Aumento de biodisponibilidade
Progesterona	Dérmica	Aumento de estabilidade
Timolol	Ocular tópica	Aumento de absorção
Doxorrubicina	Intravenosa	Diminuição de toxicidade

Nanopartículas

Conceitos e generalidades

As dispersões particuladas encontram um lugar de destaque no campo das ciências farmacêuticas, em razão de facilitarem a administração de fármacos através de um meio líquido aquoso. Inicialmente, a atenção tecnológica nesse campo limitava-se na tentativa de reduzir as dimensões das partículas dos fármacos sólidos insolúveis como meio de aumentar a área interfacial entre o fármaco e os líquidos biológicos para favorecer a dissolução e a absorção. Desse modo, as partículas podem ser classificadas em partículas grossas, com diâmetros médios da ordem de até 10 μm, as partículas finas, com diâmetros menores que 2,5 μm, e partículas ultrafinas, que são menores que 0,1 μm (100 nm). Entretanto, nesses casos, a distribuição do fármaco no organismo dependia unicamente das propriedades físico-químicas da molécula. Com o aparecimento das formas de administração com dimensões reduzidas, da ordem de nanômetros, passou-se a visualizar novas aplicações desses sistemas, incluído a possibilidade de modificações nas propriedades físico-químicas dos fármacos, modificação das vias normais de metabolização e possibilidade de direcionamento para órgãos, tecidos ou células específicas.

Dessa maneira, o desenvolvimento de novos sistemas de administração nesse campo passa pela plataforma da nanotecnologia, cujas características estruturais se fundamentam em dois tipos de arquitetura:

- **Sistemas matriciais ou monolíticos**, nos quais o fármaco encontra-se homogeneamente distribuído no excipiente, sendo possível controlar sua velocidade de liberação ou seu direcionamento no organismo.
- **Sistemas reservatórios**, nos quais a substância ativa encontra-se separada do meio de dissolução por uma membra, através da qual o fármaco deve fluir ou mesmo a membrana deve se romper em condições específicas para que o fármaco seja liberado.

Dentro dessa concepção, podemos definir de modo geral as nanopartículas, com diâmetros entre 1 e 100 nm, as quais englobam as nanoesferas, representadas pelos sistemas matriciais, e as nanocápsulas, em que o fármaco se encontra essencialmente encapsulado no núcleo central e rodeado por uma parede polimérica (Figura 20.13).

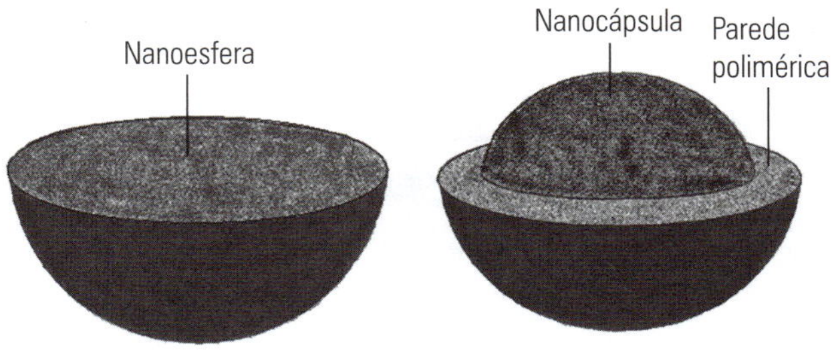

Figura 20.13. Representação esquemática da arquitetura das nanoesferas e das nanocápsulas.

Fonte: Acervo da autoria.

Do ponto de vista farmacêutico, são definidas como partículas estruturadas com polímeros naturais ou sintéticos, com tamanhos na faixa de 50 a 500 nm, nas quais o fármaco encontra-se dissolvido, encapsulado, adsorvido ou ligado.

As nanopartículas foram introduzidas como sistemas de liberação de fármacos no final dos anos 1960 pelo professor Paul Speiser, do Instituto Federal de Tecnologia da Suíça, que investigava estratégias para retardar e controlar a liberação de fármacos em sistemas miniaturizados. O primeiro foco do seu grupo de pesquisa foi nanopartículas aplicáveis em vacinação, principalmente contra tétano e difteria, as quais exigiam múltiplas injeções para gerar níveis de anticorpos para a proteção. Isso ajudou muito, em razão das propriedades de liberação prolongada das nanopartículas.

De modo geral, em virtude das suas dimensões reduzidas, as nanopartículas podem ser administradas pela maioria das vias de administração, incluindo parenteral, endovenosa, intraocular, tópica e oral.

Materiais estruturais e métodos de preparação

Dependendo do material estrutural, as nanopartículas podem ser classificadas em nanopartículas poliméricas, se forem estruturadas com algum tipo de polímero, ou nanopartículas lipídicas sólidas, se o componente estrutural for representado por material lipídico sólido.

Entre os materiais poliméricos naturais, encontram-se as proteínas, tais como a gelatina e a albumina; as lecitinas; os polissacarídeos, como o alginato, a dextrana, a quitina, a quitosana, a agarose etc.

Entre os materiais sintéticos, encontram-se os polímeros pré-formados, como policaprolactona, ácido polilático, polilactato coglicólico, poliestireno etc.; e os polímeros polimerizados durante o processo, como poli-isobutilcianoacrilato, polibutilcianoacrilato, poli-hexilcianoacrilato, polimetilmetacrilato etc.

As metodologias para preparação de nanopartículas são muito variadas, mas podem ser classificadas duas categorias principais, de acordo com as necessidades da formulação, incluindo reações de polimerização ou obtido diretamente de macromoléculas ou de polímeros pré-formados. Por sua vez, os métodos de polimerização podem ser divididos em polimerização em emulsões ou microemulsões hidrofílicas (O/A) ou hidrofóbicas (A/O). Além disso, técnicas de policondensação interfacial também são viáveis. As nanopartículas também podem ser obtidas por técnicas de *spray drying* em equipamentos de *nanospray dryer*.

Entretanto, dependendo do tipo de polímero utilizado, diferentes técnicas de obtenção da nanopartícula podem ser utilizadas. No Quadro 20.3 estão apresentados alguns exemplos de polímeros e metodologias utilizadas na estruturação das nanopartículas e as categorias de fármacos candidatos à encapsulação.

Caracterização das nanopartículas

Tamanho de partícula e morfologia

Na caracterização do diâmetro médio das dispersões coloidais, a técnica mais tradicional é por espalhamento dinâmico de luz (*Dynamic Light Scattering* – DLS). Essa técnica é a mesma descrita na caracterização das microemulsões, cujo cálculo

Quadro 20.3
Polímeros e técnicas usadas na preparação de nanopartículas.

Polímero	*Metodologia de obtenção*	*Fármaco candidato*
Hidrofílicos	Desnaturação pelo calor com reticulação em emulsão A/O	Hidrofílico
Albumina, gelatina	Dessolvatação e reticulação em meio aquoso	Hidrofílico e afinidade proteica
Alginato, quitosana	Reticulação em meio aquoso	Hidrofílico e afinidade proteica
Dextrana	Precipitação do polímero em solvente orgânico	Hidrofílico
Hidrofóbicos	Polimerização interfacial em emulsão e nanoemulsão (A/O)	Hidrofílico
Polialquilcianoacrilatos	Polimerização	Hidrofóbico
Poliésteres		
Ácido polilático, polilactato coglicólico, policaprolactona	Extração-evaporação de solvente	Hidrofílico, hidrofóbico
	Spray drying	Hidrofóbico
	Deslocamento de solvente	Solúvel em solvente polar

do raio hidrodinâmico das partículas é obtido pela equação de Stokes-Einstein (Equação 3).

Os parâmetros de tamanho e morfologia também podem ser avaliados por vários métodos complementares, tais como microscopia eletrônica de transmissão (TEM), microscopia eletrônica de varredura (SEM) e microscopia de força atômica (AFM). O conjunto de imagens fornecidas por essas técnicas proporcionam informações detalhadas com relação à morfologia externa das nanopartículas textura, estrutura cristalina, porque podem gerar imagens com ampliações de cerca de 30.000 vezes e resolução para 10 a 100 nm. Particularmente, a técnica de AFM proporciona descrição bastante detalhada a respeito do tamanho, da distribuição e da forma real das partículas.

Eficiência de encapsulação

A incorporação do fármaco nas nanopartículas (NPs) pode ser realizada no momento da preparação das NPs ou após a preparação por adsorção, incubando as NPs com uma solução concentrada do fármaco. Após carregar as NPs com o fármaco (F), pode-se eliminar o fármaco não encapsulado, fazer a determinação quantitativa dele e calcular a eficiência de encapsulação (EE) através da Equação 4:

$$EE = \frac{F_{total} - F_{\text{não encapsulado}}}{F_{total}} \times 100 \qquad \textbf{(Equação 4)}$$

Potencial zeta

Também pode usado para o conhecimento das alterações nas propriedades de superfície das nanopartículas. Essa medida é útil no caso de dispersões líquidas aquosas de nanopartículas, pois o potencial zeta mede a carga de superfície das nanopartículas e fornece informações sobre a estabilidade física da dispersão coloidal. Potencial zeta da ordem de ± 30 mV representa o melhor valor para uma dispersão estável, porque essa carga de superfície pode prevenir a agregação das nanopartículas.

Aplicações das nanopartículas

Algumas vantagens da nanoencapsulação de fármacos estão bastante evidentes na literatura e incluem a proteção da degradação e da interação dos fármacos com o meio fisiológico, aumento da absorção de fármacos em tecidos específicos, melhoria da biodisponibilidade, bioatividade e controle da liberação. Fármacos nanoencapsulados para tratamento de doenças graves, como câncer, AIDS, diabetes, malária, tuberculose, encontram-se em estudos avançados, ou já estão sendo comercializados. Entretanto, o sucesso da formulação também está relacionado com a escolha do polímero estrutural.

No Quadro 20.4 são apresentados alguns exemplos de polímeros usados na preparação de nanopartículas, com os fármacos adequados, as atividades terapêuticas e os respectivos diâmetros médios.

Quadro 20.4
Fármacos, alguns polímeros usados na preparação de nanopartículas e seus respectivos diâmetros médios.

Fármaco/tamanho da nanopartícula	*Atividade terapêutica*	*Polímero estrutural*
Ácido valproico/166 nm	Antiepiléptico	Poli(ácido lático) Poli(ácido glicólico)
Anfotericina B/250 nm	Antifúngico sistêmico	Copolimero (ácido polilático-coglicólico)
Cetoprofeno/187 nm	Anti-inflamatório não esteroide	Poli(ácido lático) Poli(ácido glicólico)
Ciclosporina A/100 nm	Imunossupressor	Policaprolactona
Dexametasona/300 nm	Anti-inflamatório esteroide	Ácido polilático
Doxorrubicina/160 nm	Antineoplásico	Copolímero (ácido polilático-coglicólico)
Doxorubicina/270 nm	Antineoplásico de amplo espectro	Ácido polilático
Insulina/500 nm	Tratamento diabetes tipo I	Polietilcianoacrilato
Mitomicina C/280nm	Quimioterápico, tumor de bexiga	Gelatina
Taxol /260 nm	Anticancerígeno	Ácido polilático
Vancomicina/187 nm	Antibiótico	Poli(ácido lático) Poli(ácido glicólico)
Vimblastina/200-300 nm	Anticâncer, câncer de cólon	Polimetilmetacrilato

Em complemento, as nanopartículas encontram aplicação em várias áreas farmacêuticas, tais como para: liberação oral de peptídeos e proteínas; liberação de fármacos para o cérebro; liberação ocular tópica e intraocular; liberação tópica; aplicações em diagnóstico; aplicações nasais; entre outras.

Bibliografia

- WILCZEWSKA, A.Z.; NIEMIROWICZ, K.; MARKIEWICZ, K.H.; CAR, H. Nanoparticles as drug delivery systems. *Pharmacological Reports*, v. 64, n. 5, p. 1020-1037, 2012.
- ATTWOOD, D. Microemulsions. In: *Colloidal drug delivery systems*. New York: Marcel Dekker, 1994, p.31-71.
- BENITA, S. *Submicron Emulsion in drug targeting and delivery*. Harwood Academic Publishers: Reading, 1998, 338p.
- BOURREL M.; SCHETER, R.S. *Microemulsions and related systems: Formulation, solvency and physical properties*. New York: Marcel Dekker, 1988, 483p.
- BANGHAM, A.D.; STANDISH, M.M.; WATKINS, J.C. Diffusion of univalent ions across the lamellae of swollen phospholipids. *Mol Biol*, v. 13, n. 1, p. 238-252, 1965.
- BANGHAM, A.D.; HILL, M.W.; MILLER, N.G.A. Preparation and use of liposomes as models of biological membranes. *Methods Membr Biol*, v. 1, p. 1-68, 1974.
- BANGHAM, A. D. Lipid bilayers and biomembranes. *Annual Review of Biochemistry*, v. 41, p. 753-776, 1972.
- COUVREUR, P.; BARRAT. G.; FATTAL, E. et al. Nanocapsule Technology. *Crit Rev Ther Drug Carrier System*, v. 19, n. 2, p. 99-134, 2002.
- GADAD, A.P.; KUMAR, S.V.V.; DANDAGI, P.M. et al. Nanoparticles and their therapeutics Applications in Pharmacy. *Int J Pharm Sci Nanotech*, v. 7, n. 3, p. 2509-2529, 2014.
- HOAR, T.P.; SCHULMAN, J.H. Transparent water in oil dispersions: the oleopathic hydromicelle. *Nature*; v. 152, p. 102-103, 1943.
- KREUTER, J. Nanoparticles – A historical perspective. *Int J Pharm*, v. 331, p. 1-10, 2007.
- LASIC, D.D. Ed. *Liposomes – From Physics to Application*. Amsterdan: Elsevier, 1993, 580p.
- LASIC, D.D.; PAPAHADJPOULOS, D. Eds. *Medical applications of liposomes*. Amsterdam: Elsevier, 1998, 779p.
- MARTINO, P.; ALLIA, P.; CHIOLERIO, A. Nanoparticles. In: Bhushan B. (Ed) *Encyclopedia of Nanotechnology*. 2. ed. Dordrecht: Springer, 2016.
- NAHLER, G. Nanoparticles. In: *Dictionary of Pharmaceutical Medicine*. Vienna: Springer, 2009.
- PATEL, J.K.; PATEL, D.J.; PANDYA, V.M. An overview: nanoparticles. *Int J Pharmaceut Sci Nanotechno*, v. 1, n. 3, p. 215-220, 2008.
- SCHULMAN, J.H.; STOEKENIUS, W.; PRINCE, L.M. Mechanism of formation and structure of microemulsions by electron microscopy. *J Phys Chem*, v. 63, p. 1677-1680, 1959.
- SZOKA, F.J.; PAPAHADJOPOULOS, D. Procedure for preparation of liposomes with large internal aqueous space and high capture by reverse-phase evaporation. *Proc Natl Acad Sci USA*, v. 75, p. 4194-4198, 1978.
- WAGNER, A.; UHL, K.V. Liposome Technology for Industrial Purposes. *J Drug Delivery*, v. 2011, Article ID 591325, 9 pages, doi:10.1155/2011/591325.
- WEINER, N.; MARTIN, F.; RIAZ, M. Lipossomes as a drug delivery system. *Drug Develop Ind Pharm*, v. 15, n. 10, p. 1523-1554, 1989.

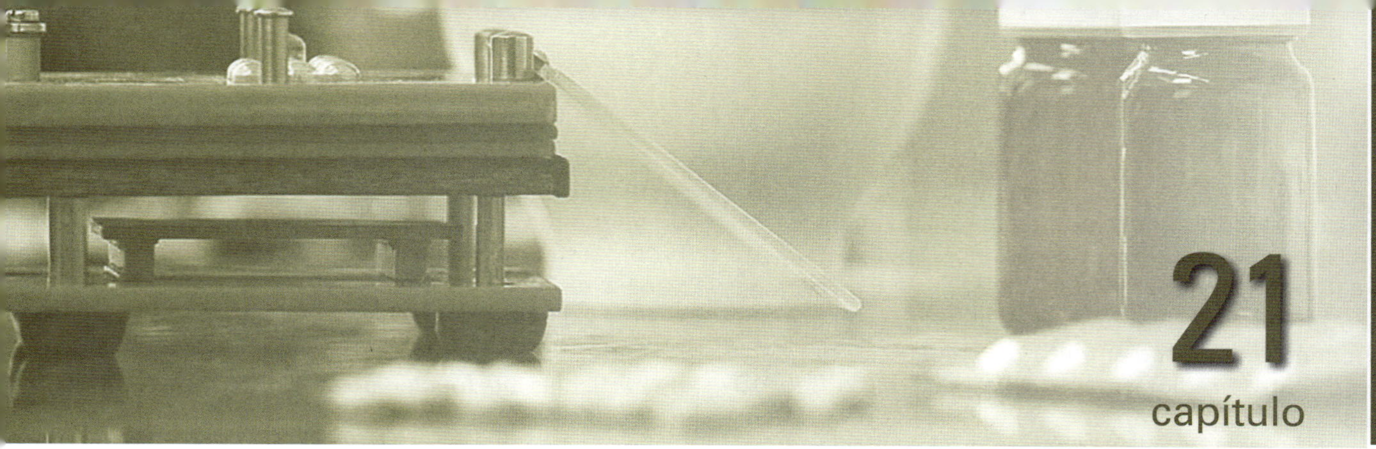

21 capítulo

Radiofármacos

Elaine Bortoleti de Araújo

Introdução

Radiofármacos são um grupo especial de medicamentos que contém um radionuclídeo que emite radiação ionizante, que pode ser detectado externamente ao paciente para propósitos diagnósticos ou ser utilizado como ferramenta terapêutica, principalmente em Oncologia. Os radiofármacos são empregados na especialidade médica denominada Medicina Nuclear.

Um radiofármaco pode ser tão simples quanto um elemento radioativo na forma atômica (^{133}Xe) ou molecular ($[^{15}O]O_2$), um íon em solução, como o $[^{131}I]$ iodeto e o $[^{99m}TcO_4]$ pertecnetato, ou o elemento radioativo pode estar incluído, adsorvido ou ligado a uma molécula por quelação, como o octreotato tetraxetana (177 Lu), ou por ligação covalente, como a fludesoxiglicose (18 F). A estrutura ou as propriedades químicas determinam a distribuição *in vivo* e o comportamento fisiológico do radiofármaco.

Os radionuclídeos são a principal matéria-prima para a produção de radiofármacos. Estes precursores radioativos são produzidos para o processo de radiomarcação (incorporação do radionuclídeo ao substrato), tornando-se parte integrante de um radiofármaco. Os radionuclídeos empregados na produção de radiofármacos são produzidos artificialmente em reatores nucleares ou aceleradores cíclotron. Podem ainda ser obtidos a partir de geradores de radionuclídeos[1].

A grande maioria dos radiofármacos são emissores gama, empregados na obtenção de imagens cintilográficas, utilizando câmaras gama ou SPECT (*Single Photon Emission Computer Tomography*). A Tomografia por Emissão de Pósitrons (*Positron Emission Tomography* – PET) representa outra possibilidade diagnóstica, de importância crescente, que promove sensibilidade e resolução aumentadas e emprega radiofármacos emissores de pósitron.

O tecnécio-99m, com tempo de meia-vida físico de 6,02 horas, tem sido o radionuclídeo mais empregado em Medicina Nuclear diagnóstica nas últimas quatro décadas. Inúmeros componentes não radioativos para marcação com tecnécio-99m (*kits* para marcação) são utilizados na preparação de diversos radiofármacos destinados a uma variedade de aplicações diagnósticas, mediante procedimentos rápidos e simples de preparação dos complexos de tecnécio-99m.

O advento do PET como ferramenta diagnóstica e os avanços nos equipamentos de PET, combinados com tomografia computadorizada (PET-CT) e ressonância magnética (PET-RM), impulsionaram o desenvolvimento de radiofármacos emissores de pósitrons.

Os radionuclídeos mais utilizados em PET e produzidos em cíclotron são o flúor-18 (^{18}F) e o carbono-11 (^{11}C), que apresentam tempo de meia-vida físico de apenas 110 e 20 minutos, respectivamente. Os radiofármacos de flúor-18 podem ser preparados em centros produtores e distribuídos a centros clínicos distantes até cerca de 2 horas do centro produtor. O mesmo não ocorre com radiofármacos de carbono-11, que somente podem ser produzidos

---

1 **Gerador de radionuclídeo:** sistema que incorpora um radionuclídeo-pai que, por decaimento, produz um radionuclídeo-filho que, por sua vez, pode ser removido por eluição ou por algum outro método para ser utilizado como parte integrante de um radiofármaco.

em Centros PET[2]. Geralmente, os Centros PET produzem radiofármacos apenas para uso local.

O radiofármaco fludesoxiglicose (18 F) é extensivamente utilizado em procedimentos diagnósticos de PET e PET-CT, com importante papel no diagnóstico e no estadiamento de pacientes com câncer. Outros radiofármacos que empregam flúor-18 são utilizados em menor extensão, como o fluorotimidina (18 F), fluorodopa (18 F), fluoroimidazol (18 F), porém com mecanismos distintos de captação tumoral, ampliando o potencial diagnóstico da técnica PET.

Outro radionuclídeo emissor de pósitrons, cuja aplicação tem aumentado nos últimos anos, é o gálio-68 (^{68}Ga), de tempo de meia-vida físico de 68 minutos. É obtido em gerador, sendo o radionuclídeo-pai o germânio-68 (^{68}Ge), de tempo de meia-vida físico de 271 dias. O gálio-68 representa uma possibilidade de produção ou preparação de radiofármacos para aplicação em PET, sem a necessidade de um cíclotron local. O gálio-68 é utilizado na marcação de peptídeos derivados de somatostatina, empregados no diagnóstico de tumores neuroendócrinos e também na marcação de peptídeos dirigidos ao receptor PSMA (antígeno de membrana prostático-específico), para diagnóstico de câncer de próstata, recidivas e metástases associadas.

Radionuclídeos emissores de partículas beta menos (β^-) e alfa (α) são usados na produção de radiofármacos com aplicação em procedimentos terapêuticos, principalmente a terapia do câncer.

O iodo-131 (^{131}I) é exemplo de radioisótopo emissor de radiação beta, utilizado na produção do radiofármaco iodeto de sódio (131 I), na forma de solução ou de cápsula para uso oral, com aplicação na terapia de doenças benignas e malignas da glândula tireoide.

Os avanços recentes em aplicações terapêuticas de radiofármacos em Oncologia devem-se ao desenvolvimento de compostos altamente direcionados para receptores ou antígenos específicos. Tais radiofármacos podem ser produzidos em lotes industriais ou em monodoses, mediante prescrição médica. O radionuclídeo lutécio-177 (^{177}Lu) tem aplicação consagrada na fabricação do radiofármaco octreotato tetraxetana (177 Lu), empregado na terapia de tumores neuroendócrinos que expressam receptores para somatostatina. Mais recentemente, o ^{177}Lu tem sido empregado na marcação de peptídeos direcionados ao receptor de membrana prostático específico (PSMA), como alternativa para a terapia de câncer de próstata metastático resistente.

O decaimento alfa é caracterizado pela emissão de partículas alfa (núcleo do átomo de hélio) monoenergéticas, com alcance muito curto na matéria, que transferem sua energia em uma área muito pequena (apenas alguns diâmetros celulares), sendo utilizadas apenas para finalidades terapêuticas. Seu uso clínico é muito limitado, porém o interesse pelo desenvolvimento de radiofármacos alfa-emissores têm crescido nos últimos anos, com aplicação na terapia de tumores e suas metástases. O dicloreto de rádio (223 Ra) é utilizado como radiofármaco para tratar metástases ósseas de câncer de próstata, servindo como paliativo para a dor em pacientes em estágio terminal.

Considerando a diversidade de tipos de radiofármacos e a extensão de sua aplicação, os medicamentos radiofármacos podem ser produzidos em instalações do tipo industrial, Institutos e Centros de Pesquisa e Centros PET, dependendo da complexidade da produção e ainda das características de infraestrutura e desenvolvimento regionais. São ainda preparados, a partir de componentes registrados, como *kits* para pronta marcação e radionuclídeos precursores ou eluatos de geradores, em unidades de radiofarmácia hospitalar ou radiofarmácia centralizada[3].

Na maioria dos casos, a produção de radiofármacos envolve sínteses radioquímicas complexas, empregando grandes quantidades de radioatividade e, geralmente, incluindo procedimentos de purificação. Tais práticas envolvem um alto nível de conhecimento e expertise e devem ser realizadas sob a responsabilidade de um profissional farmacêutico com treinamento em radiofarmácia e proteção radiológica. O responsável técnico deverá ter a responsabilidade pela liberação do produto.

De modo geral, os lotes de radiofármacos são pequenos quando comparados com os lotes de medicamentos convencionais, podendo ser apresentados em frascos multidose ou monodose. Entretanto, as Boas Práticas de Fabricação (BPF) de radiofármacos devem ser observadas para todos os processos de fabricação.

2 **Centro PET**: instalação que combina a produção de radionuclídeos de meia-vida curta em aceleradores cíclotron, a produção de radiofármacos a partir de tais radionuclídeos e a realização do procedimento diagnóstico PET.

3 **Radiofarmácia centralizada**: unidade de preparação e de dispensação de radiofármacos na forma de monodoses, em seringas identificadas, a partir de prescrição médica.

Infraestrutura para produção de radiofármacos

Instalações e procedimentos para a produção, assim como uso e armazenamento de radiofármacos estão sujeitos ao licenciamento por autoridades nacionais e/ou regionais. Esse licenciamento inclui a conformidade tanto com os requisitos sanitários como com aqueles que regem a manipulação e a produção de materiais radioativos. Neste último caso, as instalações produtoras de radiofármacos devem possuir autorização de funcionamento emitida pela Comissão Nacional de Energia Nuclear (CNEN).

O pessoal envolvido na produção, no controle analítico e na liberação de medicamentos radiofármacos deve ser adequadamente treinado em aspectos específicos do sistema de gestão da qualidade de medicamentos radiofármacos. Todo o pessoal envolvido em áreas onde produtos radioativos são fabricados, incluindo os envolvidos com limpeza e manutenção, deve receber treinamento adicional adaptado a essa classe de produtos.

Os componentes não radioativos para marcação com um componente radioativo (*kits* para marcação), apresentados na forma de pó liófilo ou solução injetável, são produtos estéreis não radioativos que devem ser produzidos em áreas limpas classificadas, projetadas em cascata de pressão positiva e demais requisitos de infraestrutura observados para a produção de medicamentos injetáveis convencionais. Deve ser dada consideração especial à limpeza, esterilização e funcionamento dos equipamentos liofilizadores utilizados na produção dos reagentes liofilizados.

Em contrapartida, ao se considerar as instalações para a produção de radiofármacos prontos para uso ou radionuclídeos para marcação, incluindo os geradores de radionuclídeos, as áreas onde são manipulados materiais radioativos devem ser projetadas levando-se em consideração os aspectos relacionados à radioproteção, além das condições de limpeza e esterilidade.

Em razão da radiação emitida pelos radionuclídeos e do risco de contaminação radioativa, os materiais radioativos são potencialmente perigosos para o meio ambiente. As instalações para manipulação e processamento são, portanto, especialmente construídas para minimizar a exposição dos operadores à radiação e precauções devem ser tomadas para evitar a contaminação radioativa dentro da instalação.

Deve haver sistemas específicos para a disposição dos efluentes radioativos, efetiva e cuidadosamente mantidos, de modo a prevenir a contaminação ou a exposição de pessoas aos resíduos radioativos, tanto dentro das instalações como fora delas.

Um sistema de ventilação bem planejado forma a base do controle de contaminação em uma instalação de produção de radiofármacos. Deve haver unidades de tratamento de ar independentes para as áreas radioativas e não radioativas. Como princípio, o ar filtrado deve ser fornecido para a área produtiva e, posteriormente, exaurido, passando por filtros para retenção da radiação antes de ser lançado ao meio ambiente, sendo os filtros verificados periodicamente quanto ao desempenho.

A recirculação do ar extraído da área onde os produtos radioativos são manuseados deve ser evitada, a menos que seja justificada. Os sistemas de ar, tanto os correspondentes às áreas radioativas como às áreas não radioativas, devem possuir alarmes que permitam advertir o pessoal sobre possíveis falhas no sistema.

Ao contrário das áreas de produção de medicamentos injetáveis convencionais, nas quais uma cascata de pressão positiva é estabelecida, a produção de produtos radioativos estéreis pode requerer medidas apropriadas para proteger as áreas controladas, principalmente as áreas de envase asséptico, de contaminação por partículas ou microrganismos. A fim de conter partículas radioativas, pode ser necessário que a pressão do ar seja menor em comparação com as áreas adjacentes, quando os produtos estão expostos. Nesse caso, a proteção do produto pode ser conseguida, por exemplo, usando tecnologia de barreira ou *airlocks*[4], atuando como dissipadores de pressão.

As estações de trabalho e seus ambientes devem ser monitorados com relação à radioatividade, qualidade microbiológica e particulada, conforme estabelecido durante a qualificação de desempenho. A avaliação de risco deve demonstrar que o nível de limpeza ambiental proposto é adequado para o tipo de produto que está sendo fabricado.

As instalações de radiofarmácia podem, caracteristicamente, preparar uma grande variedade de radiofármacos. As instalações, os equipamentos e o fluxo de trabalho devem ser desenhados para minimizar o risco de contaminação cruzada. Nesse caso, é recomendado utilizar sistemas fechados de fabricação e evitar a fabricação simultânea de mais de um produto radioativo, a não ser que as áreas sejam efetivamente segregadas, de modo a evitar contaminação cruzada.

4 ***Airlocks:*** câmaras de ar definidas como barreiras entre duas áreas controladas, e consistem em duas ou mais de duas portas destinadas a regular a passagem do ar.

Os radiofármacos estéreis são geralmente fabricados assepticamente, considerando-se que poucos radiofármacos possuem estabilidade frente à esterilização terminal.

Normalmente, em uma instalação de produção de radiofármacos, as operações de processamento e envase são realizadas em áreas segregadas, constituídas pelos ambientes controlados das células quentes (*hot cells*)[5]. As células quentes são normalmente classificadas como áreas limpas, para manufatura e manuseio de materiais radioativos (Figura 21.1).

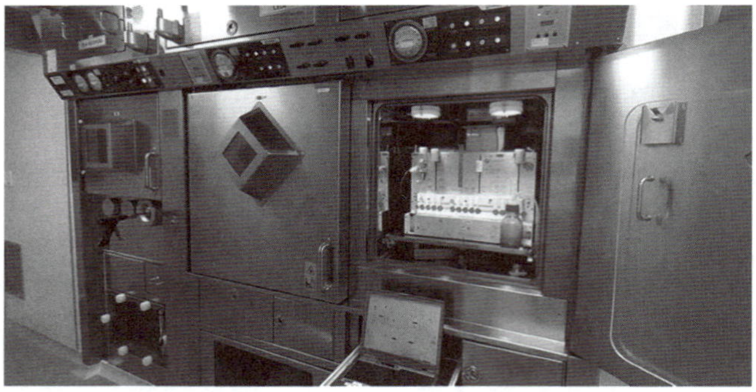

Figura 21.1. Células quentes em instalação de produção de radiofármacos do IPEN-CNEN, São Paulo.

Fonte: Acervo da autoria.

Soluções harmonizadas para a aplicação dos requisitos de áreas limpas e o processamento asséptico de radiofármacos incluem: (1) instalar a célula de processamento convencional (com pressão negativa), classificação grau A com câmara de passagem grau B, em áreas limpas com pressão positiva em relação à célula, sendo que o ar que alimenta a célula é retirado da própria área limpa (grau C); (2) utilizar célula com controle próprio de fluxo de ar (isolador com sistema de filtro para entrada de ar e sistema de exaustão), classificação grau A com câmara de passagem grau B, desenhada para operar como isoladores em pressão negativa. Essa célula deve ser hermética para evitar que o ar seja sugado do ambiente, podendo operar em áreas grau D[6].

A limpeza e a sanitização são procedimentos importantes para fornecer condições assépticas para a produção de radiofármacos. Entretanto, as células geralmente não podem ser abertas regularmente para limpeza, em virtude dos níveis de exposição à radiação. Uma alternativa viável é instalar um acesso para pulverização do interior da célula com peróxido de hidrogênio, desde que os componentes internos sejam compatíveis. Outra possibilidade é realizar a sanitização das superfícies internas por meio de acesso externo, utilizando-se de luvas ou pinças da cela de processamento.

As luvas ou as pinças instaladas na parte frontal da célula de produção também possibilitam o acesso para manipulação de equipamentos instalados no interior da célula. Tais equipamentos podem estar relacionados a diferentes etapas da produção do radiofármaco, envolvendo a síntese radioquímica, a purificação, a formulação, a esterilização e o envase. Quanto menor o tempo de meia-vida físico do radionuclídeo empregado, maior a necessidade de automação do processo produtivo em suas diferentes etapas.

Módulos de síntese automatizados ou semiautomatizados são comumente empregados na produção de radiofármacos, especialmente os de meia-vida curta, sendo instalados no interior das células de processamento, em ambiente grau C. Sistemas fracionadores, que realizam o envase asséptico dos radiofármacos, são normalmente empregados e instalados em células em ambiente grau A. É comum que diferentes radiofármacos sejam fabricados em um mesmo módulo (Figura 21.2).

Um módulo automatizado é um dispositivo capaz de executar automaticamente uma sequência de manipulações químicas necessárias na preparação de radiofármacos. Consiste em duas partes montadas: uma parte mecânica e uma parte química. A parte mecânica é composta por fonte de alimentação, acionadores, bombas, aquecedores e sensores (utilizados para monitorar diferentes parâmetros, como temperatura, pressão, fluxo, radioatividade) ou qualquer outro dispositivo que não entre em contato direto com produtos químicos. A parte química é uma rede interconectada de *containers,* em que reagentes e componentes gasosos, líquidos e/ou sólidos podem ser movidos, misturados e/ou transformados para se obter o produto final. A parte mecânica e a parte química são conectadas. O contato entre as duas partes pode ser permanente, no caso de dispositivo não descartável, ou temporário, quando se utiliza dispositivo descartável, conhecido como cassete[7] (Figura 21.3).

[5] **Células quentes *(hot cells)*:** estações de trabalho blindadas à radiação para produção e manuseio de materiais radioativos. As células quentes não são necessariamente projetadas como isoladores.

[6] **Classificação das salas limpas:** ver Capítulo 14 – Formas Farmacêuticas Estéreis.

[7] **Cassete:** rede pré-montada de contentores, válvulas e seringas, destinada a ser montada na parte mecânica do módulo automatizado, tornando-se então a parte química do módulo.

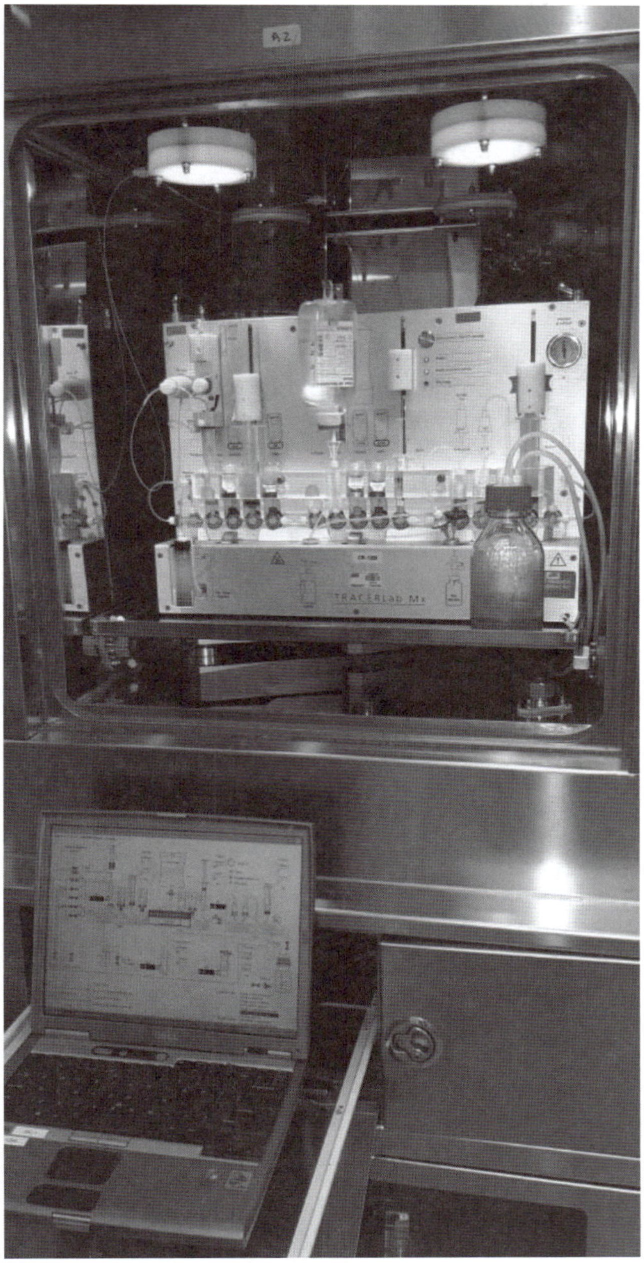

Figura 21.2. Módulo de síntese instalado em célula de produção de radiofármaco do IPEN-CNEN, São Paulo.

Fonte: Acervo da autoria.

Os cassetes são usados com as matérias-primas (p. ex., precursores, solventes, catalisadores etc.), que podem estar contidas no próprio cassete ou serem fornecidas separadamente. Todos os materiais do sistema que entram em contato com os reagentes ou produto devem apresentar estabilidade adequada durante armazenamento e uso. A compatibilidade dos materiais (p. ex., plásticos) com o processo químico deve ser estudada e documentada, e os componentes de vidro devem ser, no mínimo, tipo I[8]. Os frascos e os sistemas de purificação, por exemplo, ou mesmo as colunas empregadas no sistema de cromatografia a líquido preparativa, são considerados parte do sintetizador.

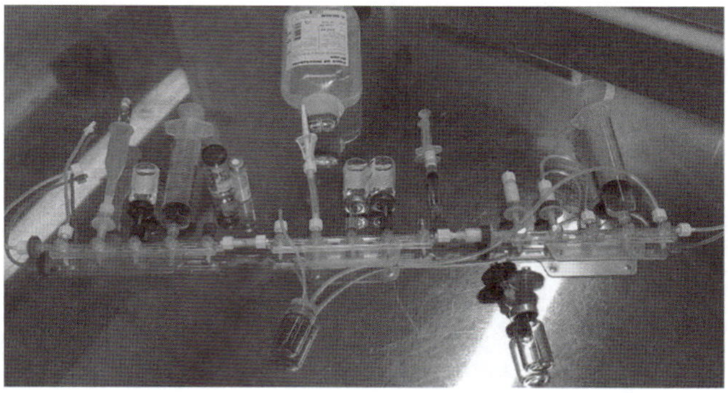

Figura 21.3. Cassete descartável empregado na síntese de radiofármaco de flúor-18 em módulo automatizado, composto de reagentes, cartuchos para purificação e filtros.

Fonte: Acervo da autoria.

A vantagem de se utilizar cassetes do tipo descartáveis é que os reagentes, filtros, cartuchos de purificação, válvulas e tubos são pré-aprovados pelo fabricante, com prazos de validade estabelecidos e a compatibilidade dos materiais assegurada. Geralmente, não há necessidade de validar procedimento de limpeza, pois todas as partes que entram em contato com os insumos e produto são descartáveis e de uso único. Nesse caso, os módulos são sistemas fechados (conceito caixa preta), com pouca ou nenhuma flexibilidade, porém ideais para rotina de produção, sendo fáceis de utilizar.

Quando se utilizam módulos com dispositivos não descartáveis, o risco de contaminação cruzada deve ser contornado com medidas apropriadas, utilizando-se componentes ou equipamentos dedicados ou validando o procedimento de limpeza empregado.

Sistemas automatizados ou semiautomatizados também podem controlar a formulação e a dispensação de radiofármacos, geralmente empregando dispositivos calibrados para medida de volume ou peso e detectores de radiação para medir e dispensar as quantidades corretas dos radiofármacos (medida da atividade radioativa). Para dispensação, sistemas de tubos descartáveis são usados. Sistemas dispensadores, geralmente, realizam o teste de integridade de membrana filtrante na membrana utilizada para esterilização do radiofármaco.

[8] **Vidro tipo I**: boro-silicato, altamente resistente.

Os equipamentos de medida da radiação (ativímetros ou calibradores de dose) devem ser apropriadamente blindados, particularmente quando níveis altos de radiação são manipulados em áreas adjacentes. Além da calibração periódica, esses equipamentos devem ser verificados diariamente ou sempre que utilizados.

As autoclaves utilizadas nas áreas produtivas de radiofármacos devem ser providas de proteção adequada, de forma a minimizar a exposição dos operadores à radiação. Geralmente, são instaladas no interior de células de processamento. As autoclaves devem ser verificadas quanto à contaminação, imediatamente após sua utilização, de modo a minimizar a possibilidade de contaminação cruzada por radioatividade dos produtos a serem submetidos aos próximos ciclos de esterilização.

Equipamentos para cromatografia empregados na produção de radiofármacos em etapas de purificação devem, em geral, ser dedicados para um ou vários produtos marcados com o mesmo radionuclídeo, de forma a evitar a contaminação cruzada por radioatividade.

Produção de radiofármacos prontos para uso

Aspectos gerais

Apesar de alguns radiofármacos serem administrados por via oral, como é o caso da solução ou de cápsulas de iodeto de sódio (131 I), a grande maioria dos radiofármacos são soluções injetáveis. Nesse caso, a produção de radiofármacos deve obedecer aos requisitos para produção ou preparação de medicamentos estéreis.

Os radiofármacos são produzidos tipicamente em pequenos lotes, utilizando materiais em quantidades pequenas, quando comparado à produção de medicamentos convencionais. O tamanho do lote pode variar de um único frasco, no caso de produção para uso local, de 10 a 20 frascos, como na produção de um lote de fludesoxiglicose (18 F), ou centenas de frascos, no caso de doses de solução de iodeto de sódio (131 I).

Além disso, o tamanho do lote de radiofármacos prontos para uso pode variar de lote para lote, dependendo da quantidade de material radioativo processada para atendimento de uma determinada demanda. Entretanto, é importante que o tamanho mínimo e máximo do lote seja definido no processo de fabricação e justificado pelos resultados da validação de processo.

Outras características específicas dos radiofármacos, geralmente, incluem: cadeia de distribuição muito simples, com entrega direta do produto acabado do fabricante ao usuário final; vida de prateleira curta, de minutos a vários dias; amostra de controle de qualidade, representando o lote inteiro. Além disso, os radiofármacos para diagnóstico, frequentemente, possuem um potencial muito baixo para efeito farmacológico e toxicidade em razão da dose administrada em nível de microdose.

Em virtude do tempo de meia-vida dos radionuclídeos empregados na fabricação de radiofármacos, estes medicamentos podem ter que ser distribuídos e utilizados com base em avaliação da documentação do lote e antes que todos os testes químicos e microbiológicos tenham sido concluídos. Nesse caso, a descrição exata e detalhada de todo o processo de liberação, incluindo as responsabilidades do pessoal envolvido e a avaliação contínua da efetividade do sistema de garantia da qualidade é essencial.

Critérios de aceitação devem ser estabelecidos para o medicamento radiofármaco, incluindo especificações para a liberação e o prazo de validade, tais como identidade química do isótopo, concentração radioativa, pureza e atividade específica.

A produção de radiofármacos envolve diversas etapas, dentre elas, a aquisição de precursores químicos e radioativos, o processo de radiomarcação ou síntese radioquímica (que pode ser complementado por etapa de purificação), a formulação, a dispensação da forma farmacêutica, a esterilização, a embalagem e o controle de qualidade.

Precursores radioativos e precursores químicos

Precursores químicos são geralmente obtidos por síntese química. Eles podem ser combinados com outras substâncias na forma de conjuntos pré-preparados para procedimentos de radiomarcação e também usados como matérias-primas para a preparação ou a produção de radiofármacos. Os precursores para síntese ou produção de radiofármacos, geralmente, são produzidos em pequena escala e fornecidos por produtores ou laboratórios especializados para uso na indústria radiofarmacêutica.

Os precursores químicos, seja na forma isolada, seja na forma de *kits* de matérias-primas, devem ter um grau de contaminação microbiana aceitável, independentemente de o produto final ser esterilizado terminalmente ou por filtração. A esterilização deve ser considerada se houver risco de os precursores químicos suportarem o crescimento microbiano.

A quantidade real de material radioativo comparada com quantidades de excipientes é normalmente muito pequena, portanto, os excipientes podem influenciar em muito a qualidade da preparação radiofarmacêutica. Os requisitos de qualidade para os precursores químicos são determinados nas monografias individuais. Quando não existirem monografias disponíveis, um programa para testar a qualidade deve ser estabelecido.

Os radionuclídeos empregados na produção de radiofármacos são produzidos artificialmente em: (1) reator nuclear, por fissão do urânio-235 ou irradiação de alvos com nêutrons oriundos do processo de fissão; (2) em reações que empregam alvos irradiados com partículas carregadas produzidas em cíclotrons ou grandes aceleradores lineares; (3) pela separação a partir de geradores de radionuclídeos. As especificações das soluções radioativas deverão considerar as características do processo de produção ou da preparação.

Nos Centros PET, os radionuclídeos são produzidos localmente em aceleradores tipo cíclotron, porém, na grande maioria das instalações de produção de radiofármacos, os radionuclídeos são adquiridos de instalações produtoras na forma de soluções precursoras para radiomarcação ou são eluídos de geradores de radionuclídeos.

A composição e a pureza do material-alvo a ser irradiado em reatores nucleares ou cíclotrons e a natureza e a energia da partícula incidente determinarão as porcentagens relativas do radionuclídeo principal e outros potenciais radionuclídeos (impurezas radionuclídicas) e, assim, finalmente, a pureza radionuclídica.

Radiomarcação ou síntese radioquímica

A etapa de radiomarcação corresponde à reação do radionuclídeo com o precursor químico, também denominada síntese radioquímica. A radiomarcação inclui a mistura das matérias-primas em condições controladas (p. ex., pH, temperatura, tempo, uso de gás inerte). A origem e a qualidade das matérias-primas e a composição quantitativa e qualitativa são consideradas quando se desenvolve a síntese. O precursor da marcação geralmente apresenta-se em excesso molar em relação ao elemento radioativo. Etapas subsequentes podem estar envolvidas para remover grupos protetores ou para acoplar o composto radiomarcado a outra molécula, que pode ser um composto orgânico ou uma estrutura mais complexa, como peptídeos e anticorpos. Atenção especial deve ser dada à possibilidade de subprodutos da síntese. A automação e/ou o uso de cassetes são caminhos possíveis para aumentar a confiabilidade do processo de síntese, reduzindo o risco de contaminação microbiana e aumentando a segurança contra a radiação.

Radiomarcação sem purificação

Este tipo de síntese é caracterizado pela combinação do radionuclídeo com a mistura dos materiais de partida. Essa adição é seguida por uma reação quase quantitativa do radionuclídeo com o precursor químico, de tal modo que o processo de produção não requer purificação. Todos os componentes são coinjetados com o elemento ativo do radiofármaco resultante. A avaliação de risco foca na qualidade química, radioquímica e microbiológica dos materiais de partida, incluindo o radionuclídeo.

Um exemplo de radiomarcação sem purificação é a empregada na produção do radiofármaco octreotato tetraxetana (177 Lu) (Figura 21.4). Nesta síntese radioquímica, a quantidade necessária do peptídeo octreotato tetraxetana (DOTA-Tyr3-octreotato ou DOTATATO), calculada no devido excesso molar em relação à atividade específica de lutécio-177, é preparada em volume apropriado de tampão acetato de sódio pH entre 4,5 e 5,5. Agentes protetores, como ácido gentísico e ácido ascórbico, são normalmente acrescentados para minimizar o efeito deletério da radiólise, que diminui a pureza radioquímica do radiofármaco. A solução do peptídeo é adicionada ao frasco contendo a solução ácida de cloreto de lutécio-177, em volume compatível com a atividade desejada da marcação. A reação de complexação do radionuclídeo ao quelante DOTA ocorre em bloco de aquecimento à temperatura de 90 °C por 30 minutos. Ao final da reação, acrescenta-se um volume de solução 1 mM de DTPA, proporcional à atividade inicial, para complexar qualquer radionuclídeo potencialmente não marcado. Este método de marcação, conhecido como método não automatizado ou manual, sem purificação, garante um rendimento de marcação elevado e dispensa o processo de purificação para remoção do radionuclídeo não incorporado ao peptídeo.

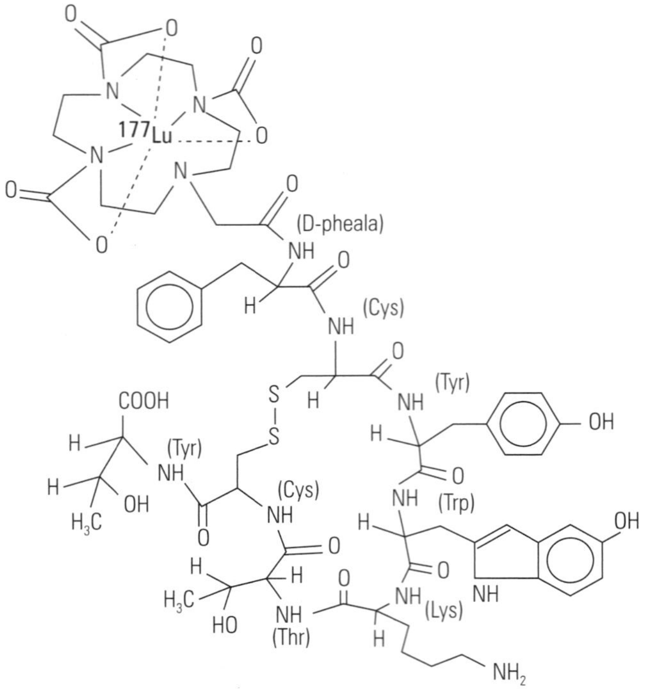

Figura 21.4. Radiofámaco octreotato tetraxetana (177 Lu) – primeiro radiofármaco de lutécio-177 aprovado para aplicação clínica.

A marcação do DOTATATO com lutécio-177 também é descrita em módulo de síntese, como procedimento de radiomarcação automatizado com base em cassete e com cartucho de purificação por extração por fase sólida tC18 pós-radiomarcação, a fim de remover da solução de injeção o ^{177}Lu não incorporado. No entanto, com a introdução da purificação por extração em fase sólida, o ácido gentísico e o ácido ascórbido são efetivamente removidos da solução injetável, promovendo uma queda drástica, volume-dependente, da pureza radioquímica. Desse modo, deve proceder-se à reformulação, com adição de ácido ascórbico diretamente após a purificação. Apesar da vantagem de promover maior controle do processo produtivo e menor exposição dos operadores, o procedimento automatizado de radiomarcação com base em cassete resulta em perda de cerca de 30% da atividade original, que permanece no frasco original e no cassete, enquanto a perda com o procedimento manual é menor que 1%.

Radiomarcação seguida de purificação

Este tipo de síntese é caracterizado pela adição simples da solução do radionuclídeo à mistura de matérias-primas ou pela adição múltipla de diferentes matérias-primas que, então, requerem subsequente purificação, para garantir níveis baixos de impurezas radionuclídicas, químicas e/ou radioquímicas. A separação físico-química de intermediário ou do produto final é essencial para obter um radiofármaco que alcance as especificações de qualidade. A análise de risco deve focar nos mesmos pontos descritos para os produtos que não requerem purificação, bem como nas condições de purificação, especialmente a eficiência da separação e o efeito dos meios cromatográficos empregados na qualidade microbiológica do produto (conteúdo de endotoxina).

A purificação é uma etapa geralmente requerida quando ocorrem reações químicas orgânicas. Uma vez que a etapa de purificação garante a qualidade do produto final, a eficiência da separação deve ser cuidadosamente avaliada em termos da pureza radioquímica, radionuclídica e química. Atenção especial deve ser dada aos solventes residuais. Todos os procedimentos de purificação devem ser validados.

Existem três cenários em que a purificação é usada. O primeiro, envolve purificação por HPLC semipreparativo, usando produtos eluentes grau farmacêutico (p. ex., água, solução salina ou tampão biocompatível/etanol), pelo qual a solução radiofarmacêutica a granel é obtida diretamente. O segundo, envolve purificação por HPLC semipreparativo com eluentes de grau não farmacêutico (p. ex., ácido trifluoracético e acetonitrila), que deve ser removido subsequentemente por evaporação ou purificação por extração por fase sólida e reformulação. O terceiro, envolve purificação por extração por fase sólida e reformulação, sendo este o procedimento mais simples e mais rápido.

Um exemplo de radiomarcação seguida de purificação por extração por fase sólida é a reação empregada na síntese do radiofármaco fludesoxiglicose (18 F). O desenvolvimento de métodos sintéticos eficientes, módulos totalmente automatizados para a produção multiescala e o fornecimento de *kits* de reagentes e cassetes dedicados, contribuiu, em grande medida, para a ampla utilização e comercialização desse radiotraçador.

O processo químico ou síntese radioquímica de produção de fludesoxiglicose (18 F), empregado na maioria dos sintetizadores automatizados, baseia-se no método sintético nucleofílico, sugerido em 1986 por Hamacher et al., com algumas modificações (Figura 21.5).

O flúor-18 é obtido em cíclotron pela irradiação com prótons de água enriquecida (^{18}O > 95%) por meio da seguinte reação nuclear: ^{18}O (p,n) ^{18}F. A energia do feixe de prótons é de cerca de 18 MeV e o flúor-18 é produzido na forma de solução aquosa [^{18}F]HFaq, que é automaticamente transferida para o módulo de síntese automatizado, localizado em

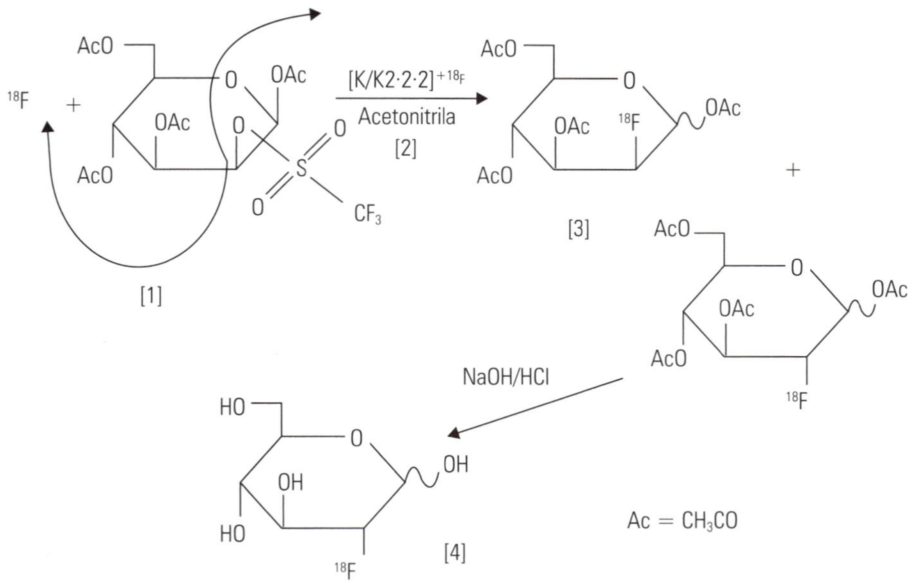

Figura 21.5. Síntese estereoespecífica de fludesoxiglicose (18 F), usando reação de deslocamento nucleofílico na presença de catalisador de transferência de fase. Manose triflato protegida (1) é tratada com o intermediário (2); o ânion fluoreto desloca o grupo abandonador triflato em uma reação de substituição nucleofílica, originando a fludesoxiglicose protegida (3); hidrólise remove o grupo protetor acetil, originando o fludesoxiglicose (18 F) (4).

uma célula de processamento, previamente montado com o cassete e os reagentes para a produção automatizada do radiofármaco.

A transferência da radioatividade para o módulo automatizado deve considerar os aspectos de radioproteção, isto é, as portas das células blindadas devem ser fechadas e interligadas com o sistema de transferência do radionuclídeo.

Depois da transferência da radioatividade, o operador inicia a sequência de síntese automatizada. As etapas dessa síntese radioquímica incluem a entrega do fluoreto [^{18}F] do alvo irradiado em cíclotron, a preparação do complexo reativo de [^{18}F]fluoreto com o catalisador de transferência de fase (Kryptofix® 222 ou carbonato de tetrabutilamônio), a sua ressolubilização em um solvente dipolar aprótico (acetonitrila), a reação de substituição nucleofílica com 1,3,4,6-tetra-*O*-acetil-2-*O*-trifluorometanosulfonil-β-D-manopiranose (manose triflato), a hidrólise e a purificação *on-line*, usando técnica de extração de fase sólida (coluna de Sep-Pack C18). A fludesoxiglicose (18 F) é extraída da coluna de separação por um tampão citrato ou água para injetáveis, resultando em um volume final de lote de cerca de 15 mL.

Os módulos de síntese automatizados modernos utilizam cartuchos de Sep-Pack QMA light para reter o [^{18}F]fluoreto, que é posteriormente eluído com solução de carbonato de potássio e Kryptofix® na mistura de água-acetonitrila. Após a evaporação dos solventes, o complexo seco obtido [K/K222]$^{+18}$F^{-} pode ser utilizado diretamente na reação de fluorinação nucleofílica, evitando o procedimento de secagem azeotrópica normalmente empregado, reduzindo tempo de processo.

A hidrólise alcalina do intermediário tetra-acetilado foi incorporada aos *kits* de produção empregados nos sistemas automatizados, em substituição ao método de hidrólise ácida, uma vez que a hidrólise alcalina é realizada de forma rápida e à temperatura ambiente. Nos sistemas de síntese que empregam cassetes descartáveis, a hidrólise alcalina é realizada *on-line*, utilizando cartuchos do tipo Sep-Pack tC18 que facilitam a automação. Para prevenir a radiólise do produto, a hidrólise alcalina é seguida pela adição de quantidades controladas de etanol.

Apesar de diferenças nos processos de automação e *design*, o rendimento do processo de produção automatizada de fludesoxiglicose (18 F) nos diferentes módulos comercialmente disponíveis é similar, estando entre 55 e 60% ao final da síntese (não corrigido para o decaimento).

A preparação de fludesoxiglicose (18 F) é um processo contínuo, realizado em sistema automatizado. Assim, os controles em processo durante a radiossíntese são essencialmente relacionados ao desempenho, via interface do *software*, que podem identificar desvios (se existirem) dos valores esperados (p. ex., atividade de flúor-18 recuperada do alvo, temperatura/pressões requeridas durante as etapas de reação, atividade do produto final etc.) (Figura 21.6).

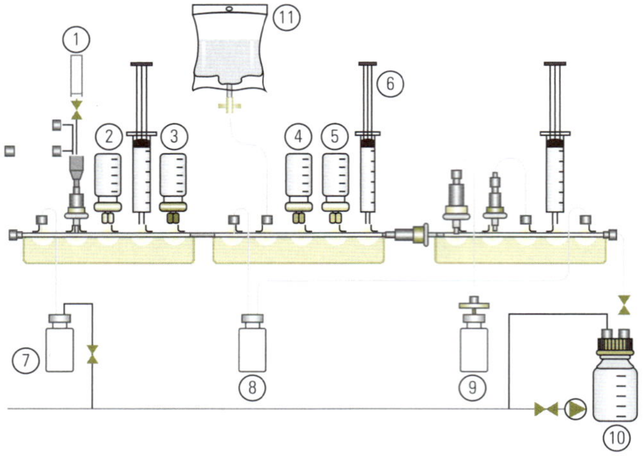

Figura 21.6. *Flow chart* da tela de produção de fludesoxiglicose (18 F). 1 – Eluente; 2 – Acetonitrila; 3 – Precursor; 4 – Etanol; 5 – Tampão; 6 – Solução NaOH; 7 – Água enriquecida ($H2^{18}O$); 8 – Reator; 9 – Solução de FDG-^{18}F; 10 – Resíduo; 11 – Água para injetável (API).

Fonte: Acervo da autoria.

A possibilidade de produzir outros radiofármacos marcados com flúor-18, utilizando sintetizadores automatizados, permite reduzir os custos elevados de aquisição desses sistemas. Muitos módulos de síntese de moléculas marcadas com flúor-18 compreendem as etapas sequenciais de substituição nucleofílica direta de um grupo abandonador em uma molécula desejada e hidrólise/desproteção, em procedimento de síntese similar ao da fludesoxiglicose (18 F). Exemplos bem conhecidos são: agentes de hipóxia: (a) [^{18}F]fluoromisonidazol ([^{18}F]FMISO) e [^{18}F]fluoroazomicina arabinosídeo ([^{18}F]FAZA); (b) agentes tumorais, como 3-deoxi-3-[^{18}F]fluorotimidina ([^{18}F]FLT), O-[2-^{18}F-fluoroetil]-l-tirosina ([^{18}F]FET); (c) ligantes para receptores cerebrais, como [^{18}F]flumazenil (receptores benzodiazepínicos), p-[^{18}F]MPPF (receptores 5HT1A), [^{18}F]altanserina (receptores HT2A), entre outros.

Formulação

Reações de radiomarcação são realizadas em pequenos volumes, geralmente inferior a 10 mL. Após a radiomarcação e a purificação, quando aplicável, o radiofármaco é formulado em uma forma apropriada para administração, podendo o volume final do lote ser aumentado por diluição com solução-tampão apropriada, solução de cloreto de sódio 0,9% ou água para injetáveis, desde que garantido o pH especificado para o radiofármaco, adequando a faixa de concentração radioativa dele, conforme especificação e de acordo com o volume máximo estabelecido para as suas apresentações. A origem e a qualidade dos excipientes e aditivos devem ser documentadas.

A solução de iodeto de sódio (131 I) para uso oral é geralmente diluída com solução fortemente alcalina, de modo a garantir a especificação farmacopeica de pH. Nesse caso em particular, a manutenção de pH alcalino é extremamente importante, pois diminui a volatilidade do iodo radioativo, evitando contaminação por inalação no momento do preparo e na administração da dose aos pacientes.

Os medicamentos injetáveis devem ser formulados de modo que o pH seja o mais fisiológico possível. Entretanto, no caso dos radiofármacos injetáveis, essa característica nem sempre pode ser atendida, considerando-se as características de estabilidade do radiofármaco, particularmente relacionada à ligação do elemento radioativo ao substrato de marcação, geralmente, dependente do pH da formulação. Tipicamente, a faixa de pH de radiofármacos é de 3,5 a 8,5. Contudo, radiofármacos são geralmente administrados em pequenos volumes, sendo rapidamente diluídos e tamponados na corrente sanguínea.

Os radiofármacos injetáveis são geralmente acondicionados em recipientes multidose. Os conservantes antimicrobianos podem sofrer decomposição pela influência da radiação e isso restringe seu uso para alguns radiofármacos injetáveis. Portanto, a exigência de que preparações injetáveis contenham um conservante antimicrobiano em concentração adequada, não se aplica necessariamente às preparações radiofarmacêuticas. O álcool benzílico a 1% é normalmente empregado como conservante nos radiofármacos de iobenguano marcados com iodo radioativo.

A decomposição de compostos marcados por efeito de radiólise depende da atividade específica do material radioativo, do tipo e energia da radiação emitida e da meia-vida do radionuclídeo. A absorção da radiação pelas moléculas marcadas resulta na formação de radicais livres com pares de elétrons não pareados, que promovem a decomposição adicional de outras moléculas. Um processo secundário devido à radiólise produz H_2O_2 e HO_2• da decomposição da água (solvente), que reagem com moléculas e decompõem essas moléculas marcadas. As partículas causam maior dano que os raios gama em virtude do curto alcance e da completa absorção local na matéria. Substâncias como ascorbato de sódio, ácido ascórbico, ácido gentísico e sulfito de sódio são frequentemente adicionadas para manter a estabilidade dos radiofármacos, principalmente aqueles empregados em terapia. A diluição dos radiofármacos diminui a concentração radioativa e contribui para a estabilidade do produto. Alguns radiofármacos são armazenados no escuro, sob refrigeração ou congelados, para aumentar a estabilidade.

Dispensação e esterilização

Dispensação é um processo de aliquotagem da solução formulada na forma de dosagem final do produto, sendo que no caso dos radiofármacos, a dispensação considera a atividade da apresentação. As apresentações dos radiofármacos prontos para uso especificam a quantidade do ativo radioativo em unidades de radioatividade (Becquerel e seus múltiplos).

As apresentações dos radiofármacos prontos para uso especificam a quantidade do ativo radioativo em unidades de radioatividade. A radioatividade é expressa em Becquerel (Bq)[9] como a unidade do sistema internacional (SI). Normalmente, atividades usadas em radiofarmácia estão na faixa de Megabecquerels (MBq) ou Gigabecquerels (GBq). Existe uma unidade não SI para radioatividade, denominada Curie (Ci)[10], que ainda é utilizada na prática.

A atividade dispensada do radiofármaco deve ser corrigida pelo fator de decaimento do radionuclídeo utilizado, considerando o tempo necessário para o transporte do radiofármaco à clínica especializada ou ao hospital (atividade de calibração).

Radiofármacos para administração parenteral devem ser estéreis. A esterilização terminal provê o mais alto nível de segurança. Entretanto, em muitos casos, somente filtração esterilizante pode ser utilizada, e, em outros casos, a esterilização não é possível, por exemplo, quando células autólogas são radiomarcadas, devendo ser consideradas como preparações assépticas.

Sistemas automatizados podem controlar a formulação e a dispensação de radiofármacos, geralmente, empregando dispositivos calibrados para medida de volume ou peso e detectores de radiação (ativímetros ou calibrador de dose) para medir e dispensar as quantidades corretas.

Procedimentos fechados de dispensação são usados sempre que possível como alternativa a procedimentos abertos, especialmente para lotes muito pequenos ou preparações para um paciente individual. Os sistemas de dispensação (filtro esterilizante, agulhas, tubos e frascos) utilizados em operações de dispensação assépticas fechadas devem ser estéreis, assim como tais componentes.

Quando a filtração esterilizante é usada para esterilizar o lote, o filtro deve ser testado para integridade antes da administração da preparação ao paciente. O teste de integridade dos filtros para cada tipo de preparação, por exemplo, por meio de teste de bolha, deve ser validado. O teste deve levar em consideração a necessidade de proteção contra a radiação e a manutenção da esterilidade do filtro. Os sistemas fracionadores automatizados geralmente possuem função para realizar o teste de integridade da membrana filtrante ao final do procedimento de esterilização ou ao final do envase.

Na produção de radiofármacos prontos para uso, controles em processo, como a determinação da atividade, a concentração radioativa, a contaminação particulada do ar e a contaminação microbiológica, podem ser realizados.

Rotulagem e embalagem

O material de embalagem primário deve ser compatível com a preparação, e a resistência à radiação deve ser conhecida. O rótulo da embalagem primária do radiofármaco deve indicar a identidade e garantir rastreabilidade, sendo necessário conter o símbolo de radiação (trifólio) (Figura 21.7).

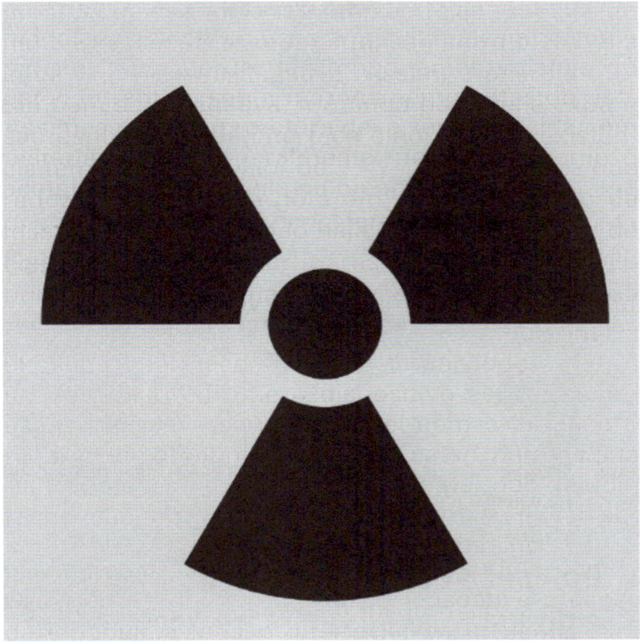

Figura 21.7. Símbolo trifólio (em fundo amarelo) obrigatório nos rótulos de medicamentos com radiofármaco.

Em razão da exposição à radiação, aceita-se que a maior parte da rotulagem da embalagem primária seja feita antes da fabricação. Frascos

[9] **Becquerel (Bq):** um Becquerel é definido como uma desintegração radioativa por segundo (dps).

[10] **Curie (Ci):** um Ci representa a desintegração de um grama do elemento rádio-226. A equivalência entre o Bq e o Ci é 1 mCi = 37 MBq.

fechados estéreis e vazios podem ser rotulados com informação parcial antes do preenchimento, desde que esse procedimento não comprometa a esterilidade ou impeça o controle visual do frasco preenchido.

Para os radiofármacos prontos para uso, a blindagem de chumbo pode ser utilizada como embalagem intermediária ou secundária e será acomodada na embalagem de transporte.

As embalagens utilizadas para o transporte externo de radiofármacos devem ser rotuladas com rótulos de transporte internacional corretos, mostrando o radionuclídeo, a atividade e o índice de transporte. Critérios para esses rótulos são estritamente prescritos pela Agência Internacional de Energia Atômica (AIEA). A Figura 21.8 apresenta um exemplo de um rótulo de aviso de embalado da Categoria II. Os documentos de transporte dos embalados também devem ser preenchidos de acordo com exigências da legislação nacional.

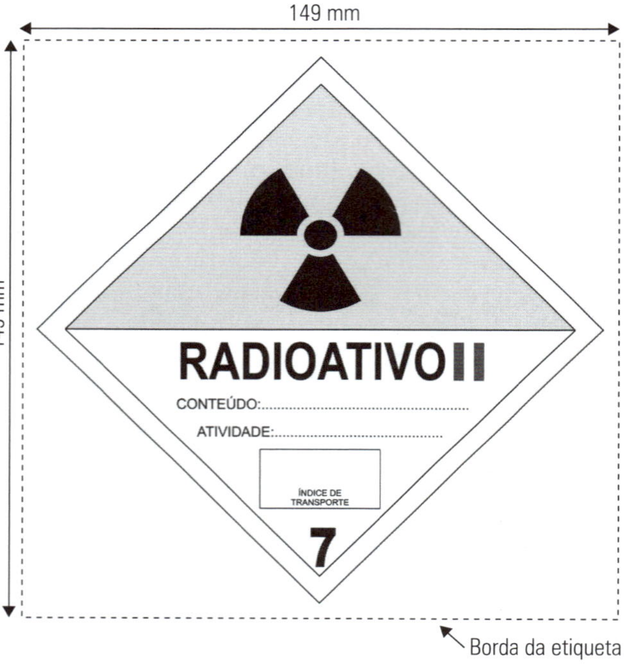

Figura 21.8. Rótulo de categoria de classificação de embalado de transporte de radiofármacos.

Produção de *kits* liofilizados e preparação de radiofármacos de tecnécio-99m

Conceitos gerais

O tecnécio-99m (^{99m}Tc), radionuclídeo com tempo de meia-vida físico de cerca de 6 horas, é eluído de um gerador de radionuclídeo, separado do radionuclídeo-pai, molibdênio-99 (^{99}Mo), de tempo de meia-vida físico de 64 horas, sendo que o gerador geralmente apresenta atividade suficiente para ser utilizado por 1 ou 2 semanas. A eluição do gerador de ^{99}Mo-^{99m}Tc é realizada com solução de cloreto de sódio 0,9%, resultando na solução injetável de pertecnetato de sódio (99m Tc) (Figura 21.9). O eluato do gerador de ^{99}Mo-^{99m}Tc, por si só, é um radiofármaco pronto para uso, com indicação para a obtenção de imagens diagnósticas da glândula tireoide e glândulas salivares, entre outras indicações.

Geradores de radionuclídeos são produzidos em instalações de radiofarmácia industrial, a partir do carregamento de colunas cromatográficas com o elemento-pai. Os geradores idealmente provêm o radionuclídeo-filho na forma de solução estéril, pronta para uso, como é o caso da solução injetável de pertecnetato de sódio (99m Tc), que também é empregada na preparação de outros radiofármacos de tecnécio-99m.

A combinação do eluato do gerador com o *kit* para pronta marcação representa uma etapa de preparação dos radiofármacos de tecnécio-99m, realizada em radiofarmácias hospitalares ou centralizadas, a partir de prescrição médica, obedecendo aos requisitos de preparações magistrais. *Kits*, geradores e precursores utilizados na preparação dos radiofármacos de tecnécio-99m devem possuir registro junto à autoridade competente. Normalmente, os *kits* apresentam-se na forma de reagentes liofilizados, como frascos multidose, e a preparação radiofarmacêutica pode requerer passos adicionais, como aquecimento e tamponamento. Deve ser realizado controle de qualidade para avaliar a eficiência da radiomarcação, tanto no eluato do gerador como nos *kits* radiomarcados, conforme recomendação dos fabricantes, das evidências científicas ou dos compêndios oficiais.

A química versátil do tecnécio-99m, em virtude dos seus múltiplos estados de oxidação e, consequentemente, capacidade de produzir uma variedade de complexos com características desejadas, é a principal vantagem desse radionuclídeo para o desenvolvimento de radiofármacos. Provavelmente, há mais de algumas dezenas de complexos de tecnécio-99m sendo empregados em investigação diagnóstica em Medicina Nuclear. Alguns desses radiofármacos de tecnécio-99m são apresentados no Quadro 21.1, que identifica os precursores empregados na forma de *kit* para marcação.

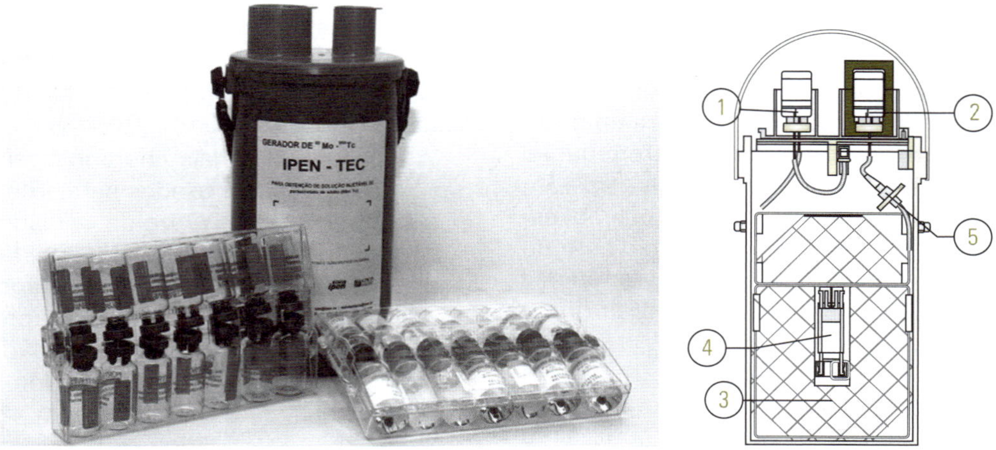

Figura 21.9. Gerador de molibdênio-99/tecnécio-99m ($^{99}Mo/^{99m}Tc$) produzido pelo Instituto de Pesquisas Energéticas e Nucleares (IPEN-CNEN) e frascos para eluição; esquema do gerador em corte mostrando os componentes do gerador: (1) frasco de solução de cloreto de sódio 0,9%; (2) frasco em vácuo para coleta do eluato de pertecnetato de sódio (99m Tc); (3) blindagem de chumbo; (4) coluna cromatográfica para carga do ^{99}Mo; (5) membrana filtrante 0,22 μm.

Fonte: Acervo da autoria.

Quadro 21.1
Radiofármacos de tecnécio-99m e aplicação clínica diagnóstica.

Precursor da marcação (kit liofilizado)	*Radiofármaco originado após radiomarcação do precursor com ^{99m}Tc*	*Aplicação clínica*
Ácido medrônico	Medronato de sódio (99m Tc)	Diagnóstico de patologias benignas do sistema ósseo e articulações e identificação de metástases ósseas provenientes de câncer de próstata ou de mama, entre outros
Ácido pentético	Pentetato de sódio (99m Tc)	Avaliação da função renal
Disofenina	Disofenina (99m Tc)	Avaliação da função hepatobiliar
Tetrafluorborato tetramibi cuproso	Sestamibi (99m Tc)	Determinação de áreas de isquemias e infarto do miocárdio
Dicloridrato de etilenodicisteína dietiléster	Bicisato (99m Tc)	Avaliação da perfusão sanguínea cerebral, localização de focos de epilepsia e auxiliar na determinação de morte cerebral

O crescimento e a ampla aplicação da Medicina Nuclear devem-se, principalmente, à disponibilidade de radiofármacos de tecnécio-99m. A distribuição de geradores de ^{99}Mo-^{99m}Tc viabilizou a produção desse radionuclídeo de tempo de meia-vida curto para aplicação diária na rotina de preparação de radiofármacos de tecnécio-99m.

O *kit*, normalmente, contém um ligante ao qual o ^{99m}Tc é complexado (precursor da marcação), quantidade adequada de agente redutor, um tampão para ajustar o pH, adequando-o para a condição de marcação, podendo conter ainda agentes estabilizantes e excipientes. Os *kits* são preparados na forma liofilizada e apresentam vida útil variando de vários meses a anos, especialmente se armazenados em temperatura de 2 a 8 °C.

Na solução injetável de pertecnetato de sódio (99m Tc), o estado de oxidação do tecnécio-99m é (+7). Tal estado de oxidação, bastante estável em solução aquosa, não possibilita a ligação do tecnécio-99m aos ligantes específicos, constituídos por moléculas complexantes, que possuem átomos doadores de elétrons. Por esse motivo, os componentes liofilizados para marcação com tecnécio-99m apresentam em sua composição um agente redutor que promoverá a redução do estado de oxidação do tecnécio no momento da radiomarcação, e possibilitará a formação de complexos com os ligantes específicos. O agente redutor comumente empregado é o cloreto estanoso (Sn^{+2}). A redução do estado de oxidação do tecnécio-99m dependerá de diversos fatores, como a presença e a natureza do ligante, o pH do meio, as condições de reação, entre outros.

A presença do agente redutor na formulação exige cuidados adicionais durante o processo produtivo de lotes de *kits* para marcação com tecnécio-99m. As soluções empregadas na composição do lote devem ser previamente nitrogenadas para remover o excesso de oxigênio que poderia potencializar a oxidação do agente redutor durante a formulação. É recomendável manter a nitrogenação durante a etapa de produção que envolve a mistura e a dissolução dos componentes da formulação, especialmente o cloreto estanoso. A filtração esterilizante e o envase devem ser realizados com rapidez para evitar a oxidação do agente redutor. Por fim, o processo de liofilização é essencial para preservar o agente redutor da formulação, já que remove a água do produto, evitando sua oxidação. O fechamento dos frascos ao final do ciclo de liofilização poderá ser realizado em atmosfera de vácuo ou na presença de gás inerte, contribuindo adicionalmente para preservar o estado reduzido do cloreto estanoso.

O processo de liofilização deve ser realizado em condições assépticas. Se um gás inerte, tal como o nitrogênio, for utilizado para o envase de frascos, ele deve ser filtrado para remover possível contaminação microbiana.

Etapas da produção de *kits* liofilizados para marcação com tecnécio-99m

O processo de produção de *kits* para marcação com tecnécio-99m é considerado como fabricação de medicamento estéril, de acordo com as Boas Práticas de Fabricação.

a) Requisitos gerais para a produção asséptica de *kits*

Um ambiente grau D é necessário para a lavagem de objetos de vidro e rolhas; após a esterilização final, o material de vidro deve ser colocado em ambiente grau C para uso na preparação de soluções a granel. Frascos de vidro e rolhas esterilizados devem ser colocados em um ambiente de grau A rodeado por grau B antes do envase.

A preparação de soluções, que devem ser esterilizadas por filtração, precisa ser feita em ambiente grau C. O manuseio e o envase de produtos preparados por técnica asséptica devem ser feitos em ambiente grau A rodeado de grau B.

Após a dispensação, os frascos semisselados devem ser transferidos para o liofilizador em um ambiente grau A rodeado por grau B ou em bandejas de transferência seladas em um ambiente grau B.

A produção de *kits* é geralmente realizada dependendo da capacidade do liofilizador, da estabilidade, do prazo de validade e do consumo esperado dos *kits*. O tamanho do lote deve ser definido antes do processo de produção e a fórmula-padrão adequada deve conter todas as massas, concentrações, quantidades e volumes dos materiais de partida necessários para o tamanho específico do lote. Apenas uma composição do *kit* deve ser processada de cada vez.

Apenas os materiais liberados pelo controle de qualidade podem ser usados para produção e devem ser usados dentro do prazo de validade prescrito. Os materiais de partida, ou seja, a substância ativa, os excipientes e os materiais de embalagem devem ser preparados em quantidades suficientes, de acordo com o tamanho do lote planejado. Cada lote processado deve receber um número de lote, para identificar o produto.

As matérias-primas devem ser pesadas em frascos limpos e esterilizados em ambiente grau C. Os pesos dos materiais devem ser anotados no registro de lote, e o supervisor deve verificar os registros. Os frascos devem ser rotulados com o nome da matéria-prima e seu número do lote. A balança usada para pesagem deve ser calibrada regularmente e verificada usando pesos-padrão.

b) Preparo da solução a granel ou solução estoque

Geralmente, os seguintes processos estão envolvidos no preparo da solução a granel, que devem ser realizados em área, no mínimo, grau C: pesagem e dissolução do cloreto estanoso em ácido clorídrico diluído; pesagem e dissolução do ligante (substância ativa); pesagem e dissolução de excipientes; mistura, aquecimento (se necessário) para dissolução dos ingredientes dissolvidos e agitação para obter solução homogênea; ajuste do pH para o valor requerido; ajuste do volume final do lote.

As soluções diluídas de NaOH ou HCl, utilizadas para ajuste do pH, devem ser preparadas em frascos limpos e esterilizados, usando água para injetáveis. Somente medidor de pH calibrado deve ser utilizado, o qual deve ser verificado, usando as soluções de tampão-padrão, antes do processamento do lote. Os resultados das leituras obtidas com os tampões-padrão (pH 4, pH 7 e pH 11) devem ser registrados.

A solução a granel deve ser borbulhada com gás de nitrogênio estéril (passando por membrana filtrante estéril) para reduzir a concentração de oxigênio dissolvido e evitar a oxidação do cloreto estanoso. Sempre que possível, a nitrogenação deve se iniciar na etapa de dissolução e homogeneização.

A agitação da solução a granel é necessária para obter uma concentração uniforme dos componentes. O pH é geralmente um parâmetro crítico para *kits*, pois deve ser verificado apenas quando cessar a agitação e a nitrogenação. O uso de papéis de pH (indicadores de cor) não é recomendado na preparação da solução a granel.

O tempo entre o início do preparo de uma solução e sua esterilização por filtração deve ser minimizado. Uma amostra da solução a granel deve ser tomada para controle de qualidade, a fim de determinar a biocarga da solução antes da esterilização por filtração e prever a eficiência da esterilização, utilizando um filtro de retenção de microrganismos.

c) Filtração esterilizante

A integridade do filtro esterilizante, de 0,22 μm, deve ser verificada antes e depois da filtração, se possível, para garantir que o filtro não foi danificado durante o processo. O produto deve ser filtrado para o recipiente esterilizado, localizado próximo ao ponto de enchimento. O mesmo filtro não deve ser usado para filtração de mais de um lote.

d) Envase, liofilização e recravação

A solução a granel esterilizada deve ser dispensada para os frascos de vidro estéreis em um ambiente grau A rodeado por grau B. Normalmente, o volume dispensado é de 1 mL de solução. A dose da unidade de distribuição (pipeta, bomba peristáltica e outras) deve ser verificada por peso antes da distribuição, em diferentes momentos do processo, dependendo do tamanho do lote.

Imediatamente após dispensar a solução nos frascos, as rolhas estéreis devem ser colocadas neles (com os gargalos abertos). Se o liofilizador não for equipado com a opção de pré-resfriamento, os *kits* devem ser congelados primeiro e depois colocados no liofilizador imediatamente antes de ligá-lo. O ciclo de liofilização é iniciado e realizado no tempo necessário para concluir o processo. Os parâmetros da liofilização devem ser ajustados para cada produto. Estes parâmetros, tais como pressão e temperatura, devem ser monitorados durante o processo. Ao final do processo de liofilização, a câmara de liofilização é preenchida com nitrogênio estéril (ou outro gás inerte). Alternativamente, a câmara pode ser evacuada. O fechamento das rolhas é feito automaticamente, deslocando as prateleiras e pressionando as rolhas.

O dispositivo de recravação deve estar localizado em um ambiente grau A rodeado por grau B. Os frascos selados com rolhas de borracha contendo o produto são transferidos do liofilizador para o dispositivo de recravação, sendo que essa transferência deve ser feita em ambiente grau A. A qualidade da recravação deve ser verificada. Geralmente, o processo de recravação é acompanhado por inspeção visual dos frascos contendo o produto.

e) Controles em processo

O ambiente em que as operações assépticas são realizadas deve ser monitorado, frequentemente, usando métodos como ar volumétrico e amostragem (p. ex., cotonetes e placas de contato) e placas de sedimentação. Os resultados de monitoramento devem ser levados em consideração ao revisar a documentação do lote para a liberação do produto acabado. Superfícies e pessoal devem ser monitorados após operações críticas.

O pH da solução a granel influencia os parâmetros críticos de desempenho e deve ser rigorosamente monitorado durante o preparo da solução de estoque.

A integridade do filtro deve ser testada para confirmar que toda a superfície do filtro permaneça intacta durante todo o processo. Um teste de integridade do filtro deve ser executado em cada lote processado.

O volume de solução dispensada também é crítico para distribuição uniforme dos componentes do *kit* nos frascos.

f) Inspeção no produto liofilizado

Na inspeção visual, os frascos liofilizados devem ser inspecionados individualmente para contaminação estranha ou outros defeitos. A inspeção deve ser feita sob iluminação adequada e controlada e condições de fundo padronizadas. O resultado da inspeção deve ser registrado. Frascos que não foram devidamente recravados e aqueles com rachaduras são rejeitados e coletados em um recipiente separado. Após o término do processo de produção, os frascos rejeitados são destruídos. O rendimento do lote é calculado e os resultados são registrados.

g) Quarentena

Os frascos devidamente recravados são colocados nos recipientes e transferidos para área de quarentena. Os recipientes devem ser rotulados com o nome do produto, o código, o número de lote e a data de fabricação. O produto acabado deve ser armazenado na área de quarentena na temperatura prescrita (2 a 8 °C). Um número de amostras suficientes para realizar todos os testes de CQ necessários é separado. Os frascos do produto devem ser movidos para a área de armazenamento de produto acabado quando o controle de qualidade for concluído e o produto liberado. Os rótulos nos recipientes devem indicar que o produto foi liberado.

h) Embalagem

O material de embalagem impresso (etiquetas, embalagens secundárias e bulas) liberado pelo controle de qualidade deve ser disponibilizado na quantidade necessária para embalagem do lote. Os dados variáveis (número de lote do produto e data de validade) são impressos durante a embalagem, sendo necessária a verificação em processo. O processo de embalagem do lote deve ser devidamente registrado. Materiais impressos danificados durante a embalagem devem ser destruídos. O excesso de materiais não danificados pode ser devolvido para o armazenamento de materiais de partida. Deve ser realizada a reconciliação de materiais impressos usados para um lote.

Preparo de radiofármacos de tecnécio-99m a partir de *kits* liofilizados

Os *kits* para marcação com tecnécio-99m são, geralmente, produzidos em escala industrial, sendo registrados e comercializados. Porém, para aplicação clínica diagnóstica, os *kits* para marcação requerem preparação adicional, que envolve manuseio e radiomarcação com o radionuclídeo tecnécio-99m eluído de gerador.

A preparação de radiofármacos de tecnécio-99m utilizando *kits* é bastante fácil e envolve a adição de solução injetável de pertecnetato de sódio (99m Tc) eluída de um gerador, em um volume e atividade apropriados e previstos na bula do *kit*. A reação de radiomarcação geralmente ocorre à temperatura ambiente, porém, em alguns casos, o aquecimento é requerido.

Após o procedimento de radiomarcação, e antes do preparo da dose a ser administrada ao paciente, o controle de pureza radioquímica da marcação deve ser realizado, empregando-se técnicas cromatográficas, como cromatografia em papel ou em camada delgada, validadas pelo fabricante do *kit* ou descritas em compêndios oficiais.

Kits de marcação, geradores de radionuclídeos e demais materiais recebidos na radiofarmácia hospitalar devem ser verificados. Também devem ser mantidos registros dos números dos lotes e as quantidades recebidas. Além disso, uma inspeção visual deve ser realizada antes da aceitação. Os produtos ou *kits* com autorização de comercialização devem ser usados sempre que possível. Os materiais só devem ser usados dentro do prazo de validade declarado.

As informações específicas sobre o manuseio do gerador de tecnécio-99m, incluindo instruções para a eluição do gerador, a verificação do rendimento de eluição e outros testes para avaliar a qualidade do gerador são informadas pelo fabricante do gerador. Do mesmo modo, as bulas dos *kits* fornecem informações detalhadas sobre o procedimento de marcação do *kit*, as quais devem ser seguidas. As instruções do fabricante baseiam-se na experiência adquirida com o gerador ou *kit* em particular.

Todas as rolhas de borracha, incluindo as dos frascos de eluato, devem ser limpas com um agente desinfetante antes da punção. A solução do agente desinfetante deve evaporar completamente antes da punção, pois a introdução desse agente pode influenciar o desempenho *kit*. As blindagens de chumbo utilizadas na eluição do gerador e nos frascos de marcação e seringas devem ser verificadas para contaminação e limpas no interior e no exterior antes da utilização, de preferência com etanol ou álcool isopropílico 70%.

Os radiofármacos preparados para utilização parenteral em até 48 horas do início da preparação até o término de sua administração devem atender as disposições estabelecidas na RDC n. 67, de 2007, da Anvisa, e suas respectivas atualizações, de maneira a assegurar a identidade, a integridade, a qualidade e a efetividade do radiofármaco.

O transporte de eluatos e as preparações dentro da instalação devem ocorrer dentro de blindagens para minimizar a exposição do pessoal à radiação. Pinças sempre devem ser usadas quando soluções de tecnécio-99m são manuseadas fora da blindagem de chumbo, por exemplo, ao medir a atividade no calibrador de dose.

Todos os recipientes para preparações radiofarmacêuticas (incluindo seringas) devem ser identificados por: nome da preparação, data e hora da preparação, quantidade de radioatividade, volume, prazo de validade, símbolo internacional de radioatividade. A quantidade de radioatividade e o volume podem ser escritos na etiqueta na blindagem de chumbo.

No caso de produtos registrados, usados como parte do processo de preparação, é responsabilidade do fabricante garantir que o produto cumpra com os requisitos do registro. A radiofarmácia hospitalar ou centralizada, que prepara radiofármacos registrados de acordo com as instruções do fabricante, detém a responsabilidade pela qualidade da preparação e da manipulação desses radiofármacos. Se as instruções do fabricante de um radiofármaco registrado não forem seguidas estritamente ou se um ou mais componentes usados para a preparação não possuírem registro, uma análise de risco, incluindo justificativas e equivalência farmacêutica, se aplicável, deve ser realizada e documentada. É responsabilidade da radiofarmácia demonstrar que a qualidade da preparação final é adequada para o uso pretendido.

Controle e garantia da qualidade de radiofármacos

Um sistema de Garantia da Qualidade, conforme contemplado na Resolução da Anvisa, que disciplina as Boas Práticas de Fabricação de Medicamentos, deve ser estritamente implementado e cumprido, uma vez que os radiofármacos são, em geral, utilizados antes que os testes de liberação sejam concluídos. Nesse caso, a descrição exata e detalhada de todo o processo de liberação, incluindo as responsabilidades do pessoal envolvido e a avaliação contínua da eficácia do sistema de garantia da qualidade é essencial.

De modo geral, é importante que os dados gerados pelo monitoramento de instalações e processos sejam rigorosamente registrados e avaliados como parte do processo de liberação. Assim como os demais medicamentos, os radiofármacos devem ser protegidos contra contaminação cruzada. Os princípios de qualificação e validação devem ser aplicados à fabricação de radiofármacos, e uma abordagem de gerenciamento de risco deve ser usada para determinar a extensão da qualificação/validação, com foco em uma combinação de Boas Práticas de Fabricação e proteção radiológica.

O laboratório de controle de qualidade de radiofármacos deve estar localizado separadamente da área de produção. Deve ser projetado, equipado e dimensionado para ser um local com sistema de autocontenção, com capacidade suficiente para o armazenamento de amostras e documentação, preparação dos registros e realização dos ensaios necessários.

a) Controle de qualidade de matérias-primas

Um sistema de verificação da qualidade das matérias-primas deve ser implementado. A aprovação do fornecedor deve incluir uma avaliação que forneça a garantia adequada de que o material atenda consistentemente às especificações. As matérias-primas, materiais de embalagem e demais componentes críticos ao processo devem ser adquiridos de fornecedores aprovados.

Para matérias-primas que não estão presentes na formulação final do radiofármaco (p. ex., reagentes removidos por purificação, catalisadores, solventes, cartuchos de purificação), as especificações são verificadas por avaliação do certificado de análise fornecido pelo fabricante, complementadas, se necessário, com testes específicos. Se não for possível testar, do ponto de vista técnico, por exemplo, quando se utiliza cassetes preenchidos disponíveis comercialmente, a omissão deve estar sustentada por uma avaliação de risco. As especificações são adaptadas ao nível de pureza química e microbiológica para garantir a qualidade apropriada para o propósito pretendido na radiossíntese.

b) Controle de qualidade de radiofármacos

Alguns radiofármacos prontos para uso são distribuídos e utilizados com base em uma avaliação da documentação do lote e antes que todos os testes químicos e microbiológicos tenham sido concluídos. Como exemplos, o teste de pureza radionuclídica requer decaimento total do radioisótopo principal para ser realizado, e o teste de esterilidade leva no mínimo 14 dias para obter os resultados.

A liberação do medicamento radiofármaco pode ser realizada em dois ou mais estágios, antes e após o teste analítico completo: (I) avaliação, por pessoa designada, dos registros de fabricação do lote, que devem contemplar as condições de produção e os testes analíticos realizados até o momento, antes de permitir o transporte do radiofármaco em quarentena para o destinatário; (II) avaliação dos dados analíticos finais, garantindo que todos os desvios dos procedimentos normais sejam documentados, justificados e apropriadamente liberados antes da certificação documentada pelo Responsável Técnico. Quando certos resultados de testes não forem disponibilizados antes do uso do produto, o Responsável Técnico deve liberar condicionalmente o produto antes de ser usado e deve, finalmente, liberar o produto definitivamente depois que todos os resultados do teste forem obtidos. Deve ser estabelecido um procedimento escrito, detalhando a avaliação dos dados analíticos e de produção, que devem ser considerados antes que o lote seja expedido.

Critérios de aceitação devem ser estabelecidos para o medicamento radiofármaco, incluindo especificações para a liberação e o prazo de validade, tais como identidade química do isótopo, concentração radioativa, pureza e atividade específica.

Os radiofármacos que não cumprirem os critérios de aceitação devem ser rejeitados. Se o material for reprocessado, procedimentos pré-estabelecidos devem ser seguidos e o produto acabado deve atender aos critérios de aceitação antes da liberação.

Os medicamentos devolvidos não devem ser reprocessados, necessitando, portanto, serem armazenados como resíduos radioativos.

Um procedimento deve descrever as medidas a serem tomadas pelo Responsável Técnico em caso de resultados de testes insatisfatórios serem obtidos após a expedição e antes do vencimento. Se necessário, a informação deverá ser dada aos responsáveis clínicos dos locais onde o medicamento será utilizado. Para tanto, um sistema de rastreabilidade do medicamento radiofármaco deve ser implementado.

Os ensaios de controle de qualidade de radiofármacos estão normalmente descritos em monografias da "Farmacopeia Brasileira" ou de farmacopeias reconhecidas pela Anvisa.

Quando não existirem monografias autorizadas do produto, especificações e métodos para testes correspondentes devem ser estabelecidos para cada radiofármaco. O Quadro 21.2 fornece exemplos de métodos e parâmetros analíticos adequados que devem ser determinados.

Quadro 21.2
Exemplos de parâmetros analíticos e métodos empregados na liberação de radiofármacos.

Parâmetro ou teste	*Método e/ou equipamento*
Característica, aparência	Inspeção visual
Identidade e pureza radionuclídica[11]	Determinação de meia-vida física; espectrometria alfa, beta e gama
Identidade e pureza radioquímica[12]	Cromatografia (a líquido, em camada delgada, em papel); eletroforese
Pureza química	Cromatografia (a líquido, em camada delgada, em papel); eletroforese
Solventes residuais	Cromatografia a gás
Parâmetros farmacêuticos ou fisiológicos	pH, osmolaridade
Parâmetros microbiológicos	Endotoxina bacteriana; esterilidade
Conteúdo de radioatividade, concentração radioativa	Câmara de ionização
Radioatividade específica	Câmara de ionização; cromatografia a líquido
Pureza enantiomérica	Cromatografia quiral

Em razão das diferenças nas meias vidas dos radionuclídeos presentes no radiofármaco, a pureza radionuclídica muda com o tempo. A especificação de pureza radionuclídica deve ser garantida durante todo o prazo de validade do radiofármaco. Normalmente, é difícil realizar esse teste antes da liberação para uso de um lote produzido, quando a meia-vida do radionuclídeo na preparação é curta. O teste constitui-se, nesse caso, em um controle de qualidade de produção. As impurezas radionuclídicas relevantes estão listadas, com seus limites, nas monografias individuais.

As impurezas radionuclídicas podem ser provenientes de reações nucleares estranhas, em virtude das impurezas isotópicas no material-alvo, ou da fissão de elementos pesados no reator. Os radionuclídeos indesejados podem ser originários do mesmo elemento do radionuclídeo desejado (isótopos) ou ser um elemento diferente. A presença desses radionuclídeos estranhos aumenta a dose de radiação ao paciente e pode também degradar as imagens cintilográficas. Essas impurezas podem ser removidas por métodos químicos apropriados, desde que suas propriedades químicas sejam diferentes das do radionuclídeo desejado.

A determinação da pureza radioquímica requer a separação das substâncias químicas diferentes, contendo o radionuclídeo e a estimativa da porcentagem da radioatividade associada à substância química declarada. Na determinação da pureza radioquímica, podem ser usados métodos analíticos de separação, tais como métodos cromatográficos (cromatografia em papel, em camada delgada, de exclusão molecular, cromatografia a líquido de alta eficiência), eletroforese e extração por solventes. As impurezas radioquímicas relevantes estão listadas, com seus limites, nas monografias individuais.

Impurezas radioquímicas são provenientes da decomposição em função da ação de solvente, da alteração da temperatura ou pH, da luz, da presença de agentes oxidantes ou redutores, da reação incompleta e da radiólise. Exemplos de impurezas radioquímicas são o $^{99m}TcO_4^-$ livre o tecnécio-99m hidrolisado ($^{99m}TcO_2$) nos radiofármacos marcados com tecnécio-99m ou iodeto livre ($^{131}I^-$) em moléculas marcadas com iodo-131. A presença de impurezas radioquímicas em um radiofármaco resulta em imagens de baixa qualidade em decorrência da radiação de fundo dos tecidos não alvo e do sangue, e fornece uma dose de radiação desnecessária ao paciente.

O limite de endotoxinas bacterianas também é indicado nas monografias dos radiofármacos. A validação do teste é necessária para excluir qualquer interferência em virtude da natureza do radiofármaco. Níveis de radioatividade devem ser padronizados já que alguns tipos de radiação e radionuclídeos, especialmente altos níveis de atividade, podem interferir com o teste. O ajuste de pH poderá ser necessário (entre 6,5 e 7,5) para promover resultados ótimos. Quando a natureza da preparação radiofarmacêutica resultar em uma in-

11 **Pureza radionuclídica:** razão, expressa em porcentagem, da radioatividade do radionuclídeo em relação à radioatividade do radiofármaco.

12 **Pureza radioquímica:** razão expressa em porcentagem de radioatividade do radionuclídeo de interesse no seu estado químico indicado em relação à radioatividade total da preparação radiofarmacêutica.

terferência por inibição ou potencialização e não for possível eliminar o fator interferente, a conformidade com o teste para endotoxinas bacterianas deve ser especificada. Em alguns casos, é difícil concluir o teste antes da liberação do lote para uso, quando a meia-vida do radionuclídeo na preparação é curta. O teste, então, se constitui um controle da qualidade da produção.

Considerando as características radioativas dos radiofármacos, não é praticável atrasar a liberação em função do teste de esterilidade. Em tais casos, os resultados dos testes fornecem apenas evidência retrospectiva confirmatória para a garantia da esterilidade que, portanto, depende dos métodos iniciais estabelecidos na fabricação e nos procedimentos de validação/certificação. No caso de radiofármacos preparados em pequenos lotes, e para os quais a execução do teste de esterilidade apresenta grau elevado de risco radiológico, a quantidade de amostra requerida no teste deve ser considerada.

Um teste de distribuição fisiológica é prescrito, se necessário, para certas preparações radiofarmacêuticas. Requisitos específicos são estabelecidos em monografias individuais. O padrão de distribuição da radioatividade observada em órgãos, tecidos ou outros compartimentos específicos de uma espécie animal apropriada (geralmente ratos ou camundongos) pode ser uma indicação confiável da distribuição em humanos e, portanto, da adequação do objetivo pretendido. A monografia individual prescreve os detalhes relativos ao desempenho do ensaio e os requisitos de distribuição fisiológica que devem ser cumpridos para o produto radiofarmacêutico.

Todos os sistemas analíticos devem ser qualificados e os métodos analíticos validados de acordo com padrões reconhecidos.

A maior parte dos produtos radiofarmacêuticos destina-se a ser utilizada em um curto espaço de tempo, e o período de validade em relação à vida útil radioativa deve ser claramente indicado.

No caso de medicamentos radiofármacos, amostras suficientes do granel de cada lote de produto formulado devem ser retidas por pelo menos 6 meses após o prazo de validade do produto acabado, a menos que outro prazo seja justificado por meio do gerenciamento de riscos.

Bibliografia

- ACR-SNM-SPR. Practicd Guideline For The Performance of thyroid scintigraphy and uptake measurements, 2009. Disponível em: <http://snmmi.files.cms-plus.com/docs/Thyroid_Scintigraphy_1382732120053_10.pdf>. Acesso em: 30 jun. 2019.
- AERTS, J.; BALLINGER, J.R.; BEHE, M. et al. Guidance on current good radiopharmacy practice for the small-scale preparation of radiopharmaceuticals using automated modules: a European perspective. *J. Label Compd. Radiopharm.*, v. 57, p. 615-620, 2014.
- BANERJEE, S.; PILLAI, M.R.A.; KNAPP, F.F. Lutetium-177 Therapeutic Radiopharmaceuticals: Linking Chemistry, Radiochemistry, and Practical Applications. *Chem. Rev.*, v. 115, p. 2934-2974, 2015.
- BRASIL. Anvisa – Agência Nacional de Vigilância Sanitária. Instrução Normativa – IN n. 37, de 21 de agosto de 2019. Dispõe sobre as Boas Práticas de Fabricação complementares a Medicamentos radiofármacos.
- BRASIL. Anvisa – Agência Nacional de Vigilância Sanitária. Resolução da Diretoria Colegiada - RDC n. 166, de 24 de julho de 2017. Guia para validação de métodos analíticos. Disponível em: http://portal.anvisa.gov.br/documents/10181/2721567/RDC_166_2017_COMP.pdf/d5fb92b3-6c6b-4130-8670-4e3263763401. Acesso em: 30 jun. 2019.
- BRASIL. Anvisa – Agência Nacional de Vigilância Sanitária. Resolução da Diretoria Colegiada – RDC n. 38, de 04 de julho de 2008. Dispõe sobre a instalação e o funcionamento de Serviços de Medicina Nuclear "in vivo". Disponível em: http://www.cvs.saude.sp.gov.br/zip/Resolu%C3%A7%C3%A3o%20RDC%20ANVISA%20n%C2%BA%2038,%20de%2004jul08.pdf>. Acesso em: 30 jun. 2019.
- BRASIL. Anvisa – Agência Nacional de Vigilância Sanitária. Resolução da Diretoria Colegiada – RDC n. 67, de 08 de outubro de 2007. Dispõe sobre Boas Práticas de Manipulação de Preparações Magistrais e Oficinais para Uso Humano em farmácias. Disponível em: <http://189.28.128.100/dab/docs/legislacao/ resolucao67_08_10_07.pdf>. Acesso em: 30 jun. 2019.
- BRASIL. Anvisa – Agência Nacional de Vigilância Sanitária. Resolução da Diretoria Colegiada – RDC n. 64, de 18 de dezembro de 2009. Estabelece os requisitos mínimos para o registro de radiofármacos. Disponível em: http://portal.anvisa.gov.br/documents/219201/219401/Resol-RDC-64-09.pdf/03660e98-899d-4d12-86f2-710769778225?version=1.0. Acesso em: 30 jun. 2019.
- BRASIL. Anvisa – Agência Nacional de Vigilância Sanitária. Resolução da Diretoria Colegiada – RDC n. 301, de 21 de agosto de 2019. Dispõe sobre as Diretrizes Gerais de Boas Práticas de Fabricação de Medicamentos.
- CLUNIE, G.; FISCHER, M. EANM Procedure Guidelines for Radiosynovectomy. *Eur J Nucl Med.*, v. 30, n. 3, p. 12-16, 2003.
- COMISSÃO NACIONAL DE ENERGIA NUCLEAR. Resolução n. 166, de 16 de abril de 2014. NORMA CNEN NN 6.02 Licenciamento de Instalações Radiativas. Disponível em: <http://memoria.cnen.gov.br/Doc/pdf/Legislacao/ RS_CNENCD_166_2014.pdf>. Acesso em: 30 jun. 2019.
- EL-MAGHRABY, T.; ALAVI, A., BASU, S. Advances in PET Radiopharmaceuticals Imam SK1. *World J Nucl Med*, v. 9, n. 1, p. 5-24, 2010.
- EUROPEAN PHARMACOPOEIA. Extemporaneous preparation of radiopharmaceuticals. Disponível em: <https://www.semnim.es/grupos_trabajo/viewer/getAnnex/440>. Acesso em: 30 jun. 2019.
- ANVISA. Farmacopeia Brasileira. 5. ed. In: *Radiofármacos*, cap. 9, v. 1, p. 373. Disponível em: http://portal.anvisa.gov.br/documents/33832/260079/5ª+edição+-+Volume+1/4c530f86-fe83-4c4a-b907-6a96b5c2d2fc. Acesso em: 30 jun. 2019.
- FENDLER, W.P.; CALAIS, J.; EIBER, M. et al. Assessment of 68Ga-PSMA-11 PET Accuracy in Localizing Recurrent Prostate Cancer – A Prospective Single-Arm Clinical Trial. *JAMA Oncology*, published online March 28, 2019. Disponível em: <https://jamanetwork.com/journals/jamaoncology/fullarticle/2729065>. Acesso em: 29/03/2019.

- GIAMMARILE, F.; CHITI, A.; LASSMANN, M. et al. EANM procedure guidelines for 131I-meta-iodobenzylguanidine (131I-mIBG) therapy. *Eur J Nucl Med Mol Imaging*, v. 35, p. 1039-1047, 2008.
- GUIDELINES ON CURRENT GOOD RADIOPHARMACY PRACTICE (CGRPP) IN THE PREPARATION OF RADIOPHARMACEUTICALS. cGRPP-guidelines, version2 March 2007. EANM Radiopharmacy Committee. Disponível em: <https://eanm.org/publications/guidelines/gl_radioph_cgrpp.pdf>. Acesso em: 29 jun. 2019.
- HAMACHER, K.; COENEN, H.H., STOCKLIN, G. Efficient Stereospecific Synthesis of No-Carrier-Added 2@8[1F]-Fluoro-2-Deoxy D-Glucose Using Aminopolyether Supported Nucleophilic Substitution. *J Nucl. Med.*, v. 27, p. 235-238, 1986.
- IAEA HUMAN HEALTH SERIES N. 20. *Practical guidance on peptide receptor radionuclide therapy (PRRNT) forneuroendocrine tumours.* Vienna: International Atomic Energy Agency, 2013.
- IAEA-TECDOC-1430. Radioisotope handling facilities and automation of radioisotope production. IAEA, Vienna, 2004. Disponível em: <https://www-pub.iaea.org/MTCD/publications/PDF/te_1430_web.pdf>. Acesso em: 30 jun. 2019.
- IORI, M.; CAPPONI, P.C.; RUBAGOTTI, S. et al. Labelling of 90Y- and 177Lu-DOTA-Bioconjugates forTargeted Radionuclide Therapy: A Comparison among Manual, Semiautomated, and Fully Automated Synthesis. Contrast Media & Molecular Imaging, v. 2017, Article ID 8160134, 12 pages. Disponível em: <https://doi.org/10.1155/2017/8160134>. Acesso em: 29 jun. 2019.
- KAM, B.L.R.; TEUNISSEN, J.J.M.; KRENNING, E.P. et al. Lutetium-labelled peptides for therapy of neuroendocrine tumours. *Eur J Nucl Med Mol Imaging*, v. 39, s. 1, p. S103-S112, 2012.
- KNUT, L. Radiosynovectomy in the Therapeutic Management of Arthritis. *World Journal of Nuclear Medicine*, v. 14, n. 1, p. 10-15, 2015.
- KULKARNI, H.R.; SINGH, A.I; SCHUCHARDT, C. et al. PSMA-Based Radioligand Therapy for Metastatic Castration-Resistant Prostate Cancer: The Bad Berka Experience Since 2013. *J Nucl Med*, v. 57, p. 97S-104S, 2016.
- LUSTER, M.; CLARKE, S.E.; DIETLEIN, M. et al. Guidelines for radioiodine therapy of differentiated thyroid cancer. *Eur J Nucl Med Mol Imaging.*, v. 35, n. 10, p. 1941-59, 2008.
- MAUS, S.; DE BLOIS, E.; AMENT, S.J. et al. Aspects on radiolabeling of 177Lu-DOTA-TATE: After C18 purification re-addition of ascorbic acid is required to maintain radiochemical purity. *International Journal of Diagnostic Imaging*, v. 1, n. 1, p. 5-11, 2014.
- NÅGREN, K.; HALLDIN, C.; RINNE, J.O. Radiopharmaceuticals for positron emission tomography investigations of Alzheimer's disease. *Eur J Nucl Med Mol Imaging*, v. 37, p. 1575-1593, 2010.
- PE 009-14 Guide to Good Manufacturing Practice for Medicinal Products (Annexes),1 July 2018, Geneva.
- PIC/S – Pharmaceutical Inspection Convention Pharmaceutical Inspection Co-operative Scheme.
- POEPPEL, T.D.; HANDKIEWICZ-JUNAK, D.; ANDREEFF, M. et al. EANM guideline for radionuclide therapy with radium-223 of metastatic castration-resistant prostate cancer. *European Journal of Nuclear Medicine and Molecular Imaging,* v. 45, p. 824-845, 2018.
- SAHA G.B. Fundamentals of Nuclear Pharmacy. 6. ed. In: *Characteristics of specific radiopharmaceuticals.* Cleveland: Springer, 2010, chapter 7.
- SATHEKGE, M.; BRUCHERTSEIFER, F.; KNOESEN, O. et al. 225Ac-PSMA-617 in chemotherapy-naive patients with advanced prostate cancer: a pilot study. *European Journal of Nuclear Medicine and Molecular Imaging*, v. 46, p. 129-138, 2019.
- STOKKEL, M.P.M.; JUNAK, D.H.; LASSMANN, M. et al. EANM procedure guidelines for therapy of benign thyroid disease. *Eur J Nucl Med Mol Imaging,* v. 37, p. 2218-2228, 2010.
- TECHNICAL REPORTS SERIES N. 466. Technetium-99m radiopharmaceeuticals: Manufacture of kits. IAEA, Vienna, 2008. Disponível em: <https://www-pub.iaea.org/MTCD/publications/PDF/trs466_web.pdf>. Acesso em: 30 jun. 2019.
- TENNVALL, J.; FISCHER, M.; DELALOYE, A.B. et al. EANM procedure guideline of radio-immunotherapy for B-cell lymphoma with 90Y-radiolabeled ibritumomab tiuxetan (Zevalin®). Disponível em: <https://eanm.org/publications/guidelines/gl_radio_ther_radioimmun.pdf>. Acesso em: 29 jun. 2019.
- THE INTERNATIONAL PHARMACOPOEIA. 8. ed., 2018. Disponível em: http://apps.who.int/phint/pdf/b/6.3.3.3.1.R3.1-Biodistribution.pdf>. Acesso em: 30 jun. 2019.
- THE RADIOPHARMACY – A Technologist's Guide – EANM. Disponível em: <https://www.eanm.org/content-eanm/uploads/2016/11/tech_radiopharmacy.pdf>. Acesso em: 30 jun. 2019.
- VIRGOLINI, I.; AMBROSINI, V.; BOMANJI, J.B. et al. Procedure guidelines for PET/CT tumour imaging with 68Ga-DOTA-conjugated peptides: 68Ga-DOTA-TOC, 68Ga-DOTA-NOC, 68Ga-DOTA-TATE. *Eur J Nucl Med Mol Imaging*, v. 37, p. 2004-2010, 2010.
- WEINEISEN, M.; SCHOTTELIUS, M.; SIMECEK, J. et al. 68Ga- and 177Lu-Labeled PSMA I&T: Optimization of a PSMA-Targeted Theranostic Concept and First Proof-of-Concept Human Studies. *J Nucl Med*, v. 56, p. 1169-1176, 2015.
- WORLD HEALTH ORGANIZATION. WHO Technical Report Series, n. 908, 2003. Annex 3. Guidelines on Good Manufacturing Practices for radiopharmaceutical products. Disponível em: <https://www.who.int/medicines/areas/quality_safety/quality_assurance/GMPRadiopharmaceuticalProductsTRS908Annex3.pdf?ua=1>. Acesso em: 30 jun. 2019.

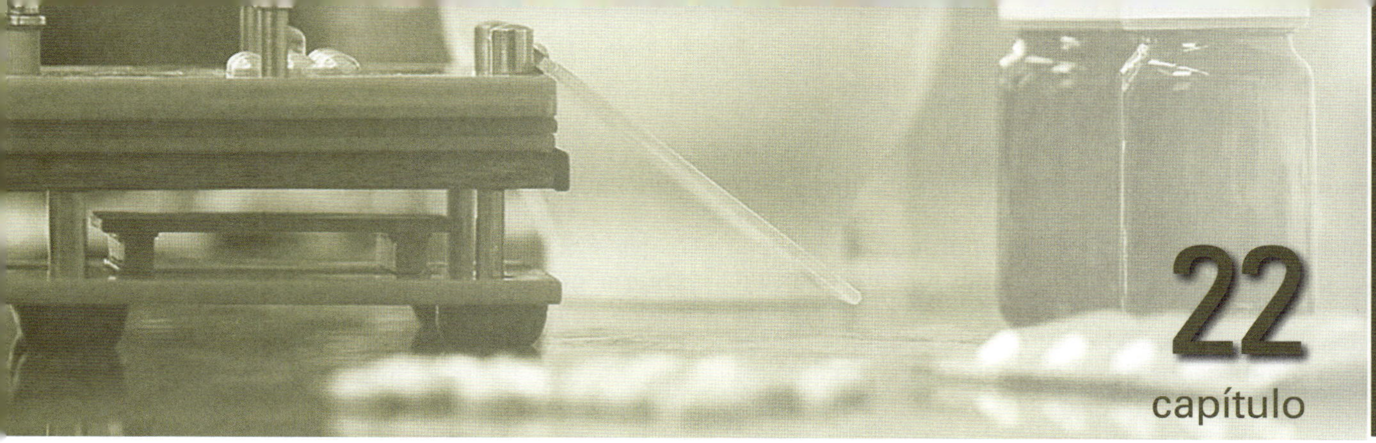

22
capítulo

Formas Farmacêuticas Veterinárias

Rodrigo José Lupatini Nogueira • Vanessa Alves Pinheiro

Introdução

De acordo com a legislação brasileira, produtos de uso veterinário são todas as substâncias químicas, biológicas, biotecnológicas ou preparações manufaturadas, cuja administração seja aplicada de forma individual ou coletiva, diretamente ou misturadas com os alimentos, destinadas à prevenção, ao diagnóstico, à cura ou ao tratamento das doenças dos animais, incluindo aditivos, suplementos promotores, melhoradores da produção animal, medicamentos, vacinas, antissépticos, desinfetantes de ambiente e de equipamentos, pesticidas e todos os produtos que, utilizados nos animais ou no seu *habitat*, protejam, restaurem ou modifiquem suas funções orgânicas e fisiológicas, ou também os produtos destinados ao embelezamento dos animais.

O desenvolvimento de fórmulas farmacêuticas personalizadas e o uso do conhecimento farmacotécnico nas preparações veterinárias passaram a ganhar maior importância a partir de 2005, quando foi publicada pelo Ministério da Agricultura, Pecuária e Abastecimento a Instrução Normativa n. 11, regulamentando as boas práticas de manipulação dos produtos veterinários. Essa é uma prática que representa um grande desafio para os farmacêuticos que pretendem atuar e aprender sobre medicamentos individualizados para animais.

Para os farmacêuticos que desejam exercer suas atividades profissionais na manipulação de produtos veterinários, é recomendado que adquiram conhecimentos básicos sobre Anatomia e Fisiologia dos animais, Farmacologia Veterinária e Farmacotécnica, para serem capazes de orientar o médico veterinário sobre a escolha da melhor via de administração, a forma farmacêutica, os veículos, os conservantes e os flavorizantes para o preparo das formulações.

A manipulação de produtos veterinários é necessária quando:

- Faltam medicamentos industrializados que apresentem uma dosagem adequada para a administração em determinadas espécies.
- Não há formulações para uma via de administração apropriada.
- É necessário aumentar a adesão do paciente ao tratamento (ajuste de palatabilidade).
- É necessária a combinação de vários princípios ativos em uma mesma formulação, evitando-se, assim, a administração de múltiplos medicamentos.
- É necessário atender prescrições de médicos veterinários que desejam ter antídotos previamente manipulados para serem utilizados em clínicas, nos casos de envenenamentos de animais.
- Se deseja minimizar o sofrimento e o estresse dos animais no momento da administração de medicamentos.
- São tratadas doenças múltiplas e concomitantes.
- Se deseja alcançar um regime de tratamento apropriado para as diferentes espécies, de acordo com a idade e/ou tamanho do paciente animal.

Este capítulo tem como objetivos: abordar as diferenças existentes na dispensação de medicamentos veterinários; revisar conceitos relacionados à Farmacologia e sua importância na prática da manipulação de medicamentos veterinários; discutir e comparar as principais formas farmacêuticas não estéreis de uso oral; descrever as demais formas farmacêuticas não estéreis que possuem relevância na prática veterinária, incluindo as formas tópicas e os sistemas transdérmicos; abordar as diferentes vias de administração e como os medicamentos devem ser aplicados de maneira correta nos animais.

O papel do farmacêutico na dispensação de fórmulas veterinárias

Os farmacêuticos, usualmente, recebem orientações e treinamentos acadêmicos a respeito da dispensação de medicamentos para pacientes humanos, mas, normalmente, esses profissionais não possuem capacitação profissional para exercer orientação sobre o uso de fórmulas veterinárias magistrais. Por isso, é importante que o farmacêutico esteja ciente das distinções existentes entre o paciente humano e o veterinário, para que ele possa preparar formulações seguras e exercer assistência e atenção farmacêuticas mais adequadas para ambos os pacientes.

Exemplos de diferenças entre humanos e animais quanto à administração de medicamentos:

- Os animais possuem baixo risco de depressão respiratória, clinicamente significativa, quando medicamentos opioides são administrados.
- O cloridrato de fluoxetina, normalmente, causa dores de cabeça em humanos, mas não são responsáveis pelo mesmo efeito adverso em animais.
- A absorção do metronidazol é aumentada em cães, quando é administrado com alimentos.
- Os animais possuem diferenças no metabolismo, resultando em diferentes problemas de toxicidade.
- Animais, de maneira geral, possuem diferentes enzimas no sistema do citocromo (CYP) P450, o que resulta em diferentes interações medicamentosas.
- As técnicas de administração de medicamentos são diferentes.
- Alguns medicamentos podem ter duração dos seus efeitos mais curtos e podem necessitar de doses mais frequentes em animais, como a administração de insulina em gatos.

A falta de conhecimento pode ocasionar uma assistência farmacêutica inadequada no momento da dispensação de um medicamento. Para evitar esse tipo de problema, o farmacêutico deverá buscar atualizações constantes nessa área. Diversas literaturas, tais como manuais, formulários, *handbooks* e tratados, estão disponíveis para consultas mais detalhadas sobre os fármacos e suas orientações de uso nas diferentes espécies animais.

Nesses compêndios, o farmacêutico poderá encontrar grande variedade de informações relacionadas aos fármacos de uso veterinário, tais como uso e/ou aplicação, dosagem, indicações terapêuticas, efeitos adversos, interações medicamentosas e armazenamento.

É recomendado que o profissional farmacêutico entre em contato com o médico veterinário sempre que houver alguma dúvida sobre o uso de um medicamento veterinário. O trabalho em equipe com esses profissionais é fundamental para garantir uma dispensação adequada do medicamento para o paciente animal.

Considerações farmacológicas

Na preparação de formulações para o uso humano, geralmente, o farmacêutico trabalha com pacientes os quais ele possui conhecimento e podendo, assim, predizer o que vai acontecer quando o fármaco for administrado. Por exemplo, o tamanho, o peso dos pacientes, assim como a faixa de dosagem para crianças e adultos, são bem definidos. Entretanto, quando se trata de pacientes veterinários, que podem ser tão pequenos quanto um *hamster* ou extremamente grandes quanto um elefante, é necessário que o farmacêutico trabalhe juntamente com o médico veterinário, para que possam estabelecer as faixas e as formas farmacêuticas mais adequadas para o animal em tratamento.

As diferenças na absorção, na distribuição, no metabolismo e na excreção dos fármacos entre as espécies animais são numerosas e, às vezes, imprevisíveis. Os animais diferem não somente em tamanho, mas na sua estrutura anatômica, fisiológica, bioquímica, genética, entre outros. Mesmo aqueles animais que parecem semelhantes podem absorver e metabolizar os fármacos de diferentes maneiras. Desse modo, os médicos veterinários são constantemente desafiados a desenvolverem protocolos de tratamento para uma população extremamente diversificada de pacientes.

Uma vez que os animais variam bastante quanto aos seus tamanhos, mesmo dentro da mesma espécie, as dosagens dos medicamentos são frequentemente expressas por peso (p. ex., mg/kg), independentemente de suas idades.

Farmacocinética

A farmacocinética pode variar de um animal para o outro, mas envolve os mesmos processos que ocorrem no homem, tais como: absorção, distribuição, metabolismo e excreção. A farmacocinética depende do movimento do fármaco pelo organismo, em que o efeito terapêutico estará relacionado a sua concentração no local de ação. Fatores como a dose, a via de administração, a ligação com as proteínas plasmáticas, a taxa de eliminação e a formulação propriamente dita podem influenciar nessa concentração.

Absorção

Para que um fármaco seja absorvido, ele precisa atravessar diversas membranas biológicas. O pH do meio e do medicamento também interferem em sua absorção. Os fármacos podem ser apolares, ânions, como os ácidos orgânicos, e cátions, como as aminas orgânicas. Os apolares não sofrem influência do pH do meio, atravessando qualquer membrana biológica. Para os ácidos orgânicos, é o pH do meio que determina a velocidade de absorção; em pH ácido a absorção é mais rápida e, dessa maneira, facilmente atravessam as membranas biológicas do estômago e são absorvidos pelo organismo. No caso das aminas orgânicas, elas não conseguem atravessar a membrana estomacal, mas são absorvidas facilmente pelo duodeno de monogástricos.

A maioria dos fármacos é absorvida da forma passiva. A membrana biológica funciona como uma estrutura inerte e porosa. O fármaco passa por simples difusão, indo das regiões mais concentradas para as menos concentradas. Em alguns casos, o transporte é mediado por carreadores, que são componentes da membrana celular com a capacidade de transportar moléculas ou íons para o interior das células. Os carreadores podem participar da difusão facilitada, em que ocorre gasto de energia e/ou transporte ativo, e a substância é movida contra o gradiente de concentração. A pinocitose e a fagocitose podem ser usadas como mecanismo que proporciona a passagem dos medicamentos pelas membranas.

O esvaziamento gástrico também é considerado um fator fisiológico de grande importância no controle da taxa de absorção do fármaco nos animais. Por exemplo, o cavalo é um animal herbívoro, monogástrico, com um estômago que raramente fica vazio. Assim como os coelhos, os cavalos possuem o ceco funcional, contendo microrganismos capazes de digerir alta porcentagem de fibra (celulose e hemicelulose). Em razão desse fato, os cavalos são incapazes de absorver os anti-inflamatórios não esteroides (AINES) de forma eficiente, pois os fármacos dessa classe se ligam à celulose presente no intestino, resultando em uma absorção reduzida e erosões gástricas.

Para prevenir o desenvolvimento de úlceras gástricas, os anti-inflamatórios não esteroides devem ser administrados com cautela nesses animais. Os farmacêuticos da área magistral são capazes de customizar formulações contendo doses menores de fármacos dessa classe terapêutica, prevenindo esse problema e, consequentemente, atendendo às necessidades individuais desse tipo de paciente.

Distribuição

A distribuição dos fármacos difere entre os animais porque eles possuem diferentes composições corporais, o que afeta diretamente o cálculo da dose administrada e torna praticamente impossível a padronização de doses para os diversos animais existentes. Um medicamento industrializado veterinário contendo dose padronizada raramente possui indicação para tipos diferentes de animais. O cavalo, por ter um peso corporal maior, necessita de uma dose maior de um determinado fármaco em comparação com um cachorro, conforme demonstrado na Tabela 22.1.

Em função dessas diferenças, a preparação de uma fórmula personalizada, em que a dose do fármaco poderá ser ajustada de acordo com o peso corporal de cada animal, torna-se indispensável. A farmácia magistral e o farmacêutico assumem um papel importante na orientação ao médico veterinário e no preparo de medicamentos, respeitando essas diferenças entre os pacientes. Na Tabela 22.1 pode ser encontrada uma comparação entre as diferentes composições corporais de vários animais, incluindo os humanos.

Tabela 22.1
Composição corporal (% de peso corporal) de alguns animais, incluindo humanos.

Componente	*Cavalo*	*Cachorro*	*Cabra*	*Homem*
Sangue	8,6	–	–	7,8
Cérebro	0,2	0,5	0,3	2,0
Coração	0,7	0,8	0,5	0,5
Pulmão	0,9	0,9	0,9	1,4
Fígado	1,3	2,3	2,0	2,6
Rins	0,4	0,6	0,4	0,4
Trato gastrintestinal	12,7	0,7	13,9	1,4
Pele	7,4	9,3	9,2	3,7
Músculo	40,1	54,5	45,5	40,0
Osso	14,6	8,7	6,3	14,0
Tecido adiposo	5,1	–	–	18,1
Peso total (kg)	308	16	39	70

Fonte: Adaptada de BLODINGER, J. *Formulation of Veterinary Dosage Forms*. New York: Marcel Dekker Inc., 1983.

Metabolismo

A velocidade a qual os fármacos são metabolizados difere de um animal para o outro. O exemplo mais comum na veterinária são os gatos. Estes animais apresentam uma deficiência relativa na atividade de algumas enzimas, sendo a mais frequente a glicuronil transferase. Assim, a formação lenta de glicuronídeos nesses animais torna compostos metabolizados por essa via, tais como o ácido acetilsalicílico, os fenóis e os fármacos que possuem anéis benzênicos, relativamente tóxicos para essa espécie animal.

Apesar do cuidado que os médicos veterinários precisam ter na prescrição desses princípios ativos para os gatos, existem alguns protocolos terapêuticos em que a administração de fármacos, como o benzoato de metronidazol, se faz necessária, pois apesar desse fármaco possuir o anel benzênico em sua estrutura química, ele é considerado mais palatável quando comparado ao metronidazol base, oferecendo menos estresse no momento da administração para o animal. Pelo fato de o estresse ser considerado tão prejudicial quanto as doenças infecciosas, o aumento da palatabilidade de um medicamento pode ser responsável pela adesão do paciente ao regime terapêutico, diminuindo o tempo do tratamento e melhorando o seu resultado. Os médicos veterinários asseguram que o metronidazol, quando indicado por um período curto de tempo e utilizado em gatos hepatocompetentes, é uma opção relativamente segura.

Excreção

O pH urinário difere nos animais, sendo alcalino (pH 7 a 8) nos herbívoros e ácido (pH 5,5 a 7) nos carnívoros. Essa diferença pode, obviamente, afetar a taxa de excreção dos fármacos, especialmente, daqueles com valores de pKa próximos dessas faixas e, consequentemente, as meias-vidas dos fármacos também podem variar entre os animais. Sendo assim, os fármacos e os excipientes utilizados nas formulações para pacientes veterinários devem ser cuidadosamente selecionados e administrados em uma dosagem apropriada para cada espécie animal.

Formas farmacêuticas e vias de administração de fármacos

Apesar do aumento no número de produtos veterinários industrializados disponíveis no mercado, as preparações manipuladas ainda são consideradas alternativas essenciais para a excelência no cuidado farmacêutico com o animal, especialmente quando os medicamentos não estão disponíveis na forma farmacêutica desejada. A falta de produtos adequados comercialmente disponíveis, a necessidade de ajuste de dose, o alto custo de alguns produtos, especialmente aqueles usados no tratamento do câncer e das doenças imunológicas, a dificuldade na administração de medicamentos e a necessidade do uso de flavorizantes adequados para mascarar sabores amargos e aumentar a adesão do paciente animal ao tratamento são considerados os principais motivos pelos quais a manipulação veterinária se faz necessária.

Além da escolha do fármaco mais adequado, a seleção do regime terapêutico mais apropriado torna-se um grande desafio nessa área, uma vez que as características anatômicas, bioquímicas, fisiológicas e comportamentais dos animais precisam ser levadas em consideração. A duração do tratamento, a potência e o intervalo de dose do fármaco, assim como o tipo de forma farmacêutica e a sua via de administração devem ser selecionados cuidadosamente. Os avanços na área de Farmacotécnica são perceptíveis e múltiplas formas farmacêuticas para os diversos sistemas de liberação de fármacos vêm sendo desenvolvidas continuamente com o objetivo de melhorar e personalizar o cuidado com o paciente.

Para que haja melhor compreensão das formas farmacêuticas propriamente ditas, é de extrema importância conhecer algumas definições e terminologias em geral.

- **Forma farmacêutica**: estado final de apresentação que os princípios ativos farmacêuticos possuem após uma ou mais operações farmacêuticas executadas com ou sem a adição de excipientes, a fim de facilitar a sua utilização e obter o efeito terapêutico desejado, com características apropriadas a uma determinada via de administração. Infelizmente, nem sempre o médico veterinário recebe na sua graduação uma formação suficiente para habilitá-lo à prescrição de formas farmacêuticas. No entanto, isso não deve constituir-se em barreira instransponível.
- **Via de administração**: refere-se ao caminho pelo qual um fármaco ou outra substância são colocados em contato com o organismo. As vias de administração usadas na Medicina Veterinária são classificadas de acordo com o local do organismo o qual os medicamentos são aplicados nos animais. As vias, também, determinam a necessidade ou não de esterilidade. Os medicamentos não estéreis incluem as vias oral, transdérmica, tópica (exceto nos casos de tratamento de queimaduras, em que a esterilidade pode ser requerida), retal, nasal e otológica. Já as vias de administração parenteral, oftálmica e por inalação intranasal/bronquial requerem preparações estéreis (Quadro 22.1). No entanto, essas últimas vias não serão discutidas neste capítulo.

Quadro 22.1
Principais vias de administração e formas farmacêuticas de uso veterinário.

Vias de administração	*Formas farmacêuticas*	*Esterilidade*
Oral	Cápsulas, comprimidos, pós, grânulos, tabletes mastigáveis (biscoitos medicamentosos), pastilhas, soluções, xaropes, suspensões, emulsões e pastas	Não estéril
Tópica	Soluções, suspensões, xampus, emulsões (cremes ou loções), pomadas, pastas, géis e pós na forma de *sprays*	Não estéril (exceto quando for requerida)
Transdérmica	Cremes, pomadas e géis	Não estéril
Retal	Supositórios e enemas (p. ex., soluções e emulsões)	Não estéril
Otológica	Soluções, suspensões, pomadas e pós	Não estéril
Intranasal	Soluções, suspensões, emulsões (cremes), géis, pomadas e pós	Estéril, se for por inalação
Oftálmica	Soluções, suspensões, emulsões e pomadas	Estéril
Parenteral	Soluções e suspensões	Estéril

Quando houver a necessidade de escolha de uma forma farmacêutica e uma via de administração para o uso veterinário, o farmacêutico, o médico veterinário e o cuidador do animal devem, de preferência, trabalhar em conjunto para encontrar o melhor regime terapêutico para o paciente animal e para facilitar a administração do medicamento.

O farmacêutico e/ou veterinário devem avaliar as características individuais de cada espécie animal, incluindo: anatomia e fisiologia do animal; comportamento do paciente e a segurança do cuidador no momento da administração do medicamento; segurança do paciente; sensibilidade dos pacientes; intolerâncias que o paciente animal pode apresentar; estresse por parte do paciente, por exemplo, quando são necessárias múltiplas injeções ou a administração de grandes volumes.

Algumas questões devem ser consideradas no momento da decisão da melhor via de administração veterinária, tais como: Qual é a concentração do fármaco necessária no local de ação? Em que local é necessária a presença do fármaco? Qual a velocidade de absorção necessária para a ação do fármaco? Qual deve ser a duração do efeito desse fármaco no organismo? Há algum problema associado à via de administração escolhida? O tratamento é seguro? Qual é o custo do tratamento?

Formas farmacêuticas sólidas de uso oral

A maior parte das prescrições veterinárias aviadas nas farmácias contém medicamentos na forma sólida e, embora existam formatos palatáveis, as cápsulas ainda se destacam como forma de eleição. Os pós e os grânulos flavorizados, assim como as pastilhas e os comprimidos mastigáveis, vêm se tornando formas farmacêuticas importantes na Medicina Veterinária, uma vez que novos flavorizantes e excipientes de uso exclusivo veterinário facilitam a administração dessas formas e melhoram a adesão do paciente ao tratamento.

Do ponto de vista farmacêutico, as formas sólidas são mais estáveis que as líquidas e, por isso, são preferidas para fármacos com pobre estabilidade físico-química.

A absorção de um fármaco veiculado na forma sólida depende de fatores diversos, tais como a forma farmacêutica escolhida, a desintegração dessa forma farmacêutica com a liberação de partículas, no caso dos comprimidos, das cápsulas e dos grânulos, seguida da dissolução desse fármaco e sua posterior permeação através da membrana celular das células do trato gastrintestinal.

Cápsulas

São formas farmacêuticas sólidas com invólucro duro ou mole, de forma e capacidade variáveis, contendo, geralmente, uma dose unitária de um ou mais ingredientes ativos. Na maioria dos casos, as cápsulas são destinadas à administração oral. O conteúdo das cápsulas pode ser de consistência sólida (mistura de pós), líquida (líquidos anidros) ou semissólida. O invólucro é constituído normalmente de gelatina ou de outro material apropriado, como a hidroximetilcelulose (HPMC), constituinte de cápsulas vegetais.

As cápsulas apresentam diversas vantagens em relação às formas líquidas, tais como: maior estabilidade do fármaco; mascaramento de sabores desagradáveis pela inclusão da substância ativa sólida no invólucro; possibilidade de modificação da liberação de um determinado fármaco; obtenção de uma forma farmacêutica elegante; menos etapas de produção; e conveniência na embalagem, transporte e armazenamento.

A cápsula gelatinosa dura é a forma farmacêutica sólida oral de eleição na farmácia magistral. Para o uso veterinário, como as farmácias magistrais veterinárias atendem em sua maioria animais de pequeno porte, como cães das raças Pinscher, Chihuahua, Yorkshire, Maltês, Shih Tzu, entre outros, as cápsulas de tamanhos menores, tais como as de números 5, 4, 3, 2 e 1, devem ser as preferidas. Já os cães de 20 a 30 kg, ou até de grande porte com 40 a 50 kg, ou mais, como aqueles das raças Fila, Dogue Alemão, Dogue argentino, Pastor alemão, Doberman, São Bernardo, Rottweiler etc., as cápsulas de tamanho 0, 00 e até 000 podem ser mais apropriadas. No caso de animais como gatos e roedores, as preferidas são as cápsulas de tamanhos 5, 4 ou 3.

A Tabela 22.2 pode ser usada como referência na escolha apropriada do tamanho de cápsula para a administração dessa forma farmacêutica para algumas espécies de animais.

As cápsulas de gelatina são consideradas inertes e além da via oral, podem ser administradas de forma intra-vaginal, intrauterina no pós-parto (animais de grande porte). Após a sua administração, as cápsulas de gelatina possuem rápida desintegração (entre 5 e 10 minutos) e se dissolvem completamente no estômago (rúmen), vagina ou útero. É possível encontrar cápsulas no mercado com tamanhos superiores aos tradicionais, chegando a uma capacidade volumétrica máxima de até 28 mL (Tabela 22.3).

Tabela 22.2
Exemplos de tamanhos de cápsulas conforme a espécie animal.

Tamanho	*5*	*4*	*3*	*2*	*1*	*0*	*00*	*000*
Volume (mL)	*0,13*	*0,21*	*0,30*	*0,37*	*0,50*	*0,68*	*0,95*	*1,37*
Faixa de peso em mg (dependendo da densidade dos pós)	60 a 90 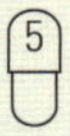	95 a 210 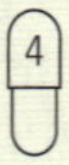	135 a 300 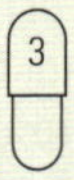	165 a 370 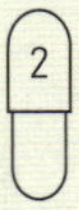	225 a 500 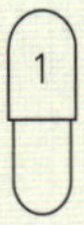	305 a 680 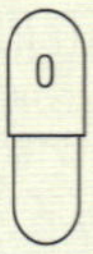	430 a 950 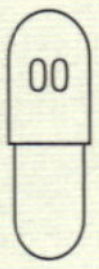	615 a 1370 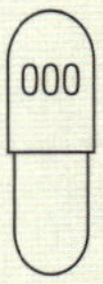
Algumas espécies animais que podem ser medicadas com cápsulas	Cães	Cães	Cães	Cães	Cães	Cães	Cães	Cães
	Gatos	Gatos	Gatos					
	Coelhos	Coelhos	Coelhos	Coelhos	Coelhos	Coelhos	Coelhos	
	Peixes*	Peixes*	Peixes*	Peixes*	Peixes*	Peixes*	Peixes*	Peixes*
	Pássaros**	Pássaros**						
	Exóticos	Exóticos	Exóticos	Exóticos	Exóticos	Exóticos	Exóticos	Exóticos

*O conteúdo da(s) cápsula(s) é usualmente dissolvido na água do aquário e os peixes devem ser tratados, preferencialmente, em aquário hospital.
**O conteúdo da(s) cápsula(s) é usualmente dissolvido na água ou no alimento dos pássaros.
Fonte: Cortesia de Torpac. Disponível em: https://www.torpac.com/small_animal_capsule.htm.

Tabela 22.3
Cápsulas de gelatina para administração de medicamentos em animais de grande porte (capacidade volumétrica com variações entre 3 e 28 mL).

Tamanho	*Su07*	*7*	*10*	*12el*	*11*	*12*	*13*
Volume (mL)	*28 mL*	*24 mL*	*18 mL*	*7,5 mL*	*10 mL*	*5 mL*	*3 mL*
Faixa de peso em mg (dependendo da densidade dos pós)	16 a 28 g	14 a 24 g	10 a 18 g	4 a 7 g	6 a 10 g	3 a 5 g	2 a 3 g
Algumas espécies animais que podem ser medicadas com cápsulas	Vacas	Vacas	Vacas	Vacas	Vacas	Vacas	Vacas
				Bezerros		Bezerros	Bezerros
	Cavalos (adultos)	Cavalos (adultos)	Cavalos (adultos)	Cavalos (adultos)	Cavalos (adultos)	Cavalos (adultos)	Cavalos (adultos)
			Cabra (+65 kg)		Cabra (+45 kg)	Cabra (+25 kg)	Cabra (20 kg)
			Cães (+30 kg)		Cães (+28 kg)	Cães (+20 kg)	Cães (+6 kg)
					Suíno (+31 kg)	Suíno (+16 kg)	Suíno (+9 kg)
					Avestruz (adulto)	Avestruz (+22 kg)	Avestruz (+11 kg)
				Corça (+90 kg)		Corça (+35 kg)	Corça (+35 kg)
							Ovelha (adulta)

Fonte: Cortesia de Torpac. Disponível em: https://www.torpac.com/small_animal_capsule.htm.

É de grande importância o preparo de pós para serem encapsulados. As matérias-primas devem ser pesadas criteriosamente, obedecendo a ordem de manipulação. Para completar o peso total dos pós, são utilizados excipientes em quantidade suficiente para preencher completamente o volume das cápsulas e adequados para garantir a estabilidade e a biodisponibilidade dos fármacos.

Existem fármacos que precisam de excipientes específicos, como é o caso do pimobendan. Este é um fármaco inotrópico utilizado no tratamento da insuficiência cardíaca congestiva em cães. A sua absorção é dependente do meio ácido, motivo pelo qual deve ser administrado em jejum para o cão. Em cápsulas duras, recomenda-se que o meio ácido seja mantido pela adição do ácido cítrico na mistura do excipiente.

É válido ressaltar que, quando comparados às outras espécies, os gatos possuem o tempo de trânsito esofágico mais lento, resultando em um aumento do tempo de contato do fármaco com os tecidos do esôfago. Consequentemente, os gatos são mais suscetíveis à esofagite induzida por medicamentos. Apesar de haver uma preocupação quando cápsulas e comprimidos de qualquer natureza são administrados para os gatos, esse tipo de problema tem sido observado, particularmente, com a administração de comprimidos de cloridrato de doxiciclina e cápsulas de cloridrato de clindamicina. Para evitar esse tipo de reação adversa, sugere-se que comprimidos e cápsulas sejam lubrificados previamente com óleo quando forem administrados para os gatos. Além disso, recomenda-se a ingestão de no mínimo 2 mL de líquido (p. ex., água) ou uma pequena quantidade de alimento depois da administração dessas formas farmacêuticas para esse animal.

Pós

Administrados por via oral, em geral, depois de misturados com a água ou alimentos líquidos, são preferidos por pacientes com dificuldade de deglutição. Como preparação farmacêutica, um pó é uma mistura de fármacos e/ou substâncias químicas finamente divididas na forma seca.

Alguns pós são destinados ao uso interno, e outros ao uso externo. O tamanho das partículas não só contribui para a velocidade de solubilização em água no estômago ou no intestino como influencia na sua disponibilidade biológica.

Na manipulação veterinária, os pós são prescritos para princípios ativos de grandes volumes e, normalmente, são misturados à água ou a alimentos, podendo conter edulcorantes e flavorizantes, deixando a formulação mais palatável.

O preparo dessa forma farmacêutica consiste na pesagem, trituração para a redução do tamanho das partículas, na tamisação e na mistura por diluição geométrica aos excipientes inertes. O Quadro 22.2 mostra exemplos de pós administrados por via oral para uso veterinário.

Os pós medicamentosos podem ser dispensados ao paciente a granel ou divididos, sendo preparados e acondicionados pelo farmacêutico. No caso dos pós a granel, uma pequena espátula, colher ou outro instrumento de medida é fornecido com o pó para medir a dose. E quando se deseja preparar pós divididos, eles podem ser aviados em doses unitárias individuais, com base na quantidade a ser tomada ou usada de cada vez. Cada porção dividida de pó é colocada sobre um pedaço de papel apropriado para pós, que é dobrado para acondicionar o medicamento. O rótulo dos pós pode ser colocado em uma caixa contendo os papéis dobrados,

Quadro 22.2
Preparações na forma de pós administrados por via oral para uso veterinário.

Exemplos	*Concentrações usuais prescritas*	*Uso terapêutico*	*Animais*
Ranitidina (na forma de cloridrato)	1 a 7 g por sachê, envelope ou flaconete	Úlceras gástricas	Cavalos
Sucralfato	0,25 a 12 g por sachê, envelope ou flaconete	Úlceras gástricas	Cavalos, cães e gatos
Cetirizina	0,1 a 0,2 g por sachê, envelope ou flaconete	Alergias	Cavalos
Minociclina (na forma de cloridrato)	0,8 a 5 g por sachê, envelope ou flaconete	Infecção bacteriana	Cavalos
Cloridrato de isoxsuprina	0,1 a 0,7 g por sachê, envelope ou flaconete	Síndrome do navicular	Cavalos
Enrofloxacina	0,5 a 10 g por sachê, envelope ou flaconete	Infecção bacteriana	Répteis e cavalos
Acetazolamida	0,5 a 2,5 g por sachê, envelope ou flaconete	Paralisia periódica hipercalêmica	Cavalos
Griseofulvina	0,5 a 2 g por sachê, envelope ou flaconete*	Fungistático para dermatofitoses	Cavalos

*Administrar com alimentos ricos em lipídios, para aumentar a absorção. As doses relacionadas se referem às formulações microcristalinizadas. As doses devem ser divididas pela metade, quando forem utilizadas apresentações ultramicrocristalinizadas.

mas alguns farmacêuticos preferem fixá-los com as orientações em cada um dos papéis.

Por conveniência e uniformidade da aparência, os farmacêuticos podem usar pequenos envelopes de plásticos ou de alumínio revestidos, disponíveis comercialmente, para acondicionar as doses ou as unidades individuais de uso, em vez de utilizar papéis dobrados. Esses envelopes, normalmente, são resistentes à umidade, e seu emprego resulta em um acondicionamento uniforme.

A utilização de equipamentos e acessórios, também, são possíveis para a manipulação de pós medicamentosos. Envasadores automáticos e manuais de pós são opções para o farmacêutico que deseja preparar sachês ou flaconetes com doses individualizadas de pós (Figura 22.1).

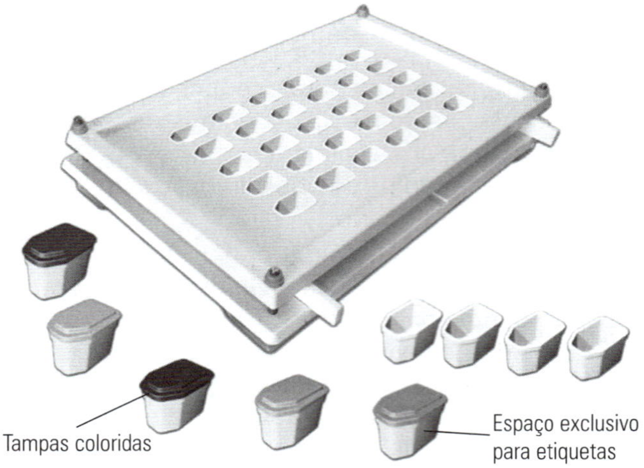

Figura 22.1. Envasadora manual para pós medicamentosos.
Fonte: Cortesia de Ideal Equipamentos.

Granulados

Os grânulos, que são aglomerados de materiais pulverizados, podem ser usados como tais, em função do seu valor medicinal, ou usados com propósitos tecnológicos na fabricação de comprimidos. Eles têm formato irregular, mas podem apresentar a forma esférica. Possuem tamanho na faixa correspondente aos tamises 4 a 12, embora grânulos de várias dimensões possam ser preparados, dependendo de sua aplicação. Os grânulos podem ser preparados pelos métodos seco e úmido.

O preparo de fórmulas contendo pancreatina é um bom exemplo da aplicação dessa forma farmacêutica na manipulação veterinária. A pancreatina é uma associação de enzimas pancreáticas (lipase, amilase e protease) para a terapia de reposição na insuficiência pancreática em cães e gatos. Esse conjunto de enzimas é destruído pelo suco gástrico, portanto, a dispensação de grânulos revestidos permite a resistência ao suco gástrico e disponibiliza o fármaco somente em pH igual ou superior a 6. Uma vez revestidos, os grânulos de pancreatina podem ser dispensados em doses individuais para serem misturados aos alimentos.

Tabletes mastigáveis (biscoitos medicamentosos)

São formas farmacêuticas sólidas, facilmente mastigáveis e que contêm farinhas, glicerina, gelatina e água como excipientes, aos quais se adicionam substâncias medicamentosas. É uma das formas farmacêuticas mais aceita pelos cães, pois tornam a medicação mais agradável ao paladar. Em razão da praticidade de administração, favorecem a adesão ao tratamento.

O farmacêutico é responsável pela manipulação e manutenção da qualidade das preparações veterinárias, por isso, alguns cuidados importantes devem ser tomados no momento de preparo dessa forma farmacêutica.

Padronização

Os moldes (Figura 22.2) para a manipulação desses tabletes devem possuir as cavidades padronizadas, alta resistência e facilidade de desmontagem. Se a base escolhida para essa forma farmacêutica necessitar de aquecimento em estufa, o molde deve ser termorresistente. Antes de incorporar os ingredientes ativos é preciso calibrar previamente o molde com a base inerte, verificando o peso médio das unidades produzidas e, em seguida, calcular, em função da dose do ativo, a quantidade de base a ser deduzida.

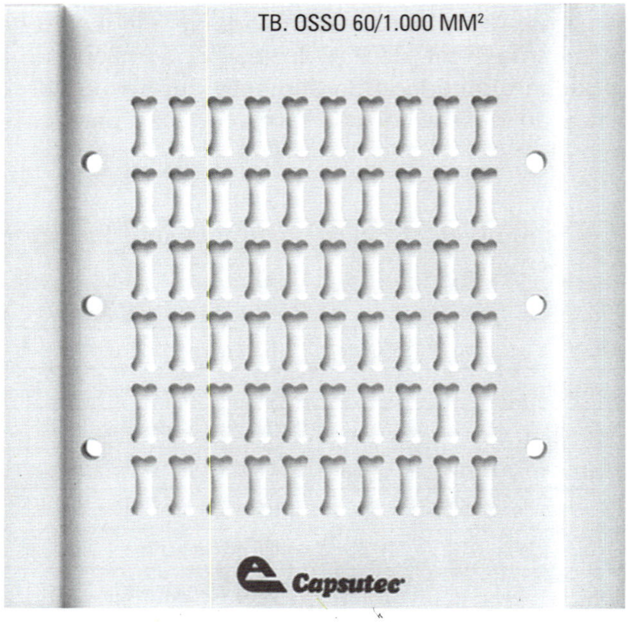

Figura 22.2. Molde calibrado em formato de osso para uso veterinário com capacidade volumétrica de 1.000 mm³ por tablete.
Fonte: Cortesia de Capsutec®.

Escolha dos ingredientes

As matérias-primas devem ser adquiridas preferencialmente de fabricantes/fornecedores qualificados quanto aos critérios de qualidade. Além disso, o farmacêutico deve garantir a rastreabilidade e a qualidade das formulações. A formulação dos tabletes mastigáveis contém conservantes, flavorizantes, espessantes e a base propriamente dita (farinha ou extratos como fontes de proteínas).

Tamanho do tablete

Para o preparo dos tabletes, recomenda-se que a quantidade de princípios ativos não ultrapasse 25% do peso de cada unidade, para evitar problemas farmacotécnicos e garantir melhor palatabilidade. Por exemplo, em um tablete de 4 g deve-se incorporar no máximo 1 g de princípios ativos. Na escolha do tamanho do tablete, além da quantidade de princípio ativo prescrita, deve-se considerar o tamanho do animal.

Restrições

Os tabletes mastigáveis veterinários não são indicados para a incorporação de fármacos que necessitam de excipientes ou veículos específicos, como a ciclosporina, que deve ser manipulada em emulsão ou microemulsão, para garantir biodisponibilidade adequada. Também não são recomendados para fármacos que necessitam de revestimento gastrorresistente ou para a incorporação de fármacos muito amargos, como a cefalexina e o metronidazol na forma de base.

Flavorizantes

O uso de flavorizantes específicos para veterinária é recomendado, e aqueles que possuem alto teor de sódio devem ser evitados para os animais. Esses flavorizantes são importantes para o mascaramento do sabor amargo e do odor desagradável dos princípios ativos. Não é recomendado o uso de corantes.

Embalagem

Os tabletes mastigáveis podem ser embalados em potes de boca larga ou em blísteres apropriados (Figura 22.3).

Sugestão para tabletes mastigáveis de uso veterinário:

Parte 1 – Base de goma de gelatina para uso em tabletes medicamentosos mastigáveis:

Gelatina .... 43,4 g
Glicerina .... 155 mL
Água purificada .... 21,6 mL

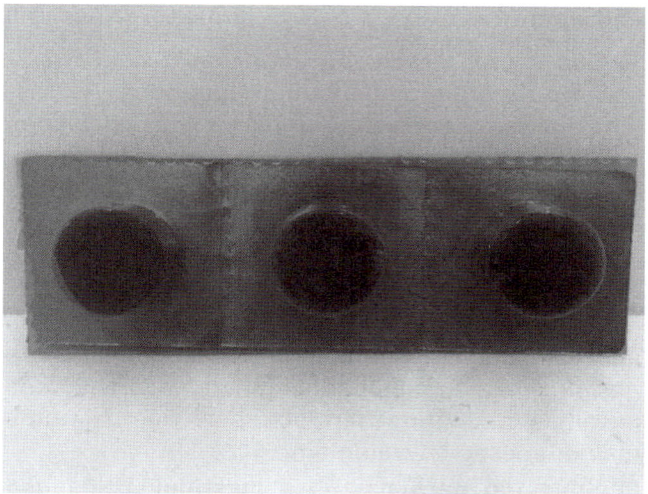

Figura 22.3. Blísteres para o acondicionamento de tabletes mastigáveis.
Fonte: Cortesia de Ideal Equipamentos.

Modo de preparo: pesar ou medir os ingredientes da formulação; aquecer a glicerina, usando um banho-maria com a água em temperatura de ebulição; adicionar a água purificada e continuar o aquecimento por 5 minutos, sob agitação; adicionar a gelatina, lentamente, sob agitação, até que a sua dispersão seja completa e a preparação esteja livre de grumos; continuar o aquecimento por 45 minutos, mantendo o banho-maria em ponto de ebulição; remover do aquecimento, verter para um recipiente e deixar resfriar completamente à temperatura ambiente.

Parte 2 – Tabletes medicamentosos mastigáveis:

Ração animal* .... 13,2 g
Glicerina .... 2 mL
Flavorizante (p. ex., frango ou carne) .... 1 mL
Base de goma de gelatina .... 6,6 g
Fármaco .... q.s.

* Na forma de pó ou base para uso veterinário em pó.

Modo de preparo: pesar ou medir todos os ingredientes da formulação; cortar a base de goma de gelatina previamente preparada em pequenos pedaços e colocar em um béquer para fundir em banho-maria (100 °C); triturar a ração animal ou a base em pó para uso veterinário; triturar o fármaco e misturar com a ração animal ou a base para uso veterinário em pó; adicionar o flavorizante e a glicerina sobre os pós e homogeneizar; verter os pós, previamente levigados, no béquer contendo a base de goma de gelatina fundida e homogeneizar, sob aquecimento brando; lubrificar o molde com óleo fixo comestível; moldar a massa formada, utilizando luvas previamente lubrificadas e preencher as cavidades do molde para biscoitos medicamentosos; aguardar a solidificação dos tabletes por 10 minutos e removê-los do molde; embalar os tabletes em pote de boca larga ou em blísteres apropriados (Figura 22.3); rotular e dispensar.

Pastilhas

São formas farmacêuticas sólidas que se dissolvem ou desintegram lentamente na boca. As pastilhas podem conter um ou mais ativos veiculados em base, geralmente, flavorizada e edulcorada, moldada ou comprimida, e podem ser classificadas em duras, macias ou mastigáveis.

A administração de pastilhas é diferente em humanos e animais. Para os animais, as pastilhas devem ser formas farmacêuticas mastigáveis. Uma alternativa interessante é oferecer pastilhas de placebo para o animal antes da administração das pastilhas contendo o fármaco, para que haja uma melhor adesão ao tratamento.

Sugestão para pastilhas mastigáveis de uso veterinário:

Fármaco .... q.s.
Sílica gel micronizada .... 0,24 g
Goma acácia .... 0,48 g
Manteiga de amendoim (dura) .... 14,4 g
Óleo hidrogenado de algodão* .... 9,6 g
* Lubritab®

Modo de preparo: pesar ou medir todos os ingredientes da formulação; triturar e homogeneizar o fármaco, a sílica gel micronizada e a goma acácia; fundir o óleo vegetal hidrogenado com a manteiga de amendoim à temperatura de 60 °C, utilizando uma placa de aquecimento; incorporar os pós e homogeneizar com aquecimento brando; verter a preparação em molde calibrado de pastilhas e deixar solidificar; remover as pastilhas do molde, embalar, rotular e dispensar.

Formas farmacêuticas líquidas de uso oral

As principais formas farmacêuticas líquidas de uso oral utilizadas para o preparo de formulações veterinárias individualizadas são: soluções, xaropes, suspensões e emulsões. As preparações líquidas podem aumentar a adesão terapêutica em virtude da facilidade de deglutição. Além disso, as substâncias administradas nessa forma são mais rapidamente absorvidas pelo trato gastrintestinal que aquelas na forma sólida, tais como cápsulas e comprimidos.

A forma farmacêutica líquida oral ideal pode ser definida como aquela que é administrada sem nenhuma resistência por parte do animal. O farmacêutico deve considerar, em geral, o sabor e a consistência que o animal a ser tratado, em particular, irá preferir, assim como suas características individuais, descritas, normalmente, pelo seu cuidador. As farmácias podem manter amostras flavorizadas na forma de placebo para um teste de preferência de sabor pelo animal em suas farmácias.

Os flavorizantes devem ser adequados às diferentes espécies de animais, e alguns exemplos são relacionados nos Quadros 22.3, 22.4 e 22.5.

Quadro 22.3
Sugestões de flavorizantes para uso veterinário (animais de estimação).

Animais	*Comentários*	*Flavorizantes*
Aves em geral	As aves gostam de sabores adocicados e de frutas. Podem-se utilizar géis aromatizantes para pássaros que trituram seus alimentos ou pode-se adicionar suco fresco ou veículo aromatizado como componente de rações para aves	*Tutti-frutti*, abacaxi, coco, uva, laranja, tangerina, banana (combinações entre os flavorizantes citados também dão bons resultados), framboesa e mel
Papagaios		Sabores fortes e picantes (p. ex., pimenta vermelha)
Pássaros tropicais		*Tutti-frutti*, abacaxi, coco, banana (e combinações)
Caninos	Para cães podem-se utilizar flavorizantes de carne, adocicados ou óleos fixos orais	Bife, fígado, frango, peru, queijo, chocolate (artificial), pasta de amendoim, óleo de fígado de bacalhau, mel, malte, melaço de cana, caramelo, erva-doce, framboesa, morango e *marshmallow*
Felinos	Geralmente, os gatos não gostam muito de sabor doce e têm aversão ao sabor amargo. Pastilhas flavorizadas funcionam, mas não são das mais agradáveis para esse tipo de animal. Uma boa alternativa é uma pasta flavorizada, a ser aplicada na pata do animal. Quando possível, considerar a administração por via transdérmica	Peixe, fígado, atum, óleo de fígado de bacalhau, sardinha, cavalinha, salmão, bife, frango, queijo, pasta de amendoim, manteiga e *marshmallow*
Furão	Em seu *habitat* natural gostam de peixe e carne. Os animais domesticados podem mostrar interesse por sabor doce	Chocolate, pasta de amendoim, mel, peixe, bife, fígado, framboesa, *tutti-frutti*, maçã, morango e ervilha
Coelho	Descobrir a sua fruta ou vegetal favorito e usá-lo	Alface, cenoura, salsa, aipo, banana, nozes com baunilha e abacaxi
Gerbos	Geralmente, gostam de sabor adocicado e de frutas	Laranja, pêssego, *tutti-frutti*, tangerina e banana

Continua

Continuação

Quadro 22.3
Sugestões de flavorizantes para uso veterinário (animais de estimação).

Animais	*Comentários*	*Flavorizantes*
Porquinho da índia	Colocar uma massa ou pasta flavorizada sobre seu vegetal favorito	Aipo, abóbora, alface e cenoura
Répteis	Apresentar o medicamento em uma forma farmacêutica de tamanho pequeno é mais importante que o flavorizante utilizado. As cobras são consideradas exceção e devem ser medicadas com conta-gotas	Banana, *tutti-frutti*, *lemon curd* e melão
Iguana	Obter uma preparação com aroma agradável	Melão, kiwi, laranja, melancia, banana, *tutti-frutti* e melão
Roedores	Usar pasta aromatizada ou geleia	Banana, queijo, pasta de amendoim, baunilha, *lemon curd* e nozes

Quadro 22.4
Sugestões de flavorizantes para uso veterinário (animais de criação).

Animais	*Comentários*	*Flavorizantes*
Cavalos	Cavalos precisam de doses maiores em um volume considerável. Usar suspensões espessas ou pastas	Maçã, caramelo, cereja, mel, alfafa e *maple*
Bovinos	Gostam de gemada	Anis, anis com alcaçuz, alfafa, *maple* e mel
Aves	–	Baunilha, nozes, melancia, melão, leite e milho
Emas	São atraídas por cores vivas, principalmente o amarelo	Melão, melancia, kiwi, mel, morango e *tutti-frutti*
Porcos	Misturar o fármaco com pasta de amendoim e envolvê-la em flocos de milho	Cereja, anis, salsaparrilha, alcaçuz, pasta de amendoim, mel
Cabras	Ao contrário do que se imagina, as cabras não aceitam qualquer tipo de alimento	Mel, maçã, caramelo e cereja

Quadro 22.5
Sugestões de flavorizantes para uso veterinário (animais exóticos e de zoológico).

Animais	*Comentários*	*Flavorizantes*
Elefantes	Flavorizar e injetar uma suspensão dentro do seu alimento preferido. Neutralizar o sabor amargo. Se necessário usar estévia. Certificar-se que a pessoa que os alimenta está treinada para isso. O cuidador pode administrar o medicamento na forma de líquido diretamente na boca. O ideal é colocar o líquido medicamentoso, que não seja amargo, sobre a refeição ou pão e cobrir com vegetais	Maçã, pasta de amendoim com maçã, melão, melancia, framboesa. A preferência varia de animal para animal. Verificar com o cuidador a preferência do animal. Alguns alimentos que podem ser utilizados são o melão, a abóbora e a laranja
Primatas	Mascarar o sabor amargo e, assim, diversos flavorizantes serão bem aceitos	Banana, framboesa, damasco, laranja, pêssego e chocolate
Macacos	Mascarar o sabor amargo e, assim, diversos flavorizantes serão bem aceitos	Cenoura, batata-doce, verduras (espinafre, alface), banana e maçã
Avestruzes	São atraídas por cores vivas, especialmente o verde	Morango, framboesa e *tutti-frutti*
Chinchilas	–	Banana e *tutti-frutti*
Tatus	–	Comida para cachorro enlatada e bacon
Orangotangos	–	Néctar de damasco
Zebras	–	Maçã, maçã com caramelo
Ursos	–	Mel e alcaçuz
Tigres, leões	Não se aproximar demais no momento da administração de medicamentos	Frango, fígado, bife, peru, bacon e carne
Rinocerontes	–	Maçã
Leões marinhos	Quando estão em cativeiro, é necessário complementar sua alimentação com cloreto de sódio	Colocar o medicamento dentro de um peixe

A adição de flavorizantes nas formas farmacêuticas orais demonstrou ser responsável pelo aumento na adesão do paciente animal ao tratamento. Uma pesquisa realizada com 95 donos de cães, os quais tiveram que administrar comprimidos contendo antibióticos sem flavorizantes, por um período de 10 dias, concluiu que apenas 44% dos animais tiveram adesão ao tratamento. Essas pesquisas mostram que as formas farmacêuticas orais não palatáveis não são tão efetivas quanto as palatáveis. Essa prática se torna ainda mais importante no caso de doenças crônicas, em que um tratamento longo é necessário e a facilidade de administração do medicamento é desejada pelo cuidador.

Para melhor compreensão das formas farmacêuticas líquidas de uso oral na área de veterinária, é importante revisar os conceitos de soluções, xaropes, suspensões e emulsões. As pastas veterinárias são incluídas, pois apesar de serem classificadas como formas farmacêuticas semissólidas, são consideradas de uso oral na Medicina Veterinária.

Soluções orais

São preparações líquidas contendo uma ou mais substâncias dissolvidas (soluto) em um solvente adequado ou em uma combinação de vários solventes, destinadas ao uso oral.

Xaropes

São formas farmacêuticas aquosas doces (açúcar e água), em que o açúcar está próximo da saturação, formando uma solução hipertônica. A sacarose pode ser substituída por outros açúcares, tais como glicose, frutose, sorbitol ou até mesmo um edulcorante de baixo valor calórico (dietético).

Como vantagens dos xaropes podem ser citadas a boa conservação, pois, por serem hipertônicos desidratam os microrganismos, que sofrem plasmólise, e o sabor, pois seu efeito edulcorante é apropriado para fármacos de sabor amargo.

Suspensões

São formas farmacêuticas compostas por duas fases: líquida (contínua) e sólida (interna, descontínua, dispersa). As partículas sólidas são insolúveis na fase líquida, mas por meio de agitação podem ser facilmente suspensas. As suspensões são utilizadas para formulações de uso oral (suspensão oral), mas também para o uso tópico na pele e nas mucosas e para o uso parenteral.

Essa forma farmacêutica é ideal para veicular princípios ativos insolúveis em formulações líquidas, podendo ser flavorizada e edulcorada. Em suspensões, o fármaco se encontra finamente dividido, o que colabora para uma rápida dissolução nos fluidos do trato gastrintestinal. A velocidade de absorção de um fármaco veiculado na forma de suspensão é geralmente maior que a de uma forma sólida oral e menor que a de uma forma de solução.

Suspensões extemporâneas são as produzidas na hora do uso, quando os princípios ativos adicionados dos agentes suspensores são adicionados ao veículo, geralmente, a água. Essa forma farmacêutica em pó é ideal para veicular fármacos instáveis em meio líquido, como os antibióticos ß-lactâmicos.

Emulsões orais

São definidas como dispersões de gotículas de um líquido imiscível em outro líquido. As emulsões empregadas para uso oral são, normalmente, dispersões do tipo O/A estabilizadas por um agente emulsificante, nas quais uma ou ambas as fases podem conter um ou mais ingredientes ativos. Os princípios ativos sólidos também podem ser suspensos nas emulsões orais.

Em emulsões do tipo O/A, a fase oleosa (fase interna, dispersa, descontínua) está dispersa como gotículas em uma solução aquosa (fase externa ou contínua). Suas vantagens são:

- Permitem a administração de fármacos líquidos oleosos e de fármacos lipofílicos dissolvidos em óleo.
- Possuem convenientemente a fase externa aquosa, por isso, mascaram de maneira efetiva o sabor desagradável de alguns fármacos, como vitaminas lipossolúveis, óleo de rícino e óleo mineral, que se encontram na fase interna da emulsão. A fase externa aquosa (miscível com água) apresenta maior palatabilidade e, portanto, maior aceitação pelo paciente animal.
- Podem ser flavorizadas.

Sua desvantagem reside no fato de serem sistemas termodinamicamente instáveis, cujas fases tendem a se separar com o decorrer do tempo. Ainda assim essa forma farmacêutica costuma ser dispensada para o uso em animais.

Um exemplo clássico desse tipo de preparação é a emulsão oral para tratamento de bola de pelos em gatos. Esses animais costumam cuidar de sua higiene ao se lamberem. Para isso, contam com uma língua áspera, capaz de remover a poeira e os pelos soltos, que acabam sendo ingeridos e formando no estômago o chamado tricobezoar (bola de pelos).

Quando essas bolas se formam e não conseguem ser eliminadas, acabam presas no intestino, causando sintomas como desconforto abdominal, vômitos, diarreia ou fezes ressecadas, falta de apetite e apatia. Nesse caso, costumam ser prescritas formulações na forma de emulsão oral, ricas em óleos, que favorecem a eliminação das bolas de pelos naturalmente através das fezes.

Emulsão oral para tratamento de bola de pelos em gatos:

Óleo de fígado de bacalhau .... 10 g
Flavorizante de caramelo.. 2 g
Lecitina de soja.. 5 g
Xarope de malte .... 30 g
Vaselina branca .... 40 g
Sorbato de sódio.. 0,1 g
Vitamina E líquida.. 0,05 g
Água purificada .... 12,9 mL

Modo de preparo: pesar ou medir todos os ingredientes da formulação; dissolver o sorbato de sódio na água purificada; adicionar o óleo de fígado de bacalhau, a lecitina de soja, o xarope de malte, a vaselina branca e a vitamina E, e misturar sob aquecimento, à temperatura de 60 °C, até que haja a fusão da vaselina branca e uma mistura líquida seja formada; remover do aquecimento e misturar com um agitador mecânico até que uma emulsão cremosa seja formada; adicionar o flavorizante de caramelo e continuar a mistura até que a preparação esteja homogênea.

Pastas orais

Preparações farmacêuticas que possuem uma proporção de pó igual ou superior a 20% dispersa em um veículo líquido ou semissólido. Em geral, são menos gordurosas que as pomadas. Além das pastas que se destinam à aplicação externa, as pastas veterinárias são empregadas também para o uso oral, desde que sejam flavorizadas e edulcoradas de forma adequada, sendo essa forma farmacêutica considerada de escolha no caso de gatos e cavalos.

Pasta base oral para uso veterinário:

Polietilenoglicol 400 .... 66 mL
Polietilenoglicol 1.500.. 33 g
Flavorizante de escolha, solúvel em água .... 1 mL
Esteviosídeo pó (opcional).. 0,1 g

Modo de preparo: pesar ou medir todos os ingredientes da preparação; adicionar os polietilenoglicóis em um béquer e aquecer a mistura em temperatura de 55 °C, sob agitação; desligar o aquecimento e adicionar o flavorizante e o edulcorante (se for o caso); agitar até que toda a preparação esteja viscosa e homogênea.

Particularidades das formas farmacêuticas líquidas de uso oral para alguns animais

Formas farmacêuticas líquidas e pastas de uso oral são bastantes populares no que diz respeito à dispensação de medicamentos para espécies como caninos, felinos, aves e equinos. Sendo assim, vale a pena ressaltar algumas particularidades a respeito desses animais quando essas formas farmacêuticas são consideradas de escolha durante o tratamento de uma determinada patologia.

Caninos

A maioria dos cães ingere óleos fixos vegetais, sejam eles administrados em seringas dosadoras, sejam eles misturados com o seu alimento. As formas farmacêuticas orais oleosas (anidras) são preparações farmacêuticas para administração oral (uso sistêmico), em que um ou mais princípio ativo se encontra dissolvido ou suspenso em um óleo fixo flavorizado. As vantagens das preparações orais oleosas são:

- Estabilidade, pois o veículo oleoso e anidro previne a degradação de ativos suscetíveis ao processo de degradação por hidrólise.
- Possibilidade de solubilização de fármacos lipossolúveis e de suspensão de hidrossolúveis.
- Permite a flavorização e a edulcoração, tornando-se mais palatável.
- Possibilidade de mascarar o sabor desagradável de fármacos amargos por sua capacidade física de envolver a partícula do fármaco, em virtude da viscosidade dos óleos.

Composição básica de uma preparação oral oleosa:

- Um ou mais princípios ativos.
- **Óleos fixos (veículo):** óleo de amêndoas doces, óleo de amendoim, óleo de fígado de bacalhau etc. Os triglicerídeos dos ácidos cáprico e caprílico também podem ser empregados como veículo de preparações anidras.
- **Antioxidantes:** butil-hidroxianisol (BHA), butil-hidroxitolueno (BHT).
- **Agentes suspensores (em caso de suspensão):** sílica gel micronizada (2-6%), estearato de magnésio (2%).
- **Flavorizantes (lipossolúveis):** óleo essencial de laranja, flavorizantes de uso veterinário, lipossolúveis.
- **Edulcorante:** sacarina.

Embalagem, armazenamento e rotulagem:

- Devem ser envasados em recipientes bem vedados e impermeáveis a gases e vapores, contendo boca suficientemente larga para permitir o escoamento de um líquido viscoso.

- Devem ser acondicionados em recipientes fotorresistentes e compatíveis com óleos fixos (p. ex., frasco de vidro âmbar). Embalagens plásticas à base de polietileno são incompatíveis com óleos fixos.
- O recipiente deve possuir *headspace* suficiente para permitir a agitação fácil no caso de suspensões oleosas.
- O armazenamento em temperatura ambiente ou sob refrigeração dependerá das características físico-químicas e da termolabilidade do(s) princípio(s) ativo(s) da formulação.
- Em suspensões oleosas, deve-se utilizar a etiqueta: "Agite antes de usar".

Veículo oral anidro em óleo fixo:

Butil-hidroxitolueno (BHT) .... 0,1 g
Sacarina* (opcional) .... 0,1 g
Óleo essencial de laranja .... 3 mL
Sílica gel micronizada .... 2 a 4 g
Óleo de amêndoas doces**, q.s.p. .... 100 mL

*O edulcorante é sugerido no caso de preparações em que o flavorizante de escolha combine com o sabor adocicado.

**Outros óleos fixos podem ser empregados.

Modo de preparo: aquecer o óleo de amêndoas doces em baixa temperatura, apenas para solubilizar a sacarina e o BHT previamente triturados; adicionar o óleo essencial flavorizante escolhido; adicionar a sílica gel micronizada, dispersando-a completamente; o óleo ficará mais viscoso, caso seja necessário ajustar a concentração dentro da faixa especificada na formulação; envasar e rotular.

Os xaropes e/ou suspensões aquosas são muito prescritos para os caninos e devem ser edulcorados, já que os cães têm preferência por sabor adocicado. Recomenda-se que essas preparações sejam flavorizadas com flavorizantes de uso veterinário, solúveis em água, com sabores de galinha, fígado, carne, bacon, queijo e frutas. O sabor de chocolate é uma opção que pode ser considerada, mas os médicos veterinários preferem evitar o uso desse flavorizante em caninos, pois podem conter teobromina e cafeína em sua composição, trazendo, assim, problemas de toxicidade para essa espécie animal. Entretanto, alguns flavorizantes de chocolate disponíveis são artificiais e não contêm teobromina e cafeína, podendo ser usados.

Veículo suspensor edulcorado e flavorizado com goma xantana:

Goma xantana .... 0,5 g
Sacarina sódica* (opcional) .... 0,1 g
Propilenoglicol .... 5 mL
Flavorizante veterinário hidrossolúvel .... 0,5 mL
Água purificada preservada** .... 10 mL
Xarope simples, q.s.p. .... 100 mL

*O edulcorante é sugerido no caso de preparações em que o flavorizante de escolha combine com o sabor adocicado.

**A água purificada pode ser preservada com a combinação de metilparabeno e propilparabeno, benzoato de sódio, ácido sórbico ou seus derivados, tais como sorbato de sódio ou sorbato de potássio. No caso de gatos, os conservantes na forma de parabenos, ácido benzoico e seus derivados, como os benzoatos, não são recomendados.

Modo de preparo: dispersar a goma xantana em q.s. de água purificada preservada; misturar o propilenoglicol, dissolver a sacarina sódica e adicionar parte do xarope simples; adicionar o flavorizante e completar o volume final com o xarope simples; envasar e rotular.

Felinos

Óleos fixos podem ser utilizados como base na manipulação de formas farmacêuticas líquidas para os gatos. O óleo de fígado de bacalhau normalmente é considerado como a primeira escolha, em razão da preferência dessa espécie pelo sabor de peixe. Outros flavorizantes solúveis em óleo podem ser utilizados nessas formulações, como aqueles de carne ou frango, nas concentrações entre 1 e 3%.

Como alternativa ao óleo de fígado de bacalhau, óleos vegetais, como o óleo de amêndoas doces e o de amendoim, podem ser utilizados como veículos em soluções ou suspensões oleosas, quando o consumo de vitamina A precisa ser evitado pelos gatos.

A toxicidade pela vitamina A normalmente ocorre quando alimentos ricos dessa vitamina, tais como fígado (p. ex., óleo de fígado de bacalhau) ou suplementos, são ingeridos em grandes quantidades. Os sintomas mais comuns são: letargia, perda de apetite, perda de peso, apresentação de pelo áspero, constipação, postura dianteira anormal, alergia na pele na área do pescoço e dos membros dianteiros.

As suspensões aquosas contendo goma xantana (agente suspensor) e conservantes podem ser uma opção viável para os gatos, no entanto, já que estes animais possuem preferência por sabores de carne, galinha, fígado ou peixe, flavorizantes aquosos com esses sabores devem ser os de escolha nesse tipo de preparação.

Diferentemente dos cães, que aceitam mais facilmente novos alimentos com sabores diversificados, os gatos são considerados animais exigentes em relação à sua alimentação. Não gostam de sabores amargos e nem exageradamente doces. Já os sabores salgados, como o de queijo, são bem aceitos.

O desenvolvimento de uma formulação com sabor e cheiro agradáveis pode ser considerado um grande desafio quando se trata desses animais, e o produto final pode necessitar de vários ajustes. Por exemplo, no caso dos antibióticos e corticosteroides, que apresentam sabores muito amargos, as formulações só conseguem ser administradas de maneira efetiva para os gatos se esses fármacos forem incorporados em pastas orais flavorizadas e aplicadas em suas patas para posterior ingestão.

Aves

A administração de uma preparação líquida para um pássaro, geralmente, exige que o médico veterinário ou o cuidador segure o seu bico de forma aberta e coloque o medicamento na forma de gotas na parte posterior da língua, fazendo com que apenas uma pequena quantidade de volume por dose seja administrada por vez. Os pássaros gostam de sabor adocicado, sendo os flavorizantes cítricos os preferidos. As regras básicas para que as formas farmacêuticas líquidas sejam aceitas pelas aves se resumem em concentrar o fármaco na menor dose possível, edulcorar e flavorizar a preparação.

Xarope flavorizado para aves:

Flavorizante de abacaxi..0,225 mL
Flavorizante de uva...0,225 mL
Xarope simples q.s.p. .... 15 mL

Modo de preparo: pesar ou medir todos os ingredientes da preparação; misturar os flavorizantes com uma parte do xarope simples; completar com xarope simples para o volume final da preparação e homogeneizar.

Equinos

Cavalos podem exigir altas doses de medicamentos, 5 a 10 vezes maiores que os volumes administrados para humanos. Esses grandes volumes podem ser administrados como pastas ou xaropes. Uma pasta anidra à base de polietilenoglicóis, como PEG 400 e PEG 4.000, pode ser edulcorada e flavorizada com sabor de maçã ou cereja e administrada ao cavalo, usando-se uma seringa dosadora para medir a dose prescrita. Os xaropes e as suspensões também devem conter edulcorantes e flavorizantes em quantidades suficientes para mascarar o sabor de fármacos amargos.

O xarope de milho pode ser usado como veículo, substituindo o xarope simples na formulação para flavorizar e edulcorar, além de formar uma película na boca do cavalo, dificultando a perda do produto no momento da administração do medicamento.

Veículo em suspensão oral para equinos:

Flavorizante de maçã hidrossolúvel............................ 3 mL
Glicerina...20 mL
Suspensão de goma xantana 1%..............................30 mL
Xarope simples* q.s.p. .... 100 mL

*O xarope simples pode ser substituído pelo xarope de milho, no entanto, a viscosidade final da preparação deverá ser ajustada com a adição de uma quantidade menor de suspensão de goma xantana 1%, já que o xarope de milho apresenta uma viscosidade maior que o xarope simples.

Modo de preparo: pesar ou medir todos os ingredientes da preparação; triturar os pós em um gral com o auxílio de um pistilo; levigar os pós com glicerina até que uma pasta seja formada; adicionar o flavorizante e a suspensão de goma xantana e homogeneizar; completar o volume final com o xarope.

Formas farmacêuticas de uso tópico

O sucesso do tratamento dermatológico, a minimização do sofrimento do paciente animal, a satisfação dos proprietários e do clínico que prescreve a terapia dependem do diagnóstico correto, da terapia sistêmica e da terapia tópica, complementando com a adoção de medidas profiláticas e corretivas de erros de manejo higiênico-dietético.

A aplicação de uma preparação tópica tem como objetivo os efeitos locais ou a absorção sistêmica. Um produto dermatológico tópico libera o fármaco na pele para o tratamento de alterações dérmicas como dermatites, inflamações, ressecamentos, lesões ou queimaduras. Um produto transdérmico libera o fármaco através da pele (absorção percutânea) para a circulação geral, a fim de obter efeitos sistêmicos; nessa administração, a pele não é o órgão-alvo.

Pomadas, pastas, cremes e géis são classificados como formas farmacêuticas semissólidas e são destinados à aplicação tópica. Dentre as diversas aplicações das preparações dermatológicas veterinárias de uso tópico, as principais estão relacionadas às suas atividades protetora, emoliente, lubrificante e secante, ou aos efeitos específicos dos princípios ativos veiculados.

Pomadas

São preparações semissólidas para uso externo na pele ou em mucosas, que amolecem ou fundem à temperatura corporal. Devem ser de fácil espalhamento e não arenosas, e devem ser evitadas em regiões com pelos. São utilizadas em lesões descamativas em função das suas propriedades emolientes.

Pastas

São pomadas compactas e firmes que normalmente contêm pelo menos 20% de sólidos não solúveis no meio. Não são fluidas à temperatura ambiente e, por isso, protegem as áreas nas quais são aplicadas. Em decorrência da dureza que caracteriza as pastas, elas permanecem no local de aplicação e são empregadas com eficácia na absorção de secreções serosas.

Cremes

São preparações semissólidas obtidas através de bases emulsivas do tipo O/A ou A/O, contendo um ou mais princípios ativos ou aditivos dissolvidos ou dispersos na base adequada. São empregadas, geralmente, em lesões úmidas, visto que apresentam efeito "secativo" sobre os fluidos exsudatos, que serão miscíveis com a fase externa.

Géis

São sistemas semissólidos que consistem em dispersões de pequenas ou grandes moléculas em um veículo líquido aquoso que adquire consistência semelhante às geleias pela adição de um agente geleificante. Por se caracterizarem como bases tixotrópicas, sem cor, não gordurosas e hidromiscíveis, acabam sendo preferidos pelo fato de ultrapassarem a barreira do manto piloso do animal, sem desordenar, sujar ou deixá-lo pegajoso.

Essas formas farmacêuticas têm o seu uso relativamente limitado em veterinária, sendo geralmente empregadas em pequenas lesões cutâneas, com acaricidas, antimicrobianos, anti-inflamatórios, cicatrizantes e agentes bloqueadores de radiação actínica. Do ponto de vista prático, são mais aplicadas em áreas localizadas (plano nasal, patas, sobre os pontos articulares, meatos acústicos externos e pavilhões).

Para aplicações em áreas maiores, as formas farmacêuticas líquidas, como soluções, loções e xampus, são consideradas as formas de escolha.

Soluções

Sob esta denominação, englobam-se produtos da dissolução de qualquer substância em um determinado líquido, formando um sistema homogêneo ou, ainda, líquido que contém uma ou mais substâncias dissolvidas.

As soluções podem ser classificadas como aquosas, oleosas, alcoólicas simples e extrativas ou tinturas, etéreas (eteróleos), dentre outras (gliceróleos, sorbitóleos) de menor interesse em Dermatologia.

Dentre as soluções aquosas oficinais de maior utilização em clínica dermatológica veterinária, incluem-se: permanganato de potássio (1:10.000 a 30.000), hipoclorito de sódio (Líquido de Dakin), acetato de alumínio 5% (solução de Bürrow) e acetato de alumínio e de chumbo (solução de Bürrow modificada). Também são prescritas soluções aquosas que veiculam antissépticos, carrapaticidas, adstringentes, antimicóticos, acaricidas etc.

Como soluções alcoólicas oficinais de uso tradicional em Medicina Veterinária têm-se a solução alcoólica de Whitefield, as tinturas de benjoim simples e composta, as essências de citronela, amêndoas e bergamota, dentre outras.

Na pele sã, a evaporação da água pelo calor do corpo e a queda da temperatura da pele acentuam o mecanismo de termorregulação. Já em peles inflamadas e/ou exsudantes, acentuam-se tais fatos, evaporando a água não só contida na superfície, mas a das camadas superiores, reduzindo-se o edema e o eritema pela vasoconstrição. Se forem incorporados princípios ativos com ação antisséptica, antimicótica e antibiótica, por exemplo, uma vez ocorrida a evaporação da água retêm-se os solutos na superfície da pele, que são, então, diluídos no continente hídrico da pele.

A evaporação é muito mais rápida com o emprego de soluções alcoólicas ou etéreas. São, todavia, pouco indicadas na pele irritada, esfolada ou escoriada, em virtude da ardência que induzem.

Loções

O termo loção tem sido empregado para as soluções ou as suspensões de uso tópico, friccionadas sobre a área a ser tratada.

Em preparações veterinárias, geralmente, essa forma farmacêutica possui como veículo o álcool. Na atualidade, empregam-se o propilenoglicol e a água com pouca ou mesmo sem a adição de álcool. São exemplos as loções com enxofre, adstringentes, antipruriginosos, corticoides (hidrocortisona 1%, betametasona 0,1%), anti-histamínicos (difenidramina com calamina e cânfora), anestésicos, antipruriginosos (pramoxina 1% em aveia coloidal), antifúngicos, como o óleo de melaleuca etc.

Como regra geral, indicam-se as loções para dermatoses exsudativas, evitando seu emprego nas dermatopatias de curso crônico, com pele ressecada. As limitações do emprego das loções em Dermatologia Veterinária envolvem a necessidade de prévia tricotomia da área a ser tratada, a possibilidade de sujar o mobiliário e a roupa dos proprietários e o fato de correrem o risco de serem "ingeridas" pelos animais medicados, por lambedura.

Xampus

São produtos destinados primeiramente à limpeza dos pelos. Podem ser líquidos, géis, transparentes, perolados ou opacos.

Os xampus podem ser formulados para diferentes tipos de pelo e alguns fatores a serem considerados são: textura, grau de oleosidade, quantidade de pelo, frequência de lavagens etc. Os componentes da formulação dos xampus são:

Agentes de limpeza

Usualmente, são tensoativos aniônicos ou misturas de tensoativos aniônicos e anfóteros. Essas substâncias têm a propriedade de diminuir a tensão superficial da água e de outros líquidos, diminuindo a força resultante de coesão entre as moléculas.

Apesar de apresentarem composição muito variável, os tensoativos possuem como característica comum o fato de suas moléculas conterem um componente hidrofóbico, de tal maneira que, quando dissolvidos em água, as extremidades hidrófilas se dirigem para a água e as hidrófobas para o óleo (sujidades), promovendo a formação de micelas nas quais as impurezas se desprendem do fio do pelo.

Os tensoativos podem ser classificados em:

- **Não iônicos:** apresentam neutralidade em uma solução. São considerados bons emulsionantes, emolientes e solubilizantes. Podem ser citados como exemplos os alquil poliglicosídeos (p. ex., lauril poliglicosídeo e decil poliglicosídeo) e os ésteres de sorbitano (p. ex., PEG-20 monolaurato de sorbitano etoxilado e PEG-75 monolaurato de sorbitano).
- **Catiônicos:** apresentam íons positivos em solução, sendo o radical hidrofóbo um cátion. Possuem características bactericidas e antissépticas (p. ex., sais de amônio quaternários).
- **Anfóteros:** são compostos que em meio ácido formam cátions e em meio alcalino ânions. Geralmente, conferem maior suavidade e condicionamento capilar aos xampus, bem como apresentam menor grau de irritabilidade aos olhos, sendo muito utilizados em formulações de xampus veterinários e infantis (p. ex., betaínas, como coco betaína e cocoamidopropil betaína; e anfóteros imidazolínicos, como cocoanfocarboxiglicinato de sódio e lauroamfoglicinato).
- **Aniônicos:** apresentam íons negativos em solução, além de serem os mais utilizados. Possuem de 12 a 16 carbonos, proporção que confere maior poder detergente e espumante (p. ex., laurilsulfato de sódio, lauril éter sulfato de sódio, sulfossuccinatos, glutamatos, e muitos outros).

Agentes espessantes

São utilizados para aumentar a viscosidade. Os derivados de celulose, os polímeros sintéticos, os eletrólitos, as gomas e as alcanolamidas de ácidos graxos de coco são alguns exemplos.

Agentes sobre-engordurantes e estabilizantes de espuma

Servem para evitar a retirada excessiva de gordura pelo tensoativo e para melhorar a qualidade e o volume da espuma. As alcanolamidas de ácidos graxos (dietanolamida de ácidos graxos de coco, dietanolamida de óleo de babaçu e monoetanolamida de ácido graxo de coco) podem ser citadas como exemplos.

Agentes opacificantes ou perolizantes

Substâncias que conferem aspecto sedoso ou perolado ao produto. Como exemplos podem ser citados alguns *blends* disponíveis no mercado, tais como: Euperlan BR® (associação de lauril éter sulfato de sódio (e) diestearato de etilenoglicol (e) etanolamida de ácido graxo de coco); Euperlan PK 810® (associação de lauril éter sulfato de sódio (e) diestearato de etilenoglicol (e) monoetanolamida de ácido graxo de coco); Genapol 1007® (dispersão sem amida contendo diestearato de etilenoglicol em tensoativos aniônicos e anfóteros).

Essências e corantes (opcionais)

São substâncias utilizadas para melhorar ou mascarar odores desagradáveis. Devem ser utilizados corantes e essências (fragrâncias) aprovadas para uso veterinário.

Outros aditivos

São substâncias utilizadas para melhorar ou diferenciar as características dos pelos e dos próprios xampus. Os conservantes (p. ex., parabenos, imidazolidinil ureia ou mistura de isotiazolinonas), antioxidantes (p. ex., BHT, BHA ou metabissulfito de sódio), acidulantes (p. ex., ácido cítrico), sequestrantes ou quelantes (p. ex., $EDTA\text{-}Na^2$), agentes suspensores (p. ex., goma xantana, carbômeros, goma guar, derivados da celulose e silicato de alumínio e magnésio), agentes condicionadores (p. ex., compostos quaternários, tais como poliquaternários, proteínas hidrolisadas e silicones) e agentes hidratantes (p. ex., glicerina, propilenoglicol e PCA-NA) são alguns exemplos de aditivos empregados em xampus.

É muito comum a utilização de bases galênicas suaves e concentradas na manipulação de xampus de uso veterinário. A Mackadet® EQ-70 (INCI – *PEG 80 Sorbitan Laurate, Cocamidopropyl Betaine, Sodium Trideceth Sulfate, PEG-150 Diestearato, Sodium lauroamphoacetate, Sodium Laureth-13 Carboxylate*) é uma base com um *blend* de tensoativos excepcionalmente suaves, de baixo odor e que pode ser diluído com água purificada, usualmente, empregado na manipulação das fórmulas veterinárias.

Os xampus são as formulações tópicas mais empregadas no cotidiano da clínica médica veterinária e os proprietários dos animais devem receber sempre uma orientação pormenorizada sobre a forma correta de aplicação.

Para o sucesso da terapia com xampus, é importante que se mantenha a pele ensaboada por um período de tempo adequado. Habitualmente, propõe-se que a permanência do xampu oscile entre 15 e 30 minutos, no mínimo, a contar do total ensaboamento. Uma vez que essa forma farmacêutica age por contato direto com as distintas camadas do tegumento, a remoção precoce pelo enxágue atenua muito a ação esperada.

Em função dos princípios ativos acrescidos à formulação, os xampus são classificados, segundo sua atividade primária, como antisseborréicos, antibacterianos, antimicóticos e antiparasitários (Quadro 22.6).

Os xampus antisseborreicos são utilizados no tratamento do chamado "complexo seborreico" (subtendendo-se os distúrbios da epidermopoese acompanhados ou não das disfunções sebáceas). Podem ser queratolíticos, queratoplásticos ou ter ambas as características.

Quadro 22.6
Classificação dos xampus de uso veterinário.

Tipos de xampus	*Definição e propriedades*	*Princípios ativos e concentrações de uso*
Queratolíticos	Provocam degeneração dos corneócitos, que são, então, descamados. O consequente amolecimento e a remoção do estrato córneo propiciam melhora da epidermopoese	Peróxido de benzoíla 2 a 5%. Pode ser utilizado em felinos sem acarretar efeitos colaterais, em concentrações de até 2,5%
Queratoplásticos	São normalizadores da cinética celular epidérmica e, portanto, da queratinização, por sua ação citostática e inibidora da síntese do DNA na camada basal. O uso de xampus à base de alcatrão de hulha é desaconselhado em felinos	Alcatrão de hulha 0,5 a 4%. Há um desejável sinergismo com o enxofre (2 a 5%) e com o ácido salicílico (1 a 2%), que os tornam também queratolíticos
Queratolíticos e queratoplásticos	Antisseborreicos ideais por combinarem ambas as funções, queratolítica e queratoplástica	Enxofre 1 a 3% Ácido salicílico 0,5 a 3% Sulfeto de selênio 1 a 2,5%
Antibacterianos	Combatem a chamada microbiota transitória. Essa microbiota bacteriana, comparativamente à chamada microbiota nativa da pele, tem caracteristicamente menor potencial de multiplicação, quando removida	Clorexidina 2 a 4% Peróxido de benzoíla 2,5 a 5% Polivinilpirrolidona iodo 1% Irgasan 0,2% Enxofre 0,5 a 2% Brometo de cetrimônio 17,5%
Antimicóticos	Utilizados nos casos de dermatofitoses e leveduroses cutâneas. Dentre os xampus mais eficazes, incluem-se aqueles com ação queratolítica concomitante	Peróxido de benzoíla (2,5 a 5%) Clorexidina (0,5 a 4%) Cetoconazol (2%) Polivinilpirrolidona-iodo (1%)
Antiparasitários	Utilizados nas dermatopatias parasitárias, decorrentes do parasitismo por carrapatos, sifonápteros, piolhos, malófagos e ácaros. Os organoclorados, apesar de seu grande potencial de toxicidade, ainda são muito empregados, mas em razão do risco de intoxicações, o seu uso em felinos é contraindicado	Benzoato de benzila 20% Enxofre 1 a 3% Piretroides (deltametrina 20%) Υ-hexacloro-cicloexano (lindano) 1%

Formas farmacêuticas transdérmicas

A via transdérmica é uma cômoda e eficiente via de administração de medicamentos, sendo alternativa às demais vias tradicionais, como a oral e a injetável.

A via transdérmica consiste na aplicação de uma forma farmacêutica sobre a pele, com consequente liberação do fármaco. Após a permeação cutânea, esse fármaco atinge regiões mais profundas (tecidos subjacentes) ou mesmo a corrente sanguínea, para uma ação sistêmica. Essa via pode ser utilizada para administrar desde medicamentos de ação local, como os anti-inflamatórios não hormonais para tratar tecidos musculares locais, até medicamentos de ação sistêmica, como os *patches* e géis transdérmicos que, quando liberados após absorção percutânea, agem sistemicamente pelo organismo.

Algumas vantagens dessa via são: alternativa ao trato gastrintestinal; evita o efeito de primeira passagem hepática; permite controlar a absorção de determinada quantidade de fármacos; permite a aplicação em diferentes locais do corpo; aumenta a adesão do paciente ao tratamento em virtude da facilidade de administração e diminuição da toxicidade sistêmica.

Como desvantagens, essa via apresenta: possibilidade de irritação localizada; possibilidade de reações alérgicas; necessidade de um tempo mínimo para a permeação do fármaco (*lag time*); limitações nas dosagens de certos fármacos.

Por mais interessante que essa via seja, é necessário estudo e conhecimento, pois fatores como barreira epidérmica, absorção transcutânea, local de ação do fármaco, penetração transcutânea, sítios de ação do fármaco, técnica de preparo de uma base transdérmica, estabilidade e dosagens dos princípios ativos devem ser muito bem observados para garantir a ação terapêutica do fármaco.

Um ponto importante a observar é o modo como esse medicamento será aplicado, interferindo proporcionalmente no sucesso da terapia. Por isso, é primordial que o veterinário oriente o proprietário a aplicar o medicamento em uma região com pouco pelo (lóbulo da orelha ou o dorso) e onde o animal não possa retirá-lo. Outro ponto importante é o método de aplicação: o proprietário deve usar luvas para que não ocorra o contato e liberação do fármaco no cuidador que está aplicando o medicamento no animal.

O veículo transdérmico é desenvolvido especialmente para transpor a barreira cutânea, levando o fármaco ao seu local de ação específico ou, quando se deseja uma ação sistêmica, à corrente sanguínea. Uma base transdérmica possui alta capacidade de permeabilidade cutânea e consequente capacidade de carrear fármacos incorporados, como anti-inflamatórios, analgésicos, antieméticos, vasodilatadores, entre outros.

Dentre os fármacos mais prescritos na forma farmacêutica de gel transdérmico para cães[1], podem ser encontrados: amitriptilina 5 a 10 mg/0,1 mL; anlodipina 0,625 mg/0,2 mL; atenolol 6,25 mg/0,1 mL; buspirona 1,25 mg/0,2 mL; clomipramina 5 mg/0,1 mL; dexametasona 0,5 mg/0,1 mL; diltiazem 5 a 25 mg/0,1 mL; furosemida 10 mg/0,1 mL; haloperidol 5 mg/0,1 mL; metoclopramida 5 mg/0,1 mL; metronidazol 30 mg/0,1 mL; piroxicam 0,5 a 1 mg/0,1 mL; prednisolona 5 a 10 mg/0,1 mL.

Dentre os fármacos mais prescritos na forma farmacêutica de gel transdérmico para gatos*, podem ser encontrados: aminofilina 4 mg/kg, a cada 8 a 12 horas; amitriptilina 1,25 mg/gato, a cada 24 horas; anlodipina 0,625 mg/gato, a cada 24 horas; atenolol 3,25 mg/gato, a cada 24 horas; butorfanol 0,4 mg/kg, a cada 6 horas; clomipramina 1,25 mg/gato, a cada 24 horas; ciproeptadina 2 mg/gato, a cada 12 horas; diltiazem 7,25 mg/gato, a cada 12 a 24 horas; enalapril 0,25 mg/kg, a cada 24 horas; glipizida 2,5 mg/gato, a cada 12 horas; metimazol 2,5 mg/gato, a cada 12 horas; fenobarbital 2 mg/kg, a cada 12 horas.

Bibliografia

- ALLEN Jr., L.V.; POPOVICH, N.G.; ANSEL, H.A. *Formas Farmacêuticas e Sistemas de Liberação de Fármacos*. 9. ed. Porto Alegre: Artmed, 2013.
- ALLEN Jr., L.V. Basics of Compounding: Tips and Hints, Part 4: Lollipops/Lozenges, Gummy Bears, Patches, Flavoring/Coloring, Sweeteners, and Packaging. *International Journal of Pharmaceutical Compounding*, v. 18, n. 4., p. 318-319, 2014.
- ALLEN Jr., L.V. The Basics of Compounding: Compounding Hard, Soft and Chewable Troches, Lozenges and Drops. *International Journal of Pharmaceutical Compounding*, v. 3, n. 6, p. 461-465, 1999.
- ALLEN Jr, L.V. Compounding for Veterinary Patients: Pharmaceutical, Biopharmaceutical, Pharmacokinetic and Physiologic Considerations. *International Journal of Pharmaceutical Compounding*, v. 1, n. 4, p. 233-234, 1997.
- ALLEN Jr, L.V. Suggested Flavors for Veterinary Medications. *International Journal of Pharmaceutical Compounding*, v. 1, n. 4, p. 228, 1997.
- ALLEN Jr, L.V. *The Art, Science, and Technology of Pharmaceutical Compounding*. 5. ed. Washington: American Pharmacists Association, 2016.

[1] Até que estudos científicos ou experimentos clínicos indiquem o contrário, todas as doses para os fármacos listados são sugeridas como dose máxima inicial. As doses não garantem a eficácia do medicamento em qualquer tipo de paciente, pois futuros estudos científicos podem invalidar completamente essas recomendações. Assim, recomenda-se que os pacientes sejam sempre monitorados.

- ANDRADE, S.F. *Manual de Terapêutica Veterinária*. 3. ed. São Paulo: Editora Roca, 2008.
- BLODINGER, J. *Formulation of Veterinary Dosage Forms*. New York: Marcel Dekker Inc., 1983.
- BRASIL. Decreto n. 5.053, de 22 de abril de 2004. Aprova o Regulamento de Fiscalização de Produtos de Uso Veterinário e dos Estabelecimentos que os Fabriquem ou Comerciem, e dá outras providências. Diário Oficial da União, 23 de abril de 2004. Seção 1.
- BRASIL. Decreto n. 8.840, de 24 de agosto de 2016. Altera o Anexo ao Decreto no 5.053, de 22 de abril de 2004, que aprova o Regulamento de fiscalização de produtos de uso veterinário e dos estabelecimentos que os fabriquem ou comerciem. Diário Oficial da União, 25 de agosto de 2014. Seção 1.
- BRASIL. Ministério da Agricultura, Pecuária e Abastecimento. Instrução Normativa n. 11, de 8 de junho de 2005. Dispõe sobre as Boas Práticas de Manipulação de Produtos Veterinários. Diário Oficial da República Federativa do Brasil, Poder Executivo, Brasília, DF, 10 de junho de 2005, Seção 1.
- DAVIDSON, G. To Benzoate or not to Benzoate: Cats are the Question. *International Journal of Pharmaceutical Compounding*, v. 5, n. 2, 2001.
- DAVIDSON, G. Veterinary Transdermal Medications: A to Z. *International Journal of Pharmaceutical Compounding*, v. 7, n. 2, p. 106-113, 2003.
- EICHSTADT, L. Feline Transdermal Formulation Considerations. *International Journal of Pharmaceutical Compounding*, v. 21, n. 6, p. 446-452, 2017.
- EICHSTADT, L.; DAVIDSON, G. To Compound or Not to Compound: A Veterinary Transdermal Discussion. *International Journal of Pharmaceutical Compounding*, v. 18, n. 5, p. 366-369, 2014.
- FERREIRA, A.O. *Guia Prático da Farmácia Magistral*. 4. ed. vol. 1. São Paulo: Pharmabooks, 2010.
- FERREIRA, A.O.; POLONINI, H.C.; LIMA, L.C.; BRANDÃO, M.A.F. *Formulações Líquidas de Uso Oral*. Juiz de Fora: Editar Editora Associada Ltda., 2019.
- FIELDS, S.W. Compounding for Veterinary Medicine. *International Journal of Pharmaceutical Compounding*, v. 10, n. 6, p. 417-418, 2006.
- GABARDO, C.M.; PIAZERA, R.D.F.; CAVALCANTE, L. Manual da Farmácia Magistral Veterinária. Cambé: Segura Artes Gráficas, 2019.
- GARCIA, S.C. et al. Ciclosporina A e Tacrolimus: uma revisão. *J. Bras. Patol Med Lab*, v. 40, n. 6. p. 393-401, 2004.
- GRIMM, K.A. et al. Veterinary Anesthesia and Analgesia. Ames, IA: Wiley Blackwell; 2015.
- KARARA, A.H. et al. Evaluation of the Most Frequently Prescribed Extemporaneously Compounded Veterinary Medications at a Large Independent Community Pharmacy. *International Journal of Pharmaceutical Compounding*, v. 20, n. 6, p. 461-467, 2016.
- LAPPIN, M.R. et al. Antimicrobial use guideline for treatment of respiratory tract disease in dogs and cats: Antimicrobial guidelines working group of the International Society for Companion Animal Infectious Diseases. *Journal of Veterinary Internal Medicine*, v. 31, p. 279-294, 2017.
- MADDISON, J. Owner Compliance with drug treatment regimens. *Journal of Small Animal Practice*, v. 40, n. 7, p. 348-348, 1999.
- MERCK Veterinary Manual. Chocolate Poisoning. Toxicology/ Food Hazards Section. Merck & co., Inc., 2005.
- MOGHADAM, G.; FORSYTHE, L.E. Consultation for Human, Veterinary, and Compounded Medications. *International Journal of Pharmaceutical Compounding*, v. 21, n. 2, p. 111-115, 2017.
- PAOLETTI, J.E. Veterinary Flavor Suggestions. *International Journal of Pharmaceutical Compounding*, v. 3, n. 3, p. 186-187, 1999.
- PLUMB, D.C. *Handbook of Veterinary Drugs*. 7. ed. Stockholm, Wisconsin: PharmaVet Inc., 2011.
- REDDY, B.S.; REDDY, L.V.; SIVAJOTHI, S. Chocolate Poisoning in a Dog. *International Journal of Veterinary Health Science & Research*, v. 1, n. 3, p, 16-17, 2013.
- RIVIERI, J.E. PAPICH, M.G. *Veterinary Pharmacology and Therapeutics*. Ames, IA: Wiley Blackwell, 2009.
- TREPANIER, L.A. Cytochrome P450 and its Role in Veterinary Drug Interactions. *Veterinary Clinics of North America: Small Animal Practice*, v. 36, n. 5, p. 975-985, 2006.
- UNITED States Pharmacopeia and National Formulary (USP 42-NF 37). Rockville, MD: United States Pharmacopeial Convention; 2019.
- USP pharmacists' pharmacopeia. Rockville: The United States Pharmacopeia Convention, 2005.
- VIANA, F.A.B. *Guia Terapêutico Veterinário*. 3. ed. Lagoa Santa: Gráfica e Editora CEM, 2014.
- VIEIRA, F.C.; PINHEIRO, V.A. *Formulário Veterinário Farmacêutico*. São Paulo: Pharmabooks, 2004.

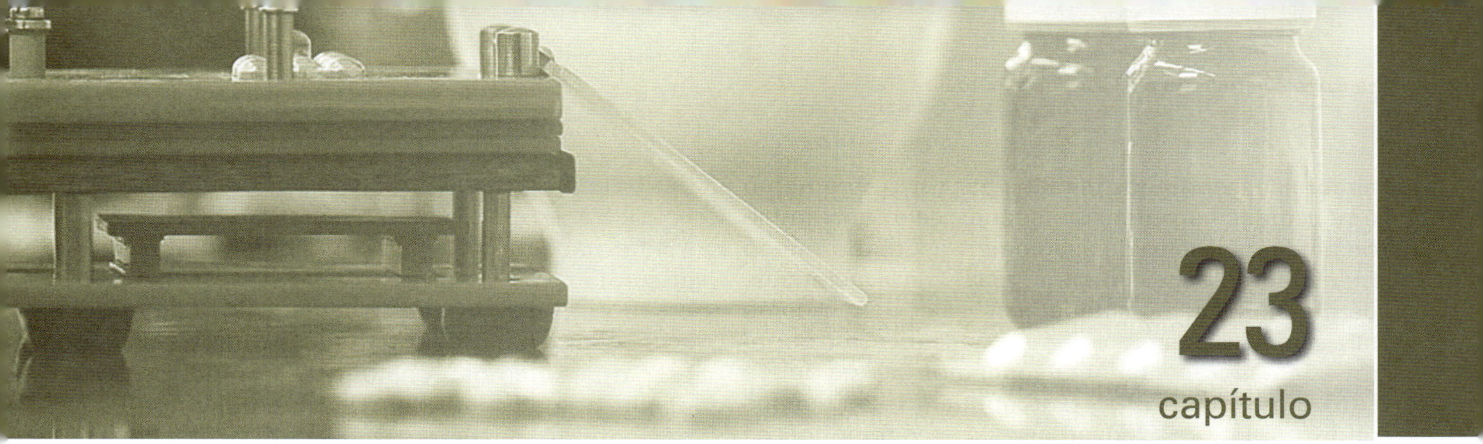

Biofarmacotécnica (Biodisponibilidade e Bioequivalência de Medicamentos, Medicamentos Genéricos e Similares)

Valentina Porta • Sílvia Storpirtis

Introdução

Biofarmacotécnica, ou Biofarmácia, é a disciplina das Ciências Farmacêuticas que estuda os fatores que influenciam o processo de absorção do fármaco liberado a partir da forma farmacêutica administrada ao paciente. Seu foco são os processos de liberação, dissolução e absorção do fármaco, e seus métodos compreendem estudos *in vitro* de solubilidade e permeabilidade do fármaco, estudos *in vitro* de dissolução e de liberação do fármaco, estudos *in vivo* de biodisponibilidade e correlações *in vitro-in vivo*.

A Figura 23.1 ilustra as relações entre as várias fases do processo de formulação e administração de medicamentos. Na fase farmacodinâmica, a concentração de fármaco no local de ação determina o nível de interação entre moléculas do fármaco e receptores, definindo a eficácia e a segurança do medicamento. A concentração de fármaco no local de ação, por sua vez, é consequência dos processos farmacocinéticos de absorção, distribuição e eliminação, que estabelecem o decaimento plasmático do fármaco. O processo de absorção é influenciado pela quantidade de fármaco liberado da forma farmacêutica após a administração do medicamento. A liberação do fármaco a partir da forma farmacêutica depende da seleção dos excipientes e do processo de fabricação, na fase farmacotécnica. Podemos observar, portanto, que as escolhas realizadas no processo de formulação de um medicamento terão impacto em sua eficácia e segurança.

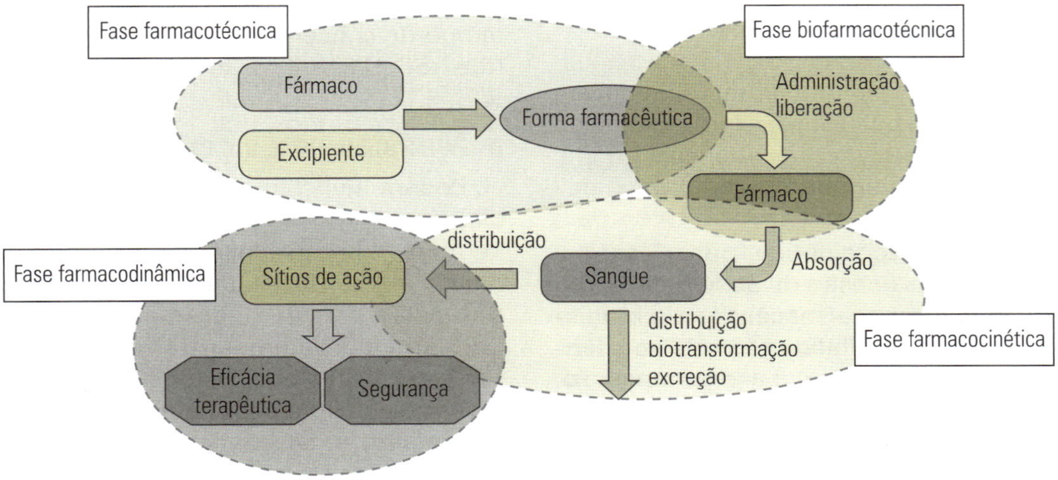

Figura 23.1. Representação da relação entre as fases farmacotécnica, biofarmacotécnica, farmacocinética e farmacodinâmica.

Fonte: Acervo da autoria.

A relação entre formulação de um medicamento e seus efeitos de eficácia e segurança é óbvia atualmente, mas nem sempre foi assim. Até a primeira metade do século passado, considerava-se que, de modo geral, medicamentos contendo o mesmo fármaco, na mesma forma farmacêutica e mesma dosagem, apresentariam os mesmos efeitos de eficácia e segurança e, portanto, poderiam ser usados de forma intercambiável, sem causar prejuízo aos pacientes.

Esse entendimento começou a mudar a partir da década de 1960. Nesta época, a realização de diversos estudos de absorção de fármacos, como prednisona, hormônios tireoidianos, varfarina, ácido acetilsalicílico, digoxina, cloranfenicol e fenitoína, permitiram identificar uma série de fatores que influenciam a absorção de fármacos após administração de medicamentos por via oral. No caso de formas farmacêuticas sólidas, a desintegração da forma farmacêutica, a liberação do fármaco e a sua dissolução são etapas prévias imprescindíveis à absorção (Figura 23.2). Por isso, quaisquer características da forma farmacêutica que afetem esses processos podem influenciar a absorção do fármaco e, consequentemente, a eficácia e a segurança do medicamento.

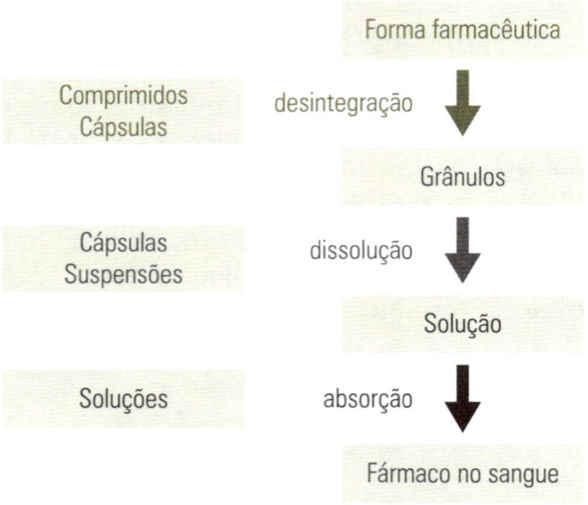

Figura 23.2. Processos biofarmacotécnicos envolvidos na liberação, na dissolução e na absorção de um fármaco a partir da forma farmacêutica.
Fonte: Acervo da autoria.

O parâmetro farmacocinético que descreve quantitativamente o processo de absorção de um fármaco a partir da forma farmacêutica é a biodisponibilidade. A biodisponibilidade pode ser definida como uma medida, relativa a algum padrão, da velocidade e da quantidade de fármaco que atinge a circulação sistêmica, na forma inalterada, após administração de um medicamento. Quando o padrão utilizado é uma solução de administração intravascular, a biodisponibilidade medida é denominada biodisponibilidade absoluta e equivale à fração de fármaco absorvida a partir da forma farmacêutica. Um valor de biodisponibilidade absoluta de 0,72 indica que 72% do fármaco presente em uma forma farmacêutica administrada ao paciente serão absorvidos. É importante lembrar que estamos considerando valores médios e que pode haver variabilidade desse valor de paciente para paciente, influenciada pelas condições fisiopatológicas de cada indivíduo. Quando o padrão utilizado é uma formulação de administração extravascular, a biodisponibilidade medida é denominada biodisponibilidade relativa. Para o cálculo da biodisponibilidade utiliza-se a equação de Abdou:

$$F = \frac{ASC_T \times D_R}{ASC_R \times D_T}$$

Onde:

F = biodisponibilidade;

ASC = área sob a curva "concentração plasmática do fármaco × tempo";

D = dose;

R = medicamento referência;

T = medicamento-teste.

R corresponde ao padrão utilizado, e T é o medicamento para o qual estamos determinando a biodisponibilidade. A área sob a curva "concentração plasmática do fármaco × tempo" (ASC) é um parâmetro farmacocinético que reflete a quantidade de fármaco presente no organismo e está relacionado à extensão do processo de absorção.

Outro parâmetro farmacocinético relacionado ao processo de absorção é a concentração máxima de fármaco (C_{max}) atingida após administração do medicamento. C_{max} reflete a velocidade do processo de absorção. O tempo necessário para atingir C_{max} é o tempo de concentração máxima (T_{max}). Os parâmetros ASC, C_{max} e T_{max} são ilustrados na Figura 23.3.

Medicamentos genéricos

Podem ser considerados como cópias de medicamentos inovadores (originais, de referência ou de marca), produzidos após a expiração dos direitos de exclusividade de comercialização, concedidos pelas patentes dos medicamentos originais. Correspondem a uma estratégia de acesso a medicamentos de menor custo, cuja qualidade, eficácia e segurança foram comprovados pelas autoridades sanitárias. Fazem parte das políticas de saúde e estão presentes em diversos países ao redor do mundo, colaborando com a redução de gastos dos sistemas de saúde.

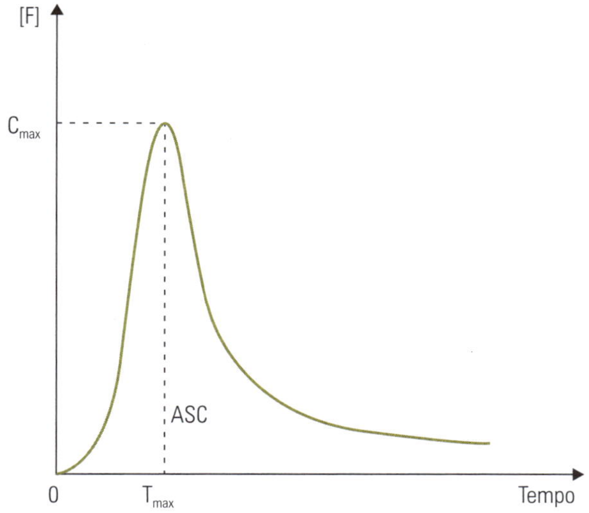

Figura 23.3. Curva de concentrações plasmáticas de um fármaco [F] × tempo após administração extravascular. ASC = área sob a curva; C_{max} = concentração máxima; T_{max} = tempo em que ocorre C_{max}.
Fonte: Acervo da autoria.

No Brasil, o medicamento genérico é definido como medicamento semelhante a um medicamento de referência com o qual deve ser intercambiável. Deve conter a mesma quantidade do mesmo fármaco, na mesma forma farmacêutica e ser administrado pela mesma via que o medicamento de referência. É comercializado após expiração da proteção patentária, sem nome de marca, designado segundo a denominação oficial de fármacos (Denominação Comum Brasileira – DCB, ou, em sua ausência, Denominação Comum Internacional – DCI). Outros países adotam essencialmente a mesma definição, embora possam existir pequenas diferenças pontuais.

O medicamento de referência, com o qual o medicamento genérico deve ser intercambiável, é o medicamento inovador que foi registrado na Agência Nacional de Vigilância Sanitária (Anvisa) e cuja eficácia, segurança e qualidade foram comprovadas cientificamente por ocasião do registro, por meio de ensaios não clínicos (em animais) e clínicos fase I, II e III (em seres humanos), entre outros.

Em nosso País existe, também, o medicamento similar, que contém o mesmo fármaco, na mesma quantidade e forma farmacêutica que o medicamento de referência com o qual deve ser intercambiável, devendo sempre ser identificado por nome comercial ou marca (Medida Provisória n. 2.190-34, de 2001). Na prática, o medicamento similar pode ser considerado um medicamento genérico com nome de marca ou comercial. A regulamentação técnica para o registro de medicamentos similares foi atualizada e publicada em 2003.

A Anvisa exigiu que os similares já existentes no mercado, que contivessem fármacos de estreita faixa terapêutica, apresentassem os resultados dos ensaios de equivalência farmacêutica e biodisponibilidade relativa até dezembro de 2004, enquanto para os demais similares registrados foi concedido um prazo de adequação aos mesmos critérios exigidos para os genéricos. Assim sendo, findo o prazo de adequação em 2014, houve a publicação da RDC n. 58, que estabeleceu a intercambialidade entre os medicamentos similares e seus respectivos medicamentos de referência.

No contexto dos medicamentos genéricos e similares, também são importantes os conceitos de equivalentes farmacêuticos e equivalentes terapêuticos. Equivalentes farmacêuticos são medicamentos que possuem mesma forma farmacêutica, mesma via de administração, mesmo fármaco na mesma quantidade, podendo ou não conter excipientes idênticos; cumprem os mesmos requisitos oficiais de qualidade e desempenho. Equivalentes terapêuticos, por sua vez, são equivalentes farmacêuticos que apresentam mesma eficácia e segurança, quando administrados a pacientes na mesma posologia e para a mesma indicação terapêutica. A comprovação de equivalência terapêutica entre dois medicamentos garante a intercambialidade entre eles.

Dessa maneira, podemos considerar que medicamentos genéricos são equivalentes farmacêuticos e equivalentes terapêuticos ao seu medicamento de referência e, portanto, um medicamento genérico pode ser usado de forma intercambiável com um medicamento de referência, pois ambos proporcionarão os mesmos resultados clínicos para o paciente em termos de eficácia e segurança. A mesma consideração se aplica aos medicamentos similares e seus medicamentos de referência, entretanto, a intercambialidade entre genéricos e similares não é permitida no Brasil.

A regulamentação técnica que possibilitou que os medicamentos genéricos fossem introduzidos no mercado farmacêutico brasileiro foi publicada em agosto de 1999, pela Anvisa. Entretanto, várias revisões foram realizadas por esta agência, de modo a atualizar e aprimorar as normas para o registro e o pós-registro dos medicamentos genéricos. O registro de versão genérica de um medicamento não requer a realização de ensaios não clínicos e clínicos fase I, II e III, pois a eficácia e a segurança do fármaco já foram comprovadas pelo fabricante do medicamento de referência, quando este foi registrado. Todavia, o fabricante do genérico deve demonstrar que seu produto é equivalente ao produto referência, em relação à eficácia e à segurança: como eles possuem o mesmo fármaco, essa comprovação pode ser realizada por meio de ensaios mais simples e mais rápidos que os ensaios clínicos.

Os ensaios de biodisponibilidade relativa são o procedimento-padrão para garantir equivalência terapêutica entre o medicamento genérico e o seu medicamento de referência, mas outros tipos de ensaios, em situações específicas, podem também ser utilizados para a mesma finalidade, como os ensaios de dissolução e as correlações *in vitro-in vivo*.

Ensaios de biodisponibilidade relativa

Nos ensaios de biodisponibilidade relativa, a biodisponibilidade de um medicamento-teste (T, que pode ser o medicamento candidato a genérico ou a similar) é comparada à do medicamento de referência (R), sendo ambos administrados na mesma dose e pela mesma via extravascular. O uso desses ensaios para registro de medicamentos genéricos e similares baseia-se na premissa fundamental de que medicamentos que proporcionam mesma velocidade e mesma extensão de absorção do fármaco *in vivo* apresentarão eficácia e segurança equivalentes e, portanto, poderão ser usados de forma intercambiável, sem riscos de ineficácia ou toxicidade para os pacientes.

Equivalentes farmacêuticos avaliados em um ensaio de biodisponibilidade relativa que não apresentem diferenças significativas em relação à biodisponibilidade são considerados bioequivalentes. Assim, a bioequivalência é considerada um critério para determinar equivalência terapêutica entre equivalentes farmacêuticos, com base na biodisponibilidade. Este critério tem ampla aceitação mundial tanto pela indústria farmacêutica quanto pelas autoridades regulatórias de medicamentos, e propiciou, em inúmeros países, a disponibilização de medicamentos genéricos de qualidade garantida a preços reduzidos, já que os genéricos apresentam menor custo de desenvolvimento em relação aos medicamentos de referência. Adicionalmente, o aumento da concorrência causado pela presença de genéricos no mercado contribui para a redução de custos dos medicamentos em geral.

Os ensaios de biodisponibilidade relativa são conduzidos em seres humanos saudáveis e visam à obtenção dos parâmetros farmacocinéticos capazes de indicar a velocidade e a extensão de absorção de um fármaco a partir de sua forma farmacêutica, a saber: ASC, C_{max} e T_{max}. A qualidade e a confiabilidade dos resultados obtidos dependem de diversos fatores, como desenho do estudo, processo de seleção de voluntários e forma de análise dos resultados obtidos. Podemos dividir os ensaios em três etapas: clínica, analítica e estatística, que devem ser realizadas de acordo com as Boas Práticas Clínicas, as Boas Práticas de Laboratório e as Boas Práticas de Estatística, respectivamente, por centros devidamente autorizados pela autoridade sanitária.

Etapa clínica

Nesta etapa, são realizadas a seleção e a internação dos voluntários, a administração dos medicamentos T e R, e a coleta de amostras de sangue.

Os ensaios de biodisponibilidade relativa, como todos os ensaios biológicos, apresentam uma variabilidade inerente. Por isso, é muito importante que eles sejam planejados e conduzidos de forma a isolar as principais fontes de variação. Assim, quaisquer diferenças de biodisponibilidade do fármaco entre os medicamentos T e R poderão ser efetivamente atribuídas a diferenças entre as formulações, e não a eventuais falhas de desenho ou execução do estudo. O desenho recomendado pelas principais autoridades regulatórias é o desenho cruzado, aberto e aleatório:

- **Cruzado:** os voluntários são divididos em dois grupos e a comparação entre T e R é realizada em dois períodos com duas sequências de administração dos medicamentos (uma sequência para cada grupo de voluntários) (Figura 23.4). No primeiro período, os voluntários da primeira sequência de administração (sequência RT ou grupo RT) recebem R, enquanto os voluntários da segunda sequência de administração (sequência TR ou grupo TR) recebem T. No segundo período, o procedimento é invertido. Deve haver um intervalo de tempo entre os períodos do ensaio para permitir a eliminação do fármaco do organismo e evitar interferência de alguma concentração residual no segundo período do estudo. Esse intervalo é denominado intervalo de *washout*, e sua duração deve ser de, no mínimo, cinco vezes a meia-vida de eliminação do fármaco, garantindo eliminação de pelo menos 97% da molécula de interesse.
- **Aberto:** tanto os voluntários como os pesquisadores têm conhecimento de qual medicamento (T ou R) está sendo administrado em cada período do estudo a cada voluntário. Isso é possível porque a biodisponibilidade é um parâmetro objetivo, que não está sujeito a viés de observação.
- **Aleatório:** os voluntários são alocados de forma aleatória nas sequências (ou grupos) do estudo para garantir que os dois grupos de voluntários serão, em média, semelhantes.

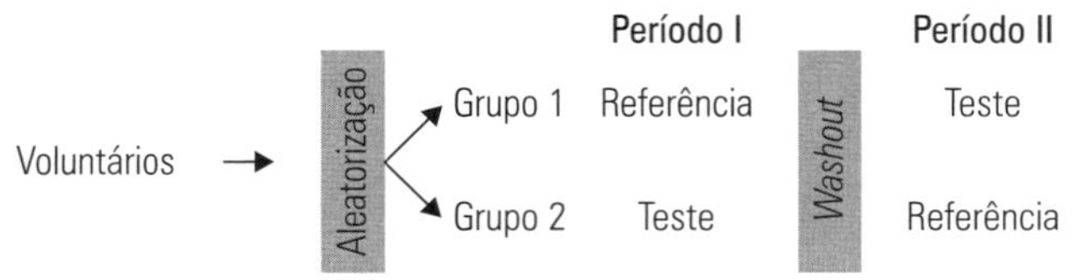

Figura 23.4. Desenho experimental cruzado 2 × 2 (dois medicamentos e dois períodos).

Fonte: Acervo da autoria.

Os ensaios de biodisponibilidade relativa são realizados, em geral, em voluntários sadios, homens e mulheres, com idades entre 18 e 55 anos e peso normal. O tamanho da amostra, ou seja, o número de voluntários incluídos no ensaio deve ser suficiente para a obtenção de resultados estatisticamente significativos, sem esquecer que amostras excessivamente grandes não são eticamente justificáveis, pois expõem um número maior de voluntários aos riscos do estudo.

O cálculo do tamanho da amostra leva em consideração alguns parâmetros, como a variabilidade da biodisponibilidade na amostra e o poder do teste estatístico. Para a maioria dos fármacos, amostras de 18 a 24 voluntários são suficientes para a determinação da bioequivalência.

A administração dos medicamentos aos voluntários é realizada, preferencialmente, em dose única, em jejum e em condições padronizadas de dieta, ingestão de líquidos e exercício durante o ensaio, para minimizar a variabilidade. Os medicamentos devem ser administrados a todos os voluntários no mesmo horário, nos dois períodos do estudo. De forma geral, a administração acontece após jejum de pelo menos 8 horas, acompanhada por um volume de água de 250 mL, para todos os voluntários. O jejum continua, usualmente, por mais 4 horas após a administração, quando os voluntários recebem uma refeição padronizada. Os voluntários não devem utilizar outros medicamentos durante o estudo e, tampouco, ingerir bebidas e alimentos que contenham álcool ou xantinas, para não ocasionar alteração nas funções renal, hepática, gastrintestinal e circulatória.

Os parâmetros farmacocinéticos relativos à absorção ASC e C_{max}, utilizados para determinar a bioequivalência entre T e R, são obtidos a partir das curvas de "concentração plasmática do fármaco × tempo". Para obter essas curvas, são coletadas amostras de sangue de tempos em tempos, após administração dos medicamentos aos voluntários do estudo, conforme um cronograma de coletas pré-determinado. Após a quantificação do fármaco nas amostras, que acontece na etapa analítica, constroem-se as curvas de "concentração plasmática do fármaco × tempo". Para obter boas estimativas de ASC e C_{max}, as coletas devem ser mais frequentes ao redor de T_{max}, e devem prosseguir por tempo equivalente a, pelo menos, três vezes a meia-vida de eliminação do fármaco. A frequência das coletas pode diminuir após T_{max}, mas o intervalo entre duas coletas deve ser sempre menor ou igual à meia-vida de eliminação do fármaco. Recomenda-se a coleta de 12 a 18 amostras por voluntário em cada um dos períodos do estudo.

O desenho e os procedimentos descritos anteriormente são os mais comumente empregados em ensaios de biodisponibilidade relativa. Entretanto, existem algumas situações que justificam a adoção de desenhos de estudo ou procedimentos diferentes. Por exemplo, em estudos com fármacos de meia-vida de eliminação muito alta, que exigiriam intervalos de *washout* muito longos, é possível realizar um ensaio com desenho paralelo, em que os voluntários são divididos em dois grupos: um grupo receberá T e o outo grupo receberá R em apenas um período de estudo. Outra situação é a de fármacos com farmacocinética dose-dependente, para os quais a administração em doses múltiplas pode ser mais vantajosa que a administração em dose única. Alguns estudos, contudo, devem ser realizados na presença de alimentos, e não em jejum: aqueles que avaliam formas farmacêuticas de liberação modificada ou que apresentam indicação em bula de administração com alimento.

Etapa analítica

Nesta etapa, as amostras biológicas obtidas na etapa clínica são analisadas para determinação da concentração do fármaco, por meio de um método bioanalítico, o que possibilitará a construção das curvas de "concentração plasmática do fármaco × tempo". As amostras de plasma são as mais comumente usadas, principalmente pela facilidade de obtenção e armazenamento, mas amostras de sangue e soro também podem ser empregadas. As amostras de sangue, por exemplo, devem ser utilizadas em casos de fármacos que se distribuem no interior das células sanguíneas. Na etapa analítica, são também validadas as condições de coleta, processamento e armazenamento das amostras biológicas, para garantir a estabilidade do fármaco do momento da coleta na etapa clínica até o momento da quantificação. Essas condições incluem tipo de anticoagulante usado, velocidade e temperatura de centrifugação, temperatura de armazenamento, condições de transporte, entre outras.

A técnica de quantificação mais comum na etapa analítica dos estudos de biodisponibilidade relativa de medicamentos é a cromatografia a líquido de alta eficiência (CLAE). Eventualmente, utiliza-se também a cromatografia gasosa (CG) e imunoensaios (radioimunoensaio, enzimaimunoensaio).

A cromatografia é um processo de separação em que os componentes de uma amostra se distribuem entre duas fases imiscíveis: a fase estacionária, que é fixa, e a fase móvel, que se desloca através da fase estacionária. Na CLAE (ou HPLC, sigla em inglês) e na CG (ou GC, sigla em inglês), a fase estacionária fica dentro de uma coluna cromatográfica. A separação cromatográfica se dá em função da migração diferencial dos componentes de uma amostra, os quais apresentam afinidades diferentes pelas fases móvel e estacionária: moléculas com maior afinidade pela fase estacionária ficarão retidas nesta fase e apresentarão deslocamento mais lento pela coluna cromatográfica. Ao contrário, moléculas com maior afinidade pela fase móvel permanecerão nesta fase e apresentarão deslocamento mais rápido ao longo da coluna cromatográfica. Desse modo, os diversos componentes da amostra apresentarão tempos de retenção diferentes na coluna cromatográfica. Isto torna possível a separação do fármaco, que é o analito de interesse das demais substâncias presentes na amostra. A migração e os tempos de retenção são influenciados por composição da fase móvel, composição da fase estacionária e temperatura de separação. A modificação dessas variáveis analíticas permite alterar o processo de separação.

Após a separação que ocorre na coluna cromatográfica, os componentes da amostra são transportados pela fase móvel até o detector, e registrados como picos. Os detectores mais utilizados em CLAE são os detectores de absorbância em luz ultravioleta e visível (UV-VIS), os detectores de arranjo de diodos (DAD), os detectores de fluorescência e os detectores por espectrometria de massas. Os detectores por espectrometria de massas são os mais específicos e sensíveis, além de possibilitarem maior rapidez nas análises. Por estas razões, são os preferidos em ensaios de biodisponibilidade relativa.

O conjunto de picos registrados pelo detector é o cromatograma. O cromatograma fornece informações qualitativas (tempo de retenção) e quantitativas (área do pico) sobre a amostra. A área do pico cromatográfico é proporcional à concentração do fármaco na amostra, enquanto o tempo de retenção é característico do fármaco nas condições empregadas (fase móvel, fase estacionária e temperatura). A Figura 23.5 ilustra o processo de separação cromatográfica por CLAE.

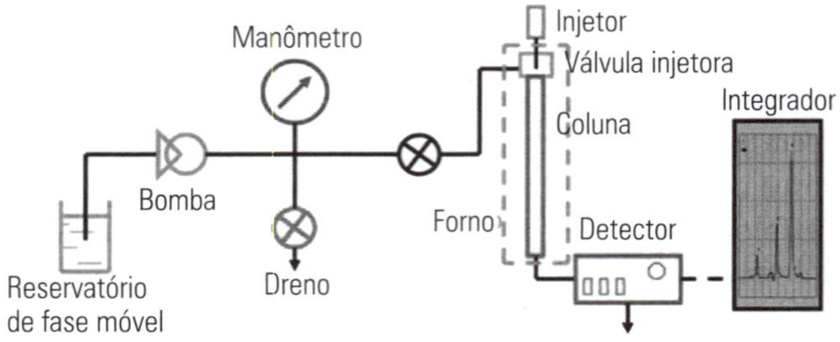

Figura 23.5. Representação da obtenção de um cromatograma por meio de um sistema de cromatografia a líquido de alta eficiência (CLAE).

Fonte: Acervo da autoria.

Antes da análise cromatográfica, as amostras biológicas são submetidas a algum pré-tratamento. Este pré-tratamento tem a finalidade de concentrar a amostra e de eliminar substâncias interferentes na análise e impurezas que possam prejudicar os equipamentos analíticos. Os tipos de pré-tratamento mais empregados atualmente são a precipitação de proteínas, a extração líquido-líquido e a extração por fase sólida.

A precipitação de proteínas consiste na eliminação das proteínas plasmáticas por precipitação com solvente orgânico ou ácido, e é um procedimento simples, rápido e econômico, mas pouco eficiente na eliminação de interferentes. Na extração líquido-líquido, são usados solventes orgânicos e ajuste de pH com ácidos ou bases para extrair a forma não ionizada do fármaco de interesse da matriz biológica. É um método trabalhoso, mas proporciona excelente purificação da amostra. A extração por fase sólida lança mão de princípios cromatográficos para remover os interferentes de amostras biológicas por meio de pequenas colunas descartáveis, ou cartuchos, que contêm uma fase estacionária: o uso de diferentes eluentes permite separar o fármaco de outras substâncias existentes na amostra. Este método pode ser automatizado, propiciando redução do tempo necessário para conclusão da etapa analítica.

Antes de sua aplicação na análise de amostras, os métodos desenvolvidos deverão ser validados para garantir a confiabilidade dos resultados. Os principais parâmetros da validação para métodos bioanalíticos empregados em ensaios de biodisponibilidade relativa são:

- **Seletividade:** capacidade do método de distinguir o fármaco dos demais componentes da amostra.
- **Efeito residual:** corresponde à interferência de uma análise cromatográfica na análise seguinte.
- **Efeito matriz:** refere-se à interferência da matriz biológica no resultado da análise.

- **Curva de calibração:** indica a relação entre concentração do fármaco e área do pico cromatográfico.
- **Precisão:** medida de erro aleatório definida como concordância entre várias medidas da mesma amostra.
- **Exatidão:** medida de erro sistemático definida como concordância entre o valor determinado pelo método analítico e o valor real.
- **Estabilidade:** alteração da concentração do fármaco nas amostras em função das condições de armazenamento e processamento.

Etapa estatística

Nesta etapa do ensaio de biodisponibilidade relativa, os parâmetros farmacocinéticos ASC e C_{max} serão obtidos a partir das curvas de "concentração plasmática do fármaco × tempo" e submetidos à análise estatística para verificação da bioequivalência.

Do ponto de vista estatístico, a questão que se coloca é se T e R apresentam valores suficientemente semelhantes de biodisponibilidade para que possam ser considerados equivalentes terapêuticos, ou seja, medicamentos com efeitos equivalentes de eficácia e segurança. Para responder a essa pergunta, as principais agências regulatórias determinam o cálculo do intervalo de confiança 90% (IC 90%) da razão entre as médias dos parâmetros farmacocinéticos ASC e C_{max} de T e R. Os cálculos devem ser realizados a partir das transformações logarítmicas dos valores de ASC e C_{max}. Consideram-se duas formulações bioequivalentes, caso o intervalo de confiança 90% (IC 90%) da razão entre as médias dos parâmetros farmacocinéticos ASC e C_{max} de T e R esteja compreendido entre 80 e 125%, o que pode ser representado pelas fórmulas a seguir:

$$80\% \leq IC90\% \frac{C_{max\,T}}{C_{max\,R}} \leq 125\%$$

$$80\% \leq IC90\% \frac{ASC_T}{ASC_R} \leq 125\%$$

Alguns autores sugerem que o critério de bioequivalência deveria variar conforme as características dos fármacos. Para os medicamentos contendo fármacos de estreita faixa terapêutica, como a digoxina, carbamazepina, levotiroxina e varfarina, poderia ser adotado um critério mais rígido de aceitação de bioequivalência, como uma faixa de 90 a 111% em vez de 80 a 125%. Segundo esses autores, uma faixa mais estreita aumentaria a segurança do paciente em caso de substituição entre medicamento genérico e medicamento de referência.

Por sua vez, existem propostas de alargamento da faixa de aceitação para medicamentos contendo fármacos que apresentam alta variabilidade no processo de absorção. Nesses casos, em função da alta variabilidade, torna-se necessário aumentar o tamanho da amostra. A ampliação da faixa de 80 a 125% para 70 a 143%, por exemplo, possibilitaria a realização de estudos sem a necessidade de elevar o número de voluntários, trazendo vantagens éticas e econômicas, e sem aumentar os riscos ao paciente, uma vez que fármacos de alta variabilidade apresentam, em sua maioria, uma ampla faixa terapêutica.

Ensaios de dissolução

A absorção de fármacos após administração de medicamentos por via oral depende de uma série de processos, como desintegração da forma farmacêutica e liberação e dissolução do fármaco nele contido. Por isso, o desenvolvimento de métodos para a avaliação desses processos sempre foi objeto de pesquisa farmacêutica. Já em 1902, surgiram relatos de tentativas de avaliação da desintegração de formas farmacêuticas sólidas orais por meio da observação de seu comportamento em água. Em 1950, a "Farmacopeia Americana" incluiu, em algumas monografias, o teste de desintegração e, em 1970, o teste de dissolução.

Desde então, os testes e os ensaios de dissolução se tornaram importantes ferramentas no desenvolvimento de novas formulações e na garantia de qualidade dos medicamentos. Eles permitem determinar a quantidade de fármaco dissolvido em um meio de dissolução, em função do tempo, quando um produto farmacêutico é submetido à ação de um aparato de dissolução em condições específicas de velocidade de agitação, temperatura e composição do meio de dissolução.

Os resultados obtidos nesses ensaios possibilitam o estudo do processo de liberação do fármaco a partir da forma farmacêutica e a obtenção de informações quanto ao comportamento *in vivo* do fármaco e, também, quanto à homogeneidade entre os lotes e entre as unidades farmacotécnicas de um mesmo lote. Podem ser utilizados para prever o impacto das mudanças de composição, processo ou local de produção no desempenho do produto. Esses testes adquirem maior relevância quando podem ser correlacionados com dados obtidos em testes *in vivo*, o que permite prever o comportamento de uma formulação específica no organismo humano a partir de dados obtidos *in vitro*.

As curvas de dissolução obtidas nos ensaios de dissolução dependem das características da formulação, das características do próprio fármaco, e do aparato de dissolução e condições de dissolução empregados. Vários parâmetros podem ser calculados a partir dessas curvas, como tempo médio de dissolução, tempo para dissolver 10, 50 ou 90% do fármaco presente na forma farmacêutica, velocidade de dissolução e eficiência de dissolução.

Correlações *in vitro-in vivo*

O termo correlação indica a existência de uma relação entre variáveis que podem ser medidas ou classificadas. A correlação *in vitro-in vivo* (CIVIV) representa uma relação entre uma característica *in vitro*, ou físico-química, de uma forma farmacêutica, e uma característica *in vivo*, ou biológica, desta mesma forma farmacêutica. Usualmente, utiliza-se, como característica *in vitro*, velocidade ou extensão da dissolução do fármaco obtida em ensaios de dissolução, enquanto a característica *in vivo* é a concentração plasmática do fármaco ou a quantidade de fármaco absorvida obtida em ensaios de biodisponibilidade.

A escolha dessas características para estabelecer uma CIVIV acontece porque a biodisponibilidade é dependente da velocidade que ocorrem os processos da fase biofarmacêutica: liberação do fármaco a partir da forma farmacêutica e sua dissolução. Desse modo, existe a possibilidade de relacionar o perfil de dissolução *in vitro* de um fármaco a partir de um produto farmacêutico, com o seu perfil de absorção *in vivo* a partir do mesmo produto farmacêutico. O estabelecimento de uma CIVIV possibilita que os dados *in vitro* sejam utilizados para prever os dados *in vivo*, e, nesse contexto, a bioequivalência de dois produtos pode ser assegurada *in vitro* por meio de ensaios de dissolução.

Existem quatro níveis de correlação, definidos com base nos dados usados para sua obtenção:

- **Correlação nível A**: é o nível mais alto de correlação e estabelece uma relação entre a porcentagem de dissolução *in vitro* de um fármaco a partir da forma farmacêutica e a porcentagem de absorção *in vivo* desse fármaco a partir da mesma forma farmacêutica. É o único tipo de correlação que permite prever as curvas "concentração plasmática do fármaco × tempo" a partir das curvas de dissolução.
- **Correlação nível B**: são empregados os parâmetros estatísticos tempo médio de dissolução *in vitro* (MDT) e tempo médio de residência *in vivo* (MRT) do fármaco.
- **Correlação nível C**: neste nível de correlação, um ponto de dissolução (p. ex., Q_t, porcentagem do fármaco presente na forma farmacêutica dissolvido no tempo t) é comparado a um parâmetro farmacocinético, como área sob a curva "concentração plasmática do fármaco × tempo" (ASC), ou concentração plasmática máxima (C_{max}).

O nível A de correlação pode ser utilizado para fins regulatórios em algumas situações, no sentido de evitar a realização de um estudo *in vivo* de biodisponibilidade relativa/bioequivalência, quando há alterações na formulação após o registro sanitário do medicamento. Como nesse caso a dissolução *in vitro* se correlaciona com a fração absorvida *in vivo*, em função do tempo, pode-se estudar o impacto das alterações, empregando-se os estudos de dissolução. Esse nível de correlação é mais facilmente obtido no caso de formulações de liberação modificada ou quando o fármaco é da Classe II do SCB e está presente em formas farmacêuticas sólidas orais de liberação imediata.

Sistema de classificação biofarmacêutica (SCB)

Surgiu da constatação de que a solubilização dos fármacos no trato gastrintestinal e sua permeação através da mucosa intestinal são processos essenciais para a absorção oral de fármacos. Estes processos podem ser traduzidos em dois parâmetros biofarmacêuticos fundamentais: a solubilidade e a permeabilidade do fármaco, que definem as quatro classes do SCB:

- **Classe I**: fármacos de alta permeabilidade e alta solubilidade, que são absorvidos de forma rápida e completa.
- **Classe II**: fármacos de alta permeabilidade e baixa solubilidade.
- **Classe III**: fármacos de baixa permeabilidade e alta solubilidade.
- **Classe IV**: fármacos de baixa permeabilidade e baixa solubilidade, que possuem alta variabilidade na velocidade e na extensão de absorção, dificultando sua utilização oral.

A Food and Drug Administration (FDA-EUA) foi a autoridade sanitária pioneira a publicar um guia para a bioisenção, considerando a realização de estudos de permeabilidade e solubilidade *in vitro*, associados a estudos de dissolução da forma farmacêutica de uso oral, destinado às indústrias farmacêuticas, para fins de registro de medicamentos genéricos. A bioisenção corresponde a não exigência de um estudo de biodisponibilidade relativa *in vivo*, caso os resultados dos estudos de permeabilidade, solubilidade e dissolução possam comprovar a bioequivalência *in vitro*. Empregando esse guia, houve o registro de medicamentos genéricos pela FDA-EUA por bioisenção, no caso de formas farmacêuticas sólidas orais contendo alguns fármacos da Classe I do SCB.

A Organização Pan-Americana de Saúde (OPS) criou a Rede Pan-Americana de Harmonização da Regulamentação Farmacêutica (Rede PARF), em 2000. Nesta rede, foi criado, entre outros, o Grupo de Trabalho de Bioequivalência, sob a coordenação da FDA-EUA e a participação de diversas agências reguladoras. O objetivo desse grupo de trabalho foi discutir e elaborar publicações para colaborar com a disseminação e a harmonização dos conceitos e critérios relacionados à bioequivalência e à bioisenção. Foram promovidos vários seminários, o que resultou na publicação de um documento de orientação sobre a implementação de estudos de equivalência de medicamentos.

A Federação Internacional de Farmacêuticos (FIP, em inglês), juntamente com a Organização Mundial da Saúde (OMS), considerando a potencial diminuição de custos com a redução dos estudos de bioequivalência *in vivo* pela aplicação da bioisenção, motivou os estudos e a publicação de uma série de monografias de bioisenção no "Journal of Pharmaceutical Sciences". O objetivo foi fornecer dados aos pesquisadores e às agências reguladoras, que pudessem colaborar com a tomada de decisão sobre a bioisenção no registro de medicamentos.

No Brasil, a Anvisa publicou a RDC n. 37, em 2011, atualizada pela Instrução Normativa – IN n. 10, de 29 de setembro de 2016, que regulamentaram a bioisenção para o registro de medicamentos de uso oral, de liberação imediata, para alguns fármacos da Classe I do SCB.

Considerações finais

A importância da bioequivalência nas últimas décadas deve-se ao fato de que ela é um critério empregado internacionalmente para a aprovação do registro de um medicamento genérico, após a realização de um estudo de biodisponibilidade relativa, no qual se compara a biodisponibilidade de um medicamento-teste com a biodisponibilidade de um medicamento de referência. É considerada, também, como uma ferramenta para estabelecer equivalência terapêutica e intercambialidade entre medicamentos, especialmente útil no caso de formas farmacêuticas sólidas de uso oral.

No Brasil, a Anvisa foi responsável pela publicação e revisão constante da regulamentação para estudos de biodisponibilidade relativa/bioequivalência, que possibilitaram o registro de medicamentos genéricos e a adequação dos medicamentos similares do mercado.

Desde a década de 1980, vários países implantaram políticas de medicamentos genéricos, tendo como base a bioequivalência e a equivalência terapêutica. Na América Latina, o México foi o primeiro país a publicar uma norma sobre bioequivalência entre medicamentos (1998). O Brasil e a Argentina foram os primeiros países da América do Sul a publicar essa norma (1999). Entre 1999 e 2018, outros países também a publicaram (Cuba, Colômbia, Chile, Panamá, Costa Rica, Venezuela, Uruguai, Peru e Equador), entretanto, há diferentes graus de implementação da referida norma.

Cabe ressaltar que os conceitos referidos neste capítulo são aplicáveis aos medicamentos que contêm fármacos de origem sintética. Para medicamentos de origem biotecnológica, quando vencem as patentes, podem ser desenvolvidos os chamados biossimilares, porém, os critérios de registro são distintos em relação aos medicamentos genéricos e similares.

Bibliografia

- ABDOU, H.M. Dissolution, bioavailability and bioequivalence. Easton: Mack Printing, 1989. 554p.
- ABRAHAMSSON, B.; LENNERNÄS, H. Application of the biopharmaceutic classification system now and in the future. In: VAN DE WATERBEEMD, H., LENNERNÄS, H. ARTURSSON, P (ed.). Drug Bioavailabilty. Weinheim: Wiley-VCH, cap. 21, p. 495-531, 2003.
- AMERICAN ASSOCIATION OF PHARMACEUTICAL SCIENTISTS. AAPS Advances in the Pharmaceutical Sciences. Series 28. CRISTOFOLETTI, R.; MARQUES, M.; STORPIRTIS, S. Brazil. In: KANFER, I. (ed.). *Bioequivalence Requirements in Various Global Jurisdictions*. New York: Springer, chapter 1, p. 1-20, 2017.
- AMIDON, G.L.; LENNERNÄS, H.; SHAH, V.P.; CRISON, J.R. A theoretical basis for a biopharmaceutic drug classification: the correlation of in vitro drug product dissolution and in vivo bioavalibility. *Pharmaceut Res*. n. 12, p. 413-20, 1995.
- ARAÚJO, L.H. et al. Medicamentos genéricos no Brasil: panorama histórico e legislação. *Revista Pan-americana de Salud Publica*. v. 28, n. 6, p. 480-492, 2010.
- AULTON, M.E. (ed.). Pharmaceutics: the science of dosage form design. 2nd ed. New York: Churchill Livingstone; 2001. 704p.
- BARRETT, J.S. et al. PhRMA perspective on population and individual bioequivalence. *J Clin Pharmacol*., v. 40, p. 561-570, 2000.
- BRASIL. Agência Nacional de Vigilância Sanitária (Anvisa). Instrução Normativa – IN n. 10, de 29 de setembro de 2016 (Publicada em DOU n. 189, de 30 de setembro de 2016). Determina a publicação da "Lista de fármacos candidatos à bioisenção baseada no Sistema de Classificação Biofarmacêutica (SCB) e dá outras providências.
- BRASIL. Agência Nacional de Vigilância Sanitária (Anvisa). Resolução da Diretoria Colegiada. RDC n. 133, de 29 de

maio de 2003, que dispõe sobre o registro de Medicamento Similar, e dá outras providências, 2003. Disponível em: <https://www.legisweb.com.br/legislacao/?id=99766>. Acesso em: 21 out. 2019.
- BRASIL. Agência Nacional de Vigilância Sanitária (Anvisa). Resolução da Diretoria Colegiada. RDC n. 134, de 29 de maio de 2003, que dispõe sobre a adequação dos medicamentos já registrados, 2003a. Disponível em: <http://portal.anvisa.gov.br/documents/33880/2568070/RDC_134_2003.pdf/6a92e720-cd6d-46f6-be4d-9379cee9cf15>. Acesso em: 21 out. 2019.
- BRASIL. Agência Nacional de Vigilância Sanitária (Anvisa). Resolução da Diretoria Colegiada. RDC n. 37, de 3 de agosto de 2011. Dispõe sobre o Guia para isenção e substituição de estudos de biodisponibilidade relativa/bioequivalência e dá outras providências. Disponível em: <http://portal.anvisa.gov.br/documents/33880/2568070/rdc0037_03_08_2011.pdf/13c41657-e93b-4d09-99eb-377f760f3aa0>. Acesso em: 21 out. 2019.
- BRASIL. Agência Nacional de Vigilância Sanitária (Anvisa). Resolução da Diretoria Colegiada. RDC n. 58, de 10 de outubro de 2014, que dispõe sobre as medidas a serem adotadas junto à Anvisa pelos titulares de registro de medicamentos para a intercambialidade de medicamentos similares com o medicamento de referência. Disponível em: <http://bvsms.saude.gov.br/bvs/saudelegis/anvisa/2014/rdc0058_10_10_2014.pdf>. Acesso em: 21 out. 2019.
- BRASIL. Agência Nacional de Vigilância Sanitária (Anvisa). Resolução da Diretoria Colegiada. RDC n. 27, de 17 de maio de 2012, que dispõe sobre os requisitos mínimos para a validação de métodos bioanalíticos empregados em estudos com fins de registro e pós-registro de medicamentos Disponível em: <http:// http://portal.anvisa.gov.br/documents/10181/3855414/RDC_27_2012_.pdf/6bb828cc-879a-418b-bdbd-f104c9eb598a>. Acesso em: 29 out. 2019.
- BRASIL. Agência Nacional de Vigilância Sanitária (Anvisa). Resolução da Diretoria Colegiada. RDC n. 200, de 26 de dezembro de 2017, que dispõe sobre os critérios para a concessão e renovação do registro de medicamentos com princípios ativos sintéticos e semissintéticos, classificados como novos, genéricos e similares, e dá outras providências. Disponível em: <http://portal.anvisa.gov.br/documents/10181/3836387/RDC_200_2017_COMP.pdf/3b8c3b31-24cb-4951-a2d8-8e6e-2a48702f>. Acesso em: 29 out.2019.
- BRASIL. Agência Nacional de Vigilância Sanitária (Anvisa). Resolução RE n. 1170, de 19 de abril de 2006, que determina a publicação do Guia para provas de biodisponibilidade relativa/bioequivalência de medicamentos. Disponível em: <http:// http://portal.anvisa.gov.br/documents/10181/2718376/%281%29RE_1170_2006_COMP.pdf/52326927-c379-45b4-9a7e-9c5ecabaa16b>. Acesso em: 29 out. 2019.
- BRASIL. Agência Nacional de Vigilância Sanitária (Anvisa). Resolução n. 391, 9 agosto 1999a. Diário Oficial da União, Brasília (1999 ago. 10); Sec. 1:62-9.
- BRASIL. Lei n. 9.787, de 10 de fevereiro de 1999. Altera a Lei n. 6360, de 23 de setembro de 1976, que dispõe sobre a vigilância sanitária, estabelece o medicamento genérico, dispõe sobre a utilização de nomes genéricos em produtos farmacêuticos e dá outras providências. Diário Oficial da União, Brasília (1999 fev. 11); Sec. 1:1-2.
- CARDOT, J.M.; BEYSSAC, E.; ALRIC, M. In vitro-in vivo correlation: importance of dissolution in IVIVC. *Dissolut Technol.*, v. 14, p. 15-9, 2007.
- CAZES, J.; SCOTT, R.P.W. Chromatography theory. New York: Marcel Dekker; 2002. 476p.
- CONSIGLIERI, V.O.; STORPIRTIS, S.; FERRAZ, H.G. Aspectos farmacotécnicos relacionados à biodisponibilidade e bioequivalência de medicamentos. *Revista de Ciências Farmacêuticas*, São Paulo, v. 21, n. 1, p. 23-41, 2000.
- CRISTOFOLETTI, R.; CHIANN, C.; DRESSMAN, J.B.; STORPIRTIS, S. A comparative analysis of biopharmaceutics classification system and biopharmaceutics drug disposition classification system: A cross-sectional survey with 500 bioequivalence studies. *J. Pharm. Sci*, v. 102, n. 9, p. 3136-3144, 2013.
- CRISTOFOLETTI, R.; RAMA, E.M.; CHIANN, C. Relação entre Farmacocinética e Farmacodinâmica (PK/PD). In: STORPIRTIS, S.; GONÇALVES, J.E.; DE CAMPOS, D.R.; GAI, M.N. (org.). Farmacocinética Básica e Aplicada. Rio de Janeiro: Guanabara Koogan, cap. 22, p. 174-190, 2011.
- DE CAMPOS, D.R.; STORPIRTIS, S.; GAI, M.N.; GONÇALVES, J.E. Aplicação da Farmacocinética aos estudos de correlação de dados in vitro-in vivo (CIVIV). In: STORPIRTIS, S.; GONÇALVES, J.E.; DE CAMPOS, D.R.; GAI, M.N. (org.). Farmacocinética Básica e Aplicada. Rio de Janeiro: Guanabara Koogan, cap. 20, p. 155-161, 2011.
- DIGHE, S.V. A review of the safety of generic drugs. *Transplant P*. v. 31, Suppl 3A, p. 23S-4S, 1999.
- EDDINGTON, N.D. et al. Development and internal validation of an in vitro-in vivo correlation for a hydrophilic metoprolol tartrate extended release tablet formulation. *Pharm. Res.*, v. 15, p. 466-73, 1998.
- EUROPEAN MEDICINES AGENCY. COMMITTEE FOR MEDICINAL PRODUCTS FOR HUMAN USE. Guideline on the investigation of bioequivalence. London: European Medicines Agency; 2010. 27p.
- FOOD AND DRUG ADMINISTRATION, U.S. Department of Health and Human Services Food and Drug Administration Center for Drug Evaluation and Research (CDER). Waiver of In Vivo Bioavailability and Bioequivalence Studies for Immediate-Release Solid Oral Dosage Forms Based on a Biopharmaceutics Classification System. Guidance for Industry, 2000.
- FOOD AND DRUG ADMINISTRATION, U.S. Department of Health and Human Services Food and Drug Administration Center for Drug Evaluation and Research (CDER). Waiver of In Vivo Bioavailability and Bioequivalence Studies for Immediate-Release Solid Oral Dosage Forms Based on a Biopharmaceutics Classification System. Guidance for Industry, 2017.
- GANDERTON, D. Effect of production variables on the properties of tablets and capsules related to bioavailability. *Acta Pharm Suec.*, v. 15, p. 314-5, 1978.
- HYÖTYLÄINEN, T.; RIEKKOLA, M. Solid-phase extraction or liquid chromatography coupled on-line with gas chromatography in the analysis of biological samples. *J Chromatogr B.*, v. 817, p. 13-21, 2005.
- KOEPPE M.O. et al. Biowaiver monographs for immediate release solid oral dosage forms: levofloxacin. *J. Pharm. Sci.*, v. 100, n. 5, p. 1628-1636, 2011.
- MIDHA, K.K.; MCKAY, G. Bioequivalence; its history, practice, and future. *AAPS J.*, v. 11, p. 664-70, 2009.
- NATION, R.L.; SANSOM, L.N. Bioequivalence requirements for generic products. *Pharmac Ther.*, v. 62, p. 41-55, 1994.
- PAN AMERICAN HEALTH ORGANIZATION. Framework for Implementation of Equivalence Requirements for Pharmaceutical Products. PANDRH Technical Report nº 8. Pan American Network on Drug Regulatory Harmonization. Working Group on Bioequivalence (BE). Washington, DC: PAHO,2011. Disponível em: <http://apps.who.int/medicinedocs/documents/s19939en/s19939en.pdf>. Acesso em: 21 out. 2019.
- PINHO, J.J.R.G.; STORPIRTIS, S. Desenvolvimento e avaliação biofarmacotécnica de comprimidos de liberação controlada de cloridrato de metformina empregando meio de dissolução com variação gradual de pH. *Revista Bras. Ciên. Farm.*, São Paulo, v. 35, n. 1, p. 101-109, 1999.

- PYRZYNSKA, K.; POBOZY, E. On-line coupling of solid phase extraction sample processing with high-performance liquid chromatography. *Crit Rev in Anal Chem.*, v. 32, p. 227-43, 2002.
- QUENTAL, C.; ABREU, J.C.; BOMTEMPO, J.V. GADELHA, C.A.G. Medicamentos genéricos no Brasil: impactos das políticas públicas sobre a indústria nacional. *Ciência & Saúde Coletiva*, v. 13, p. 619-628, 2008.
- SHARGEL, L.; KANFER, I. Generic Drug Product Development. International Regulatory Requirements for Bioequivalence. Informa Healthcare, New York, 2010. 309p.
- SHARGEL, L.; WU-PONG, S.; YU, A.B.C. Applied biopharmaceutics and pharmacokinetics. 5th. ed. New York: The McGraw-Hill Companies, 2005. 892p.
- STORPIRTIS, S.; GAI, M.N.; CRISTOFOLETTI, R. Generic and similar products in Latin American countries: Current aspects and perspectives on bioequivalence and biowaivers. *Pharmaceuticals Policy and Law*, v. 16, p. 225-248, 2014.
- STORPIRTIS, S.; GAI, M.N.; DE CAMPOS, D.R.; GONÇALVES, J.E. Farmacocinética: conceitos, definições e relação com a Farmacodinâmica e a Biofarmácia (Biofarmacotécnica). In: STORPIRTIS, S.; GAI, M.N.; DE CAMPOS, D.R.; GONÇALVES, J.E (org.). *Farmacocinética básica e aplicada.* Rio de Janeiro: Guanabara Koogan, cap. 1, p. 3-16, 2011.
- STORPIRTIS, S.; GONÇALVES, J.E.; CHIANN, C.; GAI, M.N. *Biofarmacotécnica.* Rio de Janeiro: Guanabara Koogan, 2009. 321p.
- U.S. DEPARTMENT OF HEALTH AND HUMAN SERVICES. FOOD AND DRUG ADMINISTRATION. CENTER FOR DRUG EVALUATION END RESEARCH. Guidance for industry: bioavailability and bioequivalence studies for orally administered drug products – General considerations. 2003. 23p.
- UNITED STATES PHARMACOPOEIA. 14. ed. Rockville: United States Pharmacopeial Convention, 1950.
- UNITED STATES PHARMACOPOEIA. 18. ed. Rockville: United States Pharmacopeial Convention, 1970.
- UNITED STATES. Code of Federal Regulations. Title 21: Food and Drug Administration. Part 320: Bioavailability and bioequivalence requirements. 2012; 190-205 [citado 04 mar 2013]. Disponível em: <http://www.gpo.gov/fdsys/pkg/CFR-2012-title21-vol5/pdf/CFR-2012-title21-vol5-part320.pdf>. Acesso em: 21 out. 2019.
- VERGNAUD, J.M.; ROSCA, I.D. *Assessing bioavailability of drug delivery systems:* mathematical modeling. Boca Raton: Taylor & Francis Group, 2005. 223p.
- VIEIRA, N.R.; DE CAMPOS, D.R. *Manual de bioequivalência.* São Paulo: Dendrix, 2014. 207p.
- WESTLAKE, W.J. Symmetrical confidence intervals for bioequivalence trials. *Biometrics*, v. 32, p. 741-4, 1976.

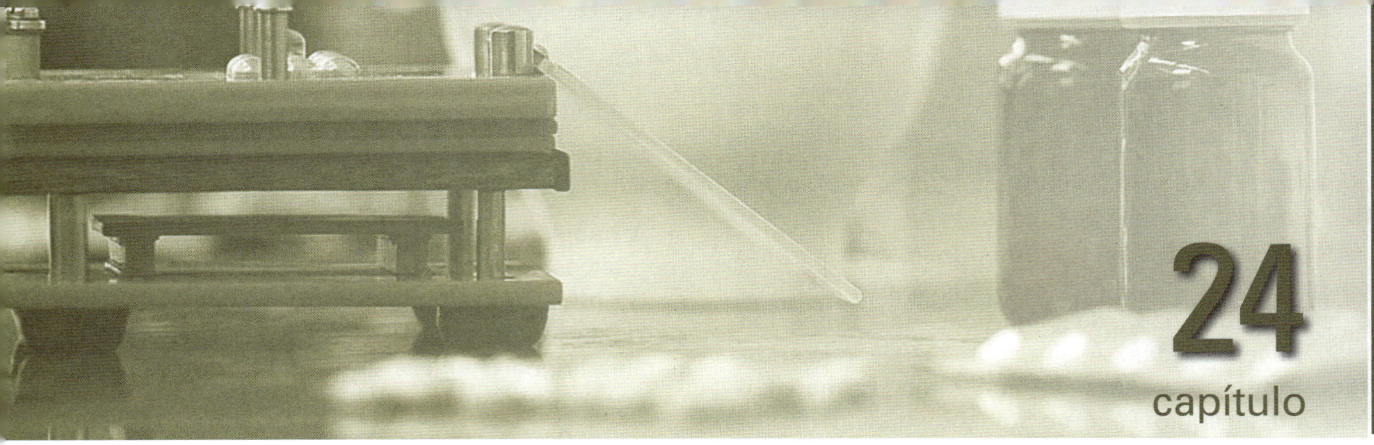

Corretivos do Sabor e do Aroma*

Anselmo Gomes de Oliveira • Lauro Moretto

Introdução

A sobrevivência de todas as formas de vida depende da capacidade de sentir o ambiente e de reagir de uma forma apropriada. As informações acerca de nossos arredores são, a princípio, monitoradas por meio da visão e da audição. Nossos conhecimentos dos mecanismos destes sentidos são, apesar de incompletos, razoavelmente amplos. Os outros sentidos que intimamente envolvem nossa seleção de um ambiente hospitaleiro, tanto interno quanto externo, são os sentidos do sabor e do cheiro, dos quais se tem ainda um limitado conhecimento.

Do ponto de vista fisiológico e bioquímico, os sabores primários são quatro: doce, azedo, amargo e salgado. O sabor doce está sempre associado a valores e julgamentos emotivos, apreciação, atenção e procura, enquanto os demais estão associados a determinadas substâncias químicas, alimentos e frutos. Para alguns autores, existe um quinto sabor primário, o *umami,* atribuído à sensação provocada pelo ácido glutâmico, presente em pequenas proporções na saliva humana e que acentua os demais sabores. Assim, é também considerado um exaltador, e não um tipo de sabor.

São reconhecidos como sabores secundários: adstringente ou estíptico, metálico, de sabão ou saponoso, frio ou refrescante, picante ou pungente, terroso ou arenoso, dentre outros.

Tradicionalmente, o medicamento tem sido relacionado com sabor desagradável, de modo que o termo sabor medicinal é entendido psicologicamente como qualquer sabor não identificável, mas com características desagradáveis.

Considerando-se que a grande maioria dos insumos ativos de medicamentos apresenta sabor amargo pouco agradável, especialmente às crianças, tem sido prática comum a utilização de agentes auxiliares de formulação, denominados corretivos do sabor, que reduzem o impacto negativo do amargor de determinados fármacos ou formulações farmacêuticas. Apesar de ser predominante o uso de corretivos para o sabor amargo, também são usuais corretivos para os demais sabores primários e secundários de fármacos e insumos auxiliares de formulações farmacêuticas.

De maneira assemelhada, o odor ou cheiro característico de certos fármacos ou formulações nem sempre são considerados agradáveis às pessoas. O cheiro desagradável é responsável, com particular destaque às crianças, pela rejeição aos medicamentos.

As substâncias auxiliares de formulação utilizadas como corretivos de sabor e odor de medicamentos são denominadas edulcorantes e aromatizantes, respectivamente. Algumas substâncias, designadas flavorizantes, podem ter propriedades corretivas tanto do sabor quanto do cheiro.

Na Antiguidade, já se utilizavam empiricamente as substâncias modificadoras de sabores, em que o mel de abelha era o principal ingrediente; mas, até algumas décadas atrás, muito pouco foi realizado

* Autores na primeira edição: Carlos Henrique Robertson Liberalli e João Haikal Helou.

cientificamente para melhorar o sabor e o aroma das preparações farmacêuticas.

Na atualidade, sabe-se que principalmente para os grupos de pacientes pediátricos e geriátricos existe a dificuldade de deglutição de formas farmacêuticas sólidas. Assim, para esses pacientes são preferencialmente administradas formas farmacêuticas líquidas, como soluções e suspensões. Considerando que o sabor e o odor desagradáveis são mais perceptíveis nessas condições, existe a necessidade de que medicamentos com essas características sejam corrigidas.

Justificativa da utilização dos corretivos de sabor e aroma em medicamentos

Edulcorantes e aromatizantes são substâncias adjuvantes adicionadas ao medicamento com a finalidade de melhorar a sua aceitação. São usadas principalmente em formas farmacêuticas líquidas de uso oral, por serem as mais expostas aos fatores de percepção dos sabores e aromas. Medicamentos com sabor ou odor desagradável estimulam o reflexo nauseoso, quase sempre conduzindo ao vômito e consequente eliminação do medicamento. Ao contrário, o sabor e o odor agradáveis evitam o reflexo nauseoso à absorção e à ação terapêutica do medicamento.

Se de um lado existe a necessidade de tornar o medicamento mais agradável, com o objetivo de facilitar a administração por via oral, de outro lado, ainda é discutível com que intensidade se deve corrigir o sabor e o aroma dos medicamentos, pois o mascaramento total de sabores desagradáveis poderia ocasionar ingestão excessiva, com perigo de provocar toxicidade, principalmente em crianças.

Sabores e sensações complementares

A sensação saborosa não é única. Ela envolve um conjunto de impressões que contemplam o sabor-odor-cor e que traduzem o significado aproximado de "buquê" no português e *flavour* no inglês.

De modo geral, gosto estranho se relaciona a um sabor que não corresponde a nenhum dos sabores conhecidos como fundamentais, ou seja, doce, salgado, amargo e ácido. Ao contrário, as combinações harmônicas correspondem a misturas agradáveis, tanto ao visual como ao paladar, e que são prontamente reconhecidas pelo organismo.

Sensibilidades gustativa e olfativa

A habilidade da percepção dos sabores fundamentais está relacionada com os receptores químicos primários contidos nos corpúsculos gustativos, os quais estão distribuídos majoritariamente nas papilas linguais (Figura 24.1), palato mole e duro, mucosas, epiglote, faringe, laringe, esôfago, lábios e bochechas.

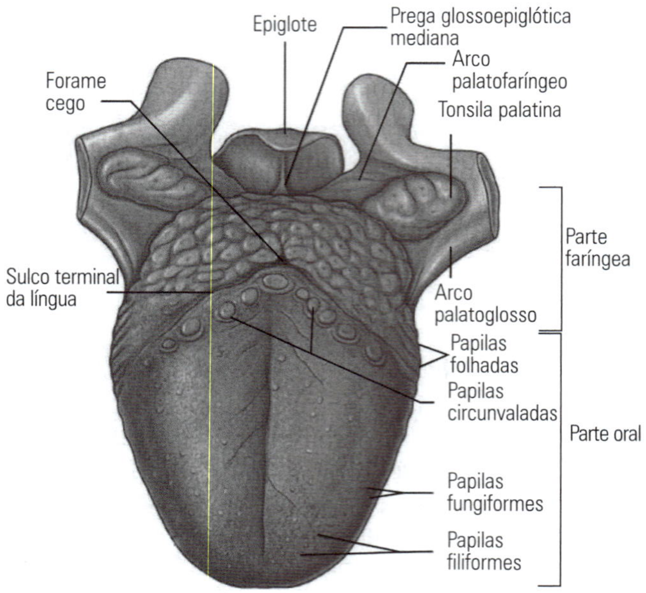

Figura 24.1. Esquema da distribuição das papilas gustativas na língua e percepção dos sabores fundamentais.

Fonte: Acervo da autoria.

A distribuição das papilas gustativas na superfície da língua, de certa maneira, revela a nossa capacidade de perceber principalmente os sabores fundamentais. As papilas linguais são os elementos anatômicos que têm em sua base os botões gustativos, responsáveis pela interação com substâncias dotadas de sabor.

Os sabores salgado e doce são mais prontamente identificados pelo organismo através das papilas filiformes, em virtude da sua disposição na região anterossuperior da língua. Cada papila filiforme contém alguns botões gustativos, responsáveis pela interação com substâncias dotadas de sabor doce ou salgado.

As papilas fungiformes, localizadas no epitélio lateral mediano da língua, são responsáveis pela identificação do sabor ácido ou azedo. Estima-se que cada papila fungiforme contenha de 8 a 10 botões gustativos e que cada botão ou corpúsculo gustativo seja constituído de 40 a 60 células. Estas células são cilíndricas e alongadas e estão em contato com a cavidade oral por uma abertura denominada poro, o qual se encontra na base de cada papila.

As papilas circunvaladas estão dispostas em forma de "V" invertido na superfície dorsal do terço posterior da língua (região mais profunda) e são responsáveis pela percepção do sabor amargo. O número de papilas circunvaladas oscila entre 6 e 12. Estima-se que em cada papila circunvalada existam mais de 200 botões gustativos. Especificamente no caso do sabor amargo, embora não seja percebido de imediato, quando identificado, ele exibe uma persistência mais duradoura.

As células do botão gustativo têm vida média de 10 dias, sendo, portanto, constantemente renovadas. Acredita-se que o ser humano adulto tenha cerca de 3.000 a 10.000 botões gustativos, dos quais 80 a 95% estão situados sobre a língua, e os demais na epiglote, arco glossopalatino, palato mole e esôfago.

Além dos quimiossensores do olfato e do paladar, existe um tipo especial de células localizadas na superfície dos olhos, da boca, do nariz e da garganta, que detectam substâncias irritantes, como amônia, mentol, pimenta etc.

De modo geral, o sentido do paladar fornece informações mais precisas a respeito da qualidade e da variedade daquilo que está sendo ingerido, até como mecanismo de identificar o seu grau de agradabilidade ou de nocividade para o organismo.

Conceitua-se "concentração limiar" de percepção do sabor como a menor concentração de uma substância, a qual pode ser detectada pelo organismo humano. Essa concentração limiar não é uniforme e constante entre as pessoas. Assim, por exemplo, a concentração limiar de percepção do sabor doce da sacarose pode ser diferente entre homens e mulheres, com a idade, entre fumantes e não fumantes, bem como portadores de doenças crônicas, especialmente diabéticos do tipo 2.

A temperatura exerce um efeito notável sobre o fenômeno da percepção dos sabores. Assim, na temperatura de 37 °C o organismo possui maior sensibilidade na percepção dos sabores, mas na medida em que se afasta dessa temperatura, para cima ou para baixo, essa percepção diminui gradativamente, de modo que em aproximadamente 0 °C, assim como a 50 °C, os sabores se tornam praticamente imperceptíveis.

A transmissão da sensação dos sabores é mediada por três nervos sensitivos, a saber: vago, facial e glossofaríngeo. Conceitua-se "latência" como o intervalo de tempo entre o estímulo que chega às papilas e a percepção consciente do sabor transmitido ao cérebro. Assim, para a sacarose, na concentração limiar, a latência é de 1,107 segundos. Em concentração dez vezes maior que a limiar, a latência passa a 0,545 segundo. O cloreto de sódio e o ácido cítrico apresentam resultados análogos. Já no sabor amargo, na concentração limiar, a latência é superior a 2 segundos. "Ageusia" é a ausência de sensibilidade gustativa que pode ser provocada por lesão no centro do paladar, no córtex cerebral ou na região facial. Em alguns casos pode ser hereditária.

A ordem de percepção do sabor, no caso dos medicamentos sob a forma líquida de uso oral, se dá inicialmente pelo impacto visual, seguida pelo aroma, textura e, finalmente, sabor.

Em medicamentos, alguns fatores podem provocar repugnância, mesmo que outros sejam agradáveis ou imperceptíveis. Por exemplo, o óleo mineral purificado, mesmo sendo inodoro e insípido, quando colocado na boca acaba provocando repugnância em razão de sua textura desagradável e da ausência de alguma referência de sabor e aroma agradáveis ao paladar.

Em cada uma das cavidades nasais dos seres humanos existem cerca de 50 milhões de células receptoras, que permitem a percepção e a distinção de aproximadamente 10 mil espécies químicas diferentes, com base apenas nas estruturas moleculares.

Mascaramento do sabor

Em formulações farmacêuticas, tem como objetivo principal bloquear ou dissimular a percepção dos sabores desagradáveis das substâncias ativas. Entre as alternativas, podem ser citados alguns procedimentos adotados pelo paciente diretamente no momento da administração do medicamento por via oral e outras no desenvolvimento da formulação.

Modificação da técnica de administração

A diluição do medicamento líquido com sabor desagradável com a ingestão subsequente de água ou de substâncias com sabor agradável são técnicas que visam minimizar a percepção do sabor ou proporcionar uma sensação contrária ao sabor desagradável do medicamento.

Modificação da estrutura química do fármaco

A eliminação de radicais na estrutura química de fármacos que não implique em alteração das propriedades farmacológicas ou em utilização de derivados, que tenham características organolépticas favoráveis, podem ser viáveis e precedem a fase do desenvolvimento da formulação.

Assim, a supressão dos radicais 3-naftil ou 2-difarnesil das vitaminas K1 e K2, respectivamente, gera a vitamina K3, menadiona, com sabor muito mais agradável e com melhor atividade que as anteriores (Figura 24.2).

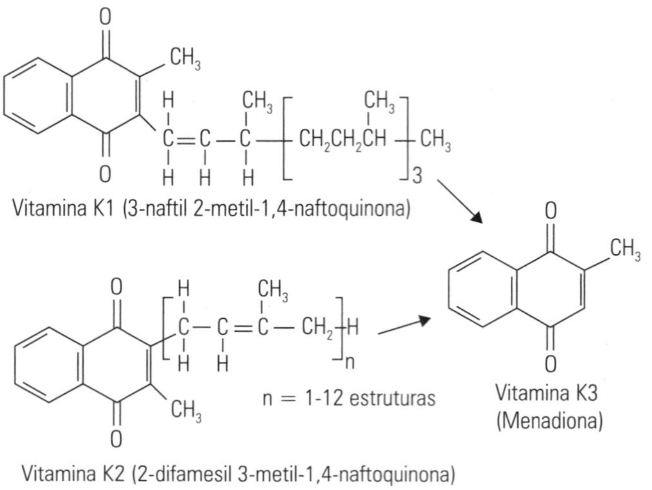

Figura 24.2. Eliminação dos radicais da cadeia lateral das vitaminas K1 e K2.

Outros caminhos viáveis são a formação de ésteres e outros derivados a partir das substâncias bases. O cloranfenicol base é uma substância extremamente amarga e seu éster, o palmitato, é praticamente insípido. O hexaidrato de piperazina, um anti-helmíntico, possui sabor amoniacal bastante desagradável e muito difícil de corrigir, mesmo na forma de xarope, mas o sal cítrico possui sabor ácido mais agradável, o qual pode ser facilmente formulado na forma de xarope cítrico.

Outro exemplo interessante está relacionado com a modificação de solubilidade dos fármacos, considerando que as substâncias menos solúveis tendem a ser insípidas ou possuem sabores mais toleráveis.

Escolha de uma forma farmacêutica adequada

Quando há possibilidade de se administrar formas farmacêuticas sólidas, o sabor e o odor desagradáveis podem ser suprimidos em comprimidos revestidos ou em cápsulas duras de gelatina, como é o caso das formulações com vitaminas e uso de cápsulas moles para as lipossolúveis.

Como a percepção dos sabores envolve certa solubilidade da substância na saliva, a administração de suspensões é menos provocadora de repugnância do que as soluções, independentemente da correção de sabor e odor.

Corretivos de aroma e sabor

São empregados para mascarar ou melhorar um sabor ou odor desagradáveis, e para conferir sabor ou odor em preparações insípidas ou inodoras.

Como regra geral, uma mistura corretiva em um medicamento deve ser capaz de mascarar sua característica repugnante, seja sabor, seja cor, seja odor ou seja textura.

Para essa finalidade, os principais corretivos utilizados incluem os corantes (ver Capítulo 25 – Corantes: Fundamentos e Aplicações Farmacotécnicas), os aromatizantes e os edulcorantes.

Aromatizantes

Parte significativa do sabor dos medicamentos é influenciada diretamente pelo aroma. Uma preparação farmacêutica, mesmo que seja insípida, se não apresentar um aroma agradável, será repugnante para o paciente. Normalmente, utilizam-se formulações constituídas de aldeídos, ésteres, éteres ou cetonas, que proporcionam odores semelhantes aos naturais. Entretanto, eles são capazes de proporcionar apenas o aroma característico, mas, em excesso, geralmente, causam odor desagradável.

Quadro 24.1
Relação entre substâncias químicas puras e o aroma conhecido.

Substância química	*Aroma*
Acetato de amila	Banana
Acetato de estiralila	Goiaba
Aldeído benzoico	Amêndoas
Aldeído cinâmico	Canela
Aldeído p-toluíla	Cereja
Anetol	Anis
Antranilato de metila	Uva
Caproato de alila	Abacaxi
Diacetila	Creme
Mentona	Hortelã

Quadro 24.2
Relação entre a estrutura química de algumas lactonas e o aroma.

Lactona	*Aroma*
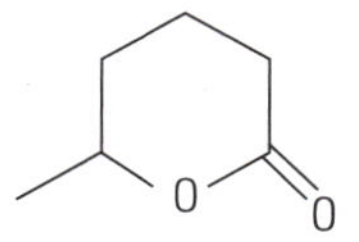	Chocolate
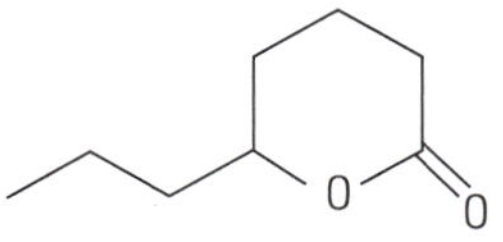	Creme
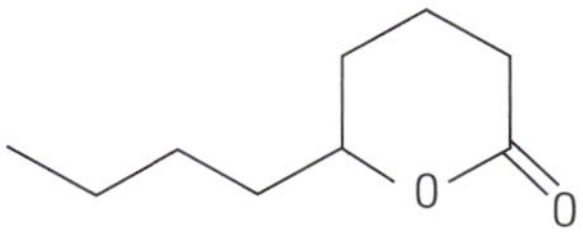	Coco
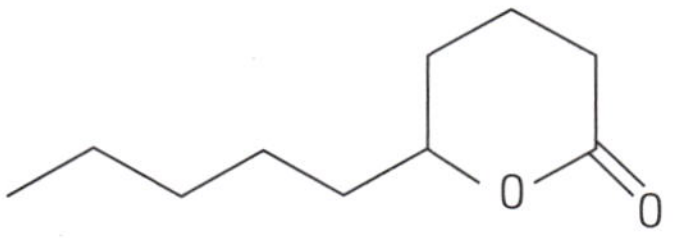	Pêssego
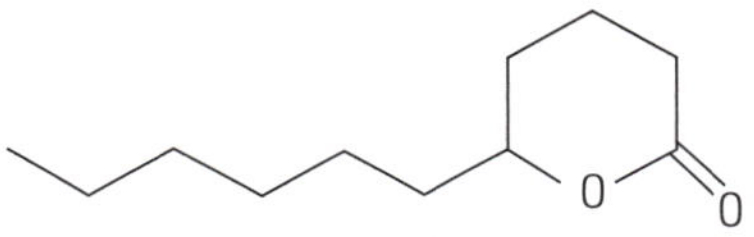	Gordura

Os corretivos naturais podem ser utilizados puros ou em misturas. Eles incluem as essências, que são óleos vegetais voláteis, como de amêndoas, anis, cravo, limão, laranja, menta, bergamota etc. As águas aromáticas ou hidrolatos são obtidas por destilação na presença de água, de partes de plantas contendo óleos essenciais, obtendo-se soluções aquosas transparentes saturadas com óleo essencial, como água de canela, de limão, de menta etc.

Exemplos de corretivos mais complexos, como a formulação do flavorizante de menta e a formulação de aroma composto (aromas de baunilha, limão, anis, óleos de eucalipto e de cravo), estão descritas em formulários e farmacopeias.

Edulcorantes

São substâncias diferentes dos açúcares, mas com grande capacidade adoçante, sendo, por isso, usadas em substituição total ou parcial do açúcar. Essas substâncias são classificadas em naturais e artificiais ou sintéticos (Quadro 24.3). Geralmente, os edulcorantes possuem poder adoçante muito superior ao da sacarose, que é utilizada como referência de poder adoçante (Tabela 24.1).

Quadro 24.3
Exemplos de edulcorantes naturais e sintéticos.

Naturais	*Sintéticos*
Esteviosídeo	Acessulfame-K
Frutose	Aspartame
Manitol	Ciclamato-Na
Sorbitol	Sacarina-Na
Xilitol	Sucralose

Tabela 24.1
Comparação do poder adoçante de açúcares e edulcorantes em relação à sacarose.

Naturais	*Poder adoçante*	*Sintéticos*	*Poder adoçante*
Sacarose	1,00	Ciclamato-Na	30 a 40
Frutose	170	Acessulfame-K	200
Glicose	0,76	Aspartame	200
Galactose	0,50	Sacarina-Na	300 a 500
Manose	0,45	Sucralose	600
Maltose	0,43	Glicerina	0,7
Lactose	0,15	Sorbitol	0,5
Esteviosídeo	300	–	–

As principais características de um edulcorante incluem: possuir poder edulcorante igual ou superior à sacarose, ausência de cor e de aroma, o sabor deve ser agradável e sem sabor residual, e, preferencialmente, hidrossolúvel. Além disso, deve ser quimicamente compatível com os outros componentes da formulação farmacêutica e apresentar estabilidade química frente à temperatura e ampla faixa de pH, incluindo pHs ácidos e levemente alcalinos.

Nas Figuras 24.3 e 24.4 estão representadas as estruturas químicas de alguns edulcorantes naturais e sintéticos, respectivamente.

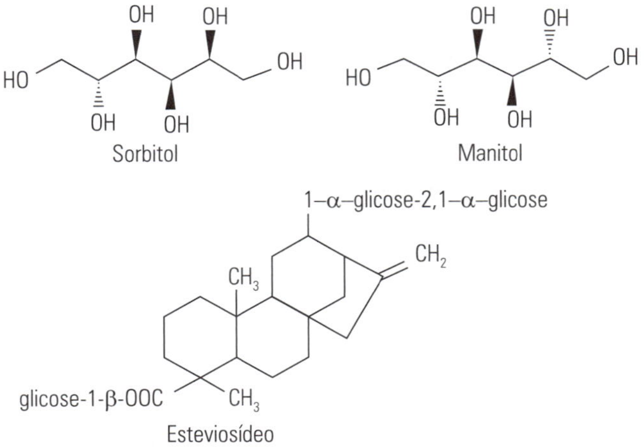

Figura 24.3. Estruturas químicas de edulcorantes naturais.

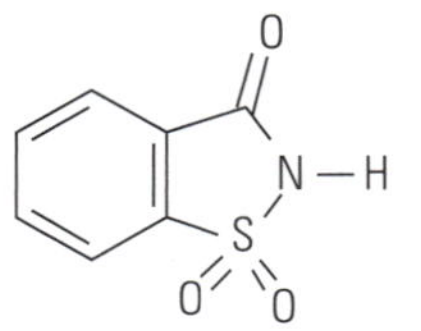

Sacarina

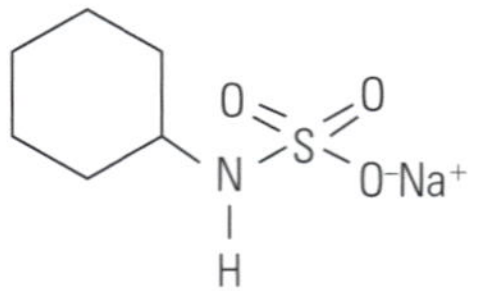

Ciclamato

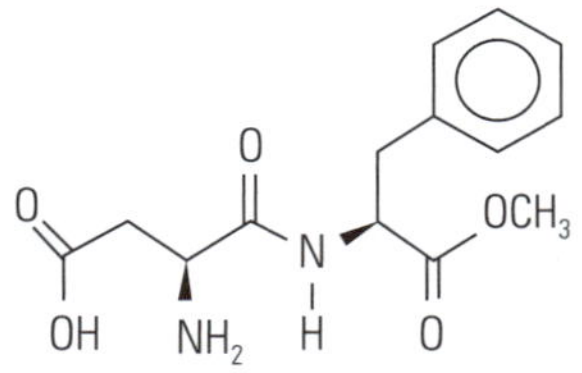

Aspartame

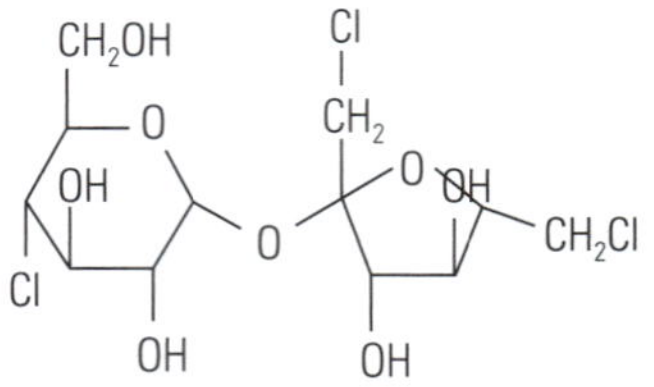

Sucralose

Figura 24.4. Estruturas químicas de alguns edulcorantes sintéticos.

Aplicações de corretivos de sabor e aroma

Algumas misturas corretivas estão descritas em compêndios oficiais. O xarope simples, inscrito no "Formulário Nacional da Farmacopeia Brasileira", constitui uma solução hipertônica de sacarose a 85% (m/v), indicado como veículo para fármacos hidrossolúveis e também como corretivo de sabores desagradáveis de formulações. Como corretivo de sabor, pode ser utilizado também em suspensões e nas fases externas de emulsões O/A de uso oral.

Outra opção, também inscrita no "Formulário Nacional da Farmacopeia Brasileira", como corretivo de sabor em formulações farmacêuticas, é o xarope dietético (sem açúcar) que contém carmelose, sacarina sódica e ciclamato de sódio em sua formulação.

Nos casos em que são utilizados como corretivos de sabor, os xaropes estão descritos de forma mais completa, como é o caso do xarope de cerejas e de cacau, inscritos na "Farmacopeia Americana", e os de ameixas e de amêndoas, inscritos na "Farmacopeia Brasileira".

Alguns critérios para a correção do sabor podem ser recomendados:

- Sabores agradáveis são pouco intensos; sabores intensos, mesmo o doce, tornam-se enjoativos.
- O sabor final deve ser harmônico em relação aos sabores primários. Desse modo, os sabores salgado, amargo, ácido e, mesmo, o doce, não devem se sobrepor aos demais.
- O sabor agradável, geralmente, possui paladar conhecido; o desconhecido é rejeitado instintivamente.
- A sensação olfativa deve harmonizar-se com a gustativa. Assim, as associações de sabor e aroma devem estar relacionadas entre si. Por exemplo, sabor cítrico com odor de frutas cítricas; sabor de café com aroma de café.
- A sensação visual também deve ser harmônica em relação ao sabor e ao aroma tradicionais, aconselhando-se usar corretivos de sabor e aroma compatíveis também com a cor.

Correção de sabor salgado

O sabor salgado é decorrente dos sais ionizados, como o cloreto de sódio e o cloreto de potássio. A exata definição do salgado e a intensidade da percepção variam de um sal para outro em face de interferentes que provocam outras sensações, além do sabor salgado.

De modo geral, o salgado pode ser corrigido com sabores doces, e a adição de substâncias ácidas melhora muito o resultado da correção, porque ela inibe a percepção das papilas gustativas para o salgado. Além disso, a mistura de ácido com salgado acentua o sabor doce dos açúcares. Assim, a associação de edulcorantes com aromatizantes cítricos, como o ácido cítrico e os aromatizantes de laranja, abacaxi e limão, com adição dos corantes correspondentes, dão bons resultados.

Como complemento, é fato bastante conhecido que a amilorida, um diurético poupador de potássio, bloqueia um canal de íons envolvido na transdução do sabor dos sais de sódio, impedindo a percepção do salgado.

O cloreto de sódio é o composto de referência para o sabor salgado.

Correção de sabor ácido

O sabor ácido é muito difundido na natureza e sua intensidade é decorrente da concentração de íons H^+. Esse sabor está relacionado com frutos cítricos, nos quais os ácidos cítrico, málico e tartárico, são frequentemente encontrados. O sabor ácido, geralmente, é agradável e aceitável em condições suaves. Em geral, não necessita de correções acentuadas, mas apenas de complementos que combinem com o ácido, como um edulcorante, um aromatizante cítrico e um corante adequado. Assim, para uma correção de sabor ácido com aromatizante de abacaxi é aconselhável complementar com um edulcorante e um corante correspondente.

A substância referência para o sabor ácido ou azedo é o ácido tartárico.

Correção de sabor amargo

O sabor amargo está associado a vários grupos de substâncias químicas geradoras de fármacos. Está presente mais frequentemente entre os flavonoides, como a limonina, e os alcaloides, como a quinina, a nicotina, a emetina e a cafeína.

O sulfato de quinina é a substância referência para o sabor amargo. Para o amargo na concentração limiar, a latência é superior a 2 segundos. Assim, a correção do amargo é particularmente difícil, pois os corretivos de sabor e de aroma usuais conseguem mascarar apenas o sabor inicial do medicamento, mas deixam um sabor residual persistente e duradouro.

Os melhores resultados em termos dos corretivos parecem ser conseguidos com aromatizantes que se combinam com o fundo residual amargo, tais como o cacau, a cereja, a framboesa, o caramelo, o café, o anis, a hortelã etc. Evidentemente, a combinação harmônica entre edulcorante, aromatizante e corante tem um papel fundamental no sucesso da correção.

Correção de sabor de fármacos insípidos e inodoros

Em geral, essas substâncias provocam rejeição em virtude das suas texturas. Como o organismo não consegue identificar nada conhecido, a sensação tátil com as papilas gustativas acaba se tornando desagradável. Os óleos purificados e inodoros, por exemplo, possuem textura desagradável, e uma das formas de corrigir essa sensação é abrandando essa percepção através de emulsões óleo em água e edulcorando e aromatizando a fase externa do sistema.

Correção de sabor de fármacos insípidos e de aroma desagradável

Nesse caso, mesmo não possuindo sabor desagradável, o estímulo olfativo do aroma desagradável é reforçado pela ausência de sabor e pela textura da preparação. O aroma desagradável pode ser corrigido com aromatizantes penetrantes associados a edulcorantes moderados, pois eles podem exaltar o aroma desagradável.

O óleo de fígado de bacalhau, embora seja insípido, possui aroma e textura extremamente desagradáveis. A textura pode ser bastante minimizada através da emulsificação do óleo em água, corrigindo-se a fase aquosa externa com aromatizantes, edulcorantes e corantes adequados.

No Quadro 24.4 são apresentadas sugestões para correção de sabor de diversos fármacos veiculados em formas farmacêuticas líquidas.

Quadro 24.4
Fármacos e sugestões para correção de seus sabores desagradáveis.

Categoria	*Flavorizante*
Antibióticos	Abacaxi, banana com abacaxi, banana com baunilha, cereja com creme, cereja, coco com creme, framboesa, frutas com canela, limão com creme, morango com baunilha
Anti-histamínicos	Canela, cassis, cereja, cereja silvestre, creme, damasco, framboesa, frutas silvestres, lima, mel, pêssego com laranja, uva, pêssego com rum
Barbitúricos	Banana com abacaxi, banana com baunilha, canela com menta, cassis, laranja, lima, morango com romã, pêssego com laranja
Descongestionantes e expectorantes	Abacaxi, anis, cassis, coentro, creme, cereja, coco com creme, damasco, framboesa, laranja, laranja com limão, morango, morango com menta e creme
Eletrólitos	Cereja, framboesa, lima-limão, uva
Produtos geriátricos	Cassis, lima, morango, romã com morango
Produtos infantis	Frutas vermelhas, frutas cítricas

Bibliografia

- BRASIL. Agência Nacional de Vigilância Sanitária (Anvisa). *Farmacopeia Brasileira*. 6. ed. Brasília, 2019.
- BRASIL. Agência Nacional de Vigilância Sanitária (Anvisa). *Formulário Nacional da Farmacopeia Brasileira*. 2. ed. Brasília, 2012. 224p.
- CHAUDHARI, N. et al. The taste of monosodium glutamate: membrane receptors in taste buds. *J. Neurosci*. v. 16, n. 12, p. 3817-3826, 1996.
- FOOD INGREDIENTS. *Dossiê aromas*. São Paulo: Insumos, n. 8, p. 40-68, 2009.
- GLUTAMATE. (org.). *Umami taste to improve food for the elderly*. Disponível em: http://glutamate.org. Acesso em: 2 fev 2014.
- GUYTON, A.C.; HALL, J.E. *Os sentidos químicos: gustação e olfação*. In: GUYTON, A.C.; HALL, J.E. *Tratado de Fisiologia Médica*. 12. ed. Rio de Janeiro: Guanabara Koogan, 2011, p. 683.
- KIM, U.K. et al. Genetics of human taste perception. *J Dent Res*, v. 83, n. 6, p. 448-53, 2004.
- LINDEMAN, B.; OGIWARA, Y.; NINOMIYA, Y. The Discovering of Umami. *Chemical Senses*, v. 27, n. 9, p. 843-844, 2002.
- LINDEMANN, B. Receptors and transduction in taste. *Nature*, v. 413, n. 6852, p. 219-225, 2001.
- LUIS, C.M.T.; GAVINA, C.; FORTUNATO, J.M. *Transdução gustativa*. Faculdade de Medicina da Universidade do Porto, Serviço de Fisiologia. Disponível em: <https://www.estudaetal.com/thebox/theboxficheiros/ 8611c212bef8c2ff-8c48a7f2bafdaaee08fd>. Acesso em: 18 jun 2019.
- SHIGEMURA, N. Angiotensin II and taste sensitivity. *Japanese Dental Science Review*, v. 51, n. 2, p. 51-58, 2015.
- OETTERER, M. Mono e dissacarídeos: propriedades dos açúcares. *Ciência e tecnologia agroindustrial*. ESALQ/USP, 2003.
- SCHIFFMAN, S.S.; LOCKHEAD, E.; MAES, F.W. Amiloride reduces the taste intensity of Na+ and Li+ salts and sweeteners. *Proc Natl Acad Sci*, v. 80, n. 19, p. 6136-40, 1983.
- SMITH, D.V.; MARGOLSKEE, R.F. Making sense of taste. *Scientific American*, v. 284, p. 32-39, 2001.
- UNITED STATES PHARMACOPEIA. National Formulary. 38th/33th Eds. Rockville: United States Pharmacopeial Convention, 2014.

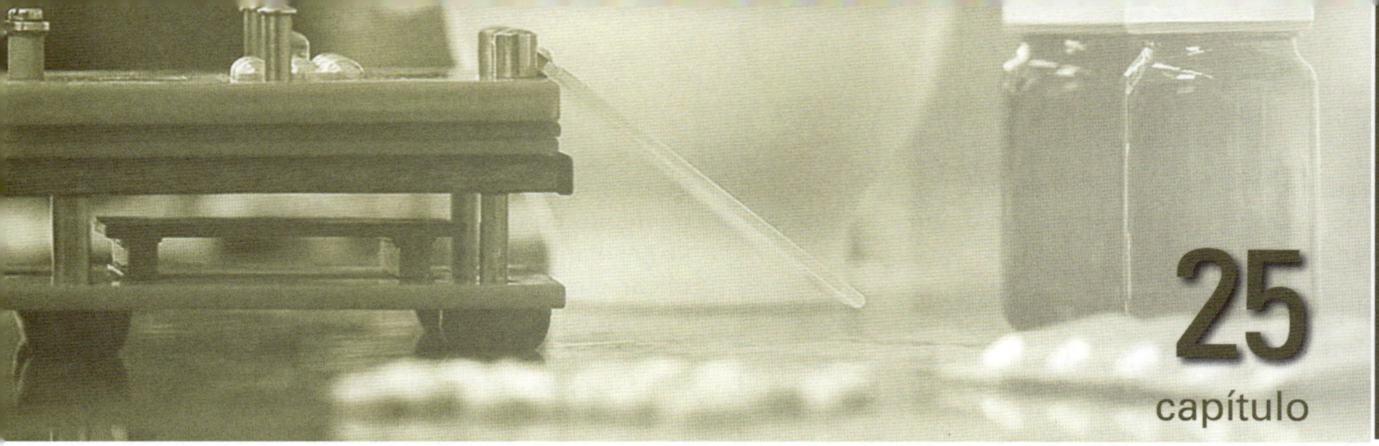

25
capítulo

Corantes: Fundamentos e Aplicações Farmacotécnicas*

Anselmo Gomes de Oliveira

Introdução

A cor é uma sensação provocada pela luz no olho humano, que depende do comprimento de onda das radiações incidentes sobre o objeto. O branco, que é a síntese das radiações, se contrapõe ao preto, que é a ausência delas.

De modo geral, corantes são substâncias que ao se dissolverem ou se dispersarem em um determinado meio são capazes de transmitir cor, sem modificar as demais características desse meio.

São substâncias adicionais aos medicamentos, produtos dietéticos, cosméticos, perfumes, produtos de higiene e similares, saneantes domissanitários e similares, para lhes conferir cor e, em determinados tipos de cosméticos, transferi-la para a superfície cutânea e anexos da pele. Para seu uso, observar a legislação Federal e as resoluções editadas pela Anvisa.

A "Farmacopeia Brasileira", 6ª edição, define corante como qualquer composto orgânico ou inorgânico, natural ou sintético que, independentemente de possuir ou não atividade farmacológica, é adicionado aos medicamentos, alimentos, cosméticos ou correlatos com a finalidade única de corá-los ou de alterar a sua cor original.

A "Farmacopeia Brasileira", 6ª edição, faz também distinção entre corantes e pigmentos: "A diferença básica entre pigmentos e corantes está no tamanho de partícula e na solubilidade no meio em que é inserido. Os pigmentos possuem, no geral, tamanho de partícula maior e são insolúveis em água, enquanto que corantes são moléculas solúveis em água. Pode afirmar-se que os corantes são empregados em soluções e os pigmentos em suspensões. Além disso, os pigmentos têm maior estabilidade química e térmica que os corantes."

Os corantes já eram conhecidos e usados desde a antiguidade, de um lado, como símbolo de *status* na cor púrpura das roupas ou nos costumes de tribos indígenas e, de outro lado, quando se procurava esconder a qualidade inferior ou uma alteração substancial de características, principalmente em alimentos. Na época, eram usados os corantes naturais derivados de minerais, como o óxido de ferro; derivados de animais, como vários extratos de insetos; e derivados de vegetais, como extratos de sementes de urucum (Quadro 25.1).

Somente a partir da década de 1850 é que os corantes começaram a ser pesquisados de forma mais científica, quando Willian Henry Perkin, químico britânico, na tentativa de obter a quinina, sintetizou uma substância de cor púrpura "Mauveine", também conhecida como *Perkin's purple*.

Atualmente, são conhecidos muitos grupos cromóforos em moléculas orgânicas, tais como azo (–N=N–), nitroso (–N=O), nitro (–NO_2), azoxi (–N=N–O–), carbonila (–C=O) etc., com diferentes capacidades de coloração.

Os corantes encontram um vasto campo de aplicação na área farmacêutica, incluindo atividades terapêuticas, como antissépticos, quimioterápicos,

* Autor na primeira edição: João Haikal Helou.

agentes de diagnóstico, indicadores em métodos analíticos, reagentes analíticos e corretivos da cor em medicamentos.

Quadro 25.1
Exemplos de corantes, segundo a origem.

Origem	*Corante*
Mineral	Carbonato de cálcio, carvão ativo, dióxido de titânio, óxido de ferro amarelo, óxido de ferro vermelho, óxido de ferro preto
Vegetal	Betacaroteno, cacau, cantaxantina, caramelo, clorofila, curcumina, indigotina, urucum
Animal	Carmim de cochonilha
Sintética	Amaranto, amarelo de quinolina, azorrubina, azul brilhante, azul de indigotina, azul de metileno, eritrosina, ponceau 4R, tartrazina

Justificativas do uso de corantes em medicamentos

Razão estética

Existe uma relação tradicional entre medicamento e algum tipo de sensação desagradável. Medicamentos que transmitem essa sensação quase sempre levam o paciente à repugnância, estimulam o reflexo nauseoso, podendo provocar vômitos e, por consequência, a eliminação de parte substancial da dose administrada do medicamento. Sabemos que a aceitação do medicamento depende de um conjunto de impressões sensoriais que deve transmitir uma sensação agradável ao paciente. A relação intrínseca e a psicológica que o paciente faz entre cor-sabor-odor, transmite a mensagem de que deve haver uma racionalidade entre esses parâmetros. Assim, esteticamente, espera-se que uma preparação com sabor ácido deva conter adjuvantes que possuam odor e cor correspondentes, por exemplo, o verde como cor característica para o odor e o sabor de limão ou alaranjado como cor correspondente ao sabor e odor de laranja. Do mesmo modo, o sabor e odor de menta relaciona-se com a coloração verde e os de cereja, com o vermelho.

Há casos em que a coloração é completamente independente do sabor e do odor. É o que ocorre com drágeas, coradas com diversas tonalidades, com o objetivo de simplesmente torná-las mais atrativas visualmente.

Identificação e diferenciação

Muitos pacientes empregam a cor como forma de diferenciar os vários comprimidos ou cápsulas que devem tomar diariamente. Isso ocorre principalmente com pacientes menos esclarecidos, que se baseiam unicamente na cor como modo de identificar o medicamento no momento do uso ou até mesmo ao adquiri-lo na farmácia. Assim, os farmacêuticos nas Farmácias Magistrais procuram diferenciar esses medicamentos pela cor e também para manter certa padronização, sempre que o paciente apresentar prescrição para o mesmo fármaco em igual dosagem. A Organização Mundial da Saúde recomenda a utilização de cores diferenciadas na tentativa de prevenir problemas de identificação dos medicamentos.

Em contrapartida, a indústria farmacêutica tem utilizado o artifício da coloração como meio de identificação nas etapas intermediárias da produção. Por exemplo, durante a produção de comprimidos, pode ser utilizada a coloração, durante o processo de granulação, para diferenciar vários produtos, pois após a secagem poderia haver erros na sequência da produção. Ainda, podem ser usadas colorações diferentes para um mesmo fármaco na forma de comprimidos, porém em dosagens diferentes, para evitar, por exemplo, erros durante a embalagem e o acondicionamento.

Advertência e padronização

Em formas farmacêuticas contendo substâncias ativas consideradas perigosas, tais como fármacos heroicos ou outras substâncias potencialmente tóxicas em baixas concentrações, a coloração pode servir de alerta. Formulações com a mesma substância ativa contendo diferentes concentrações também podem ser diferenciadas através de cores. Por exemplo, comprimidos sublinguais de dinitrato de isossorbida apresentam coloração branca para a dose de 2,5 mg e rósea para a dose de 5 mg.

Em outros casos, em virtude das características diferentes de lotes de matérias-primas com colorações não uniformes, pode ser necessária a uniformização do aspecto final do produto, utilizando-se corantes.

Indicadores de homogeneidade na mistura de pós

Conforme descrito no "Formulário Nacional da Farmacopeia Brasileira", em controle de qualidade da farmacotécnica ou controle do processo, os corantes são aplicados como indicadores na mistura de pós, para facilitar a visualização de misturas homogêneas, quando houver necessidade de misturar pequena quantidade de substância ativa a uma grande massa de excipiente. Recomenda-se ainda, nesse caso, adotar o princípio da diluição geométrica.

Indicadores de dissolução em testes com excipientes

Em razão da facilidade de realizar análises quantitativas, principalmente por espectrofotometria de absorção no UV-VIS, e da existência de grande variedade de corantes com diferentes características de hidrofilia/lipofilia, os corantes podem ser utilizados para a verificação da influência de excipientes e de veículos na liberação de substâncias *in vitro*, assim como sua capacidade de absorver solutos. Para isso, preparam-se matrizes inertes, que são embebidas por solução de corantes, avaliando-se a quantidade de corante retida na matriz em função do tempo.

Estudo de propriedades de interfaces em sistemas organizados

Essas substâncias, em razão da grande diversidade de estruturas químicas, apresentam afinidades para ampla faixa de constantes dielétricas de solventes. Também é possível obter-se compostos neutros ou iônicos, dependendo do pH. Esse conjunto de propriedades, em última instância, determina o local de solubilização dos corantes em qualquer sistema que apresenta uma interface líquido-líquido, tais como micelas, microemulsões ou lipossomas, podendo funcionar como sondas de constante dielétrica.

Determinação do tipo de emulsões

Na maioria dos casos, o tipo da emulsão está relacionado com a proporção relativa entre as fases interna e externa, de modo que até cerca de 30% de fase aquosa e 70% de fase oleosa ainda é possível obter-se emulsões do tipo óleo em água. Essa afirmação pode ser verificada experimentalmente utilizando-se corantes hidro ou lipossolúveis, que irão particionar favoravelmente em uma das fases da emulsão. Por exemplo, para emulsões O/A, aplicando-se um corante hidrossolúvel, observa-se ao microscópio uma coloração homogênea, originada pela continuidade da fase externa. Para a mesma emulsão, um corante lipossolúvel deverá particionar favoravelmente na fase interna e, nesse caso, será observado um colorido descontínuo (gotículas coloridas), relacionado com a coloração da fase interna. O mesmo tipo de raciocínio pode ser utilizado para as emulsões A/O.

Aspectos importantes do uso dos corantes

Perigo de atração

Um estudo efetuado na Dinamarca (Carter, 1957), com cerca de 2 mil crianças de 7 a 12 anos, demonstrou que elas eram atraídas principalmente por soluções coradas de vermelho, azul e violeta. Soluções coradas de preto e incolores eram desagradáveis, e as coradas de amarelo, alaranjado ou verde não causaram sensações positivas ou negativas. A atração pela cor varia de indivíduo para indivíduo, mas a particular atração pelo grupo predominante (azul, vermelho e violeta) pode ocasionar ingestão de medicamentos em dosagens inadequadas e, consequentemente, sérias intoxicações. Contudo, essa atração por cores específicas também pode ser explorada pela indústria farmacêutica em *marketing*, no lançamento de novos medicamentos.

Reprodução e uniformização de tonalidades

A reprodução de tonalidades em medicamentos pode ser dificultada por fatores inerentes ao próprio corante, como também aos demais constituintes da formulação. Quanto aos corantes, os sintéticos e os "idênticos aos naturais" (obtidos por síntese, abrangendo a faixa do amarelo ao vermelho, em virtude dos carotenoides, chegando ao verde da clorofilina cúprica, seu sal hidrossolúvel) são mais reprodutíveis em seu poder tintorial. Entretanto, não se pode deixar de registrar alguns corantes desses grupos, especialmente os vermelhos, que apresentam o fenômeno chamado "bicromismo", em que a cor produzida depende diretamente da concentração do corante, por exemplo, o amaranto (vermelho de naftol S, vermelho sólido D ou vermelho n. 3) (Tabela 25.1).

Tabela 25.1
Dependência da cor em relação à concentração do corante vermelho de naftol S.

Concentração (mg/L)	*Cor produzida*
50	vermelho magenta
125	vermelho escarlate
300	alaranjado

Em contrapartida, no grupo dos corantes naturais é muito difícil obter lotes com poder tintorial uniforme, em razão de que, de um lado, as próprias condições do cultivo das plantas ou a origem e seleção dos animais podem modificar-se de um lote para outro e, de outro lado, a biossíntese é um fator individual de cada planta ou animal e quase sempre interfere no produto final. O caramelo e o urucum, por exemplo, podem apresentar variações que obrigam o ajuste de até cerca de 50% em peso para se obter o mesmo poder tintorial, o que, em certos casos, até inviabiliza seu uso em produtos que não admitem ajustes de tonalidades em cada lote.

Com relação às formulações, as dificuldades da reprodução de tonalidades entre lotes podem, em casos especiais, resultar em troca do corante para outro com mais homogeneidade de coloração.

Descoramento

Este aspecto relaciona-se com a estabilidade desses compostos. Fatores como pH, presença de oxidantes, redutores, luz ou calor podem dificultar sobremaneira a estabilização de determinadas cores, causando descoramentos ou modificações de tonalidades em muitas preparações farmacêuticas durante a estocagem.

Alguns aspectos relativos à reatividade de corantes com adjuvantes e excipientes de formas farmacêuticas foram relatados. Açúcares, tais como a dextrose, a lactose e a sacarose, aumentam a velocidade de descoloração da indigotina (FD&C azul n. 2), mas poliálcoois com sabor doce, como o manitol e o sorbitol, não interferem.

Também é bastante conhecida a interação de tensoativos de amônio quaternário, tais como cloreto de benzalcônio, cloreto de cetilpiridínio e outros, com o azul brilhante (FD&C azul n. 1) e amarelo de quinoleína (D&C amarelo n. 10), em que complexos insolúveis são formados.

Além disso, fenômenos de descoloração acentuada são notados pela influência de soluções aquosas a 1% de tensoativos não iônicos (Tween 20, Brij 35, Myrj 52, entre outros) sobre o azul brilhante, amarelo de quiloleína e amarelo de tartrazina (FD&C amarelo n. 5).

Seleção do corante adequado

Além de toda a farmacotécnica envolvida na cadeia de desenvolvimento de produtos farmacêuticos, uma atenção especial deve ser dada aos corantes usados nas formulações farmacêuticas. Então, além do aspecto técnico, o aspecto legal do uso dos corantes é extremamente importante por seu caráter impeditivo, que se sobrepõe ao técnico.

Aspecto legal

Deve-se considerar o destino do produto farmacêutico, se para o mercado interno ou externo. Mas qualquer que seja ele, é imperioso que o corante esteja relacionado entre aqueles permitidos pela Legislação Sanitária vigente no país onde o produto será utilizado.

A grande variedade das estruturas químicas dos corantes existentes exigiu uma padronização internacional, que resultou na listagem do *Color Index* (C.I.). Nos países europeus, têm prevalecido a indexação da Comunidade Econômica Europeia (CEE).

A fabricação e o uso de corantes nos Estados Unidos estão condicionados à certificação da Agência Americana Food and Drug Administration (FDA), a qual é conferida em relação ao grau de toxicidade comprovado através de testes farmacológicos e clínicos. Entretanto, o fabricante deve submeter cada lote às análises nos laboratórios da FDA. A indexação americana dos corantes permite seu uso de acordo com as seguintes classificações: FD&C (*Food, Drug and Cosmetics*) para uso em alimentos, medicamentos e cosméticos; D&C (*Drug and Cosmetics*) para uso em medicamentos e cosméticos, e Ext. D&C (*External Drug and Cosmetics*) somente para uso em medicamentos e cosméticos de uso externo, excluindo-se as mucosas.

Também é necessário considerar como regra geral que não é permitido o uso de corantes em injetáveis e colírios, excetuando-se os casos dos corantes para fins de diagnóstico, como a fenolsulfonftaleína, e quando os corantes são as próprias substâncias ativas do medicamento. Os corantes naturais e os "idênticos aos naturais" são isentos de certificação, mesmo que tenham alguma restrição de uso.

Evidentemente, cada país é livre para estabelecer critérios próprios para regulamentar o uso dos corantes em seus territórios, embora a maioria das farmacopeias adote os corantes que possuem certificados da FDA.

A "Farmacopeia Brasileira", 6ª edição, considera que os corantes utilizados são, na sua maioria, de origem sintética, e os classifica em sete grupos químicos:

1. Grupo Indigoide;
2. Grupo Xantina;
3. Grupo Azo;
4. Grupo Nitro;
5. Grupo Trifenilmetano;
6. Grupo Quinolona;
7. Grupo Antraquinona.

Também considera a subdivisão em corantes azoicos (os que contêm grupamentos –N=N–) e não azoicos (que pertencem a uma ampla variedade de classes químicas). Os corantes de uso mais frequente são do tipo não azoico, sendo a eritrosina, o índigo-carmim e o amarelo de quinolina os mais conhecidos. Entre os pigmentos, os mais utilizados são o óxido de ferro (preto, vermelho e amarelo) e o dióxido de titânio. Este último, também é empregado no revestimento de comprimidos para prevenir a fotodegradação de componentes da formulação sensíveis à luz, ou, ainda, para obter invólucros de cápsulas opacos.

Os 57 corantes permitidos no Brasil, e suas especificações, estão relacionados na "Farmacopeia Brasileira", 6ª edição, e no portal da Agência Nacional de Vigilância Sanitária (Anvisa). Desses, 51 são permitidos para uso em medicamentos, dos quais para oito deles constam proibições em outros países, como Estados Unidos, Noruega, Austrália, Suécia e Japão, entre outros.

Evidentemente, o fato de o corante estar incluído em um código oficial não libera seu uso de forma indiscriminada. Além disso, sempre é necessário verificar a monografia específica de cada corante no código oficial do país onde o medicamento será utilizado. A azorrubina, por exemplo, é permitida para medicamentos na CEE, mas não é pela FDA americana. Outros corantes, tais como o negro brilhante e o *fast green*, permitidos pelo FDA, não estão inclusos na "Farmacopeia Brasileira". Entretanto, os corantes permitidos são revistos periodicamente e a listagem pode ser alterada a qualquer tempo através de resoluções do Ministério da Saúde. O Quadro 25.2 apresenta algumas correspondências entre corantes.

Quadro 25.2
Algumas correspondências entre corantes.

Cor	*Corante*	*Color Index*	*Correspondência*
Alaranjado	Amarelo crepúsculo	15985	FD&C amarelo n. 6
Amarelos	Tartrazina	19140	FD&C amarelo n. 5
	Quinoleína	47005	D&C amarelo n. 10
Azuis	Indigotina	73015	FD&C azul n. 2
	Azul brilhante	42090	FD&C azul n. 1
Vermelhos	Eritrosina	45430	FD&C vermelho n. 3
	Bordeaux S	16185	FD&C vermelho n. 2
	Azorrubina	14720	Ext. D&C vermelho n. 10

Aspecto técnico

O desenvolvimento farmacotécnico é uma das importantes etapas na utilização dos corantes em medicamentos porque envolve aspectos da sua compatibilidade com outros constituintes da formulação e da sua estabilidade frente a várias condições de temperatura, pH, luz, presença de oxidantes ou redutores, influência do material das embalagens, etc. Entre as características descritas para um corante ideal, apresentadas a seguir, algumas são praticamente impossíveis de serem atendidas:

a) Inocuidade à saúde

A esse respeito, os corantes sintéticos foram os que receberam a maior parte da atenção em razão de possuírem estrutura química definida. A atoxicidade dos corantes naturais é presumida pelo fato de serem biossintéticos, mas é necessário verificar a presença de contaminantes externos, tais como, defensivos agrícolas, resíduos metálicos de solos e adubos e contaminação microbiana, especialmente porque a maioria não suporta temperaturas de esterilização. A FAO (Food and Agriculture Organization of United Nations) estabeleceu Limites de Ingestão Máxima Diária (IMD) para vários corantes naturais e sintéticos (Tabela 25.2):

Tabela 25.2
Limites de ingestão de alguns corantes, em mg de corante por kg de peso corpóreo, de acordo com a FAO.

Corante	*Ingestão máxima diária (IMD)*
Azorrubina	1,25 μg/kg
Cantaxantina	25 mg/kg
Azul patente	15 mg/kg
Amarelo de quinoleína	0,5 mg/kg
Preto brilhante	2,5 mg/kg
Fast green	12,5 mg/kg

b) Solubilidade no veículo de formulações líquidas

Entre os corantes sintéticos são encontrados compostos que abrangem grande variedade de propriedades de hidrofilia/lipofilia, o que facilita sobremaneira sua utilização. Os corantes naturais, geralmente, são lipofílicos, como o corante do urucum e os carotenoides, o que impõe algum tipo de limite em seu uso, uma vez que a maioria das formulações líquidas é de natureza aquosa.

c) Composição química definida

Este aspecto adquire especial importância para os corantes sintéticos, cuja estrutura química deve ser conhecida. Os corantes naturais, em geral, não são substâncias puras, mas constituídos por uma série de compostos com estruturas químicas semelhantes, como é o caso das clorofilas. Isso pode dificultar a análise do corante nas formulações, não chegando, entretanto, a constituir um fator limitante de sua utilização em medicamentos.

d) Estabilidade na formulação

Neste contexto, devem ser considerados, de um lado, os fatores relacionados com a própria formulação, incluindo os demais constituintes, o pH, a possível presença de oxidantes ou redutores, umidade etc., e de outro lado, os fatores externos relacionados com a mesma formulação ao medicamento, tais como calor, luz etc.

Alguns aspectos específicos importantes podem ser destacados:

Corantes azoicos

São sensíveis especialmente à presença de redutores, que podem transformá-los nos respectivos compostos incolores (Figura 25.1).

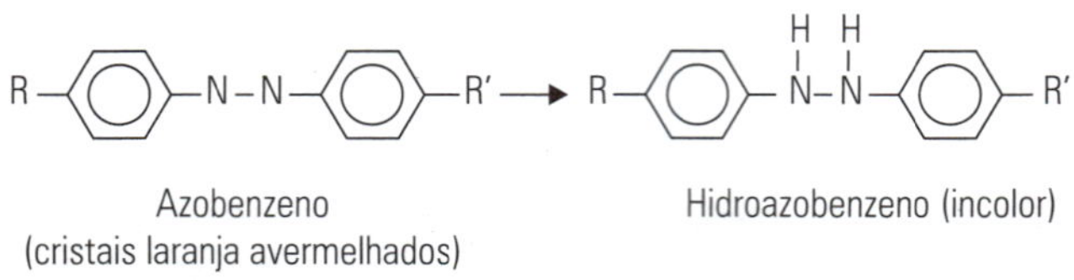

Figura 25.1. Corantes azoicos.

Derivados da ftaleína

São corantes estáveis e que transmitem fortemente sua coloração em meio alcalino, graças à estrutura quinônica de seus sais sódicos (Figura 25.2). Em meio ácido, são insolúveis em água e sua cor é alterada. A eritrosina é pertencente a esse grupo.

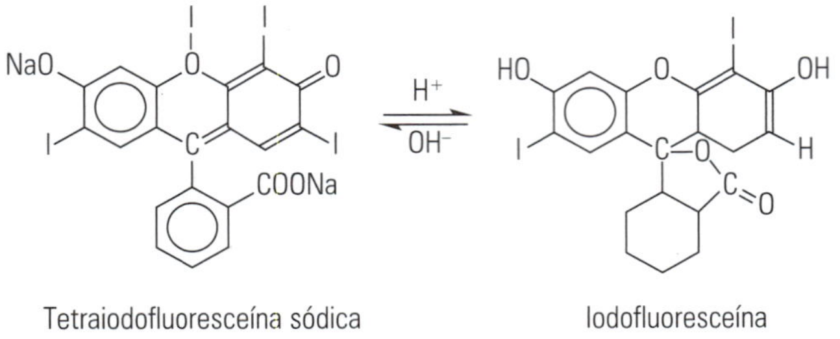

Figura 25.2. Corantes derivados da ftaleína.

Derivados da indigotina

O carmim índigo é particularmente sensível a oxidantes, que alteram sua cor para verde e amarelo claro. Em meio ácido, é reduzido à sua forma incolor. Pode ser precipitado por soluções de cloreto de sódio (Figura 25.3).

Derivados do trifenilmetano

Os derivados desse grupo sofrem modificações da cor na presença de ácidos. Essas modificações são atribuídas ao fato de que os ácidos, ao se combinarem com as funções aminas terciárias, impedem a contribuição com a ressonância no anel aromático (Figura 25.4).

e) Poder tintorial adequado

Este fator obviamente vai refletir diretamente na concentração a ser utilizada, de modo que quanto mais intenso for, menor será a concentração necessária para a obtenção de determinada intensidade de coloração. Além disso, em outros casos, pode ocorrer modificação na cor produzida pelo corante pela mudança na concentração, como já foi mostrado na Tabela 25.1.

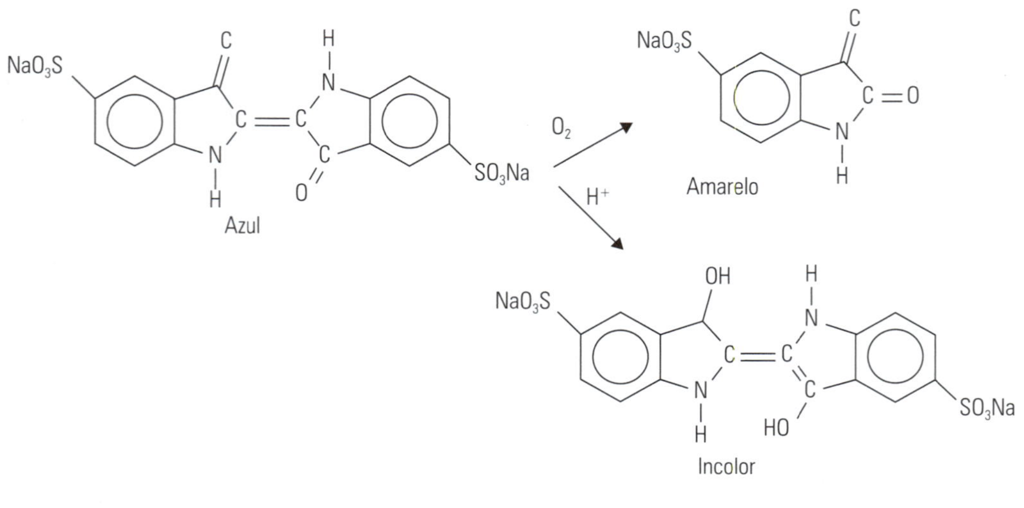

Figura 25.3. Corantes derivados da indigotina.

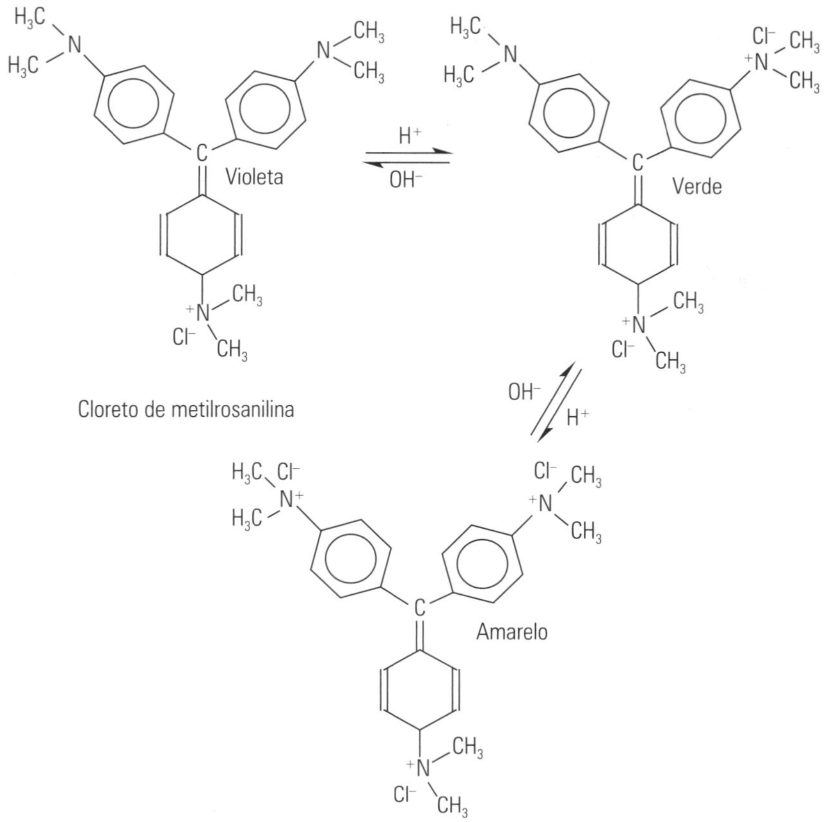

Figura 25.4. Corantes derivados do trifenilmetano.

f) Características organolépticas

Neste aspecto, os corantes não devem possuir sabor e odor desagradáveis. Eles devem constituir um fator complementar que age conjuntamente com os aromatizantes e os edulcorantes na correção de sabores de fármacos. É claro que devem atuar favoravelmente, de modo a não comprometer essa correção. Mas como são utilizados em baixas concentrações, geralmente, não produzem efeitos indesejáveis nas características organolépticas.

Uso dos corantes

Não existe uma regra geral para o uso dos corantes, entretanto, devem ser usados sempre na mínima concentração para obtenção da coloração pretendida. Cada preparação farmacêutica constitui um caso particular que deve ser entendido cuidadosamente para que o corante não se torne um problema em relação aos outros constituintes da formulação, mas que, com eles, origine a coloração desejada. Um dos obstáculos mais marcantes que, em certos casos, pode até restringir o uso do corante é o fato desses compostos poderem interferir nas determinações quantitativas de fármacos contidos em formas farmacêuticas, especialmente quando o método analítico envolve a espectrofotometria UV-VIS, nos casos em que o corante e o fármaco absorvem em comprimentos de onda (λ_{max}) próximos.

Os corantes podem ser utilizados em seu estado natural, porém, nas preparações líquidas é conveniente utilizar padrões, na forma de soluções estoque, que facilitarão a reprodutibilidade das colorações. Em preparações tipo pó, os corantes podem ser incorporados a seco, em moinho de bolas ou, em pequena escala, por trituração em gral até obter um volume apreciável homogêneo. Como a concentração de corante é muito pequena em relação à quantidade total do pó (aproximadamente 1:1.000, Tabela 25.3), convém utilizar o método de diluição geométrica, adicionando-se sucessivamente quantidades crescentes de pó até que o corante esteja adequadamente homogeneizado. Os pós também podem ser coloridos dissolvendo-se o corante em um solvente volátil, usualmente o álcool, adicionando-se pequenas porções da solução com homogeneização após cada adição e, no final, esperando-se a evaporação do solvente. De acordo com a forma farmacêutica, existem alguns limites acima dos quais a coloração muda muito pouco com a concentração.

Tabela 25.3 Concentrações máximas de corantes em relação às formas farmacêuticas.	
Forma farmacêutica	*Concentração máxima (%)*
Emulsões pastosas	0,005
Emulsões líquidas	0,001 a 0,005
Líquidos transparentes	0,0005 a 0,001
Xaropes para revestimentos	0,05 a 0,1
Pós brancos	0,1

Combinações coloridas

Nem sempre é possível ter à disposição no laboratório ou na farmácia grande variedade de corantes, ou mesmo ter a necessidade de colorações intermediárias. Assim, a partir de alguns corantes mais comuns é possível preparar outras colorações que podem ter muita utilidade (Tabela 25.4).

Tabela 25.4
Algumas colorações resultantes da mistura de corantes.

	% de corante pó ou solução-padrão 1%			
Cor	*Amarelo Tartrazina*	*Vermelho Bordeaux S*	*Azul Indigotina*	*Amarelo Crepúsculo*
Amarelo ovo	97,5	2,5	–	–
Marrom chocolate	52,0	34,0	14,0	–
Vermelho cereja	10,0	90,0	–	–
Verde Guiné	65,0	–	35,0	–
Verde folha	40,0	–	60,0	–
Verde hortelã	67,0	–	33,0	–
Azul uva	–	55,0	45,0	–
Vermelho framboesa	–	70,0	–	30,0
Vermelho morango	–	75,0	–	25,0
Violeta	–	58,0	–	42,0

A tabela da Anvisa de corantes permitidos para uso em medicamentos relaciona 11 corantes *aluminum lake*, que são lacas de alumínio ou sais de alumínio que diferem dos corantes normais porque se comportam como pigmentos, e seu poder tintorial é exibido por sua dispersão no meio e não por sua dissolução. Em geral, os corantes tipo laca são mais resistentes à luz e são mais estáveis quimicamente pelo efeito do pH e da temperatura. Por essas razões, esses corantes são utilizados na área farmacêutica para revestimento de comprimidos. Os corantes tipo laca podem ser obtidos das reações de um corante ácido com sulfato de alumínio ou da reação de um corante básico com benzoato de sódio, precipitando a laca de alumínio ou a laca benzoica, respectivamente. Também podem ser obtidas outras lacas, resultantes da precipitação do corante com sais de alumínio ou de cálcio em um substrato de alumina ou hidróxido de alumínio. A Figura 25.5 ilustra as reações envolvidas na formação das lacas de alumínio e benzoica.

$$\underset{\text{Sódico ou potássico}}{\text{Corante ácido}} + \underset{\text{Precipitante}}{Al_2(SO_4)_3} \xrightarrow[\text{Substrato}]{Al(OH)_3} \underset{\text{Insolúvel}}{\text{Laca de alumínio}}$$

$$\underset{\text{Cloreto}}{\text{Corante básico}} + \underset{\text{Precipitante}}{\text{Benzoato de sódio}} \xrightarrow[\text{Substrato}]{} \underset{\text{Insolúvel}}{\text{Laca benzoica}}$$

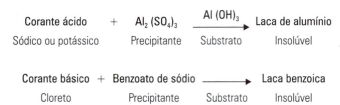

Figura 25.5. Reações envolvidas na formação das lacas de alumínio e benzoica.

As lacas possuem cerca de 20 a 40% de corante, podendo, em casos especiais, chegar a 50%, e sua aplicação, além de permitir reduzir ao mínimo o número das operações necessárias ao revestimento, praticamente elimina o risco de migração do corante para o núcleo revestido.

Efeitos adversos/toxicidade

Entre os corantes permitidos pela Anvisa, o Azul patente sal de cálcio (*color index* 42051) apresenta indicações de que pode causar sensibilidade na pele, urticária, prurido, náuseas, diminuir a pressão arterial, tremores e problemas respiratórios, havendo também a restrição para o uso em medicamentos pediátricos. No grupo dos corantes vermelhos, aparecem os corantes Bordeaux S INS123 (Amaranto, *color index* 16185); Bordeaux S Laca de Alumínio (Amaranto Laca de Alumínio, *color index* 16185:1); Carmoisina (Azorrubina) e Carmoisina Laca de Alumínio (Azorrubina Laca de Alumínio, *color index* 14720); Vermelho Ponceau 4R e Vermelho Ponceau 4R Laca de Alumínio (*color index* 16255), todos com potencial de causar eczema, reações alérgicas e/ou intolerância, urticária, especialmente em indivíduos com intolerância a aspirina. Também apresentam restrição de uso em medicamentos pediátricos.

Bibliografia

- ATTWOOD, D.; FLORENCE, A.T. *Surfactant Systems. Their Chemistry, Pharmacy and Biology*. London: Chapman and Hall, 1983.
- BRASIL. Anvisa – Agência Nacional de Vigilância Sanitária. *Farmacopeia Brasileira. Parte I Generalidades e métodos de análise*. 5. ed. Brasília, 2010.
- BRASIL. Anvisa – Agência Nacional de Vigilância Sanitária. *Tabela de corantes permitidos.* Brasília, atualização 2016. Disponível em: <http://portal.anvisa.gov.br/documents/10181/2954708/Cap%C3%ADtulos+do+Volume+1+-+13+Subst%C3%A2ncias+corantes.pdf/30224e2c-f071-46c0-b415-7e3b-0db90823>. Acesso em: 31 maio 2019.
- BUDAVARI, S. (ed.). *The Merck Index: An Encyclopedia of Chemicals, Drugs and Biologicals*. Merck & Co.: Rahway, 1990.
- CASADIO, S. *Tecnologia Farmacêutica*. 2. ed. Milano: Cisalpino-Goliardica, 1972.
- GENARO, A.R. (ed.). *Remington's Pharmaceutical Sciences*. 18th Ed. Mack Publishing: Easton, 1990.
- LACHMAN, L.; LIEBERMAN, H.A.; KANIG, J.L. *The Theory and Practice of Industrial Pharmacy.* 3. ed., Philadelphia: Lea & Febiger, 1986.
- WADE, A. (ed.). *Martindale – The Extra Pharmacopoeia*. 27. ed. London: Pharmaceutical Press, 1978.

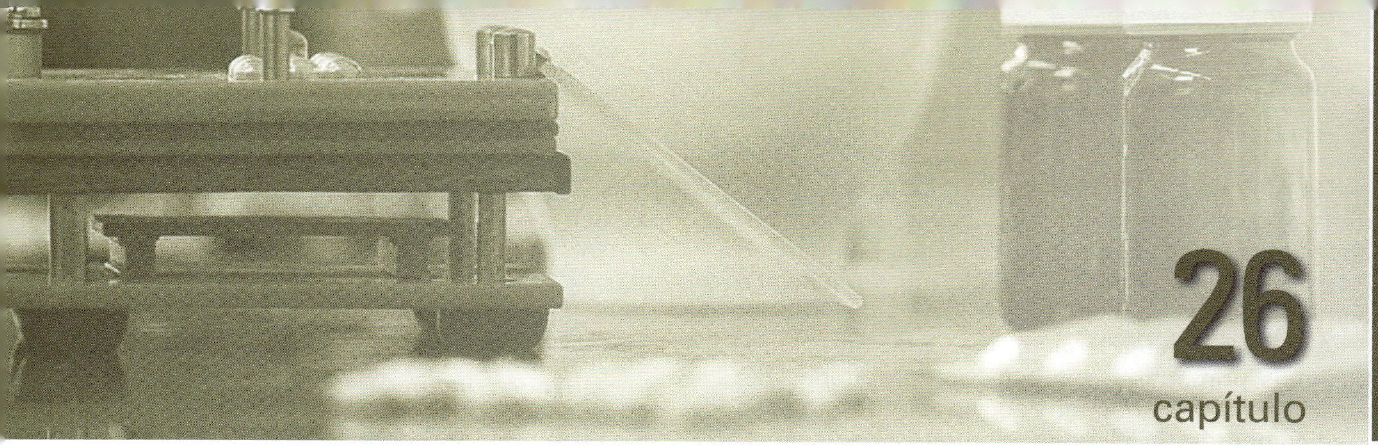

26
capítulo

Acondicionamento e Embalagem de Medicamentos*

Lauro Moretto • Nádia Ruscinc

Introdução

Os medicamentos para serem distribuídos, comercializados e dispensados são acondicionados em recipientes ou envoltórios apropriados, os quais são colocados em caixas individualizadas que necessitam ser embaladas para armazenagem e transporte. Todos os materiais utilizados para essas operações são designados genericamente de "materiais de embalagem".

No sentido de melhor caracterizar os materiais de embalagem utiliza-se a designação "embalagem primária" àqueles que se destinam ao acondicionamento ou envase, "embalagem secundária" àqueles que são utilizados para conter o medicamento já acondicionado, e "embalagem terciária" àqueles destinados à armazenagem ou transporte dos medicamentos terminados.

O material da embalagem primária (acondicionamento ou envase) entra em contato direto com o medicamento e tem por função protegê-lo de fatores extrínsecos, tais como luz, umidade, oxigênio, dióxido de carbono, agentes microbianos, poeira, insetos etc., preservando, assim, a qualidade e a integridade do produto. São exemplos os blísteres, frascos, potes, sachês etc. É muito importante que esse material não interaja com qualquer componente do medicamento, bem como não ceda constituintes a ele. São, portanto, requisitos essenciais possuir compatibilidade física, ser inerte quimicamente, isento de atividade farmacológica e inócuo do ponto de vista toxicológico, em relação ao medicamento nele contido. Deve ainda ser de fácil manuseio pelo consumidor e seguro para a estocagem e a distribuição dos produtos.

As embalagens primárias possuem diferentes capacidades de fechamento, proporcionando diferentes proteções aos produtos. As embalagens "bem fechadas" protegem o conteúdo do contato com vapores, líquidos e sólidos; as "hermeticamente fechadas" são impermeáveis, usadas para medicamentos estéreis, como os injetáveis.

Os materiais tradicionais utilizados para a embalagem primária são o vidro (ampolas, frasco-ampolas, frascos, tubetes, *carpules*, dentre outros), as resinas poliméricas, tais como polietileno, prolipropileno, policloreto de vinila e politereftalato de etileno (*polyethylene terephthalate* – PET) (frascos, laminados, bisnagas, tubetes, ampolas etc.), os metais, como alumínio e suas ligas (bisnagas para cremes e pomadas, frascos para aerossóis etc.).

Alguns aspectos devem ser considerados em relação ao volume de cada embalagem, a saber:

- **Volume útil:** volume ocupado da base ao gargalo (BG) da embalagem primária.
- **Volume *over flow* (OF):** define o volume do frasco preenchido totalmente.
- **Volume efetivo:** volume de produto envasado na embalagem primária.

O material de embalagem secundária tem por função proteger o medicamento já acondicionado, ao mesmo tempo em que é utilizado para conter todas as informações de natureza legal e regulatória aos profissionais de dispensação, bem como aos pacientes e usuários. Ao final dessa fase, o medicamento é conhecido como produto terminado.

* Autor na primeira edição: João Haikal Helou.

Os materiais tradicionais de embalagem secundária são celulose (cartuchos, caixas, rótulos, bulas, laminados, folhetos etc.) e resinas poliméricas de polietileno, polipropileno e cloreto de polivinila (laminados, caixas etc.)

A embalagem terciária agrupa várias outras embalagens primárias e secundárias. O material das embalagens terciárias tem por função proteger os medicamentos terminados que são armazenados em almoxarifados e, posteriormente, transportados para estabelecimentos hospitalares, distribuidoras e farmácias. Os materiais tradicionais de embalagem terciária são de celulose (caixas), de resinas de polietileno, polipropileno, cloreto de polivinila (caixas, caixas moldadas etc.), dentre outros.

Vidro

Entre suas inúmeras aplicações, é utilizado como material de acondicionamento de medicamentos, nas mais variadas formas farmacêuticas sólidas e líquidas. Recipientes de vidro também podem ser utilizados para acondicionamento de matérias-primas.

O vidro pode possuir dureza e transparência (limpidez) que possibilitam a observação de alterações no material acondicionado, ou coloração âmbar, que proporciona maior obstáculo à luz e protege o conteúdo de uma possível degradação. Oferece também barreira aos gases e às substâncias voláteis, mas é um material frágil e pode quebrar-se ao sofrer choques.

A composição do vidro é bastante complexa, encerrando, em maiores ou menores concentrações, os seguintes óxidos: SiO_2, Al_2O_3, B_2O_3, Na_2O, K_2O, CaO, MgO, BaO, ZnO.

Alguns óxidos aparecem como formadores de rede (SiO_2, Al_2O_3, B_2O_3), outros, como alteradores de rede, intercalando-se nos interstícios das malhas (Na_2O, K_2O, CaO, BaO) e, terceiros são, ao mesmo tempo, formadores e alteradores de rede (MgO e ZnO).

O vidro contendo Na_2O, em proporção relativamente elevada, em contato com a água pode dar origem ao hidróxido de sódio (típico com os vidros tipos II e III); já o tipo I é um vidro neutro, ou seja, em contato com a água não produz hidróxido de sódio.

O óxido de cálcio ou de magnésio permitem aumentar o grau de fusão dos vidros neutros; o óxido de zinco pode aumentar a resistência hidrolítica do vidro.

Os recipientes de vidro são classificados em quatro grupos, segundo a maior ou a menor resistência hidrolítica, isto é, a resistência em ceder substâncias, especialmente alcalinas à água, por meio de tratamento térmico, a saber:

- Tipo I, de boro-silicato, altamente resistente;
- Tipo II, de soda-cal, especialmente tratado;
- Tipo III, de soda-cal;
- Tipo NP (não parenteral) para outros usos, excetuando o injetável.

Vidro tipo I

É um vidro neutro, do tipo borossilicato, não alcalino, de alta resistência térmica, mecânica e hidrolítica, com alcalinidade de até 1 mL de H_2SO_4 0,01 M (ensaio sobre vidro moído de frascos). É destinado ao acondicionamento de medicamentos para aplicação intravascular e intramuscular, bem como de uso tópico e oral.

Vidro tipo II

É um vidro alcalino, do tipo sódico/cálcico, de resistência hidrolítica elevada, resultante do tratamento apropriado da superfície interna do vidro tipo III, de modo que sua alcalinidade seja no máximo 0,7 mL de H_2SO_4 0,01 M para frascos até 100 mL e 0,2 mL de H_2SO_4 0,01 M para capacidade acima de 100 mL (ensaio em frasco de vidro inteiro). É destinado ao acondicionamento de soluções medicamentosas de uso intravascular e intramuscular, desde que não tenham seu pH alterado, e para medicamentos de uso tópico e oral.

Vidro tipo III

É um vidro alcalino, do tipo sódico/cálcico, de resistência hidrolítica média, porém, com boa resistência mecânica, sem qualquer tratamento superficial, com alcalinidade máxima de 8,5 mL de H_2SO_4 0,01 M (ensaio sobre vidro moído de frasco). É destinado ao acondicionamento de soluções medicamentosas de uso tópico e oral, podendo ser utilizado para soluções parenterais, quando aprovado por ensaios de estabilidade.

Vidro tipo NP (não parenteral)

É um vidro alcalino, do tipo sódico/cálcico, de resistência hidrolítica baixa e alta alcalinidade, de no máximo 15 mL de H_2SO_4 0,01 M (ensaio sobre vidro moído de frasco). É indicado para o acondicionamento de produtos não parenterais, ou seja, de uso tópico e oral.

Na fabricação de ampolas e frasco-ampolas, o recipiente deverá sofrer o que se denomina recozimento, que consiste em aquecê-lo a uma temperatura ligeiramente abaixo do ponto de amolecimento do vidro e esfriá-lo, a seguir, de maneira lenta. Esse processamento previne o aparecimento de tensões internas na parede do recipiente, que são responsáveis por torná-los quebradiços. Esse tratamento, no entanto, diminui as resistências térmica e mecânica do recipiente. Os locais do vidro que apresentam tensões podem ser facilmente identificados porque polarizam a luz e, assim, podem ser analisados com equipamentos de laboratório.

Os recipientes de vidro são produzidos adotando-se cuidados rígidos de controle tecnológico no sentido de se manter a regularidade da capacidade, da espessura da parede, do peso unitário e da terminação durante a produção, a fim de atender aos objetivos a que se destinam. Os líquidos fotossensíveis ou fotolábeis devem ser acondicionados em "recipientes opacos", isto é, aqueles cujas paredes não são atravessadas pela radiação solar. O vidro poderá ser preto, vermelho, alaranjado ou âmbar.

O ensaio de resistência hidrolítica (autoclavação a 121 °C durante 1 hora) permite determinar a alcalinidade livre; os componentes constituídos principalmente por metais alcalino-terrosos são determinados no resíduo da evaporação. As palhetas íntegras do vidro, resultante do desprendimento da parede interna, são identificadas visualmente.

A determinação da resistência hidrolítica pode ser qualitativa (empregando-se substâncias que se precipitam em meio alcalino, ou modificam a cor de indicadores de pH), e quantitativa (baseada na alcalinidade cedida pela parede interna do recipiente ou produzida pelo contato de todo vidro, previamente pulverizado). O resíduo sólido pode ser aproveitado para determinar a presença de arsênico, cálcio, chumbo e ferro.

Plástico

Plásticos são polímeros, macromoleculares, orgânicos, formados pela polimerização de radicais idênticos de um monômero. Os principais são os de polietileno, poliestireno, policarbonato, poliamida e cloreto de polivinila.

Os recipientes plásticos apresentam algumas vantagens em relação aos de vidro, tais como: versatilidade no *design*, resistência mecânica, além de não se quebrarem durante o manuseio. São de menor peso, melhor apresentação e podem possuir dupla função, de acondicionamento e aplicação.

As desvantagens relacionam-se, principalmente, com o limitado efeito barreira ao oxigênio e ao vapor de água, a deformação da embalagem, a lixiviação (cessão de estabilizantes e/ou plastificantes, quase sempre tóxicos, do plástico para o produto envasado, comprometendo a inocuidade do plástico, podendo ser exacerbado pelo excesso de agitação e aquecimento). O polietileno, por sua flexibilidade, dispensa o uso de plastificantes, sendo, assim, o mais seguro, quanto à inocuidade, dos plásticos para uso farmacêutico.

Outro fenômeno que pode ocorrer é a sorção (absorção ou adsorção – retenção na embalagem de compostos do produto acondicionado), podendo ocorrer a migração do produto através dos poros, como o óleo mineral, e provocar o fenômeno de "chupamento" no frasco de polietileno. Outros fatos como a impossibilidade de esterilização por calor, não serem estáveis em esteiras de máquinas de embalagem e problemas advindos da inclusão de compostos no processo de moldagem dos frascos e de componentes (tampas, batoques etc.) podem ocorrer.

Algumas resinas plásticas são utilizadas para a elaboração de laminados, os quais também podem ser acoplados com laminados de alumínio, simples ou tipo sanduíche. Os laminados plásticos acoplados com alumínio apresentam superior efeito barreira ao oxigênio e ao vapor de água.

O recipiente ou o laminado que acondiciona o medicamento não deve reagir física ou quimicamente com ele, além de protegê-lo da influência adversa da luz, do oxigênio do ar, da umidade, dos microrganismos etc.

Os recipientes e os envoltórios de plástico devem ser, portanto, atóxicos, insolúveis, quimicamente inertes e inócuos. Entretanto, os plásticos resultam, muitas vezes, da polimerização de monômeros que apresentam certa toxicidade, tais como: nitrila, metacrilato de metila, cloropreno, formol, fenol etc. Os controles, portanto, têm por objetivo detectar a presença eventual dos respectivos monômeros, tanto resultantes de uma síntese incompleta quanto de uma despolimerização.

Os recipientes plásticos são utilizados no acondicionamento de medicamentos sob forma farmacêutica de comprimidos simples e revestidos, cápsulas, drágeas, soluções, suspensões. Algumas resinas podem ser utilizadas para a confecção de recipientes para soluções injetáveis.

Em resumo, a embalagem primária, constituída de recipientes e laminados plásticos, utilizada para o acondicionamento de medicamentos deve ser:

- Quimicamente estável.
- Apresentar resistência mecânica a choques e rupturas (recipientes), quando submetido a pressões externas.
- Apresentar resistência térmica, isto é, não se deformar quando submetida a temperaturas utilizadas para esterilização por vapor (laminados).

- Manter-se inalterada em presença do medicamento, seja em temperatura ambiente, de transporte e de esterilização.
- Apresentar efeito barreira satisfatório a agentes exógenos (gases, vapor de água, líquidos, microrganismos), bem como aos componentes do medicamento (solventes, flavorizantes, detergentes e outros).
- Ser transparente, no caso de recipientes ou laminados para soluções parenterais de grandes volumes, para permitir a inspeção do conteúdo no interior do recipiente.

Os acessórios de embalagens primárias elaborados com resinas plásticas, tais como tampas, lacres, gotejadores, dosadores, dentre outros, também precisam preencher os mesmos requisitos estabelecidos para os recipientes e laminados plásticos.

A definição de embalagens primárias e acessórios elaborados com resinas plásticas para medicamentos deverá ser avaliada preliminarmente, a fim de adequá-la ao produto a ser acondicionado, pois na formação dos recipientes e laminados plásticos, além da presença potencial de monômeros, são utilizados aditivos (catalisadores, plastificantes, estabilizantes, conservantes, antioxidantes, corantes e pigmentos, antiestáticos, retardadores de combustão, lubrificantes, solventes etc.), os quais podem reagir com os constituintes ou serem cedidos aos medicamentos.

Dentre as resinas utilizadas na confecção de embalagens primárias de medicamentos, destacam-se o polietileno (alta e baixa densidade), o polipropileno (PP), o polímero de cloreto de vinila (PVC), o poliestireno (PS), as poliamidas (*nylon*), o politereftalato de etileno (PET). As embalagens compostas por PET e PVC permitem a incorporação de filtro de luz na composição, tornando-se mais eficazes, mesmo que transparentes, na proteção contra a radiação ultravioleta.

Os plásticos podem receber, durante o processo de fabricação, aditivos que tornam o material mais facilmente degradável por oxidação e pelos microrganismos no ambiente normal e sem deixar resíduos, sendo estes conhecidos como plásticos biodegradáveis.

Esterilização dos plásticos

Vários tipos de esterilização para materiais plásticos são empregados nas indústrias de produtos farmacêuticos, como por calor úmido (vapor d'água superaquecido) entre 100 e 125 °C, sob pressão, por calor seco a 180 °C, com o uso de desinfetantes gasosos e por exposição à radiação ultravioleta ou radioatividade.

Esterilização pelo calor úmido (água quente ou vapor)

Destina-se aos plásticos cujos pontos de amolecimento sejam superiores às temperaturas exigidas para a esterilização (100 a 125 °C). Nesta categoria, incluem-se: os polietilenos de baixa densidade, os polipropilenos, os policarbonatos, os poliésteres (tereftalatos de polietileno), o polifluoro-monocloroetileno e o politetrafluoroetileno. Deve-se evitar o contato entre os frascos de material plástico durante a esterilização, para prevenir uma possível fusão entre eles.

A esterilização pelo calor destina-se principalmente a recipientes plásticos de paredes finas, tais como frascos, sacos ou pacotes. Apresentam, entretanto, alguns problemas em virtude da alta pressão interna dos recipientes plásticos quando resfriados após esterilização, como a deformação ou a destruição do recipiente.

Esterilização a seco à temperatura de 180 °C

Este método excede a possibilidade dos materiais plásticos destinados a produtos farmacêuticos. Mesmo com materiais termoplásticos de estabilidade térmica mais elevada, registram-se apreciáveis danos ao material pela influência do oxigênio atmosférico.

Esterilização por meio de gases

São empregados os óxidos de etileno e de propileno para esterilização de produtos farmacêuticos termolábeis, que são esterilizados em recipientes plásticos selados e permeáveis ao gás.

Sendo o óxido de etileno um gás altamente inflamável em mistura com o oxigênio, deve ser diluído com dióxido de carbono, nitrogênio ou *freons*. A espessura das paredes representa um papel importante: 120 a 150 mícrons são as maiores espessuras úteis na prática.

Esterilização por exposição às radiações

A dose necessária de radioatividade ou radiação ultravioleta deve ser suficientemente alta para ter efeito esterilizante e não afetar o material plástico.

Outras considerações

Os aspectos ligados à armazenagem devem ser também considerados. Os recipientes de material plástico destinados ao envasamento de soluções parenterais (medicamentosas, de plasma, de sangue etc.) devem ser submetidos aos exames das propriedades físicas (solidez, elasticidade, transparência, permeabilidade, resistência térmica etc.), das compatibilidades químicas com o líquido parenteral (cessão dos constituintes do plástico à solução) e, finalmente, por métodos biológicos (pesquisar substâncias tóxicas cedidas pelas paredes do recipiente).

Os materiais que apresentam permeabilidade elevada aos gases, especialmente ao oxigênio, terão uma vida limitada de prateleira (*shelf-test*). Deve ser feita a verificação da permeabilidade ao vapor d'água, bem como aos saponificantes, e as condições climáticas devem ser levadas em consideração na avaliação. Os materiais plásticos, depois de convenientemente esterilizados, devem apresentar resistência à penetração por fungos e bactérias. Deve-se lembrar de que certos constituintes das soluções podem ser adsorvidos pelas paredes internas do frasco plástico, com prejuízo da composição da solução.

Metal

O alumínio puro e suas ligas merecem destaque como insumo para a fabricação de recipientes e laminados utilizados no acondicionamento de medicamentos. O alumínio tem sido empregado para a confecção de bisnagas para produtos semissólidos (cremes e pomadas), recipientes para soluções ou suspensões sob a forma de aerossol, tubos para comprimidos efervescentes ou de laminados com filmes de resinas plásticas para o acondicionamento de comprimidos, drágeas, cápsulas gelatinosas etc.

Os recipientes de alumínio puro apresentam o inconveniente de serem facilmente atacados por substâncias ácidas. Por isso, as bisnagas utilizadas para o acondicionamento de cremes e pomadas deverão ser revestidas internamente de uma camada protetora de resina, como o verniz epóxi, ou de matéria plástica.

As embalagens constituídas por esse material rígido com baixa densidade e maleável são leves, inquebráveis, oferecem barreira à luz, aos gases e à umidade, apresentam barreira térmica, protegendo o conteúdo do calor, são ideais para produtos suscetíveis à oxidação e são capazes de resistir à pressão interna (tubos para aerossóis).

A bisnaga de alumínio é colapsável e sofre deformação permanente, fenômeno conhecido como efeito memória. Tal propriedade impede a entrada do oxigênio, evitando a degradação dos componentes da fórmula e a sua contaminação.

As embalagens do tipo blíster, geralmente, são compostas por PVC, policloreto de vinilideno (PVDC) e folha de alumínio. Consistem em uma bandeja moldada com cavidades para que as formas farmacêuticas sejam armazenadas e protegidas por uma cobertura de material laminado, selado à parte moldada.

Essa estrutura maleável garante barreira para ar, umidade, vapores, luz, baixa permeabilidade às substâncias oleosas e opacidade, além de minimizar a oxidação, fatores fundamentais para a conservação do conteúdo da embalagem. Possibilita a impressão de picotes que separam e protegem cada dose do medicamento, garantindo fracionamento seguro.

Os sachês são embalagens maleáveis e inquebráveis, compostas por diversas combinações de materiais, como PET, alumínio, PE, papel etc. São ideais para acondicionar pós e pastilhas, por exemplo, pois garantem barreira à luz e umidade, mantendo a integridade do produto.

Borracha e elastômeros

O uso da borracha natural, obtida do látex, para a elaboração de tampas e fechos de recipientes de medicamentos tem sido gradualmente substituído por elastômeros, que são obtidos por polimerização de uma variedade de monômeros.

A borracha sintética é aquela que pode ser obtida da polimerização de monômeros, tais como o isopreno (2-metil-1,3-butadieno), o 1,3 butadieno, o cloropreno (2-cloro-1,3-butadieno) e o isobutileno (metilpropeno), com uma porcentagem de isopreno para o *cross-linking*.

Esse tipo de material é aplicado em acessórios, como tampas, juntas, vedações etc., sendo utilizado para vedação de embalagens. Essas tampas e fechos são utilizados, principalmente, para o fechamento de frascos de vidro e bolsas para soluções parenterais de grande volume, frascos-ampolas de doses múltiplas e de liofilizados, e faz-se necessário avaliar as possíveis interações entre o material da embalagem e o produto que poderá ser envasado e/ou ter contato com o composto.

De modo análogo ao material plástico, a borracha (natural ou sintética) e os elastômeros sofrem uma série de tratamentos, aos quais são incorporadas várias substâncias, dentre as quais enxofre, óxidos de zinco, de cálcio e de magnésio, bem como várias outras substâncias orgânicas. Esses compostos podem migrar para o medicamento durante o processo de esterilização ou perfuração pelas agulhas, no momento da utilização, razão pela qual são necessários testes específicos durante o estudo de estabilidade para se identificar a presença desses compostos nos medicamentos.

As tampas e os fechos de borracha e elastômeros devem oferecer proteção contra agentes exógenos, serem impermeáveis aos gases e à umidade, quimicamente inertes em relação aos constituintes do produto, bem como não absorver nem ceder seus constituintes ao medicamento.

Bibliografia

- ANSEL, H.C.; POPOVICH, N.G.; ALLEN JÚNIOR, L.V. *Farmacotécnica:* formas farmacêuticas e sistema de liberação de fármacos. 8. ed. São Paulo: Premier, 2007.
- BRASIL. Agência Nacional de Vigilância Sanitária (Anvisa). *Farmacopeia Brasileira.* 6. ed. Brasília, 2010.
- BRASIL. Agência Nacional de Vigilância Sanitária (Anvisa). *Medicamentos Fracionados.* Brasília, 2006.
- BRASIL. Agência Nacional de Vigilância Sanitária (Anvisa). *Vocabulário controlado de formas farmacêuticas, vias de administração e embalagens de medicamentos.* Brasília, 2011.
- FERREIRA, A.O.; BRANDÃO, M. *Guia Prático da Farmácia Magistral.* 4. ed. São Paulo: Pharmabooks, 2010.
- GENNARO, A.R. *Remington* – A ciência prática da farmácia. 20. ed. Rio de Janeiro, Guanabara Koogan, 2004.
- LACHMAN, L.; LIEBERMAN, H.A.; KANIG, J.L. *Teoria e Prática na Indústria Farmacêutica.* 3. ed. Lisboa: Fundação Calouste Gulbenkian, 2015.
- MILLER, J.M. (ed.). The international pharmacopeia: tests, methods and general requirements quality specifications for pharmaceuthical substances, excipients and dosage forms. 3. ed., vol. 4, WHI.
- PRISTA, L.N.; ALVES, A.C.; MORGADO, R.M.R. *Tecnologia Farmacêutica.* 5. ed. Lisboa: Fundação Calouste Gulbenkian, 1995.
- THOMPSON, J.E. *A prática farmacêutica na manipulação de medicamentos.* Porto Alegre: Artmed, 2006.

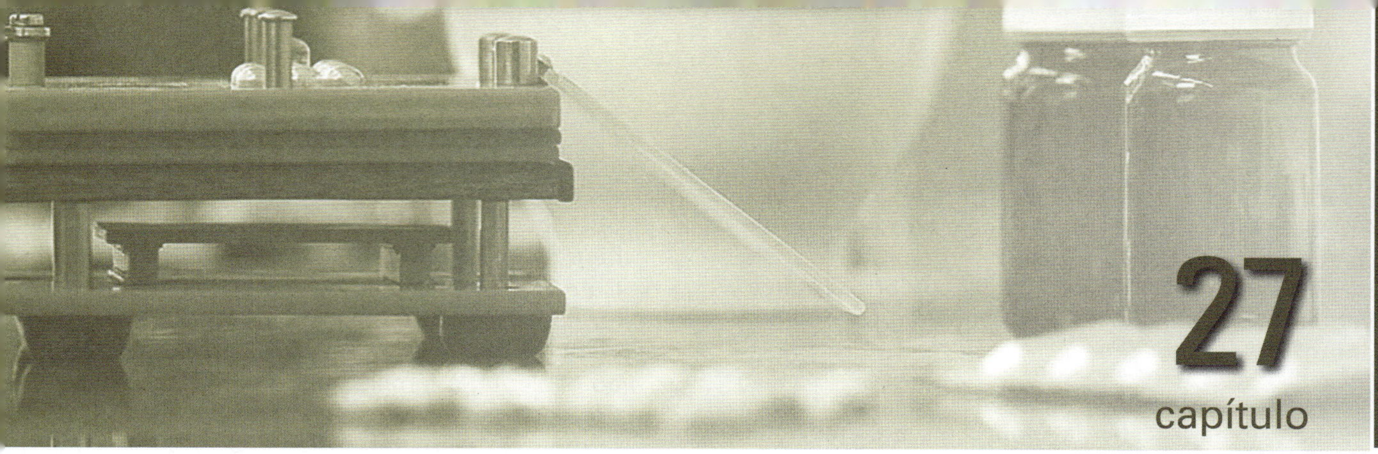

Cuidado Farmacêutico

Sílvia Storpirtis • Valentina Porta

Introdução

A evolução da tecnologia tem sido responsável por grandes mudanças na área da saúde, assim como na relação entre os pacientes e os profissionais ligados ao seu cuidado. Além disso, o cuidado em saúde, centrado nas necessidades das pessoas, envolve uma equipe multiprofissional e novas relações de trabalho.

O atendimento das necessidades em saúde das pessoas requer o acesso e o uso integrado de diversas tecnologias, que podem ser classificadas como duras e leves, em virtude dos distintos níveis de complexidade envolvidos em sua constituição. As tecnologias leves envolvem as relações interpessoais requeridas na prestação de serviços, enquanto as duras geram produtos, tais como medicamentos e *kits* para diagnóstico.

A profissão farmacêutica tem contribuído para o desenvolvimento dessas tecnologias, como os medicamentos de origem sintética e biológica, e o modelo de prática profissional responsável por uma mudança de paradigma na área da Farmácia, o Cuidado Farmacêutico.

Nesse sentido, no presente capítulo, serão abordados aspectos considerados fundamentais sobre o Cuidado Farmacêutico e suas relações com a Assistência Farmacêutica, a Farmácia Clínica e, particularmente, a Dispensação e o Uso Racional de Medicamentos.

Adicionalmente, serão apresentados os desafios para o Cuidado Farmacêutico no Brasil, sua evolução e perspectivas desta prática profissional, no âmbito do Cuidado em Saúde, considerando as necessidades de formação e capacitação do farmacêutico.

A farmácia clínica e o cuidado farmacêutico

Na década de 1950, nos Estados Unidos, muitos farmacêuticos hospitalares estavam insatisfeitos com a atuação profissional, pois a consideravam limitada e incompatível com a profundidade dos estudos inerentes à sua formação. Além disso, o sistema de distribuição e dispensação de medicamentos nos hospitais era precário e induzia a erros de medicação, o que ocasionou criação do sistema de dispensação por doses unitárias, facilitando a avaliação e o registro sistematizado da farmacoterapia dos pacientes (perfil farmacoterapêutico).

Desse modo, nos hospitais, a avaliação das interações medicamentosas e das reações adversas aos medicamentos contribuiu para o nascimento da Farmácia Clínica. Este ambiente foi ideal para o seu desenvolvimento, uma vez que o farmacêutico passou a interagir com a equipe de saúde e a prestar cuidado ao paciente, colaborando com a otimização da farmacoterapia.

Entretanto, era necessário estender essa atividade à Farmácia Comunitária, uma vez que se observava o aumento da morbimortalidade associada ao uso de medicamentos de forma indiscriminada e irracional, o que foi proposto por Charles Hepler e Linda Strand, no início da década de 1990, como uma oportunidade e um desafio aos farmacêuticos para sua reprofissionalização, no sentido de assumir seu dever social de garantir a segurança e a efetividade da farmacoterapia dos pacientes. Essa nova prática profissional foi denominada *Pharmaceutical Care*.

A expressão *Pharmaceutical Care* foi traduzida no Brasil por Atenção Farmacêutica e adotada em um documento publicado em 2002 como uma Proposta de Consenso Brasileiro de Atenção Farmacêutica, segundo a qual Atenção Farmacêutica foi definida como:

> "Modelo de prática farmacêutica, desenvolvida no contexto da Assistência Farmacêutica. Compreende atitudes, valores éticos, comportamentos, habilidades, compromissos e corresponsabilidades na prevenção de doenças, promoção e recuperação da saúde, de forma integrada à equipe de saúde. É a interação direta do farmacêutico com o usuário, visando a uma farmacoterapia racional e à obtenção de resultados definidos e mensuráveis, voltados para a melhoria da qualidade de vida. Esta interação também deve envolver as concepções dos seus sujeitos, respeitadas as suas especificidades biopsicossociais, sob a ótica da integralidade das ações de saúde".

Porém, o termo Atenção Farmacêutica gerou dificuldades de comunicação com outros profissionais da saúde e interpretação equivocada em relação ao conceito de Assistência Farmacêutica. Assim, o Ministério da Saúde, em 2014, adotou o termo Cuidado Farmacêutico, em substituição à Atenção Farmacêutica, em uma publicação destinada a divulgar os resultados de um projeto piloto desenvolvido por farmacêuticos em Unidades Básicas de Saúde no Paraná.

Desse modo, cabe aclarar os conceitos a seguir, bem como sua área de aplicação:

- **Farmácia clínica**: área da Farmácia voltada à ciência e à prática do uso racional de medicamentos. Pressupõe que o farmacêutico garanta resultados clinicamente apropriados com a farmacoterapia, estabelecendo um relacionamento interprofissional, em benefício do paciente. Incorpora a filosofia do *Pharmaceutical Care* e, como tal, expande-se a todos os níveis de atenção à saúde. Serviços clínicos podem ser providos por farmacêuticos em hospitais, ambulatórios, unidades de atenção primária à saúde, farmácias comunitárias, instituições de longa permanência e domicílios de pacientes, entre outros.
- **Assistência farmacêutica**: conjunto de ações voltadas à promoção, proteção e recuperação da saúde, tanto individual como coletiva, tendo o medicamento como insumo essencial e visando ao seu acesso e uso racional. Envolve a pesquisa, o desenvolvimento e a produção de medicamentos e insumos, bem como a sua seleção, programação, aquisição, distribuição, dispensação, garantia da qualidade dos produtos e serviços, acompanhamento e avaliação de sua utilização, na perspectiva da obtenção de resultados concretos e da melhoria da qualidade de vida da população.
- **Cuidado farmacêutico**: é o modelo de prática que orienta a provisão de diferentes serviços farmacêuticos diretamente destinados ao paciente, à família e à comunidade, visando à prevenção e resolução de problemas da farmacoterapia, ao uso racional e ótimo dos medicamentos, à promoção, à proteção e à recuperação da saúde, bem como à prevenção de doenças e de outros problemas de saúde.

Também é importante ressaltar que a Farmácia é o estabelecimento onde grande parte da população adquire medicamentos e busca orientação para problemas de saúde, o que faz com que o farmacêutico seja, muitas vezes, o primeiro profissional a ter contato com as necessidades em saúde das pessoas. Assim sendo, no Brasil, após muitos esforços envolvendo várias instituições, houve a publicação da Lei n. 13.021, em 2014, que define a Farmácia como:

> "Unidade de prestação de serviços destinada a prestar assistência farmacêutica, assistência à saúde e orientação sanitária individual e coletiva, na qual se processe a manipulação e/ou dispensação de medicamentos magistrais, oficinais, farmacopeicos ou industrializados, cosméticos, insumos farmacêuticos, produtos farmacêuticos e correlatos".

A Lei n. 13.021/2014 alterou a tipificação de Farmácia no Brasil, com o emprego dos termos "Farmácia sem manipulação" e "Farmácia com manipulação". Assim, o termo "Drogaria" cairia em desuso com o tempo, sendo anteriormente adotado para denominar Farmácias sem manipulação. Entretanto, as Redes de Drogarias já estabelecidas no País utilizam há anos essa terminologia.

O termo Farmácia Comunitária, que se refere a estabelecimentos farmacêuticos não hospitalares e não ambulatoriais que atendem à comunidade, tem sido empregado com frequência no Brasil para designar as atuais Farmácias e Drogarias. Estas, de natureza privada, estão implementando serviços farmacêuticos, como forma de avançar no cumprimento de seu papel social, além de promover diferenciação em um setor em que a concorrência é muito elevada.

Serviços farmacêuticos/serviços clínicos providos por farmacêuticos

Como já ocorre em outros países, a inserção do farmacêutico no sistema de saúde depende de políticas públicas favoráveis e de regulamentação. Além disso, requer formação adequada e capacitação do farmacêutico para atuar na equipe multiprofissional, o que favorece sua valorização profissional, o seu reconhecimento pela comunidade e a remuneração pelos serviços prestados.

Os serviços farmacêuticos compreendem um conjunto de atividades organizadas em um processo de trabalho, que visa a contribuir para a prevenção de doenças, a promoção, a proteção e recuperação da saúde, e para a melhoria da qualidade de vida das pessoas. No contexto do Cuidado Farmacêutico, os serviços são: "Educação em Saúde", "Rastreamento em Saúde", "Manejo de Problema de Saúde Autolimitado", "Dispensação", "Conciliação de Medicamentos", "Monitorização Terapêutica de Medicamentos", "Revisão da Farmacoterapia", "Acompanhamento Farmacoterapêutico" e "Gestão da Condição de Saúde". A fundamentação teórica destes serviços foi apresentada no documento intitulado "Serviços farmacêuticos diretamente destinados ao paciente, à família e à comunidade. Contextualização e Arcabouço Conceitual", elaborado e revisado por especialistas da área no Conselho Federal de Farmácia, em 2016.

São seus aspectos essenciais:

A "Educação em Saúde" é um serviço que envolve diferentes estratégias educativas e que contribui para aumentar conhecimentos, desenvolver habilidades e atitudes sobre os problemas de saúde e seus tratamentos. O principal objetivo é colaborar com a autonomia das pessoas, contando com o comprometimento de pacientes, profissionais, gestores e cuidadores com a promoção da saúde, a prevenção e o controle de doenças, além da melhoria da qualidade de vida. A rigor, é um serviço que deve ser prestado em todos os níveis de atenção à saúde, envolvendo o farmacêutico e outros profissionais da equipe de saúde.

No caso do "Rastreamento em Saúde", o profissional realiza a identificação provável de uma doença ou condição de saúde, em pessoas assintomáticas ou sob risco de desenvolver a doença, empregando a realização de procedimentos, exames ou a aplicação de instrumentos de entrevista validados. Não é exclusivo do profissional farmacêutico, mas, em virtude do elevado número de Farmácias Comunitárias no Brasil, seu potencial é enorme no sentido de beneficiar a população com orientação e encaminhamento do paciente a outro profissional ou serviço de saúde para diagnóstico e tratamento.

A "Dispensação" é um ato privativo do farmacêutico, com a finalidade de propiciar o acesso aos medicamentos e o uso adequado. O farmacêutico deve avaliar a prescrição, sob o ponto de vista técnico e legal, realizando uma intervenção junto ao prescritor, quando necessário. Esse serviço ainda requer ressignificação no Brasil, de modo a possibilitar o seu aprimoramento como um serviço clínico prestado pelo farmacêutico.

Muitos avanços também são esperados no Brasil em relação ao "Manejo de Problema de Saúde Autolimitado", considerado o serviço pelo qual o farmacêutico acolhe uma demanda relativa a uma enfermidade aguda, de baixa gravidade e breve período de latência. A doença, nesse caso, tende a evoluir sem danos para o paciente, podendo ser tratada de forma eficaz e segura com medicamentos isentos de prescrição médica. Entretanto, quando necessário, o farmacêutico deve encaminhar o paciente a outro profissional ou serviço de saúde. Nesse sentido, após muitos debates, houve a publicação da Resolução CFF n. 586/2013, que regulamentou a prescrição farmacêutica no Brasil, envolvendo os medicamentos isentos de prescrição médica, também denominados pelas siglas MIP ou OTC (*over the counter*, em inglês).

Outro serviço desenvolvido por farmacêuticos, especialmente no ambiente hospitalar, é a "Monitorização Terapêutica de Medicamentos", que compreende a determinação e a interpretação dos níveis séricos de fármacos, visando ao estabelecimento de doses individualizadas, conforme as necessidades do paciente, para a obtenção de concentrações plasmáticas efetivas e seguras. Entretanto, requer infraestrutura e equipamentos adequados, bem como a capacitação em Farmacocinética Clínica.

A "Conciliação de Medicamentos" é o serviço pelo qual o farmacêutico elabora uma lista de todos os medicamentos utilizados pelo paciente, incluindo o nome de cada medicamento ou formulação, a concentração/dinamização, a forma farmacêutica, a dose prescrita, a via de administração e a frequência de uso, além da duração do tratamento. Esta lista deve conciliar as informações do prontuário, da prescrição, do paciente, de cuidadores, entre outras. É importante quando o paciente transita pelos diferentes níveis de atenção ou por distintos serviços de saúde, com o objetivo de diminuir as discrepâncias não intencionais. Considerando que muitos pacientes também se automedicam e consultam diversos especialistas, a conciliação de medicamentos é relevante para garantir a efetividade e a segurança da farmacoterapia.

Um serviço que pode ser muito útil para aumentar a segurança dos pacientes é a "Revisão da Farmacoterapia". O farmacêutico faz uma análise estruturada, crítica e aprofundada sobre os medicamentos em uso, visando minimizar a ocorrência de problemas relacionados à farmacoterapia, melhorar a adesão ao tratamento e os resultados terapêuticos, assim como reduzir o desperdício de recursos. Quando necessário, faz uma intervenção junto ao prescritor.

A "Gestão da Condição de Saúde" é o serviço pelo qual se realiza o gerenciamento de determinada condição de saúde, já estabelecida, ou de fator de risco. São empregadas intervenções gerenciais, educacionais e no cuidado, visando à obtenção de bons resultados clínicos, à redução de riscos e à melhoria da eficiência e da qualidade da atenção à saúde.

O "Acompanhamento Farmacoterapêutico" pode ser considerado um dos serviços farmacêuticos de maior complexidade, uma vez que envolve vários encontros com o paciente (consultas farmacêuticas), para que o farmacêutico realize o gerenciamento da farmacoterapia, considerando as condições de saúde, os fatores de risco e o tratamento do paciente. Com o estabelecimento de intervenções gerenciais e educacionais, além do acompanhamento do paciente, o objetivo principal é prevenir e resolver problemas da farmacoterapia, para alcançar bons resultados clínicos, com a redução dos riscos e a melhoria da eficiência e da qualidade da atenção à saúde.

Bases legais para o cuidado farmacêutico no Brasil

O envelhecimento da população mundial e o aumento dos gastos com saúde têm exigido mudanças nas políticas de saúde em todo o mundo. Entre elas, está o apoio ao trabalho de equipes multiprofissionais, o que tem demonstrado ser eficiente no manejo de muitas enfermidades crônicas. Além disso, para ampliar a resolutividade dos serviços de saúde, a responsabilidade no manejo clínico dos pacientes começou a ser compartilhada entre os profissionais, inclusive com o farmacêutico. Para tanto, os marcos regulatórios de vários países foram alterados para que distintos profissionais possam selecionar, iniciar, adicionar, substituir, ajustar, repetir ou interromper a terapia farmacológica.

A Resolução n. 585/2013, publicada pelo Conselho Federal de Farmácia (CFF), regulamentou as "Atribuições Clínicas do Farmacêutico", o que significou grande avanço para a profissão, visando proporcionar cuidado ao paciente, à família e à comunidade, de modo a promover o uso racional de medicamentos e otimizar a farmacoterapia, com o propósito de alcançar resultados definidos que melhorem a qualidade de vida do paciente em serviços públicos ou privados e em todos os níveis de atenção à saúde.

Outro avanço digno de nota foi a abordagem relativa ao manejo de problemas de saúde autolimitados, também conhecidos como distúrbios menores, para os quais o farmacêutico pode prescrever medicamentos isentos de prescrição médica.

Ainda não há muitos trabalhos publicados na literatura sobre a avaliação da prescrição farmacêutica no Brasil. Silva et al. (2016) entrevistaram 21 farmacêuticos que trabalham em Farmácias na cidade de Pindamonhangaba, São Paulo. Segundo os autores, 95,24% dos participantes da pesquisa fazem orientação sobre a automedicação e 90,48% orientam a população sobre temas relativos à saúde. Além disso, 95,24% dizem ter conhecimento da Resolução CFF n. 586/2013, porém, 66,67% ainda não documentam a prescrição farmacêutica. Para 57,14%, a maior dificuldade é a falta de local apropriado para atender o paciente.

Ressignificação da dispensação de medicamentos no Brasil

As transformações ocorridas na profissão farmacêutica, com o predomínio dos medicamentos industrializados, afastaram o farmacêutico das Farmácias Comunitárias, o que contribuiu para que a dispensação se restringisse, praticamente, à entrega do medicamento ao usuário.

A Lei n. 5.991/1973 estabelece que a dispensação de medicamentos na Farmácia está sob a responsabilidade do farmacêutico. Porém, essa responsabilidade exige que este profissional tenha formação adequada, uma vez que é necessário avaliar a prescrição sob o ponto de vista das condições de saúde do paciente, observando, ainda, os fatores que podem interferir no tratamento e comprometer a segurança do paciente. Neste processo, os princípios preconizados pela Organização Mundial da Saúde na Declaração de Tóquio devem ser considerados, ou seja, o farmacêutico deve promover as condições para que o paciente utilize o medicamento da melhor maneira possível.

Além disso, a orientação durante a dispensação de medicamentos deve ser realizada em linguagem clara e objetiva para promover o uso e o armazenamento adequados, além de coibir a automedicação e o abandono do tratamento, aumentando a adesão dos pacientes às medidas farmacológicas e não farmacológicas.

Segundo o CFF, em 2018, 221.258 farmacêuticos estavam inscritos nos Conselhos Regionais de Farmácia no Brasil, sendo que 87.794 atuavam em Farmácias ou Drogarias privadas. Tal fato evidencia a importância de o farmacêutico assumir, efetivamente, a responsabilidade sobre a dispensação de medicamentos.

Formação e capacitação para o cuidado farmacêutico

Nesse contexto, foi necessário repensar a educação farmacêutica no Brasil e, após muitas discussões, houve a publicação das Diretrizes Curriculares Nacionais (DCN) para a Graduação em Farmácia, em 2002, que estabeleceram um novo perfil do egresso/profissional, com formação generalista, humanista, crítica e reflexiva, para atuar em todos os níveis de atenção à saúde, com base no rigor científico e intelectual, cuja adoção foi considerada lenta em muitas instituições de ensino superior.

Além disso, as discussões prosseguiram e deram origem às DCN publicadas em 2017, que evidenciaram a necessidade de articulação entre conhecimentos, competências, habilidades e atitudes, para contemplar o perfil do egresso em Farmácia, sendo que a formação deve estar estruturada nos eixos "Cuidado em Saúde", "Tecnologia e Inovação em Saúde" e "Gestão em Saúde". Assim, o Cuidado Farmacêutico, no âmbito do Cuidado em Saúde, tornou-se uma das áreas fundamentais para a formação do farmacêutico.

A Farmácia Universitária, também conhecida como Farmácia-Escola, tem sido cada vez mais importante para o desenvolvimento das competências e habilidades durante a graduação em Farmácia. Tornou-se obrigatória no Brasil após a publicação do Instituto Nacional de Estudos e Pesquisas Educacionais Anísio Teixeira (INEP), Ministério da Educação, que trata das alterações do instrumento de avaliação de cursos de graduação nos graus de tecnólogo, de licenciatura e de bacharelado para as modalidades presencial e a distância. Representa, atualmente, um critério de qualidade para as Faculdades de Farmácia no Brasil, possibilitando o desenvolvimento de atividades integradas de ensino de graduação e de pós-graduação, pesquisa e extensão universitária.

As atribuições do farmacêutico na Farmácia Universitária foram regulamentadas pela Resolução CFF n. 610, publicada em 20 de março de 2015, a qual define esse estabelecimento como Laboratório Didático Especializado, que integra teoria e prática profissional, dando suporte ao desenvolvimento de competências para os estudantes, indispensáveis ao atendimento das necessidades de saúde do paciente, família e comunidade.

Um serviço de dispensação foi estruturado em uma Farmácia Universitária no município de Goiânia, Goiás, Brasil, a partir de legislações vigentes e modelos propostos na literatura. O modelo proposto demonstrou-se adequado para identificar problemas relacionados ao medicamento, promovendo seu uso racional, bem como a redução de custos associados ao uso inadequado.

Iniciativa interessante foi divulgada pela Secretaria Municipal de Saúde e Saneamento da cidade de Alegre, Espírito Santo, em que os estudantes da Universidade Federal do Espírito Santo (UFES) puderam usufruir de convênio firmado com a Prefeitura Municipal para a realização de estágio em dispensação, em tempo integral, supervisionado por farmacêuticos. As atividades incluíram atendimentos a pacientes na dispensação de medicamentos, discussões sobre a legislação sanitária vigente e sobre o financiamento da Assistência Farmacêutica, além de treinamento no Sistema Nacional de Gestão da Assistência Farmacêutica (Hórus).

Desafios e perspectivas

O crescimento das vendas de medicamentos pela Internet tem modificado o chamado varejo farmacêutico que, por sua face comercial, ainda caracteriza Farmácia ou Drogaria como uma loja ou ponto de venda (PDV). Entretanto, a concorrência está acirrada neste mercado, o que tem despertado o interesse deste setor pela implantação de serviços farmacêuticos, com ênfase nos serviços clínicos prestados pelo farmacêutico. Para tanto, a infraestrutura da Farmácia deve garantir um espaço com privacidade para atendimento, ou seja, um consultório farmacêutico.

Além disso, a realização de testes laboratoriais remotos (TLR) em Farmácias, para rastreamento de pessoas com riscos para doenças como diabetes, hepatite, sífilis, HIV, está sendo discutido no Brasil e, provavelmente, será aprovado e regulamentado pelas autoridades sanitárias, o que irá colaborar com o desenvolvimento dos serviços farmacêuticos.

Assim como a robotização instalou-se na área de Farmácia Hospitalar, transformando os processos de trabalho, discute-se o futuro da dispensação na Farmácia Comunitária e qual será o impacto da tecnologia e da automação. Em 2016, o robô, como ferramenta de automação em uma Farmácia em Portugal, foi considerado um aspecto positivo, possibilitando otimização de espaço e maior organização dos medicamentos, além de simplificar sua recepção e controle de estoque, entre outras funções.

No âmbito do Cuidado em Saúde, o Cuidado Farmacêutico, como modelo de prática profissional, constitui grande avanço para a profissão farmacêutica. Entretanto, os maiores desafios são a inserção do farmacêutico no Sistema Único de Saúde, de modo a colaborar com a resolutividade das Redes de Atenção à Saúde (RAS), e a efetiva transformação das Farmácias Comunitárias em estabelecimentos de saúde, a despeito de sua natureza privada e comercial.

Bibliografia

- ALENCAR, T.O.S.; BASTOS, V.P.; ALENCAR, B.R.; FREITAS, I.V. Dispensação farmacêutica: uma análise dos conceitos legais em relação à prática profissional. *Rev. Ciênc. Farm. Básica Apl.*, v. 32, n. 1, p. 89-94, 2011.
- BRASIL. Conselho Nacional de Educação. Câmara de Educação Superior. Resolução nº 2, de 19 de fevereiro de 2002. Institui Diretrizes Curriculares Nacionais do Curso de Graduação em Farmácia. Disponível em: <http://portal.mec.gov.br/cne/arquivos/pdf/CES022002.pdf>. Acesso em: 31 jul. 2019.
- BRASIL. Conselho Nacional de Educação. Câmara de Educação Superior. Resolução n. 6, de 19 de outubro de 2017. Institui as Diretrizes Curriculares Nacionais do Curso de Graduação em Farmácia e dá outras providências. Disponível em: http://portal.mec.gov.br/index.php?option=com_docman&view=download&alias=74371-rces006-17-pdf&category_slug=outubro-2017-pdf&Itemid=30192>. Acesso em: 31 jul. 2019.
- BRASIL. Lei n. 13.021, de 8 de agosto de 2014. Dispõe sobre o exercício e a fiscalização das atividades farmacêuticas, 2014. Disponível em: <https://www2.camara.leg.br/legin/fed/lei/2014/lei-13021-8-agosto-2014-779151-normaatualizada-pl.pdf>. Acesso em: 01 ago. 2019.
- BRASIL. Lei n. 5.991, de 17 de dezembro de 1973. Dispõe sobre o controle sanitário do comércio de drogas, medicamentos, insumos farmacêuticos e correlatos, e dá outras providências. Diário Oficial da União, Brasília, 19 de dezembro de 1973. Disponível em: <http://www.planalto.gov.br/ccivil_03/leis/l5991.htm>. Acesso em: 07 ago. 2019.
- BRASIL. Ministério da Educação. Instituto Nacional de Estudos e Pesquisas Educacionais Anísio Teixeira. Diretoria de Avaliação da Educação Superior. Trata das alterações do instrumento de avaliação de cursos de graduação nos graus de tecnólogo, de licenciatura e de bacharelado para as modalidades presencial e à distância. Ofício n. 024, de 17 de março de 2015. Brasília, DF. Disponível em: <http://www.crfsp.org.br/images/arquivos/inep_farmacia_uni.pdf>. Acesso em: 01 ago. 2019.
- BRASIL. Ministério da Saúde. Conselho Nacional de Saúde. Resolução n. 338, de 06 de maio de 2004. Aprova a Política Nacional de Assistência Farmacêutica. 2004. Disponível em: <http://bvsms.saude.gov.br/ bvs/saudelegis/cns/2004/res0338_06_05_2004.html>. Acesso em: 01 ago. 2019.
- BRASIL. Ministério da Saúde. Secretaria de Ciência, Tecnologia e Insumos Estratégicos. Departamento de Assistência Farmacêutica e Insumos Estratégicos. Serviços farmacêuticos na atenção básica à saúde/Ministério da Saúde, Secretaria de Ciência, Tecnologia e Insumos Estratégicos. Departamento de Assistência Farmacêutica e Insumos Estratégicos. Brasília: Ministério da Saúde. Cuidado Farmacêutico na Atenção Básica. Cadernos 1 a 4, 2014a.
- CARDOSO, T.C. et al. Serviço de dispensação: apresentação de modelo estruturado em uma Farmácia Universitária. *Eletronic J. Pharm.*, v. XII, n. 4, p. 73-86, 2015.
- CONSELHO FEDERAL DE FARMÁCIA. Dados 2018. Disponível em: <http://www.cff.org.br/pagina.php? id=801&menu=801&titulo=Dados+2018>. Acesso em: 31 jul. 2019.
- CONSELHO FEDERAL DE FARMÁCIA. Resolução n. 610, de 20 de março de 2015. Dispõe sobre as atribuições do farmacêutico na farmácia universitária e dá outras providências. Disponível em: <https://www.legisweb.com.br/legislacao/?id=282387>. Acesso em: 01 ago. 2019.
- CONSELHO FEDERAL DE FARMÁCIA. Resolução n. 585, de 29 de agosto de 2013. Regulamenta as atribuições clínicas do farmacêutico e dá outras providências. Brasília, 2013a. Disponível em: <http://www.cff.org.br/userfiles/file/resolucoes/585.pdf>. Acesso em: 01 ago. 2019.
- CONSELHO FEDERAL DE FARMÁCIA. Resolução n. 586, de 29 de agosto de 2013. Regulamenta a prescrição farmacêutica e dá outras providências. Brasília, 2013b. Disponível em: <http://www.cff.org.br/userfiles/file/noticias/Resolu%C3%A7%C3%A3o586_13.pdf>. Acesso em: 01 ago. 2019.
- CONSELHO FEDERAL DE FARMÁCIA. *Serviços farmacêuticos diretamente destinados ao paciente, à família e à comunidade:* contextualização e arcabouço conceitual. Brasília: Conselho Federal de Farmácia, 2016. 200 p.
- CONSELHO REGIONAL DE FARMÁCIA DO ESTADO DE SÃO PAULO. *Manual de orientação ao farmacêutico:* aspectos legais da dispensação. Conselho Regional de Farmácia do Estado de São Paulo. São Paulo: CRF-SP, 2017. 64 p.
- CORRER, C.J.; OTUKI, M.F. *A Prática Farmacêutica na Farmácia Comunitária.* Porto Alegre: Artmed, 2013. 454 p.
- FÓRUM NACIONAL DE FARMÁCIAS UNIVERSITÁRIAS. *Farmácia universitária:* padrões mínimos/Fórum Nacional de Farmácias Universitárias. Goiânia: Gráfica/UFG, 2017. 48p.
- FRANCO, T.B.; MERHY, E.E. Cartografias do trabalho e cuidado em saúde. *Tempus Acta em Saúde Coletiva*, p. 151-163, 2012.
- GALATO, D.; ALANO, G.M.; TRAUTHMAN, S.C.; VIEIRA, A.C. A dispensação de medicamentos: uma reflexão sobre o processo para prevenção, identificação e resolução de problemas relacionados à farmacoterapia. *Rev. Bras. Ciên. Farm.*, v. 44, n. 3, jul./set., 2008.
- HEPLER, C.; STRAND, L. Opportunities and responsibilities in pharmaceutical care. *Am. J. Hospital Pharmacy*. v. 47, p. 533-543, 1990.
- LYRA JUNIOR, D.P.; MARQUES, T.C. *As bases da dispensação racional de medicamentos para farmacêuticos.* São Paulo: Pharmabooks, 2012. 300 p.
- MERHY, E.E. Em busca do tempo perdido: a micropolítica do trabalho vivo em saúde. In: MERHY, E.E.; ONOCKO, R.T. (orgs.). *Agir em saúde:* um desafio para o público. São Paulo: Hucitec, 1997.
- MONTEGUTI, B.R.; DIEHL, E.E. O ensino de Farmácia no sul do Brasil: preparando farmacêuticos para o Sistema Único de Saúde? *Trab. Educ. Saúde*, Rio de Janeiro, v. 14 n. 1, p. 77-95, jan./abr. 2016.
- ORGANIZAÇÃO PAN-AMERICANA DA SAÚDE. Consenso Brasileiro de Atenção Farmacêutica: proposta. Brasília, DF, 2002. 23 p. Disponível em: <http://bvsms.saude.gov.br/bvs/publicacoes/PropostaConsensoAtenfar.pdf>. Acesso em: 01 ago. 2019.
- ORGANIZACIÓN MUNDIAL DE LA SALUD. Promoción del uso racional de medicamentos: componentes centrales. Ginebra: OMS; 2002. Disponível em: <https://apps.who.int/medicinedocs/pdf/s4874s/s4874s.pdf>. Acesso em: 31 jul. 2019.
- PORTA, V.; STORPIRTIS, S. Farmácia Clínica. In: STORPIRTIS, S. et al. *Farmácia Clínica e Atenção Farmacêutica.* Cap. 30. Rio de Janeiro: Guanabara Koogan, p. 291-296, 2008.
- PREFEITURA MUNICIPAL DE ALEGRE. Secretaria Municipal de Saúde e Saneamento. Estágio Supervisionado em Dispensação encerra suas Atividades Práticas do 1º semestre

de 2019. Disponível em: <www.alegre.es.gov.br>. Acesso em: 07 ago. 2019.

- RIBEIRO, E. Sistemas de Dispensação de Medicamentos para Pacientes Internados. In: STORPIRTIS, S. et al. *Farmácia Clínica e Atenção Farmacêutica.* Cap. 17. Rio de Janeiro: Guanabara Koogan, p. 161-170, 2008.
- ROCHA, D.F.S.L. Relatório de Estágio em Farmácia Comunitária. Relatório de Estágio realizado no âmbito do Mestrado Integrado em Ciências Farmacêuticas, orientado pela Dra. Maria Júlio Roque e apresentado à Faculdade de Farmácia da Universidade de Coimbra. Setembro 2016. Disponível em: <https://eg.uc.pt/bitstream/10316/40874/1/R_Daniela%20Rocha.pdf>. Acesso em: 10 ago. 2019.
- SILVA, N.H. et al. Atuação do farmacêutico quanto à prestação de serviços e à prescrição farmacêutica em Farmácias de Pindamonhangaba – SP. *Rev. Ciên. Saúde*, v. 1, n. 3, p. 16-23, 2016.
- STORPIRTIS, S. et al. Bases conceituais do novo modelo de atuação da Farmácia Universitária da Universidade de São Paulo (FARMUSP), 2017. Disponível em: <http://www.fcf.usp.br/arquivos/departamentos/ Documento%20Bases%20conceituais%20da%20FARMUSP_atualizado%20em%202017.pdf>. Acesso em: 07 ago. 2019.
- STORPIRTIS, S.; GAI, M.N.; CAMPOS, D.R.; GONÇALVES, J.E. *Farmacocinética Básica e Aplicada.* Rio de Janeiro: Guanabara Koogan, 2011. 241 p.

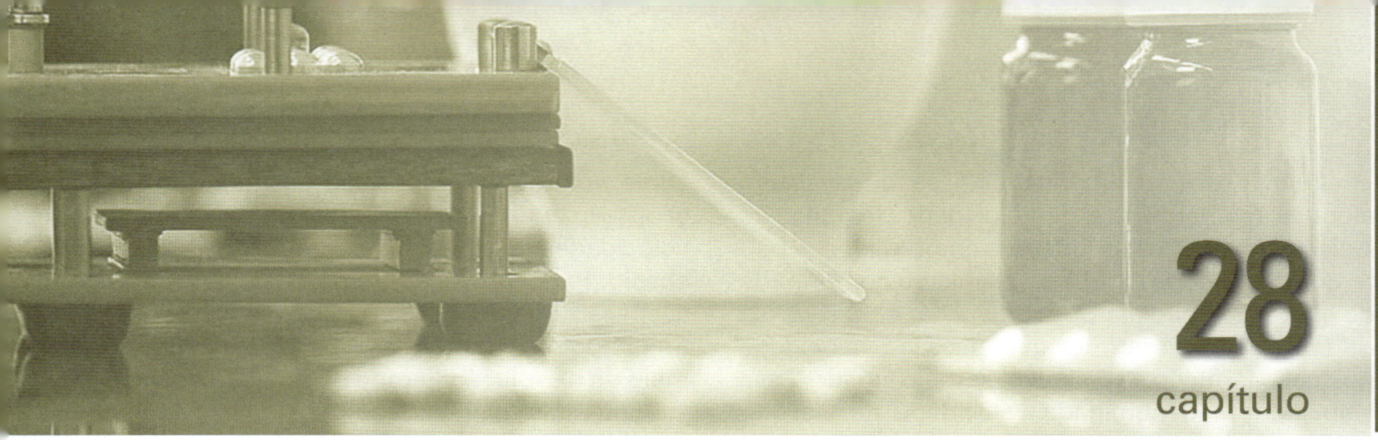

Avaliação da Dissolução nas Formas Farmacêuticas Sólidas Orais

Marcelo Dutra Duque

Introdução

Na administração por via oral, para que qualquer molécula ativa exerça sua atividade biológica, é necessário que ela seja absorvida pelo organismo e atinja o sítio de ação. Nas formas farmacêuticas líquidas, como soluções, o fármaco está dissolvido e, portanto, basta que alcance a porção do trato gastrintestinal, na qual é permeável, para que seja absorvido. Ao contrário, nas formas farmacêuticas sólidas, o fármaco precisa se dissolver nos líquidos biológicos (suco gástrico ou intestinal) para tornar-se biodisponível e ser absorvido para a corrente sanguínea. Embora as suspensões orais sejam formas líquidas, o fármaco não se encontra dissolvido, portanto, também precisa passar pela fase de dissolução para estar disponível para absorção.

Uma vez que o efeito terapêutico do fármaco resulta de sua biodisponibilidade que é definida pela quantidade e velocidade com que ele atinge o sítio de ação, o processo de dissolução nas formas farmacêuticas sólidas é fundamental para o efeito terapêutico desejado.

A avaliação da quantidade dissolvida de fármaco é realizada nos produtos acabados, no controle de qualidade das formas farmacêuticas sólidas, como comprimidos, cápsulas, comprimidos revestidos, drágeas, formas de liberação modificada, entre outras, por meio do ensaio de dissolução.

Assim, o ensaio de dissolução permite avaliar a quantidade de fármaco dissolvido em um meio líquido, denominado meio de dissolução, a partir da liberação de uma forma farmacêutica, quando avaliado em equipamento específico e sob determinadas condições experimentais. Trata-se de um ensaio descrito em farmacopeias, sendo obrigatório para fins de controle de qualidade de formas farmacêuticas sólidas.

Com o passar dos anos e, particularmente, após a criação do Sistema de Classificação Biofarmacêutica, em 1995, conforme descrito no Capítulo 23 – Biofarmacotécnica, e suas implicações sob o ponto de vista regulatório, o ensaio de dissolução passou a ser visto como um teste de fundamental importância no desenvolvimento de medicamentos, particularmente, de formas farmacêuticas sólidas de uso oral.

Além disso, o ensaio de dissolução é utilizado pelas indústrias farmacêuticas para fins de acompanhamento da estabilidade, para avaliar se mudanças no processo de fabricação podem impactar na liberação do fármaco e, consequentemente, na sua absorção, para justificar alterações pós-registro e para prever se um determinado medicamento passaria em um estudo de bioequivalência.

Definição de dissolução

A dissolução é a denominação dada ao processo pelo qual um sólido entra em contato com um meio líquido e se dissolve. Tal processo é dependente de uma série de fatores, como as características físico-químicas da substância ou do fármaco que está contido na forma farmacêutica em questão, tais como pKa e solubilidade no meio líquido, em função do pH em que está sendo avaliado, além da temperatura e da velocidade de agitação. Adicionalmente, os excipientes empregados, a partir dos quais pode-se obter cápsula ou comprimido de liberação imediata ou modificada, e o processo de fabricação podem ter influência na velocidade na qual o fármaco se dissolve no meio líquido. Essa velocidade é denominada velocidade de dissolução, e o meio líquido é o meio de dissolução.

O fenômeno da dissolução foi matematicamente descrito por Noyes e Whitney, em 1897, como um processo de difusão no qual as partículas do sólido ficam rodeadas por uma camada de solução saturada, através da qual ocorre a difusão para o meio líquido. Tal processo foi descrito de acordo com a equação a seguir, onde dx/dt é a velocidade de dissolução, k é a constante de velocidade dissolução (coeficiente de difusão), C_S é a concentração do fármaco em saturação, que corresponde à concentração da solução imediatamente em contato com o fármaco, e C é a concentração do fármaco em solução.

$$\frac{dx}{dt} = k(C_S - C)$$

Tal equação foi aprimorada ao longo dos anos, passando a considerar outros fatores também importantes, como a área A, além da espessura da camada de difusão do fármaco h, e o coeficiente de difusão k já existente, conforme mostrado a seguir:

$$\frac{dx}{dt} = \frac{kA(C_S - C)}{h}$$

Desse modo, no fenômeno da dissolução deve-se considerar as condições de não saturação, denominadas condições *sink*. Na prática, é possível garantir essas condições utilizando um volume de meio dissolução que seja maior que aquele necessário para saturação do fármaco no meio.

Dissolução de formas farmacêuticas

O ensaio de dissolução descrito nas farmacopeias é um teste de controle de qualidade que avalia se o produto está aprovado ou reprovado quanto à disponibilização do fármaco pela forma farmacêutica sólida. Nas monografias são definidas as condições experimentais para cada produto, como volume e composição do meio de dissolução, pH, temperatura, aparato a ser empregado, velocidade de agitação e tempo de duração do ensaio. Para aprovação do produto, os critérios de aceitação que devem ser atendidos são baseados no tempo de contato da forma farmacêutica com o meio de dissolução (tempo de duração do ensaio) e a quantidade mínima de fármaco dissolvida ao fim do ensaio. O Quadro 28.1 traz como exemplo os critérios e as especificações de dissolução para cápsulas de piroxicam, estabelecidos na "Farmacopeia Brasileira", 6ª edição.

Quadro 28.1
Critérios e especificações de dissolução de cápsulas e piroxicam.

Critérios/Especificações	
Meio de dissolução/ volume	Ácido clorídrico 0,1 M/900 mL
Aparato/rotação	Aparato 1 (cesto)/100 rpm
Tempo	45 minutos
Tolerância	No mínimo, 70% da quantidade declarada de piroxicam deve se dissolver em 45 minutos

Fonte: BRASIL. Agência Nacional de Vigilância Sanitária (Anvisa). *Farmacopeia Brasileira*. 6. ed. Brasília, 2019.

O ensaio de dissolução também é utilizado como ferramenta no desenvolvimento de novos produtos ou composições de formas farmacêuticas sólidas, porém, nesses casos, é necessário traçar o perfil de dissolução que é a avaliação da liberação do fármaco ao longo de determinado período de tempo.

Além disso, o ensaio de dissolução é também aplicado para fins regulatórios, nos casos de bioisenção, conforme detalhado no Capítulo 23 – Biofarmacotécnica.

Aparatos de dissolução

Para o ensaio de dissolução são utilizados equipamentos específicos (Figura 28.1), descritos nas farmacopeias, denominados aparatos de dissolução. O aparato 1 (Figura 28.2) é um cesto de aço inoxidável ou de outro material inerte, empregado principalmente no ensaio de dissolução de cápsulas ou de comprimidos que possam flutuar, pois dentro do cesto essas formas farmacêuticas irão se manter imersas no meio de dissolução. O aparato 2 (Figura 28.3) é uma pá também de aço inoxidável empregada na avaliação de cápsulas ou de comprimidos que não flutuam, ou seja, que permanecem abaixo da pá, no fundo da cuba de dissolução. Tanto o aparato 1 quanto o 2 são utilizados no equipamento de dissolução, que consiste em um banho com circulação de água e aquecimento, cuja temperatura em geral é mantida a 37 °C, onde se encontram imersas as cubas de dissolução, conforme mostrado na Figura 28.1. As cubas são recipientes abertos de formato cilíndrico, feitas de vidro ou plástico, contendo uma abertura para a inserção do respectivo aparato (1 ou 2). As principais farmacopeias trazem as especificações e as dimensões oficiais dos aparatos e das cubas de dissolução.

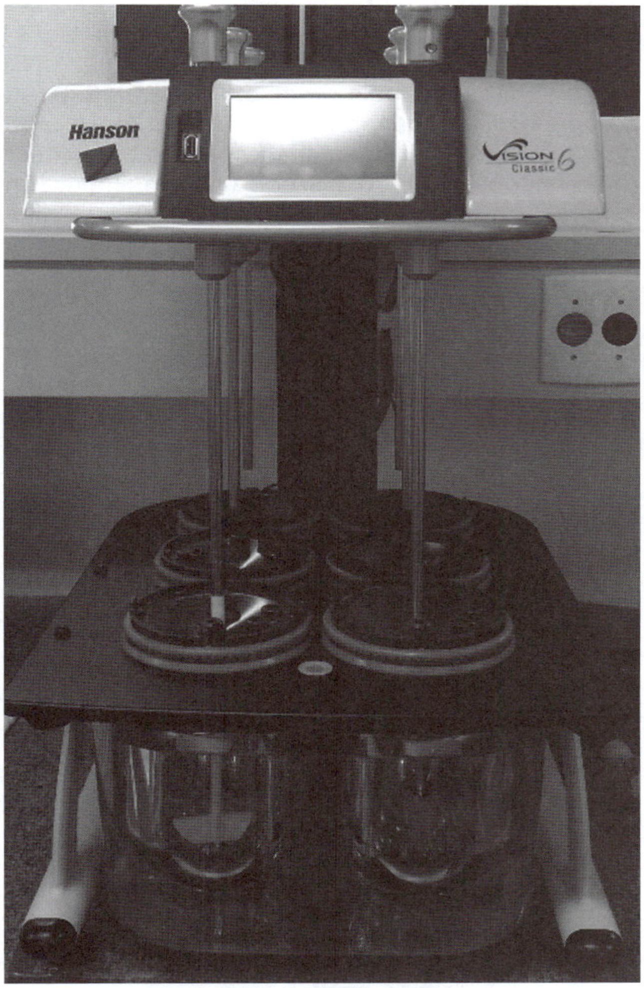

Figura 28.1. Equipamento de dissolução Hanson Vision Classic 6, contendo os aparatos 1 (cesta) e 2 (pá).

Fonte: Cortesia do Laboratório de Farmacotécnica e Cosmetologia da Universidade Federal de São Paulo (Unifesp), Campus Diadema, equipamento e acessórios adquiridos com verba da Fundação de Amparo à Pesquisa do Estado de São Paulo (Fapesp), processo n. 2018/18766-3.

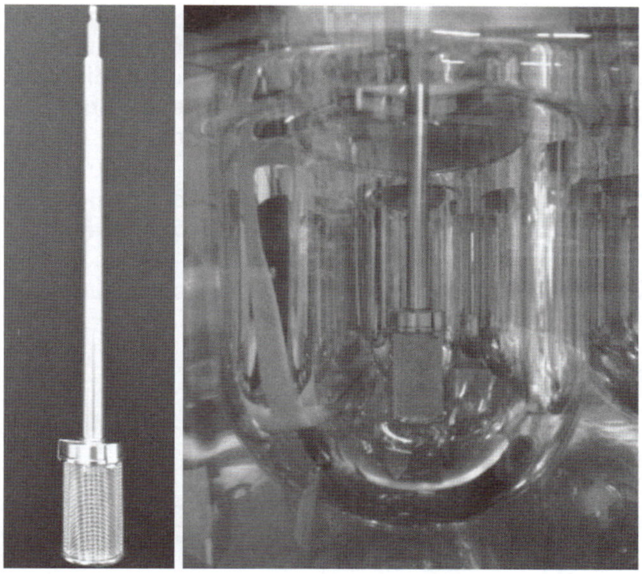

Figura 28.2. Aparato 1 (cesto) de dissolução.

Fonte: Cortesia do Laboratório de Farmacotécnica e Cosmetologia da Universidade Federal de São Paulo (Unifesp), Campus Diadema, equipamento e acessórios adquiridos com verba da Fundação de Amparo à Pesquisa do Estado de São Paulo (Fapesp), processo n. 2018/18766-3.

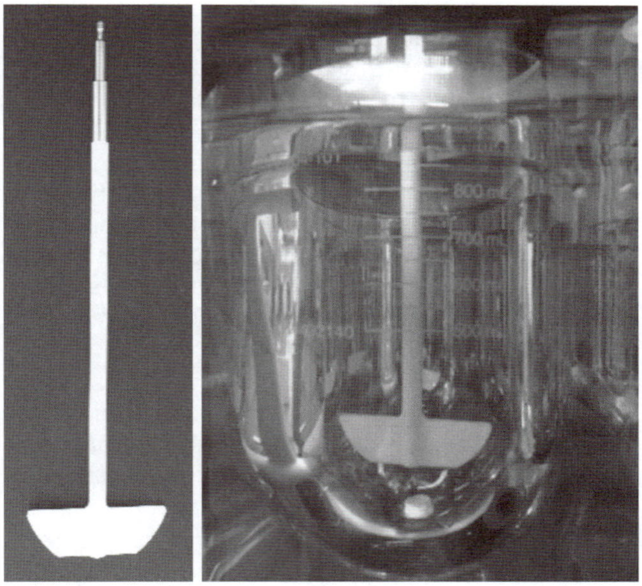

Figura 28.3. Aparato 2 (pá) de dissolução.

Fonte: Cortesia do Laboratório de Farmacotécnica e Cosmetologia da Universidade Federal de São Paulo (Unifesp), Campus Diadema, equipamento e acessórios adquiridos com verba da Fundação de Amparo à Pesquisa do Estado de São Paulo (Fapesp), processo n. 2018/18766-3.

Existem outros aparatos descritos nas farmacopeias, como o aparato 3 (cilindros recíprocos), por meio do qual é possível avaliar a mesma forma farmacêutica, passando por diferentes condições de pH em função do tempo, em cubas de menor volume, sendo interessante para avaliar alguns tipos de formas farmacêuticas de liberação modificada. O aparato 4 (célula de fluxo), consiste em um compartimento onde a forma farmacêutica é inserida e submetida a um fluxo contínuo de meio de dissolução, sendo também útil para a avaliação de formas farmacêuticas de liberação prolongada. São descritos ainda o aparato 5 (pá sobre disco) e os aparatos 6 e 7. Todos esses aparatos possuem especificações quanto às suas dimensões, descritas nas farmacopeias.

Meios de dissolução

Correspondem às soluções nas quais são realizados os ensaios de dissolução. As monografias farmacopeicas dos medicamentos trazem o meio de dissolução recomendado para a realização do ensaio para um determinado fármaco e forma farmacêutica.

Apesar de ser um ensaio *in vitro*, procura-se utilizar meios de dissolução cujos pH e composição sejam mais próximos do que ocorre *in vivo*, dada a importância do referido ensaio. Em sua maioria, são utilizadas soluções-tampão de pH entre 1 e 7,5, como solução-tampão de ácido clorídrico pH 1,2, solução-tampão acetato pH 4,5, e solução-tampão fosfato pH 6,8. As farmacopeias trazem a composição dos principais meios de dissolução.

Em geral, é utilizado o meio de dissolução no qual o fármaco é mais solúvel. No entanto, nos casos em que esse meio apresenta polimorfismo, o meio mais solúvel pode dificultar a diferenciação entre os polimorfos presentes na forma farmacêutica. Além disso, para fármacos de baixa solubilidade em soluções aquosas, tensoativos podem ser adicionados, como o laurilsulfato de sódio e os polissorbatos.

Outras substâncias que podem ser adicionadas aos meios de dissolução são as enzimas, por exemplo, nos chamados fluido gástrico simulado e fluido intestinal simulado.

Uma consideração importante no que se refere aos meios de dissolução é a sua deaeração. A presença de bolhas de ar no meio líquido pode interferir na liberação do fármaco a partir de um comprimido, além de dificultar a entrada e a saída de líquido do cesto. As farmacopeias recomendam que sejam comparados ensaios com meio de dissolução deaerado e não deaerado para determinar a necessidade do procedimento.

A deaeração é feita por processos simples como fervura ou sonicação do meio de dissolução.

Tratando-se de um meio líquido, é necessário que seja estabelecido o volume a ser utilizado, principalmente para que se atenda às condições *sink*. Para os aparatos 1 e 2, geralmente, é utilizado o volume de 900 mL de meio de dissolução. No entanto, volumes de 500 a 1.000 mL podem ser utilizados, uma vez que as cubas possuem volume de 1.000 mL. Volumes maiores, como 2.000 mL, em cubas e equipamentos apropriados, também podem ser utilizados.

Velocidade de agitação

Para os aparatos mais utilizados, 1 e 2, são geralmente empregadas as velocidades de 100 rpm para o cesto e 50 e 75 rpm para as pás. No entanto, valores intermediários podem ser utilizados.

Pontos de coleta e filtração

A coleta de amostras durante o ensaio deve ser feita de forma a não alterar a hidrodinâmica da dissolução. Ela pode ser feita de forma manual, utilizando seringa e cânula de coleta (Figura 28.4), ou por meio de amostrador automático. Tanto uma forma quanto a outra, os instrumentos devem ser posicionados de modo a fazer a amostragem de um volume, em geral 5 ou 10 mL, quando se trabalha com os aparatos 1 e 2, em uma posição situada na metade da distância entre as partes superiores do aparato e do meio de dissolução.

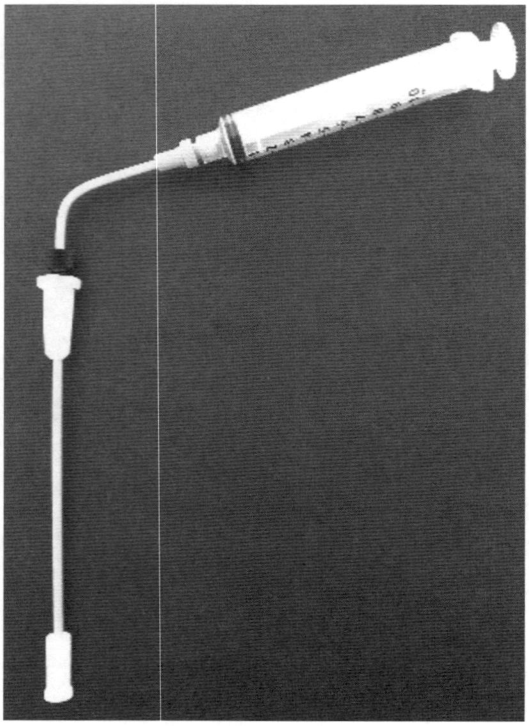

Figura 28.4. Seringa acoplada à cânula de coleta com filtro.

Fonte: Cortesia do Laboratório de Farmacotécnica e Cosmetologia da Universidade Federal de São Paulo (Unifesp), Campus Diadema, equipamento e acessórios adquiridos com verba da Fundação de Amparo à Pesquisa do Estado de São Paulo (Fapesp), processo n. 2018/18766-3.

Um fator importante a ser considerado durante a coleta é a utilização de filtros acoplados às cânulas (Figura 28.4) ou ao amostrador automático. Os filtros devem ser de material inerte e com diâmetro de poro entre 0,45 e 70 μm, de modo a reter o material não dissolvido e deixar ser coletado apenas o fármaco dissolvido. Caso haja alguma interação entre o filtro e o fármaco, a centrifugação pode ser uma alternativa a ser utilizada.

As coletas podem ser de ponto único, ou seja, ao término do ensaio, ou em intervalos de minutos ou horas durante todo o ensaio, conforme explicado no próximo tópico.

Ensaio de ponto único e perfil de dissolução

Conforme já mencionado, o ensaio de dissolução pode ser utilizado para diversas finalidades, entre as quais podemos destacar o controle de qualidade e o desenvolvimento de formas farmacêuticas sólidas. No primeiro caso, e para fins de cumprimento de especificações em monografias farmacopeicas, realiza-se o ensaio de dissolução de ponto único. Nesse caso, a coleta é realizada no final do ensaio de modo a atestar ou não o cumprimento de uma especificação, por exemplo, a liberação de não menos que 85% da dose em 45 minutos.

Em contrapartida, o perfil de dissolução (Figuras 28.5 e 28.6) consiste na construção de uma curva de porcentagem de fármaco dissolvido em função do tempo. Para a obtenção do perfil de dissolução é necessário que sejam coletadas amostras durante todo o ensaio, em intervalos de tempo pré-determinados. No caso de formas farmacêuticas sólidas de liberação imediata, são coletadas amostras com intervalos em minutos, e no caso de formas farmacêuticas sólidas de liberação prolongada, as coletas são realizadas em intervalos de horas em virtude do ensaio ser mais extenso.

As informações contidas no ensaio de dissolução de ponto único permitem inferir apenas se o percentual de fármaco dissolvido cumpre ou não com uma especificação. Já o perfil de dissolução traz informações mais completas, por exemplo, como foi atingido o percentual de fármaco dissolvido. Isso porque formulações diferentes contendo o mesmo fármaco, na mesma dose, submetidos às mesmas condições experimentais de dissolução, podem apresentar o mesmo percentual de fármaco dissolvido ao final do ensaio, mas uma formulação pode ter atingido esse percentual de forma mais rápida que a outra.

Nesse sentido, o perfil de dissolução é uma ferramenta de grande importância para avaliar a influência da composição da formulação do comprimido na liberação do fármaco. Trata-se de um dado muito importante, utilizado rotineiramente pelas indústrias farmacêuticas para o desenvolvimento de formas farmacêuticas sólidas. Além disso, o perfil de dissolução auxilia a avaliar alterações que possam ocorrer em formulações ao longo de um estudo de estabilidade ou após alteração de matéria-prima ou fornecedor.

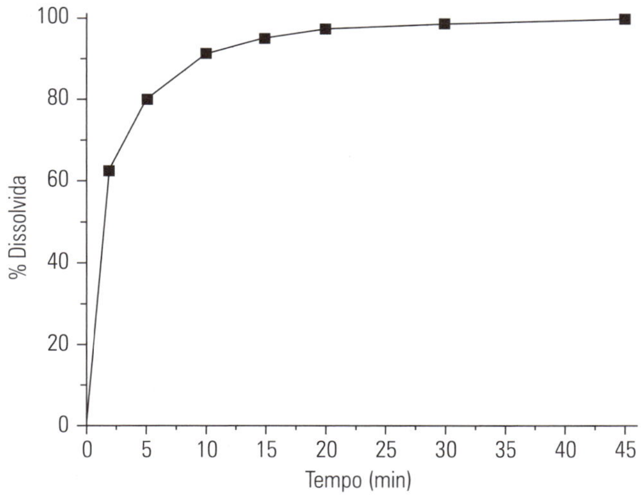

Figura 28.5. Perfil de dissolução hipotético de comprimidos de liberação imediata.

Fonte: Acervo da autoria.

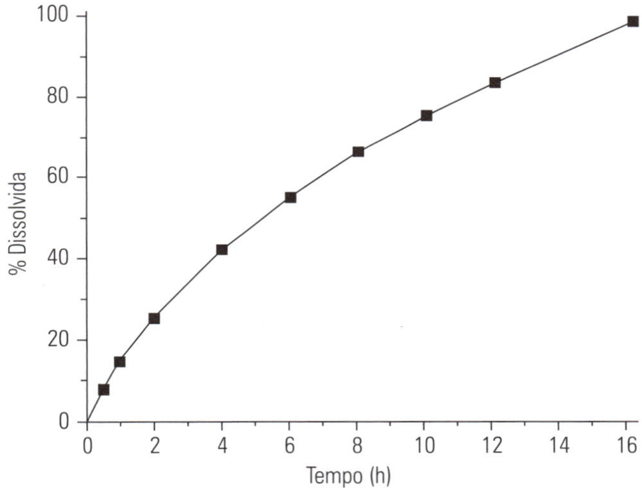

Figura 28.6. Perfil de dissolução hipotético de comprimidos de liberação prolongada.

Fonte: Acervo da autoria.

Cinética e comparação de perfis de dissolução

Ao longo dos anos, foram desenvolvidos diversos modelos matemáticos para descrever a cinética de dissolução. Existem modelos que descrevem a cinética de liberação de fármacos de formas farmacêuticas de liberação imediata e de formas farmacêuticas de liberação modificada. Os modelos de cinética de dissolução podem ser utilizados para comparação de perfis de dissolução. Nesse sentido, são classificados como métodos modelo dependente e modelo independente. Os primeiros, compreendem a aplicação de modelos matemáticos, como os de ordem zero, primeira ordem, Higuchi, Korsmeyer-Peppas, entre outros. Em contrapartida, os métodos modelo independente correspondem, por exemplo, aos métodos de eficiência de dissolução e fatores de diferença (f_1) e similaridade (f_2).

Métodos modelo dependente

Entre os métodos modelo dependente, o modelo de ordem zero descreve a cinética de dissolução de formas farmacêuticas que liberam quantidades constantes do fármaco em função do tempo. Esse tipo de cinética pode ocorrer em formas farmacêuticas de liberação prolongada e, particularmente, em sistemas do tipo bomba osmótica. O modelo de primeira ordem descreve que a liberação do fármaco acontece a partir da forma farmacêutica, aplicando-se a equação de Noyes-Whitney. Sendo assim, ao longo do ensaio, ocorre uma redução da quantidade de fármaco liberada ao longo do tempo.

O modelo cinético de Higuchi é aplicável à liberação de fármacos a partir de sistemas matriciais. Nesse tipo de sistema, o fármaco está disperso de forma homogênea no(s) polímero(s), ocorrendo durante o ensaio a entrada do meio de dissolução na forma farmacêutica com consequente intumescimento polimérico, dissolução do fármaco e liberação da matriz por difusão. Esse tipo de liberação é encontrado em formas farmacêuticas sólidas de liberação prolongada, que contêm como agente de modulação da liberação um ou mais polímeros hidrofílicos.

O modelo cinético de Korsmeyer-Peppas descreve a liberação de fármaco a partir de uma forma farmacêutica, correlacionando-a com a exponencial do tempo. Esse modelo contém um expoente de liberação n, cujo valor auxilia na definição do tipo de cinética envolvida. Para comprimidos cilíndricos, valores de $n < 0,45$ correspondem à liberação por difusão, para valores entre 0,45 e 0,89 a liberação ocorre por transporte anômalo, que corresponde a uma mistura entre difusão e erosão da matriz, e para valores de $n > 0,89$ o intumescimento da matriz é o único mecanismo que controla a liberação do fármaco, caracterizando, em geral, uma cinética de ordem zero. Trata-se de um modelo que descreve de forma mais detalhada os fenômenos envolvidos na dissolução de formas farmacêuticas de liberação prolongada, particularmente do tipo matriciais hidrofílicos.

Métodos modelo independente

Entre os métodos modelo independente, a eficiência de dissolução corresponde ao cálculo da área sob a curva do perfil de dissolução, em porcentagem. Os fatores de diferença (f_1) e similaridade (f_2) são os métodos recomendados pelas agências regulatórias, como a FDA e a Anvisa, para comparação de perfis de dissolução. O fator f_1 representa a diferença entre os perfis analisados, enquanto o f_2 representa a semelhança entre eles. Valores de f_1 entre 0 e 15 e de f_2 entre 50 e 100 correspondem a perfis de dissolução semelhantes, desde que tenham sido utilizados no cálculo no mínimo cinco valores de porcentagem dissolvida (pontos de coleta), e apenas um ponto acima de 85% de fármaco dissolvido.

Desde 2010, é possível testar diferentes modelos de cinética de dissolução e realizar comparação de perfis de dissolução, utilizando o DDSolver. Trata-se de um suplemento do Microsoft Excel que foi desenvolvido por pesquisadores de uma universidade chinesa, disponibilizado gratuitamente como material suplementar do artigo intitulado "DDSolver: an add-in program for modeling and comparison of drug dissolution profiles", de autoria de Zhang et al., em 2010. Refere-se a uma maneira bem eficiente para cálculos de cinética de dissolução e comparação de perfis.

Ensaio de dissolução e o sistema de classificação biofarmacêutica (SCB)

O SCB, criado em 1995 por Amidon et al., da University of Michigan, Estados Unidos, classifica os fármacos de acordo com sua solubilidade em soluções aquosas e sua permeabilidade intestinal em quatro classes: classe 1 (alta solubilidade e alta permeabilidade); classe 2 (baixa solubilidade e alta permeabilidade); classe 3 (alta solubilidade e baixa permeabilidade); e classe 4 (baixa solubilidade e baixa permeabilidade).

Nesse sentido, a velocidade e a extensão de absorção de um fármaco administrado por via oral são controladas, principalmente, por sua dissolução e permeabilidade no trato gastrintestinal. Desse modo, por meio do SCB foi possível correlacionar a dissolução *in vitro* de um medicamento com a biodisponibilidade *in vivo*.

A partir de então, o SCB passou a ser incorporado em diversos guias regulatórios, inicialmente pela FDA, e depois por outras agências regulatórias no mundo. A importância do ensaio de dissolução ultrapassou o fato de ser utilizado como uma ferramenta para controle de qualidade, sendo um ensaio que traz informações bem mais detalhadas a respeito do comportamento de um fármaco *in vitro* e, possivelmente, *in vivo*.

Simulação de ensaios de dissolução *in vitro* e *in vivo*

O processo de dissolução *in vitro* é bastante complexo, uma vez que envolve muitas variáveis já reportadas neste capítulo. Nesse sentido, com o avanço das tecnologias computacionais ao longo dos anos, empresas foram desenvolvendo programas de computador capazes de simular a dissolução *in vitro* de medicamentos e a dissolução *in vivo* deles. Tais métodos são denominados métodos *in silico*.

DDDPlus™ é um programa de computador desenvolvido pela empresa americana Simulations Plus, capaz de simular o ensaio de dissolução *in vitro* para diversas formas farmacêuticas. Possui funcionalidades interessantes, como desenvolver formulações, adicionando excipientes e fármaco às formulações, além de utilizar informações como pKa e solubilidade do fármaco, força de compressão no caso de comprimidos, formato e dimensões no caso de sistemas matriciais. Na versão mais atual (6.0), é possível simular o ensaio de dissolução para os aparatos 1, 2, 4, dissolução bifásica e dissolução intrínseca. Possui em sua base de dados praticamente todos os meios de dissolução farmacopeicos, sendo possível ainda criar meios de dissolução, por exemplo, adicionando tensoativos aos fármacos. Trata-se de um avanço muito grande na área de dissolução, tendo sua eficácia comprovada por pesquisadores que o utilizam no mundo todo, além de agências regulatórias.

Na Figura 28.7 são apresentados um perfil de dissolução experimental de comprimidos de liberação imediata e um perfil de dissolução simulado, obtidos utilizando o programa de simulação DDDPlus™.

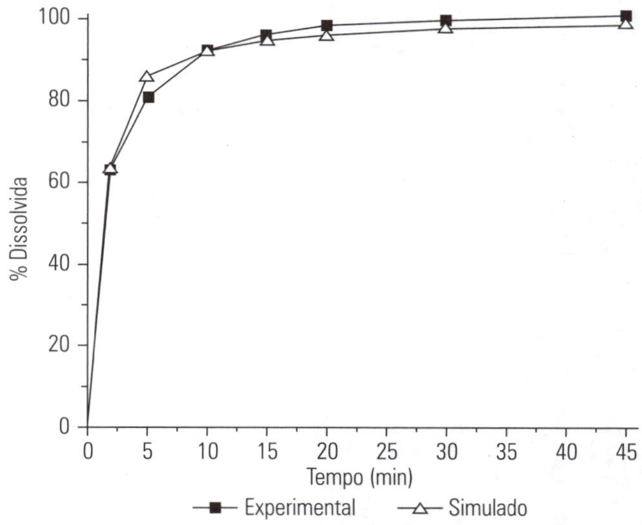

Figura 28.7. Perfil de dissolução experimental e perfil simulado, utilizando o programa de computador DDDPlus™, disponibilizado pela empresa americana Simulations Plus, Inc., Lancaster, CA, Estados Unidos.

Fonte: Acervo da autoria.

Outro programa de computador que permitiu grandes avanços na área de dissolução foi o GastroPlus™, desenvolvido pela mesma empresa que o DDDPlus™. Esse programa permite, a partir de dados físico-químicos do fármaco e biofarmacêuticos, além de modelos farmacocinéticos e fisiológicos, simular a dissolução *in vivo* e a absorção de fármacos.

Assim, atualmente, é possível desenvolver formulações de medicamentos ou métodos de dissolução, utilizando o programa de computador DDDPlus™, e utilizar os perfis de dissolução obtidos por simulação no programa GastroPlus™, para estimar a relevância *in vivo* das condições utilizadas no método de dissolução *in vitro*. Tratam-se de ferramentas muito interessantes, uma vez que permitem um desenvolvimento de medicamentos de forma mais rápida, mas assertiva e com menos custos para as empresas.

Bibliografia

- AMIDON, G.L.; LENNERNÄS, H.; SHAH, V.P.; CRISON, J.R. A theoretical basis for a biopharmaceutic drug classification: the correlation of in vitro drug product dissolution and in vivo bioavailability. *Pharmaceutical Research*, v. 12, n. 3, p. 413-420, 1995.
- AULTON, M.E. *Delineamento de formas farmacêuticas*. 2. ed. Porto Alegre: Artmed, 2005. 677 p.
- BRASIL. Agência Nacional de Vigilância Sanitária (Anvisa). *Farmacopeia Brasileira*. 6. ed. Brasília, 2019.
- COSTA, P.; LOBO, J.M.S. Modeling and comparison of dissolution profiles. *European Journal of Pharmaceutical Sciences*, v. 13, p. 123-133, 2001.
- DOKOUMETZIDIS, A.; MACHERAS, P. A century of dissolution research: from Noyes and Whitney to the Biopharmaceutics Classification System. *International Journal of Pharmaceutics*, v. 321, p. 1-11, 2006.
- DUQUE, M.D. Determination of absorption curves, dissolution profiles and establishment of in vitro-in vivo correlation by in silico methods using GastroPlus™ and DDDPlus™ [tese de doutorado]. São Paulo: Faculdade de Ciências Farmacêuticas da Universidade de São Paulo, 2016. 86 p.
- FLORENCE, A.T.; ATTWOOD, D. *Princípios físico-químicos em farmácia*. São Paulo: Editora da Universidade de São Paulo, 2003. 732 p.
- QIU, Y.; CHEN, Y.; ZHANG, G.G.Z; LIU, L.; PORTER, W.R. Developing solid oral dosage forms: pharmaceutical theory and practice. Armsterdam: Elsevier/Academic Press, 2009. 943 p.
- USP. *United States Pharmacopeia*. 38th ed. Rockville: United States Pharmacopeial Convention, 2015.
- ZHANG, Y.; HUO, M.; ZHOU, J.; ZOU, A.; LI, W.; YAO, C.; XIE, S. DDSolver: an add-in program for modeling and comparison of drug dissolution profiles. *The AAPS Journal*, v. 12, n. 3, p. 263-271, 2010.

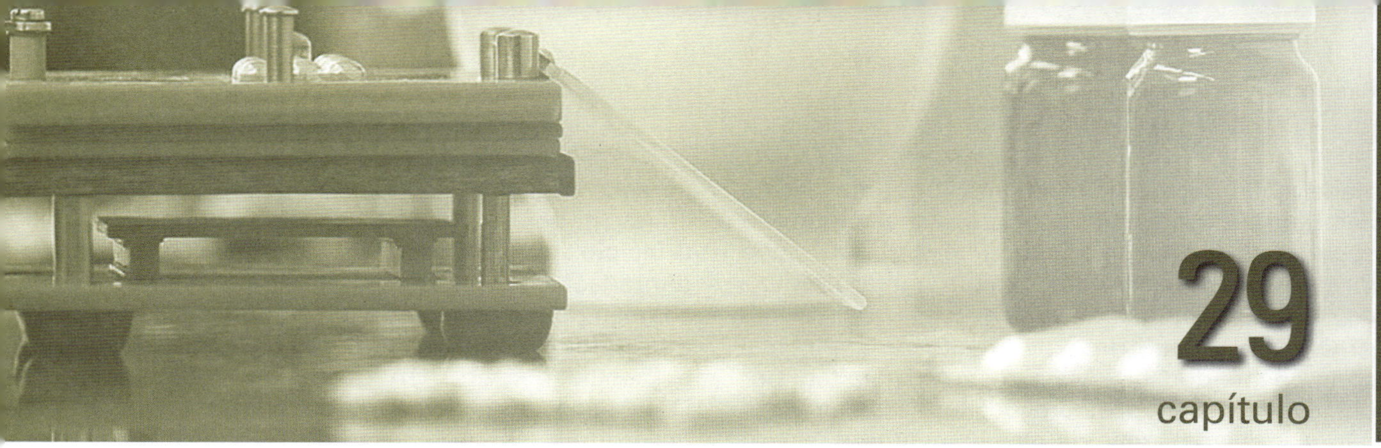

Planejamento Estatístico e Otimização de Formulações

Felipe Rebello Lourenço • Alessandro Morais Saviano • Luciana Separovic • Paula Beatriz Silva Passarin

Introdução

Desde a introdução de conceitos de qualidade por *design* (*Quality by Design* – QbD), tem sido aceito que a qualidade dos produtos farmacêuticos deve ser projetada e construída durante o processo de fabricação. De acordo com Juran, pioneiro na área, a maioria dos problemas de qualidade estão relacionados à forma como um produto farmacêutico foi projetado. Um produto farmacêutico mal projetado apresentará problemas de segurança e eficácia, não importando quantos testes ou análises sejam realizados para verificar sua qualidade. Assim, o QbD começa com o reconhecimento de que a qualidade não será melhorada simplesmente aumentando o número de análises realizadas nos produtos farmacêuticos. Em outras palavras, a qualidade deve ser construída durante o processo de fabricação dos produtos farmacêuticos.

O QbD é uma abordagem sistemática para o desenvolvimento farmacêutico, que começa com objetivos predefinidos e enfatiza a compreensão do produto e do processo e o controle do processo, com base no conhecimento científico e na gestão de riscos de qualidade. A aplicação do QbD fornecerá conhecimento e entendimento científico para apoiar o desenvolvimento farmacêutico. Os objetivos do QbD podem incluir: I) estabelecer especificações significativas da qualidade do produto; II) aumentar a capacidade do processo e reduzir a variabilidade do produto; III) aumentar a eficiência do desenvolvimento farmacêutico e do processo de fabricação; e IV) melhorar a análise de causa-efeito para detecção de desvios de qualidade e melhorar a flexibilidade regulatória.

A adoção de abordagens baseadas em risco e QbD tem sido incentivada pela maioria das agências reguladoras em todo o mundo. Os conceitos de QbD têm sido usados para melhorar a fabricação de produtos farmacêuticos em termos da abordagem "Seis-Sigma", a qual é definida como um conjunto de procedimentos para alcançar a melhoria do processo, o que resulta em uma chance significativamente reduzida de produtos fora de especificação. O número considerável de resultados relatados fora de especificação indica que este é um problema relevante para as indústrias farmacêuticas.

Entretanto, muitas vezes, os problemas em conseguir o desempenho exigido na abordagem "Seis-Sigma" não são relacionados a problemas de fabricação, mas em virtude dos métodos analíticos com baixas robustez e confiabilidade. Vários autores descreveram a aplicação dos conceitos de QbD no desenvolvimento de métodos analíticos. O QbD analítico é útil no desenvolvimento e na otimização de métodos analíticos robustos, confiáveis e custo-efetivos, sendo que sua implementação fornece uma solução melhor para os resultados fora de especificação, assim como também reduz o risco de falha do método.

Tradicionalmente, o desenvolvimento e a otimização de produtos farmacêuticos e métodos analíticos têm sido realizados através da análise de um fator por vez (abordagem *One Factor at a Time* – OFAT). Um dos fatores é alterado dentro de um intervalo (ou níveis) apropriado, enquanto os outros são mantidos constantes. Além de exigir um elevado número de experimentos, a abordagem OFAT não permite avaliar a existência de interação entre os fatores, o que pode ocasionar uma condução inadequada do desenvolvimento e da otimização. Para superar essas limitações, o planejamento de experimentos (*Design of Experiments* – DoE) pode fornecer melhores resultados com número reduzido de experimentos.

O planejamento de experimentos é o principal componente do QbD. Assim, este capítulo tem por objetivo fornecer considerações teóricas e práticas para a implementação de planejamento de experimentos no contexto do QbD.

Etapas da qualidade por *design* (QbD)

O QbD compreende todos os elementos do desenvolvimento farmacêutico que permitirão projetar um produto de qualidade e um processo de fabricação com desempenho consistente, o que garante a segurança e a eficácia do produto farmacêutico. Utilizando a abordagem QbD, o desenvolvimento farmacêutico fornecerá uma compreensão completa do produto e de seu processo de fabricação.

Estabelecendo o perfil-alvo de qualidade do produto

O perfil-alvo de qualidade do produto (*Quality Target Product Profile* – QTPP) é um resumo das características de qualidade do produto farmacêutico, que devem ser alcançadas para garantir sua segurança e eficácia. Em outras palavras, o perfil-alvo de qualidade do produto consiste na definição de expectativas no produto farmacêutico final. As considerações relativas ao QTPP devem incluir utilização pretendida em condições clínicas, via de administração, forma farmacêutica, sistema de liberação, dose administrada, sistema de fechamento de frascos, fatores que afetam as propriedades farmacocinéticas e critérios de qualidade do produto (p. ex., esterilidade, pureza, estabilidade, entre outros).

Parece lógico que os principais objetivos de um novo produto devem ser definidos antes do seu desenvolvimento. No entanto, ao longo dos anos, essa abordagem tem sido raramente adotada. Um QTPP bem definido evita desperdício de tempo e recursos.

Identificando os atributos críticos de qualidade

A identificação de atributos críticos de qualidade (*Critical Quality Attributes* – CQA) é a etapa seguinte no QbD. CQA são as propriedades químicas, físicas, biológicas ou microbiológicas ou características do produto farmacêutico (em processo ou terminado) que devem estar em conformidade com as especificações apropriadas para garantir a qualidade. Os atributos críticos da qualidade podem incluir identidade e conteúdo do princípio ativo, uniformidade de dose, produtos de degradação, solventes residuais, liberação ou dissolução do fármaco, umidade, limites microbianos e propriedades físicas, como cor, forma, tamanho e friabilidade. Os CQA potenciais derivados do QTPP são usados para orientar o desenvolvimento do produto e seu processo de fabricação. Assim, atributos críticos de material (*Critical Material Attributes* – CMA) e parâmetros críticos de processo (*Critical Process Parameters* – CPP) também podem ser identificados e controlados para atender aos CQA e, consequentemente, ao QTPP.

Os CMA consistem em propriedades físicas, químicas, biológicas ou microbiológicas que o material de entrada (no desenvolvimento farmacotécnico, são as matérias-primas) deve cumprir para garantir os CQA desejados. Contudo, exemplos de CPP são o tempo de mistura, velocidade de agitação, temperatura, fluxo de ar, entre outros, que devem ser monitorados antes ou durante o processo para garantir os CQA.

Um diagrama esquemático das etapas para implementação do QbD é mostrado na Figura 29.1, incluindo as relações entre os CQA, os CPP, os CMA e o QTPP. Os atributos críticos de materiais (p. ex., CMA1 – quantidade de aglutinante na formulação, CMA2 – quantidade de desintegrante na formulação e CMA3 – granulometria da mistura) e os parâmetros críticos de processo (p. ex., CPP1 – tempo de mistura, CPP2 – tipo de misturador e CPP3 – força de compressão) devem ser definidos de forma a atender aos atributos críticos de qualidade (p. ex.,

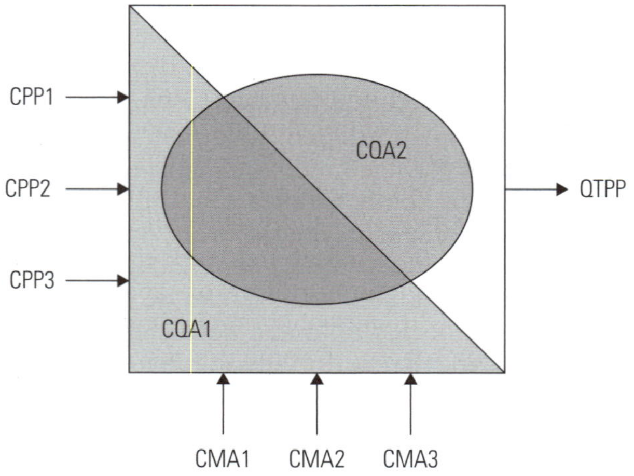

Figura 29.1. Diagrama esquemático das etapas para implementação do QbD, incluindo as relações entre os atributos críticos de material, os parâmetros críticos de processo, os atributos críticos da qualidade e o perfil-alvo de qualidade do produto.

Fonte: Acervo da autoria.

CQA1 – velocidade de dissolução e CQA2 – friabilidade dos comprimidos) e, consequentemente, ao perfil-alvo de qualidade do produto (p. ex., comprimidos de liberação modificada).

Avaliação de risco

É um processo sistemático de organização de informações de conhecimento para apoiar uma determinada decisão. Há três elementos essenciais na avaliação de risco: a) identificação de risco: uso sistemático de informações para identificar potenciais fontes de risco; b) análise de risco: estimativa do risco associado a fontes de risco identificadas; e c) avaliação de risco: comparação dos riscos estimados, utilizando escala quantitativa ou qualitativa para determinar sua significância.

O diagrama de Ishikawa (espinha de peixe) e o modo de falha e análise de efeitos (*Failure Mode and Effects Analysis* – FMEA) são ferramentas de avaliação de risco amplamente utilizadas. O diagrama de Ishikawa é uma ferramenta qualitativa de avaliação de risco, que permite identificar e classificar em amplas categorias as principais fontes de riscos. O método FMEA é frequentemente utilizado para realizar uma avaliação de risco quantitativa, que fornece um número de prioridade de risco ($RPN = O \times S \times D$) estimado com base na probabilidade de ocorrência (O), severidade (S) e probabilidade de detecção (D). Um exemplo de diagrama de Ishikawa utilizado para identificar os atributos críticos de materiais (p. ex., quantidade de aglutinante na formulação, quantidade de desintegrante na formulação e granulometria da mistura) e os parâmetros críticos de processo (p. ex., tempo de mistura, tipo de misturador e força de compressão) que afetam os atributos críticos de qualidade (p. ex., velocidade de dissolução) está apresentado na Figura 29.2.

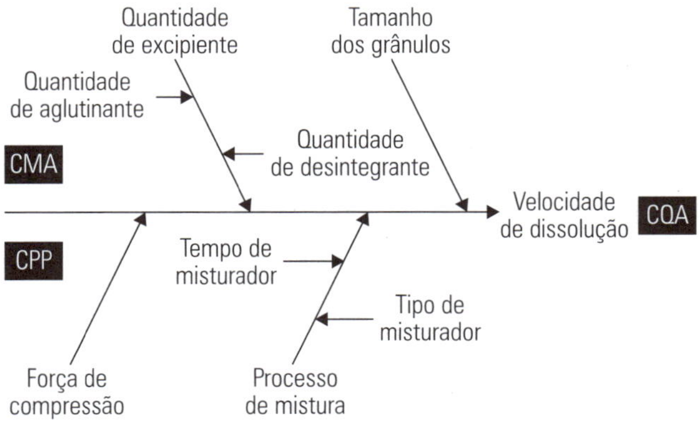

Figura 29.2. Diagrama de Ishikawa utilizado para identificar os atributos críticos de materiais e os parâmetros críticos de processo que afetam os atributos críticos de qualidade.

Fonte: Acervo da autoria.

Planejamento de experimentos (DoE)

É um método estruturado e organizado para determinar as relações entre fatores de entrada (x_1 – variáveis independentes) que afetam uma ou mais respostas de saída (y – variáveis dependentes), por meio do estabelecimento de modelos matemáticos ($y - f(x_1)$).

Na abordagem DoE, os fatores de entrada (variáveis independentes, por exemplo a quantidade de desintegrante na formulação e a força de compressão) estudados são sistematicamente variados para determinar seus efeitos nas respostas de saída, o que permite a determinação dos fatores de entrada mais relevantes, a identificação de fatores de entrada que ocasionam otimização das respostas de saída (variáveis dependentes, por exemplo, a velocidade de dissolução) e a elucidação de interações entre dois fatores de entrada. Por exemplo, na produção de comprimidos, os fatores de entrada são os atributos críticos de materiais (p. ex., tipo e quantidades de diluentes, lubrificantes, aglutinantes, desintegrantes etc.) e os parâmetros críticos de processo (p. ex., tipo de misturador, tempo e velocidade de mistura, força de compressão, etc.) e as respostas de saída são os atributos críticos de qualidade (p. ex., dureza, friabilidade, peso médio, desintegração, dissolução etc.)

Seleção do delineamento experimental

Deve considerar vários aspectos, como os objetivos definidos, número de fatores de entrada e interações a serem estudados, a validade estatística do modelo e a efetividade de cada delineamento experimental. A fim de proporcionar uma melhor compreensão da aplicação das ferramentas DoE, os delineamentos experimentais podem ser divididos em dois tipos: a) delineamentos de triagem (realizados no início do estudo); e b) delineamentos de otimização (para aprimorar as características obtidas). A Tabela 29.1 fornece um resumo das características dos delineamentos de triagem e de otimização, considerando o número de experimentos necessários, o número de níveis de fatores de entrada e os números de fatores a serem estudados. Os fatores correspondem às variáveis independentes (p. ex., quantidade de desintegrante e força de compressão), enquanto os níveis indicam os valores atribuídos a cada fator (p. ex., quantidade de desintegrante entre 0,1 e 0,2% – níveis baixo e alto, e força de compressão entre 1 e 3 kgf – níveis baixo e alto).

Tabela 29.1
Resumo das características dos delineamentos de triagem e otimização, considerando o número de experimentos necessários, o número de níveis de fatores de entrada e os números de fatores a serem estudados.

Aplicação	*Delineamento experimental*	*Experimentos*	*Níveis*	*Fatores*
Triagem	Plackett-Burman	N	2	< N–1
	Fatorial fracionado	2^{k-p}_{Res}	2	k > 4
	Fatorial com dois níveis	2^k	2	2 < k < 5
Otimização	Box-Behnken (BBD)	2k(k–1) + C	3	3 < k < 5
	Compósito central (CCD)	2^k + 2k + C	5	2 k< 5
	Fatorial com três níveis	3^k	3	2 < k < 3

N: número total do experimento; k: número de fatores (variáveis independentes).

Planejamentos de triagem

São usados, frequentemente, na primeira etapa do DoE, a fim de selecionar os fatores de entrada mais importantes e descartar aqueles que não afetam a resposta de interesse. Os planejamentos de triagem são realizados para selecionar os fatores de entrada (p. ex., proporção de desintegrante, de aglutinante e de lubrificante) de maior importância nas respostas (p. ex., tempo de desagregação, dissolução de fármaco e dureza) e descartar aquelas que não influem nas respostas e, posteriormente, aplicar novo DoE com os fatores de entrada de significância nos resultados. Isso é normalmente realizado para diminuir o número total de experimentos naqueles casos em que se tem muitos fatores de entrada (variáveis independentes), que gerariam inúmeros experimentos.

Os planejamentos fatoriais completos de dois níveis (p. ex., 30 e 60 minutos de mistura correspondem aos níveis baixo e alto, respectivamente, para o fator tempo de mistura), fatoriais fracionados e Plackett-Burman são os delineamentos experimentais de triagem mais usados em razão das suas vantagens de custo-benefício. Estes delineamentos experimentais permitem o estudo de grande número de fatores de entrada com número reduzido de experimentos. No entanto, eles também têm algumas limitações que devem ser consideradas, a fim de proporcionar melhor compreensão dos efeitos dos fatores de entrada nas respostas de saída.

Os planejamentos fatoriais completos de dois níveis são os delineamentos experimentais de triagem mais poderosos, uma vez que permitem estimar os principais efeitos dos fatores de entrada e suas interações nas respostas de saída. A principal limitação desses experimentos é o grande número de experimentos exigidos, quando comparados aos planejamentos fatoriais fracionados e Plackett-Burman. O número de experimentos necessários para os planejamentos fatoriais completos de dois níveis pode ser calculado como 2^k, onde *k* é o número de fatores de entrada a serem estudados (p. ex., para estudarmos 5 fatores – quantidade de aglutinante, quantidade de desintegrante, tempo de mistura, tipo de misturador e força de compressão – são necessários 2^5 experimentos, ou seja, 32 experimentos). As matrizes de experimentos para os planejamentos fatoriais completos de dois níveis, considerando-se dois, três ou quatro fatores de entrada, estão apresentadas na Tabela 29.2, onde –1 e +1 representam o nível inferior e superior do fator, respectivamente (p. ex., 30 e 60 minutos de mistura correspondem aos níveis –1 e +1, respectivamente, para o fator tempo de mistura).

Os planejamentos fatoriais fracionados são um dos delineamentos experimentais mais utilizados para fins de triagem, pois possibilitam a avaliação de grande número de fatores de entrada, com um número reduzido de experimentos. Esse tipo de planejamento pode ser obtido pelo fracionamento de um planejamento experimental completo 2^k em um planejamento fracionado 2^{k-p}, onde *p* é o número de geradores escolhidos. Ao estudar quatro fatores de entrada (p. ex., quantidade de aglutinante, quantidade de desintegrante, tempo de mistura e força de compressão), um planejamento fatorial de fração ½ (2^{4-1} = 8 experimentos) pode ser adotado. Um planejamento fatorial de fração ¼ (2^{5-2} = 8 experimentos) pode ser adotado para estudar cinco fatores de entrada (p. ex., quantidade de aglutinante, quantidade de desintegrante, tempo de mistura, tipo de misturador e força de compressão), com o mesmo número de experimentos.

No entanto, a identificação dos fatores mais relevantes, usando planejamentos fatoriais fracionados, deve ser feita com atenção, pois alguns efeitos principais podem estar confundidos com efeitos de interação entre fatores. Em planejamentos fatoriais fracionados com resolução III, os efeitos principais são confundidos com interações de 2ª ordem. Ao usar planejamentos de resolução IV, os efeitos principais são confundidos com interações de 3ª ordem, e as interações de 2ª ordem são confundidas com outras interações de 2ª ordem. Adotando projetos de resolução V, os efeitos principais são confundidos com interações de 4ª ordem, e as interações de 2ª ordem são confundidas com interações de 3ª ordem. A resolução de experimentos fatoriais de fraccionamento é definida de acordo com a seleção de geradores (p. ex., um gerador X1 × X2 resultará em um planejamento resolução III, enquanto um gerador X1 × X2 × X3 resultará em um planejamento resolução IV). Assim, os planejamentos fatoriais fracionados podem não ser adequados para avaliar as interações entre os fatores. As matrizes de experimentos de alguns planejamentos fatoriais fracionados estão apresentadas na Tabela 29.3.

Tabela 29.2
Matrizes de experimentos para os planejamentos fatoriais completos de dois níveis, considerando-se dois (2^2), três (2^3) ou quatro (2^4) fatores de entrada (X1 a X4).

Delineamento 2^2		
#	*X1*	*X2*
1	−1	−1
2	−1	+1
3	+1	−1
4	+1	+1

Delineamento 2^3			
#	*X1*	*X2*	*X3*
1	−1	−1	−1
2	−1	−1	+1
3	−1	+1	−1
4	−1	+1	+1
5	+1	−1	−1
6	+1	−1	+1
7	+1	+1	−1
8	+1	+1	+1

Delineamento 2^4				
#	*X1*	*X2*	*X3*	*X4*
1	−1	−1	−1	−1
2	−1	−1	−1	+1
3	−1	−1	+1	−1
4	−1	−1	+1	+1
5	−1	+1	−1	−1
6	−1	+1	−1	+1
7	−1	+1	+1	−1
8	−1	+1	+1	+1
9	+1	−1	−1	−1
10	+1	−1	−1	+1
11	+1	−1	+1	−1
12	+1	−1	+1	+1
13	+1	+1	−1	−1
14	+1	+1	−1	+1
15	+1	+1	+1	−1
16	+1	+1	+1	+1

#: ordem de experimentos.

Tabela 29.3
Matrizes de experimentos para os planejamentos fatoriais fracionados para três (2^{3-1}_{III}), quatro (2^{4-1}_{IV}) e cinco (2^{5-2}_{III}) fatores de entrada (X1 a X5).

*Delineamento 2^{3-1}_{III} *1*			
#	*X1*	*X2*	*X3*
1	−1	−1	+1
2	−1	+1	−1
3	+1	−1	−1
4	+1	+1	+1

*Delineamento 2^{4-1}_{IV} *2*				
#	*X1*	*X2*	*X3*	*X4*
1	−1	−1	−1	−1
2	+1	−1	−1	+1
3	−1	+1	−1	+1
4	+1	+1	−1	−1
5	−1	−1	+1	+1
6	+1	−1	+1	−1
7	−1	+1	+1	−1
8	+1	+1	+1	+1

*Delineamento 2^{5-2}_{III} *3*					
#	*X1*	*X2*	*X3*	*X4*	*X5*
1	−1	−1	−1	+1	+1
2	+1	−1	−1	−1	−1
3	−1	+1	−1	−1	+1
4	+1	+1	−1	+1	−1
5	−1	−1	+1	+1	−1
6	+1	−1	+1	−1	+1
7	−1	+1	+1	−1	−1
8	+1	+1	+1	+1	+1

Geradores utilizados: *1 X3 = X1 × X2; *2 X4 = X1 × X2 × X3; *3 X4 = X1 × X2; e X5 = X1 × X3.

Tabela 29.4
Matriz de experimentos para o planejamento Plackett-Burman usado para estudar 11 fatores de entrada (X1 a X11) com 12 experimentos.

#	*X1*	*X2*	*X3*	*X4*	*X5*	*X6*	*X7*	*X8*	*X9*	*X10*	*X11*
1	+1	−1	+1	−1	−1	−1	+1	+1	+1	−1	+1
2	+1	+1	−1	+1	−1	−1	−1	+1	+1	+1	−1
3	−1	+1	+1	−1	+1	−1	−1	−1	+1	+1	+1
4	+1	−1	+1	+1	−1	+1	−1	−1	−1	+1	+1
5	+1	+1	−1	+1	+1	−1	+1	−1	−1	−1	+1
6	+1	+1	+1	−1	+1	+1	−1	+1	−1	−1	−1
7	−1	+1	+1	+1	−1	+1	+1	−1	+1	−1	−1
8	−1	−1	+1	+1	+1	−1	+1	+1	−1	+1	−1
9	−1	−1	−1	+1	+1	+1	−1	+1	+1	−1	+1
10	+1	−1	−1	−1	+1	+1	+1	−1	+1	+1	−1
11	−1	+1	−1	−1	−1	+1	+1	+1	−1	+1	+1
12	−1	−1	−1	−1	−1	−1	−1	−1	−1	−1	−1

#: ordem de experimentos.

Os planejamentos Plackett-Burman são tipos especiais de planejamentos fatoriais fracionados, que permitem estudar até *N – 1* fatores de entrada com *N* experimentos (*N* deve ser múltiplo de 4). Um exemplo de matriz de experimentos de planejamento Plackett-Burman usado para estudar 11 fatores de entrada com 12 experimentos é apresentado na Tabela 29.4.

Os planejamentos de triagem são usados frequentemente na primeira etapa do DoE, a fim de selecionar os fatores de entrada mais importantes e descartar aqueles que não afetam a resposta de interesse. Os gráficos de Pareto são ferramentas úteis para atingir esse propósito (Figura 29.3), pois permitem colocar os fatores de entrada (e suas interações) em ordem de importância. Por exemplo, com base no gráfico de Pareto apresentado na Figura 29.3A, concluímos que o fator de entrada X1 é o mais importante, seguido pelos fatores X3 e X2, respectivamente. Quando um planejamento fatorial fracionado for adotado, o gráfico de Pareto deve ser analisado com atenção. No exemplo apresentado na Figura 29.3A, o efeito principal do fator de entrada X3 está confundido com a interação entre os fatores X1 e X2. Essa conclusão foi erroneamente assumida porque o gráfico de Pareto mostrado na Figura 29.3A foi obtido por meio de um planejamento fatorial fracionado com resolução III. Ao usar um planejamento fatorial completo, o fator X3 não estará confundido com a interação entre X1 e X2, o que é evidenciado no gráfico de Pareto mostrado na Figura 29.3B. Por exemplo, em um estudo de como a quantidade de desintegrante (X1), a força de compressão (X2) e o tipo de misturador (X3) afetam a velocidade de dissolução, empregando em planejamento fatorial fracionado 2^{3-1}, considerando a limitação do planejamento fatorial fracionado (resolução III, em virtude do gerador X1 × X2 para definir X3), pode-se assumir erroneamente que o tipo de misturador afeta a velocidade de dissolução, quando, na realidade, o que ocorre é a interação entre a quantidade de desintegrante e a força de compressão.

No entanto, os gráficos de Pareto não fornecem informações sobre como as respostas de interesse são afetadas pelos níveis dos fatores de entrada. Essas informações podem ser fornecidas por gráficos de efeitos principais e de interações (Figura 29.4. No exemplo da Figura 29.4A, a resposta de interesse aumenta, variando o fator de entrada X1 do nível baixo (–1) para o nível alto (+1), enquanto a resposta de interesse diminui, variando o fator de entrada X2 do nível baixo (–1) para o nível alto (+1). Uma vantagem da abordagem DoE em relação à abordagem OFAT diz respeito a elucidação de interações entre fatores de entrada. No exemplo da Figura 29.4B, a resposta de interesse aumenta significativamente, variando o fator de entrada X1 do nível baixo (–1) ao nível alto (+1), quando X2 está fixado no nível baixo (–1 – pontos pretos e linha). No

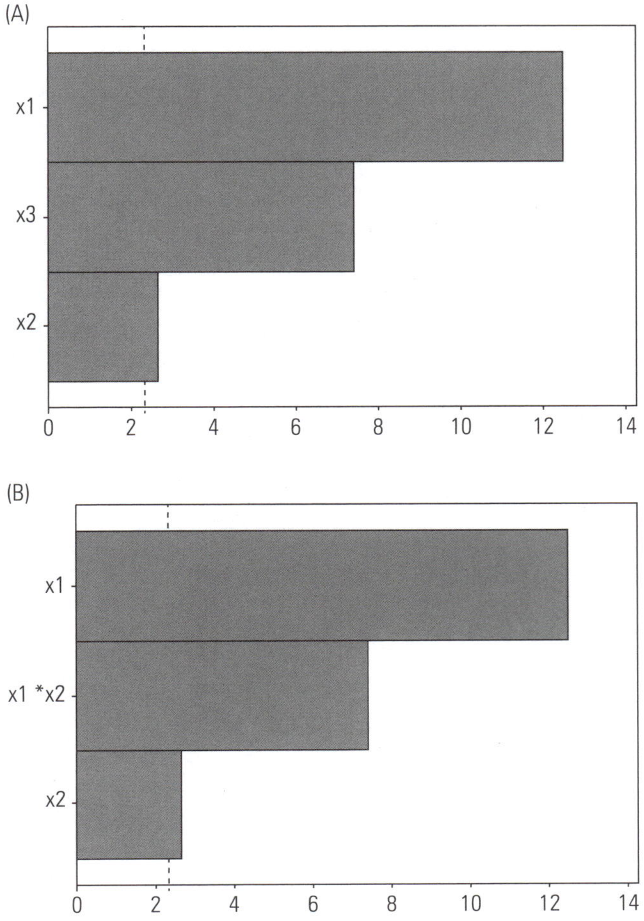

Figura 29.3. Representação dos gráficos de Pareto para (A) efeitos principais (X1, X2 e X3) dos fatores de entrada e (B) efeitos principais (X1 e X2) e interação (X1 × X2) entre os fatores de entrada. O efeito principal de X3 (A) é confundido com a interação entre X1 e X2 (B).

Fonte: Acervo da autoria.

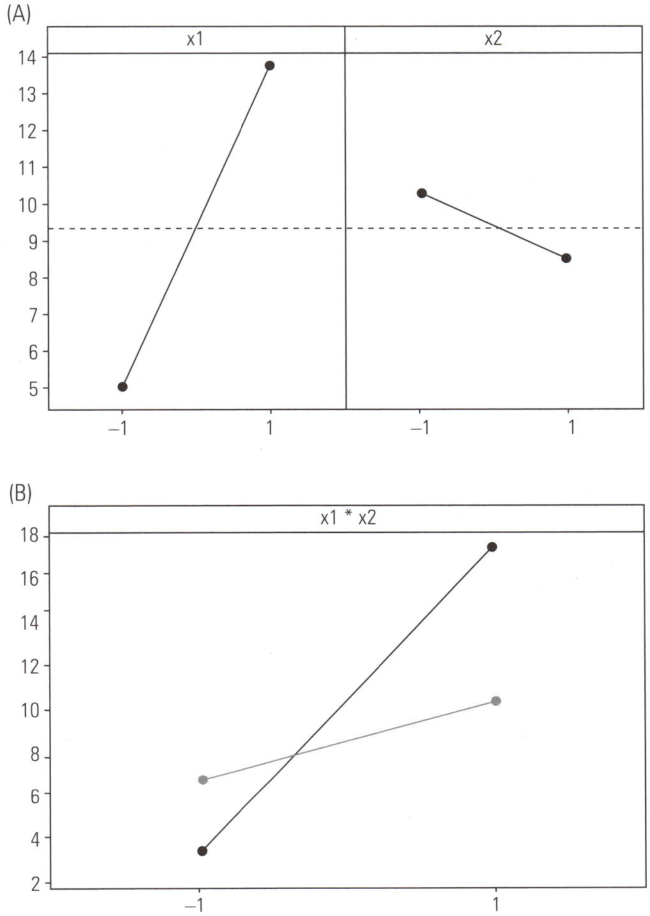

Figura 29.4. Representação do (A) gráfico de efeitos principais dos fatores de entrada X1 e X2, e (B) gráfico de interações entre os fatores X1 e X2.

Fonte: Acervo da autoria.

entanto, a resposta de interesse permanece quase constante, variando o fator de entrada X1 do nível baixo (–1) para o nível alto (+1), quando X2 está fixado em nível alto (+1 – pontos cinzentos e linha). Por exemplo, a velocidade de dissolução aumenta significativamente quando se aumenta a quantidade de desintegrante de 0,1% para 0,2%, considerando uma força de compressão de 1 kgf. No entanto, a velocidade de dissolução não é praticamente afetada quando se aumenta a quantidade de desintegrante de 0,1% para 0,2%, considerando uma força de compressão de 3 kgf. A mudança no comportamento da velocidade de dissolução (evidenciada pela falta de paralelismo mostrada na Figura 29.4B) é explicada pela interação entre a quantidade de desintegrante e a força de compressão. Os gráficos de efeitos de interação são úteis para identificar o sinergismo ou o antagonismo entre fatores de entrada nas respostas de saída.

Planejamentos de otimização

Os planejamentos fatoriais completos de três níveis, os planejamentos de compósito central e os planejamentos Box-Behnken são os delineamentos experimentais de otimização mais usados, pois permitem modelar superfícies de respostas complexas. Uma das limitações mais importantes dos delineamentos experimentais de triagem consiste no fato de que permitem modelar superfícies de respostas de 1ª ordem (linear), uma vez que cada fator de entrada é avaliado em apenas dois níveis. Os delineamentos experimentais de otimização usam de 3 a 5 níveis para cada fator de entrada, o que permite modelar a superfície de resposta com termos de 2ª ordem (quadrática) e de interações (modelos completos). No entanto, em função do aumento do número de experimentos necessários, os delineamentos experimentais de otimização geralmente são usados para estudar um número reduzido de fatores de entrada.

O planejamento fatorial completo de três níveis é usado somente quando dois ou três fatores de entrada precisam ser usados, pois um número elevado de experimentos é necessário. O número de experimentos necessários pode ser calculado como 3^k, onde k é o número de fatores de entrada a serem estudados. Por exemplo, um experimento fatorial completo de três níveis para três fatores de entrada requer $3^3 = 27$ experimentos. Uma representação espacial 3D do planejamento fatorial 3^3 está apresentada na Figura 29.5A.

Os planejamentos de compósitos centrais (CCD) estão entre os delineamentos experimentais de otimização mais utilizados, pois usam até cinco níveis de cada fator de entrada com um número reduzido de experimentos quando comparados ao planejamento fatorial completo de três níveis. Uma representação espacial 3D do CCD para três fatores de entrada está apresentada na Figura 29.5B. Os delineamentos experimentais CCD são compostos por três partes: a) os pontos fatoriais (pontos pretos); b) os pontos axiais (pontos cinzentos); e c) o ponto central (pontos brancos).

Os planejamentos Box-Behnken são tipos especiais de experimentos fatoriais fracionados de três níveis, que permitem modelar superfícies de resposta com termos de 1ª e 2ª ordens. Esses delineamentos experimentais são mais vantajosos em relação aos planejamentos fatoriais completos de três níveis, especialmente para um grande número de fatores de entrada. Podemos ver que todos os pontos utilizados no planejamento Box-Behnken (Figura 29.5C) foram selecionados a partir do planejamento fatorial completo 3^3 (Figura 29.5A).

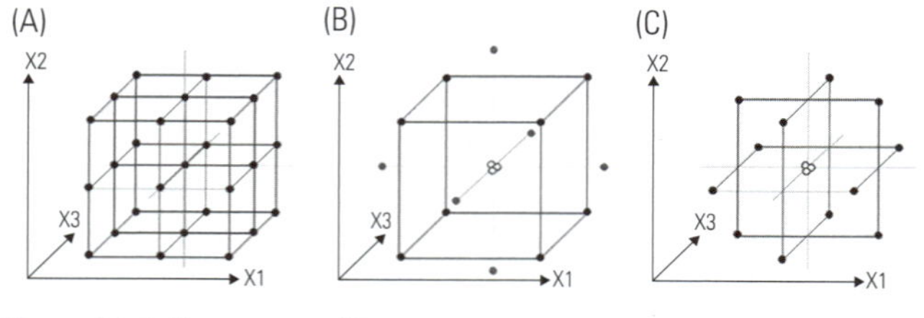

Figura 29.5. Ilustração gráfica das matrizes de experimentos para: (A) planejamento fatorial completo de três níveis (3^3); (B) planejamento de compósito central (CCD); e (C) planejamento Box-Behnken para três fatores de entrada (X1, X2 e X3).

Fonte: Acervo da autoria.

O modelo mais simples que pode ser ajustado é baseado em uma função de regressão múltipla com termos lineares. Esse modelo pode ser ajustado com base nos resultados obtidos de pelo menos um planejamento fatorial fracionado (resolução IV ou superior), se a resposta de interesse estiver bem ajustada à Equação 1.

$$y = \beta_0 + \sum_i^k \beta_i \times x_i + \varepsilon \quad \textbf{(Equação 1)}$$

Onde:

β_0 = constante da equação;

β_i = coeficiente do termo linear associado ao i-éssimo fator de entrada;

x_i = nível correspondente ao i-éssimo fator de entrada;

ε = erro associado ao modelo de regressão.

Assim, a resposta de interesse deve apresentar uma superfície de resposta linear, conforme apresentado na Figura 29.6A.

Para avaliar as interações entre fatores de entrada, deve ser adotado pelo menos um planejamento fatorial completo de dois níveis. O modelo pode ser ajustado com base em uma função com termos lineares e de interações, se a resposta de interesse estiver bem ajustada à Equação 2.

$$y = \beta_0 + \sum_i^k \beta_i \times x_i + \sum_{ij}^k \beta_{ij} \times x_i \times x_j + \varepsilon \quad \textbf{(Equação 2)}$$

Onde:

β_0 = constante da equação;

β_i = coeficiente do termo linear associado ao i-éssimo fator de entrada;

β_{ij} = coeficiente do termo de interação entre os i-éssimo e j-éssimo fatores de entrada;

x_i = nível correspondente ao i-éssimo fator de entrada;

x_j = nível correspondente ao j-éssimo fator de entrada;

ε = erro associado ao modelo de regressão.

A superfície de resposta obtida por meio de uma função com termos lineares e de interações é apresentada na Figura 29.6B.

A principal vantagem dos delineamentos experimentais de otimização consiste na possibilidade de modelar superfícies de resposta com termos de 2ª ordem (quadrática), pois cada fator é estudado em três ou cinco níveis. Em outras palavras, esses delineamentos experimentais permitem avaliar superfícies de respostas com curvatura (termos quadráticos). O modelo pode ser ajustado com base em uma função com termos lineares e quadráticos, se a resposta de interesse estiver bem ajustada à Equação 3.

$$y = \beta_0 + \sum_i^k \beta_i \times x_i + \sum_i^k \beta_{ii} \times x_i^2 + \varepsilon \quad \textbf{(Equação 3)}$$

Onde:

β_0 = constante da equação;

β_i = coeficiente do termo linear associado ao i-éssimo fator de entrada;

β_{ii} = coeficiente do termo quadrático do i-éssimo fator de entrada;

x_i = nível correspondente ao *i*-éssimo fator de entrada;

x_i^2 = quadrado do nível correspondente ao *i*-éssimo fator de entrada;

ε = erro associado ao modelo de regressão.

Assim, a resposta de interesse deve apresentar superfície de resposta com curvatura, em virtude da presença de termos quadráticos no modelo de regressão. A superfície de resposta obtida por meio de uma função com termos lineares e quadráticos é apresentada na Figura 29.6C.

Finalmente, pode ser necessário adotar um modelo completo, com termos lineares, quadráticos e de interações. O modelo pode ser ajustado com base em uma função de modelo completo, se a resposta de interesse estiver bem ajustada à Equação 4.

$$y = \beta_0 + \sum_i^k \beta_i \times x_i + \sum_i^k \beta_{ii} \times x_i^2 + \sum_{ij}^k \beta_{ij} \times x_i + x_j + \varepsilon \quad \textbf{(Equação 4)}$$

Onde:

β_0 = constante da equação;

β_i = coeficiente do termo linear associado ao *i*-éssimo fator de entrada;

β_{ii} = coeficiente do termo quadrático do *i*-éssimo fator de entrada;

β_{ij} = coeficiente do termo de interação entre os *i*-éssimo e *j*-éssimo fatores de entrada;

x_i = nível correspondente ao *i*-éssimo fator de entrada;

x_i^2 = quadrado do nível correspondente ao *i*-éssimo fator de entrada;

x_j = nível correspondente ao *j*-éssimo fator de entrada;

ε = erro associado ao modelo de regressão.

A superfície de resposta obtida por meio de um modelo com termos lineares, quadráticos e de interações é apresentada na Figura 29.6D.

O modelo matemático mais adequado deve ser selecionado com base na aplicação de análise de variância (ANOVA). A principal ideia da ANOVA é comparar a variabilidade decorrente do tratamento (variabilidade resultante da mudança de nível para cada fator de entrada) com a variabilidade decorrente do erro residual. A partir dessa comparação, é possível avaliar a significância do modelo de regressão (Tabela 29.5). A análise de regressão é válida somente se os resíduos (quadrado da diferença entre a resposta prevista pelo modelo matemático e a resposta experimental) apresentarem distribuição normal e homocedasticidade. Quando necessário, uma transformação da resposta de interesse (p. ex., transformação logarítmica) pode ser usada para melhorar a normalidade e a homocedasticidade de resíduos.

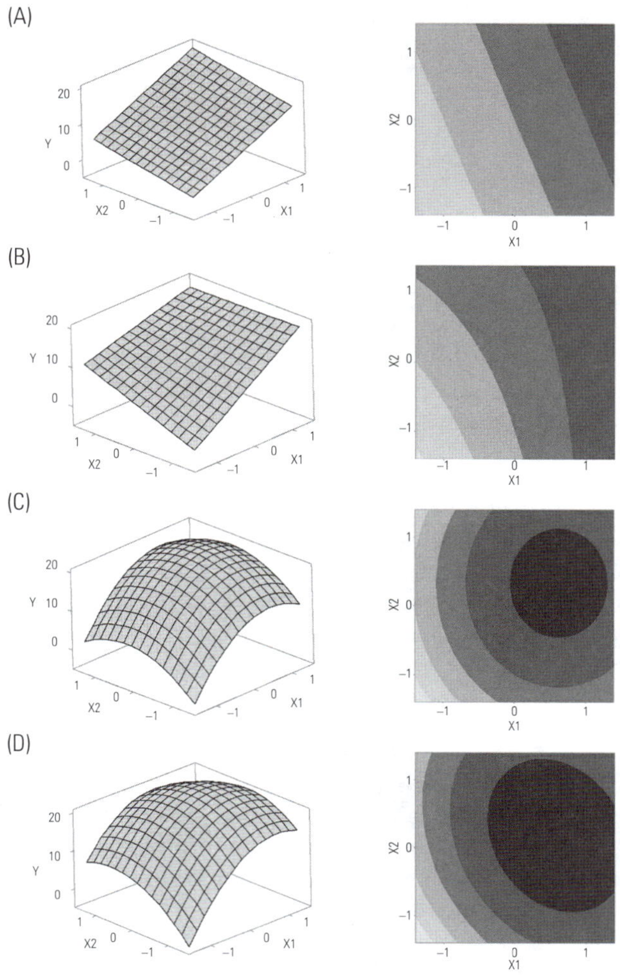

Figura 29.6. Gráficos de superfície de resposta (à esquerda) e gráficos de contorno (à direita) para modelos com: (A) termos lineares; (B) termos lineares e de interações; (C) termos lineares e quadráticos; e (D) termos lineares, quadráticos e de interações.

Fonte: Acervo da autoria.

Tabela 29.5
Análise de variância (ANOVA) usada na análise de regressão múltipla para avaliar a significância da regressão, o erro residual, e o erro decorrente da falta de ajuste.

Fonte	*g.l.*	*SQ*	*QM*	*F*
Regressão	$p-1$	$\sum_i^m \sum_j^{n_1} (\hat{y}_i - \underline{y})^2$	$\frac{SQ_{Regressão}}{p-1}$	$\frac{QM_{Regressão}}{QM_{Resíduos}}$
Resíduos	$n-p$	$\sum_i^m \sum_j^{n_1} (y_{ij} - \hat{y}_i)^2$	$\frac{SQ_{Resíduos}}{n-p}$	
Falta de ajuste	$m-p$	$\sum_i^m \sum_j^{n_1} (\hat{y}_i - \underline{y}_i)^2$	$\frac{SQ_{Falta\ de\ ajuste}}{m-p}$	$\frac{QM_{Falta\ de\ ajuste}}{QM_{Erro\ puro}}$

Continua

Continuação

Tabela 29.5
Análise de variância (ANOVA) usada na análise de regressão múltipla para avaliar a significância da regressão, o erro residual, e o erro decorrente da falta de ajuste.

Fonte	*g.l.*	*SQ*	*QM*	*F*
Erro puro	$n-m$	$\sum_{i}^{m}\sum_{j}^{n_i}(y_{ij}-\underline{y}_i)^2$	$\frac{SQ_{Erro\ puro}}{n-m}$	
Total	$n-1$	$\sum_{i}^{m}\sum_{j}^{n_i}(y_{ij}-\underline{y})^2$		

g.l.: graus de liberdade; SQ: soma dos quadrados; QM: quadrado médio.

Com base na ANOVA, podemos decidir incluir ou excluir os coeficientes de termos lineares (p. ex., X1, X2 e X3), termos de interação (p. ex., X1 × X2, X1 × X3 e X2 × X3) e termos quadráticos (p. ex., $X1^2$, $X2^2$ e $X3^2$). Essa decisão é baseada nos p-valores para cada termo do modelo de regressão. Usualmente, um termo deve ser incluído no modelo de regressão quando seu p-valor for menor que 0,05. Em outras palavras, quando o coeficiente correspondente ao termo é significativamente diferente de 0. Quando o coeficiente correspondente não é diferente de 0 (p-valor > 0,05), temos uma indicação que a resposta de interesse não é afetada pelo fator de entrada em questão. Assim, esse termo pode ser excluído do modelo de regressão.

O ajuste do modelo de regressão múltipla deve ser avaliado com base nos coeficientes de determinação (R^2, R^2-aj e R^2-pred). O coeficiente de determinação (R^2) indica a proporção da variância da resposta de interesse que é explicada pelo modelo de regressão. Em outras palavras, o quanto da resposta de interesse (Y) é explicado pelos fatores de entrada (Xs). No entanto, o R^2 aumentará sempre que adicionado novos termos ao modelo de regressão. Assim, não é uma maneira adequada de comparar modelos de regressão com diferentes números de termos (p. ex., comparar um modelo linear com um modelo completo). O R^2-aj é uma versão modificada do R^2, que é ajustada para o número de termos no modelo de regressão. O valor de R^2-aj aumenta somente se o novo termo melhora o modelo de regressão. Contudo, diminui quando o termo não melhora o modelo de regressão. Assim, o R^2-aj permite comparar o poder explicativo dos modelos de regressão que contêm um número diferente de termos. O R^2-pred indica o quão bem um modelo de regressão prevê respostas de interesse para novas observações. O R^2-pred é calculado removendo sistematicamente cada observação do conjunto de dados, estimando a equação de regressão e determinando quão bem o modelo prediz a observação removida. Os valores de R^2-aj e R^2-pred são sempre inferiores ao valor de R^2.

Além disso, a variabilidade em função da falta de ajuste do modelo de regressão deve ser comparada com a decorrente variabilidade natural das respostas de interesse (erro puro) (Tabela 29.5). O modelo de regressão está mal ajustado quando o erro decorrente da falta de ajuste do modelo de regressão é significativamente maior do que o erro puro (valor de $p < 0{,}05$). Em contrapartida, quando o erro em função da falta de ajuste do modelo de regressão é significativamente menor que o erro puro (valor de $p > 0{,}05$), temos indicação de que o modelo de regressão está bem ajustado. É importante notar que o erro decorrente da falta de ajuste só pode ser estimado quando o delineamento experimental adotado inclui réplicas, geralmente para o ponto central.

Definição do espaço de concepção

O espaço de concepção (*Design Space* – DS) é uma combinação multidimensional dos fatores de entrada e suas interações (geralmente CMA e CPP), que foi estabelecida de modo a assegurar a garantia de qualidade e, consequentemente, a segurança e a eficácia do produto farmacêutico. Alterações dos fatores de entrada na região do espaço de concepção não são consideradas modificações sujeitas às notificações à agência reguladora, o que garante flexibilidade regulatória.

A região do espaço de concepção pode ser obtida por meio da otimização gráfica pela sobreposição de gráficos de contorno para as respostas de interesse (Ys) como funções dos fatores de entrada (Xs) (Figura 29.7), particularmente quando se deseja otimizar duas ou mais respostas de interesse. Alternativamente, a otimização múltipla das respostas pode ser estimada numericamente por meio das funções de desejabilidade. As funções de desejabilidade geralmente são planejadas para alcançar diferentes critérios, por exemplo, maximizar, minimizar ou atingir um determinado valor durante a otimização das respostas de interesse.

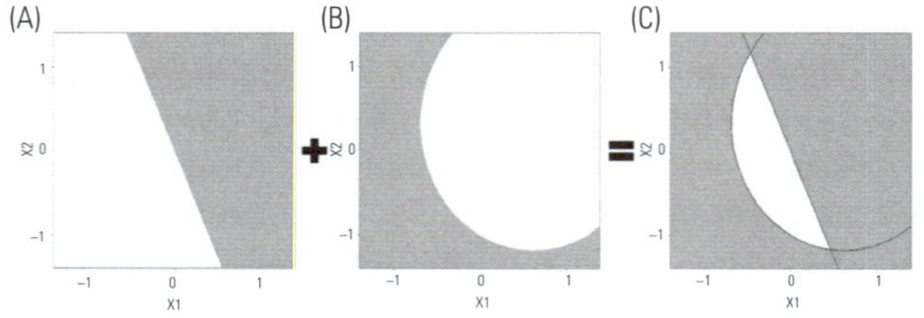

Figura 29.7. Espaços de concepção (regiões brancas) obtidos a partir de: (A) gráfico de contorno da resposta de interesse Y1; (B) gráfico de contorno da resposta de interesse Y2; e (C) da sobreposição dos gráficos de contorno das respostas de interesse Y1 e Y2 em função dos fatores de entrada X1 e X2.

Fonte: Acervo da autoria.

Implementação das estratégias de controle e melhoria contínua

A estratégia de controle é necessária para garantir que os atributos críticos de material e os parâmetros críticos de processo estejam dentro dos limites esperados. Naturalmente, o espaço de controle deve estar dentro do espaço de concepção obtido. A tecnologia de processo analítico (*Process Analytical Technology* – PAT) é uma ferramenta importante na implementação das estratégias de controle, uma vez que permite a realização de testes de liberação em tempo real e fornece elevado nível de garantia de qualidade comparado aos testes convencionais do produto final. No entanto, PAT não é a única maneira de implementar análises de liberação em tempo real. Os modelos preditivos também podem ser usados como alternativa aos testes convencionais do produto final.

A abordagem QbD permite a melhoria contínua em todo o ciclo de vida do produto farmacêutico, incluindo a redução da variabilidade e a melhora no desempenho do processo de fabricação e a redução dos resultados fora de especificação, entre outras.

Considerações finais

A abordagem QbD para o desenvolvimento farmacêutico foi aceita pela FDA (Food and Drug Administration), em 2004, e descrita no documento "pharmaceutical cGMPs for 21st century – a risk-based approach". Os documentos elaborados pelo International Conference on Harmonization (ICH), "Q8 pharmaceutical development", "Q9 quality risk assessment", e "Q10 pharmaceutical quality system", fornecem requisitos detalhados sobre o desenvolvimento farmacêutico empregando a abordagem QbD. A correta aplicação das ferramentas de planejamento de experimentos é fundamental para se atingir os objetivos estabelecidos durante o desenvolvimento farmacêuticos no contexto QbD.

Desde que a abordagem QbD foi aceita pela FDA, as ferramentas de planejamento de experimentos têm sido empregadas extensamente, a fim de fornecer uma compreensão completa do produto e de seu processo de fabricação. Muitas aplicações do DoE utilizadas para fins de triagem e otimização de produtos farmacêuticos e seus processos de fabricação podem ser encontradas na literatura. Diversos fatores de entrada (variáveis independentes), como concentrações de excipientes, tempo e/ou velocidade de agitação, temperatura, pressão, entre outros, podem ser estudados, empregando-se os planejamentos de triagem e otimização. As respostas de interesse estudadas (variáveis dependentes) podem incluir tamanho de partícula, eficiência de aprisionamento, taxa de dissolução, entre outras.

A aplicação de delineamentos experimentais de triagem em QbD permite identificar quais os atributos críticos de material e os parâmetros críticos do processo (variáveis independentes) que afetam os atributos críticos de qualidade (variáveis dependentes) e, portanto, o perfil-alvo de qualidade do produto. Além disso, os delineamentos experimentais de otimização, a metodologia de superfície de resposta e a otimização múltipla de respostas permitem definir a região de espaço de concepção e o controle nos quais os atributos críticos de qualidade e o perfil-alvo de qualidade do produto são atendidos. A adoção de uma região de espaço de concepção baseada na compreensão do produto e de seu processo de fabricação confere flexibilidade regulatória, pois as alterações na região do espaço de concepção não exigem aprovação regulatória prévia.

Os desafios para a implementação do QbD incluem a harmonização de terminologias e conceitos, o treinamento e educação de recursos humanos para indústrias e agências reguladoras e a necessidade de diretrizes sobre documentação dos conhecimentos gerados durante o desenvolvimento farmacêutico.

Bibliografia

- BADAWI, M.A.; EL-KHORDAGUI, L.K.; A quality by design approach to optimization of emulsions for electrospinning using factorial and D-optimal designs. *Eur. J. Pharm. Sci.*; v. 58, p. 44-54, 2014.
- BEZERRA, M.A.; SANTELLI, R.E.; OLIVEIRA, E.P.; VILLAR, L.S.; ESCALEIRA, L.A. Response surface methodology (RSM) as a tool for optimization in analytical chemistry. *Talanta*, v. 76, p. 965-977, 2008.
- BHUTANI, H.; KURMI, M.; SINGH, S.; BEG, S.; SINGH, B. Quality by design (QbD) in analytical sciences: an overview. *Pharma Times*, v. 46, n. 8, p. 71-75, 2014.
- CANDIOTI, L.V.; DE ZAN, M.M.; CÁMARA, M.S.; GOICHOECHEA, H.C. Experimental design and multiple response optimization. Using the desirability function in analytical methods development. *Talanta*, v. 124, p. 123-138, 2014.
- FRANCISCO, F.L.; SAVIANO, A.M.; PINTO, T.J.A.; LOURENÇO, F.R. Design space of a rapid colorimetric microplate bioassay for bacitracion using response surface methodology (RSM). *Cur. Anal. Chem.*, v. 12, p. 620-627, 2016.
- GARG, N.K.; SHARMA, G.; SINGH, B.; NIRBHAVANE, P.; TYAGI, R.K.; SHUKLA, R.; KATARE, O.P. Quality by design (QbD)-enabled development of aceclofenac loaded-nano structured lipid carriers (NLCs): an improved dermatokinetic profile for inflammatory disorder(s). *Int. J. Pharm.*, v. 517, p. 413-431, 2017.
- HALES, D.; VLASE, L.; PORAV, S.A.; BODOKI, A.; BARBU-TUDORAN, L.; ACHIM, M.; TOMULA, I. A quality by design (QbD) study on enoxaparin sodium loaded polymeric microspheres for colon-specific delivery. *Eur. J. Pharm. Sci.*, v. 100, p. 249-261, 2017.

- KOVÁCS, A.; BERKÓ, S.; CSÁNYI, E.; CSÓKA, I. Development of nanostructured lipid carries containing salicylic acid for dermal use based on the quality by design method. *Eur. J. Pharm. Sci.*, v. 99, p. 246-257, 2017.
- LOURENÇO, F.R.; FRANCISCO, F.L.; FERREIRA, M.R.S.; PINTO, T.J.A.; BOU-CHACRA, N.A. Design space approach for preservative system optimization of an anti-aging eye fluid emulsion. *J. Pharm. Pharm. Sci.*, v. 18, n. 2, p. 551-561, 2015.
- LOURENÇO, V.; LOCHMANN, D.; REICH G.; MENEZES, J.C.; HERDLING, T.; SCHEWITZ, J. A quality by design study applied to an industrial pharmaceutical fluid bed granulation. *Eur. J. Pharm. Bio.*, v. 81, p. 438-447, 2012.
- MUFTABA, A.; ALI, M.; KOHLI, K. Formulation of extended release cefpodoxime proxetil chitosan-alginate beads using quality by design approach. *Int. J. Bio. Macromol., v.* 69, p. 420-429, 2014.
- NAGI, A.; IQBAL, B.; KUMAR, S.; SHARMA, S.; ALI, J.; BABOOTA, S. Quality by design based silymarin nanoemulsion for enhancement of oral bioavailability. *J. Drug Del. Sci. Technol.*, v. 40, p. 35-44, 2017.
- PERAMAN, R.; BHADRAYA, K.; REDDY, Y.P. Analytical quality by design: a tool for regulatory flexibility and robust analytics. *Int. J. Anal. Chem. v.* 2015, p. 1-9, 2015.
- PERES, D.D.A.; ARIEDE, M.B.; CANDIDO, T.M.; ALMEIDA, T.S.; LOURENÇO, F.R.; CONSIGLIERI, V.O.; KANEKO, T.M.; VELASCO, M.V.R.; BABY, A.R. Quality by design (QbD), process analytical technology (PAT), and design of experiment applied to the development of multifunctional sunscreens. *Drug. Develop. Ind. Pharm., v.* 43, n. 2, p. 246-256, 2017.
- POLITIS, S.N.; COLOMBO, P.; COLOMBO, G.; REKKAS, D.M. Design of experiments (DoE) in pharmaceutical development. *Drug. Develop. Ind. Pharm.*, v. 43, n. 6, p. 889-901, 2017.
- PUND, S.; SHETE, Y.; JAGADALE, S. Multivariate analysis of physicochemical characteristics of lipid based nanoemulsifying cilostazol-Quality by design. *Col. Surf. B: Biointerfaces, v.* 115, p. 29-36, 2014.
- RAINA, H.; KAUR, S.; JINDAL, A.B. Development of efavirenz loaded solid lipid nanoparticles: risk assessment, quality-by design (QbD) based optimization and physicochemical characterization. *J. Drug Del. Sci. Technol.*, v. 39, p. 180-191, 2017.
- SANGSHETTI, J.N.; DESHPANDE, M.; ZAHERR, Z.; SHINDE, D.B.; AROTE, R. Quality by design approach: regulatory need. *Arab. J. Chem.*, v. 10, p. S3412-S3425, 2017.
- SAVIANO A.M., FRANCISCO F.L., LOURENÇO F.R. Rational development and validation of a new microbiological assay for linezolid and its measurement uncertainty. *Talanta*, v. 127, p. 225-229, 2014.
- SHAH, V.; SHARMA, M.; PANDYA, R.; PARIKH, R.K.; BHARATIYA, B.; SHUKLA, A.; TSAI, H.C. Quality by design approach for an in situ gelling microemulsion of lorazepam via intranasal route. *Material Sci. Enginnering C.*, v. 75, p. 1231-1241, 2017.
- SOVÀNY, T.; CSORDÁS, K.; KELEMEN, A.; REGDON, J.R.G.; PINTYE-HÓDI, K. Development of pellets for oral lysozyme delivery by using a quality by design approach. *Chem. Engineering Res. Design.*, v. 106, p. 92-100, 2016.
- VALENZUELA-OSES, J.K.; GARCÍA, M.C.; FEITOSA, V.A.; PACHIONI-VASCONCELOS, J.A.; GOMES-FILHO, S.M.; LOURENÇO, F.R.; CERIZE, N.N.P.; BASSÈRES, D.S.; RANGEL-YAGUI, C.O. Development and characterization of miltefosine-loaed polymeric micelles for cancer treatment. *Material Science & Engineering C.*, v. 81, p. 327-333, 2017.
- VERMA, S.; LAN, Y.; GOLHALE, R.; BURGESS, D.J. Quality by design approach to understand the process of nanosuspension preparation. *Int. J. Pharm., v.* 377, p. 185-198, 2009.
- VISSER, J.C.; DOHMEN, W.M.C.; HINRICHS, W.L.J.; BREITKREUTZ, J.; FRIJLINK, H.W.; WOERDENBAG, H.J. Quality by design approach for optimizing the formulation and physical properties of extemporaneously prepared orodispersible films. *Int. J. Pharm, v.* 485, p. 70-76, 2015.
- YU, L.X.; AMIDON, G.; KHAN, M.A.; HOAG, S.W.; POLLI, J.; RAJU, G.K.; WOODCOCK, J. Understanding pharmaceutical quality by design. *AAPS Journal.*, v. 16, n. 4, p. 771-783, 2014.
- ZHANG, L.; MAO, S. Application of quality by design in the current drug development. *Asian J. Pharm. Sci.*, v. 12, p. 1-8, 2017.

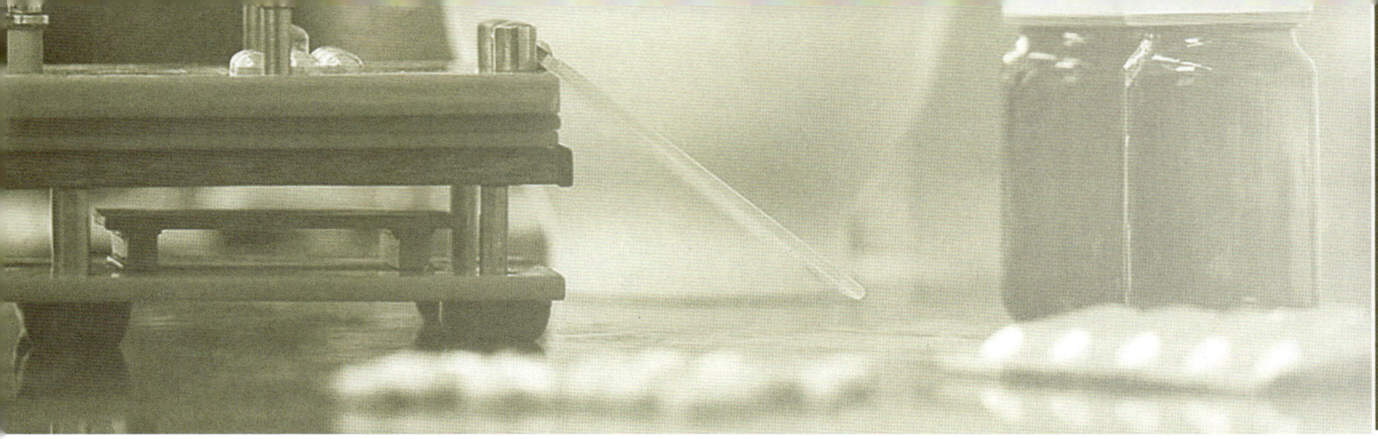

Índice Remissivo

B

C

E

F

G

H

J

K

L

M

O

P

Q

R

T

U

W

X

Z